NAEMT **NAEMSP**

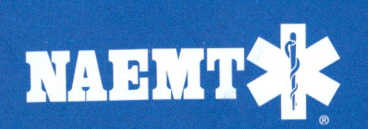

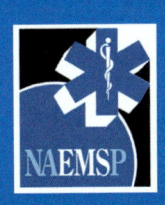

TERCEIRA EDIÇÃO

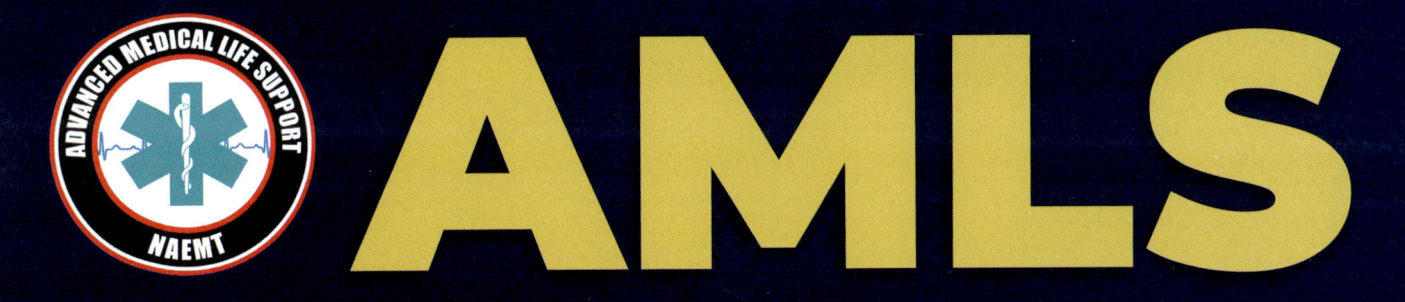

AMLS

Advanced Medical Life Support

ATENDIMENTO PRÉ-HOSPITALAR ÀS EMERGÊNCIAS CLÍNICAS

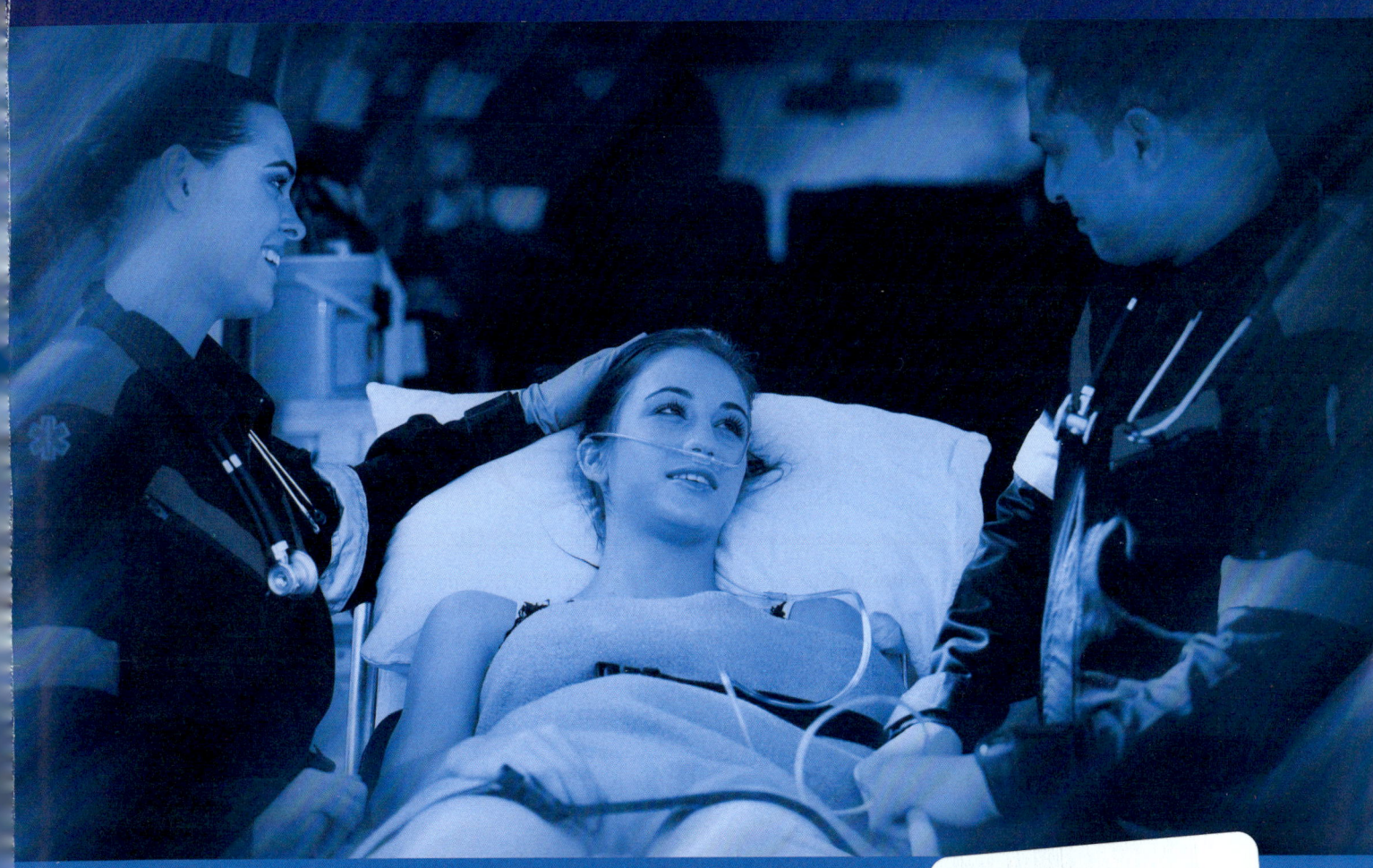

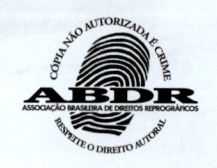

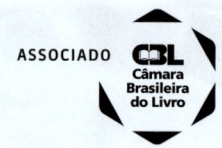

N277a National Association of Emergency Medical Technicians.
AMLS Advanced Medical Life Support : Atendimento Pré-hospitalar às Emergências Clínicas / National Association of Emergency Medical Technicians ; tradução e revisão técnica: Antônio Rogério Proença Tavares Crespo...[et al.] – 3. ed. – Porto Alegre : Artmed, 2022.
xviii, 576 p. ; 28 cm.

ISBN 978-65-5882-050-5

1. Medicina de emergência. I. Título.

CDU 616-083.98

Catalogação na publicação: Karin Lorien Menoncin – CRB 10/2147

NAEMT
NAEMSP

TERCEIRA EDIÇÃO

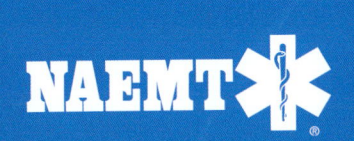

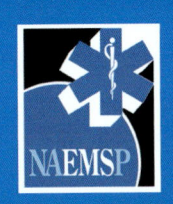

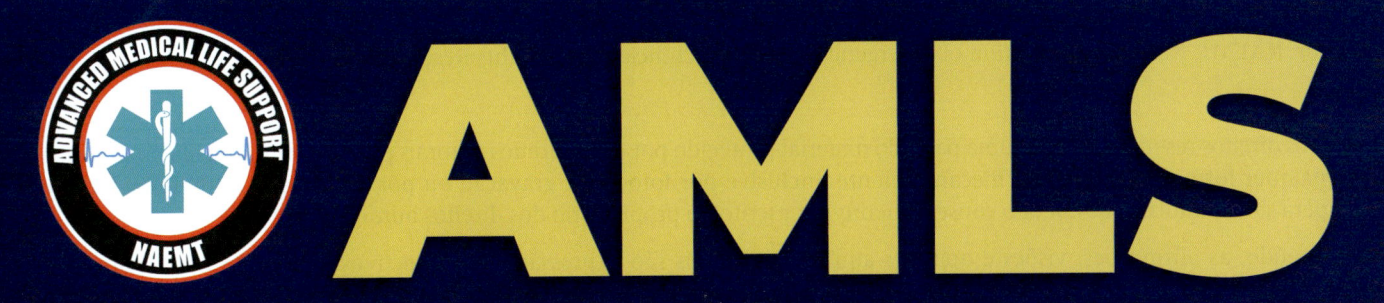

AMLS

Advanced Medical Life Support

ATENDIMENTO PRÉ-HOSPITALAR ÀS EMERGÊNCIAS CLÍNICAS

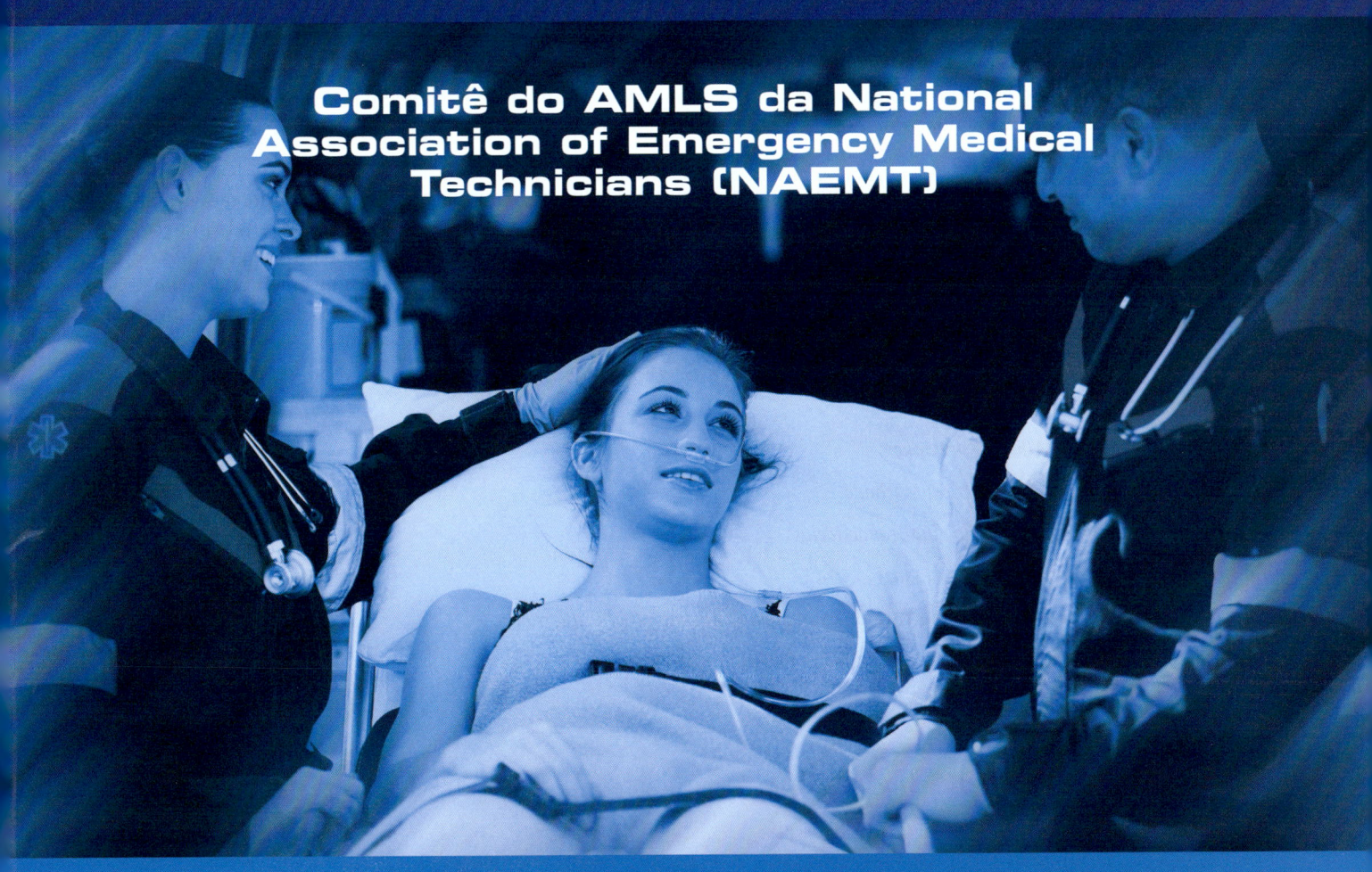

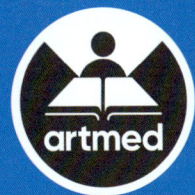

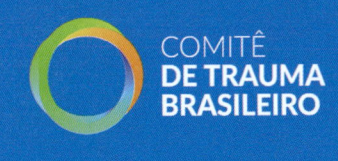

Comitê do AMLS da National Association of Emergency Medical Technicians (NAEMT)

artmed

COMITÊ DE TRAUMA BRASILEIRO

Obra originalmente publicada sob o título *AMLS: Advanced Medical Life Support*, 3rd Edition

ISBN 9781284509977

Copyright © December 2019, by Jones & Bartlett Learning, LLC, 5 Wall Street, Burlington, MA 01803, U.S.A.

Author: NAEMT: National Association of Emergency Medical Technicians. All Rights Reserved.

Todos os direitos reservados. Nenhuma parte do material protegido por estes direitos autorais pode ser reproduzida ou utilizada de qualquer forma, eletrônica ou mecanicamente, inclusive por fotocópia, gravação ou por sistemas de armazenamento e recuperação de informações, sem o consentimento por escrito do proprietário dos direitos autorais.

O conteúdo, as afirmações, visões e opiniões aqui apresentados são expressão dos respectivos autores, e não da Jones & Bartlett Learning, LLC. Referências a produtos, processos ou serviços comerciais contidos aqui por nome, marca, fabricante ou outro não constitui nem implica endosso ou recomendação da Jones & Bartlett Learning, LLC, e tal referência não deve ser utilizada com objetivos de endosso ou propaganda. Todas as marcas mostradas são das partes citadas aqui. *AMLS: Atendimento Pré-hospitalar às Emergências Clínicas, Terceira Edição*, é uma publicação independente e não foi autorizada, patrocinada nem aprovada pelos proprietários das marcas ou marcas de serviço citadas neste produto.

Este livro pode apresentar fotografias que mostram modelos, os quais não necessariamente endossam, representam nem participam das atividades representadas nas imagens. As representações gráficas neste produto são somente para fins educacionais e instrutivos. Quaisquer indivíduos ou cenários apresentados nos estudos de caso neste produto podem ser reais ou fictícios, mas são utilizados somente para fins educacionais.

Os procedimentos e protocolos neste livro são baseados nas recomendações mais atuais de fontes médicas responsáveis. A NAEMT e a editora, no entanto, não garantem nem assumem responsabilidade pela exatidão, suficiência ou integridade de tais informações ou recomendações. Outras medidas ou medidas adicionais de segurança podem ser necessárias sob circunstâncias particulares.

Este livro tem apenas a intenção de servir como um guia para os procedimentos apropriados a serem empregados quando da prestação de cuidados de emergência a doentes e feridos. Não tem a intenção de estabelecer padrões de cuidado necessários a qualquer circunstância específica, pois as circunstâncias e as condições físicas do paciente podem variar muito de uma emergência para outra. Ele também não tem a intenção de aconselhar os profissionais de cuidados de emergência com relação a autoridade legal para realizar as atividades ou procedimentos discutidos. Tais determinações locais devem ser feitas apenas com a ajuda de um assessor jurídico.

Gerente editorial: *Letícia Bispo de Lima*

Coordenador editorial: *Alberto Schwanke*

Preparação de originais: *Tiele Patricia Machado*

Adaptação da capa original: *Kaéle Finalizando Ideias*

Editoração: *Clic Editoração Eletrônica Ltda.*

Imagem da capa, folha de rosto e abertura de capítulos: © *michaeljung/Shutterstock*

Tradução da edição anterior: *André Garcia Islabão e Patricia Lydie Voeux*

Sumário resumido

Agradecimentos xii

Colaboradores xiii

Prólogo xvii

Prefácio xix

Capítulo 1 Atendimento Pré-hospitalar às Emergências Clínicas 1

Capítulo 2 Distúrbios Respiratórios 55

Capítulo 3 Doenças Cardiovasculares e Condições que se Apresentam como Dor Torácica 115

Capítulo 4 Choque 155

Capítulo 5 Distúrbios Neurológicos 189

Capítulo 6 Distúrbios Abdominais 237

Capítulo 7 Distúrbios Endócrinos e Metabólicos 279

Capítulo 8 Doenças Infecciosas 313

Capítulo 9 Distúrbios Relacionados ao Ambiente 359

Capítulo 10 Toxicologia, Produtos Perigosos e Armas de Destruição em Massa 379

Capítulo 11 Farmacologia 471

Capítulo 12 Sepse 499

Apêndice A Via de Avaliação AMLS **519**

Apêndice B Respostas e Justificativas **521**

Apêndice C Emergências de Saúde Mental **531**

Glossário **551**

Índice **559**

Sumário

Agradecimentos..................................xii

Colaboradores...................................xiii

Prólogo..xvii

Prefácio..xix

Capítulo 1 Atendimento Pré-hospitalar às Emergências Clínicas..................................1

Comunicação Terapêutica   2
   Comunicação Efetiva Verbal e Não Verbal   2
   Comunicação em Situações Especiais   3
Raciocínio Clínico   4
   Escopo do Raciocínio Clínico   4
Tomada de Decisão Clínica   5
Viés Cognitivo   5
Via AMLS de Avaliação do Paciente   6
Populações Especiais   44
   Pacientes Idosos   44
   Pacientes Bariátricos   45
   Pacientes Obstétricas   45
Considerações Especiais Relacionadas ao Transporte   46
   Transporte Aéreo   46
Considerações Ambientais Especiais   48
   Condições em Ambientes Remotos   48
Integrando as Informações   49
   A via AMLS é também um *checklist*?   49
Termos-chave   51
Bibliografia   52
Questões de Revisão do Capítulo   53

Capítulo 2 Distúrbios Respiratórios........................55

Anatomia do Sistema Respiratório   56
   Via Aérea Superior   56
   Via Aérea Inferior   58
   Suporte Musculoesquelético da Respiração   59

Fisiologia do Sistema Respiratório   61
   Respiração   61
   Ventilação   62
Via de Avaliação AMLS   63
Técnicas Terapêuticas Iniciais e Básicas   78
   Oxigênio Suplementar   78
   Ventilação com Pressão Positiva   78
   Ventilação Invasiva na Via Aérea   79
   Intubação   82
Condições da Via Aérea Superior   83
   Aspiração   83
   Obstrução da Via Aérea por Corpo Estranho   84
   Reações Anafiláticas   84
   Faringite e Tonsilite   86
   Abscesso Peritonsilar   86
   Epiglotite   87
   Angina de Ludwig   88
   Traqueíte Bacteriana   88
   Abscessos Retrofaríngeo e Pré-vertebral   89
   Angioedema   89
Condições da Via Aérea Inferior   90
   Asma   90
   Doença Pulmonar Obstrutiva Crônica   93
   Atelectasia   95
   Pneumonia   95
   Lesão Pulmonar Aguda/Síndrome da Angústia Respiratória Aguda   96
   Síndrome Respiratória Aguda Grave   97
   Vírus Sincicial Respiratório   97
   Pneumotórax   97
   Derrame Pleural   100
   Embolia Pulmonar   101
   Hipertensão Arterial Pulmonar   103
Outras Condições que Afetam a Função Respiratória   103
   Disfunção do SNC   103
   Distúrbios Neurológicos Generalizados   104
   Efeitos Colaterais dos Medicamentos   106
   Câncer   106
   Inalações Tóxicas   106
Populações Especiais   107
   Pacientes Idosos   107
   Pacientes Obstétricas   108
   Pacientes Bariátricos   108
Integrando as Informações   108
Termos-chave   110
Bibliografia   110
Questões de Revisão do Capítulo   112

Capítulo 3 Doenças Cardiovasculares e Condições que se Apresentam como Dor Torácica 115

Anatomia e Fisiologia — 116
- Coração — 116
- Grandes Vasos — 116
- Pulmões e Pleuras — 116
- Esôfago — 117

Sensação de Dor Torácica — 118
Via de Avaliação AMLS — 119
Causas Iniciais de Dor Torácica Potencialmente Fatais — 125
- Pneumotórax Hipertensivo — 125
- Pneumotórax Simples — 126
- Embolia Pulmonar — 126
- Ruptura Esofágica — 129
- Edema Agudo de Pulmão/Insuficiência Cardíaca Congestiva — 129
- Arritmias Cardíacas — 131
- Aneurisma e Dissecção de Aorta — 132
- Tamponamento Pericárdico — 133
- Síndrome Coronariana Aguda — 135

Causas de Dor Torácica não Potencialmente Fatais (Emergenciais) — 143
- Espasmo Coronariano ou Angina de Prinzmetal — 143
- Uso de Cocaína — 143
- Pericardite — 144
- Miocardite — 145
- Colecistite — 145
- Pancreatite — 145
- Laceração Esofágica — 146

Outras Causas de Dor Torácica Relacionadas ao Coração — 146
- Estenose Aórtica — 146
- Prolapso Valvar Mitral — 147
- Miocardiopatia — 147

Causas não Emergenciais de Dor Torácica — 148
- Síndrome do Desfiladeiro Torácico — 148
- Herpes-zóster — 149

Causas Musculoesqueléticas de Dor Torácica — 149
Outras Causas Pulmonares de Dor Torácica — 150
- Pneumonite — 150
- Pleurisia — 150

Considerações Especiais — 150
- Pacientes Idosos — 150
- Pacientes Bariátricos — 150
- Pacientes Obstétricas — 150

Integrando as Informações — 150
Termos-chave — 152
Bibliografia — 152
Questões de Revisão do Capítulo — 154

Capítulo 4 Choque 155

Anatomia e Fisiologia da Perfusão — 156
- Coração — 156
- Sistema Vascular — 158
- Sistema Nervoso Autônomo — 160

Fisiopatologia do Choque — 160
- Acidose Metabólica — 161
- Mecanismos Compensatórios — 161

Progressão do Choque — 162
- Choque Compensado — 162
- Choque Descompensado — 163
- Choque Irreversível (Terminal) — 164

Via de Avaliação AMLS — 164
Fisiopatologia, Avaliação e Tratamento de Tipos Específicos de Choque — 172
- Choque Hipovolêmico — 174
- Choque Distributivo — 174
- Choque Cardiogênico — 178
- Choque Obstrutivo — 179

Complicações do Choque — 180
- Insuficiência Renal Aguda — 180
- Síndrome da Angústia Respiratória Aguda ou Lesão Pulmonar Aguda — 180
- Coagulopatias — 181
- Disfunção Hepática — 181
- Síndrome de Disfunção de Múltiplos Órgãos — 181

Populações Especiais — 182
- Pacientes Idosos — 182
- Pacientes Obstétricas — 182
- Pacientes Pediátricos — 182
- Pacientes Obesos — 183

Integrando as Informações — 183
Termos-chave — 185
Bibliografia — 185
Questões de Revisão do Capítulo — 186

Capítulo 5 Distúrbios Neurológicos 189

Anatomia e Fisiologia — 190
- Encéfalo e Medula Espinal — 190
- Estruturas Anatômicas Protetoras — 190
- Suprimento Sanguíneo — 191
- Regiões Funcionais do Encéfalo — 192

Via de Avaliação AMLS — 193
Diagnósticos Específicos — 201
- Acidente Vascular Encefálico (AVE) — 201
- Dissecção da Artéria Carótida — 206
- Hemorragia Intracerebral — 207
- Hemorragia Subaracnóidea — 208
- Hematoma Subdural — 209

Hematoma Epidural	210
Tumores	212
Hipertensão Intracraniana Idiopática	212
Abscesso Cerebral	213
Encefalite	214
Meningite	215
Hidrocefalia de Pressão Normal	216
Trombose Venosa Cerebral	217
Encefalopatia Hipertensiva e Hipertensão Maligna	217
Encefalopatia de Wernicke e Síndrome de Korsakoff	218
Enxaqueca	219
Arterite Temporal	220
Convulsões	220
Paralisia de Bell	225
Abscesso Epidural Espinal	225
Síndrome da Cauda Equina	226
Doença Neuromuscular Degenerativa	227
Síndrome de Guillain-Barré	228
Psicose Aguda	228
Depressão Aguda/Tentativa de Suicídio	229
Transtorno do Pânico	230
Integrando as Informações	**230**
Termos-chave	**232**
Bibliografia	**233**
Questões de Revisão do Capítulo	**234**

Capítulo 6 Distúrbios Abdominais 237

Anatomia e Fisiologia	**238**
Trato Gastrintestinal Alto	238
Trato Gastrintestinal Baixo	239
Funções do Sistema Gastrintestinal	240
Dor	**240**
Dor Visceral	241
Dor Somática (Parietal)	243
Dor Referida	243
Via de Avaliação AMLS	**245**
Causas Gastrintestinais de Distúrbios Abdominais	**255**
Hemorragia Gastrintestinal Alta ou Esofágica	255
Doença Ulcerosa Péptica	255
Gastrite e Esofagite Erosivas	256
Varizes Gástricas e Esofágicas	257
Síndrome de Mallory-Weiss	258
Víscera Perfurada	258
Síndrome de Boerhaave	259
Pancreatite Aguda	259
Gastroparesia	259
Apendicite	260
Isquemia Mesentérica	261
Obstrução Intestinal	261
Síndrome Compartimental Abdominal	262
Gastrenterite Aguda	262
Sepse	263

Distúrbios Abdominais Relacionados com Doença Hepática	**263**
Icterícia	263
Hepatite	263
Distúrbios Abdominais Associados a Condições Inflamatórias	**264**
Síndrome do Intestino Irritável	264
Doença Diverticular	264
Colecistite e Distúrbios do Trato Biliar	265
Colite Ulcerativa	265
Doença de Crohn	266
Causas Neurológicas de Distúrbios Abdominais	**266**
Sangramento Intracerebral	266
Meningite	266
Vertigem	266
Causas Cardiopulmonares de Distúrbios Abdominais	**267**
Aneurisma da Aorta Abdominal	267
Síndrome Coronariana Aguda	268
Embolia Pulmonar	268
Síndrome de Budd-Chiari	268
Pneumonia Lobar	268
Causas Urogenitais de Distúrbios Abdominais	**268**
Descolamento Prematuro da Placenta	268
Placenta Prévia	269
Pré-eclâmpsia/Síndrome HELLP	269
Gravidez Ectópica	269
Hiperêmese	270
Pielonefrite	270
Insuficiência Renal	270
Cálculos Renais	273
Causas Endócrinas de Distúrbios Abdominais	**273**
Cetoacidose Diabética	273
Considerações Especiais	**273**
Dispositivos Médicos de Uso Domiciliar	273
Pacientes Idosos	275
Pacientes Bariátricos	275
Pacientes Obstétricas	275
Integrando as Informações	**275**
Termos-chave	**276**
Bibliografia	**277**
Questões de Revisão do Capítulo	**278**

Capítulo 7 Distúrbios Endócrinos e Metabólicos 279

Anatomia e Fisiologia	**280**
Metabolismo e Controle da Glicose	282
Via de Avaliação AMLS	**282**
Distúrbios das Glândulas Paratireoides, Tireoide e Suprarrenais	**284**
Hipoparatireoidismo	284
Hipertireoidismo	285
Hipotireoidismo	287
Insuficiência Suprarrenal Crônica	289

Insuficiência Suprarrenal Aguda	290
Hiperadrenalismo	290
Distúrbios do Metabolismo da Glicose	**291**
Diabetes Melito	292
Hipoglicemia	293
Cetoacidose Diabética	294
Estado Hiperosmolar Hiperglicêmico Não Cetótico	296
Distúrbios Acidobásicos	**297**
Equilíbrio Acidobásico	297
Acidose Respiratória	299
Alcalose Respiratória	300
Acidose Metabólica	301
Alcalose Metabólica	302
Distúrbios Mistos	303
Distúrbios Eletrolíticos	**303**
Hiponatremia	303
Hipopotassemia	304
Hiperpotassemia	305
Hipocalcemia	306
Hipomagnesemia	306
Rabdomiólise	307
Integrando as Informações	**308**
Termos-chave	**310**
Bibliografia	**310**
Questões de Revisão do Capítulo	**311**

Capítulo 8 Doenças Infecciosas 313

Doenças Infecciosas e Transmissíveis	**315**
Agentes Infecciosos	315
Estágios do Processo Infeccioso	**316**
Período Latente	316
Período de Incubação	317
Período de Transmissibilidade	317
Período de Doença	317
Regulamentos de Saúde Pública e Vigilância Sanitária	**317**
Órgãos e Departamentos	**317**
Requisitos Específicos dos Estados Unidos	**318**
Padrões, Diretrizes e Estatutos	318
Esquema de Imunização	318
Protocolo-padrão da OSHA para Patógenos Transmitidos pelo Sangue	318
Controle de Infecções	**321**
Precauções-padrão	321
Lesões por Agulhas	321
Prevenção de Lesões Perfurocortantes	321
Limpeza do Equipamento	321
Considerações Especiais	322
Responsabilidades dos Profissionais de Saúde	322
Epidemia e Pandemia	**322**
Via de Avaliação AMLS	**324**
Cadeia de Infecção	**325**
Reservatório/Hospedeiro	325
Via de Saída	325
Transmissão	325
Via de Entrada	325
Suscetibilidade do Hospedeiro	326
Defesas Naturais do Corpo	**327**
Resposta Fisiológica às Infecções por Sistema de Órgãos	**327**
Sistema Respiratório	327
Sistema Cardiovascular	328
Sistema Neurológico	328
Sistema Urogenital	329
Sistema Tegumentar	329
Doenças Infecciosas Comuns – Respiratórias	**329**
Influenza	329
Pneumonia	330
Vírus Sincicial Respiratório	330
Tuberculose	330
Meningite	331
Doenças Transmitidas pelo Sangue	**333**
Infecção pelo Vírus da Imunodeficiência Humana e Síndrome da Imunodeficiência Adquirida	333
Infecção pelo Vírus da Hepatite B	334
Infecção pelo Vírus da Hepatite C	335
Doenças Entéricas (Intestinais)	**336**
Norovírus	336
Infecção pelo Vírus da Hepatite A	336
Infecção por *Escherichia coli*	337
Shigelose	338
Clostridium difficile (Colite Pseudomembranosa)	338
Ectoparasitas	**339**
Escabiose	339
Pediculose	340
Zoonoses (Doenças Transmitidas por Animais)	**340**
Raiva	340
Hantavírus	341
Tétano	342
Doenças Transmitidas por Vetores	**343**
Doença de Lyme	343
Febre do Nilo Ocidental	344
Febre Maculosa das Montanhas Rochosas	344
Infecções por Microrganismos Multirresistentes	**345**
Staphylococcus aureus Resistente à Meticilina	345
Enterococos Resistentes à Vancomicina	346
Doenças Transmissíveis da Infância	**346**
Sarampo	347
Rubéola	347
Caxumba	348
Coqueluche	348
Infecção pelo Vírus da Varicela-zóster	349
Bioterrorismo	**350**
Antraz	350
Varíola	350
Populações Especiais	**351**
Pacientes Idosos	351
Pacientes Bariátricos	351
Pacientes Dependentes de Tecnologia	351
Pacientes em Cuidados Paliativos	352
Integrando as Informações	**352**

Termos-chave **353**
Bibliografia **354**
Questões de Revisão do Capítulo **356**

Capítulo 9 Distúrbios Relacionados ao Ambiente 359

Anatomia e Fisiologia **360**
   Regulação Térmica e Distúrbios Relacionados 360
Via de Avaliação AMLS **361**
Doenças e Lesões Relacionadas ao Frio **363**
   Lesão por Congelamento (Geladura) 363
   Pé de Trincheira 365
   Hipotermia Sistêmica 365
Doenças Relacionadas ao Calor **369**
   Fisiopatologia 369
Formas de Doença Relacionadas ao Calor Induzidas por Exercício **369**
   Cãibras pelo Calor (Cãibras Musculares Associadas ao Exercício) 369
   Síncope pelo Calor e Síncope Associada ao Exercício 369
   Exaustão pelo Calor 370
   Intermação 370
   Hiponatremia Associada ao Exercício 371
Outras Emergências Ambientais Comuns **372**
   Afogamento 372
   Emergências Relacionadas ao Mergulho 372
   Doenças Relacionadas à Altitude Elevada 374
Integrando as Informações **375**
Termos-chave **376**
Bibliografia **376**
Questões de Revisão do Capítulo **377**

Capítulo 10 Toxicologia, Produtos Perigosos e Armas de Destruição em Massa 379

Via de Avaliação AMLS **380**
Condições que Sugerem Exposição a Toxinas **384**
   Coma 384
   Hipoglicemia 384
   Agitação 385
   Convulsões 386
   Alteração de Temperatura 386
   Anormalidades na Frequência Cardíaca 387
   Anormalidades no Ritmo Cardíaco 388
   Anormalidades na Pressão Arterial 389
   Anormalidades na Frequência Respiratória 392
   Anormalidades na Saturação de Oxigênio 393
Síndromes Tóxicas **394**
Medicamentos como Tóxicos **394**
   Paracetamol 394
   Salicilatos 407
   β-Bloqueadores 407
   Bloqueadores dos Canais de Cálcio 409
   Antidepressivos Tricíclicos 410
   Lítio 411
   Anfetaminas 412
   Barbitúricos 414
   Benzodiazepínicos e Sedativo-hipnóticos 416
   Opioides e Opiáceos 418
Drogas de Abuso **419**
   Metanfetamina 419
   Cocaína 419
   Etanol 421
   Alucinógenos 422
   Fenciclidina 423
Tóxicos em Casa e no Ambiente de Trabalho **424**
   Etilenoglicol 424
   Álcool Isopropílico 425
   Metanol 426
   Monóxido de Carbono 427
   Substâncias Corrosivas 429
   Nitritos e Medicamentos à Base de Sulfa que Causam Metemoglobinemia 432
   Inibidores da Colinesterase 433
   Derivados de Petróleo 436
Toxinas Ambientais: Intoxicação por Envenenamento **437**
   Aranha Viúva-negra 440
   Aranha-marrom-reclusa 440
   Escorpiões 441
   Lagarta-venenosa (*Megalopyge opercularis*) 442
   Crotalídeos (Víboras com Fossas) 442
   Elapídeos 443
   Água-viva 444
   Animais Marinhos com Espinhos 444
   Criaturas Marinhas que Mordem 445
Intoxicações Causadas por Plantas **445**
   Intoxicação por Cogumelos 448
Produtos Perigosos **448**
   Notificação à Agência Reguladora 448
   Reconhecimento do Incidente 448
   Identificação e Rotulagem 449
   Saída para o Local do Atendimento 453
   Áreas de Concentração de Vítimas 453
   Descontaminação 453
   Equipamento de Proteção Individual 454
   Gravidade e Sintomas da Exposição 454
Tipos de Exposição a Produtos Perigosos **455**
   Oral e Inalação 455
   Ingestão 455
   Injeção 455
Armas de Destruição em Massa **455**
Agentes Biológicos **455**
   Antraz 456
   Botulismo 456
   Peste 457
   Ricina 457
   Febres Hemorrágicas Virais 457

Armas Radiológicas	**458**
Tipos de Radiação Ionizante	458
Exposição Radiológica	460
Armas Incendiárias	**461**
Dispositivos Incendiários	461
Agentes Químicos	**462**
Substâncias Químicas Asfixiantes	462
Agentes Nervosos	463
Agentes Pulmonares	464
Integrando as Informações	**464**
Termos-chave	**465**
Bibliografia	**467**
Questões de Revisão do Capítulo	**469**

Capítulo 11 Farmacologia 471

Filosofia	**472**
Farmacologia	472
Cultura de Segurança	**472**
Conceitos Fundamentais	**474**
Farmacocinética	474
Farmacodinâmica	474
Considerações Especiais	**475**
Classificação de Substâncias Controladas	475
Gravidez	475
Considerações Geriátricas	476
Dose Baseada no Peso e Dose Padronizada	478
Compatibilidade entre Fármacos	**478**
Controle da Escassez de Medicamentos	**479**
Estabelecimento e Institucionalização de um Conjunto de Contingências para Cuidados Médicos	479
Extensão das Datas de Validade	480
Compartilhamento de Recursos	481
Uso de Medicamentos Manipulados	481
Conservação	481
Substituição	481
Embalagens Multidoses	482
Conclusão	**482**
Reforço da Aprendizagem	**482**
Estudo de Caso: Manejo da Dor	**482**
Pré-hospitalar: Despacho para Dor Abdominal	482
Achados Físicos	482
Sinais Vitais	482
Discussão	482
Considerações Sobre a Medicação	483
Outras Considerações	484
Questões	486
Conclusão do Estudo de Caso	486
Estudo de Caso: Anafilaxia	**486**
Pré-hospitalar: Despacho para uma Reação Alérgica	486
Achados Físicos	486
Sinais Vitais	486
Discussão	486

Considerações Sobre a Medicação	487
Outras Considerações	488
Questões	488
Conclusão do Caso	488
Estudo de Caso: Sepse	**488**
Pré-hospitalar: Despacho para Doenças Gerais	488
Achados Físicos	488
Sinais Vitais	488
Discussão	488
Considerações sobre a Medicação	489
Outras Considerações	490
Questões	490
Conclusão do Caso	491
Estudo de Caso: Sedação	**491**
Pré-hospitalar: Despacho para Doenças Gerais	491
Achados Físicos	491
Sinais Vitais	491
Discussão	491
Considerações sobre a Medicação	491
Outras Considerações	492
Questões	493
Conclusão do Caso	493
Termos-chave	**493**
Bibliografia	**493**
Questões de Revisão do Capítulo	**496**

Capítulo 12 Sepse 499

Sepse: Uma Síndrome Complexa	**500**
Sistema Imune: Resposta Imune Inata e Resposta Imune Adaptativa (Adquirida)	**500**
Resposta Imune Inata	500
Resposta Imune Adaptativa ou Adquirida	501
História da Sepse	**503**
Ferramentas Rastreamento e Prognóstico da Sepse	**503**
Via de Avaliação AMLS	**504**
Populações Especiais	**512**
Pacientes Idosos	512
Pacientes Obstétricas	513
Pacientes Pediátricos	513
Integrando as Informações	**514**
Termos-chave	**515**
Bibliografia	**516**
Questões de Revisão do Capítulo	**518**

Apêndice A Via de Avaliação AMLS	**519**
Apêndice B Respostas e Justificativas	**521**
Apêndice C Emergências de Saúde Mental	**531**
Glossário	**551**
Índice	**559**

Agradecimentos

O Comitê de Suporte Médico Avançado de Vida da NAEMT oferece sua gratidão aos muitos indivíduos que dedicaram incontáveis horas de seu tempo no desenvolvimento da 3ª edição do *Atendimento Pré-hospitalar às Emergências Clínicas* (AMLS). Um grupo exemplar de especialistas no assunto composto por médicos, clínicos e educadores atuou como organizadores de capítulo, autores e revisores. Essa colaboração resultou em um livro que reflete a diversidade de lideranças de pensamento na medicina pré-hospitalar e que é consistente com a missão e a filosofia de educação do NAEMT.

A National Association of EMS Physicians (NAEMSP) apoiou a participação dos seus membros: Dr. Vincent Mosesso, Diretor Médico do AMLS, e Dr. Angus Jameson, Diretor Médico Associado do AMLS. Agradecemos profundamente a supervisão médica fornecida pelos Drs. Mosesso e Jameson para garantir que o AMLS seja clinicamente sólido e reflita as evidências e pesquisas mais recentes. Nossa gratidão se estende à NAEMSP por seu apoio contínuo a esse importante programa pré-hospitalar.

Também estendemos nosso agradecimento aos muitos instrutores e alunos do AMLS que forneceram seus comentários e sugestões para melhorias nesta 3ª edição. Suas ideias foram incorporadas a esta edição na forma de novos capítulos sobre sepse, farmacologia e emergências de saúde mental, bem como novos estudos de caso da via de avaliação AMLS e simulações de pacientes no curso.

Foi um grande prazer e uma verdadeira honra trabalhar com todos os envolvidos na publicação da 3ª edição. Esperamos que esta última edição continue a fazer do AMLS a principal fonte de educação para avaliar e tratar o paciente clínico pré-hospitalar.

Craig Manifold, DO, FACEP, FAAEM, FAEMS
Editor Médico, AMLS

Colaboradores

Editor médico

Craig Manifold, DO, FACEP, FAAEM, FAEMS
Medical Director, NAEMT
Associate Professor, UT Health
EMS Medical Director
San Antonio, Texas

Diretor médico

Vincent N. Mosesso, Jr., MD, FACEP, FAEMS
Medical Director, AMLS
Professor of Emergency Medicine
Associate Chief, Division of EMS
Medical Director, Prehospital Care Department
University of Pittsburgh Medical Center
Department of Emergency Medicine
University of Pittsburgh School of Medicine
Pittsburgh, Pennsylvania

Angus M. Jameson, MD, MPH, FACEP, FAEMS
Associate Medical Director, AMLS
Medical Director
Pinellas County EMS
Affiliate Associate Professor
Morsani College of Medicine
USF Health
Largo, Florida

Revisor médico

Jeffrey L. Jarvis, MD, MS, EMT-P, FACEP, FAEMS
EMS Medical Director
The Williamson County EMS System
Marble Falls Area EMS
Georgetown, Texas

Autores

Les R. Becker, PhD, MS, MEdL, NRP, CHSE
Vice Chair, AMLS Committee
Senior Evaluation Scientist
Simulation Training & Education Lab
MedStar Health
Washington, District of Columbia

E. Stein Bronsky, MD
Chief Medical Director, Colorado Springs Fire Department
Chief Medical Director, American Medical Response
Medical Director, El Paso-Teller County 911 Authority
El Paso County, Colorado
Emergency Department Physician
Penrose-St. Francis Hospitals
Colorado Springs, Colorado

Glenn A. Burket III, DO
EMS Fellow
Department of Emergency Medicine
University of North Carolina
Chapel Hill, North Carolina

Erica Carney, MD, FAEMS
Medical Director
Kansas City Fire Department
Central Jackson County Fire Protection District
UMKC EMS Education System
Region A
Kansas City, Missouri

Mallory B. DeLuca, BS, NRP
Training Chief, Office of Professional Development
Wake County Department of Emergency Medical Services
Raleigh, North Carolina

Rommie L. Duckworth, BS, LP
Director
New England Center for Rescue and Emergency Medicine
Captain
Ridgefield Fire Department
Ridgefield, Connecticut

Dr. B. Craig Ellis, MBChB, Dip IMC (RCSEd), FACEM
Medical Director
St John, New Zealand

Bryan Everitt, MD, NRP
Emergency Medicine Resident
Department of Emergency Medicine
University of Texas Health San Antonio
San Antonio, Texas

Raymond L. Fowler, MD, FACEP, FAEMS
Professor and Chief, Division of Emergency Medical Services
James M. Atkins MD Professor of Emergency Medical Services
Department of Emergency Medicine
University of Texas Southwestern Medical Center
Dallas, Texas

David M. French, MD, FACEP, FAEMS
Medical Director
Charleston County EMS
Charleston, South Carolina

William S. Gilmore, MD, EMT-P, FACEP, FAEMS
Medical Director
St. Louis Fire Department
St. Louis, Missouri

Leslie Hernandez, EdD, LP, FP-C, CCP-C, CP-C
Program Director–Civilian Paramedic
Emergency Health Sciences
UT Health San Antonio
San Antonio, Texas

Robert P. Holman, MD
Medical Director
DC FEMS
Washington, District of Columbia

Erin Humphrey, NRP
Paramedic Captain
DC Fire and EMS
Washington, District of Columbia

Michael Kaduce, MPS, NRP
EMT Program Director
UCLA Center for Prehospital Care
Los Angeles, California

Dustin P. LeBlanc, MD
Assistant Professor of Emergency Medicine
Medical University of South Carolina
Charleston, South Carolina

Colaboradores

Michael Levy, MD, FAEMS, FACEP, FACP
Medical Director for Anchorage Fire Department and Areawide EMS
Medical Director for EMS Kenai Peninsula Borough Alaska
Medical Director for Emergency Programs State of Alaska
Affiliate Associate Professor
College of Health
University of Alaska–Anchorage
Anchorage, Alaska

Melanie J. Lippmann, MD
Associate Professor of Emergency Medicine
Brown University, Alpert Medical School
Rhode Island Hospital & The Miriam Hospital
Providence, Rhode Island

Hannah MacLeod, BSc, BHSc (Paramedicine)
Clinical Innovation and Learning Manager
St John, New Zealand

Della Manifold-Stolle, RN, EMT-B
Connally Memorial Medical Center
Floresville, Texas

Michelle Mayer, BA, NRP
Chief
Union Ambulance District
Union, Missouri

Gregory W. Miller, BS, NRP
Training Chief, Office of Professional Development
Wake County Department of Emergency Medical Services
Raleigh, North Carolina

Karin H. Molander MD, FACEP
Emergency Medicine/Mills Peninsula Medical Center
Burlingame, California
Board of Directors/Sepsis Alliance
San Diego, California

Stephen J. Rahm, NRP
Chief, Office of Clinical Direction
Centre for Emergency Health Sciences
Spring Branch, Texas

Michelle Shearer, NRP, RN, BSN
Paramedic Assistant to the EMS Medical Director
Kansas City, Missouri Fire Department
Kansas City, Missouri

Amy Swank, PharmD, BCPS
Clinical Pharmacist, Emergency Medicine
UCHealth Memorial Hospital Central
Colorado Springs, Colorado

Christopher Touzeau, MS, FNP-C, NRP
Montgomery County, Maryland

Shawn M. Varney, MD, FACEP, FAACT, FACMT
Professor
Department of Emergency Medicine
University of Texas Health – San Antonio
Medical Director
South Texas Poison Center
San Antonio, Texas

Mark Warth, BHS, NRP
Medical Program Coordinator
Colorado Springs Fire Department
Colorado Springs, Colorado

Jefferson G. Williams, MD, MPH, FAEMS, FACEP
Deputy Medical Director
Wake County Department of Emergency Medical Services
Clinical Assistant Professor
Department of Emergency Medicine
University of North Carolina
Raleigh, North Carolina

Lauren Young, LCSW
Medical Social Work Coordinator
Palm Beach County Fire Rescue
West Palm Beach, Florida

Revisores

J. Adam Alford, NRP
Piedmont Virginia Community College
Charlottesville, Virginia

Ryan Batenhorst, MEd, NRP, EMSI
Southeast Community College
Lincoln, Nebraska

Dana Baumgartner, NRP BS
Nicolet College
Eagle River, Wisconsin

Mark A. Boisclair, MPA, NRP USA (ret)
Chattahoochee Valley Community College
Phenix City, Alabama

John C. Cook, EdD, MBA, NRP, NCEE
Jefferson College of Health Sciences
Roanoke, Virginia

Mark Cromer, PhD, MS, MBA, NRP
Carilion Clinic
Salem, Virginia

Kevin Curry, AS,NRP, CCEMTP
United Training Center
Lewiston, ME

William Faust, MPA, NRP
Western Carolina University
Cullowhee, North Carolina

Darrell W. Fixler Jr., RRT, NRP, FP-C
Parris Island Fire & Rescue
Beaufort, South Carolina

Lori Gallian BS, EMT-P
Summit Sciences
Citrus Heights California

Scott A. Gano, BS, NRP, FP-C, CCEMT-P
Columbus State Community College
Columbus, Ohio

Kevin M. Gurney, MS, CCEMT-P, I/C
Delta Ambulance
Waterville, Maine

Bradley R. Hughes, AAS, CP-C, NRP, NCEE
Putnam County EMS
Winfield, West Virginia

Sandra Hultz, NRP
Holmes Community College
Ridgeland, Mississippi

Joseph Hurlburt, BS, NRP
North Flight EMS
Manton, Michigan

Jared Kimball, NRP
Tulane Trauma Education
New Orleans, Louisiana

Timothy M. Kimble, BA, AAS, CEM, NRP
Craig County Office of Emergency Services
New Castle, Virginia

Blake E. Klingle, MS, RN, CCEMT-P
Waukesha County Technical College
Pewaukee, Wisconsin

Keri Wydner Krause
Lakeshore Technical College
Cleveland, Wisconsin

Michael K. Matheny, BS, NRP, NCEE, PI
Community Health Network, EMS Education
Indianapolis, Indiana

Nicholas Montelauro, BS, NRP, FP-C, NCEE, CHSE
Indianapolis, Indiana

Gregory S. Neiman, MS, NRP, NCEE
EMS Community Liaison, VCU Health
Richmond, Virginia

Jim O'Connor, Paramedic
Ohio Fire Academy
Logan Ohio

Keito Ortiz, Paramedic, NAEMSE II
Jamaica Hospital Medical Center
Jamaica, New York

Matthew Ozanich, MHHS, NRP
Trumbull Regional Medical Center
Warren, Ohio

Debbie Petty
St Charles County Ambulance District
St Peter's, Missouri

Tim Petreit, MBA, NRP
Montgomery Fire/Rescue
Montgomery, Alabama

Deborah Richeal, NRP
MedAire
Phoenix, Arizona

Captain Bruce J. Stark, NRP
Fairfax County Fire and Rescue Department
Fairfax Virginia

Josh Steele, MBA-HA, BS, AAS, NRP, FP-C, CMTE
Hospital Wing Memphis
Memphis, Tennessee

Nerina J. Stepanovsky, PhD, MSN, CTRN, Paramedic
Caduceus Educational Consulting LLC
Parrish, Florida

Richard Stump, NRP
Central Carolina Community College
Sanford, North Carolina

William Torres Jr., NRP
Marcus Daly Memorial Hospital
Hamilton, Montana

Gary S. Walter, MS, BA, NRP
Eugene, Oregon

Rekeisha A Watson-Love, AAS, NRP
Paramedic/Instructor Coordinator
Las Vegas, Nevada

Comitê do AMLS

Les R. Becker, PhD, MS MEdL, NRP, CHSE
Vice Chair, AMLS Committee
Senior Evaluation Scientist
Simulation Training & Education Lab
MedStar Health
Assistant Professor of Emergency Medicine on the Biomedical Educator Track
Georgetown University School of Medicine
Associate Editor Medical Education Online
Washington, District of Columbia

Ann Bellows, RN, NRP, EdD
AMLS Committee Member
Program Director – Assistant Professor
Emergency Medical Services
Doña Ana Community College
Las Cruces, New Mexico

Bengt Eriksson, MD
AMLS Committee Member
Medical Director Prehospital Care
Landstinget Dalarna
National CMD PHTLS & AMLS Sweden NAEMT
Consultant Anesthetist/ICU Anesthesiology Department
Mora Lasarett Hospital
Dalecarlia, Sweden

Angus Jameson, MD, MPH, FACEP, FAEMS
AMLS Committee Associate Medical Director
Medical Director
Pinellas County EMS
Affiliate Associate Professor
Morsani College of Medicine
USF Health
Largo, Florida

Craig Manifold, DO, FACEP, FAAEM, FAEMS
AMLS Committee Medical Editor
NAEMT
Associate Professor
UT Health
EMS Medical Director
San Antonio, Texas

Jeff J. Messerole, EMT-P
AMLS Committee Chair
Clinical Instructor
AHA Training Center Coordinator
Spencer Hospital
Spencer, Iowa

Vincent N. Mosesso, Jr, MD, FACEP, FAEMS
AMLS Committee Medical Director
Professor of Emergency Medicine
Associate Chief, Division of EMS
Department of Emergency Medicine
University of Pittsburgh School of Medicine
Medical Director, Prehospital Care Department
University of Pittsburgh Medical Center
Pittsburgh, Pennsylvania

Daniel Talbert, MHS, EMT-P, FP-C
AMLS Committee Member
Critical Care Flight Paramedic
TraumaOne/UF Health
Jacksonville, Florida

Executivos do Painel de Diretores da NAEMT

Matt Zavadsky, President
Bruce Evans, President-elect
Troy Tuke, Secretary
Terry L. David, Treasurer
Dennis Rowe, Immediate Past President

Painel de Diretores da NAEMT
Sean J. Britton, Director Region I
Robert Luckritz, Director Region I
Susan Bailey, Director Region II
Cory S. Richter, Director Region II
Chris Way, Director Region III
Jason Scheiderer, Director Region III
William "Bill" Justice, Director Region IV
Karen Larsen, Director Region IV
Charlene Cobb, At-Large Director
Jonathan Washko, At-Large Director
Craig A. Manifold, Medical Director

Tradução e revisão técnica desta edição

Antônio Rogério Proença Tavares Crespo
Médico cirurgião geral e cirurgião do trauma do Hospital de Pronto Socorro de Porto Alegre (HPS), do Hospital Moinhos de Vento (HMV) e do Hospital Mãe de Deus (HMD). Titular do Colégio Brasileiro de Cirurgiões (TCBC). Diretor dos cursos PHTLS (NAEMT) e ATLS (CoT/ACS). Educador da NAEMT. Membro do Comitê de Educação para América Latina (LATAM – NAEMT). Mestre em Diagnóstico Genético e Molecular pela Universidade Luterana do Brasil (ULBRA). MBA em Gestão de Negócios da Saúde pela Fundação Unimed/Universidade Gama Filho (UGF-RJ). Professor regente de Medicina de Urgência e Trauma da Universidade Federal de Ciências da Saúde de Porto Alegre (UFCSPA).

Daniel Souza Lima
Médico do Departamento de Emergência do Hospital Instituto Dr. José Frota (IJF). Mestre em Cirurgia pela Universidade Federal do Ceará (UFC). *Fellow* do American College of Surgeons (FACS). Professor do curso de medicina do Centro Universitário Christus (UNICHRISTUS). Membro Diretor do Comitê de Trauma Brasileiro (BCoT). Membro do Comitê de Educação para América Latina (LATAM – NAEMT). Instrutor dos cursos PHTLS, AMLS, TECC, ATLS, ACLS e BLS. Diretor Pedagógico da Tuttoria Saúde.

David Galdino Netto
Médico Oftalmologista. *Fellowship* Clínico e Cirúrgico em Glaucoma pelo Serviço Prof. Nassim Calixto do Hospital São Geraldo – Hospital das Clínicas da Universidade Federal de Minas Gerais (UFMG). Preceptor do Instituto de Olhos das Ciências Médicas de Minas Gerais (IOCM). Membro do corpo clínico do Hospital de Olhos Sul de Minas Gerais. Membro da Sociedade Europeia de Cirurgiões de Catarata e Cirurgia Refrativa (ESCRS). Instrutor dos cursos de aluno e de formação de instrutores do ACLS e PALS (AHA). Instrutor do curso de alunos do ATLS (ACS) e AMLS (NAEMT).

Dênison Pereira da Silva
Enfermeiro. Professor adjunto na Universidade Tiradentes. Militar do Corpo de Bombeiros do Estado de Sergipe. Superintendente do SAMU 192 Sergipe. Especialista em Urgência e Emergência pela Universidade Estadual de Ciências da Saúde de Alagoas (UNCISAL). Especialista em Gestão da Emergência do SUS. Mestre e Doutor em Saúde e Ambiente pela Universidade Tiradentes. MBA em Gestão dos Serviços de Saúde. CEO do Núcleo de Ensino em Saúde e Emergências do Brasil (NESEs). Instrutor dos cursos PHTLS, AMLS, ATCN, ACLS, DMEP e TEAM.

Frederico Mansur Branco
Médico cirurgião torácico/intensivista. Coordenador de Cirurgia Torácica do Hospital Geral do Estado (HGE). Coordenador das UTIs do Hospital Regional da Mata (HRM). Preceptor voluntário da Clínica Médica do Hospital Chama. Cirurgião torácico do HGE. Intensivista do Hospital Unimed/Maceió, Chama. Instrutor de AMLS, ATLS e PHTLS.

Giuliano Michel Mussi
Enfermeiro. Especialista em Cuidados Intensivos pela Universidade de São Paulo (USP). Mestre em Distúrbios do Desenvolvimento pela Universidade Presbiteriana Mackenzie. Instrutor dos cursos AMLS e PHTLS.

Júnia Shizue Sueoka
Médica cirurgiã geral. Médica do Grupo de Resgate e Atendimento às Urgências (GRAU) da Secretaria de Estado da Saúde de São Paulo. Diretora dos cursos ATLS, PHTLS, AMLS, TCCC, TECC e Transporte Aeromédico. Professora da disciplina de Emergência na Faculdade de Medicina do ABC (FMABC). Professora da disciplina de Primeiros Socorros I e II na Faculdade de Medicina da Universidade de Mogi das Cruzes (FMUMC). Coordenadora Médica de voo da ALLJET Aeromédica.

Maria Cecília de Toledo Damasceno
Médica especialista em Medicina de Emergência e Clínica Médica. Assistente técnico do Gabinete do Secretário de Estado da Saúde de São Paulo. Médica assistente da Disciplina de Emergências Clínicas da Faculdade de Medicina da Universidade de São Paulo (FMUSP). Professora adjunta da Disciplina de Clínica Médica da Faculdade de Medicina do ABC. Doutora em Ciências da Saúde pela FMUSP. Instrutora do AMLS, ATLS, PHTLS, ACLS.

Nelson Gaspar Dip Júnior
Médico urologista. Professor da Disciplina de Urologia da Universidade Nove de Julho (Uninove). Urologista assistente do Hospital do Servidor Público Municipal de São Paulo (HSPM-SP). Doutor em Urologia pela USP.

Rodolfo Augusto Bressan Barboza
Médico clínico geral. Pós-graduação em Emergências Médicas pela Faculdade Israelita de Ciências da Saúde Albert Einstein. Mestrando em Saúde Coletiva na Fundação Universidade Regional de Blumenau (FURB). Médico de voo no Grupo de Resposta Aérea de Urgência de Santa Catarina (GRAU-SC). Coordenador AMLS e instrutor PHTLS e TECC. Fundador da Stoicus Treinamentos.

Silene Celerino da Fonseca
Enfermeira do GRAU da Secretaria de Estado da Saúde de São Paulo. Especialista em Emergência pela Universidade Federal de São Paulo (UNIFESP).

Sonia Aparecida Batista
Enfermeira facilitadora dos cursos PROADI-SUS pelo Hospital Sírio Libanês. MBA em Economia e Gestão de Saúde pela UNIFESP. Mestre em Liderança pela Faculdade Israelita de Ciências da Saúde Albert Einstein. Instrutora dos cursos ATCN, PHTLS e AMLS.

Wana Yeda Paranhos
Enfermeira. Coordenadora dos cursos de Enfermagem e Gestão Hospitalar da Universidade Cidade de São Paulo (UNICID). Doutora em Ciências pela Escola de Enfermagem da USP (EEUSP). Instrutora dos cursos PHTLS, ATCN e AMLS.

Prólogo

O atendimento médico de emergência no ambiente pré-hospitalar está em constante evolução. Novas pesquisas, novas tecnologias e inovações propostas podem ser muito estimulantes e nos dar esperança de avanços no cuidado que oferecemos aos nossos pacientes. No entanto, nossa vigilância constante ainda é necessária para garantir que avaliemos essas práticas com responsabilidade para confirmar que estamos prestando um atendimento do mais alto nível de qualidade aos nossos pacientes. Também aprendemos que os cuidados médicos são complexos e que o valor de uma determinada intervenção não está simplesmente no fato de ela ser boa ou ruim, mas em saber como e quando devemos usá-la. Isso geralmente significa que recebemos sinais confusos com resultados conflitantes de diferentes estudos, o que pode ser confuso para os médicos e pode levar a mudanças aparentemente incessantes em nossos protocolos e abordagem aos pacientes. Esses desafios continuarão a evoluir e mudar.

No entanto, um desafio permanece constante, que é a tarefa atemporal da avaliação cuidadosa do paciente. Como muitos médicos pré-hospitalares lhe dirão, uma de suas tarefas mais difíceis é a avaliação urgente de seus pacientes clinicamente enfermos. Esses pacientes representam o maior número de casos complexos e oferecem alguns dos maiores desafios para os profissionais de saúde, independentemente do ambiente e do nível de treinamento do socorrista.

A avaliação eficaz deve sempre envolver a observação cuidadosa e geral do paciente e do ambiente ao seu redor, bem como uma escuta focada do paciente, da família, dos amigos, dos colegas de trabalho e dos espectadores para obter as informações multidimensionais críticas necessárias para fazer um diagnóstico preciso. Ela requer o uso de todos os nossos sentidos para detectar e decifrar as pistas muitas vezes sutis da condição do paciente, embora nossas avaliações geralmente precisem ser feitas da forma mais eficiente possível para uma gama de condições típicas que precisam ser tratadas rapidamente.

A avaliação do paciente pode ocorrer em locais públicos com ruído periférico, distrações visuais e movimentos do paciente confundindo a situação e com cenários geralmente compostos por espectadores dando opiniões, fazendo perguntas e exclamações ansiosas. Ou, por outro lado, a avaliação pode ocorrer em locais austeros, ambientalmente extremos e até violentos. Em comparação com o consultório médico ou até mesmo o setor de emergência, todos esses fatores representam desafios únicos para os médicos em seus esforços para avaliar de forma rápida e precisa seu paciente para determinar melhor seu tratamento.

O *Atendimento Pré-hospitalar às Emergências Clínicas* (AMLS) foi criado para ajudar a enfrentar esses desafios no processo de avaliação. O objetivo do curso AMLS é fortalecer e refinar o conhecimento adquirido pelo profissional de atendimento pré-hospitalar e as suas habilidades de pensamento crítico em termos de diagnóstico urgente e preciso de seus pacientes com doença médica significativa sob tais circunstâncias. Armado com essas habilidades e estratégias de avaliação, o socorrista pode escolher e executar com mais eficácia as intervenções terapêuticas mais adequadas que irão melhorar rapidamente a situação e os resultados finais do paciente. O conhecimento e as habilidades transmitidos por meio desse curso podem ser considerados um verdadeiro requisito para sermos capazes de fornecer o atendimento pré-hospitalar mais eficaz para aqueles que atendemos.

Esta 3ª edição do AMLS constitui um componente fundamental de um curso abrangente que oferece um processo de aprendizagem exclusivo para "pensar fora da caixa" projetado para melhorar as habilidades de avaliação e diagnóstico de socorristas e de outros profissionais pré-hospitalares. Os autores e organizadores desta edição incorporaram as pesquisas mais recentes e as melhores evidências disponíveis para fornecer aos alunos as informações mais atualizadas, otimizando o atendimento ao paciente com emergência clínica.

Os socorristas desempenham um papel crítico no *continuum* do atendimento de emergência para todos os pacientes. Eles têm um impacto direto no estado do paciente por meio da transição do atendimento para o setor de emergência do hospital e além. As ações realizadas no ambiente pré-hospitalar podem afetar profundamente as decisões de tratamento feitas no setor de emergência e nos ambientes de internação hospitalar. Ao mesmo tempo, nos Estados Unidos e em muitos outros países em todo o mundo, os sistemas de saúde estão reconhecendo que nem todas as chamadas de emergência para atendimento médico exigem o transporte do paciente para o hospital. Muitos desses sistemas de saúde já transformaram sua abordagem para responder a pedidos de ajuda por meio de uma combinação de triagem cuidadosa de pacientes no ponto de contato, juntamente com a identificação de destinos de transporte alternativos, incluindo centros de atendimento urgente, centros de saúde comportamental, clínicas de atenção primária, ou outras alternativas, como encaminhamento para instituições de acolhimento ou redirecionamento para equipes de saúde mental. Mas isso também infere a necessidade de treinamento adicional de profissionais pré-hospitalares, que lhes permitirá orientar melhor os pacientes com doenças médicas ou problemas de saúde mental para o atendimento certo no lugar certo. Essa transformação da área da saúde reforça a necessidade dos socorristas serem capazes de avaliar seus pacientes de forma ainda mais rápida e precisa. O AMLS foi construído para melhor garantir que os socorristas possuam as habilidades de pensamento crítico necessárias para participar dessa transformação da melhor forma.

É extremamente gratificante ver como a National Association of Emergency Medical Technicians (NAEMT) tomou a iniciativa de reconhecer e valorizar o papel central de supervisão médica dos médicos do atendimento pré-hospitalar. A incorporação do Metropolitan EMS Medical Directors ("Eagles") Consortium e de outros médicos afiliados à National Association of EMS Physicians (NAEMSP) neste projeto garantiu o envolvimento e a supervisão de médicos competentes, não apenas para esse excelente treinamento, mas também no dia a dia.

Por sua vez, os autores, organizadores e revisores da 3ª edição do AMLS estão de parabéns e são profundamente admirados por esse trabalho dedicado. Encorajo todos os serviços pré-hospitalares, ambulatoriais e hospitalares a incluírem o AMLS como parte de sua educação continuada. Minha esperança é que, com a conclusão bem-sucedida deste curso, cada um de vocês aprimore sua capacidade de fornecer o mais compassivo e competente atendimento médico e serviço público geral para seus pacientes e famílias para as gerações futuras.

Paul E. Pepe, MD, MPH, MCCM, FAEMS

Prefácio

Publicado pela primeira vez em 1999, o *Atendimento Pré-hospitalar às Emergências Clínicas* (AMLS) foi o primeiro programa de educação de serviços de emergência que abordou totalmente como melhor manejar pacientes em crises médicas. O AMLS é agora globalmente reconhecido como o curso líder para a avaliação e o tratamento de condições médicas em ambientes pré-hospitalares e ambulatoriais.

Esta edição do AMLS serve como a base médica do curso da 3ª edição do AMLS e como uma referência para socorristas e outros profissionais pré-hospitalares em todo o mundo. O AMLS atende a um público cada vez maior de profissionais que buscam educação de alta qualidade baseada em evidências, com foco no pensamento crítico, anamnese e exame físico para desenvolver uma lista de diagnósticos diferenciais em potencial no paciente com emergência clínica. A Via de Avaliação do AMLS, um dos principais recursos do curso e sobre o qual as aulas são construídas, demonstrou ser uma ferramenta altamente confiável para ajudar os socorristas a identificar um diagnóstico diferencial que orientará o tratamento do paciente.

A 3ª edição do curso AMLS permanece fiel à filosofia AMLS de usar o pensamento crítico ao avaliar pacientes e formular planos de tratamento. As apresentações baseadas em casos fornecem aos alunos a oportunidade de discussão interativa com professores e colegas. As simulações de pacientes ao longo do curso desafiam os alunos a aplicar seus conhecimentos a uma variedade de situações realistas, incluindo pacientes de alta e baixa gravidade; alguns podem exigir transporte emergente, enquanto outros podem se beneficiar de transporte de destino alternativo ou movimentação adicional.

Endossado pela National Association of EMS Physicians (NAEMSP), o curso AMLS enfatiza a identificação precoce da apresentação/queixa principal de um paciente. Além da via de avaliação, o AMLS fornece (1) fundamentos de anatomia, fisiologia e fisiopatologia; e (2) uma avaliação eficiente e completa da anamnese, do exame físico e dos achados diagnósticos, o que aumenta a capacidade dos alunos de estreitar os diagnósticos diferenciais do paciente. Todos os profissionais de atendimento pré-hospitalar necessitam de experiência em raciocínio clínico e tomada de decisão para determinar com precisão os diagnósticos e iniciar o tratamento. Todos os aspectos do AMLS são focados em uma abordagem baseada na avaliação para reduzir a morbidade e mortalidade e melhorar os resultados positivos em pacientes com emergência clínica.

Embora o curso AMLS seja escrito para profissionais avançados, todos os profissionais pré-hospitalares e ambulatoriais devem fazer o curso; uma versão do curso especificamente para profissionais de nível técnico, *AMLS Basics*, também está disponível. Pessoalmente, acho que esse curso básico prepara e aprimora a capacidade do profissional pré-hospitalar de cuidar da maioria de nossos pacientes.

Recursos como quadros de Recapitulação, tabelas e gráficos estão incluídos em todo o livro, nas lições e no manual do curso para servir como ferramentas de aprendizagem. Os cenários e as questões de revisão do capítulo ajudam a testar o conhecimento do aluno.

Novidades desta edição

- Novos capítulos sobre sepse e farmacologia
- Novo apêndice sobre emergências em saúde mental
- Apresentações baseadas em cenários novos ou atualizados
- Novas simulações de paciente em um modelo revisado para um fluxo mais intuitivo

O Comitê AMLS e a NAEMT esperam que você descubra que as informações contidas na 3ª edição do livro aumentem seu conhecimento sobre a variedade de emergências clínicas às quais você precisa atender, preparando-o melhor para cuidar de seus pacientes e comunidades.

Craig Manifold, DO, FACEP, FAAEM, FAEMS
Diretor Médico, NAEMT
Diretor Médico EMS
San Antonio, Texas

CAPÍTULO 1

Atendimento Pré-hospitalar às Emergências Clínicas

Neste capítulo, os profissionais aplicarão seu conhecimento de anatomia, fisiologia, fisiopatologia e epidemiologia para um processo de avaliação AMLS abrangente e eficiente, utilizando seu raciocínio clínico para determinar uma lista de diagnósticos diferenciais e formular estratégias de tratamento para diversas emergências clínicas.

OBJETIVOS DE APRENDIZADO

Ao término deste capítulo, você será capaz de:

- Identificar preocupações relacionadas à segurança em situações pré-hospitalares e intra-hospitalares que comprometem a segurança dos profissionais de saúde e dos pacientes.
- Compreender a via de avaliação AMLS para identificar apresentações clínicas emergenciais e não emergenciais, além daquelas que ameaçam a vida potencialmente ou de forma real.
- Identificar os componentes da primeira impressão e os elementos da avaliação primária para pacientes com diversas emergências clínicas.
- Usar a via de avaliação AMLS para confirmar ou descartar diagnósticos diferenciais, com base na apresentação inicial do paciente, na avaliação e nos achados diagnósticos.
- Integrar a anamnese do paciente (OPQRST e SAMPLER), a avaliação da dor e os achados do exame físico e dos exames diagnósticos para determinar hipóteses diagnósticas e intervenções terapêuticas.
- Selecionar as ferramentas de avaliação diagnóstica adequadas, desde as básicas até as avançadas, para diversas emergências clínicas.
- Correlacionar os sintomas da apresentação principal do paciente com o sistema corporal apropriado para a avaliação de potenciais diagnósticos emergenciais e não emergenciais.
- Discutir de que maneira a consciência cultural pode ajudar a evitar quaisquer prejuízos inconscientes que possam impedir o processo de avaliação.
- Comparar e contrastar os conceitos da avaliação de tomada de decisão clínica e de raciocínio clínico.
- Entender o potencial impacto do viés cognitivo na tomada de decisão clínica
- Compreender de que maneira a avaliação e o tratamento do suporte básico de vida (BLS, do inglês *basic life support*) em combinação com a avaliação e o tratamento do suporte avançado de vida (ALS, do inglês *advanced life support*) sustentam uma abordagem em equipe integrada para o cuidado do paciente.

CENÁRIO

O serviço de emergência (SE) responde a um chamado para atender um homem de 86 anos. O relato indica que o paciente apresenta fadiga, está sentado e tem a sensação de desmaio ao ficar em pé. Esse paciente foi transportado duas vezes na última semana pelo SE até o hospital local devido a queixas vagas, mas

(continua)

> **CENÁRIO (CONTINUAÇÃO)**
>
> semelhantes. Ao exame, o paciente responde ao estímulo verbal. Ele permanece sentado em uma cadeira durante a avaliação e diz que está anormalmente cansado e agitado. Após vários dias, ele não apresentou melhora. Sua posição corporal não é preocupante, mas você nota um andador ao lado da cadeira. Não se observa dificuldade para respirar. Ele responde lentamente a questões relacionadas aos seus sintomas atuais, mas não tem certeza se tomou os medicamentos hoje. Sua filha fornece seus remédios para hipertensão e constipação. Ela diz que "ele toma algum tipo de remédio para afinar o sangue por causa de batimento cardíaco irregular". Ao coletar os sinais vitais, o técnico e o paramédico observam que a pele do paciente está pálida e pegajosa. A frequência respiratória é de 22 respirações/minuto e está regular, a pressão arterial é de 110/84 mmHg e a pulsação é de 126 batimentos/minuto e está irregular. Os profissionais determinam diagnósticos diferenciais e iniciam a avaliação dirigida.
>
> - De que maneira a avaliação abrangente do profissional será complicada pela idade do paciente?
> - Quais condições você consideraria como possíveis diagnósticos com base nos achados da avaliação primária?
> - Quais avaliações adicionais você realizaria com base na queixa principal do paciente e na anamnese obtida?
> - Quais problemas o profissional pode encontrar em função da idade do paciente?

Este capítulo oferece orientação para todos os níveis de profissionais de saúde sobre como aplicar seu conhecimento de anatomia, fisiologia, fisiopatologia e epidemiologia ao processo de avaliação do Atendimento Pré-hospitalar às Emergências Clínicas (AMLS, do inglês *Advanced Medical Life Support*). Uma avaliação acurada do paciente baseia-se não apenas na experiência e no conhecimento do profissional, mas também nas técnicas de comunicação terapêutica, no raciocínio clínico e nas habilidades para a tomada de decisão clínica.

É fundamental uma avaliação sistemática e organizada da apresentação inicial do paciente, da sua história clínica, dos achados do exame físico e dos resultados de exames diagnósticos. Esses achados ajudam a determinar quão crítica é a condição do paciente, as hipóteses diagnósticas e as estratégias de tratamento. A capacidade do profissional de saúde de comunicar-se efetivamente e utilizar o raciocínio clínico permite que ele considere todas as etiologias possíveis relacionadas aos sintomas apresentados. Uma avaliação abrangente do paciente garante intervenções adequadas e melhores desfechos clínicos.

É importante compreender que os fundamentos da via de avaliação AMLS se baseiam em habilidades efetivas de comunicação terapêutica, em capacidades aguçadas de raciocínio clínico e na excelente tomada de decisão clínica. Os profissionais de suporte básico e suporte avançado que trabalham juntos de maneira eficiente como equipe reforçam a agilidade e a qualidade dos cuidados com o paciente.

Comunicação Terapêutica

A **comunicação terapêutica** utiliza várias estratégias e técnicas de comunicação, verbais e não verbais, para estimular os pacientes a expressar a forma como se sentem e estabelecer uma relação positiva e empática com eles. A realização de uma anamnese abrangente e a capacidade de realizar um exame físico completo dependem de boas técnicas de comunicação terapêutica interpessoal. Para a obtenção de informações fundamentais sobre o problema do paciente, os profissionais dos suportes básico e avançado devem comunicar-se de maneira efetiva com o paciente, a família, as testemunhas e toda a equipe de cuidados de saúde. Muitas vezes, a informação obtida pode oferecer pistas que ajudam a identificar lesões específicas sofridas ou apontar para um determinado diagnóstico.

Comunicação Efetiva Verbal e Não Verbal

A comunicação verbal efetiva é um processo dinâmico. Conforme o Bayer Institute for Health Care Communication, os profissionais do SE realizam quatro principais tarefas de comunicação – os 4 *E*s: engajamento, empatia, educação e envolvimento.

- O *engajamento* é a conexão entre você e seus pacientes. Deve-se estabelecer um relacionamento confortável com os pacientes para mantê-los calmos e obter uma anamnese abrangente e acurada. Suas ações e palavras transmitem uma preocupação genuína. A dificuldade de posicionar-se, fazendo apenas perguntas rápidas e curtas de forma hostil e interrompendo o paciente quando ele quer falar afeta a ligação que você precisa desenvolver e pode romper esse laço com o paciente. Ao fazer contato com os pacientes e seus entes queridos, tenha certeza de apresentar-se caso as circunstâncias o permitirem. O desenvolvimento de um bom relacionamento com os pacientes também ajuda na construção da confiança no profissional de saúde, facilitando uma comunicação aberta. Passe uma primeira impressão positiva.

- A *empatia* refere-se à identificação sincera do profissional com os sentimentos de ansiedade, dor, medo, pânico ou perda que o paciente apresente. A empatia baseia-se em uma sensação de compaixão pelo que o paciente está passando. Demonstre ao paciente o que você ouviu e compreendeu, resumindo ou parafraseando a informação que ele compartilhou. Aceite o que o paciente diz, independentemente das circunstâncias do chamado. A empatia é especialmente importante em situações de tentativa de suicídio, superdosagens acidentais de medicamentos e casos de violência doméstica. É uma habilidade que deve ser amadurecida e aprimorada ao longo da carreira de um socorrista
- A *educação* do paciente reforça os laços ao permitir que ele saiba o que está acontecendo e o que você está fazendo. Comece perguntando o que o paciente já sabe e continue com as questões até obter toda a informação necessária. Mantenha os pacientes informados durante todo o atendimento. Descreva os exames e os procedimentos em termos simples e diretos, o que ajudará a minimizar a ansiedade do paciente.
- O *envolvimento* estimula o paciente a participar de seus próprios cuidados e decisões terapêuticas. Quando solicitar consentimento do paciente para algum tratamento, explique detalhadamente quaisquer possíveis efeitos colaterais ou desfechos adversos associados à intervenção. Por exemplo, antes de administrar ao paciente um comprimido de nitroglicerina, explique o propósito do medicamento ou da intervenção e que a cefaleia é um efeito colateral frequente do medicamento. Explique ao paciente de que maneira os benefícios da intervenção superam os riscos.

A comunicação não verbal – que inclui expressão facial, linguagem corporal e contato visual – é uma forma poderosa de comunicação. É importante que você esteja ciente de sua própria linguagem corporal e da linguagem corporal de seus pacientes. Seus gestos, movimentos corporais e atitudes em relação ao paciente têm importância fundamental para ganhar a confiança de cada paciente e de sua família. Observe comportamentos não verbais, como expressão facial e posicionamento corporal, os quais indicam se o paciente está confortável. Esses achados podem ser indicadores importantes dos níveis de desconforto, dor ou medo. Tenha em mente que os pacientes podem apresentar comorbidades que complicam a avaliação e retardam a implementação de estratégias terapêuticas adequadas. A paciência é fundamental ao fazer uma avaliação complexa como essa.

A comunicação terapêutica é uma habilidade desenvolvida com o tempo. Para auxiliar no desenvolvimento dessas habilidades, é importante implementar as seguintes técnicas de comunicação verbal e não verbal em suas interações diárias.

- Ao falar com o paciente, seu olhar deve estar no mesmo nível dos olhos dele, mantendo bom contato visual enquanto fala. Isso é especialmente importante com pacientes assustados, com problemas de audição ou idosos.
- Fale de forma clara e lenta. Se o paciente apresentar problema de audição, eleve o tom de voz apenas se o paciente solicitar.
- Mantenha uma posição corporal aberta e atenta durante a entrevista. Tente não apresentar pressa ou agitação.
- Reforce que compreende o que o paciente está dizendo acenando com a cabeça ou parafraseando suas palavras.
- Evite comportamentos de distração, como escrever enquanto o paciente fala, mexer na caneta ou brincar com chaves ou moedas nos bolsos.
- Sua linguagem não verbal deve mostrar ao paciente que você está ali para ajudar.
- Informe ao paciente o que você e seus colegas estão fazendo e por que o fazem. Diga ao paciente para onde ele está sendo transportado e o que deve esperar ao chegar lá.
- Faça perguntas do tipo "o quê", pois as questões do tipo "por quê" podem parecer acusatórias para pacientes e familiares.
- Demonstre empatia, reconhecendo a dor, o sofrimento, a raiva e outros sentimentos do paciente. Responda às perguntas dele para ajudar a reduzir a ansiedade e o medo.
- Corresponda a comportamentos carinhosos e empáticos, reforçando-os.
- Respeite o direito do paciente à confidencialidade, mantendo o tom de voz o mais baixo possível em locais públicos ou semiprivados, como na cena do atendimento e na instituição de destino.
- Proteja a privacidade do paciente, mantendo-o coberto o máximo possível durante o exame físico. Fazer isso aumentará o nível de confiança dele nos cuidados que você está prestando, tornando-o mais confiante para compartilhar informações pertinentes relacionadas à saúde.
- Se houver suspeita de que o paciente pode ficar violento, deve-se interagir com ele de maneira calma e tranquilizadora, solicitando recursos adicionais. Não tente lidar sozinho com um paciente violento.

Comunicação em Situações Especiais

Pode haver necessidade de fazer ajustes em sua técnica de comunicação ou na solicitação de auxílio em situações especiais, como quando se deve usar língua de sinais para um paciente surdo. A comunicação com os pacientes sempre deve ser realizada com uma terminologia que combine com seu conhecimento e compreensão. Por exemplo, pode ser mais adequado questionar o paciente sobre a história de "problemas cardíacos" em vez de perguntar sobre "episódios prévios de infarto do miocárdio".

Diferenças Culturais e de Linguagem

Todos os profissionais de saúde encontram pacientes de diversos contextos culturais, incluindo etnia, raça, religião ou orientação sexual. Por exemplo, algumas culturas estimulam as pessoas a expressarem suas emoções, enquanto outras veem isso como sinal de fraqueza. Proximidade pode indicar aceitação e familiaridade para alguns, enquanto outros podem ficar ofendidos ou intimidados. Alguns profissionais podem, de maneira consciente ou subconsciente, forçar seus valores culturais em detrimento daqueles do paciente por acreditarem que são melhores. Essa atitude pode trazer um viés para a sua abordagem terapêutica e prejudicar o desenvolvimento de um relacionamento com o paciente e com a família dele, resultando em comunicação ineficiente ou até em comunicação errada e tratamento inadequado.

Em muitas regiões, particularmente em grandes centros urbanos, grandes segmentos da população podem não falar o idioma do país. Seria benéfico se você aprendesse algumas palavras e frases comuns no idioma falado. Familiares ou testemunhas bilíngues podem oferecer assistência e ajudá-lo na interpretação.

Pacientes com Problemas de Audição

As pessoas com problemas de audição podem comunicar-se por língua de sinais, gestos, escrita ou leitura labial – todas essas modalidades podem tornar-se complicadas em situações de doença ou lesão. Algumas pessoas surdas apresentam fala ou audição parciais. Tente determinar as capacidades do paciente para estabelecer uma comunicação mais efetiva.

Os familiares ou os amigos do paciente podem ajudar. Além disso, pode ser útil aprender a fazer algumas perguntas básicas na língua de sinais e interpretar as respostas. Você também pode trocar perguntas e respostas por escrito com o paciente.

Raciocínio Clínico

A maioria dos profissionais de saúde concordariam que apenas a proficiência de habilidades não garante a qualidade dos cuidados: também são fundamentais habilidades de **raciocínio clínico**. O raciocínio clínico envolve um bom julgamento combinado com o conhecimento de anatomia, fisiologia e fisiopatologia juntamente com a experiência clínica para direcionar o questionamento sobre as queixas do paciente. Uma compreensão da epidemiologia dos processos humanos de doença é fundamental para o diagnóstico precoce, em especial quando os sinais e sintomas do paciente não apontam para uma causa óbvia. Os elementos que contribuem para o raciocínio clínico são os seguintes:

- Conhecimento em ciências médicas
- Capacidade de juntar e organizar dados
- Capacidade de focar em dados específicos e múltiplos
- Capacidade de identificar ambiguidades clínicas
- Capacidade de compreender dados relevantes/irrelevantes
- Capacidade de analisar e comparar situações
- Capacidade de explicar o raciocínio

À medida que as perguntas da anamnese são respondidas pelo paciente, você começa a analisar as respostas com base em seu conhecimento médico subjacente. Após obter a queixa principal, a história da doença atual, a história médica pregressa e a revisão de sistemas, você pode começar a formular um **diagnóstico diferencial**, que é uma hipótese sobre a natureza do problema. À medida que são avaliadas informações da história clínica, achados da avaliação e resultados de exames, várias doenças ou condições podem ser descartadas. Assim, o diagnóstico diferencial é estreitado até que o profissional formule uma **hipótese diagnóstica** – a suposta causa da condição do paciente. A hipótese diagnóstica torna-se um diagnóstico definitivo dependendo da confirmação por testes diagnósticos adicionais, em geral realizados na instituição de destino.

Escopo do Raciocínio Clínico

A criação de uma lista mental de diagnósticos diferenciais não é um processo estático. Sinais vitais, ruídos pulmonares, achados do exame neurológico, medidas da saturação de oxigênio, resposta a intervenções, resultados de exames laboratoriais e radiológicos e outras informações são usados para a avaliação de potenciais diagnósticos. Para desenvolver diagnósticos diferenciais, deve-se iniciar com possibilidades amplas – isto é, que sistemas podem estar contribuindo para a queixa do paciente. Por exemplo, a dor torácica poderia envolver os sistemas cardíaco, respiratório ou gastrintestinal. Essa abordagem ajuda a evitar que se fique preso precocemente a um diagnóstico antes de considerar todas as possibilidades. Como a dor torácica poderia envolver múltiplos sistemas, é importante que os profissionais considerem todos os diagnósticos possíveis, descartando cada um de forma sistemática até determinar um diagnóstico.

Você deve começar considerando a queixa principal do paciente. Várias doenças ou lesões podem ser rapidamente descartadas apenas determinando a queixa principal. Por exemplo, suponha que o paciente relate dor torácica. O seu conhecimento gera informações sobre os problemas potenciais que causam dor torácica. Seu diagnóstico diferencial inclui infarto agudo do miocárdio, refluxo gastresofágico, embolia pulmonar ou dissecção aórtica. É improvável que um paciente que relata dor torácica apresente sangramento gastrintestinal; assim, você pode usar a queixa principal para imediatamente estreitar o diagnóstico. Além da queixa principal, os sinais e sintomas associados à história diminuirão ainda mais as possíveis causas.

O exame físico (discutido em detalhes adiante) é outro aspecto importante do raciocínio clínico. Dor à palpação ou outros achados específicos do exame que apontem para localizações anatômicas específicas podem ajudar a refinar suas possibilidades de diagnóstico. Quando você for capaz de identificar os possíveis sistemas orgânicos envolvidos, pode usar seu conhecimento de fisiopatologia para determinar o diagnóstico mais provável.

É claro que o raciocínio clínico não é uma ciência exata. Porém, da mesma forma que um cientista, você pode testar seu diagnóstico diferencial para determinar se é verdadeiro.

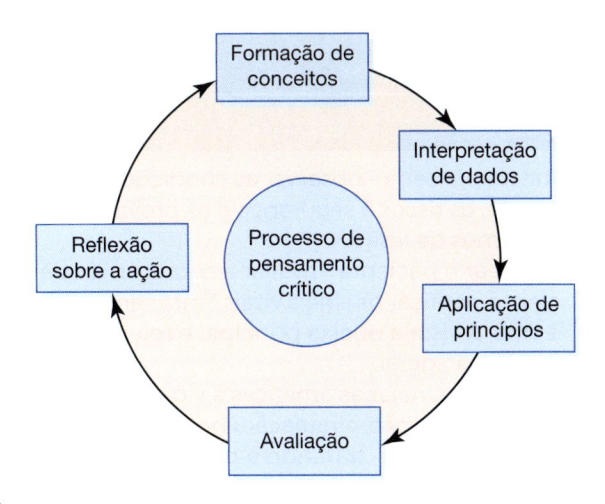

Figura 1-1 Processo de pensamento crítico.
Reproduzida de Sanders MJ: *Mosby's paramedic textbook*, revised reprint, ed 3, St Louis, 2007, Mosby.

Isso é feito por meio de mais avaliações e exames. Esse processo evolui à medida que são feitas questões diferentes com base nas respostas do paciente. Você pode usar vários diagnósticos para testar essas teorias, como a verificação da glicose ou um eletrocardiograma (ECG) de 12 derivações. A informação adicional é combinada com o conhecimento existente, e seu diagnóstico diferencial pode ser confirmado ou modificado.

Para oferecer a melhor qualidade de cuidados ao paciente, cada profissional deve ter o conhecimento central necessário em seu nível de treinamento (**Figura 1-1**). Esse conhecimento deve ser reforçado pela experiência e pelo bom senso para desenvolver habilidades de raciocínio clínico confiáveis. O profissional deve ser capaz de pensar e agir de forma rápida e efetiva sob extrema pressão, utilizando o raciocínio clínico para determinar uma hipótese diagnóstica acurada e um plano terapêutico com base em solicitações pendentes ou protocolos de cuidados com o paciente.

Tomada de Decisão Clínica

A **tomada de decisão clínica** é um processo em que são tomadas decisões sobre problemas de saúde do paciente e em que as intervenções terapêuticas adequadas são consideradas e implementadas para a melhora dos resultados clínicos do paciente. Como o raciocínio clínico, a tomada de decisão clínica é um processo contínuo que ocorre em todos os estágios dos cuidados, começando com a criação do diagnóstico diferencial. Ambos exigem conhecimento suficiente de anatomia, fisiologia e fisiopatologia; capacidade de realizar habilidades específicas de avaliação; e disponibilidade de recursos para a aplicação de ferramentas diagnósticas complexas a uma ampla gama de emergências médicas. Embora nem sempre estejamos conscientes do processo, as abordagens da tomada de decisão clínica incluem o seguinte:

- **Reconhecimento de padrões**: processo de reconhecimento e classificação de dados (padrões) com base no conhecimento e na experiência prévios. O socorrista compara a apresentação clínica do paciente com apresentações de pacientes semelhantes encontrados no passado. Um fundamento útil para a tomada de decisão clínica é a análise de diagnósticos semelhantes e de quais estratégias foram efetivas e quais não foram.
- Geração de hipóteses diagnósticas: uso do método científico, iniciando pela queixa principal do paciente, para formular possíveis explicações (i.e., hipóteses), coletar e sintetizar informações e, por fim, aceitar ou rejeitar uma ou mais hipóteses.
- Estimativas de **verossimilhança e probabilidade**: influenciam o processamento das informações coletadas durante a avaliação do paciente. Por exemplo, nós podemos excluir causas tropicais para a queixa principal se determinarmos com segurança que nosso paciente não viajou para fora do país e não teve contato com alguém que tenha viajado.
- **Diagnósticos diferenciais**: essenciais para aplicação ordenada da via AMLS. Começamos formulando um diagnóstico diferencial inicial. Um diferencial é uma lista de possíveis causas para a condição do paciente. Ele é estruturado com a causa mais provável no topo da lista e, então, é refinado ou reorganizado quando obtemos informações adicionais da história do paciente, do exame físico e dos exames diagnósticos. Embora possamos não ser capazes de refinar completamente nossos diagnósticos diferenciais para um único diagnóstico, o processo de formular, revisar e refinar ajuda muito na tomada de decisão clínica e ajuda a evitar negligenciar uma possibilidade diagnóstica.

A combinação de boas técnicas de comunicação terapêutica, capacidade de reconhecer padrões e habilidades de raciocínio clínico confiáveis permite uma tomada de decisão clínica prudente, possibilitando que os profissionais mensurem a gravidade da doença ou da lesão e iniciem as intervenções adequadas e em tempo hábil. As habilidades de tomada de decisão clínica e o reconhecimento de padrões de um profissional ficam cada vez mais confiáveis com a experiência. Entretanto, outros processos podem interferir com a tomada de decisão clínica.

Viés Cognitivo

Quem não ouviu um instrutor, supervisor ou parceiro alertá-lo a não ter "visão em túnel" sobre uma causa ou diagnóstico específico? A chamada visão em túnel pode ser atribuída aos conhecidos construtos do **viés cognitivo** de viés de ancoragem, viés de confirmação e fechamento precoce (**Tabela 1-1**). Cientistas cognitivos definiram dois sistemas que administram nosso processamento de informações: intuitivo e analítico. A interação desses dois sistemas de gestão de informação pode resultar em viés cognitivo. Nosso sistema intuitivo rapidamente processa informações, conectando e

Tabela 1-1 Erros Cognitivos Comuns	
Tipos de Viés Cognitivo	Descrição
Ancoragem	A tendência de se fixar perceptivamente em características evidentes na apresentação inicial do paciente muito precocemente no processo diagnóstico e não ajustar essa impressão inicial com informações posteriores.
Viés de confirmação	A tendência de procurar evidências para confirmar uma hipótese diagnóstica em vez de procurar evidências negativas para refutá-la, apesar desta última ser frequentemente mais persuasiva e definitiva.
Fechamento prematuro	A tendência de fechar prematuramente o processo da tomada de decisão, aceitando um diagnóstico antes que ele tenha sido amplamente verificado.

Modificada de Saposnik, G., Redelmeier, D., Ruff, C. C., & Tobler, P. N. (2016). Cognitive biases associated with medical decisions: a systematic review. *BMC Med Inform Decis Mak*, 16(1), 138. doi:10.1186/s12911-016-0377-1

RECAPITULAÇÃO

Os Seis Rs

1. **R**astrear a cena – observar as condições do ambiente, os riscos à segurança e os prováveis mecanismos de lesão.
2. **R**astrear o paciente – avaliar a condição do paciente, verificar os sinais vitais, tratar ameaças à vida, revisar a queixa principal e registrar sua impressão geral.
3. **R**eagir – manejar as ameaças à vida (ABC – via aérea, respiração, circulação) na ordem em que são descobertas, tratando o paciente com base na apresentação principal.
4. **R**eavaliar – reavaliar os sinais vitais e reconsiderar o tratamento clínico inicial do paciente.
5. **R**evisar o plano terapêutico – com base em sua reavaliação e nos dados adicionais da anamnese, nos achados de exame físico, nos resultados de exames diagnósticos e na resposta do paciente às intervenções iniciais, revisar seu plano terapêutico conforme o novo quadro clínico do paciente.
6. **R**ever seu desempenho – a avaliação crítica do chamado ou da consulta oferece a oportunidade de refletir sobre sua tomada de decisão clínica e abordar áreas em que são necessárias habilidades mais avançadas ou um nível mais aprofundado de conhecimento.

integrando fatos, sentimentos e observações muitas vezes de forma subconsciente, mas isso não necessariamente leva a conclusões objetivamente corretas. "Confiar em seu instinto" depende desse sistema intuitivo, e o resultado pode ser surpreendentemente preciso ou decepcionante. Nosso sistema analítico mais lento é tipicamente consciente e deliberado, processando fatos armazenados. No contexto AMLS, nosso sistema intuitivo gerará rapidamente diagnósticos iniciais de precisão variável do mundo real, enquanto nosso sistema analítico processa sistematicamente as informações coletadas por meio de avaliação do paciente e exames diagnósticos. A interação dos sistemas nos leva a um caminho de tratamento para um paciente específico. Uma ação precipitada, solicitada pelo nosso sistema intuitivo, sem confirmação pelo nosso sistema analítico, pode nos levar a abordagens inadequadas para o cuidado do paciente. A via AMLS fornece uma estrutura para processamento cuidadoso e sistemático das informações do paciente, com base em percepções obtidas ao longo do tempo através da avaliação e tratamento de inúmeros pacientes.

A ciência cognitiva também validou a noção de que nosso sistema analítico pode falhar sob pressão. O uso dos seis *R*s pode ajudar o profissional a combinar as habilidades e fazer melhores julgamentos em situações de pressão (quadro de Recapitulação). A via de avaliação AMLS oferece um processo eficiente para usar suas habilidades de raciocínio clínico e tomada de decisão para um tratamento mais efetivo dos pacientes.

Via AMLS de Avaliação do Paciente ▶▶▶▶

A **via de avaliação do Atendimento Pré-hospitalar às Emergências Clínicas (AMLS)** é um processo confiável para a redução da morbidade e da mortalidade dos pacientes por meio da identificação precoce de uma ampla gama de emergências clínicas e de seu tratamento efetivo. A determinação de um diagnóstico acurado em campo ou intra-hospitalar e o início de um plano terapêutico efetivo dependem de um processo confiável de avaliação do paciente.

O sucesso da via AMLS depende da integração de intervenções e avaliação do paciente pelo suporte básico com a integração precoce de intervenções e avaliação do suporte avançado. Em conjunto, a apresentação inicial do paciente, a história clínica, a queixa principal, os achados de exame físico e os resultados diagnósticos devem começar a sugerir possíveis diagnósticos. Por exemplo, se a queixa principal é de lombalgia, o profissional deve começar fazendo perguntas como:

- Você sofreu alguma lesão recentemente?
- Você sente fraqueza ou dormência nas extremidades ou na virilha?
- Você tem tido alguma disfunção intestinal ou vesical?
- Você teve febre?
- A dor parece mover-se ou irradiar para algum local?
- O que melhora ou piora a dor?
- A dor é constante ou ela aumenta e diminui?
- Você já teve este tipo de sintomas antes?

A presença ou a ausência de sinais e sintomas pertinentes em associação com a apresentação inicial também é importante. As informações fornecidas pelas respostas do paciente irão ajudar os socorristas a priorizar diversos diagnósticos diferenciais por meio do uso das habilidades de reconhecimento de padrões. Quando socorristas já viram uma condição parecida repetidas vezes, eles podem identificar similaridades com casos do passado quase que imediatamente com base na experiência. A escuta ativa, a formulação de diagnósticos diferenciais, identificar e distinguir sinais e sintomas e relembrar o sucesso do passado com abordagens e considerações de tratamento específicas fornecem a base para avaliação da apresentação atual do paciente. O conhecimento de fisiopatologia de um profissional de saúde, além do conhecimento obtido com a experiência dos cuidados clínicos, aumenta a eficácia dessa abordagem de tomada de decisão clínica.

Quando os socorristas falam com o paciente para obter uma anamnese e realizar um exame físico, eles estão procurando problemas que ameaçam ou não a vida e que devem ser manejados dentro de seu escopo de prática e adesão a protocolos e diretrizes clínicas. Eles também estão formando uma impressão geral da condição do paciente. É claro que todos os achados devem ser amplamente documentados e claramente comunicados à instituição de destino.

A via de avaliação AMLS apoia o **manejo do paciente com base na avaliação**. Esse processo não é guiado por habilidades de desempenho memorizadas. Em vez disso, a via AMLS reconhece que, embora todos os componentes do processo de avaliação (**Figura 1-2**) sejam importantes no cuidado com o paciente, eles são conduzidos com base na apresentação única do paciente. Por exemplo, se houver alto índice de suspeita de que o paciente tenha sofrido uma lesão, realizar um exame físico rápido pode ser mais importante que obter a história médica pregressa. Porém, a anamnese não é omitida; ela apenas recebe menor prioridade durante o processo de avaliação. O oposto também pode ocorrer. Com um paciente clinicamente doente, pode ser mais adequado obter imediatamente a anamnese de sua doença atual e a história médica pregressa, realizando o exame físico durante o transporte para a instituição de destino. O exame físico e as anamneses atual e pregressa não são processos separados. Eles costumam ser avaliados ao mesmo tempo.

Durante a avaliação secundária, o socorrista deve seguir uma abordagem dinâmica e flexível para o processo de avaliação do paciente. O processo deve ser sistemático, mas continuar dinâmico e adaptável para confirmar ou eliminar diagnósticos à medida que mais achados são percebidos e a resposta terapêutica do paciente é observada.

A via de avaliação AMLS garante a flexibilidade na decisão de quando obter detalhes específicos da anamnese e do exame físico do paciente, mas um princípio importante é que as observações iniciais na cena devem ser feitas para garantir a segurança da cena antes que a **avaliação primária** seja feita, de forma que quaisquer emergências clínicas que ameacem a vida possam ser identificadas e tratadas sem demora. A discussão da via AMLS que se segue reflete o algoritmo da Figura 1-2.

▼ Observações Iniciais
Considerações de Segurança da Cena

Os profissionais de atendimento pré-hospitalar chegam à cena ou situação antes de chegar ao paciente. Para a equipe de atendimento pré-hospitalar, isso dá a oportunidade de integrar o que afirmou o despachador do chamado com sua própria observação da cena. A cena e o potencial para riscos ou ameaças à segurança são avaliados de forma contínua até que os cuidados do paciente tenham sido transferidos (**Figura 1-3**). Os ambientes intra-hospitalares também podem oferecer circunstâncias inseguras para o paciente, como a situação em que as grades do leito ficam abaixadas e o paciente tem nível de consciência alterado.

Os profissionais de atendimento pré-hospitalar entram no ambiente do paciente, que pode ser uma casa, escritório ou veículo. Raiva ou ansiedade podem ser parte daquele ambiente, particularmente quando um evento estressante, como uma lesão ou agressão, recém ocorreu. A presença do SE, de policiamento ou da equipe de bombeiros pode fazer uma pessoa violenta sentir-se ameaçada. Sinais comportamentais podem preceder um surto de raiva ou agressividade. É igualmente importante permanecer alerta a ameaças de violência potenciais ou reais em qualquer instituição de saúde, mesmo que haja equipe de segurança no local. Toda a equipe de saúde deve estar alerta quanto a uma gradual intensificação das emoções ou indícios comportamentais alarmantes, como caminhar, gesticular e falar palavras hostis que indiquem um escalonamento de uma situação de perigo.

Deve-se analisar o ambiente e o comportamento do paciente antes de abordá-lo. Essa vigilância é fundamental em situações dentro ou fora do hospital. Determinam-se o número de pacientes, familiares ou testemunhas presentes e se há necessidade de quaisquer recursos adicionais, como mais ambulâncias, policiamento e bombeiros ou assistência para produtos perigosos. A evidência de armas, álcool ou acessórios relacionados a drogas pode ser um indicador precoce de que a situação é perigosa e de que há necessidade de reforço na segurança. Deve-se avaliar a situação quanto a dispositivos de assistência, como bengalas, cadeiras de roda e concentradores de oxigênio, os quais indicam problemas crônicos com

Via de Avaliação AMLS

OBSERVAÇÕES INICIAIS

- **Cena/Situação**
  Segurança da cena
  Avaliação da cena

- **Paciente**
  Apresentação/queixa principal
  Avaliação primária

PRIMEIRA IMPRESSÃO

Identificar e tratar riscos à vida imediatamente
Paciente está doente ou não?
Estabelecer o diagnóstico diferencial

AVALIAÇÃO DETALHADA

- **Anamnese**
  OPQRST/SAMPLER

- **Avaliação Secundária**
  Sinais vitais, exame físico completo ou dirigido

- **Exames Diagnósticos**
  Glicemia capilar, ECG, $SatO_2$ e $ETCO_2$

REFINAR O DIAGNÓSTICO DIFERENCIAL
(COM BASE NA AVALIAÇÃO E RACIOCÍNIO CLÍNICO)

- Risco à vida
- Crítico
- Não crítico

AVALIAÇÃO CONTÍNUA

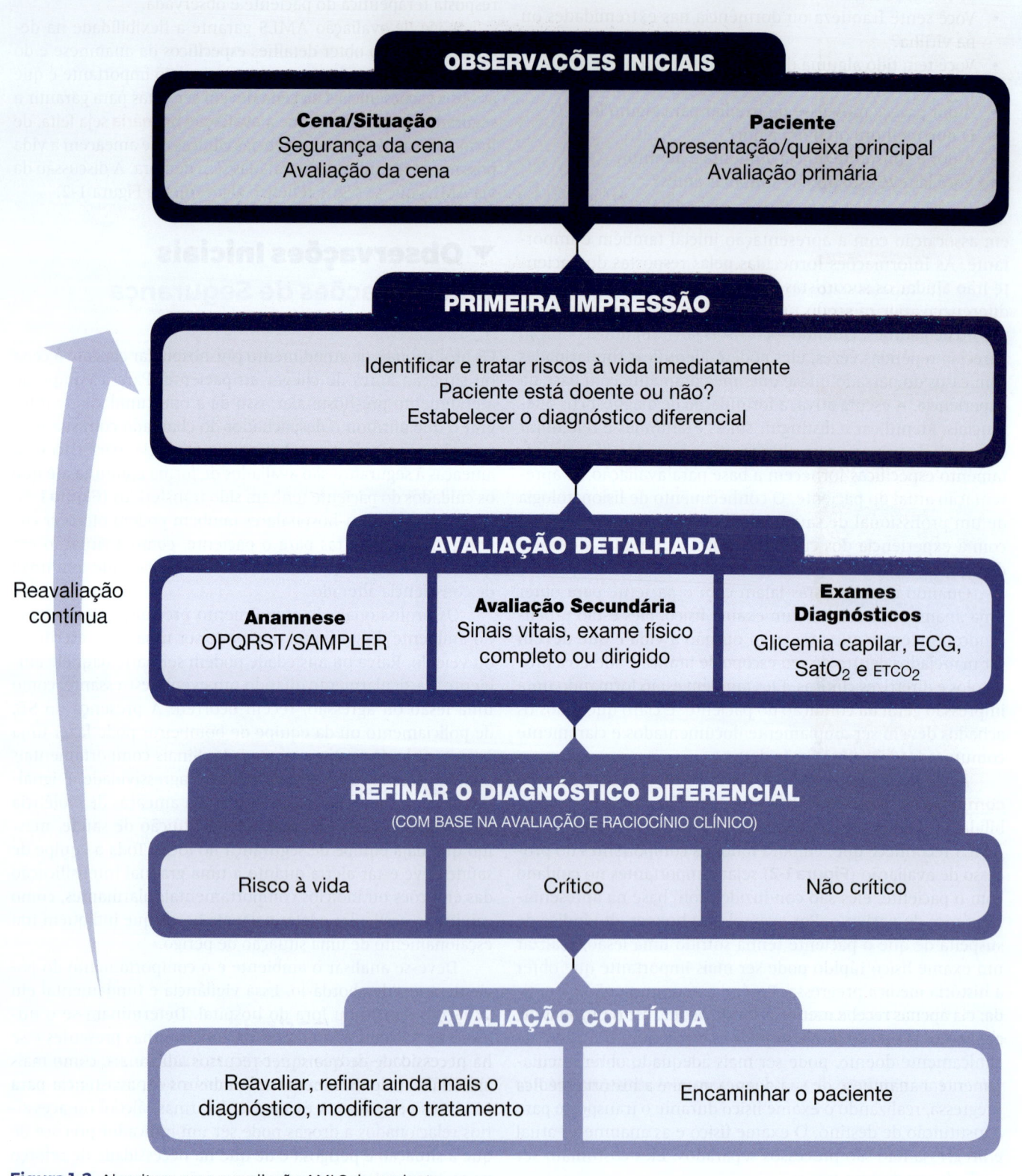

- Reavaliar, refinar ainda mais o diagnóstico, modificar o tratamento
- Encaminhar o paciente

Reavaliação contínua

Figura 1-2 Algoritmo para a avaliação AMLS do paciente.

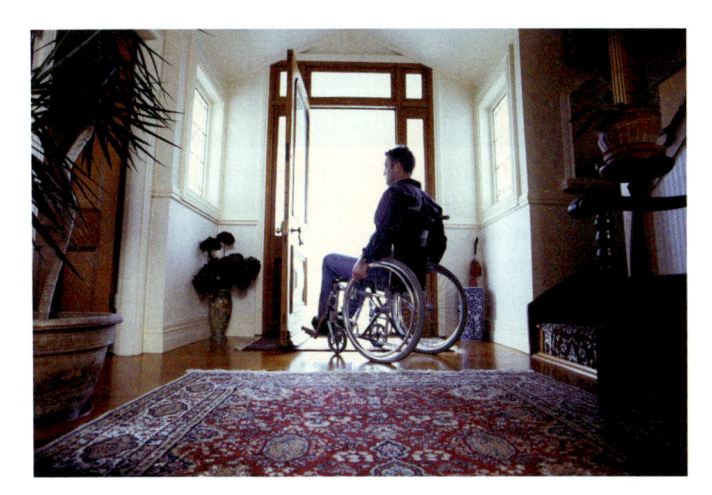

Figura 1-3 Tapetes soltos representam um perigo; é importante avaliar a segurança da residência do paciente.
© Michael Pole/CORBIS/Flirt/Alamy.

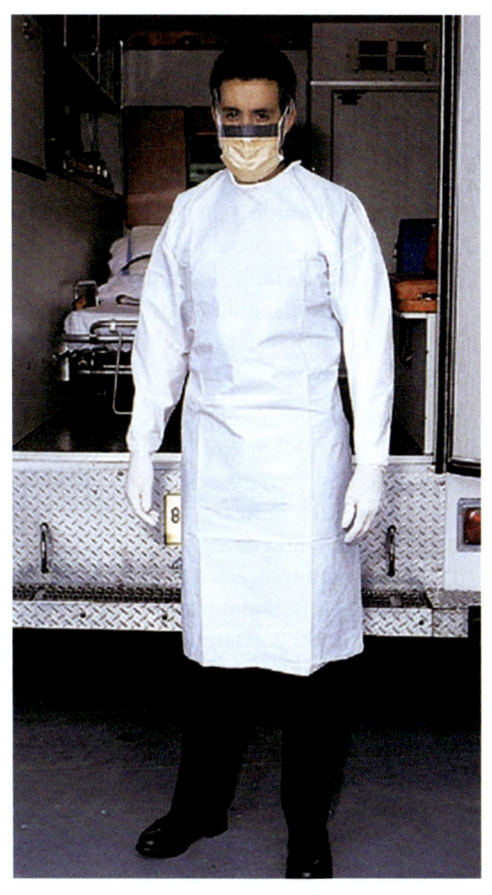

Figura 1-5 O equipamento de proteção adequado é fundamental em uma situação em que o socorrista pode ser exposto a sangue ou a outros fluidos corporais.
Reimpressa com permissão de Crosby LA, Lewallen DG (eds): *Emergency Care and Transportation of the Sick and Injured*, ed 6. Rosemont, IL, American Academy of Orthopaedic Surgeons, 1995.

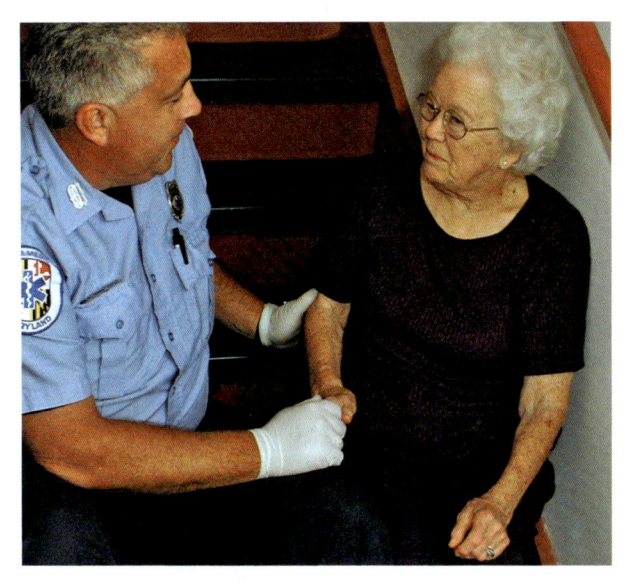

Figura 1-4 Ao prestar atendimento em uma possível cena de crime, um profissional deve cuidar do paciente enquanto outro permanece alerta para possíveis problemas.
© Jones & Bartlett Publishers. Cortesia de MIEMSS.

potencial para apresentações de baixa perfusão. No cenário pré-hospitalar, ao ouvir ruídos de fundo ameaçadores, como pessoas brigando, contate o policiamento para ajudar na cena. Distrações menores, como televisões, devem ser desligadas ou eliminadas.

É importante proteger a integridade da cena de crime e preservar as evidências associadas, bem como a segurança das vítimas. Trabalhe com os colegas para manter a segurança na cena. Deve-se designar uma pessoa para fazer contato com o paciente enquanto os outros permanecem alerta para problemas, uma prática que é seguida por agentes da lei (**Figura 1-4**). Fique perto de seu equipamento de comunicação. Em chamados que envolvam superdosagem, crime violento ou exposição a materiais potencialmente perigosos, permaneça a uma distância razoável e aguarde que o reforço policial defina que a cena está em segurança. Obedeça a seus instintos – se a situação não parecer segura, saia – se for adequado – e peça ajuda. Siga sempre os protocolos locais ou institucionais para essas situações. Tenha certeza de que a documentação seja feita em tempo hábil e que ela reflita a situação de forma acurada.

Toda a equipe deve avaliar a cena e a situação do paciente como uma potencial ameaça à segurança. A observação cuidadosa dos comportamentos e da comunicação não verbal dos familiares pode indicar um ambiente possivelmente instável.

Precauções-padrão

As precauções-padrão e o equipamento de proteção individual (EPI) devem ser considerados e adaptados à tarefa a ser realizada. O EPI inclui luvas, óculos de proteção, avental, máscara facial e respiradores (HEPA e N-95) (**Figura 1-5**). Se tiverem sido usadas armas de destruição em massa ou se tiver sido dispersado outro produto perigoso, pode haver necessidade de um nível maior de EPI para evitar a contaminação por materiais potencialmente letais.

O Centro de Prevenção e Controle de Doenças dos Estados Unidos (CDC, Centers for Disease Control and Prevention) recomenda as seguintes precauções-padrão para evitar a transmissão de doenças infecciosas como hepatites B e C, vírus da imunodeficiência humana (HIV), meningite, pneumonia, caxumba, tuberculose, catapora, coqueluche e infecções estafilocócicas (incluindo *Staphylococcus aureus* resistente à meticilina [MRSA]). Essas precauções aplicam-se a todos os pacientes em qualquer cenário de cuidados, independentemente de o paciente estar sabidamente infectado ou apenas com suspeita de ter uma infecção. Precauções-padrão incluem o seguinte:

- Uso de técnicas de higiene adequadas, incluindo a lavagem das mãos antes e depois de cada contato com o paciente e após a remoção das luvas e a desinfecção do equipamento
- Uso de luvas, avental, máscara, óculos de proteção ou escudo facial, dependendo da exposição prevista
- Práticas seguras para injeções e descartes
- Limpeza e descarte adequados do equipamento e dos itens no ambiente do paciente que têm chance de estarem contaminados com fluidos corporais infecciosos

As precauções-padrão protegem não apenas os profissionais de saúde, mas também os pacientes, garantindo que os primeiros não transportem agentes infecciosos das mãos de um paciente para o outro e nem os transmitam por meio dos equipamentos utilizados durante o cuidado com o paciente (**Figura 1-6**). Uma exposição pode ocorrer pelo contato com sangue ou pela inalação ou ingestão de secreções respiratórias, gotículas transportadas pelo ar ou saliva. As regulamentações da Occupational Safety and Health Administration (OSHA) especificam treinamentos necessários, vacinações obrigatórias, planos de controle de exposição e EPI. O quadro de Recapitulação é um lembrete sobre os níveis de EPI.

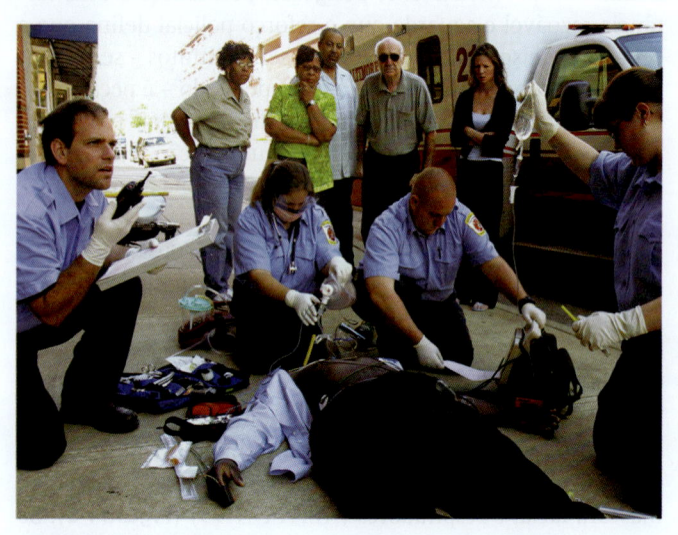

Figura 1-6 Precauções-padrão exigem que nenhum profissional de saúde transporte agentes infecciosos nas mãos. As luvas são fundamentais.
© Jones & Bartlett Learning. Cortesia de MIEMSS.

> ### RECAPITULAÇÃO
> #### Níveis do Equipamento de Proteção Individual
>
> O EPI é classificado pela Environmental Protection Agency (EPA) conforme o nível de proteção que oferece. Os níveis C, B e A requerem treinamento especializado antes de seu uso. Deve-se selecionar um nível mais alto que D se houver possibilidade da presença de agentes que danificam a pele, como substâncias corrosivas. A emissão de gases ou vapores também exige maior nível de proteção.
>
> Se você começar a realizar uma tarefa diferente na mesma cena, a qual o coloque em contato maior com produtos perigosos, você precisará aumentar o nível do EPI de acordo. Mas você não precisa ter uma razão para isso – se sentir-se desconfortável com o uso de um nível de proteção menor, deve poder aumentá-lo quando solicitado.
>
> **A** – Oferece maior proteção para pele, olhos, sistema respiratório e membranas mucosas.
> **B** – Oferece maior nível de proteção para o sistema respiratório, mas menos proteção para a pele e os olhos. Deve-se selecionar ao menos este nível de proteção até que se complete uma análise confiável do local.
> **C** – É utilizado quando são conhecidos o tipo e a concentração de materiais particulados, quando os critérios para o uso de respiradores purificadores de ar foram preenchidos e quando há pouca chance de exposição da pele e dos olhos.
> **D** – É utilizado quando não há necessidade de proteção especial para materiais contaminantes ou perigosos; é essencialmente um uniforme, que consiste em um macacão e sapatos ou botas de segurança. Não oferece proteção contra ameaças respiratórias ou cutâneas.

Outros Riscos

Deve-se avaliar a cena quanto a outras ameaças, como fios elétricos caídos, fogo, colapso estrutural iminente e presença de produtos perigosos (**Figura 1-7**). Os animais devem ser presos antes que os profissionais entrem no local. Em caso de mordida por algum animal, contate as autoridades locais de controle de animais para que ele possa ser confinado e testado para a presença de doenças. Se houver a presença de substâncias tóxicas ou se não for possível descartar essa possibilidade, deve-se chamar a equipe de controle de produtos perigosos. Se for possível fazer isso a uma distância segura, descubra o nome da substância tóxica no Material Safety Data Sheet (MSDS) ou nos números mostrados nos reservatórios. Algumas redes como a WISER (Wireless Information System for Emergency Responders), da National Library of Medicine, podem oferecer sugestões para evacuação e informação sobre

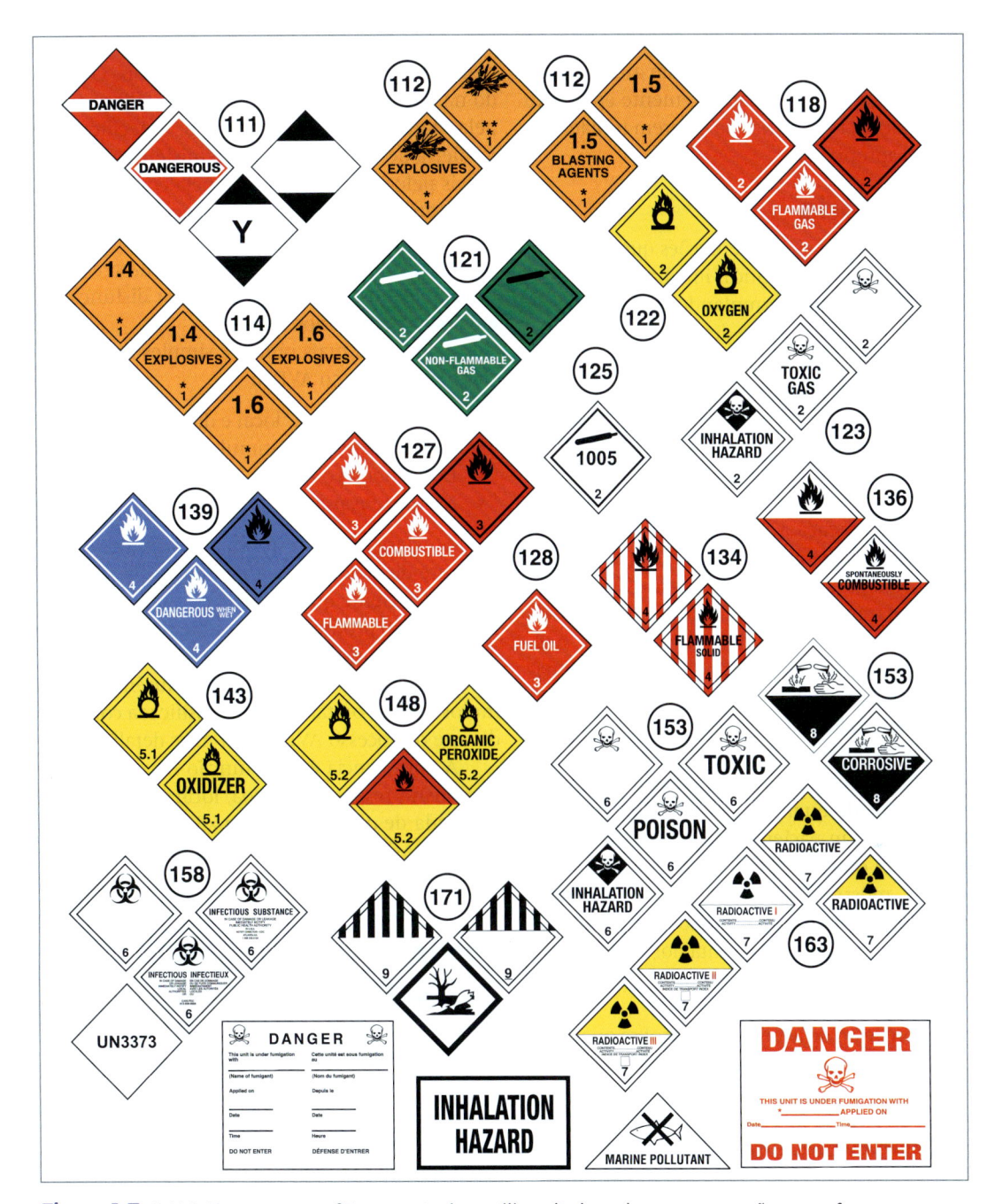

Figura 1-7 O U.S. Department of Transportation utiliza rótulos, placas e marcações para fornecer aos profissionais uma ideia geral sobre o perigo contido em um determinado reservatório ou tanque.*

Cortesia do US Department of Transportation.

síndromes tóxicas clínicas e seu tratamento, dependendo do tipo de ameaça presente.

Apresentação/Queixa Principal

A queixa principal é o que o paciente, o familiar ou o amigo relatam à equipe como preocupação primária. A queixa principal responde à pergunta "Por que foi pedida ajuda?". As apresentações principais são condições e queixas reconhecidas pelos profissionais médicos como preocupações importantes. Geralmente, elas serão baseadas na queixa principal, mas, algumas vezes, refletem a condição que o socorrista observa como a mais crítica a ser avaliada.

No caso de um paciente clínico responsivo, deve-se primeiro identificar a queixa principal. Na maioria dos casos, o chamado foi desencadeado por algum tipo de dor, desconforto

---

*N. de T. No Brasil, a Portaria nº 204/1997 do Ministério dos Transportes regulamenta a utilização desses materiais informativos.

ou disfunção corporal. Em alguns casos, a queixa principal pode ser vaga. As queixas vagas também exigem que se façam as perguntas corretas e que se ouça pacientemente enquanto são obtidas as informações necessárias para serem tomadas as decisões terapêuticas apropriadas.

Avaliação Primária

A avaliação primária identifica as apresentações que ameaçam a vida e estabelece estratégias terapêuticas imediatas. Para conduzir essa avaliação e continuar formulando uma impressão inicial da condição do paciente, deve-se determinar se a condição do paciente é emergencial (o paciente apresenta lesão ou doença e necessita de atenção médica imediata) ou não emergencial (o paciente não necessita de atenção médica imediata).

Para determinar a condição do paciente, os profissionais devem avaliar o seu nível de consciência e identificar quaisquer problemas de via aérea, respiração ou circulação. Se for identificada alguma ameaça à vida, devem ser iniciadas intervenções imediatas antes de serem realizadas avaliações adicionais. O restante da anamnese e do exame físico pode ser realizado durante o transporte até a instituição de destino.

Então, a equipe de atendimento de emergência pré-hospitalar deve tomar decisões relacionadas ao transporte. O paciente deve ser transportado por terra ou pelo ar? Quais são as implicações de cada modo de transporte? Qual é o centro médico apropriado mais próximo?

Se a avaliação não revelar uma ameaça imediata à vida, o paciente deve ser avaliado quanto à presença de condições críticas ou emergenciais. Um paciente emergencial tem uma apresentação geral ruim ou redução do nível de consciência, está não responsivo, mostra sinais e sintomas de choque, queixas de dor intensa, sofreu múltiplas lesões ou está apresentando problemas respiratórios, apresenta dor torácica com pressão arterial sistólica menor que 100 mmHg ou tem sangramento não controlado.

Nesse ponto do processo de avaliação, os profissionais podem não ser capazes de apontar uma hipótese diagnóstica, mas os diagnósticos diferenciais devem começar a ser formulados. Devem-se manter em mente as várias possíveis causas para os sinais e sintomas do paciente à medida que novos dados da avaliação ficam disponíveis e são interpretados.

Nível de Consciência

A avaliação do estado mental do paciente – ou nível de consciência (NC) – envolve a avaliação da função cerebral. À medida que os profissionais abordam o paciente, eles necessitam observar cuidadosamente o NC do paciente para determinar de maneira imediata quaisquer apresentações que potencialmente ameacem a vida. A observação do NC do paciente é uma importante ferramenta de avaliação. Por exemplo, se o paciente estiver consciente, observe a sua responsividade. Um paciente com atenção limitada ou um paciente que parece estar sonhando deve ser avaliado quanto à presença de hipoglicemia, desidratação, comprometimento cardiovascular, acidente vascular encefálico (AVE) ou traumatismo craniano.

O NC está associado à função do sistema reticular ascendente (SRA) e aos hemisférios cerebrais. O SRA está localizado na parte superior do tronco encefálico, sendo responsável pela manutenção da consciência, especificamente pelo nível de alerta de uma pessoa. Os hemisférios cerebrais são responsáveis pelo estado de alerta e pela compreensão. A reação ao ambiente ocorre através dos hemisférios cerebrais. O SRA alerta os hemisférios cerebrais de modo que possam ativar uma resposta ao estímulo, como uma reação emocional ou física. O coma pode ser causado por disfunção do SRA ou de ambos os hemisférios cerebrais.

A maneira mais rápida e simples de avaliar o NC do paciente é o processo AVDN:

- **A** *Alerta* a pessoa, local e dia
- **V** Responsivo ao estímulo *verbal*
- **D** Responsivo à *dor*
- **N** *Não responsivo*

Ao classificar a resposta ao estímulo, deve-se graduar o paciente de acordo com a melhor resposta obtida. Por exemplo, um paciente que desmaia na rua e que geme em resposta à voz alta do profissional de saúde teria um escore V na escala AVDN. A resposta ao estímulo tátil, como a compressão do leito ungueal, teria um grau D. A ausência de resposta a estímulos verbais ou táteis seria classificada como N. A **Tabela 1-2** discute o processo AVDN com mais detalhes.

A consciência é uma função neurológica de alto nível e demonstra resposta a pessoa, local e tempo. Ela é geralmente chamada de *alerta e orientado ×3*, ou *AO×3*. Um paciente que não está AO×3 pode ser descrito como sonolento, confuso ou desorientado. É claro que um paciente pode estar acordado,

Tabela 1-2 Estado Mental e AVDN		
Nível AVDN	**Achados da Avaliação**	
Alerta	Responde de forma espontânea; definir melhor o estado mental	
	Alerta e orientado × 3	Pessoa, local e tempo
	Alerta e orientado × 2	Pessoa e local
	Alerta e orientado × 1	Pessoa
Verbal	Responde a estímulos verbais	
Dor	Responde a estímulos dolorosos	
Não responsivo	Não responde a estímulos	

© Jones & Bartlett Learning.

Tabela 1-3 Escala de Coma de Glasgow

Abertura Ocular	Escore	Melhor Resposta Verbal	Pontuação	Melhor Resposta Motora	Escore
Espontânea	4	Orientado e conversando	5	Obedece a comandos	6
Ao comando verbal	3	Confuso	4	Localiza a dor	5
À dor	2	Palavras desconexas	3	Retrai-se à dor	4
Ausência de resposta	1	Gemidos ou sons incompreensíveis	2	Flexão anormal (decorticação)	3
		Ausência de resposta	1	Extensão anormal (descerebração)	2
				Ausência de resposta	1

Escores:
15: Ausência de incapacidade neurológica
13-14: Disfunção leve
9-12: Disfunção moderada a grave
8 ou menos: Disfunção grave (o menor escore possível é 3).

© Jones & Bartlett Learning.

porém desorientado (não consciente), indicando função adequada do SRA, mas com disfunção hemisférica cerebral.

A escala de coma de Glasgow (GCS, do inglês *Glasgow Coma Scale*) utilizada para a avaliação de vítimas de trauma ou doença clínica grave, é uma ferramenta efetiva para avaliar a função neurológica, sendo particularmente importante para estabelecer o NC basal do paciente (Tabela 1-3). O escore também é útil para fornecer informações adicionais sobre os pacientes com alterações no estado mental. As mudanças documentadas no escore da GCS indicando diminuição da função neurológica orientam os exames diagnósticos no hospital e a própria hospitalização.

A GCS avalia as respostas do paciente quanto à abertura ocular e às melhores respostas verbal e motora. O escore para cada uma dessas respostas deve ser documentado (p. ex., O [abertura Ocular] = 3, V [resposta Verbal] = 4, M [resposta Motora] = 4, para um escore total da GCS de 11). Um escore de 8 ou menos costuma indicar a necessidade de manejo agressivo da via aérea. Embora o maior escore possível seja 15, isso não significa que o paciente tenha capacidade mental plena. O cuidado definitivo não deve ser determinado apenas pelos achados na GCS, mas em conjunto com outros dados obtidos a partir de exames e anamnese. É também importante considerar a presença de alguma medicação que você tenha dado para o paciente quando reavaliar a GCS, por exemplo, cetamina pode levar a um escore GCS 3, mas tal escore tem uma implicação muito diferente que um escore GCS 3 sem cetamina.

A avaliação do NC ajuda a determinar se as condições neurológicas e de perfusão do paciente são estáveis, permitindo que problemas potencialmente fatais sejam identificados e tratados precocemente. Os pacientes com dificuldades cognitivas devem ser submetidos a um exame neurológico completo.

RECAPITULAÇÃO
Escala de Coma de Glasgow

A GCS foi originariamente validada para fornecer comunicação confiável em relação ao paciente traumatizados. Ela permite a troca consistente de informações e a previsão de resultados. Atualmente, existem muitas variações/modificações e muitos acham que o componente motor é adequado/confiável para determinar o resultado de um paciente traumatizado. A ferramenta foi projetada para uso em pacientes com lesão craniana.

Ao longo dos anos, a GCS se transformou em uma escala universal incluída na avaliação médica do paciente para descrever o nível de consciência. Essa ferramenta não foi validada e, portanto, não pode ser usada de forma confiável para prever resultados. Na sua forma original, em um paciente que teve uma lesão cerebral traumática e se apresentou com um GCS de 5, o resultado pode ser confiavelmente previsto como ruim em longo prazo. Um paciente clínico em *overdose*, entretanto, pode ter GCS de 5 e com tratamento adequado, como com a naloxona, pode acordar e ficar completamente normal.

Atualmente, a GCS teve seu uso expandido além do foco original, e tornou-se mal utilizada. Ela é universalmente utilizada no campo pré-hospitalar e é uma questão comum em exames, mas sua utilidade em pacientes clínicos é desconhecida.

Se o paciente estiver irresponsivo e flácido, sem sinais de vida, deve-se imediatamente verificar se a pulsação está presente. Se não for possível detectar o pulso dentro de 10 segundos ou se estiver em dúvida, deve-se iniciar imediatamente as compressões torácicas e realizar a reanimação cardiopulmonar.

Via Aérea e Respiração

Após a avaliação do NC e de certificar-se de que o paciente apresenta pulsações, o estado da via aérea do paciente deve ser rapidamente avaliado. A perviedade da via aérea deve ser estabelecida e mantida. Uma via aérea pérvia permite um bom fluxo de ar e está livre de líquidos, secreções, dentes e outros tipos de corpos estranhos (como alimentos ou dentaduras), os quais podem obstruir a via aérea. Um paciente incapaz de manter uma via aérea pérvia é uma emergência potencialmente fatal e necessita de intervenções emergenciais e transporte imediato para uma instituição médica adequada. A avaliação da via aérea do paciente é completada da mesma forma, independentemente da idade do paciente. Em pacientes responsivos de qualquer idade, o fato de conseguir falar ou chorar dá indícios sobre a presença de uma via aérea adequada. Em todos os pacientes não responsivos, deve-se estabelecer a responsividade e avaliar a respiração. Deve-se abrir a via aérea e observar a boca e a via aérea superior quanto à presença de movimento de ar. A realização de uma manobra de tração da mandíbula em um traumatizado é algo adequado se for observado o potencial para lesão de cabeça, pescoço ou coluna. Em casos com suspeita de trauma, deve-se proteger manualmente a coluna cervical de movimentações, colocando o paciente em posição neutra e alinhada. Procure evidências de problemas na via aérea superior, como trauma facial, verificando a presença de vômito ou sangue.

Durante a avaliação da via aérea do paciente, os profissionais de suporte básico e avançado trabalham juntos para observar o posicionamento ou a postura do paciente, reunindo pistas que ajudarão a determinar as intervenções mais adequadas. O paciente está deitado em uma posição não natural no chão ou na cama? O paciente parece favorecer uma posição elevada ou em tripé? Determinadas posições maximizam o fluxo de ar e indicam trabalho respiratório aumentado e fadiga respiratória, sofrimento respiratório e insuficiência respiratória iminente.

Uma via aérea comprometida pode necessitar de aspiração ou de remoção de um corpo estranho. No caso de obstrução, como por alimentos, os procedimentos do suporte básico para a eliminação da obstrução não necessitam de equipamento, podendo ser realizados rapidamente. Porém, pode haver necessidade de aspiração para limpar a via aérea. A aspiração demora mais (devido à necessidade de preparar e utilizar o equipamento) e é um procedimento mais complicado que o posicionamento do paciente para melhorar o fluxo aéreo. Se a aspiração for demorada demais, podem surgir novos problemas, como hipóxia e bradicardia secundária à estimulação vagal.

Se houver necessidade de um meio mecânico para manter a via aérea aberta e pérvia, deve-se escolher um dispositivo auxiliar de via aérea. Se a opção for uma via aérea orofaríngea

> ### RECAPITULAÇÃO
> #### DVAIC
> Um dispositivo de via aérea inserido às cegas (DVAIC) é uma ferramenta de manejo de via aérea que pode ser inserido sem visualização da glote. O risco de broncoaspiração pode ser muito grande com esses dispositivos no pré-hospitalar. Dispositivos de via aérea supraglótica se referem a produtos que podem ser posicionados, como a máscara laríngea ou tubo laríngeo, como uma alternativa à intubação endotraqueal tradicional.

ou nasofaríngea, deve-se medir e escolher o tamanho correto do dispositivo para o paciente em questão antes de inseri-lo na via aérea de forma adequada. Se for determinado que o paciente não é capaz de manter a via aérea e não for possível mantê-la por nenhum outro meio, deve-se usar uma técnica mais invasiva, como a intubação endotraqueal. Os dispositivos auxiliares de suporte básico e avançado incluem os seguintes:

- Auxiliares do suporte básico de vida (BLS)
  - Aspiração
  - Manobras manuais
  - Dispositivo orofaríngeo/nasofaríngeo
  - Dispositivos de via aérea supraglótica (máscara laríngea ou tubo laríngeo)
- Auxiliares do suporte avançado de vida (ALS)
  - Intubação (oral, nasal)
  - Descompressão torácica
  - Cricotireotomia por punção ou cirúrgica

As intervenções iniciais do suporte básico podem ser utilizadas e, quando adequado, deve-se progredir para as intervenções definitivas do suporte avançado. Uma avaliação completa determinará a urgência no manejo da via aérea e sugerirá quais dispositivos têm mais chances de serem efetivos.

A condição respiratória de uma pessoa está relacionada com a adequação de sua via aérea. A frequência respiratória, o ritmo e o esforço são avaliados na avaliação primária. Uma frequência respiratória normal varia muito entre adultos, estando entre 12 a 20 respirações/minuto. As crianças respiram com frequências ainda maiores, entre 15 e 30 respirações/minuto. O socorrista avalia a frequência respiratória do paciente. Com a prática, é possível estimar a frequência e determinar se ela está muito rápida ou muito lenta. Os ruídos pulmonares podem ser auscultados na avaliação primária se for observado esforço respiratório. Frequências respiratórias inadequadas ou padrões respiratórios irregulares podem necessitar da aplicação de dispositivos para a suplementação de oxigênio. O ritmo respiratório do paciente deve ser calmo, regular e indolor. Respirações dolorosas ou irregulares podem indicar uma emergência clínica ou relacionada a trauma, e isso deve ser avaliado para determinar a causa do padrão respiratório anormal. A simetria da elevação do tórax e a utilização da

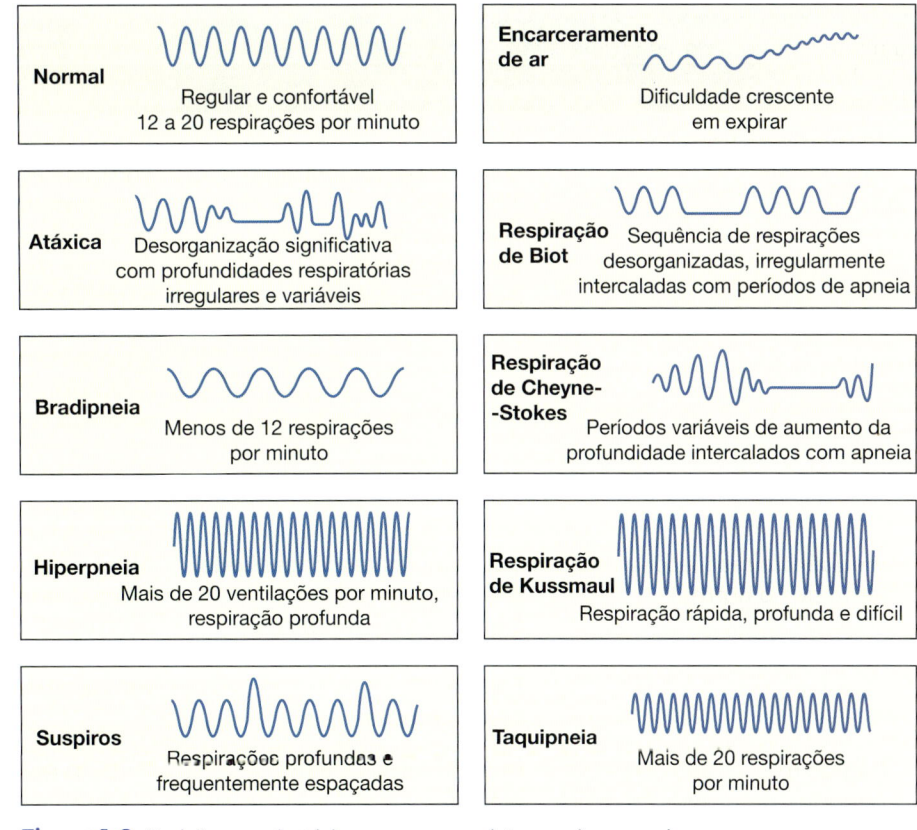

Normal	Regular e confortável 12 a 20 respirações por minuto	**Encarceramento de ar**	Dificuldade crescente em expirar
Atáxica	Desorganização significativa com profundidades respiratórias irregulares e variáveis	**Respiração de Biot**	Sequência de respirações desorganizadas, irregularmente intercaladas com períodos de apneia
Bradipneia	Menos de 12 respirações por minuto	**Respiração de Cheyne-Stokes**	Períodos variáveis de aumento da profundidade intercalados com apneia
Hiperpneia	Mais de 20 ventilações por minuto, respiração profunda	**Respiração de Kussmaul**	Respiração rápida, profunda e difícil
Suspiros	Respirações profundas e frequentemente espaçadas	**Taquipneia**	Mais de 20 respirações por minuto

Figura 1-8 Padrões respiratórios que o socorrista precisa reconhecer.
Mosby's Guide to Physical Examination, Seidel HM, Ball JW, Dains JE, et al., Copyright Elsevier (Mosby) 1999.

musculatura acessória devem ser observadas. Batimento de asas do nariz, agitação e capacidade de falar apenas duas ou três palavras antes de parar para respirar são indicações de sofrimento e troca gasosa comprometida (**Tabela 1-4**).

As condições e lesões que causam comprometimento potencialmente fatal da capacidade respiratória do paciente incluem pneumotórax bilateral, pneumotórax hipertensivo, tórax instável, tamponamento cardíaco, embolia pulmonar ou qualquer condição que diminua o volume corrente e o volume-minuto e que aumente o trabalho e o esforço respiratórios.

O sofrimento respiratório pode resultar da hipóxia, na qual há muito pouco oxigênio disponível nos tecidos corporais. A hipóxia pode ser causada por qualquer das condições anteriormente citadas ou por asma, doença pulmonar obstrutiva crônica (DPOC), obstrução da via aérea ou qualquer condição que restrinja a troca gasosa alveolar normal, como pneumonia, edema pulmonar ou secreções mucosas anormais.

Quando a queixa principal do paciente é de dificuldade respiratória, outra síndrome possível é a hiperventilação, que leva à alcalose respiratória. A hiperventilação pode ser uma compensação de acidose metabólica, ansiedade, medo ou lesão do sistema nervoso central (SNC). As hipóteses diagnósticas podem incluir possíveis causas como AVE e cetoacidose diabética.

Um nível elevado de dióxido de carbono no sangue causado por hipoventilação é chamado de hipercarbia. A hipercarbia ocorre quando o organismo não consegue livrar-se do dióxido de carbono, e este acumula-se na corrente sanguínea, levando à insuficiência respiratória. A hipercarbia deve ser considerada em todos os pacientes com diminuição do estado mental, em especial se o paciente parecer sonolento ou com muita fadiga.

Na avaliação primária, os ruídos pulmonares medioaxilares são auscultados se o paciente apresentar nível de consciência reduzido, dificuldade para respirar ou perfusão ruim. Ruídos respiratórios audíveis, como sibilos, representam um achado clínico importante. Sons borbulhantes e estridor são ruídos da via aérea superior (acima da glote), e os outros sons respiratórios anormais são ruídos da via aérea inferior. Os ruídos respiratórios anormais são os seguintes:

- *Sons borbulhantes*. Um som de borbulhamento oco; uma condição da via aérea superior
- *Estridor*. Ruído áspero e agudo ouvido durante a inspiração; indica estreitamento, em geral como resultado de edema de via aérea superior
- *Sibilos*. Som agudo e assobiante feito pelo ar sendo forçado através de via aérea estreitada, o que faz ela vibrar, de maneira parecida com uma palheta em um instrumento musical; sibilos sugerem que os brônquios estão edemaciados e constritos, como em pacientes com asma e obstrução por corpo estranho.
- *Estertores*. Em geral, descritos como o som dos cabelos passando entre os dedos.

Tabela 1-4 Padrões Respiratórios Irregulares

Padrão	Descrição	Causas	Comentários*
Taquipneia	Aumento da frequência respiratória	Febre Dificuldade respiratória Toxinas Hipoperfusão Lesão cerebral Acidose metabólica Ansiedade	É um dos mecanismos de compensação do organismo, mas pode ter efeitos prejudiciais ao promover alcalose respiratória. Devido à frequência respiratória rápida, o organismo não faz a troca completa de oxigênio/dióxido de carbono nos alvéolos. Em consequência disso, o paciente pode necessitar de oxigênio e assistência ventilatória.
Bradipneia	Frequência respiratória mais lenta que o normal	Substâncias narcóticas/sedativas, incluindo álcool Distúrbios metabólicos Hipoperfusão Fadiga Lesão cerebral	Além da bradipneia, o paciente pode ter episódios de apneia; pode necessitar de oxigênio e assistência ventilatória.
Respiração de Cheyne-Stokes	Padrão respiratório com períodos alternados de maior e menor frequência e profundidade da respiração com períodos breves de apneia	Pressão intracraniana elevada Insuficiência cardíaca congestiva Insuficiência renal Toxina Acidose	Padrão repetitivo; pode indicar lesão espinal.
Respiração de Biot	Semelhante à de Cheyne-Stokes, mas com padrão irregular em vez de padrão repetitivo	Meningite Pressão intracraniana elevada Emergência neurológica	É como uma fibrilação atrial do sistema respiratório (irregularmente irregular)
Respiração de Kussmaul	Respirações profundas e rápidas sem qualquer período de apneia	Acidose metabólica Insuficiência renal Cetoacidose diabética	Respiração profunda e forçada que indica acidose grave.
Apnêustica	Inspiração longa do tipo *gasping* seguida por expiração muito curta na qual o ar não é completamente expelido. Resulta em hiperinsuflação do tórax.	Lesão cerebral	Causa hipoxemia grave.
Hiperventilação neurogênica central	Frequência respiratória muito profunda e rápida (> 25 respirações/minuto)	Tumor ou lesão do tronco encefálico que causa aumento da pressão intracraniana ou lesão direta do tronco encefálico. Acidente vascular encefálico	A acidose do sistema nervoso central desencadeia respiração rápida e profunda que leva à alcalose sistêmica.

*NOTA: Registre a condição da via aérea do paciente, a frequência respiratória, o ritmo e os ruídos respiratórios.

- *Roncos.* Crepitações de tom mais grave causadas por secreção na via aérea de grande calibre; os roncos podem ser um sinal de DPOC ou de um processo infeccioso, como bronquite.

O uso da musculatura acessória e a retração podem ser vistos na fúrcula esternal, abaixo e entre as costelas (tiragem intercostal). Se houver aumento do trabalho respiratório ou se a respiração ficar cada vez mais difícil, o paciente deve ser monitorado quanto à insuficiência respiratória e à falência iminente. A combinação de ruídos respiratórios anormais e uso ou retração da musculatura acessória é um sinal mais perigoso do que apenas a presença de ruídos respiratórios anormais. Ao avaliar a respiração, devem-se obter as seguintes informações:

- Frequência respiratória
- Ritmo (regular ou irregular)
- Qualidade/característica da respiração
- Profundidade da respiração

À medida que avalia a respiração do paciente, pergunte-se:

- O paciente parece estar sufocando?
- A frequência respiratória está muito rápida ou muito lenta?
- As respirações do paciente são superficiais ou profundas?
- O paciente está cianótico?
- Você ausculta ruídos anormais nos pulmões?
- O paciente está ventilando ar igualmente a partir de ambos os pulmões?

Outras questões importantes e que o paciente pode ser capaz de responder incluem:

- A dificuldade respiratória surgiu repentinamente ou piorou ao longo de dias?
- O problema é crônico?
- Você tem qualquer sintoma associado, como tosse produtiva, dor torácica ou febre?
- Você tentou tratar o problema por conta própria? Se sim, de que forma?

O comprometimento do padrão respiratório deve ser identificado e tratado na avaliação primária. Se o paciente parece ter extrema dificuldade respiratória após a avaliação primária, a via aérea deve ser reavaliada imediatamente. Lembre-se: deve-se ter em mente que o crucial são as trocas gasosas, e não o número de respirações.

Circulação/Perfusão

A avaliação da circulação ajuda a avaliar a circulação de sangue para os órgãos principais, incluindo cérebro, pulmões, coração, rins e o restante do organismo. A frequência cardíaca do paciente, a qualidade do pulso e a sua regularidade devem ser observadas. É fundamental a palpação das artérias radial, carótida ou femoral. Uma pulsação apical pode ser auscultada no ápice cardíaco próximo do quinto espaço intercostal, um ponto de referência conhecido como ponto de máxima impulsão (PMI), mas isso não permite a avaliação da intensidade do pulso. A frequência cardíaca normal em repouso para adultos está entre 60 e 100 batimentos/minuto e pode ser de até 100 batimentos/minuto em pacientes geriátricos. Em pacientes pediátricos, quanto mais jovem o paciente, mais rápido será o pulso.

Em relação à qualidade, o pulso pode ser descrito como ausente, fraco, filiforme, cheio ou forte. Um pulso fraco pode indicar má perfusão. Um pulso cheio pode indicar aumento das pressões de pulso, como na regurgitação aórtica ou na elevação da pressão arterial sistólica. Os fatores que podem diminuir a contratilidade miocárdica incluem hipóxia, hiperpotassemia (hipercalemia) e hipercarbia. A identificação precoce de pulso irregular, fraco ou filiforme na avaliação primária indica má perfusão e pode levar à urgente aplicação e interpretação de achados do ECG.

O pulso deve também ser avaliado para determinar se é regular ou irregular. Um ritmo normal é regular, como o tique-taque de um relógio. Se alguns batimentos são adiantados ou atrasados ou se há batimentos faltantes, o pulso é considerado irregular. Batimento cardíaco irregular pode ter causa cardíaca ou respiratória, ou pode, ainda, ser causado por uma substância tóxica, como um fármaco ou droga.

Se um paciente apresentar circulação inadequada, deve-se imediatamente restaurá-la ou melhorá-la, controlar o sangramento intenso e melhorar a oferta de oxigênio aos tecidos. Nesse ponto, deve-se realizar um rápido exame para identificar qualquer fonte importante de sangramento externo. Esse exame consiste em uma rápida palpação completa do corpo. Demorará cerca de 60 a 90 segundos para realizar um rápido exame do corpo do paciente para identificar lesões que devem ser tratadas e/ou protegidas sem demora. Este é um exame resumido, diferentemente do exame físico mais focado, o qual será realizado durante a avaliação secundária.

Após a avaliação da frequência, da qualidade e da regularidade do pulso, a pele deve ser analisada quanto a cor, temperatura, umidade e enchimento capilar. O tempo de enchimento capilar costuma ser avaliado para determinar a condição do sistema cardiovascular. Para a realização desse teste, aplica-se pressão sobre o leito ungueal até que fique branco. O profissional mede, então, o tempo que demora para retornar à coloração normal. Um tempo de branqueamento de mais de 2 segundos indica que o sangue capilar está sendo inadequadamente desviado. Esse teste pode não ser confiável em pacientes adultos por diversas razões. Os adultos mais velhos, em especial aqueles que usam muitos medicamentos e aqueles com doença do sistema imune ou renal, tendem a apresentar uma perfusão ruim. A temperatura ambiente também pode reduzir a acurácia do teste de enchimento capilar; ambientes gelados causam vasoconstrição como mecanismo compensatório e podem dar a falsa impressão de estado de má perfusão periférica.

A **pressão de pulso** é calculada subtraindo-se a pressão arterial diastólica da pressão arterial sistólica (110 [sistólica] − 70 [diastólica] = 40 [pressão de pulso]). A pressão de pulso normal é de 30 a 40 mmHg. Se a pressão de pulso for baixa (menos de 25% da pressão arterial sistólica), a causa pode ser redução do volume sistólico ou aumento da resistência periférica. *Uma pressão de pulso estreitada pode indicar choque* *ou tamponamento cardíaco.* Mudanças na pressão de pulso são usadas para identificar aumento da pressão intracraniana. A observação de hipertensão com pressão de pulso ampla, bradicardia e padrão respiratório irregular é um indicador importante, sendo identificado como tríade de Cushing.

As informações do chamado, as observações iniciais, a queixa principal do paciente, a perviedade da via aérea e a respiração e o estado de circulação/perfusão devem sugerir potenciais diagnósticos diferenciais, iniciando-se as primeiras intervenções terapêuticas apropriadas. Os diagnósticos e os tratamentos do paciente são dinâmicos ao longo do atendimento. Eles são continuamente reavaliados e modificados à medida que são obtidos a anamnese do paciente, os achados de exame físico e os resultados de exames. A resposta do paciente ao tratamento também é considerada uma prioridade na modificação do tratamento atual.

▶ Primeira Impressão

Na maioria das vezes, o profissional terá uma primeira impressão do paciente com base na **apresentação inicial do paciente** e em sua queixa principal. As observações visuais, olfatórias e cinestésicas na cena acrescentarão informações importantes ao processo de avaliação, ajudando a determinar o diagnóstico diferencial do paciente.

Observação Visual

Deve-se pensar na impressão inicial do paciente como uma avaliação visual (**Figura 1-9**). As pistas extrínsecas podem incluir o posicionamento corporal, as expressões de dor e os ruídos respiratórios anormais, todos causas de preocupação. Em adultos, uma postura de decorticação ou descerebração, uma posição de tripé ou uma posição fetal podem ser sinais de um problema potencialmente fatal. As indicações visuais de sofrimento extremo, como o paciente defendendo o próprio tórax ou abdome ou um paciente com dor torácica que mantém o punho sobre o tórax, conhecido como sinal de Levine, apontam para uma situação de emergência.

Deve-se observar o ambiente em busca de dispositivos de assistência que poderiam indicar um processo de doença crônica. Andadores, bengalas, cadeiras de roda, concentradores de oxigênio, nebulizadores portáteis e camas hospitalares em residências privadas (**Figura 1-10**) são exemplos disso. Os dispositivos protéticos e de mobilidade indicam a possibilidade de problemas de mobilidade que podem estar associados a déficits neurológicos, musculoesqueléticos, cardiovasculares ou respiratórios crônicos.

A postura em decorticação indica disfunção do córtex cerebral. Nessa posição corporal rígida, os cotovelos do paciente estão dobrados, os braços são mantidos próximos do tórax e os punhos estão fechados. Os dedos do pé apontam para baixo, e as pernas estão estendidas (**Figura 1-11**). A postura em decorticação pode progredir para uma postura em descerebração, um sinal grave que indica lesão cerebral significativa. Essa posição corporal também se caracteriza pela rigidez. Os braços e as pernas do paciente estão estendidos, os dedos dos pés apontam para baixo e a cabeça e o pescoço estão arqueados (**Figura 1-12**).

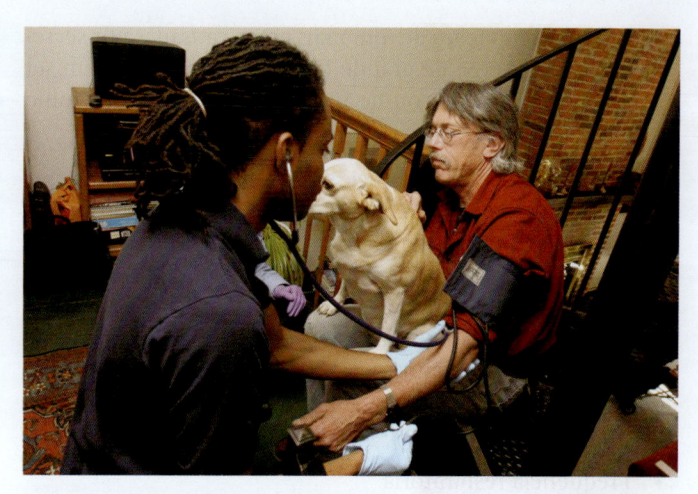

Figura 1-9 Deve-se estar atento para o fato de que cada paciente terá diferentes maneiras de lidar com a sua situação imediata. Alguns podem ficar aliviados ao falar abertamente sobre como se sentem, enquanto outros podem ter um senso maior de privacidade ou resistência.
© Jones & Bartlett Learning. Cortesia de MIEMSS

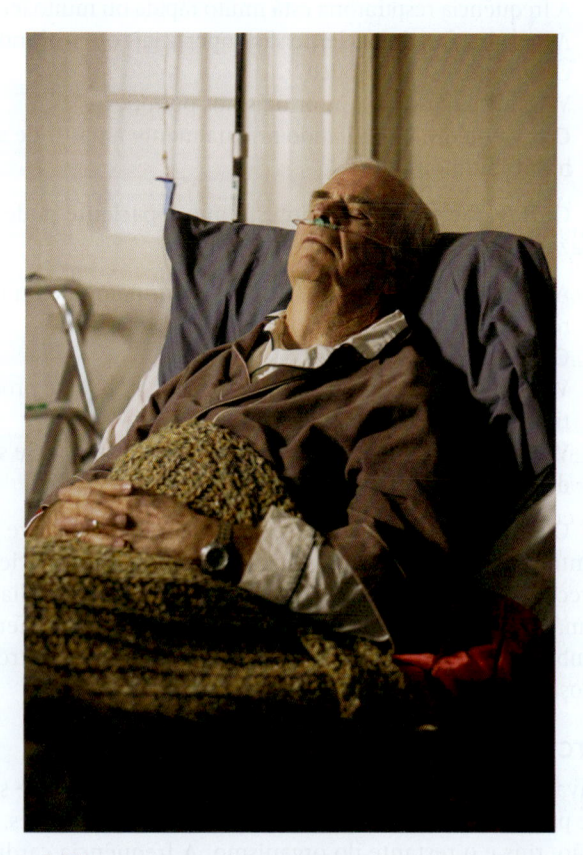

Figura 1-10 Uma pessoa idosa em uso de oxigênio domiciliar indica um processo de doença crônica.
© Photodisc/Photodisc/Getty Images.

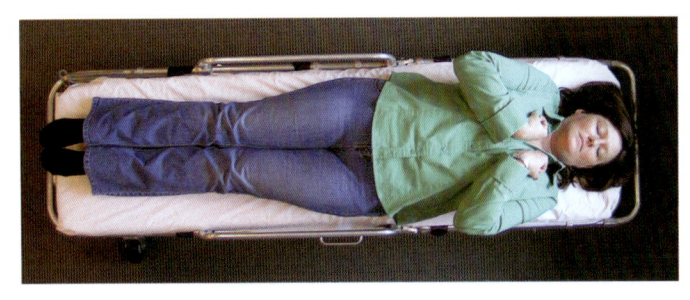

Figura 1-11 Postura em decorticação.
Cortesia de Chuck Sowerbrower MEd, NREMT-P.

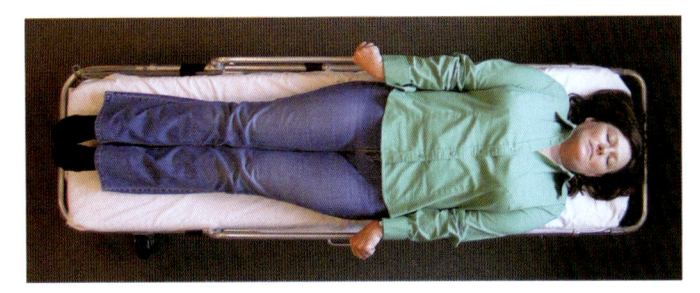

Figura 1-12 Postura em descerebração.
Cortesia de Chuck Sowerbrower MEd, NREMT-P.

O oxigênio domiciliar pode ser armazenado na forma de gás comprimido ou oxigênio líquido, ou pode ser gerado por um concentrador de oxigênio. O oxigênio pode ser administrado por cânula nasal, máscara de oxigênio, traqueostomia, ventilador mecânico, pressão positiva contínua na via aérea (CPAP, do inglês *continuous positive airway pressure*) ou pressão positiva da via aérea em dois níveis (BiPAP, do inglês *biphasic positive airway pressure*; **Figura 1-13**).

O cuidado com os pacientes dependentes de tecnologias, como ventiladores mecânicos, pode ser complicado por doença crônica ou má perfusão. Alguns pacientes necessitarão de ventiladores de transporte automáticos. Esses ventiladores devem ser identificados na chegada. Os pacientes são colocados nesses ventiladores para receber ventilação estendida com pressão positiva. Para garantir a qualidade na continuidade dos cuidados, os profissionais de atendimento pré-hospitalar devem passar as informações sobre pacientes dependentes de tecnologia para a instituição de destino assim que essa situação for identificada. Em geral, pacientes e membros de sua família são bem conhecedores de como operar essas máquinas. Eles podem lhe ajudar se você não estiver familiarizado com o dispositivo.

Observação Olfatória

Os odores também podem servir como sinais de um ambiente inseguro mesmo antes de se estabelecer contato com o paciente. Evidências de fumaça de gases, em especial com múltiplos pacientes se queixando dos mesmos sintomas, indicam a necessidade de evacuação imediata. Odores associados a comida estragada, mofo ou infiltração por insetos ou roedores

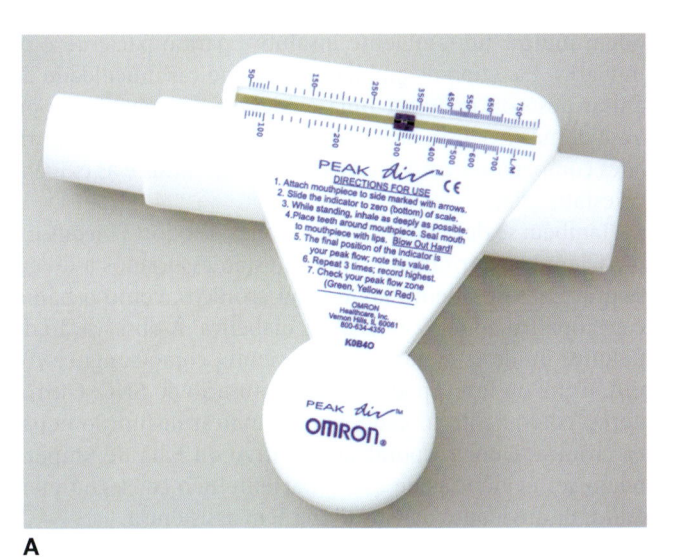

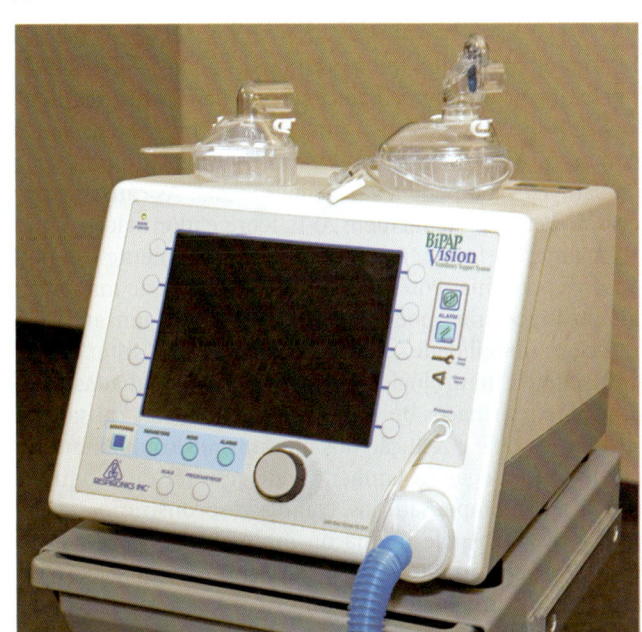

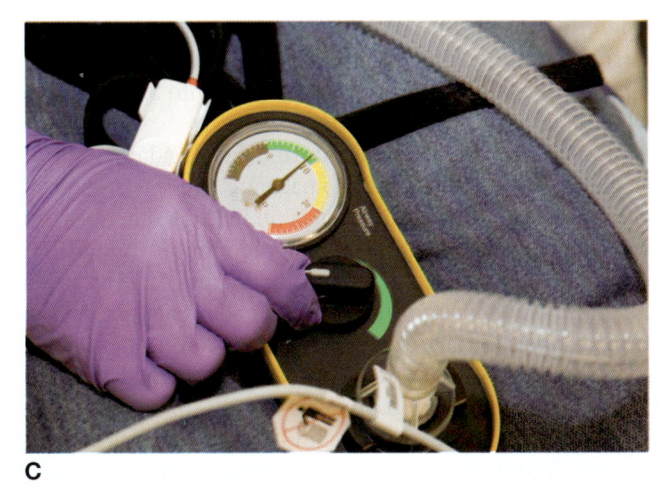

Figura 1-13 A. Medidor de pico de fluxo. **B.** Aparelho de BiPAP. **C.** Gerador de fluxo CPAP.

podem indicar um ambiente insalubre para o paciente e os familiares. Esse tipo de ambiente pode indicar dificuldade de ganhar peso ou pode ser uma evidência de negligência ou abuso doméstico. Essa observação deve ser relatada às autoridades competentes conforme os protocolos locais e as exigências estatutárias.

Também se deve observar a presença de odores incomuns no paciente. Determinados cheiros estão associados a diversos processos de doença agudos ou crônicos, como o hálito de acetona frutada na cetoacidose diabética. A observação de qualquer fluido excretado pelo paciente, como sangue, vômito, urina ou fezes, pode indicar disfunção do SNC. Outros odores, como hálito mofado, podem indicar disfunção hepática crônica. Odor corporal significativo ou falta de limpeza podem ser evidências de que o paciente não consegue mais realizar as atividades da vida diária sem assistência.

Observação Cinestésica

O tato também fornece indícios sobre a condição do paciente. A pele do paciente pode parecer fria, gelada, morna, quente ou suada. O calor excessivo ou a pele quente podem indicar temperatura corporal central elevada. Um dia quente com umidade elevada pode levar à hipertermia. As causas intrínsecas de pele quente incluem AVE, febre e intermação.

Da mesma forma, um ambiente extremamente frio pode causar hipotermia. Porém, em pacientes de idade mais avançada, a hipotermia pode ocorrer mesmo em um ambiente aquecido. Imobilidade, comprometimento dos sistemas cardiovascular e neurológico, vestimentas inadequadas, intoxicação por fármacos ou drogas e comorbidades causam má perfusão da pele e redução dos mecanismos compensatórios. A pele fria e pegajosa também pode resultar de choque ou mecanismos compensatórios, como a vasoconstrição.

Em geral, a pele úmida ou molhada é encontrada em casos de exaustão pelo calor, exercícios ou intoxicação por fármacos ou drogas. Os pacientes com comprometimento cardiovascular que leve à má perfusão também apresentam pele úmida. Os pacientes desidratados apresentam pele seca. A deterioração dos mecanismos de sede e paladar costuma ocorrer com o envelhecimento, de modo que é especialmente importante avaliar os pacientes idosos quanto à presença de pele seca e desidratação.

O tato também oferece informações fundamentais ao permitir que se sinta o pulso do paciente e que seja determinada sua frequência – muito rápida ou muito lenta, fraca, filiforme ou cheia. O tato pode ajudar a identificar um pulso irregular, o que pode indicar comprometimento cardiovascular.

Além de obter informações detalhadas com as observações sensoriais iniciais, o profissional deve confirmar as razões que levaram o paciente a solicitar atendimento médico. Questionar o paciente sobre o que está errado (p. ex., região de dor, desconforto ou anormalidade) – a queixa principal – ajuda a priorizar a abordagem para a obtenção de informações de anamnese e exame físico. O paciente pode descrever os sintomas – dor torácica ou dificuldade para respirar – ou um evento observado, como uma síncope. Avalie imediatamente quaisquer problemas potencialmente fatais. Ao considerar o motivo do chamado, as observações iniciais e a queixa principal do paciente, os profissionais conseguem se concentrar na análise primária e continuar determinando o que ocorreu.

▼ Avaliação Detalhada

Anamnese

Nos pacientes com emergências clínicas, as informações de anamnese podem ser obtidas antes da realização do exame físico. A modificação da abordagem para obter as informações da anamnese antes da realização de um exame físico depende da apresentação inicial do paciente. Muitas avaliações diagnósticas são solicitadas com base nas informações adicionais obtidas durante a entrevista com o paciente. Assim, uma entrevista eficiente, sistemática e abrangente pode ajudar os profissionais a eliminar diagnósticos diferenciais, estabelecer uma hipótese diagnóstica e determinar as intervenções terapêuticas.

História da Doença Atual

A história da doença atual pode ser obtida com a utilização da mnemônica *OPQRST*, resumida no quadro de Recapitulação. Essa ferramenta ajuda a analisar a queixa do paciente, focando na obtenção de uma relação clara e cronológica dos sintomas que o paciente experimenta.

RECAPITULAÇÃO

História da Doença Atual: OPQRST

Para avaliar a origem da lesão ou doença, é preciso saber o que a causou e quando, o local da dor e sua intensidade. A mnemônica OPQRST ajudará a lembrar quais perguntas fazer para obter as respostas mais relevantes:

- **O** início – O que você estava fazendo quando a dor começou? A dor começou de repente ou aos poucos?
- **P**aliação/provocação – Alguma coisa faz a dor parar, melhorar ou piorar?
- **Q**ualidade – Descreva a dor (queimação, facada, incômoda, dolorida, penetrante).
- **R**egião/irradiação/referida – Você pode apontar para o lugar onde sente dor? A dor permanece localizada ou se move?
- **S**everidade (intensidade) – Que nota você dá para a dor em uma escala de 1 a 10, considerando que 1 é uma dor leve e 10 é a pior dor que já sentiu?
- **T**empo/duração – Há quanto tempo você se sente dessa maneira?

O Início

Primeiro, deve-se determinar o tempo de início e a origem da dor ou desconforto. Descubra o que o paciente estava fazendo quando os sintomas começaram. Pergunte sobre episódios semelhantes que o paciente já tenha apresentado. Obter as seguintes informações ajudará a determinar um diagnóstico diferencial:

- O que o paciente estava fazendo quando os sintomas começaram? Dor ou desconforto que ocorrem ao esforço têm origem diferente de dor ou desconforto que ocorrem em repouso.
- O início dos sintomas foi gradual ou súbito?
- Quaisquer queixas associadas, que podem sugerir a intensidade do problema e indicar o envolvimento de múltiplos sistemas orgânicos. Os sintomas associados importantes são:
  - Dificuldade para respirar
  - Dispneia
  - Dor à inspiração profunda
  - Dor ou pressão no tórax
  - Palpitações
  - Náusea ou vômitos
  - Síncope (desmaio)
  - Dormência ou formigamento
  - Indigestão (dor epigástrica, dor abdominal ou distensão)
  - Confusão ou desorientação
  - Sensação geral de mal-estar ou de estar doente
- Qualquer informação fornecida por testemunhas.
- O paciente já experimentou sintomas semelhantes? Pergunta-se se o paciente recebe cuidados médicos e, se sim, quando foi a última consulta. Pergunta-se sobre medicamentos prescritos e outros tratamentos recebidos.

Paliação/Provocação

Paliação e provocação referem-se a fatores que melhoram (paliação) ou pioram (provocação) os sintomas do paciente. Um paciente cuja queixa principal é tontura, por exemplo, pode dizer que o sintoma melhora ao deitar (paliação) e piora com movimentos, como tentar repentinamente sair da cama (provocação).

Qualidade

A percepção da qualidade da dor ou do desconforto pelo paciente pode ser uma importante pista diagnóstica. Deve-se perguntar sobre o tipo de dor ou desconforto. Algumas descrições comuns incluem termos como *aguda*, *afiada*, *rasgante*, *lacerante*, *esmagadora*, em *pressão* e em *facada*. A descrição do paciente pode sugerir se a dor tem origem visceral ou somática, o que ajudará a determinar o diagnóstico diferencial. A dor visceral vem de órgãos internos e costuma ser vaga e de difícil localização, enquanto a dor somática pode ser precisamente localizada e tem mais chance de ter natureza aguda ou em pontada. Avaliar se o desconforto é constante ou se ocorre apenas de forma intermitente, de maneira aleatória ou com determinados movimentos ou padrões respiratórios, pode ser um indicador importante do sistema de órgãos envolvido e da gravidade da etiologia. Junto com a paliação e a provocação, a descrição da qualidade da dor ou desconforto feita pelo paciente pode também indicar o sistema de órgãos subjacente envolvido. Deve-se documentar exatamente a forma como os pacientes descrevem seus sintomas.

Região/Irradiação/Referida

Região, irradiação e referida estão todas associadas à localização da dor ou do desconforto. Pergunte ao paciente onde é a dor ou peça que indique se a dor parece irradiar ou ir para qualquer outro lugar (Tabela 1-5). Tente determinar se a dor é referida, como na distensão abdominal com dor no ombro (sinal de Kehr).

Severidade (Intensidade)

A maioria dos pacientes atendidos por profissionais de saúde apresenta dor ou desconforto agudo ou crônico. A dor e o desconforto podem resultar de infecção, inflamação e disfunção neurológica. A lesão e o uso excessivo de músculos e do sistema esquelético podem gerar dor aguda ou crônica. Os órgãos de todos os sistemas podem causar dor e desconforto. A ativação de fibras de dor nociceptivas é a base da dor aguda e crônica. Quando as fibras são estimuladas, o impulso doloroso atravessará as fibras para a medula espinal e até o cérebro.

Tabela 1-5 Dor Referida

Localização	Órgão
Dor no ombro esquerdo	Irritação do diafragma (sangue ou ar por ruptura de outras estruturas abdominais, como os ovários), ruptura esplênica, infarto agudo do miocárdio
Dor no ombro direito	Irritação hepática, dor da vesícula biliar, irritação do diafragma
Dor na escápula direita	Fígado e vesícula biliar
Dor epigástrica	Estômago, pulmão, cardíaca
Dor umbilical	Intestino delgado, apêndice
Dor no dorso	Aorta, estômago, pâncreas
Dor nos flancos e na virilha	Rins, ureter
Dor perineal	Bexiga
Dor suprapúbica	Bexiga, cólon

A dor ou o desconforto podem apresentar-se com sinais e sintomas muito vagos, em especial nos pacientes com dificuldade para fornecer a história clínica, como os idosos. Muitas vezes, os pacientes fazem uso de medicamentos vendidos sem prescrição médica, praticam automedicação ou estão tomando vários medicamentos. Independentemente de os medicamentos serem prescritos ou não, seus efeitos podem mascarar a qualidade e a intensidade da dor. As informações da anamnese relacionadas com a dor podem apresentar-se de forma diferente conforme o contexto cultural e o sistema de crenças religiosas do paciente, dificultando a avaliação e o tratamento.

Toda e qualquer queixa de dor ou desconforto deve ser levada a sério. Tenha paciência para determinar a localização, a gravidade (intensidade) e a qualidade da dor. Descrições precisas da dor feitas pelo paciente podem ajudar na diferenciação entre uma dor associada a uma emergência clínica potencialmente fatal e uma dor menos crítica, permitindo que se ofereça analgesia adequada.

Peça para o paciente classificar o nível de dor ou desconforto em uma escala de 1 a 10, em que 1 é o menor desconforto ou dor e 10 é o maior. Essa escala numérica é comumente utilizada pelo SE e pela equipe hospitalar. Não apenas o relato da intensidade da dor feito pelo paciente ajudará a estreitar as possíveis causas, como pode ser uma linha de base útil para orientar se a condição do paciente está melhorando ou piorando. A escala de dor FACES de Wong-Baker é uma alternativa útil para crianças ou pacientes incapazes de comunicar-se verbalmente (**Figura 1-14**).

Pode-se encontrar uma variedade de analgésicos. Os analgésicos não narcóticos controlam a dor ou diminuem a percepção da dor – paracetamol e anti-inflamatórios não esteroides (AINEs), como ibuprofeno e naproxeno, são medicamentos geralmente vendidos sem receita e utilizados pelos pacientes. Os analgésicos opioides, como a morfina, a hidrocodona e a oxicodona, são prescritos para as dores aguda e crônica.

Deve-se obter o máximo de informações sobre quais medicamentos o paciente usou e se a autoadministração desses medicamentos foi a ideal. A partir das informações adicionais coletadas na história da doença atual, os diagnósticos e os tratamentos são avaliados e modificados.

Tempo/Duração

Por fim, pergunte ao paciente há quanto tempo (duração) ele está sentindo a dor ou o desconforto. Se o paciente não puder responder ou não tiver certeza, pedir a um familiar ou testemunha para dizer exatamente quando foi a última vez que o paciente foi visto aparentemente normal. A redução da janela de tempo do desconforto pode ser crucial para a correta tomada de decisão em determinadas condições, como ao decidir sobre a administração de agentes fibrinolíticos a um paciente com AVE ou sobre a realização de cateterismo em um paciente com suspeita de infarto agudo do miocárdio (IAM).

Passado Médico

A história médica pregressa dá ao profissional a oportunidade de saber sobre quaisquer problemas clínicos subjacentes pertinentes ou crônicos que o paciente apresente. Embora nem todos os aspectos da história prévia possam parecer importantes no momento, uma anamnese cuidadosa e abrangente ajudará a estabelecer um quadro mais exato do estado de saúde do paciente. A mnemônica SAMPLER, resumida no quadro de Recapitulação, também pode ser útil no processo de entrevista clínica.

RECAPITULAÇÃO

Abordagem SAMPLER ao Passado Médico

A mnemônica SAMPLER representa uma abordagem razoável para indagar sobre as condições médicas do paciente:
- **S**inais e sintomas
- **A**lergias
- **M**edicamentos
- **P**assado médico (história) relevante
- **L**íquidos e lanches ingeridos (o que e quando)
- **E**ventos que precederam o quadro atual
- **R**isco (fatores de)

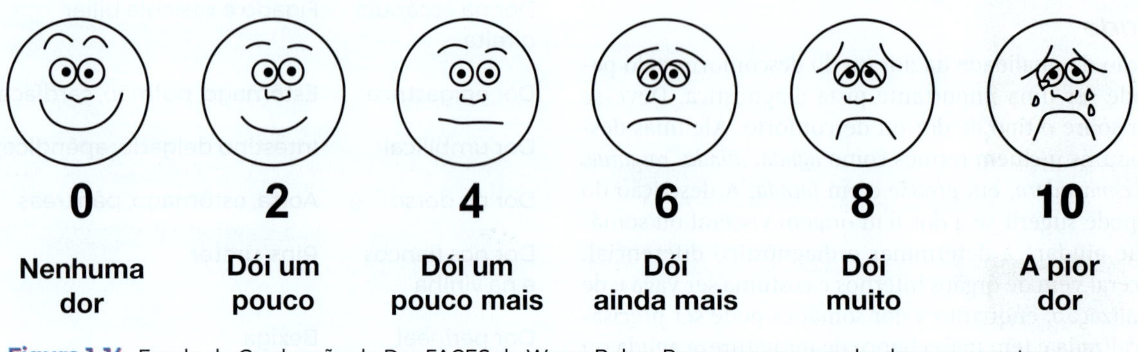

0	2	4	6	8	10
Nenhuma dor	Dói um pouco	Dói um pouco mais	Dói ainda mais	Dói muito	A pior dor

Figura 1-14 Escala de Graduação da Dor FACES de Wong-Baker. Para usar essa escala, deve-se apontar para cada face e usar palavras para descrever a intensidade da dor. Pedir para o paciente para escolher a face que melhor descreve sua dor, documentando o número.

© 1983 Wong-Baker FACES® Foundation. www.Wong-BakerFACES.org, com permissão. Publicada originalmente em *Whaley & Wong's Nursing Care of Infants and Children*. © Elsevier Inc.

Sinais e Sintomas

Sintomas são as percepções subjetivas do que o paciente sente, como náuseas, ou o que ele experimentou, como uma sensação de ver *flashes* de luz. **Sinais** são dados objetivos que você ou outro profissional de saúde observam, sentem, veem, ouvem, tocam ou cheiram, e eles são geralmente mensurados, como os dados que indicam taquicardia. Um sintoma relatado pelo paciente, como diarreia, torna-se um sinal apenas quando é observado por um profissional de saúde. Todos os sinais e sintomas devem ser bem documentados (**Figura 1-15**).

No caso de pacientes acordados e alertas sem déficits cognitivos, é apropriado o uso de questões abertas ao perguntar como se sentem. Esses pacientes conseguem processar a questão e dar uma resposta. Os pacientes com dificuldades para falar, ouvir ou com problemas cognitivos podem responder mais facilmente a perguntas do tipo sim ou não. Muitas vezes, um simples aceno com a cabeça pode ser uma comunicação suficientemente efetiva a ponto de ajudá-lo a completar a anamnese. Para pacientes incapacitados ou em idosos frágeis, deve-se ter paciência ao obter as informações. Pode ser difícil fornecer o tempo suficiente para que o paciente responda às questões. Porém, apressar a resposta verbal do paciente inibirá a relação, pode ser frustrante ou intimidador e pode inibir o desejo de compartilhar as informações. Devem-se usar técnicas adequadas de comunicação terapêutica para obter as informações do paciente.

Alergias

Muitos pacientes têm alergias a medicamentos prescritos ou vendidos sem receita, a animais ou a alimentos. Questione o paciente sobre quaisquer causas conhecidas de reações alérgicas e quais são os sintomas normalmente experimentados, como urticárias ou dificuldade respiratória. Descubra a rapidez com que os sintomas tendem a desenvolver-se.

Alguns sintomas são mais preocupantes que outros. Um paciente que desenvolve uma erupção cutânea leve quando entra em contato com gatos é menos preocupante que um paciente que desenvolve estridor ao ingerir determinado alimento. Algumas respostas indesejadas são reações adversas em vez de respostas alérgicas verdadeiras. Muitos pacientes podem interpretar de maneira errada a hipersensibilidade a alimentos, animais ou medicamentos como uma alergia, de modo que é importante avaliar exatamente a forma como o paciente responde ao contato com o alérgeno ou o irritante relatado. Essa informação ajudará a diferenciar uma resposta de hipersensibilidade de uma reação alérgica ou anafilática.

Medicamentos

Na forma de documentação escrita, incluir um registro de todos os medicamentos que o paciente usa regularmente – fármacos vendidos sem receita e medicamentos prescritos por todos os médicos que acompanham o paciente. Os profissionais de saúde podem ou não conhecer o que o médico do paciente pode ter prescrito. Interações medicamentosas e reações adversas devem ser consideradas no perfil dos medicamentos.

Alguns pacientes também usam fármacos vendidos sem receita ou suplementos dietéticos, também conhecidos como medicamentos holísticos, herbais ou alternativos. As tendências na legalização da maconha indicam questionar o paciente também em relação ao uso recreativo ou medicinal da maconha. Deve-se perguntar sobre bebidas e chás de ervas usados sem receita médica, os quais podem ter conteúdo elevado de cafeína, vitaminas ou outros ingredientes que possam estar causando os sinais e sintomas do paciente. Os pacientes hipertensos que usam medicamentos vendidos sem receita – como supressores da tosse ou agentes antitussígenos que contenham dextrometorfano ou guaifenesina – em conjunto com inibidores da monoaminoxidase (IMAOs) ou inibidores seletivos da recaptação da serotonina (ISRSs) podem experimentar elevações da pressão arterial.

Passado Médico (História) Relevante

Deve-se tentar discernir os aspectos da anamnese que são pertinentes à queixa de apresentação. Se o paciente estiver apresentando dor torácica e tiver recém colocado um *stent*, por exemplo, essa informação é pertinente. Uma fratura de fêmur que tenha ocorrido há 2 anos provavelmente não é uma informação fundamental.

Uma descrição das cirurgias prévias, em especial as recentes, é uma importante fonte de informações a ser obtida. O risco de embolia pode ser identificado, por exemplo, se o paciente tiver sido recentemente submetido a uma cesariana, cirurgia de prótese de quadril ou joelho ou remoção da vesícula biliar. As intervenções cirúrgicas de derivação gástrica devem ser identificadas em pacientes com sinais vitais instáveis ou história de desconforto gastrintestinal com febre, vômitos, constipação ou diarreia.

Líquidos e Lanches Ingeridos

Questione os pacientes em relação a "quando" e "o que" eles comeram e beberam como última refeição. Documente a resposta. Os pacientes que comeram ou beberam algo há pouco tempo podem aspirar o conteúdo do estômago para os

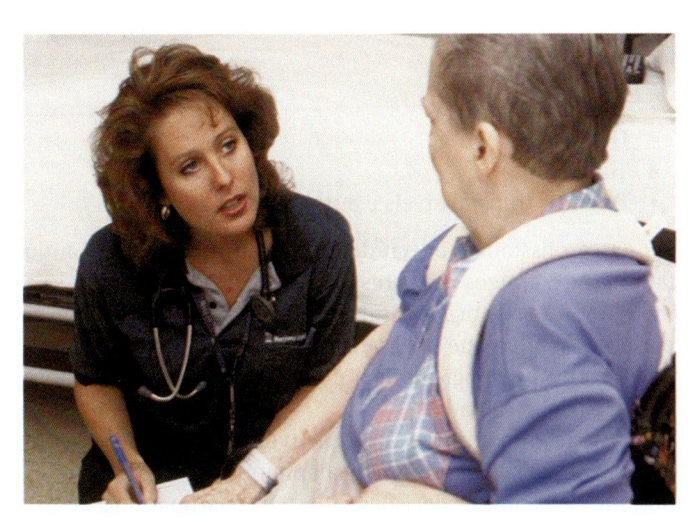

Figura 1-15 Deve-se ter paciência ao obter informações sobre os sintomas do paciente.

pulmões se ficarem inconscientes e vomitarem ou se tiverem que ser anestesiados para uma cirurgia de emergência e vomitarem durante o efeito da anestesia.

Eventos que Precederam o Quadro Atual

Descubra os eventos que levaram à decisão de chamar uma ambulância ou de ir para o hospital. Pergunte ao paciente, às testemunhas e aos familiares: o que aconteceu hoje? Por que você chamou o SE? O que melhorou ou piorou o desconforto? Essa última questão é adequada quando os eventos se desenvolveram de forma lenta, como quando um paciente teve dificuldade para respirar durante toda a noite, mas não chamou o SE nem obteve atenção médica até que os sintomas começassem a piorar.

Fatores de Risco

Os fatores de risco para um determinado problema do paciente podem ser ambientais, sociais, psicológicos ou familiares. O paciente mora sozinho e tem risco de quedas? A moradia contém riscos relacionados a quedas? O paciente está restrito ao leito e depende de alguém para fazer as refeições e realizar o autocuidado? Outros fatores de risco significativos para problemas clínicos incluem viagem recente, cirurgias, diabetes, hipertensão, sexo, etnia, idade, tabagismo e obesidade.

O paciente adere ao regime prescrito de medicamentos? O paciente é capaz de diferenciar os medicamentos e tomá-los de maneira adequada? Há uma lista de medicamentos, e a rotina de administração está clara para o paciente? Uma sugestão muitas vezes útil para os pacientes que usam muitos medicamentos é fazer uma lista completa e colocá-la em um local visível para si e seus familiares. Fazer isso pode reduzir as chances de erros na administração de medicamentos e diminuir o risco de toxicidade medicamentosa.

Estado de Saúde Atual

Os hábitos pessoais dos pacientes que são relevantes para sua história de saúde global podem ser importantes na determinação da acuidade da queixa atual. Consultas médicas frequentes ou consultas no setor de emergência por queixas semelhantes podem indicar a necessidade de avaliação para uma condição crônica e uma mudança no regime terapêutico.

Abuso de Álcool ou Substâncias e Tabagismo

Questionar os pacientes sobre o uso de drogas (lícitas ou ilícitas, incluindo o uso de fármacos vendidos sob prescrição médica, mas que não foram prescritos para eles), derivados de tabaco e álcool pode trazer informações importantes sobre o potencial para múltiplas etiologias subjacentes. Deve-se garantir ao paciente a confidencialidade ao fazer esses questionamentos. O questionário CAGE, resumido no quadro de Recapitulação, pode ser usado para ajudar na identificação de padrões de comportamento abusivo em relação ao álcool. Essa avaliação pode indicar uma doença crônica *versus* aguda com potencial para uma lesão traumática. Por exemplo, um alcoolista crônico tem risco aumentado de hematoma subdural devido a quedas durante episódios de intoxicação.

> **RECAPITULAÇÃO**
> **Questionário CAGE**
>
> **C:** Você já se preocupou com seu próprio hábito de beber ou com o de outra pessoa? Você já sentiu necessidade de cortar (**c**ut down) o hábito de beber?
> **A:** Você já se sentiu incomodado (**a**nnoyed) com críticas relacionadas ao seu hábito de beber?
> **G:** Você já se sentiu culpado (**g**uilty) por seu hábito de beber? Você já se sentiu culpado em relação a algo que tenha dito ou feito enquanto bebia?
> **E:** Você já sentiu necessidade de tomar uma dose para começar o dia (**e**ye opener)?
>
> Modificado de Ewing JA: Detecting alcoholism: the CAGE questionnaire, *JAMA* 252:1905, 1984.

Imunizações

Informações relacionadas aos testes de rastreamento atuais e um registro das vacinações podem ajudar na identificação de pacientes em risco para doenças transmissíveis. Viagens recentes para fora do país ou a condição da imigração também são úteis na identificação de problemas que devem ser incluídos no diagnóstico diferencial.

História Familiar

A história familiar pode ser importante se o diagnóstico diferencial incluir condições hereditárias, como anemia falciforme ou tuberculose. Questionar os familiares sobre as doenças a seguir pode indicar fatores de alto risco para o paciente, auxiliando o raciocínio clínico e levando à maior rapidez no diagnóstico e no tratamento:

- Artrite
- Câncer
- Cefaleia
- Hipertensão
- AVE
- Doença pulmonar
- Tuberculose
- Doenças transmissíveis e autoimunes

Os profissionais de saúde ajudam o paciente buscando familiares e amigos que prestem apoio e possam ajudá-lo a melhorar a segurança do ambiente doméstico. Questionar os pacientes sobre o que precisam para lidar com uma emergência física ou psicológica difícil é uma abordagem empática e compassiva de cuidado.

Os pacientes capazes de desenvolver uma relação com os profissionais se sentem mais confiantes para responder às questões e aceitar as decisões feitas em relação a seus cuidados. Proporcionar uma experiência aberta e positiva para o paciente ajudará a limitar o estresse associado a uma doença ou lesão, facilitando aos socorristas a realização de uma anamnese adequada, o estabelecimento de uma hipótese diagnóstica e o início imediato do tratamento. A comunicação terapêutica desempenha um papel importante no desenvolvimento de um relacionamento com os pacientes.

Após obter as informações da anamnese do paciente, deve-se modificar e descartar ou considerar novas possíveis etiologias e diagnósticos. A resposta do paciente ao tratamento inicial necessita de modificação? Vamos analisar as informações que podem ser obtidas no exame físico.

Avaliação Secundária

A **avaliação secundária** (também conhecida como exame físico) consiste em dois elementos – a obtenção de sinais vitais que medem a função corporal total e a realização de uma avaliação da cabeça aos pés que avalie as funções de sistemas de órgãos específicos. A avaliação é feita de maneira sequencial, começando com a cabeça e descendo até os pés, garantindo a avaliação de todos os aspectos das funções do corpo. É claro que as condições no ambiente pré-hospitalar podem determinar precisamente a forma da realização da análise secundária. Algumas vezes, ela pode ser condensada. Por exemplo, em um paciente clínico não responsivo ou em um traumatizado com um mecanismo de lesão significativo, pode haver tempo apenas para realizar um exame rápido. A quantidade de tempo gasto nesse exame e a sua abrangência estarão diretamente relacionadas a seu escopo de prática como profissional de saúde, à condição do paciente e às ferramentas de avaliação diagnóstica disponíveis (p. ex., martelo de reflexos, otoscópio, oftalmoscópio).

Em pacientes clínicos, os sinais vitais são verificados, e a anamnese costuma ser obtida antes da realização do exame físico. Dependendo da gravidade da condição do paciente, da disponibilidade de profissionais de saúde e do tempo estimado de transporte até a instituição de saúde apropriada, o exame físico pode ser realizado na cena ou durante o transporte até a instituição de destino.

Sinais Vitais

Os cuidados de saúde são um trabalho em equipe, fornecido antes que o paciente chegue ao hospital ou quando ele já está no hospital. Assim, diversos profissionais de saúde podem estar envolvidos simultaneamente na avaliação do paciente, na obtenção de informações diagnósticas e no fornecimento de cuidados. Em geral, os sinais vitais são o primeiro componente da avaliação secundária, e em geral incluem frequência, regularidade e qualidade do pulso; frequência, regularidade e qualidade da respiração; pressão arterial; e temperatura corporal. Devem-se medir esses parâmetros com frequência e de forma contínua. Mesmo se a apresentação inicial do paciente não sugerir ameaça imediata à vida, a condição dele pode piorar. O estabelecimento dos sinais vitais basais e o estado de alerta em relação a tendências durante o monitoramento contínuo podem ajudar na identificação precoce de quaisquer alterações adversas. Mesmo se a condição do paciente permanecer estável e não emergencial, os sinais vitais são indispensáveis para uma boa tomada de decisão clínica. Eles orientam os profissionais no estabelecimento de um diagnóstico específico e na formulação de um plano terapêutico efetivo.

Pulso

Os pacientes com suspeita de emergências clínicas devem ser avaliados quanto aos pulsos central e periférico. A frequência, a regularidade e a qualidade devem ser reavaliadas, conforme discutido anteriormente. Os achados anormais podem levar à aplicação precoce de monitoramento com ECG.

Respiração

O trabalho respiratório deve ser avaliado quanto a simetria, profundidade, frequência e qualidade (**Figura 1-16**). Para uma discussão detalhada sobre respiração, ver a seção anterior.

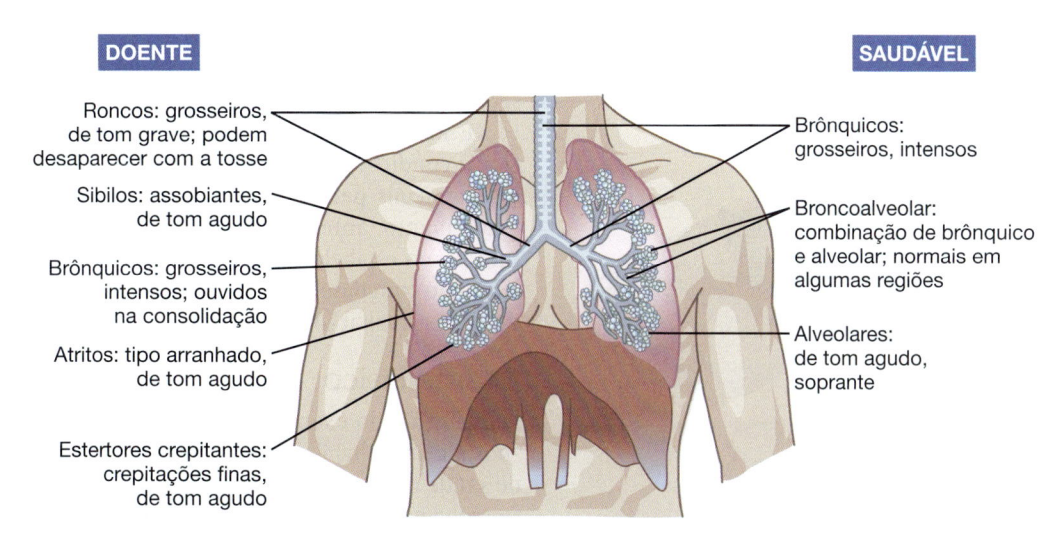

DOENTE

- Roncos: grosseiros, de tom grave; podem desaparecer com a tosse
- Sibilos: assobiantes, de tom agudo
- Brônquicos: grosseiros, intensos; ouvidos na consolidação
- Atritos: tipo arranhado, de tom agudo
- Estertores crepitantes: crepitações finas, de tom agudo

SAUDÁVEL

- Brônquicos: grosseiros, intensos
- Broncoalveolar: combinação de brônquico e alveolar; normais em algumas regiões
- Alveolares: de tom agudo, soprante

Figura 1-16 Ausculta de sons pulmonares em um paciente doente (à esquerda) e um paciente saudável (à direita).

Pressão Arterial

A avaliação dos sinais vitais fornece uma estimativa do estado de perfusão do paciente e pode identificar o pulso paradoxal e a pressão de pulso. A **pressão arterial** é a tensão exercida pelo sangue sobre as paredes arteriais. Ela é calculada por meio da seguinte equação:

$$\text{Pressão arterial} = \text{Débito cardíaco} \times \text{Resistência vascular periférica}$$

Se houver alteração de débito cardíaco ou resistência vascular periférica, a pressão arterial aumenta ou diminui. A resistência é alterada quando há estreitamento dos vasos, aumentando a resistência e elevando a pressão, e quando os vasos dilatam, diminuindo a resistência e reduzindo a pressão.

Em pacientes com problemas cardiovasculares ou com condições pulmonares potencialmente fatais, como a embolia pulmonar ou o pneumotórax hipertensivo, pode ser observado o pulso paradoxal. O pulso paradoxal é uma irregularidade que ocorre quando a pressão sistólica cai mais do que 10 mmHg com a inspiração. Isso é causado por diferenças na pressão intratorácica com a respiração, como fluxo retrógrado de sangue para os pulmões como resultado de insuficiência cardíaca.

Deve ser medida a pressão arterial basal durante o contato inicial com o paciente. Deve-se medir a pressão arterial no mínimo duas vezes ao tratar o paciente no ambiente pré-hospitalar. O ideal é que a segunda leitura da pressão arterial seja obtida quando o paciente já estiver seguro na ambulância ou em outro veículo de transporte. Dependendo da condição do paciente e do tempo de transporte, é feita uma terceira medida durante o transporte até a instituição de destino. A pressão arterial inicial deve ser medida manualmente, e as reavaliações da pressão arterial podem ser feitas com o uso de um dispositivo automatizado (**Figura 1-17**). Em geral, os sinais vitais dos pacientes em condições estáveis são obtidos a cada 15 minutos. Sinais vitais para pacientes instáveis são obtidos a cada 5 minutos.

Temperatura

Pode-se utilizar a medida da temperatura oral, retal, timpânica ou axilar, dependendo das lesões do paciente, de sua idade e do NC. Alguns pacientes com redução do NC podem estar agitados demais para uma medida oral. As lesões faciais e algumas outras também podem impedir o uso de um termômetro oral. Outra maneira de avaliar a temperatura é simplesmente tocar a pele.

> **DICA**
>
> Obter uma temperatura precisa pode ser um desafio para socorristas. A dependência de dispositivos de mensuração da temperatura da pele e axilar não ajuda na identificação de pacientes com alteração na regulação de temperatura. A temperatura central é preferida em pacientes que estão doentes. Trabalhe com suas agências para assegurar a capacidade em obter uma temperatura precisa em campo.

Deve-se inspecionar a pele quanto à presença de diaforese (suor) e avaliar a cor da pele e dos leitos ungueais. A pele deve estar seca ao toque e não deve parecer fria nem quente. Se o paciente não estiver com a pele seca, rosada e morna, deve-se pesquisar a causa da perfusão alterada.

A hipertermia pode ser causada por sepse (infecção) ou por medicamentos como antibióticos, narcóticos, barbitúricos e anti-histamínicos. Outras causas de febre incluem infarto agudo do miocárdio, AVE, exaustão pelo calor, intermação e queimaduras. A hipotermia pode ser causada por exposição, choque, uso de álcool ou outras drogas/fármacos ou por hipotireoidismo, podendo ocorrer em pacientes com queimaduras graves e naqueles incapazes de regular sua temperatura corporal. O ambiente, seja ele muito quente, frio ou úmido, pode afetar a temperatura da pele do paciente, devendo ser considerado ao avaliar os sinais vitais na pele.

Os sinais vitais devem fornecer informações importantes para ajudar a formular uma impressão mais aprofundada sobre o estado de saúde do paciente e as necessidades de tratamento. Em pacientes com alteração do estado mental, devem-se também avaliar as pupilas e realizar um exame neurológico abreviado durante a avaliação dos sinais vitais. A função motora e sensorial, os pulsos distais e o enchimento capilar também devem ser avaliados. Além disso, devem-se medir os níveis de glicemia.

É muito importante confirmar ou descartar a existência de condições potencialmente fatais, emergenciais ou não emergenciais para iniciar os cuidados na própria cena do atendimento, antes do preparo para o transporte. A modificação ou o estabelecimento de um novo regime de cuidados será feito com base nas informações continuamente coletadas durante a avaliação secundária.

Exame Físico

A realização do exame físico de um paciente no cenário pré-hospitalar é a habilidade mais importante que um profissional de saúde deve dominar. Essa habilidade é primeiramente desenvolvida como um técnico socorrista, devendo ser refinada à medida que se avança na carreira. O exame pode ser do tipo completo da cabeça aos pés ou um exame dirigido. O objetivo

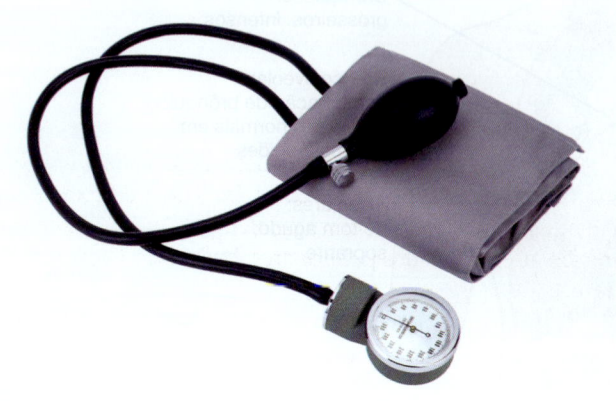

Figura 1-17 Dispositivo de pressão arterial.
© WizData, Inc/Shutterstock.

do processo é a identificação de lesões ocultas ou de causas que possam não ter sido encontradas durante a rápida avaliação de 60 a 90 segundos realizada na avaliação primária. O profissional de saúde deve determinar, com base na acuidade do paciente, qual é o exame mais adequado. Na maioria das situações de atendimento de emergência, é adequado realizar um exame dirigido nos pacientes conscientes. Um exame completo da cabeça aos pés é necessário em pacientes inconscientes ou com redução do NC e naqueles cuja apresentação indica a possibilidade de intoxicação ou abuso de substâncias. O exame físico detalhado pode ser mais prático no hospital, embora possa ser realizado pela equipe pré-hospitalar se o tempo decorrido durante o transporte permitir.

Os achados do exame físico devem reforçar os dados da anamnese e as informações diagnósticas já obtidas para confirmar ou descartar determinados diagnósticos diferenciais. À medida que as informações são coletadas e criticamente avaliadas, uma alternativa de tratamento adequada será identificada e implementada.

Estetoscópios, otoscópios e oftalmoscópios são equipamentos normalmente utilizados para a coleta de informações na realização do exame físico, mas as ferramentas dependem das habilidades de observação e do escopo de prática do examinador. Assim, inspeção, ausculta, palpação e percussão são componentes fundamentais do processo de avaliação. O exame físico auxiliará na identificação de ameaças à vida durante as avaliações primária e secundária. No caso de um paciente inconsciente, o exame físico pode ser a única forma de se obterem pistas para a identificação do problema.

Em muitos pacientes clínicos, as informações da anamnese são obtidas antes da realização do exame físico. A alteração da ordem dos componentes da avaliação depende da gravidade dos sintomas, da urgência da condição do paciente e da apresentação inicial até o momento. O exame físico durante a avaliação primária pode ser realizado antes da anamnese ou de maneira simultânea a ela se houver equipe suficiente no local. Os achados do exame físico permitem que o socorrista confirme ou descarte condições que formam o diagnóstico diferencial durante a anamnese. O oposto pode ocorrer no caso de lesões traumáticas. Nos traumatizados, um exame físico rápido pode ser realizado antes da anamnese clínica.

Técnicas de Exame

A inspeção é a avaliação visual do paciente à procura de anormalidades. Primeiramente, são observadas pistas visuais para a condição do paciente durante o período de observação inicial. Essa inspeção preliminar pode revelar as implicações do ambiente e a gravidade da condição do paciente antes da anamnese ou da realização do exame físico. Outros aspectos que podem ser prontamente aparentes e que merecem ser citados incluem vestimentas, higiene, expressão, tamanho geral, postura, odores indesejados e estado de saúde global.

Devem-se identificar lesões significativas durante o exame visual. Equimoses, abrasões, cicatrizes cirúrgicas (particularmente evidências de cirurgias prévias, como cirurgia cardíaca ou remoção de pulmão, pois podem ser pertinentes para casos de dispneia ou outro sofrimento respiratório) e erupções cutâneas devem ser observados. Observe a presença de algum estoma. Deve-se ler e documentar qualquer registro de alerta médico.

A traqueia deve ser observada e potencialmente palpada na linha média. O formato do tórax do paciente pode oferecer a primeira pista para uma doença pulmonar crônica. Um tórax em barril pode indicar DPOC subjacente, como enfisema ou bronquite crônica.

Um paciente em posição supina e com veias do pescoço colabadas pode apresentar hipovolemia. Observe a presença de qualquer massa cervical anormal, distensão de veia jugular (DVJ) e edema. A DVJ com diminuição ou ausência de ruídos respiratórios pode indicar pneumotórax hipertensivo e tamponamento cardíaco. A DVJ que aumenta com a palpação do fígado (reflexo hepatojugular) pode indicar hipervolemia, como visto na insuficiência cardíaca congestiva.

Avalie a presença de dispositivos de assistência vascular (DAVs) que indiquem processos de doença crônica e necessidade de suporte nutricional ou de acesso vascular de longo prazo, como no caso de regimes de quimioterapia ou coletas de sangue frequentes.

A presença de retração de fúrcula esternal e o uso da musculatura intercostal e cervical são sinais de sofrimento. Assimetria, gemidos e movimentos respiratórios profundos ou superficiais são anormais. Deve-se iniciar com intervenções imediatas para melhorar a oxigenação e a ventilação, estabilizar o esforço respiratório e promover a perfusão adequada.

Em pacientes com insuficiência renal crônica, especialmente naqueles que fazem diálise, pode-se observar a presença de enxertos ou fístulas. Avalia-se a permeabilidade desses enxertos pelo frêmito (vibração sentida acima do enxerto proveniente do alto fluxo) e ouvindo um sopro (som de alto fluxo de sangue através do enxerto). Os pacientes que fazem diálise peritoneal em casa terão evidências de um cateter abdominal. Além disso, uma sonda gástrica pode ser usada no ambiente domiciliar para remoção de fluidos ou gás, instilação de medicamentos ou soluções de irrigação ou administração de alimentação enteral. Deve-se estar atento para a possibilidade de o paciente ter aspirado conteúdo gástrico, garantindo que o dispositivo esteja funcionando de forma adequada.

Com a observação cuidadosa, os profissionais notarão a presença de cifose (curvatura espinal), lesões por pressão, sinais cutâneos, abrasões, erupções cutâneas, equimoses ou hematomas, sangramento, marcas de agulha ou trajeto venoso e alterações na coloração.

A ausculta é o uso de um estetoscópio ou apenas dos ouvidos para avaliar os sons que o corpo faz, como o fluxo de sangue na artéria braquial com o estetoscópio. Essa é a ausculta da pressão arterial. Ruídos pulmonares, bulhas cardíacas e ruídos intestinais também podem ser avaliados com o uso da ausculta.

Os pulmões devem ser auscultados inicialmente nos campos pulmonares superiores e inferiores, nas paredes anterior e posterior. Se a apresentação inicial do paciente for de dispneia ou de sofrimento respiratório, os ruídos pulmonares podem ser auscultados na posição axilar média (**Figura 1-18**).

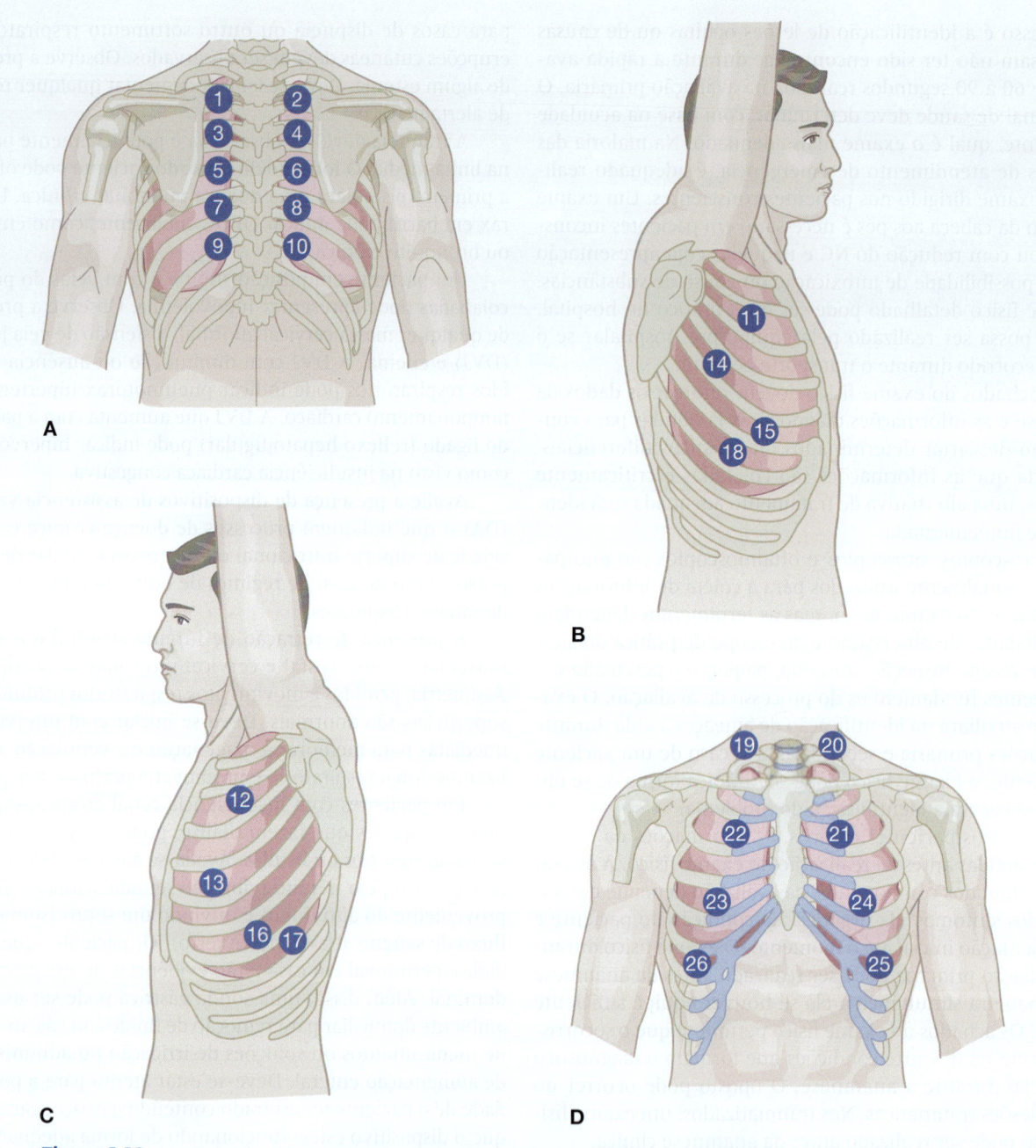

Figura 1-18 Ao ouvir os ruídos pulmonares, deve-se auscultar um pulmão e depois o outro na mesma localização. Deve-se auscultar pelo menos uma inalação e exalação completas em cada localização – tórax posterior **(A)**, tórax lateral direito **(B)**, tórax lateral esquerdo **(C)** e tórax anterior **(D)**.

A realização precoce da ausculta na avaliação pode revelar comprometimento respiratório potencialmente fatal atribuível à asma aguda ou ao edema pulmonar.

Os ruídos pulmonares variam conforme a porção da via aérea sobre a qual se está auscultando e a presença de condições anormais (ver Figura 1-15):

- Os murmúrios vesiculares são auscultados sobre as porções anterior e posterior do tórax. Normalmente, esses ruídos são suaves e de tom mais grave, sendo ouvidos no tecido pulmonar saudável.
- Os ruídos broncovesiculares são auscultados sobre os brônquios principais. Esses ruídos são mais baixos que os ruídos vesiculares e têm intensidade média.
- Os ruídos traqueobrônquicos são auscultados sobre a traqueia, próximo ao manúbrio do esterno. Em geral, eles têm tom mais agudo.
- Um ruído do tipo lixa é uma indicação de atrito entre as pleuras visceral e parietal. Esse sinal é chamado de atrito pleural, estando associado a doenças pulmonares como a pleurisia.

- Os ruídos pulmonares adventícios são sons audíveis em adição aos ruídos respiratórios normais, que são quase inaudíveis. Eles incluem estertores crepitantes, roncos e sibilos, cada um deles revelando pistas importantes sobre doença da via aérea inferior.

Peça para o paciente respirar fundo. Os pacientes com crises agudas de asma tendem a ter problemas para expirar e inspirar. Se a respiração profunda causar dor ou desconforto, o paciente pode ter pleurisia subjacente ou embolia pulmonar. Palpe o dorso para a pesquisa de instabilidade das estruturas ósseas. Palpe o tórax para a pesquisa de enfisema subcutâneo. Palpe a traqueia para verificar o posicionamento da linha média; desvios podem ser um sinal tardio de pneumotórax hipertensivo.

Os ruídos pulmonares anormais podem resultar de comprometimento vascular, afetando os sistemas cardiovascular e respiratório. Estertores podem indicar congestão pulmonar derivada de insuficiência cardíaca.

O uso de ferramentas adequadas para a avaliação ajudará a confirmar ou eliminar diagnósticos diferenciais relacionados ao sistema respiratório. Os achados dessas avaliações suplementares ajudarão no raciocínio clínico e garantirão que sua tomada de decisão clínica seja bem informada e acurada.

Conforme observado anteriormente neste capítulo, alguns pacientes transportados pela equipe de cuidados pré-hospitalares podem necessitar de ventiladores especiais para o transporte. Eles podem estar intubados ou ter outras necessidades preexistentes no sistema respiratório que irão afetar de maneira significativa o tratamento do SE e os cuidados pré-hospitalares.

Os sons cardíacos são auscultados quanto à potência (intensidade), ao comprimento (duração), ao tom (frequência) e ao momento no ciclo cardíaco. Ao escutar no quinto espaço intercostal, sobre o ápice cardíaco, podem-se ouvir as bulhas cardíacas B_1 e B_2 normais. Esses sons são causados pelo fechamento das valvas cardíacas e são mais bem audíveis com o paciente inclinado para a frente, sentado ou em decúbito lateral esquerdo (e até mesmo na posição supina). O posicionamento é melhor quando o coração está mais próximo da parede torácica anterior esquerda. Para ouvir melhor a B_1, deve-se pedir para o paciente respirar normalmente e, então, prender a respiração na expiração. Para ouvir melhor a B_2, deve-se pedir para o paciente respirar normalmente e, então, prender a respiração na inspiração.

Sons cardíacos anormais, como sopros, indicam problema no fluxo de sangue que entra e sai do coração. Os sopros arteriais são sons anormais algumas vezes ouvidos na ausculta das artérias carótidas; eles produzem sons agudos que indicam obstrução do fluxo sanguíneo naqueles vasos. No caso de um aneurisma, pode-se sentir um tremor fino ou vibração que pode identificar um bloqueio; isso costuma ser chamado de frêmito. Sopros cardíacos, sopros arteriais e frêmitos podem ser benignos ou potencialmente fatais.

Em pacientes com história de insuficiência cardíaca, podem ser ouvidas outras bulhas cardíacas. Essas bulhas anormais ocorrem na presença de doença ventricular e costumam ser identificadas como B_3 e B_4. Elas são chamadas de galopes.

O som de B_3 – identificada como terceira bulha cardíaca – é uma pista inicial para um diagnóstico de insuficiência cardíaca esquerda. Sendo difícil de detectar, ela pode ser chamado de galope, por soar de maneira semelhante ao galope de um cavalo. Ela aparece cerca de 0,12 a 0,16 segundo após a segunda bulha cardíaca, resultando da rápida expansão dos ventrículos à medida que se enchem de sangue.

O som de B_4 ocorre durante a segunda fase do enchimento ventricular, quando o átrio contrai. Acredita-se que esse som seja causado por vibração valvar e da parede ventricular. Ele costuma ser ouvido em casos de resistência aumentada ao enchimento ventricular.

A ausculta de ruídos intestinais, embora nem sempre realizada durante a avaliação pré-hospitalar, pode ajudar na identificação de obstrução intestinal. Os ruídos intestinais podem ser auscultados por 30 a 60 segundos antes da palpação. Um intestino normal faz ruídos de borbulhas e soa igual em todos os quadrantes. Os ruídos intestinais hiperativos e agudos na presença de abdome distendido podem ser um alerta precoce para uma obstrução intestinal. A ruptura da parede intestinal pode ser causada por obstrução ou acúmulo de gases.

A palpação é o toque físico com o propósito de se obterem informações, como quando se sente a pulsação. Alguns pacientes podem achar que a palpação é uma forma de invasão de seu espaço pessoal, de modo que deve-se pedir permissão do paciente antes de se usar essa técnica. A palpação deve ser delicada e respeitosa. Um toque de leve na parte de fora e de dentro em toda a extensão de uma extremidade pode ajudar a sentir a condição e a força muscular bilateral.

O abdome deve ser palpado em todos os quatro quadrantes. Ele deve ser mole e indolor, sem tensão, inchaço ou massas. A defesa muscular é um achado anormal que indica dor e possível lesão subjacente. A rigidez abdominal é sinal de uma ameaça à vida, como uma hemorragia interna. A dor à palpação do quadrante superior direito que piora com a inspiração, conhecida como sinal de Murphy, é uma indicação da presença de cálculos biliares e colecistite (**Figura 1-19**).

O quadrante com mais desconforto relatado deve ser palpado por último. A palpação deve ser usada para avaliar a dor com a aplicação de pressão suave. Essa também é uma forma de identificar aumento na dor com a remoção da pressão suave, conhecido como dor em rebote. Esse sinal é um alerta para peritonite.

O ponto de McBurney é o nome da região sobre o lado direito do abdome que fica a um terço da distância entre a espinha ilíaca anterossuperior e o umbigo. A dor à palpação localizada nessa região é um sinal de apendicite aguda. A palpação do quadrante inferior esquerdo que causa dor no quadrante inferior direito, conhecida como sinal de Rovsing, também pode indicar apendicite. A dor abdominal que não pode ser reproduzida pela palpação pode ser causada por cálculos renais ou infecção do trato urinário. A dor no flanco e nas costas costuma acompanhar esses diagnósticos.

A percussão engloba a batida suave sobre a superfície do corpo, em geral onde recobre várias cavidades corporais. As ondas de som são ouvidas como tons percussivos, os quais mudam conforme a densidade tecidual.

Tabela 1-6 Tons Percussivos e Exemplos	
Tom Percussivo	**Exemplo**
Timpânico (o mais alto)	Bolha gástrica
Hiper-ressonância	Pulmões cheios de ar (DPOC, pneumotórax)
Ressonância	Pulmões saudáveis
Macicez	Fígado
Plano (o mais baixo)	Músculo

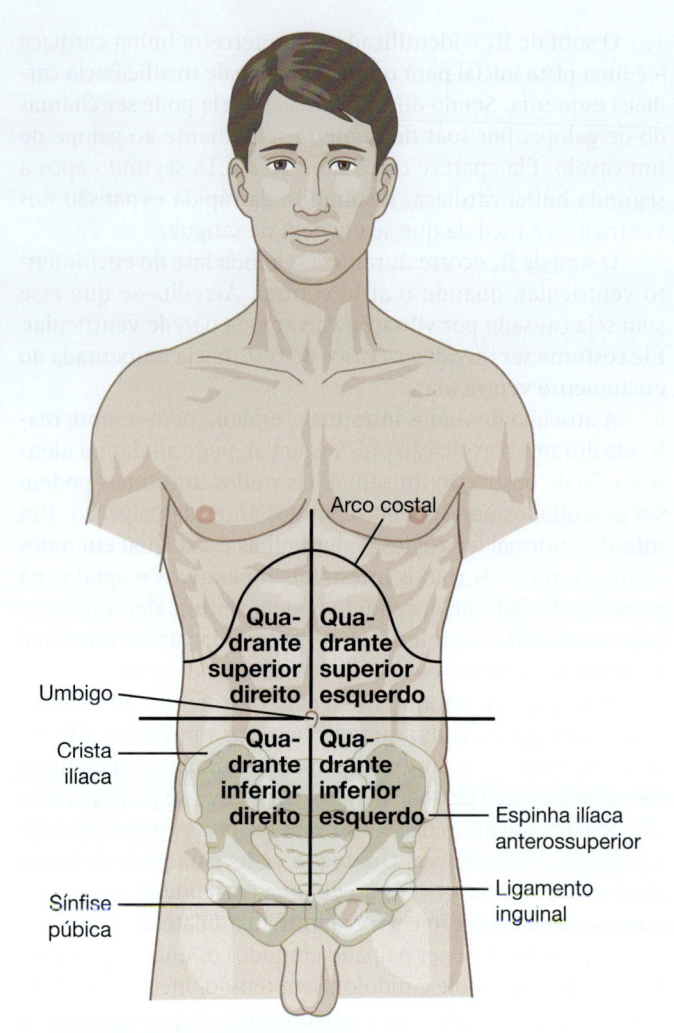

Figura 1-19 Os quatro quadrantes.

A percussão não costuma ser realizada no ambiente pré-hospitalar. Porém, essa avaliação fornece informações importantes em relação à cavidade abdominal. Se for ouvida uma macicez durante a percussão, pode estar havendo acúmulo excessivo de líquido nessa cavidade, como ocorre na insuficiência hepática. Um som hiper-ressonante pode indicar abundância de ar em vez de líquido (**Tabela 1-6**).

Exame Físico Corporal Total

O exame físico corporal total é um exame físico sistemático da cabeça aos pés. Como no exame rápido, o exame corporal total inclui observação, ausculta em lugares apropriados e palpação. Qualquer paciente que tenha sofrido um mecanismo de lesão significativo, que não esteja responsivo ou que esteja em situação crítica deve receber esse tipo de exame. Para a realização desse exame físico em um paciente sem suspeita de lesões espinais, deve-se seguir as etapas a seguir.

1. Observar o rosto quanto à presença de evidências de inchaços, lacerações, hematomas, fluidos e deformidades.
2. Inspecionar a região ao redor dos olhos e das pálpebras.
3. Examinar os olhos quanto à presença de vermelhidão, lentes de contato e coloração amarela ou vermelha na esclera. Avaliar as pupilas usando uma lanterna.
4. Olhar atrás das orelhas do paciente para a avaliação de possíveis equimoses na apófise mastoide (sinal de Battle).
5. Usar a lanterna para pesquisar drenagem de líquido espinal ou de sangue pelas orelhas.
6. Pesquisar hematomas e lacerações na região da cabeça. Palpar à procura de dor, depressões cranianas e deformidades.
7. Palpar os zigomas para pesquisa de dor, assimetria e instabilidade.
8. Palpar a estabilidade da maxila.
9. Verificar o nariz quanto à presença de sangue, drenagem ou batimento de asas.
10. Palpar a estabilidade da mandíbula.
11. Avaliar a boca quanto à presença de cianose, corpo estranho (incluindo dentaduras e dentes soltos ou quebrados), sangramento, lacerações e deformidades.
12. Verificar a presença de odores anormais na respiração do paciente.
13. Pesquisar evidências de lacerações, hematomas e deformidades no pescoço. Observar DVJ e/ou desvio de traqueia e alargamento da glândula tireoide
14. Palpar a frente e a parte posterior do pescoço quanto à presença de dor e deformidade. Auscultar sopros se houver comprometimento da perfusão.
15. Pesquisar no tórax evidências de lesão antes de começar a palpação. Tenha certeza de observar a movimentação do tórax com a respiração. Avaliar a presença de colares, hematomas e cicatrizes cervicais como evidência de cirurgia prévia. Observar a presença de cateteres venosos centrais, como cateter central de inserção periférica (PICC) ou cateter de Hickman, Broviac ou Groshong. Avaliar o esforço respiratório.
16. Palpar delicadamente sobre as costelas para avaliar a integridade estrutural e pesquisar dor à palpação. Evitar a pressão sobre hematomas e fraturas evidentes.

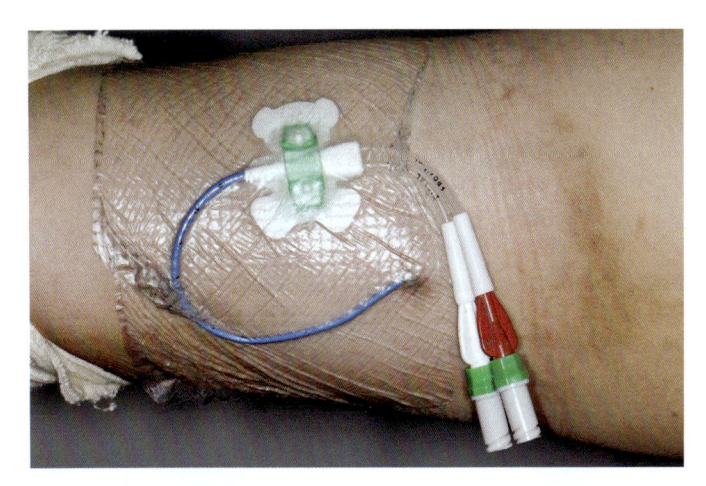

Figura 1-20 Um cateter central de inserção periférica (PICC) preso a uma extremidade.
© Dr. P. Marazzi/Science Source.

17. Auscultar os sons respiratórios sobre as linhas medioaxilar e medioclavicular – no mínimo quatro campos ao verificar o tórax anterior e seis campos ao avaliar o tórax posterior.
18. A avaliação pulmonar deve incluir as bases e os ápices dos pulmões. Nesse ponto, também avaliar o dorso para sensibilidade e deformidades. Virar o paciente apenas uma vez. Lembre-se de que, se houver suspeita de lesão espinal, deve-se utilizar as precauções espinais ao mobilizar o paciente.
19. Observar o abdome e a pelve para pesquisar evidências de lacerações, equimoses/hematomas e deformidades. Palpar delicadamente o abdome para a pesquisa de dor à pressão ou à descompressão brusca. Observar a presença de dor à palpação, defesa, rigidez e massas pulsáteis.
20. Comprimir delicadamente a pelve e a crista ilíaca lateralmente para a avaliação de dor, instabilidade e/ou crepitação.
21. Inspecionar todas as quatro extremidades para a pesquisa de lacerações, hematomas, inchaços, deformidades, reservatórios ou fístulas e alertas médicos na forma de pulseira ou tornozeleira. Avaliar também os pulsos distais e as funções motora e sensorial em todas as extremidades. Comparar os lados direito e esquerdo para determinar variações de força e fraqueza.

Avaliação Física Dirigida

Uma avaliação física dirigida costuma ser realizada em pacientes que sofreram mecanismos de lesão não significativos e nos pacientes clínicos responsivos. Esse tipo de exame baseia-se na apresentação/queixa principal. Por exemplo, em uma pessoa que relata cefaleia, deve-se cuidadosa e sistematicamente avaliar a cabeça e/ou o sistema neurológico. Uma pessoa com laceração no braço pode necessitar apenas de uma avaliação do braço. A avaliação dirigida concentra-se no problema imediato. As queixas mais comuns de um paciente clínico responsivo envolvem a cabeça, o coração, os pulmões ou o abdome, de maneira individual ou combinada.

Estado Mental

A avaliação do estado mental de um paciente envolve a avaliação da função cognitiva (a capacidade de raciocínio do paciente). Deve-se, no mínimo, avaliar o grau de alerta do paciente. Utilize a mnemônica AVDN conforme descrito na Seção *Avaliação Primária* para ajudar na identificação do nível de consciência do paciente. Você pode ainda avaliar o estado mental considerando se o paciente está alerta e orientado em quatro áreas (AO×4): pessoa, lugar, dia da semana e o próprio evento. O método mais confiável e consistente para avaliar o estado mental e a função neurológica é a escala de coma de Glasgow (GCS), a qual determina um valor pontual (escore) para abertura ocular, resposta verbal e resposta motora; esses valores são somados para obter um escore total. A GCS oferece uma compreensão muito maior da função neurológica global do paciente.

Pele, Cabelo e Unhas

A pele, que é o maior órgão do sistema corporal, serve três funções principais: regula a temperatura corporal, transmite informações para o cérebro provenientes do meio ambiente e protege o corpo no ambiente. O exame da pele envolve inspeção e palpação. Deve-se prestar atenção especial à coloração da pele, à umidade, à temperatura, à textura, ao turgor e a quaisquer lesões significativas. Procure evidências de perfusão reduzida, avalie a presença de palidez e cianose e esteja atento para a diaforese. A pele ruborizada costuma estar aparente em pacientes com febre e pode ser vista em pacientes com reações alérgicas.

O exame dos cabelos é feito por inspeção e palpação. Nessa análise, observe a quantidade, a distribuição e a textura do cabelo. Alterações recentes no crescimento ou perda de cabelos podem indicar um distúrbio endócrino subjacente, como diabetes, ou podem resultar de modalidades de tratamento, como quimioterapia ou radioterapia.

O exame das unhas das mãos e dos pés pode revelar achados sutis. A cor, o formato, a textura e a presença ou ausência de lesões devem ser avaliados. As alterações normais das unhas com o envelhecimento incluem o desenvolvimento de estrias e a mudança na cor (coloração amarelada) relacionada com a redução no cálcio corporal. Unhas demasiadamente espessas ou unhas que têm linhas correndo paralelamente aos dedos sugerem infecção fúngica.

Cabeça, olhos, orelhas, nariz e garganta

O exame físico da cabeça, dos olhos, das orelhas, do nariz e da garganta consiste em uma avaliação abrangente da cabeça e das estruturas relacionadas. Ele é fundamental, pois a cabeça contém o cérebro, diversos órgãos sensoriais importantes e toda a anatomia da via aérea superior. Os olhos são uma estrutura do sistema nervoso que envolve vias motoras (pálpebras, musculatura extraocular, constritores das pupilas, reflexo corneano do piscar) e vias sensoriais. As orelhas oferecem audição e controle do equilíbrio. O nariz é um órgão sensorial envolvido nas sensações de olfato e paladar. Ele também é importante para auxiliar na respiração. A garganta consiste na boca e na faringe posterior, além de todas as estruturas intrínsecas a elas. Esse complicado órgão coordena, de maneira simultânea, muitas funções motoras e sensoriais, além de coordenar as atividades iniciais dos sistemas respiratório e digestório.

Ao examinar a cabeça, deve-se sentir e inspecioná-la visualmente. Essa etapa é importante no tratamento de potenciais traumatizados e em pacientes com alteração do estado mental ou não responsivos. Deve-se inspecionar e sentir todo o crânio à procura de sinais de deformidade ou assimetria, tendo o cuidado de não palpar quaisquer depressões para não empurrar os fragmentos ósseos para dentro da calota craniana ou do cérebro. Se encontrar evidências de sangramento externo, deve-se tentar separar o cabelo manualmente e localizar o coágulo. Ao avaliar a face, observe a coloração e a umidade da pele, bem como a expressão, a simetria e os contornos da própria face. A assimetria da face poderia sugerir um problema subjacente do sistema nervoso, como AVE ou paralisia de nervo facial. Realize as seguintes etapas para examinar a cabeça:

1. Inspecionar visualmente a cabeça, procurando evidências de deformidades, contusões, abrasões, perfurações, queimaduras, dor à palpação, lacerações e inchaços.
2. Palpar o topo e o dorso da cabeça para localizar quaisquer anormalidades sutis. Usar uma abordagem sistemática, indo da parte frontal para a dorsal, garantindo que nada seja esquecido.
3. Separar o cabelo em vários locais para examinar a condição do couro cabeludo. Identificar quaisquer lesões sob o cabelo.
4. Observar qualquer dor ou desconforto durante o processo. Este exame não deve causar qualquer dor ao paciente.
5. Palpar a estrutura da face, observando deformidades, contusões, abrasões, perfurações, queimaduras, dor à palpação, lacerações e inchaços.

Os olhos são um órgão sensorial muito complexo. Eles processam estímulos luminosos para o cérebro, de modo que o cérebro consegue decodificar os impulsos luminosos que chegam até os olhos, formando uma imagem visual. Os olhos formam uma ligação fundamental com o SNC – eles dão uma impressão útil sobre o estado neurológico do paciente. Os olhos são avaliados quanto ao olhar conjugado. Para fazer isso, ilumine o olho com uma lanterna a partir da lateral da face enquanto o paciente foca em um objeto distante. Em um paciente acordado e alerta, os olhos devem estar abertos, olhando na mesma direção, e mover-se em conjunto (**Figura 1-21**).

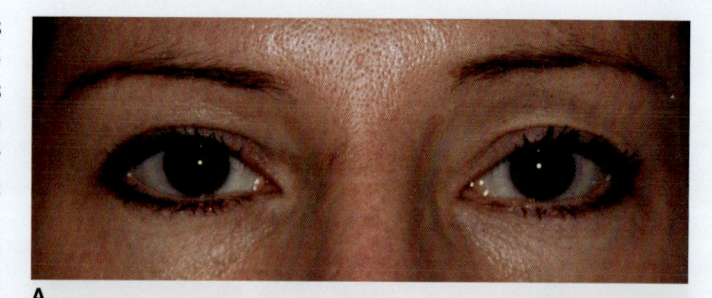

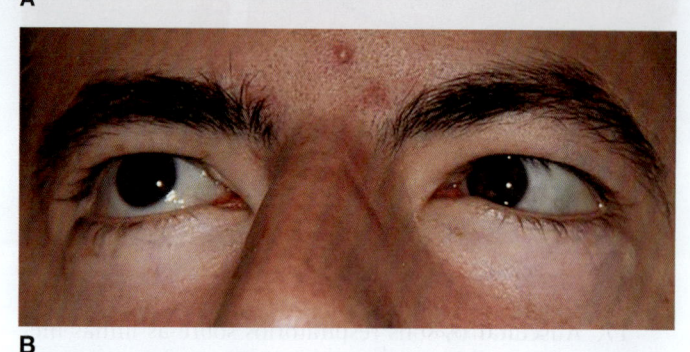

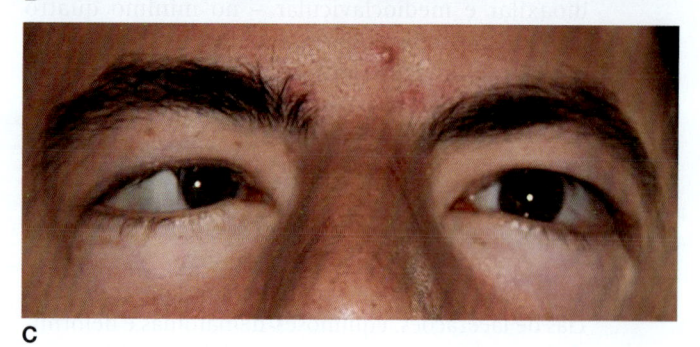

Figura 1-21 A. Posicionamento basal de olhos e pálpebras em posição central. **B.** Olhar para a direita com redução na abdução do olho direito. **C.** Olhar para a esquerda com redução da abdução do olho esquerdo.

Janet C. Rucker et al. Characterization of ocular motor deficits in congenital facial weakness: Moebius and related syndromes. *Brain*, April 2014, Vol. 137 (4), 1068–107. Com permissão de Oxford University Press.

As pupilas adequadamente perfundidas são iguais, redondas e rapidamente reativas ao estímulo com uma lanterna. Pupilas puntiformes sugerem abuso de opioides ou lesão na ponte. A dilatação pupilar indica intoxicação ou redução da função neurológica. A iluminação dos olhos do paciente deve fazer as pupilas contraírem rapidamente. Avalie essa resposta em ambos os olhos, observando se os músculos oculares trabalham de forma sincrônica de modo que as pupilas contraem simultaneamente. A dilatação unilateral em um paciente inconsciente pode ser sinal de herniação cerebral. Alguns pacientes podem apresentar anisocoria, uma condição caracterizada por pupilas de tamanho desigual. Pupilas que parecem desiguais em formato e tamanho também podem sugerir glaucoma. Siga as seguintes etapas para examinar os olhos:

1. Examinar a porção exterior do olho. Procurar qualquer evidência de trauma ou deformidade.

2. Questionar o paciente sobre dor, alteração visual (turvamento ou visão dupla), secreção ou sensibilidade à luz. Se o paciente tiver visão dupla, determinar se é vertical (dois objetos no topo de cada um) ou horizontal (dois objetos lado a lado).
3. Medir a acuidade visual pedindo para o paciente contar o número de dedos que você está mostrando em distâncias variadas (em geral 2 metros, 1 metro e 30 centímetros). Verifique defeitos no campo visual observando se o paciente pode ver movimento de seus dedos em cada um dos quatro quadrantes (acima, abaixo, direita e esquerda). Realizar esse exame em cada olho independentemente do outro, testando um olho enquanto o outro está coberto.
4. Examinar as pupilas quanto ao tamanho, ao formato e à simetria. Elas devem ser iguais.
5. Testar as pupilas quanto à sua reação à luz. Ambas as pupilas devem contrair ao serem expostas à luz e devem ter resposta igual.
6. Testar a função dos 12 nervos cranianos em pacientes com alteração do estado mental, síncope, cefaleia e AVE.
7. Inspecionar as pálpebras, os cílios e os ductos lacrimais para evidências de trauma, corpo estranho ou secreção.

A avaliação das orelhas envolve essencialmente verificar novas alterações na percepção da audição, além de inspecionar e palpar para a pesquisa de ferimentos, inchaços ou drenagem (sangue, pus, líquido cerebrospinal). As anormalidades do canal externo e da membrana timpânica são visualizadas com o uso de um otoscópio. Siga as seguintes etapas para examinar as orelhas:

1. Selecionar um espéculo de tamanho apropriado. Diminuir a luz do ambiente o máximo possível.
2. Verificar se a orelha está livre de corpo estranho.
3. Colocar a mão firmemente contra a cabeça do paciente e segurar a aurícula de forma delicada. Mover a orelha para uma melhor visualização do canal, em geral para cima e para trás no paciente adulto.
4. Pedir para o paciente não se mexer durante o exame para evitar causar dano à orelha.
5. Ligar o otoscópio e inserir o espéculo dentro da orelha. A inserção em direção ao nariz do paciente oferece a melhor visualização. Não inserir o espéculo profundamente dentro do canal.
6. Inspecionar o canal para a pesquisa de quaisquer lesões ou secreção. É normal haver uma pequena quantidade de cera na orelha.
7. Visualizar a membrana timpânica e inspecionar sua integridade e coloração. Observar quaisquer sinais de inflamação.

É rara a utilização de otoscópio no ambiente pré-hospitalar, mas essa pode ser uma habilidade crítica para médicos de saúde integrada móveis.

Ao verificar o nariz, deve-se avaliá-lo anterior e inferiormente. Observar evidências de assimetria, deformidade, ferimentos, corpo estranho, secreção ou sangramento e dor à palpação. Siga as seguintes etapas para examinar o nariz:

1. Inspecionar a parte exterior do nariz, pesquisando alterações de cor e anormalidades estruturais.
2. Examinar a coluna do nariz; ela deve estar na linha média da face.
3. Inspecionar o septo em busca de qualquer desvio da linha média.
4. Observar a presença de anormalidades grosseiras e de drenagem ou secreção. Pequenas quantidades de secreção mucosa são normais, mas grandes quantidades de muco e qualquer quantidade de sangue ou líquido cerebrospinal são achados graves.

A avaliação da garganta deve incluir uma avaliação da boca, da faringe e, algumas vezes, do pescoço. A garganta é um conduto para a respiração e a digestão, estando próximo de várias estruturas neurovasculares vitais. Como parte da avaliação do estado geral de hidratação, prestar muita atenção aos lábios, aos dentes, à mucosa oral e à língua. Em pacientes que apresentam alteração acentuada do estado mental, será necessário determinar rapidamente a condição da via aérea. A avaliação imediata da garganta e das estruturas da via aérea é mandatória. Deve-se estar sempre pronto para ajudar na limpeza da faringe, usando técnicas manuais e aspiração. Siga as seguintes etapas para examinar a garganta:

1. Se houver suspeita de trauma, deve-se tomar precauções para proteger a coluna cervical.
2. Avaliar quanto ao uso da musculatura acessória durante a respiração.
3. Palpar o pescoço para encontrar quaisquer anormalidades estruturais ou ar subcutâneo, certificando-se de que a traqueia esteja na linha média. Começar na fúrcula supraesternal e continuar em direção à cabeça. Deve-se ter cuidado em relação à aplicação de pressão na região das artérias carótidas, pois isso pode estimular uma resposta vagal.
4. Avaliar os linfonodos e observar qualquer inchaço, o que pode indicar infecção.
5. Avaliar as veias jugulares quanto à distensão; isso pode indicar um problema com o retorno sanguíneo para o coração.

Coluna cervical

A coluna cervical é a via pela qual a medula espinal vai do cérebro ao dorso, permitindo que os nervos espinais saiam e inervem o restante do corpo. Uma lesão cervical pode apresentar-se de várias maneiras, e a avaliação dessas lesões deve ser conduzida de forma cuidadosa. Avaliar primeiro o mecanismo de lesão e, depois, a presença de dor.

Ao examinar a coluna cervical, deve-se inspecioná-la e palpá-la, procurando evidências de dor à palpação ou deformidades. A dor é o indicador isoladamente mais confiável de lesão espinal ou lesão da medula espinal. Em caso de qualquer manipulação que resulte em dor, sensibilidade à palpação ou formigamentos, o exame deve ser imediatamente interrompido, e um colar cervical de tamanho adequado deve ser colocado no paciente. A continuação da avaliação da amplitude de movimentos de um paciente só deve ocorrer quando não houver potencial para lesão grave.

Tórax

Em geral, o exame do tórax ocorre em três etapas. Avalia-se a parede torácica, os pulmões e, por fim, o sistema cardiovascular. O tórax deve ser inspecionado quanto a deformidades visíveis da parede, bem como para a observação de pistas externas de sofrimento respiratório. Deve-se expor o tórax e, então, começar a avaliação com o uso de técnicas de inspeção, palpação, ausculta e percussão. Os exames do tórax posterior e do tórax anterior são iguais. Siga as seguintes etapas para examinar o tórax:

1. Garantir o máximo de privacidade para o paciente.
2. Inspecionar o tórax quanto a quaisquer evidências de deformidades, contusões, abrasões, perfurações, queimaduras, dor à palpação, lacerações e inchaços.
3. Se for encontrado qualquer ferimento aberto, cobri-lo de forma adequada.
4. Observar o formato do tórax do paciente – isso pode fornecer pistas para muitos problemas clínicos subjacentes, como enfisema.
5. Procurar quaisquer cicatrizes cirúrgicas ou reservatórios de cateteres que indiquem cirurgia cardíaca prévia e doença crônica.
6. Auscultar os campos pulmonares, observando quaisquer ruídos pulmonares anormais.
7. Observar e palpar para a pesquisa de enfisema subcutâneo.
8. Auscultar os sons cardíacos.
9. Repetir as partes apropriadas do exame no aspecto posterior do tórax.

Sistema Cardiovascular

Ao examinar o sistema cardiovascular de um paciente, preste atenção aos pulsos distais, observando sua localização, frequência, ritmo e qualidade. Os pulsos são rápidos ou lentos? São regulares ou irregulares? A qualidade é fraca e filiforme ou forte e cheia? Obtenha uma leitura adequada da pressão arterial e repita essa medida periodicamente para avaliar a estabilidade hemodinâmica do paciente. Observe se o paciente tem história de hipertensão. Ausculte as artérias carótidas com a campânula do estetoscópio para a avaliação de quaisquer sopros. Ao inspecionar e palpar o tórax, verifique as bulhas cardíacas. Sinta a parede torácica para localizar o ponto de impulsão máxima, avaliando o pulso apical.

Na suspeita de problema cardíaco, avalie o pulso quanto à regularidade e à força, examinando a pele quanto a sinais de hipoperfusão (pálida, fria, úmida) ou dessaturação de oxigênio (cianose). Se o pulso parecer irregular, este deve ser avaliado ao longo de 1 minuto, em vez de 30 segundos, a fim de se obter uma frequência mais acurada. Escute os ruídos respiratórios – muitos problemas cardíacos estão associados a problemas respiratórios. Obtenha os sinais vitais basais. Hipotensão grave com taquicardia sustentada ou progressiva é comum no choque cardiogênico; fique alerta para essa condição, pois a taxa de mortalidade é de mais de 80%. Verifique se há DVJ, pois ela pode indicar insuficiência cardíaca, tamponamento cardíaco ou pneumotórax hipertensivo. Examine as extremidades quanto a sinais de edema periférico que pode resultar de insuficiência cardíaca direita.

Abdome

Uma das queixas mais desafiadoras para a avaliação a campo é a dor abdominal, pois ela pode resultar de múltiplas causas e costuma apresentar-se com pouco ou nenhum sinal externo. A avaliação abdominal sempre deve ser realizada de forma sistemática, rotineiramente com inspeção, ausculta, percussão e palpação, nessa ordem, quadrante por quadrante. Siga as seguintes etapas para examinar o abdome:

1. Inspecionar o abdome quanto à presença de quaisquer deformidades, contusões, abrasões, perfurações, queimaduras, dor à palpação, lacerações e inchaços.
2. Observar quaisquer cicatrizes cirúrgicas, pois elas podem indicar uma doença subjacente.
3. Observar a simetria e a presença de qualquer distensão.
4. Auscultar o abdome quanto aos ruídos intestinais.
5. Realizar a percussão.
6. Palpar os quatro quadrantes do abdome de forma sistemática, começando com o quadrante mais distante da queixa de dor do paciente.
7. Observar qualquer sinal de dor ou rigidez à palpação, prestando especial atenção à expressão do paciente, pois isso pode fornecer informações valiosas.

Órgãos Genitais Femininos e Masculinos e Ânus

Em geral, a avaliação dos órgãos genitais femininos é realizada de maneira limitada e discreta. As razões para o exame dos órgãos genitais incluem a preocupação com hemorragia potencialmente fatal ou o parto iminente (verificar o coroamento). A avaliação dos órgãos genitais femininos pode ser realizada durante a avaliação do abdome. Deve-se palpar as regiões inguinais bilateralmente e a região hipogástrica. Se optar pela inspeção específica dos órgãos genitais, limitar o exame apenas à inspeção. As causas clinicamente significativas de dor incluem gestação ectópica, complicações do terceiro trimestre da gestação e infecções pélvicas ou problemas ovarianos em não gestantes. Observar a presença de qualquer sangramento. No caso de lesão que envolva trauma intencional, é possível haver sangramento significativo. Em geral, deve-se anotar a quantidade e a qualidade de qualquer sangramento, bem como qualquer inflamação, secreção, inchaços ou lesões dos órgãos genitais.

Ao examinar os órgãos genitais masculinos, deve-se realizar o exame de maneira limitada e discreta. Avaliar sempre todo o abdome e observar quaisquer achados pertinentes, pois algumas vezes os problemas no abdome inferior são referidos a partir dos órgãos genitais. As situações de torsão testicular ou de hérnia inguinal algumas vezes se apresentam com queixa de dor no abdome inferior, mas com mínima dor à palpação. No caso de um paciente traumatizado, avaliar a possibilidade de sangramento genital significativo e de lesão ou fratura subjacente.

O ânus costuma ser avaliado ao mesmo tempo que os órgãos genitais. Ele é examinado apenas em um limitado número de circunstâncias. Examinar as regiões sacrococcígea e perineal, observando evidências de traumatismo hemorrágico, nódulos, úlceras, inflamação, erupção cutânea, abrasões ou incontinência fecal.

O exame da genitália e do ânus deve ser realizado com um companheiro ou testemunha presente. Ele pode não ser prático em todos os cenários, e os protocolos locais devem ser seguidos.

Sistema Musculoesquelético

Ao examinar o esqueleto e as articulações, deve-se prestar atenção à sua estrutura e função. Considerar a aparência da articulação e da extremidade associada e quão bem elas funcionam. A extremidade parece normal e se move com um padrão normal? Em especial, observe qualquer limitação na amplitude de movimentos, dor com a amplitude de movimentos ou crepitação óssea. Ao avaliar as articulações e as extremidades, procure evidências de inflamação ou lesão, como edema, dor à palpação, aumento da temperatura, vermelhidão, equimose ou redução da função. Avaliar também a articulação ou a extremidade quanto a evidências de deformidade, redução de força, atrofia ou assimetria entre um lado e outro. O exame do sistema musculoesquelético não deve causar nenhuma dor ao paciente. Se ocorrer dor, ela deve ser considerada um achado anormal. Siga as seguintes etapas para examinar o sistema musculoesquelético:

1. Começar com as extremidades superiores, inspecionar a pele sobre os músculos, os ossos e as articulações quanto a lesões de tecidos moles.
2. Observar quaisquer deformidades ou estruturas anormais.
3. Verificar a adequação de pulsos distais, função motora e sensibilidade em cada extremidade.
4. Inspecionar e palpar as mãos e os punhos, observando quaisquer deformidades, contusões, abrasões, perfurações, dor à palpação, lacerações e inchaços.
5. Pedir para o paciente flexionar e estender as articulações dos dedos, das mãos e dos punhos, observando quaisquer anormalidades na amplitude de movimentos. Se o paciente experimentar qualquer desconforto, interromper imediatamente essa parte do exame.
6. Inspecionar e palpar os cotovelos, observando quaisquer anormalidades. Pedir para o paciente flexionar e estender o cotovelo para determinar a amplitude dos movimentos.
7. Pedir para o paciente virar as palmas das mãos para baixo e, a seguir, para cima e, depois, fazer o movimento contrário, observando quaisquer evidências de dor ou anormalidades.
8. Inspecionar e palpar os ombros. Pedir para o paciente encolher os ombros e elevar e estender ambos os braços.
9. Inspecionar a pele sobre as extremidades inferiores.
10. Pedir para o paciente esticar e dobrar os dedos dos pés para estabelecer a amplitude de movimentos.
11. Pedir para o paciente fazer rotação do tornozelo, verificando a presença de dor ou a restrição da amplitude de movimentos.
12. Inspecionar e palpar as articulações do joelho e a patela. Pedir para o paciente dobrar e esticar ambos os membros para estabelecer a amplitude de movimentos.
13. Verificar a integridade estrutural da pelve, aplicando pressão delicada nas cristas ilíacas e empurrando para dentro e, depois, para baixo.
14. Pedir para o paciente levantar ambas as pernas, dobrando-as no quadril e, depois, virando-as para dentro e para fora. Observar quaisquer anormalidades.

Sistema Vascular Periférico

Ao examinar o sistema vascular periférico, deve-se prestar atenção às extremidades superiores e inferiores. Procurar sinais indicativos de problemas vasculares agudos *versus* crônicos. Uma grande gama de doenças pode afetar o sistema vascular periférico – desde linfedema e estase venosa crônica até claudicação intermitente (dor do tipo cãibras nas pernas devido à má circulação ou a níveis baixos de potássio) e oclusão arterial aguda. A doença vascular periférica pode manifestar-se de várias maneiras, dependendo do ponto na vascularização em que a anormalidade está localizada. A doença da artéria carótida pode manifestar-se como AVE, por exemplo, enquanto a embolização arterial envolvendo os vasos mesentéricos pode resultar em isquemia intestinal e necrose. Siga as seguintes etapas para examinar o sistema vascular periférico:

1. Ao examinar as extremidades superiores, observar quaisquer anormalidades no pulso radial e na cor ou condição da pele. Sempre comparar uma extremidade com a outra.
2. Se forem observadas anormalidades nos pulsos distais, prosseguir proximalmente, verificando os outros pulsos e anotando os achados.
3. Palpar os linfonodos epitrocleares e braquiais do sistema linfático, observando qualquer evidência de inchaço ou dor à palpação.

4. Examinar as extremidades inferiores, observando quaisquer anormalidades no tamanho e na simetria das pernas.
5. Inspecionar a cor e a condição da pele, observando quaisquer anormalidades em padrões venosos ou aumento de volume.
6. Verificar os pulsos distais, observando quaisquer anormalidades.
7. Palpar os linfonodos inguinais para a pesquisa de inchaços e dor à palpação.
8. Avaliar a temperatura de cada perna em relação ao restante do corpo e entre elas.
9. Avaliar a presença de edema nas pernas e nos pés.

Coluna

A avaliação da coluna cervical foi introduzida após a seção sobre exame da garganta e do pescoço. Esta seção lista as etapas da avaliação completa da coluna.

1. Inspecionar as curvaturas cervical, torácica e lombar quanto a quaisquer anormalidades.
2. Avaliar as alturas dos ombros e das cristas ilíacas. Diferenças entre os dois lados podem indicar curvatura anormal da coluna.
3. Palpar a porção posterior da coluna cervical, observando qualquer ponto de dor à palpação ou de anormalidade estrutural.
4. No paciente que não tenha sofrido trauma e na ausência de relato de dor, pedir a ele para mover a cabeça para a frente, para trás e lateralmente.
5. Inspecionar a coluna de cima a baixo, palpando cada vértebra com os polegares para observar qualquer evidência de dor à palpação ou instabilidade.
6. Na ausência de dor ou trauma, pedir para o paciente inclinar-se, dobrando a cintura para um lado e para o outro para estabelecer a amplitude de movimentos.

Sistema Nervoso

O sistema nervoso inclui duas porções: o sistema nervoso central, que consiste em encéfalo e medula espinal, e o sistema nervoso periférico, que inclui os nervos motores e sensoriais restantes. As funções motora e sensorial devem ser avaliadas em todos os pacientes conscientes ou inconscientes e também naqueles com alteração do estado mental. Se o paciente estiver consciente, tocar delicadamente as mãos e os pés para determinar a capacidade de sentir o toque suave, indicando que a perfusão distal é adequada e que as vias nervosas sensoriais estão funcionando de maneira adequada. A retirada de uma extremidade pode indicar dor ou desconforto. A avaliação da sensibilidade determinará a função das vias nervosas sensoriais aferentes na coluna espinal posterior. O exame do sistema nervoso é um dos elementos mais demorados do exame físico.

Profissionais de saúde de todos os níveis devem ter proficiência na realização de uma avaliação de nervos cranianos como parte do exame físico. Os nervos cranianos são importantes em várias funções motoras e sensoriais que envolvem os sistemas nervosos voluntário e autônomo. Os achados identificam déficit de nervos cranianos e acrescentam informações importantes sobre o estado neurológico do paciente. Os nervos cranianos e suas funções estão resumidos na Tabela 1-7.

A função motora deve ser avaliada em todas as extremidades quanto à força e à igualdade bilateral. Respostas desiguais dos membros esquerdo e direito devem ser consideradas como sinais de hemiparesia (fraqueza unilateral) ou hemiplegia (paralisia unilateral), que podem ser causadas por AVE,

Tabela 1-7 Nervos Cranianos e Suas Funções			
Nº do Nervo	Nome	Função	Avaliação
I	Olfatório	Sentido do olfato	Pedir para o paciente fechar os olhos. Colocar solução de amônia ou pano com álcool sob seu nariz; o paciente deve conseguir identificar o odor.
II	Óptico	Sentido da visão	Avaliar a acuidade visual usando um painel de acuidade visual de Snellen ou um cartão de Rosenbaum. Pedir para o paciente cobrir um olho e dizer quantos dedos você está mostrando; depois, avaliar o outro olho.
III	Oculomotor	Tamanho, simetria e formato das pupilas Movimentos oculares	Testar a resposta pupilar à luz quanto à igualdade, à reatividade e ao formato arredondado; as pupilas devem contrair rapidamente à luz e dilatar no escuro.
IV	Troclear	Olhar para baixo	Segurar o queixo do paciente para evitar a movimentação; pedir para o paciente acompanhar uma lanterna ou objeto em um padrão de "H" para seguir os seis campos visuais.

Nº do Nervo	Nome	Função	Avaliação
V	Trigêmeo	Bochecha Movimentos da mandíbula Mastigação Sensibilidade facial	Pedir para o paciente cerrar os dentes para determinar a força da mandíbula e a capacidade de fechar a boca sem dificuldade; o paciente deve sentir um toque suave bilateralmente.
VI	Abducente	Movimentação ocular lateral	A mesma do nervo craniano IV.
VII	Facial	Força dos músculos faciais Paladar Secreção salivar	Avaliar a presença de fraqueza ou assimetria inspecionando a face em repouso e durante a fala. Pedir para o paciente elevar as sobrancelhas, franzir a testa, mostrar os dentes superiores e inferiores, sorrir e estufar ambas as bochechas.
VIII	Acústico (vestibulococlear)	Sentido da audição Equilíbrio	Ocluir cada orelha de forma independente para testar a audição e o equilíbrio.
IX	Glossofaríngeo	Sensibilidade da língua e da faringe Paladar Músculos da deglutição	Pedir para o paciente dizer "aaah" e observar a resposta da úvula e do palato mole; o palato mole deve mover-se para cima, e a úvula deve permanecer na linha média.
X	Vago	Sensibilidade da garganta e da traqueia Paladar Músculos da produção vocal Frequência cardíaca	A mesma do nervo craniano IX.
XI	Espinal acessório	Movimentos dos ombros Capacidade de virar a cabeça	Pedir para o paciente levantar e baixar os ombros contra a resistência da mão do examinador sobre o ombro.
XII	Hipoglosso	Articulação da fala Movimentos da língua	Pedir para o paciente colocar a língua para fora e movê-la em várias direções de maneira simétrica.

meningite, tumores cerebrais ou atividade epiléptica. A fraqueza bilateral de extremidades superiores ou inferiores deve levar à suspeita de lesão na medula espinal.

A função cerebelar pode ser avaliada pela maneira como o paciente fica de pé e caminha. A ataxia (marcha insegura) pode indicar dano por intoxicação ou disfunção neurológica crônica. Uma marcha aleatória pode indicar dano neurológico causado por doença de Huntington ou doença de Parkinson. Tremores, rigidez muscular e movimentos repetitivos podem indicar degeneração do sistema nervoso atribuível à doença de Alzheimer ou à doença de Parkinson.

Os pacientes com diversos transtornos psicológicos ou comportamentais podem fazer uso de medicamentos antipsicóticos que apresentam como efeito colateral movimentos musculares espasmódicos. Esses medicamentos também podem induzir distonia muscular, expressa como contorção das extremidades ou tiques faciais.

Os reflexos são testados para avaliar a simetria e a força da resposta. Os reflexos são respostas motoras involuntárias a estímulos sensoriais específicos, como um golpe no joelho ou um toque nos cílios. O teste pode incluir os reflexos tendíneos profundos e os reflexos superficiais, incluindo os reflexos abdominais superficiais. Respostas inadequadas podem indicar danos às vias neuronais nos níveis segmentares espinais correspondentes. Todas as respostas devem ser detalhadamente documentadas.

Os reflexos tendíneos profundos são reflexos de estiramento, necessitando que os músculos sejam testados relaxados, e os tendões, suavemente estirados (**Tabela 1-8**). Usando um martelo de reflexos e mantendo o punho relaxado, mover delicadamente o martelo para golpear o tendão. Sustentar a articulação ou a extremidade sendo testada com sua mão não dominante (**Figura 1-22**). Lesões do neurônio motor superior, como no encéfalo ou na medula espinal, em geral causam hiper-reflexia, enquanto as lesões do sistema nervoso periférico, como na síndrome de Guillain-Barré, causam hiporreflexia.

O teste da queda do braço (**Figura 1-23**) é utilizado para avaliar a função motora e sensorial em um paciente com suspeita de AVE. Pede-se para o paciente fechar os olhos e estender os braços com as palmas das mãos para cima. Observe qualquer sinal de queda ou rebaixamento ou, ainda, qualquer rotação interna de um dos braços.

Tabela 1-8 Reflexos Tendíneos Superficiais e Profundos

Reflexo	Nível Espinal Avaliado
Superficial	
Abdominal superior	T7, T8 e T9
Abdominal inferior	T10 e T11
Cremastérico	T12, L1 e L2
Plantar	L4, L5, S1 e S2
Tendíneo profundo	
Bíceps	C5 e C6
Braquiorradial	C5 e C6
Tríceps	C6, C7 e C8
Patelar	L2, L3 e L4
de Aquiles	S1 e S2
Escores para Reflexos Tendíneos Profundos	
Grau	Resposta do Reflexo Tendíneo Profundo
0	Ausência de resposta
1+	Lenta ou diminuída
2+	Resposta ativa ou esperada
3+	Mais intensa que o esperado, levemente hiperativa
4+	Intensa, hiperativa, com clônus intermitente ou transitório

Rudy EB: *Advanced Neurological and Neurosurgical Nursing,* St. Louis, 1984, Mosby.

O teste de Babinski pode ser usado para verificar a função neurológica em pacientes conscientes e em pacientes com alteração do estado mental. Para a realização do exame, pegue uma caneta ou objeto rombo semelhante e passe ao longo do comprimento lateral da sola do pé do paciente. A reação normal a esse estímulo é a movimentação dos dedos dos pés para baixo, resposta conhecida como flexão plantar. Esse movimento indica resultado negativo no teste. Um teste de Babinski positivo é indicado pela extensão anormal do hálux e por movimento dos outros dedos do pé em formato de leque, resposta chamada de dorsiflexão. Esse movimento sugere disfunção neurológica (**Figura 1-24**). A reavaliação periódica da resposta do paciente a perguntas sobre dor, desconforto e dificuldade para respirar é importante para medir a efetividade das intervenções.

O exame físico do paciente também deve ser reavaliado, se apropriado, quanto à redução de dor e desconforto, ao sangramento e ao edema. Também se deve reavaliar o tempo de enchimento capilar, os pulsos distais e a cor, a temperatura e a umidade da pele. A função do SNC deve ser reavaliada quanto à melhora nos escores da GCS e nas respostas motora,

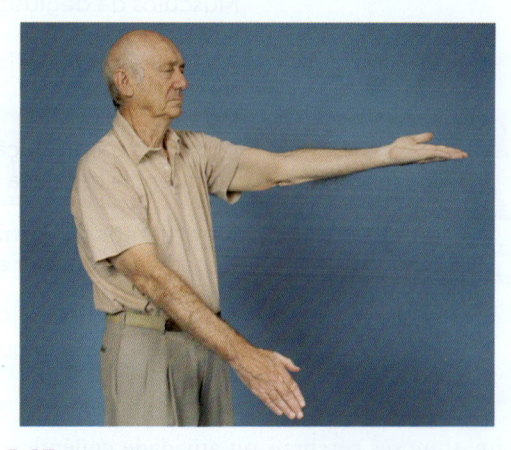

Figura 1-23 Teste da queda do braço (National Institutes of Health Stroke Scale).

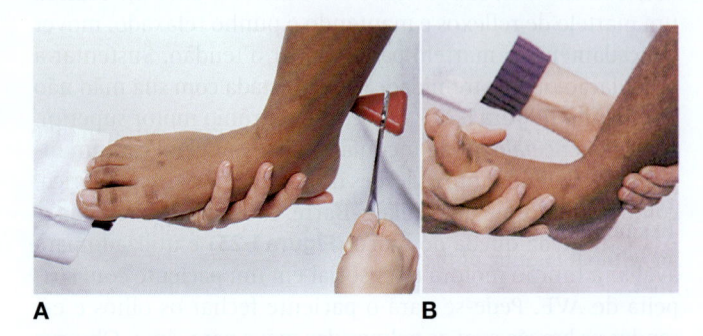

Figura 1-22 Técnicas de avaliação incluem reflexos tendíneos profundos, **(A)** usando um martelo de reflexos e **(B)** apoiando a articulação ou extremidade que está sendo testada.

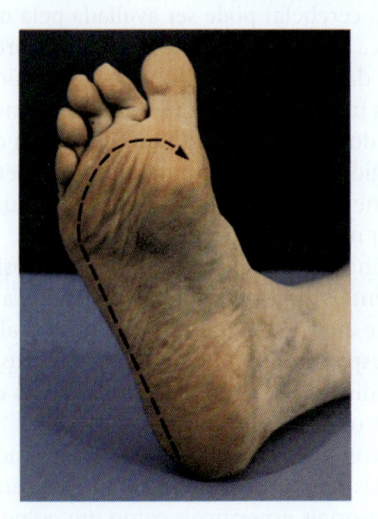

Figura 1-24 Verifique a presença ou a ausência do sinal de Babinski.

sensorial e pupilar. Siga as seguintes etapas para examinar o sistema nervoso:

1. Avaliar o estado mental do paciente usando a mnemônica AVDN.
2. Observar a postura do paciente.
3. Avaliar a função dos nervos cranianos.
4. Avaliar o estado neuromuscular do paciente, verificando a força muscular contra uma resistência.
5. Avaliar a coordenação do paciente, realizando o teste do dedo até o nariz usando as mãos alternadamente.
6. Se for apropriado, verificar a marcha e o equilíbrio do paciente pedindo para ele caminhar colocando o calcanhar de um pé exatamente à frente dos dedos do outro pé ou fazer o teste do tipo "calcanhar na canela".
7. Realizar o teste da queda do braço. Não deve haver diferenças de movimento em ambos os lados.
8. Avaliar a função sensorial do paciente, verificando as respostas ao toque com força e ao toque suave.
9. Se for adequado, verificar os reflexos tendíneos profundos.

Pacientes traumatizados

Qualquer traumatizado que esteja inconsciente ou com alteração do estado mental deve ser considerado como um paciente prioritário de alto risco, necessitando de transporte imediato a um centro de trauma. Um paciente inconsciente pode ter lesão cerebral traumática, AVE, hipoglicemia ou intoxicação por álcool ou drogas. Todos esses eventos são graves e potencialmente letais.

Lembre-se de que o exame rápido é realizado nos pacientes de trauma para se obter uma impressão das lesões do paciente dentro de 60 a 90 segundos, antes que ele seja imobilizado. Embora nem sempre haja tempo para um exame físico mais detalhado nos pacientes de trauma, quando o tempo e a condição do paciente permitirem, ele deve ser realizado. A lesão mais aparente que pode ser vista (p. ex., uma laceração no couro cabeludo) ou a lesão mais dolorosa que o paciente relata (como uma fratura de tornozelo) podem não ser tão graves quanto a lesão mais letal que o paciente apresenta (p. ex., uma ruptura esplênica).

Reavalie rapidamente o estado mental atual do paciente, comparando-o com o estado basal obtido na primeira avaliação. Por fim, reavalie sua decisão de transporte. Se tiver sido decidido que o paciente precisa de transporte imediato, realize o exame rápido e não retarde o transporte apenas para a realização de um exame mais completo.

Se forem realizados mais exames físicos além do exame rápido, deve-se lembrar de verificar as luvas quanto à presença de sangue após a avaliação de cada região do corpo, para que áreas com sangramento ativo sejam identificadas. Se as luvas não forem reavaliadas com frequência, pode haver dúvidas em relação à parte do corpo que originou o sangue, havendo necessidade de refazer o processo.

Mentalmente, agregue todas as informações obtidas sobre o paciente, incluindo a queixa principal, a história do evento atual, a história clínica e qualquer informação sobre o estado de saúde atual do paciente. Ao combinar esse conhecimento com as outras informações e impressões obtidas com as diversas avaliações, juntamente com as informações obtidas em testes diagnósticos, têm-se informações suficientes para fazer escolhas clínicas adequadas para o paciente. Deve-se ter em mente que um paciente de trauma também pode ter experimentado um evento traumático e que um paciente clínico também pode apresentar uma lesão traumática. O profissional deve priorizar a queixa e a condição mais urgentes para o tratamento. Alguns casos podem envolver considerações clínicas e de trauma.

Exames Diagnósticos

Embora a anamnese e o processo de avaliação secundária sejam os melhores métodos para se determinar um diagnóstico diferencial no paciente, o uso de determinados dispositivos diagnósticos e de monitoramento, além da realização de exames laboratoriais, auxilia no processo de avaliação. Esses dispositivos são projetados para auxiliar o profissional na avaliação diagnóstica e no monitoramento dos pacientes. Deve-se ter em mente que, embora esses dispositivos sejam úteis, eles não substituem uma boa anamnese e avaliação secundária. A anamnese, o exame físico e as ferramentas diagnósticas podem ser direcionados para um sistema de órgãos específico. Cada sistema de órgãos apresenta um conjunto único de opções de avaliação para confirmar ou descartar diagnósticos diferenciais. Com o uso do raciocínio clínico, o profissional pode integrar informações novas pertinentes ao paciente atual com o conhecimento prévio de avaliações e tratamentos.

As ferramentas diagnósticas podem ajudar na identificação de uma ampla gama de condições clínicas. As ferramentas diagnósticas pré-hospitalares podem oferecer informações valiosas, levando a intervenções precoces que podem salvar a vida do paciente.

Exames Laboratoriais

Há vários elementos encontrados no sangue que podem ajudar na determinação de um diagnóstico diferencial. Podem ser realizados exames laboratoriais para a obtenção de valores de bilirrubina sérica, albumina sérica, hemoglobina, hematócrito, ureia sérica e creatinina. A mensuração dos níveis sanguíneos de glicose em todos os pacientes com alteração do estado mental é obrigatória nos SE. Os resultados laboratoriais são avaliados quanto a perda de sangue, acidose metabólica, doença renal ou hepática, desidratação e síndromes de má absorção. Os exames laboratoriais e radiológicos são solicitados para a identificação da presença de cálculos renais, úlceras e obstruções nos sistemas gastrintestinal, urogenital e reprodutivo. A ultrassonografia realizada no local de atendimento tem se tornado muito prevalente atualmente no sistema médico de emergência. Os socorristas devem se esforçar para aprender a interpretar os resultados desse exame.

Escalas de Acidente Vascular Encefálico

Pesquisas indicam que o uso de escalas de AVE pode ajudar a determinar se um paciente apresentou um AVE. Embora outros dados de avaliação e achados do exame físico sejam necessários para estabelecer esse diagnóstico, diversas diretrizes de consenso defendem o uso dessas escalas para determinar rapidamente se ocorreu um AVE. Essa identificação precoce irá priorizar o tratamento e o transporte do paciente. As escalas comumente utilizadas são o Exame Pré-hospitalar para AVE de Los Angeles (*Los Angeles Prehospital Stroke Screen*) e a Escala de Cincinnati para AVE no Atendimento Pré-hospitalar (*Cincinnati Prehospital Stroke Scale*). Muitos protocolos também especificam a notificação de uma equipe especializada em AVE precocemente no processo de avaliação (Tabelas 1-9 e 1-10).

Atualmente, há controvérsias a respeito de escalas de AVE que podem identificar oclusão de vasos maiores. Essa discussão está evoluindo na publicação deste texto, e ainda não há consenso sobre quais escalas ou sistemas de pontuações são os melhores para esse propósito. Durante a sua carreira, continue seu processo de aprendizagem e monitore as pesquisas e a implementação dessas ferramentas auxiliares.

Tabela 1-9 Exame Pré-hospitalar para Acidente Vascular Encefálico de Los Angeles

Critérios	Sim	Desconhecido	Não
1. Idade > 45 anos	❑	❑	❑
2. Ausência de história de convulsões ou epilepsia	❑	❑	❑
3. Sintomas < 24 horas	❑	❑	❑
4. Na linha de base, o paciente não está restrito à cadeira de rodas ou ao leito	❑	❑	❑
5. Glicemia sanguínea entre 60 e 400 mg/dL	❑	❑	❑
6. Assimetria evidente (direita vs. esquerda) em qualquer das três seguintes categorias de exame (deve ser unilateral):	❑	❑	❑
	Iguais	**Direita Fraca**	**Esquerda Fraca**
Sorriso/contorção facial	❑	Queda ❑	Queda ❑
Preensão	❑	Preensão fraca ❑ Preensão ausente ❑	Preensão fraca ❑ Preensão ausente ❑
Força do braço	❑	Baixa aos poucos ❑ Cai rapidamente ❑	Baixa aos poucos ❑ Cai rapidamente ❑

Interpretação: Se for marcado "sim" nos critérios 1-6, a especificidade para um AVE é de 97%.

Tabela 1-10 Escala de Cincinnati Pré-hospitalar para Acidente Vascular Encefálico

Avaliação	Normal	Anormal
Queda Facial		
Pedir para o paciente sorrir e mostrar os dentes	Ambos os lados da face movem-se de maneira igual	Um lado da face não se move tão bem quanto o outro
Queda do Braço		
Pedir para o paciente fechar os olhos e manter os braços esticados para a frente por 10 segundos	Ambos os braços movem-se da mesma maneira ou nenhum braço se move	Um braço não se move ou um braço abaixa em comparação com o outro
Fala Anormal		
Pedir para o paciente repetir a frase "o rato roeu a roupa do rei de Roma"	Usa corretamente as palavras, pronúncia adequada	Engole palavras, usa palavras inadequadas ou é incapaz de falar

Interpretação: Se qualquer item for anormal, a probabilidade de um AVE é de 72%.

Oximetria de Pulso

Um oxímetro de pulso aproveita a propensão da hemoglobina para absorver luz, o que resulta em uma medida indireta da saturação de oxigênio quando o sensor de um oxímetro de pulso é colocado em um dedo da mão ou do pé (sem esmalte para unhas) ou lóbulo da orelha. A saturação de oxigênio é uma indicação de quantos locais de ligação da hemoglobina no sangue estão ocupados (saturados) por moléculas de oxigênio em relação ao número disponível. Essa medida é expressa como porcentagem. Pessoas saudáveis apresentam saturação de oxigênio entre 97 e 99%. Em um paciente com nível normal de hemoglobina, uma saturação de 90% é minimamente aceitável, mas o oxigênio deve ser administrado a pacientes com dispneia, sinais de insuficiência cardíaca, choque ou saturação de oxigênio menor que 94%.

A ferramenta tem mínimo valor em pacientes com má perfusão atribuível a doença autoimune, emergências endócrinas, intoxicação por fármacos ou drogas ou perda sanguínea. Além disso, as leituras da oximetria de pulso podem não ser confiáveis em pacientes com intoxicação por monóxido de carbono, em tabagistas e em diabéticos com doença vascular periférica avançada.

Um paciente cuja saturação de oxigênio é de menos de 94% deve receber oxigênio suplementar por cânula nasal ou máscara não reinalante (**Figura 1-25**). A porcentagem de oxigênio suplementar administrada dependerá dos achados da avaliação. Os valores da saturação de oxigênio são úteis se forem avaliados antes e depois da aplicação de oxigênio suplementar.

Medidor de Fluxo Expiratório

Os medidores de fluxo expiratório (*peak flow*) medem a taxa de pico do fluxo expiratório ou a velocidade com que o paciente consegue expirar. A taxa é expressa em litros por minuto (L/min). Em pessoas com doença reativa da via aérea, essa taxa diminui devido à resistência aumentada durante a expiração. Para participar desse teste, o paciente deve ser capaz de seguir as instruções de fazer expirações e inspirações profundas (inspiração e expiração máximas; ver Figura 1-13A).

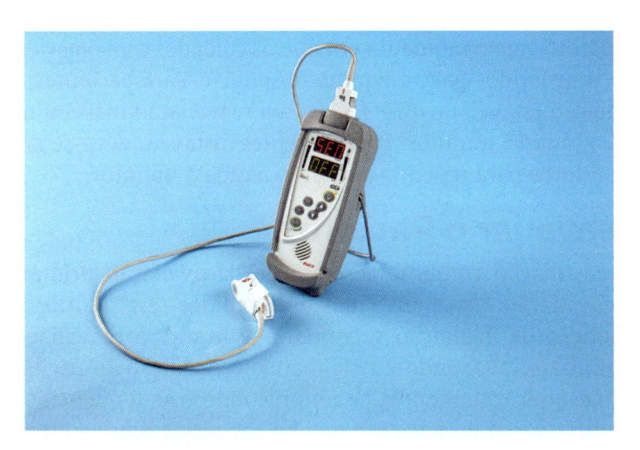

Figura 1-25 Oxímetro de pulso.
© Jones & Bartlett Learning. Cortesia de MIEMSS.

Capnografia

A capnografia é usada para monitorar os níveis de dióxido de carbono nos gases expirados, ou seja, o dióxido de carbono ao final da expiração ($ETCO_2$). Essa avaliação diagnóstica pode aumentar a compreensão da condição ventilatória do paciente. A capnografia é projetada como uma curva e um valor numérico. O valor normal da $ETCO_2$ no sangue fica entre 32 e 43 mmHg.

A capnografia digital pode medir em um traçado a quantidade exata de dióxido de carbono expirado. Além disso, ela pode registrar a movimentação de ar durante a inspiração e a expiração. Esse dispositivo permite o monitoramento contínuo do traçado. As anormalidades na inspiração ou expiração irão alterar o padrão das curvas registradas.

A capnometria é a quantidade de CO_2 mensurado sem a curva registrada. Um capnômetro colorimétrico fornece informações semiquantitativas. Esse é um dispositivo com papel de tornassol (ou *litmus*) que muda de cor em resposta ao pH. O dispositivo pode ser colocado entre a via aérea e o dispositivo de ventilação. O ar expirado sem dióxido de carbono não mudará a cor do papel. Inicialmente, há uma cor roxo-escura, e ela muda para amarelo/dourado quando há níveis quase normais de CO_2. Se o papel de tornassol for exposto ao conteúdo estomacal, ele também ficará amarelo/dourado devido à acidez. A cor deve ir de roxo para amarelo e novamente para roxo em cada ventilação, indicando que o capnômetro está detectando acuradamente o CO_2.

A hipoventilação causa retenção de CO_2, levando à acidose respiratória. É fundamental o aumento da porcentagem de oxigênio suplementar, a verificação da localização adequada do tubo traqueal e o auxílio da ventilação com dispositivo bolsa-válvula-máscara (**Tabela 1-11**).

Eletrocardiografia

Um eletrocardiograma (ECG) registra a atividade elétrica das células atriais e ventriculares do coração e representa essa atividade como ondas e complexos específicos. O ECG detecta e mede, de forma contínua, o fluxo elétrico na pele do paciente. Ele é usado para detectar isquemia miocárdica aguda e para monitorar a frequência cardíaca do paciente, avaliar os efeitos da doença ou lesão na função cardíaca, analisar a função de marca-passo e avaliar a resposta aos medicamentos. O ECG não fornece informações sobre a função contrátil (mecânica) do coração.

Independentemente da utilização de ECG de 3, 12, 15 ou 18 derivações, a revisão de várias incidências na superfície frontal, no eixo horizontal e no ventrículo esquerdo fornece informações importantes sobre isquemia e infarto. O ECG-padrão de 12 derivações visualiza o coração nos planos frontal e horizontal e visualiza as superfícies do ventrículo esquerdo a partir de 12 ângulos diferentes. Analisar múltiplas incidências do coração possibilita o reconhecimento de bloqueios de ramo, a identificação de alterações do segmento ST, como isquemia, lesão ou infarto, e a análise das alterações eletrocardiográficas associadas a medicamentos. A colocação de outras derivações, como nos dispositivos de 15 e 18 derivações, permite outras visualizações anteriores e posteriores.

Tabela 1-11 Termos Relacionados à Capnografia	
Termo	**Descrição**
Capnografia	Análise e registro contínuo das concentrações de CO_2 nos gases respiratórios. O resultado é registrado em um traçado em forma de onda. Demonstração gráfica da concentração de CO_2 *versus* tempo durante o ciclo respiratório. A concentração de CO_2 também pode ser mostrada em relação ao volume expiratório.
Capnômetro	Dispositivo usado para medir a concentração de CO_2 no fim da expiração.
Capnometria	Leitura numérica das concentrações de CO_2 expirado sem gráfico ou registro contínuo. O resultado é um valor numérico. Demonstração numérica de CO_2 em um monitor.
Capnógrafo	Dispositivo que fornece uma leitura numérica das concentrações de CO_2 expirado e uma curva (traçado).
Detector de CO_2 expirado	Capnômetro que oferece uma estimativa não invasiva da ventilação alveolar, a concentração de CO_2 expirado dos pulmões e do conteúdo arterial de CO_2; também chamado de detector de CO_2 expirado.
Detector colorimétrico de $ETCO_2$	Dispositivo que oferece leituras de CO_2 por meio de reação química sobre papel de tornassol sensível ao pH colocado no detector. A presença de CO_2 (evidenciada por mudança na cor no dispositivo colorimétrico) sugere localização traqueal.
Monitor qualitativo de $ETCO_2$	Dispositivo que utiliza a luz para indicar a presença de $ETCO_2$.

$ETCO_2$, dióxido de carbono ao final da expiração.
Modificada de Aehlert BJ: *Paramedic practice today: Above and beyond*, St. Louis, MO, 2010, MosbyJems.

O monitoramento do ECG costuma ser realizado em pacientes com dificuldade respiratória ou que apresentam dor ou desconforto no tórax ou no abdome, em especial se o paciente tiver ambas as queixas. O IAM com elevação do segmento ST (IAMEST) aponta para um quadro evolutivo agudo de necrose miocárdica. O IAM sem elevação do segmento ST (IAMSEST) pode aparecer em um ECG como depressão do segmento ST e inversão da onda T. Ao revisar ECGs de 12 derivações, diversos padrões podem simular a elevação de ST, incluindo bloqueio de ramo esquerdo (BRE) e pericardite.

Ferramentas adicionais como ultrassonografia, ventiladores mecânicos (**Figura 1-26**) e monitores de reserva compensatória estão sendo cada vez mais utilizados no atendimento pré-hospitalar. Esses dispositivos fornecem *feedback* valioso e permitem uma rápida intervenção no cuidado ao paciente. À medida que eles se tornam mais prevalentes na utilização diária, nós seremos capazes de fornecer mais detalhes neste texto. Por enquanto, os interessados nessas áreas devem buscar conhecimentos adicionais como parte de seu processo de aprendizagem.

▼ Refinar o Diagnóstico Diferencial

Durante o processo de avaliação, o profissional estará diferenciando uma doença de outra com base nos dados acumulados e no raciocínio clínico. As pistas que foram obtidas a partir dos sintomas do paciente, da anamnese, do exame físico e dos testes diagnósticos ajudam a estreitar as possibilidades diagnósticas. O refinamento do diagnóstico diferencial, que é o processo de eliminação de potenciais hipóteses diagnósticas, leva, por fim, a um diagnóstico.

O diagnóstico diferencial do paciente também ajuda a decidir se a condição dele é potencialmente fatal, crítica ou não emergencial. A qualquer momento, a condição do paciente pode piorar de crítica a potencialmente fatal, e deve-se iniciar o tratamento e o transporte apropriados sem demora.

▼ Avaliação Contínua

Após a avaliação primária, a reavaliação é, isoladamente, o processo de avaliação mais importante a ser realizado. Deve-se reavaliar a via aérea do paciente, a respiração e a circulação/perfusão (ABCs), ter certeza de que a queixa principal foi abordada adequadamente, obter outra vez os sinais vitais e realizar outros cuidados ainda pendentes, como cobrir pequenas feridas e colocar bolsas de gelo. A reavaliação representa um processo contínuo, ainda que cíclico, que é realizado durante o transporte, até o momento em que os cuidados com o paciente são transferidos para a equipe hospitalar. Para pacientes em condição estável, deve-se fazer uma reavaliação mais ou menos a cada 15 minutos. Para pacientes instáveis, deve-se fazer um esforço para repetir a avaliação a cada 5 minutos.

Reavaliar o Paciente

A reavaliação combina a repetição da avaliação primária, a reavaliação dos sinais vitais e dos ruídos respiratórios e a repetição da avaliação secundária. Durante a reavaliação, continua-se avaliando e reavaliando a condição do paciente e quaisquer tratamentos já administrados. As tendências na condição atual do paciente podem dar pistas sobre a efetividade do tratamento. Compare os sinais vitais. As intervenções melhoraram a condição do paciente?

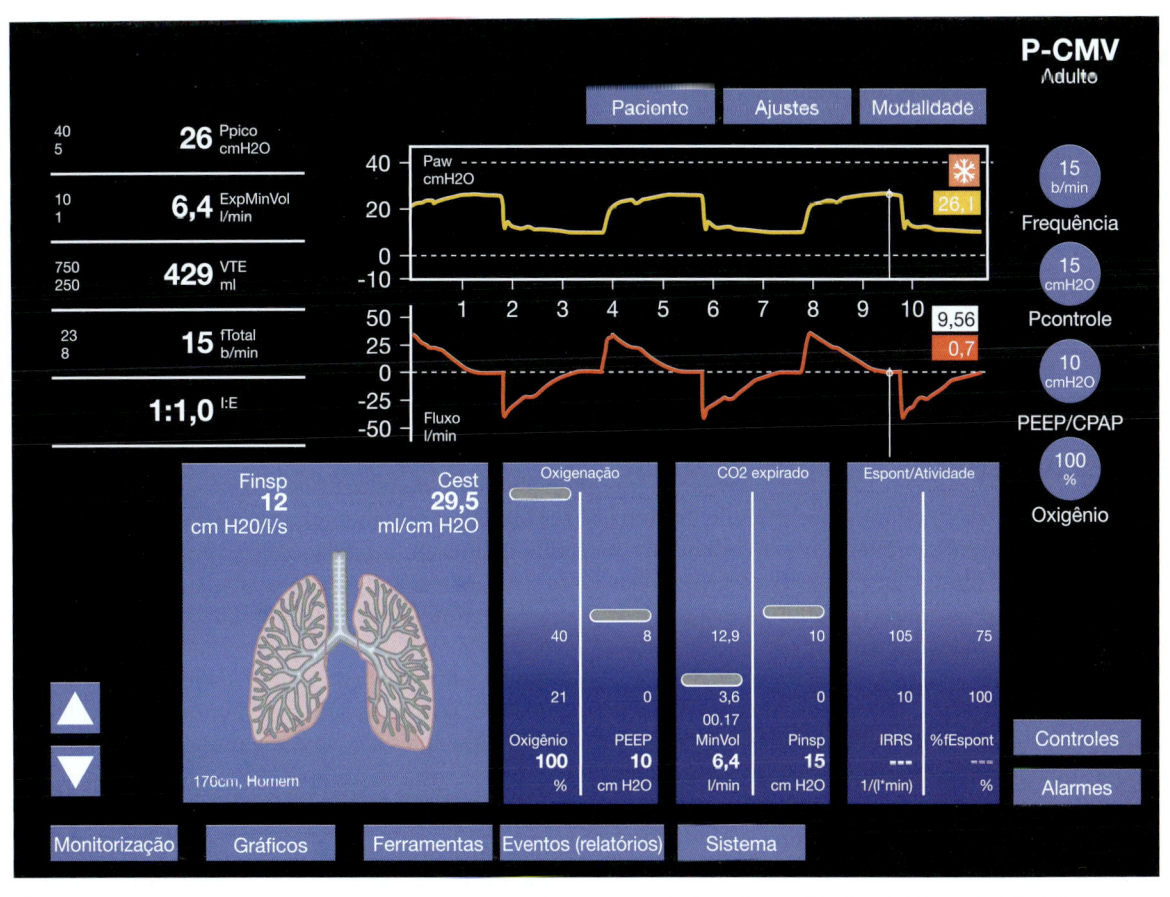

Figura 1-26 Monitor de controle do ventilador mecânico. IRRS, índice de respiração rápida e superficial.

Em primeiro lugar, deve-se comparar o NC do paciente com a avaliação inicial. O NC está mudando? Em segundo lugar, revise a via aérea do paciente. Ela está pérvia? Deve-se estar sempre preparado para a aspiração, a qual não deve ser retardada se forem ouvidos ruídos borbulhantes na via aérea superior. Em terceiro lugar, reavalie a respiração. O paciente está respirando de forma adequada? Se não for o caso, descubra e corrija o problema. Por fim, reavalie a circulação e a perfusão do paciente. Avalie a coloração geral da pele como medida inicial da função cardiovascular e do estado hemodinâmico. Tenha certeza de que todo sangramento seja identificado e controlado.

Refinar o Diagnóstico Diferencial

À medida que a reavaliação é realizada, você será continuamente capaz de confirmar ou descartar determinadas condições em seu diagnóstico diferencial. Mantenha a sua mente aberta à medida que estiver reunindo informações do paciente, modificando o diagnóstico diferencial com base nos novos achados.

Modificar o Tratamento

Após a reavaliação do paciente, pense em seu plano terapêutico atual. Foram cogitadas todas as ameaças à vida? Com base no que se sabe agora, é necessário revisar a lista de prioridades? Se for o caso, faça a mudança e continue o cuidado com o paciente. Por outro lado, se o plano estiver funcionando bem e se tiverem sido abordadas todas ou a maior parte das queixas do paciente, não há necessidade de revisar o plano terapêutico.

Enquanto é feita a reavaliação das prioridades terapêuticas do paciente, deve-se reavaliar também o plano de transporte. O transporte de rotina deve ser transformado em prioritário? A condição do paciente está piorando a ponto de ser necessário transferi-lo para uma instituição mais próxima? Há necessidade de contatar um transporte aéreo para levar o paciente até a instituição de cuidados? Se a condição do paciente melhorou e estabilizou, deve-se fazer o caminho inverso, de transporte prioritário para transporte de rotina – a opção claramente mais segura.

Monitorar a Resposta Terapêutica

Continue monitorando a condição do paciente. Observe o conjunto de sinais vitais e os compare com os resultados esperados após o tratamento. Por exemplo, se for administrado um volume de 500 mL de soro fisiológico em *bolus* a um paciente com sangramento gastrintestinal, seria esperada uma elevação na pressão arterial e uma redução na frequência cardíaca. Em qualquer paciente com prioridade, serão coletados pelo menos três conjuntos de sinais vitais. Na maioria dos pacientes com prioridade, serão coletados quatro ou cinco conjuntos de sinais vitais. Com vários conjuntos de sinais vitais, podem-se observar tendências ou padrões na condição do paciente.

Por fim, revise as queixas do paciente, conforme registradas durante a anamnese. Alguma queixa melhorou ou foi resolvida? Quais situações ainda não foram resolvidas? As situações que estão piorando são especialmente preocupantes, pois elas podem significar um problema que passou despercebido ou intervenções que foram ineficazes. Se ainda não chegou à instituição de destino, repita o processo de reavaliação. Documente todos os seus achados a cada avaliação realizada, de modo que o registro médico seja preciso e completo para se entregar ao serviço de emergência no hospital.

Populações Especiais

Pacientes Idosos

A American Geriatrics Society estimou que mais de um terço de todas as chamadas ao SE são feitas para atendimento de pacientes idosos. Muitos idosos têm vidas ativas e saudáveis, mas outros têm problemas crônicos de saúde. A avaliação do paciente geriátrico é mais difícil que a de um paciente mais jovem por várias razões.

Os pacientes geriátricos não têm os mecanismos de compensação adequados e, assim, podem não mostrar sinais de deterioração à medida que sua condição se torna instável. Além disso, muitos desses pacientes têm doenças subjacentes ou usam medicamentos que mascaram os verdadeiros achados da avaliação. A hipotensão ortostática atribuível à redução na função dos barorreceptores pode ser preocupante durante o exame físico. Deve-se ter o cuidado de mover os pacientes idosos de maneira lenta para uma melhor acomodação das mudanças no volume sanguíneo.

Medicamentos

A maioria dos idosos usa 3 a 5 medicamentos prescritos, o que é considerado polifarmácia. A **farmacocinética** – absorção, distribuição, metabolismo e excreção de medicamentos – é diferente nos idosos em comparação a pacientes mais jovens. Assim, os idosos tendem a ter reações farmacológicas adversas com mais frequência, em especial quando também usam medicamentos vendidos sem prescrição médica ou suplementos dietéticos como fitoterápicos ou bebidas nutricionais. As reações adversas mais comuns aos medicamentos são confusão, sedação, perda de equilíbrio, náuseas e anormalidades eletrolíticas.

Comunicação

A comunicação pode ser difícil se o paciente tiver problemas de audição ou de fala/linguagem. Porém, muitos idosos conseguem ouvir normalmente. Se um paciente usar dispositivos auditivos, verifique se estão ajustados em volume adequado.

A paciência é vital ao se realizar a anamnese. Algumas vezes, os idosos não se lembram dos nomes dos medicamentos, nem das condições para as quais foram prescritos. Além disso, eles podem processar as questões mais lentamente e se sentirem obrigados a compartilhar informações que acreditam ser importantes antes de responderem diretamente à questão. Essas informações extras podem ser úteis ao se tentar fazer o diagnóstico diferencial.

Alterações no Sistema Pulmonar

O sistema pulmonar sofre alterações nos idosos. A cifose (curvatura) da coluna torácica, a qual costuma ocorrer com o avançar da idade, pode dificultar a expansão pulmonar. Os músculos respiratórios enfraquecem, causando fadiga e insuficiência respiratória mais precocemente que em adultos mais jovens. Essa redução é, talvez, atribuível à exposição a poluentes ambientais ao longo dos anos ou a infecções respiratórias repetidas. Além disso, a elasticidade dos pulmões e da parede torácica diminui com o passar dos anos, reduzindo o volume corrente. Devido a essas alterações, a frequência respiratória normalmente aumenta para compensar e manter um volume-minuto adequado.

Se um paciente mostra sinais ou sintomas de hipóxia, deve-se administrar oxigênio para tentar obter saturação de oxigênio de 94% ou mais. Ao transportar um paciente com dispneia, ele pode pedir para ir sentado. Deve-se aceitar o pedido feito, pois os pacientes geralmente determinam melhor a posição que mais facilita a sua própria respiração.

Alterações no Sistema Cardiovascular

Muitas alterações ocorrem no sistema cardiovascular de um paciente idoso. As grandes artérias ficam menos elásticas, criando mais pressão no sistema arteriolar durante a sístole. Isso aumenta a pressão arterial sistólica, levando, por sua vez, ao aumento na pressão de pulso (a diferença entre a pressão arterial sistólica e a diastólica). A resistência vascular periférica (RVP) pode aumentar, e a pressão arterial diastólica e a pressão arterial média podem ser maiores, resultando em hipertensão. Os problemas cardíacos comuns em idosos incluem IAM, insuficiência cardíaca, arritmias, aneurismas e hipertensão.

Ao obter a anamnese de um paciente idoso com queixa de dor ou desconforto no tórax, deve-se tentar definir seu nível de condicionamento físico. As pessoas em idade mais avançada que costumam realizar atividade física conseguem manter uma função cardíaca mais eficiente.

A avaliação de alterações cognitivas no idoso pode ser difícil sem familiares ou amigos que possam responder às questões sobre a história do paciente. Se possível, determinar o estado mental basal do paciente e, depois, avaliar quaisquer alterações em comportamento, processos mentais e humor. Questionar familiares e amigos sobre alterações recentes na higiene do paciente e no hábito de preparação de alimentos.

Pacientes em Estado Terminal

Os serviços cuidados paliativos incluem apoio social, emocional e espiritual para pacientes e familiares no fim da vida. Os pacientes em estado terminal, como aqueles em fase avançada de câncer ou com síndrome da imunodeficiência adquirida (Aids), costumam receber cuidados paliativos (cuidados de conforto). As necessidades médicas variam conforme a doença, mas costumam se concentrar no tratamento da dor.

O paciente em estado terminal pode ter documentos médicos e legais, como diretivas antecipadas ou decisões de não reanimar (DNRs). Alguns estados dos Estados Unidos têm formulários específicos para DNR, de modo que os profissionais de saúde devem estar familiarizados com as políticas, os procedimentos e as regulamentações específicas de sua região. Em muitos estados, o escopo de prática do profissional determina se um profissional de atendimento pré-hospitalar pode honrar as diretivas antecipadas de DNR ou testamentos vitais.

Pacientes Bariátricos

A obesidade é a quantidade excessiva de peso em relação à altura, sendo o sobrepeso definido como índice de massa corporal (IMC) de 25 a 29,9 kg/m². O CDC define a obesidade em termos de IMC, uma relação entre altura e peso calculada da seguinte forma:

$$IMC = Peso\ (kg) \div Altura\ (metros)^2$$

Por exemplo, uma pessoa que mede 1,65 metro e pesa 61 kg tem IMC de 22,4, o qual fica na faixa normal para uma pessoa com essa altura e peso. Uma pessoa da mesma altura e que pesa 82 kg tem IMC de 30,1, sendo, por definição, obesa. O IMC é calculado de forma mais precisa em crianças e adolescentes, utilizando precisamente seu peso e altura, bem como idade e sexo. Uma pessoa com IMC de 39 ou mais, ou que pese 50 kg ou mais acima do peso recomendado para peso e altura, tem obesidade mórbida, o que traz sérios riscos para a saúde.

A obesidade é uma doença crônica, sendo a segunda principal causa de morte prevenível nos Estados Unidos (depois do tabagismo). Os pacientes obesos (bariátricos) têm risco aumentado de diabetes, hipertensão, doença arterial coronariana, dislipidemia, AVE, doença hepática, doença da vesícula biliar, apneia do sono, distúrbios respiratórios, osteoartrite e determinados tipos de câncer; as mulheres obesas também têm risco aumentado de infertilidade. As pessoas com obesidade mórbida podem desenvolver hipertensão pulmonar e insuficiência cardíaca direita, o que é conhecido como *cor pulmonale*.

Movimentação do Paciente Obeso

A equipe de saúde deve ter políticas para movimentação e levantamento de pacientes obesos devido aos riscos adicionais que eles impõem aos profissionais e às demandas extras que colocam na equipe e nos recursos. A avaliação da cena e da situação é especialmente importante, pois pode haver necessidade de uma ambulância bariátrica com equipamentos especiais e de profissionais adicionais (**Figura 1-27**). Deve-se perguntar o peso do paciente e, em caso de necessidade, solicitar assistência para o levantamento.

O socorrista e o paciente estão sob particular risco ao movimentar o paciente. Os profissionais estão sujeitos a lesões causadas por erguer excesso de peso. Os pacientes podem cair ou rolar para fora das superfícies que não estejam projetadas para acomodá-los, como as pranchas longas de tamanho-padrão. Lençóis de alta capacidade feitos de plástico com apoios manuais laterais podem ser uma boa alternativa para mover o paciente em uma maca.

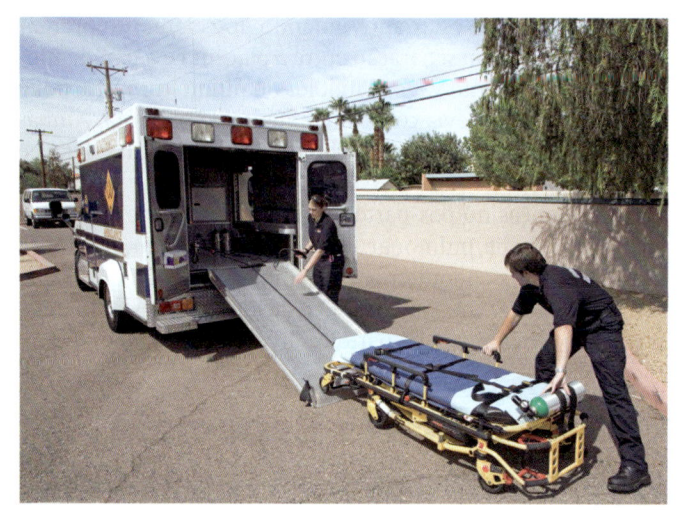

Figura 1-27 Alguns sistemas de SE têm equipamentos e veículos especializados para o cuidado de pacientes bariátricos.

Dispositivos e Suprimentos Médicos Especializados

Todas as agências e instituições de saúde com SE devem ter os suprimentos e equipamentos necessários para o cuidado de pacientes obesos, como manguitos de pressão arterial extragrandes, agulhas longas para injeção intramuscular ou agulha para descompressão torácica, colares cervicais grandes, faixas e ataduras extralongas e cobertores, lençóis e aventais de tamanho grande.

Pacientes Obstétricas

As emergências relacionadas à gestação incluem abortamento espontâneo, gestação ectópica, trabalho de parto prematuro, hemorragia, coágulos de sangue, pré-eclâmpsia, infecção, AVE, embolia de líquido amniótico, diabetes e doença cardíaca. Deve-se iniciar avaliando a cor da pele da gestante, sua temperatura e umidade. As alterações fisiológicas maternas ocorrem desde o primeiro trimestre da gestação. A frequência cardíaca aumenta em 10 a 15 batimentos/minuto. A frequência respiratória também aumenta à medida que o útero aumentado empurra para cima o diafragma, tornando a respiração mais rápida e superficial. Avaliar os sinais vitais da gestante para evidenciar desidratação e choque.

Nos estágios iniciais da gestação, em geral entre 5 e 10 semanas, a presença de dor abdominal, sangramento vaginal e sinais de choque pode indicar gestação ectópica. As gestantes entre 5 e 10 semanas devem ser avaliadas quanto à possibilidade de hipertensão induzida pela gestação e de diabetes gestacional.

Nos estágios finais da gestação, as gestantes que referem dor abdominal dilacerante e sangramento vaginal com sangue escurecido podem estar apresentando descolamento prematuro de placenta ou separação entre a placenta e a parede uterina. O sangramento vaginal indolor no último trimestre pode indicar placenta prévia com sangramento da placenta. Ambas as condições são emergências clínicas potencialmente fatais e exigem transporte rápido.

As doenças no pós-parto podem incluir hemorragia, infecção e embolia pulmonar. Febre e dor abdominal intensa são sintomas de endometrite (infecção do útero), a qual pode ser muito grave. Uma anamnese relacionada à gestação deve ser obtida, incluindo a de parto cesáreo.

Considerações Especiais Relacionadas ao Transporte

Transporte Aéreo

Dependendo da proximidade do hospital e de seu grau de especialização, alguns pacientes serão transportados por meios aéreos. Também pode ser feita por via aérea a transferência entre instituições, como de um hospital de comunidade para um centro de queimados. Helicópteros e aeronaves de asas fixas (aviões; **Figura 1-28**) têm sido usados para o transporte de pacientes civis e militares praticamente desde o início da aviação.

Pode-se considerar o transporte por helicóptero para os pacientes criticamente enfermos e clinicamente instáveis, em especial quando o cuidado definitivo em solo irá demorar. Exemplos de condições clínicas que podem ser consideradas para transporte aéreo são as seguintes:

- Sangramento ou ruptura iminente de aneurisma dissecante de aorta
- Sangramento intracraniano
- AVE isquêmico agudo (dependente de tempo para tratamento)
- Hipotermia e hipertermia grave
- Disfunção cardíaca necessitando de intervenção imediata
- Estado de mal asmático
- Estado de mal epiléptico

Todos os profissionais do SE devem estar familiarizados com as opções de transporte terrestre e aéreo em sua região geográfica. A decisão de transportar um paciente por via aérea tem algumas vantagens e alguns problemas (**Tabela 1-12**). O transporte aéreo permite que o paciente seja resgatado em uma região remota em caso de necessidade, transportado rapidamente e transferido sem demora para uma unidade especializada. Além disso, profissionais especializados e suprimentos (p. ex., antídotos, hemoderivados) podem ser utilizados em questão de minutos ou horas em vez de dias. Porém, o voo costuma sofrer restrições em caso de clima ruim, e todas as aeronaves têm restrições de carga que limitam o número e o peso de pacientes que podem ser transportados de uma só vez ou em qualquer voo. Não é apenas o peso total dos passageiros que conta, mas o número de passageiros, pois o peso da aeronave deve estar adequadamente distribuído.

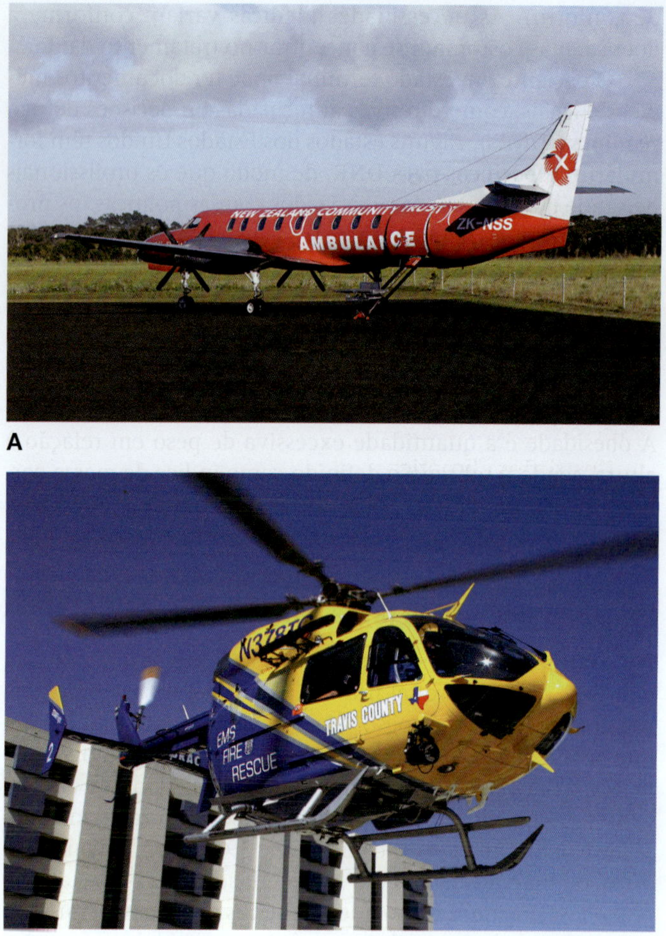

Figura 1-28 A. Aeronave médica de asas fixas. **B.** Aeronave médica de asas rotativas.
A. © ChameleonsEye/Shutterstock; B. Cortesia de Travis County STARFlight.

Cada aeronave é diferente: uma pode ser capaz de acomodar uma carga pesada na cauda, enquanto o mesmo padrão de distribuição não seria seguro em outra aeronave.

Além disso, os pacientes com determinadas condições não toleram facilmente as grandes altitudes, vibração e rápidas mudanças na pressão barométrica. A altitude em que uma aeronave voa depende do tipo de aeronave, das condições climáticas, dos procedimentos de redução de ruídos que os pilotos devem seguir para reduzir os ruídos dos motores de determinadas regiões, da geografia dos terrenos abaixo (por razões óbvias, as aeronaves voam mais alto sobre terrenos montanhosos e áreas florestadas), das restrições de altitude em corredores aéreos com tráfego urbano pesado e de outros fatores.

O transporte por helicóptero (**Figura 1-29**) exige a observação de procedimentos de segurança adequados, como encontrar uma zona de pouso de tamanho adequado (pelo menos 30 × 30 metros) e localização adequada (a favor do vento para a região dos cuidados do paciente) e que seja relativamente nivelada, firme e livre de obstáculos perigosos, como fios elétricos, árvores, postes, prédios e rochas (**Tabela 1-13**).

Tabela 1-12 Vantagens e Desvantagens do Transporte Aeromédico

Vantagens

- Rapidez do transporte
- Acesso a áreas remotas
- Acesso a unidades especializadas, como unidades de tratamento intensivo neonatais e centros de queimados
- Acesso a profissionais especializados
- Acesso a equipamentos e suprimentos especializados

Desvantagens

- Restrições climáticas e ambientais ao voo
- Limitações relacionadas ao peso do paciente
- Limitações relacionadas ao número de pacientes que podem ser transportados
- Limitações de altitude
- Limitações de velocidade aérea
- Custo elevado
- Dificuldades nos cuidados aos pacientes devido ao acesso limitado e tamanho da cabine
- Limitações da quantidade de equipamentos e suprimentos que podem ser transportados

Modificada de Aehlert BJ: *Paramedic practice today: above and beyond*, St. Louis, MO, 2009, Mosby.

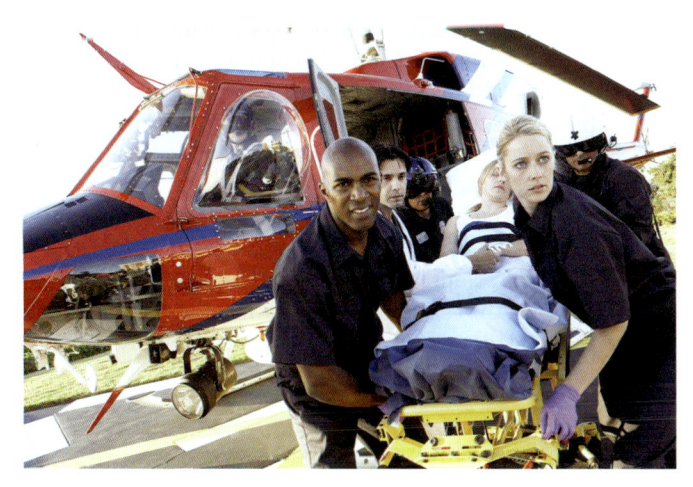

Figura 1-29 Helicópteros podem oferecer transporte rápido para pacientes em estado crítico.
© Monkey Business Images/Shutterstock, Inc.

Tabela 1-13 Zona de Pouso e Operações na Cena

Zona de Pouso

- Garantir que a zona de pouso tenha no mínimo 30 × 30 metros
- Identificar e demarcar quaisquer obstáculos nas imediações
- Identificar a zona de pouso pelas coordenadas no GPS ou por uma intersecção próxima importante
- Informar a tripulação da aeronave sobre a superfície e o declive na região de pouso
- Demarcar os cantos da zona de pouso com cones ou outros objetos facilmente visíveis à luz do dia; colocar um quinto marcador na zona de pouso na direção contrária à do vento; garantir que os marcadores estejam fixos ou sejam suficientemente pesados para não serem levados pelo vento
- Para operações noturnas, demarcar os cantos da zona de pouso com sinalizadores luminosos ou veículos com os faróis ligados; colocar um quinto demarcador iluminado na direção contrária à do vento na zona de pouso

Operações na Cena

- Manter os espectadores a uma distância de pelo menos 60 metros
- Garantir que o equipamento pessoal esteja protegido
- Não se aproximar do helicóptero até ser sinalizado por um dos membros da tripulação
- Sempre aproximar-se do helicóptero pela frente, nunca pela cauda
- Nunca inclinar-se demais ao aproximar-se do helicóptero; os rotores estão a uma altura de 3 metros acima do solo, sendo provável que você tropece e caia se estiver olhando para baixo
- Não segurar nada acima da cabeça
- Não usar chapéu

Modificada de Aehlert BJ: *Paramedic practice today: above and beyond*, St. Louis, MO, 2009, Mosby.

Todos os profissionais de SE devem fazer atualização anual em relação aos procedimentos de comunicação e exigências de segurança locais para helicópteros.

Fisiologia do Voo

O profissional de saúde – em muitas situações, o socorrista – deve selecionar o modo de transporte mais adequado para os pacientes com base em sua condição, a especialidade de cuidados oferecida na instituição de destino e o meio mais seguro e eficiente pelo qual o transporte pode ser feito. Da mesma maneira, os profissionais no hospital usam critérios semelhantes para determinar sobre a transferência de um paciente por via aérea ou terrestre.

Se for considerado que o transporte médico aéreo é clinicamente o mais interessante para o paciente, deve-se prepará-lo para o transporte. Embora a tripulação do transporte seja responsável pela sua segurança durante o voo, a preparação adequada antes do voo é responsabilidade dos profissionais de atendimento pré-hospitalar ou hospitalar, os quais devem conhecer os fatores que afetam o paciente durante o voo. Por exemplo, deve-se compreender de que maneira os fatores como a vertigem (tontura), as alterações na temperatura e na pressão barométrica, a gravidade e a desorientação espacial podem afetar o paciente.

Pressão barométrica

Os pacientes com doença pulmonar subjacente, como DPOC, asma ou edema pulmonar, têm risco aumentado de hipóxia quando há queda na pressão barométrica. A pressão barométrica reduzida durante o voo pode diminuir a Pao_2 nos alvéolos, por sua vez, reduzindo a saturação de oxigênio no sangue. Durante o voo, o paciente pode necessitar de oxigênio suplementar ou de intubação traqueal para manter uma saturação de oxigênio adequada.

Os pacientes com sinusite podem experimentar pressão ou dor nos seios paranasais intensa durante o voo, ou ainda pode ocorrer epistaxe (sangramento nasal) durante a subida na medida em que há expansão dos gases confinados nas cavidades sinusais. Nesses pacientes, pode-se administrar profilaticamente vasoconstritores nasais antes do voo.

Os helicópteros raramente voam acima de 1.000 pés de altitude, de modo que as alterações na pressão barométrica não são clinicamente significativas. Porém, no transporte de asas fixas, isso deve ser levado em consideração.

Umidade

À medida que a altitude aumenta, a umidade na aeronave de asa rotativa diminui devido à entrada de ar fresco do exterior para dentro da cabine. Assim, deve-se administrar oxigênio suplementar com umidificação para evitar a desidratação das membranas mucosas e das vias nasais dos pacientes.

Temperatura

O paciente deve estar adequadamente protegido do vento e do frio para garantir que permaneça em normotermia. A equipe de transporte deve ser notificada sobre o estado de hidratação do paciente e sobre quaisquer medicamentos, como sedativos, que tenham sido administrados. Alterações na temperatura da cabine com a descida e a subida podem alterar a capacidade de manter a temperatura corporal central em um paciente desidratado e sedado.

Outras considerações

A ansiedade é um fator emocional a ser considerado quando um paciente está sendo transportado por via aérea. No caso de paciente consciente, ele deve ser orientado sobre os tipos de sons e vibrações da aeronave que podem ser experimentados durante o voo e sobre o tempo de voo esperado. Os pacientes clínicos ou traumatizados podem apresentar sinais e sintomas fisiológicos atribuíveis à turbulência aérea ou à vibração dos motores. O paciente pode apresentar cinetose, dor abdominal ou problemas para manter-se aquecido.

Os pacientes com história ou risco de convulsões devem ser visualmente protegidos das luzes fortes que podem ser vistas durante a subida e a descida da aeronave.

Devem-se seguir as precauções de segurança básicas ao estar próximo de aeronaves de asas fixas ou de aeronaves de asas rotativas. Deve-se ter cuidado próximo de um helicóptero em rotação e das hélices. Sempre aproximar-se do helicóptero pela frente ou pelo lado, à vista do piloto. Independentemente de ser um profissional de atendimento pré-hospitalar ou hospitalar, devem ser seguidas as instruções da tripulação de voo ao embarcar ou desembarcar um paciente.

Considerações Ambientais Especiais

Condições em Ambientes Remotos

Muitas vezes, os profissionais de SE são confrontados com condições austeras que complicam o processo de avaliação. A administração de cuidados nessas condições costuma ser chamada de medicina em áreas remotas. Uma definição geral da medicina em áreas remotas diz que se trata do tratamento clínico em situações em que os cuidados são limitados por considerações ambientais, evacuações prolongadas ou disponibilidade limitada de recursos. Essas situações podem ser encontradas em regiões remotas, como parques nacionais, ou na cidade e em subúrbios, como ao cuidar de um paciente que sofre de hipotermia ou que foi atingido por um raio. As situações incomuns que ocorrem em ambiente familiar, como um terremoto em sua própria cidade, podem requerer suas habilidades de medicina em áreas remotas. O Capítulo 9 – *Distúrbios Relacionados ao Ambiente* – discute as condições médicas que podem ser encontradas como resultado de exposição ambiental.

O SE em condições ambientais remotas é um subgrupo do SE que exige treinamento especializado. Os profissionais necessitam de treinamento em técnicas de resgate por corda, prevenção de hipotermia e precauções de segurança a serem seguidas ao se trabalhar em um ambiente externo inseguro e imprevisível que ofereça ameaças que variam de desfiladeiros a cascavéis. A National Association of Emergency Medical Technicians (NAEMT) compilou uma lista de variáveis que afetam as atividades do SE em condições ambientais remotas, incluindo as seguintes:

- Acesso à cena
- Condições climáticas
- Luz do dia
- Terreno
- Transporte especial e tempo de preparação
- Tempos de acesso e transporte
- Disponibilidade de profissionais
- Comunicações
- Disponibilidade de equipamentos de resgate médico
- Presença de ameaças

O escopo de prática do SE em condições ambientais remotas costuma ser expandido para a inclusão de administração de medicamentos (p. ex., esteroides, antibióticos) e outras intervenções, como redução de luxação de ombro e suturas.

Conforme a Academy of Wilderness Medicine, muitos programas nessa especialidade foram desenvolvidos, e programas de pós-graduação e residência estão disponíveis dentro da medicina de emergência e dos programas para os socorristas. Os programas que foram estabelecidos no campo são oferecidos por U.S. National Park Service, National Ski Patrol, Mountain Rescue Association, Divers Alert Network e muitas outras organizações.

Integrando as Informações

Um processo de avaliação sistemático, abrangente e eficiente é fundamental para o tratamento efetivo de pacientes com emergências clínicas ou traumáticas. A via de avaliação AMLS baseia-se no pressuposto de que os socorristas já têm amplo conhecimento de anatomia, fisiologia, fisiopatologia e epidemiologia humana para complementar os processos de avaliação e tratamento. O raciocínio clínico, a comunicação terapêutica, a tomada de decisão clínica e as habilidades no reconhecimento de padrões irão afetar sua capacidade de integrar informações da história clínica, dos achados do exame físico e dos resultados de avaliações diagnósticas para chegar a uma hipótese diagnóstica. A implementação de modalidades terapêuticas adequadas depende da acurácia dessas informações da avaliação.

As apresentações iniciais dos pacientes costumam ser sutis; a segurança do julgamento clínico é fundamental para uma intervenção efetiva e em tempo hábil. A maior parte das informações da avaliação, especialmente em pacientes com apresentações emergenciais, é obtida durante a anamnese. Quando os pacientes não conseguem oferecer uma anamnese adequada, devem-se usar os sentidos e deixar a experiência orientar as decisões.

As observações iniciais começam com as informações do despacho ou com o relato pré-hospitalar por rádio. A avaliação de uma cena ou situação fornece uma prévia da condição do paciente mesmo antes de ocorrer uma interação direta. Todas as cenas ou situações, sejam pré-hospitalares ou hospitalares, devem ser avaliadas quanto às condições de segurança. Os ambientes domiciliares devem ser avaliados quanto a dispositivos médicos, problemas ambientais e indícios de processos de doença crônica. Após a área ser considerada segura, os profissionais devem observar a expressão e a posição corporal do paciente, os sons e o padrão respiratório, a coloração, o odor e outras características físicas. Quaisquer ameaças à vida devem ser abordadas imediatamente. Realizar a avaliação primária para identificar e tratar as ameaças à vida relevantes à via aérea, à respiração, à circulação ou à perfusão. Essa avaliação, embora finalizada em questão de segundos, deve ser sistemática e abrangente para identificar quaisquer condições emergenciais para as quais haja necessidade de intervenção urgente. Determine uma impressão inicial, incluindo o grau de enfermidade do paciente e se há probabilidade de piora. Se a deterioração parecer iminente, determinar quais sistemas de órgãos podem ser afetados.

A seguir, é realizada a anamnese. As informações da história clínica são obtidas solicitando-se informações sobre a doença atual (OPQRST) e a história médica pregressa (SAMPLER). Durante a avaliação secundária, o profissional aplica o raciocínio clínico e o reconhecimento de padrões à apresentação inicial do paciente. As informações diagnósticas são obtidas e interpretadas a partir de dispositivos como oxímetro de pulso, glicosímetro, exames laboratoriais, monitoramento de ECG de 3 ou 12 derivações e dispositivos de ETCO$_2$ para eliminar ou confirmar os diagnósticos. Sinais vitais, avaliação da dor e exame físico ajudam a confirmar ou descartar diagnósticos diferenciais e determinar uma hipótese diagnóstica.

Os sintomas associados são investigados para determinar a acuidade das hipóteses diagnósticas e para identificar as condições subjacentes que precisam ser tratadas. Um exame físico focado deve ser realizado em pacientes com apresentações que não sejam emergenciais. Um exame físico de corpo inteiro (da cabeça aos pés) é realizado em pacientes com NC mínimo se o tempo na cena e no transporte permitir.

Podem ser encontradas barreiras de comunicação, avaliação e tratamento em pacientes com desafios especiais, como pacientes bariátricos, idosos e pacientes obstétricas. As decisões de transporte levam em consideração a condição do paciente, mas devem também considerar fatores externos, como condições climáticas, capacidade de carga máxima da aeronave, capacidade do hospital de destino e distância até a instituição mais adequada.

Os profissionais de saúde em todos os níveis e escopos de prática podem trabalhar em equipe para a aplicação da via AMLS a fim de oferecer avaliação e tratamento abrangentes aos pacientes com emergências clínicas. A via AMLS é um processo de avaliação dinâmico e contínuo em que as conclusões são continuamente revisadas à medida que mais informações sobre a história e o estado atual do paciente se tornam disponíveis. O processo promove o trabalho em equipe para uma avaliação eficiente e acurada do paciente e para a administração de cuidados desde o despacho até a entrega na instituição de destino.

A via AMLS é também um *checklist*?

Este capítulo termina com uma reflexão sobre uma ferramenta de segurança em uso diariamente nos serviços médicos de emergência e segurança pública: um simples *checklist*. Seja um *checklist* com etapas de verificação de um veículo ou com uma lista de conteúdos para um *kit* de resposta médica, o objetivo de usar um *checklist* em ambos os casos é o mesmo, isto é, para garantir que, qualquer que seja a tarefa, todas as ações necessárias foram realizadas. O Dr. Atul Gawande, um famoso cirurgião internacional, escritor e líder da saúde pública, foi o pioneiro em usar o *checklist* na sala de cirurgia. Em sua conhecida publicação, *Checklist: Como Fazer as Coisas Benfeitas*, Dr. Gawande descreve sua busca pela aceitação do uso de *checklists* na sala de cirurgia. À medida em que descreve o *design* e função do *checklist*, o leitor é apresentado para dois tipos de *checklists*: fazer-confirmar e ler-fazer.

No SE, estamos mais acostumados ao *checklist* ler-fazer. Se alguém está realizando manutenção do veículo ou fazendo um inventário de equipamento médico ou equipamento de resposta, o usuário executa uma série de tarefas à medida que são verificadas em ordem sequencial. Este capítulo detalhou como a via AMLS provém um recurso de estrutura organizada para avaliar um paciente, formulando diagnóstico final e diferencial, fornecendo tratamento inicial e contínuo e reavaliando um paciente. Contudo, a via AMLS também fornece um esquema com o qual podemos revisar nossas ações e garantir que ações essenciais não tenham sido negligenciadas. Portanto, a via AMLS também serve como um *checklist* fazer-confirmar, que tem uso prático após as etapas iniciais de cuidados terem sido realizadas. A mesma estrutura que nos conduz através de etapas organizadas e sequenciais de cuidado também pode fornecer uma estrutura coerente, como um *checklist*, para garantir que nossos cuidados tenham sido completos.

SOLUÇÃO DO CENÁRIO

- Diversas barreiras de comunicação podem inibir uma avaliação eficiente. Pode haver déficits de audição e atenção reduzida devido à fadiga e ao sentimento de frustração. Isso exige que o profissional utilize perguntas fechadas e que ele ouça ativamente as afirmações do paciente e da filha. Dispositivos de assistência podem indicar incapacidade para cuidar de si mesmo ou múltiplas queixas causando déficit de perfusão. Esse paciente pode não fornecer uma anamnese acurada, havendo necessidade de obter anamnese e exame físico eficientes e abrangentes para determinar se a apresentação do paciente é potencialmente fatal. Nesse ponto, a condição do paciente parece ser potencialmente fatal.
- Os profissionais devem investigar insuficiência cardíaca congestiva, obstrução intestinal, AVE, preocupações com desidratação e nutrição, traumatismo craniano ou hematomas por quedas ou abuso e IAMEST ou alterações do ritmo cardíaco.
- A avaliação deve incluir OPQRST e SAMPLER abrangentes para observar a condição atual e qualquer mudança ocorrida desde as queixas da última semana, bem como um exame neurológico que inclua as funções motora, sensorial e pupilar. O exame físico dirigido deve avaliar edema pulmonar ou sistêmico. Ausculta pulmonar, do coração e de sons intestinais devem ser realizadas. Deve ser realizada avaliação diagnóstica de glicemia, oximetria de pulso, ECG e ondas da capnografia.
- A reavaliação durante o transporte até a instituição de destino é fundamental para determinar se a condição do paciente é estável ou se ela está piorando apesar das intervenções.
- Os profissionais devem preocupar-se com a rápida deterioração da condição do paciente; assim, é fundamental uma abordagem organizada e sistemática à avaliação e ao tratamento. Múltiplos diagnósticos subjacentes desse paciente são preocupantes devido à redução na eficiência de todos os sistemas de órgãos em idosos. Mudanças nas taxas metabólicas, redução na elasticidade dos vasos sanguíneos, osteoartrite, reflexos lentos e diminuição na atividade de neurotransmissores contribuem para a redução na eficiência dos sistemas de órgãos em idosos. As avaliações respiratória, cardiovascular e neurológica são fundamentais para determinar diagnósticos diferenciais e, por fim, uma hipótese diagnóstica. A via de avaliação AMLS, embora dinâmica e flexível, pode fornecer uma ferramenta para avaliações sistemáticas e abrangentes em pacientes com apresentações clínicas desafiadoras.

RESUMO

- A via de avaliação AMLS é um modelo confiável que permite o reconhecimento precoce e o tratamento de várias emergências médicas, com o objetivo de melhorar os desfechos para os pacientes.
- A história, o exame físico, os fatores de risco, a apresentação/queixa principal do paciente ajudam a sugerir possíveis diagnósticos diferenciais.
- Habilidades de comunicação terapêutica, boa capacidade de raciocínio clínico, reconhecimento de padrões e perícia na tomada de decisão clínica formam a base da avaliação AMLS.
- A avaliação e o tratamento do paciente podem ser dificultados por barreiras sociais, de linguagem, comportamentais ou psicológicas.
- O raciocínio clínico efetivo exige a coleta e a organização de informações relevantes da anamnese e dos exames diagnósticos, o descarte das informações irrelevantes ou externas e a reflexão sobre experiências semelhantes para determinar, de maneira eficiente, as hipóteses diagnósticas e as prioridades terapêuticas.

RESUMO (CONTINUAÇÃO)

- O raciocínio clínico é uma ponte entre informações da anamnese e resultados de exames diagnósticos, permitindo que o profissional faça inferências sobre etiologias subjacentes para a formulação de diagnósticos diferenciais.
- As barreiras a avaliação e o tratamento efetivos das apresentações do paciente envolvem o nível de conhecimento médico e a experiência e o escopo de prática do profissional de saúde.
- A tomada de decisão clínica é a capacidade de integrar dados diagnósticos e achados da avaliação com a experiência e as recomendações baseadas em evidências para melhorar os desfechos dos pacientes.
- A avaliação primária consiste na identificação e no tratamento de emergências médicas potencialmente fatais relacionadas ao nível de consciência do paciente, bem como ao estado de sua via aérea, respiração, circulação e perfusão.
- Um paciente crítico ou emergencial é aquele que está hemodinamicamente instável e "doente", com rebaixamento do nível de consciência, sinais e sintomas de choque, dor intensa e dificuldade para respirar.
- Os sentidos do profissional podem contribuir para e reforçar as informações obtidas com a observação da cena e a apresentação inicial do paciente.
- O exame físico pode ser um exame dirigido relacionado à queixa principal ou à apresentação inicial ou pode ser um exame completo da cabeça aos pés.
- Todos os profissionais de saúde devem estar familiarizados com os benefícios e os riscos das opções de transporte para os pacientes.
- A medicina em áreas remotas é o tratamento clínico em situações em que os cuidados são limitados por considerações ambientais, evacuações prolongadas ou limitação de recursos.

Termos-chave

apresentação inicial do paciente Sinal ou sintoma de apresentação primária do paciente; muitas vezes, é acompanhada pela queixa principal, mas pode ser um achado objetivo, como inconsciência ou sufocamento.

avaliação primária O processo de inicialmente avaliar via aérea, respiração, circulação e perfusão para identificar e tratar condições potencialmente fatais, estabelecendo as prioridades para mais avaliações, tratamentos e transporte.

avaliação secundária Avaliação sistemática aprofundada da anamnese, do exame físico, dos sinais vitais e das informações diagnósticas usada para identificar outras condições emergenciais e não emergenciais e modificar diagnósticos diferenciais e estratégias de tratamento.

comunicação terapêutica Processo de comunicação em que o profissional de saúde utiliza habilidades de comunicação efetivas para obter informações sobre o paciente e sua condição clínica, incluindo o uso dos quatro *E*s: engajamento, empatia, educação e envolvimento.

diagnóstico diferencial As possíveis causas para a apresentação principal do paciente.

farmacocinética Absorção, distribuição, metabolismo e excreção de medicamentos.

hipótese diagnóstica Causa presumida da condição do paciente, à qual se chega por meio da análise de todas as informações da avaliação obtidas até então, enquanto são realizados novos exames para diagnosticar a doença de forma definitiva.

pressão arterial Tensão exercida pelo sangue sobre as paredes arteriais. A pressão arterial é calculada por meio da seguinte equação: Pressão arterial = Débito cardíaco × Resistência vascular periférica.

pressão de pulso Diferença entre as pressões arteriais sistólica e diastólica; a pressão de pulso normal é de 30 a 40 mmHg.

raciocínio clínico O segundo componente conceitual que serve como fundamento para a via de avaliação AMLS, combinando um bom julgamento com a experiência clínica para fazer diagnósticos mais acurados e iniciar o tratamento adequado. Esse processo pressupõe que o profissional tenha uma base forte de conhecimento clínico.

reconhecimento de padrões Processo de reconhecimento e classificação dos dados com base em conhecimento e experiência prévios.

sinais Evidências objetivas que um profissional de saúde observa, sente, enxerga, ouve, toca ou cheira.

sintomas O S em SAMPLER; percepções subjetivas dos pacientes, indicando o que sentiram, como náuseas, ou o que experimentaram, como ver *flashes* de luz.

tomada de decisão clínica Capacidade de integrar achados da avaliação e dados de exames com a experiência e

as recomendações baseadas em evidências para tomar decisões relacionadas ao tratamento mais adequado.
tratamento do paciente com base na avaliação Utilização da apresentação principal do paciente, dos achados da anamnese, de exames diagnósticos e do exame físico e das próprias habilidades de raciocínio crítico do profissional de saúde para diagnosticar e tratar um paciente.

via de avaliação do Atendimento Pré-hospitalar às Emergências Clínicas (AMLS) Estrutura confiável para sustentar a redução de morbidade e mortalidade com o uso de uma abordagem baseada na avaliação para determinar um diagnóstico diferencial e tratar uma ampla gama de emergências clínicas de forma efetiva.

Bibliografia

Aehlert B: *Paramedic practice today: above and beyond*. St. Louis, MO, 2009, Mosby.

American Academy of Orthopaedic Surgeons, American College of Emergency Physicians, University of Maryland, Baltimore County: *Critical care transport*, ed 2. Burlington, MA, 2018, Jones & Bartlett Learning.

American Academy of Orthopaedic Surgeons: *Emergency care and transportation of the sick and injured*, ed 11. Burlington, MA, 2017, Jones & Bartlett Learning.

American Academy of Orthopaedic Surgeons: *Nancy Caroline's emergency care in the streets*, ed 8. Burlington, MA, 2018, Jones & Bartlett Learning.

Centers for Disease Control and Prevention: *Guide to infection prevention for outpatient settings: minimum expectations for safe care*. www.cdc.gov/HAI/pdfs/guidelines/Outpatient-Care-Guide-withChecklist.pdf

Croskerry P: From mindless to mindful practice—cognitive bias and clinical decision making. *N Engl J Med*. 368(26):2445–2448, 2013. doi:10.1056/NEJMp1303712

Donohue D: Medical triage for WMD incidents: An adaptation of daily triage. *JEMS*. 33(5), 2008. http://www.jems.com/article/major-incidents/medical-triage-wmd-incidents-i

Edgerly D: *Assessing your assessment*. www.jems.com/news_and_articles/columns/Edgerly/Assessing_Your_Assessment.html, January 23, 2008.

Gawande A: *The checklist manifest: How to get things right*. New York, NY, 2010, Metropolitan Books; Henry Holt and Company.

Gladwell M: *Blink: The power of thinking without thinking*. New York, NY, 2005, Little, Brown and Co.

Hamilton G, Sanders A, Strange G, et al: *Emergency medicine: An approach to clinical problem-solving*, ed 2. Philadelphia, PA, 2003, Saunders.

Kahneman D: *Thinking fast and slow*. New York, NY, 2011, Farrar, Straus and Giroux.

Marx J, Hockberger R, Walls R, Eds: *Rosen's emergency medicine: concepts and clinical practice*, ed 5. St. Louis, MO, 2002, Mosby.

Mock K: Effective clinician–patient communication. *Physician's News Digest*. 1–6, 2001.

National Highway Traffic Safety Administration: *Drug and human performance fact sheets*. https://one.nhtsa.gov/About-NHTSA/Traffic-Techs/current/Drugs-and-Human-Performance-Fact-Sheets. July 2005.

Occupational Safety and Health Administration: *General description and discussion of the levels of protection and protective gear*, Standard 1910.120, App B. https://www.osha.gov/laws-regs/regulations/standardnumber/1910/1910.120AppB

Occupational Safety and Health Administration: *Toxic and hazardous substances: Bloodborne pathogens*, Standard 1910.1030. www.osha.gov/pls/oshaweb/owadisp.show_document?p_table=STANDARDS&p_id=10051

Ogden CL, Carroll MD, Kit BK, et al.: Prevalence of childhood and adult obesity in the United States, 2011–2012. *JAMA*. 311(8): 806–814, 2014. doi: 10.1001/jama.2014.732.

Pagana K, Pagana T: *Mosby's diagnostic and laboratory test reference*. St. Louis, MO, 1997, Mosby.

Paramedic Association of Canada: *National occupational competency profile for paramedic practitioners*. Ottawa, Canada, 2001, The Association.

Saposnik G, Redelmeier D, Ruff CC, et al.: Cognitive biases associated with medical decisions: a systematic review. *BMC Med Inform Decis Mak*. 16(1):138, 2016. doi:10.1186/s12911-016-0377-1

Urden L: *Priorities in critical care nursing*, ed 2. St. Louis, MO, 1996, Mosby.

U.S. Department of Transportation National Highway Traffic Safety Administration: *EMT-paramedic national standard curriculum*. Washington, DC, 1998, The Department.

U.S. Department of Transportation National Highway Traffic Safety Administration: *National EMS education standards*, Draft 3.0. Washington, DC, 2008, The Department.

Woolever D: The art and science of clinical decision making. *Fam Prac Manag*, 15(5):31, 2008. Retrieved from https://www.aafp.org/fpm/2008/0500/p31.html

Questões de Revisão do Capítulo

1. Sua identificação sincera com os sentimentos do paciente e a compaixão pelo que ele está passando é conhecida como:
   a. engajamento.
   b. empatia.
   c. envolvimento.

2. A hipótese da natureza do problema com base na queixa principal, história e avaliação é o(a):
   a. diagnóstico diferencial.
   b. hipótese diagnóstica.
   c. raciocínio clínico.
   d. escopo da prática.

3. A tendência de se limitar a partes específicas da apresentação do paciente logo no início do processo diagnóstico, a qual pode levar a uma hipótese diagnóstica incorreta, é chamada de:
   a. viés de confirmação.
   b. fechamento prematuro.
   c. ancoragem.
   d. recapitulação rápida.

4. Qual dos seguintes níveis de equipamento de proteção individual não oferece proteção ocular?
   a. Classe A
   b. Classe B
   c. Classe C
   d. Classe D

5. Você está cuidando de uma paciente que foi encontrada inconsciente. Após sua avaliação, a paciente geme, se retrai e abre os olhos aos estímulos dolorosos. Sua escala de coma de Glasgow é:
   a. 7.
   b. 8.
   c. 9.
   d. 10.

6. Cirurgias recentes, viagens, condições médica, idade, raça, sexo e obesidade são todos exemplos de:
   a. passado médico.
   b. eventos que precederam o quadro atual.
   c. sinais e sintomas.
   d. fatores de risco.

7. Sons pulmonares podem ser auscultados:
   a. sobre os brônquios principais em qualquer lado do esterno.
   b. sobre a parte anteroposterior do tórax inferior.
   c. sobre a traqueia próximo à fúrcula esternal.
   d. logo acima do umbigo, sobre o estômago.

8. Ao avaliar a dilatação e constrição pupilar, qual par de nervo craniano está sendo testado?
   a. I
   b. II
   c. III
   d. IV

9. O teste de Babinski positivo resulta em:
   a. uma pupila maior que a outra.
   b. um braço incapaz de ser levantado e um braço que pode ser levantado.
   c. extensão do hálux e abertura dos demais dedos.
   d. dor abdominal que irradia para o ombro esquerdo.

10. Qual dos seguintes é uma resposta fisiológica ao envelhecimento?
    a. Músculos respiratórios fortalecidos
    b. Volume corrente (VC) aumentado
    c. Artérias e veias mais elásticas
    d. Resistência vascular periférica aumentada

CAPÍTULO 2

Distúrbios Respiratórios

Neste capítulo, serão discutidas a anatomia e a função do sistema respiratório, e serão descritas as doenças e condições comuns que geram queixas respiratórias. O mais importante é que os profissionais apliquem seu conhecimento à avaliação do paciente, determinando se há uma condição patológica, identificando a causa da condição entre vários diagnósticos plausíveis e aplicando o raciocínio clínico para selecionar o melhor plano terapêutico para o paciente. Além disso, serão revisados vários procedimentos fundamentais para monitoramento e tratamento dos pacientes com queixas respiratórias.

OBJETIVOS DE APRENDIZADO

Ao término deste capítulo, você será capaz de:

- Explicar a anatomia, a fisiologia e a fisiopatologia das doenças e das condições muitas vezes acompanhadas por queixas respiratórias, descrevendo suas apresentações típicas.
- Descrever como obter uma anamnese abrangente do paciente com queixa respiratória.
- Realizar um exame físico abrangente de um paciente com uma queixa respiratória usando a via de avaliação AMLS.
- Formar uma impressão inicial e gerar uma lista de possíveis diagnósticos diferenciais com base na anamnese do paciente e em seus sinais e sintomas.
- Solicitar ou recomendar os exames diagnósticos apropriados e aplicar os resultados para auxiliar no diagnóstico.
- Realizar os procedimentos essenciais necessários para estabilizar e tratar os pacientes com emergências respiratórias.
- Seguir as diretrizes clínicas baseadas em evidências para o manejo global de cada condição.
- Fornecer uma avaliação contínua do paciente, revisando sua impressão clínica e estratégia terapêutica com base na resposta do paciente às intervenções.

CENÁRIO

Um homem de 57 anos queixa-se de dor de garganta. Ao cumprimentá-lo, você nota que ele parece doente. Seus olhos estão infectados, e ele constantemente limpa escarro eliminado pela rima labial. Com a voz abafada, ele explica que os sintomas começaram hoje. Ele sente dores, tem calafrios e dor na orelha e nos dentes inferiores. Sua história médica inclui diabetes tipo 2 e hipertensão. Os sinais vitais iniciais incluem pressão arterial de 104/72 mmHg, frequência cardíaca de 124 batimentos/minuto, frequência respiratória de 20 respirações/minuto e temperatura de 39,4 °C. À medida que continua o exame, o paciente fica mais ansioso e inquieto. Você nota um ruído agudo quando ele inspira.

- Quais diagnósticos diferenciais você está considerando com base nas informações de que dispõe?
- De quais informações adicionais você necessitará para refinar o diagnóstico diferencial?
- Quais as medidas iniciais que você deve tomar enquanto prossegue em sua avaliação?

A função do sistema respiratório é obter oxigênio e eliminar dióxido de carbono do corpo. Se esse processo for interrompido, órgãos vitais do corpo não funcionarão adequadamente. Os profissionais devem compreender a importância da detecção precoce de problemas da via aérea, da intervenção rápida e efetiva e da reavaliação contínua de um paciente com comprometimento da via aérea ou da respiração.

Anatomia do Sistema Respiratório

O sistema respiratório é composto por estruturas que facilitam a troca de ar pela respiração. As duas funções primárias da respiração são entrada de ar para oxigenação das células sanguíneas e expiração de dióxido de carbono (CO_2). Este processo é crucial para a vida e envolve uma série de conduítes designados para aquecer, filtrar, umidificar e transferir ar inalado para os pulmões durante a inspiração seguido por rápida eliminação durante expiração.

O sistema respiratório pode ser dividido em vias aéreas superior e inferior (**Figura 2-1**). A via aérea superior compreende todas as estruturas acima das pregas vocais (nariz, boca, mandíbula, cavidade oral e faringe), e a via aérea inferior compreende as estruturas que ficam abaixo desse ponto anatômico (externamente, da quarta vértebra cervical até o processo xifoide; internamente, da glote até a membrana capilar pulmonar). A maior parte do sistema respiratório fica dentro do tórax, dividindo espaço com os sistemas cardiovascular e gastrintestinal. O paciente que se queixa de dor torácica, tosse, falta de ar ou sensação de sufocamento pode estar experimentando sintomas de qualquer um desses três sistemas torácicos, o que complica os diagnósticos e tratamentos.

Via Aérea Superior

As principais funções da via aérea superior são aquecer, filtrar e umidificar o ar que entra no corpo pelo nariz e pela boca. A umidificação é obtida à medida que o ar capta a umidade dos tecidos moles da via aérea. A faringe é o tubo muscular que se estende do nariz e da boca até o nível do esôfago e da traqueia. O ar que passa pela boca até a faringe posterior não fica tão úmido quanto o ar que passa pela cavidade nasal, mas ainda contribui para a ventilação.

Cavidade Nasal

A cavidade nasal inclui as seguintes estruturas:

- Narinas
- Cavidade nasal, que contém as turbinas nasais (placas ósseas curvas ou conchas que se estendem a partir da parede lateral da cavidade nasal; elas aumentam a área de superfície da mucosa nasal, melhorando o processo de aquecimento, filtração e umidificação do ar inalado)
- Nasofaringe, que é formada pela união dos ossos faciais

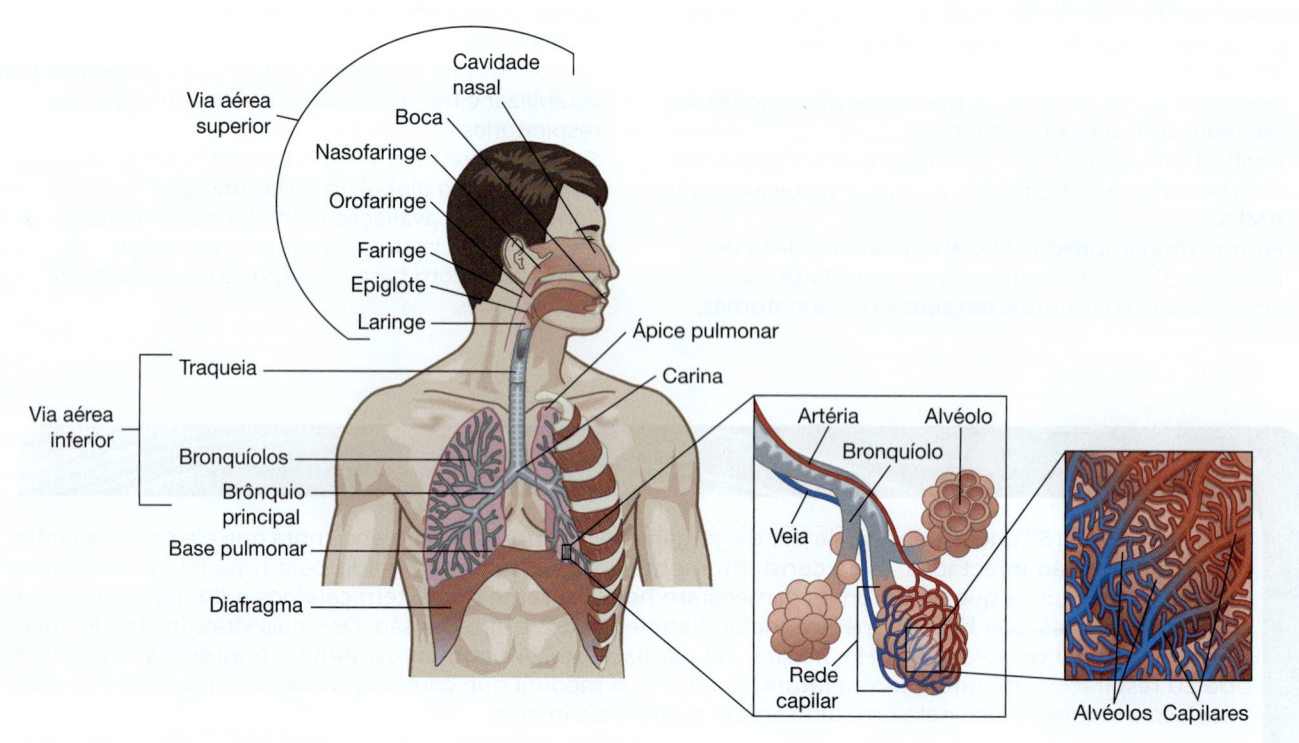

Figura 2-1 As vias aéreas superior e inferior contêm as estruturas corporais que auxiliam na respiração.

A cavidade nasal serve a propósitos muito importantes. Ela umidifica e aquece o ar inalado, protegendo a mucosa inferior. As células produtoras de muco que revestem a nasofaringe capturam as partículas grandes trazidas pelo ar, evitando as infecções do trato respiratório inferior. Além disso, a nasofaringe funciona como câmara de ressonância, definindo o timbre e o tom da voz.

A extensa vascularização da cavidade nasal e a posição vulnerável do nariz fazem do sangramento nasal, ou epistaxe, uma ocorrência bastante comum. O sangramento geralmente envolve vasos da mucosa que recobre a porção cartilaginosa do septo nasal. Possíveis causas incluem trauma, ressecamento, infecções, alergias ou distúrbios de coagulação. A hipertensão arterial pode causar sangramento nasal por ruptura de pequenos vasos da lâmina própria.

Faringe e Cavidade Oral

Embora não sejam dedicadas à ventilação, as estruturas da boca – lábios, dentes, gengivas, língua e glândulas salivares – funcionam para a mastigação e para a produção da fala.

O ar inalado que passa pela cavidade oral alcança a faringe e, depois, a hipofaringe, a qual fica imediatamente atrás da base da língua (**Figura 2-2**). Essa área também contém as tonsilas palatinas (ou amígdalas), tecido linfático que ajuda a combater infecções. Diretamente abaixo da hipofaringe está a epiglote, um retalho cartilaginoso que cobre a traqueia durante a deglutição. Esse retalho, que está normalmente aberto, protege a via aérea da aspiração fechando involuntariamente durante a deglutição quando um bolo de líquido ou alimento passa sobre ele. Em pacientes inconscientes, esse

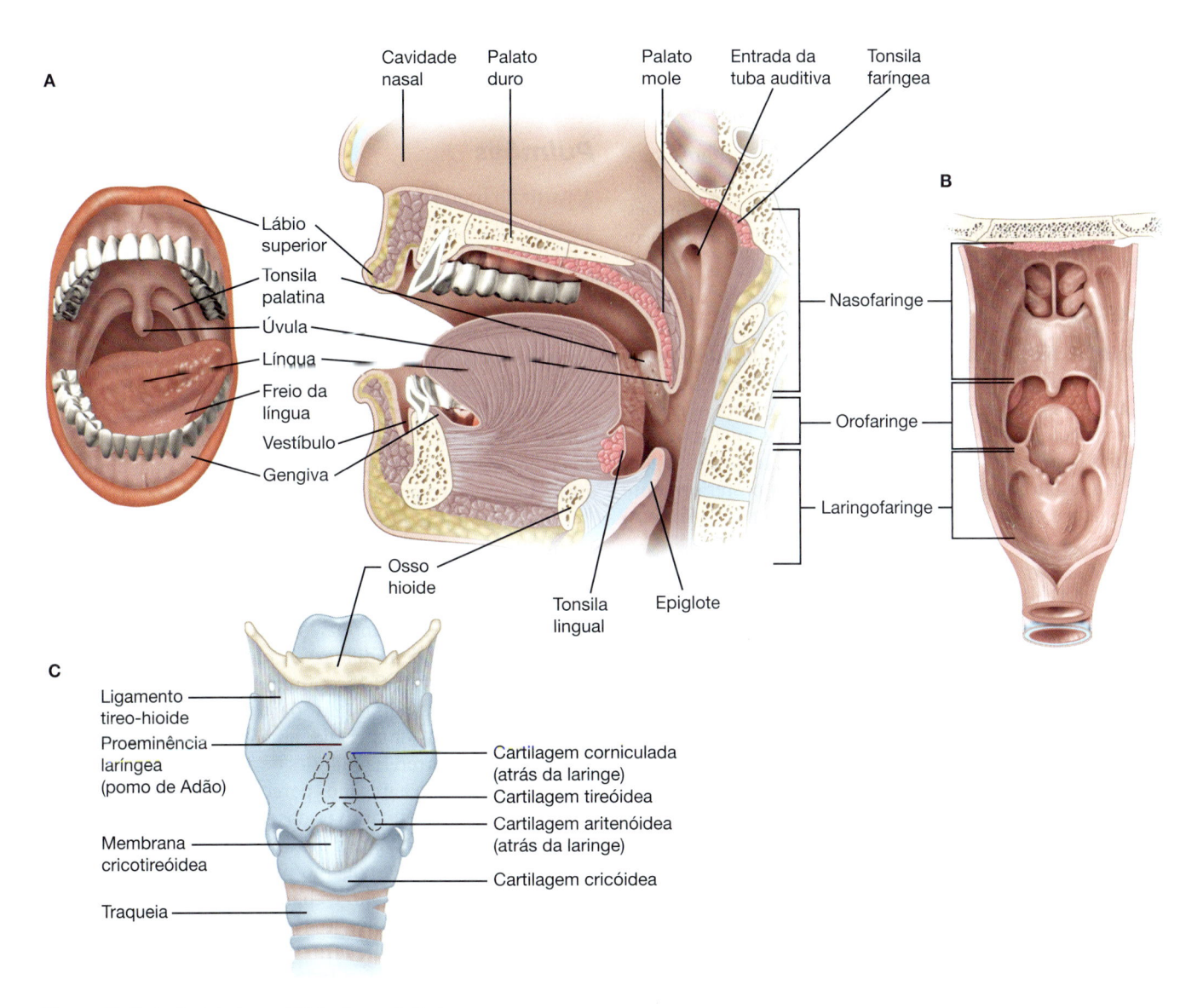

Figura 2-2 A. Cavidade oral. B. Laringe. C. Faringe.

reflexo costuma estar ausente, colocando-os sob risco de aspiração de secreções. Essa aspiração pode ser potencialmente fatal devido ao volume e à acidez do conteúdo estomacal e às infecções subsequentes.

Abaixo da epiglote, ficam três estruturas glóticas:

1. A cartilagem tireóidea
2. Cartilagens aritenóideas, que ajudam a sustentar as pregas vocais.
3. Pregas vocais falsas e pregas vocais verdadeiras, estruturas móveis que cobrem parcialmente a glote e vão para a frente e para trás, criando sons básicos que são finalizados pela orofaringe e pela nasofaringe. As pregas vocais falsas são formadas por tecido conectivo fibroso e estão ligadas às pregas vocais verdadeiras. As pregas vocais verdadeiras são compostas por tecidos ligamentares finos. O espaço entre as duas pregas vocais verdadeiras e a porção mais estreita da via aérea no adulto é chamado de glote.

Via Aérea Inferior

A função da via aérea inferior é trocar oxigênio e dióxido de carbono. Quando o ar entra na via aérea inferior (**Figura 2-3**), ele passa através da traqueia e dos brônquios até os pulmões, onde atravessa os bronquíolos e finalmente alcança os alvéolos, pequenas bolsas onde ocorre a troca gasosa.

Traqueia

A traqueia é o conduto para a entrada de ar nos pulmões. Ela é um tubo membranoso sustentado por uma série de anéis cartilaginosos em formato de C. A traqueia começa imediatamente abaixo da cartilagem cricóidea, o único anel com uma estrutura cartilaginosa circunferencial. Abaixo da cartilagem cricóidea, estão sucessivos anéis conectados posteriormente por pequenos músculos que ajudam a determinar o diâmetro da cartilagem conforme relaxam e contraem. Essa estrutura evita que a traqueia sofra colapso com a tosse vigorosa ou a constrição brônquica.

A traqueia divide-se em brônquios principais direito e esquerdo ao nível da carina. Os brônquios são a única fonte de ventilação para cada pulmão. O brônquio principal direito é mais retificado e largo em diâmetro em relação ao esquerdo, tornando-o mais suscetível à aspiração e à intubação inadvertida. Assim, um tubo endotraqueal que for inserido muito para dentro costuma encontrar-se no brônquio principal direito, o que limita gravemente a habilidade do pulmão esquerdo em participar da respiração e diminui sua capacidade. Esses brônquios também são compostos por anéis em formato de C conectados na parte dorsal por um pequeno músculo. A traqueia e os brônquios principais são revestidos com epitélio colunar, fornecendo umidificação e secretando muco para a proteção da via aérea inferior contra partículas prejudiciais. Pelos microscópicos, chamados de cílios, ajudam a mover o muco e as partículas capturadas para cima no trato respiratório até expeli-las pela tosse ou pela expectoração.

Pulmões

A partir do brônquio principal, há uma ramificação adicional a uma série de brônquios menores, seguidos por bronquíolos e no nível menor, os alvéolos. Coletivamente, essas estruturas formam os pulmões. O pulmão direito tem três lobos principais: superior, médio e inferior. O pulmão esquerdo compartilha seu lado no espaço intratorácico com o coração, de modo que tem apenas dois lobos – superior e inferior. Esses lobos são recobertos por uma membrana externa fina e escorregadia chamada de pleura visceral. A pleura parietal reveste a parede interna da cavidade torácica. Uma pequena quantidade de líquido é encontrada entre as pleuras, o qual diminui o atrito durante a respiração.

Ao entrar nos pulmões, cada brônquio divide-se em brônquios cada vez menores, os quais, por sua vez, subdividem-se em bronquíolos primários, secundários e terciários. Esses bronquíolos cada vez menores distribuem o ar inalado para todas as regiões pulmonares para uma ventilação efetiva. Os bronquíolos podem dilatar-se ou contrair-se em resposta a vários estímulos. Os bronquíolos menores acabam nos alvéolos, pequenas bolsas com paredes cuja espessura é do tamanho de apenas uma célula, para que a troca gasosa (respiração) possa ocorrer. Há milhões de alvéolos em um pulmão saudável, formando agregados parecidos com cachos de uva. A **troca gasosa** ocorre através das poucas camadas de células que separam os alvéolos dos capilares pulmonares. Essa passagem recíproca de oxigênio para o sangue e de dióxido de carbono para os alvéolos é chamada de **respiração**. À medida que deixa os alvéolos, o gás passa através de uma camada única de células que formam a parede alveolar, através de uma fina camada de tecido intersticial e, por fim, através de uma camada única de células que formam a parede capilar. Qualquer aumento na espessura dessa camada de células pode comprometer muito a respiração.

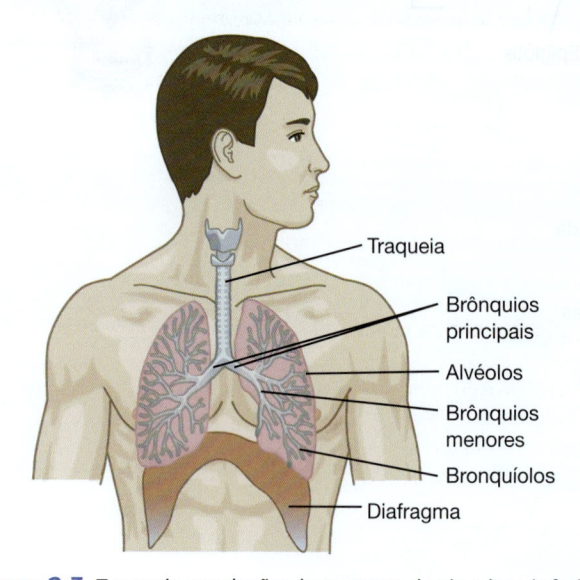

Figura 2-3 Traqueia e pulmões (estruturas da via aérea inferior).

Os alvéolos são mantidos abertos e em posição por tecido conectivo nos tecidos intersticiais que circundam os alvéolos. Uma substância química chamada de *surfactante* cobre as paredes internas dos alvéolos, ajudando a manter abertas essas pequenas bolsas. Surfactante é uma substância química que reduz a tensão superficial e previne que o colapso do alvéolo durante expiração. Os lactentes prematuros podem ter deficiência de surfactante, o que leva a problemas respiratórios graves. Independentemente da idade do paciente, é possível haver colapso alveolar ou atelectasia mesmo com quantidades normais de surfactante e com sustentação adequada de tecido conectivo. A atelectasia ocorre secundariamente à respiração artificial, à infecção, ao trauma ou à inflamação, podendo ser revertida com um suspiro ou bocejo. A atelectasia é um fator de risco importante para pneumonia.

Suporte Musculoesquelético da Respiração

Os ossos, os músculos e o tecido conectivo servem como uma função integral da respiração. Sem o suporte dessas estruturas, seria impossível a ventilação efetiva. O suporte estrutural varia da traqueia cartilaginosa até o arcabouço ósseo do tórax, o que mantém a pressão necessária para a ventilação.

O principal músculo da ventilação é o diafragma, um músculo espesso que separa o tórax do abdome. A contração do diafragma, junto com a dos músculos da parede torácica, auxilia na entrada de ar até os pulmões. O diafragma está sob controle tanto voluntário quanto involuntário. Ele age como um músculo voluntário quando se faz uma inspiração profunda, tosse ou quando se prende a respiração. O controle dessas variações depende da maneira como se respira. Porém, diferentemente de outros músculos esqueléticos ou voluntários, o diafragma realiza uma função automática. A respiração continua durante o sono e em todos os outros momentos. Mesmo que se possa prender a respiração ou temporariamente respirar mais rápido, não se pode continuar com essas variações nos padrões respiratórios de maneira indefinida. Quando a concentração de dióxido de carbono fica muito alta, a regulação automática da respiração retorna. Assim, embora o diafragma pareça ser um músculo esquelético voluntário ligado ao esqueleto, ele comporta-se, na maior parte do tempo, como um músculo involuntário. O diafragma é inervado pelo nervo frênico, o qual sinaliza ao diafragma para contrair ou relaxar. O nervo frênico origina-se no tronco encefálico e sai da coluna cervical ao nível de C3, C4 e C5. As lesões da coluna cervical nesses níveis, particularmente em casos de trauma, podem causar apneia fatal.

O arcabouço torácico é a base que sustenta e abriga as estruturas dentro da cavidade torácica, incluindo os pulmões. A sua arquitetura facilita as mudanças necessárias na pressão intratorácica para que ocorra a ventilação. As costelas, o esterno e a coluna torácica formam uma estrutura protetora (**Figura 2-4**). Além de proteger os órgãos intratorácicos, as costelas ajudam a criar a pressão necessária para a inspiração e a expiração (**Figura 2-5**). As estruturas anatômicas que sustentam a ventilação e a respiração compartilham o espaço intratorácico com várias outras estruturas importantes, incluindo coração, veia cava, aorta, tronco pulmonar e ducto torácico. Essas estruturas vasculares circulam o sangue oxigenado pelos tecidos e retornam o sangue desoxigenado até os pulmões para a troca de linfa e a remoção de materiais de descarte, como o dióxido de carbono.

Os músculos intercostais são considerados músculos acessórios da respiração, auxiliando o diafragma na criação das alterações de pressão necessárias para a ventilação. Outros músculos acessórios incluem os músculos peitorais e abdominais. Os músculos da parede torácica são inervados pelos nervos intercostais. Quando o diafragma contrai, ele move-se um pouco para baixo, aumentando o tamanho do

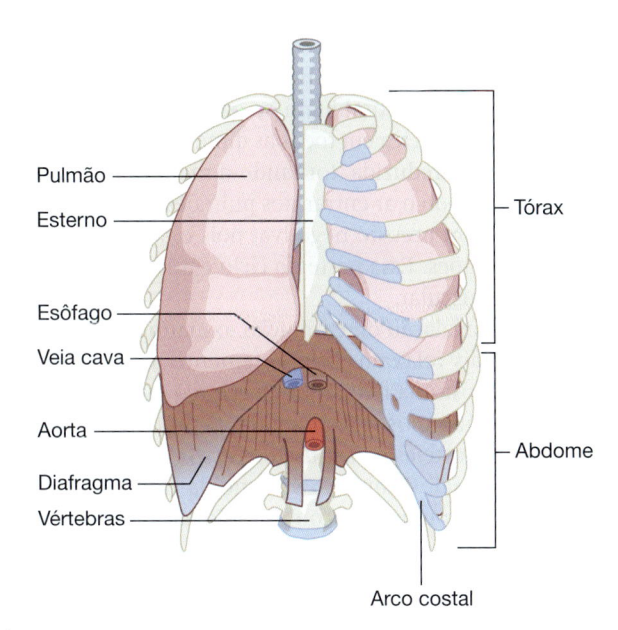

Figura 2-4 Arcabouço torácico. O formato em cúpula do diafragma separa o tórax do abdome. Ele é atravessado pelos grandes vasos e pelo esôfago.

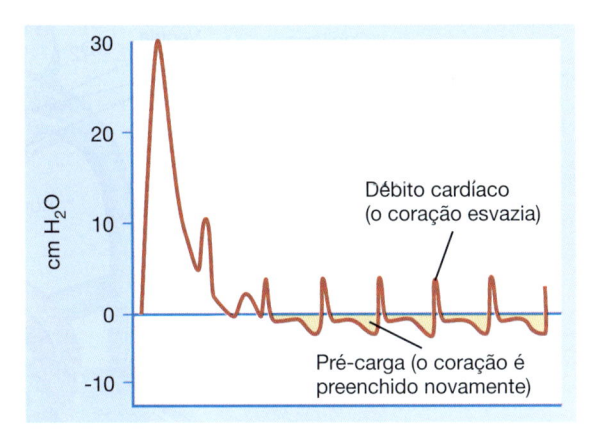

Figura 2-5 A pressão negativa intratorácica permite que mais sangue retorne ao coração e esteja disponível para bombeamento pelo ventrículo durante a sístole.

arcabouço torácico verticalmente. Quando os músculos intercostais contraem, eles elevam as costelas e empurram-nas para fora. Essas ações combinam-se para aumentar o tamanho da cavidade torácica em todas as dimensões. A pressão na cavidade é, então, reduzida, tornando-a menor que a pressão atmosférica, fazendo o ar entrar nos pulmões. Isso é chamado de respiração com pressão negativa, pois o ar é sugado para dentro dos pulmões. Essa parte do ciclo é ativa, necessitando da contração muscular.

Durante a exalação ou expiração, o diafragma e os músculos intercostais relaxam. Diferentemente da inspiração, a expiração não costuma necessitar de esforço muscular. À medida que esses músculos relaxam, todas as dimensões do tórax diminuem e as costelas e os músculos assumem uma posição de repouso normal. Quando o volume da cavidade torácica diminui, o ar nos pulmões é comprimido em um espaço menor e a pressão é maior que a pressão atmosférica. A pressão intrapulmonar – que é a pressão dentro dos pulmões e da via aérea – aumenta, e o ar é empurrado para fora pela traqueia. Essa fase do ciclo é passiva. A expiração termina quando a pressão intrapleural fica igual à pressão atmosférica, quando o ar para de fluir dos pulmões para fora.

O processo de respirar costuma ser fácil e exige pouco esforço muscular. Se for observado que um paciente está tendo que usar a musculatura acessória para respirar, o comprometimento respiratório ou a **insuficiência respiratória** iminente deve ser incluída nos seus diagnósticos diferenciais.

O coração é a principal bomba do sistema circulatório, e o seu funcionamento adequado é fundamental para a distribuição de sangue por todo o corpo (**Figura 2-6**). O sangue desoxigenado retorna para o coração através das veias cavas superior e inferior. A veia cava superior retorna o sangue da cabeça, dos braços e dos ombros (i.e., partes acima do coração), e a veia cava inferior retorna o sangue da parte inferior do corpo (i.e., partes abaixo do coração). O sangue desoxigenado passa da veia cava para o átrio direito e é, então,

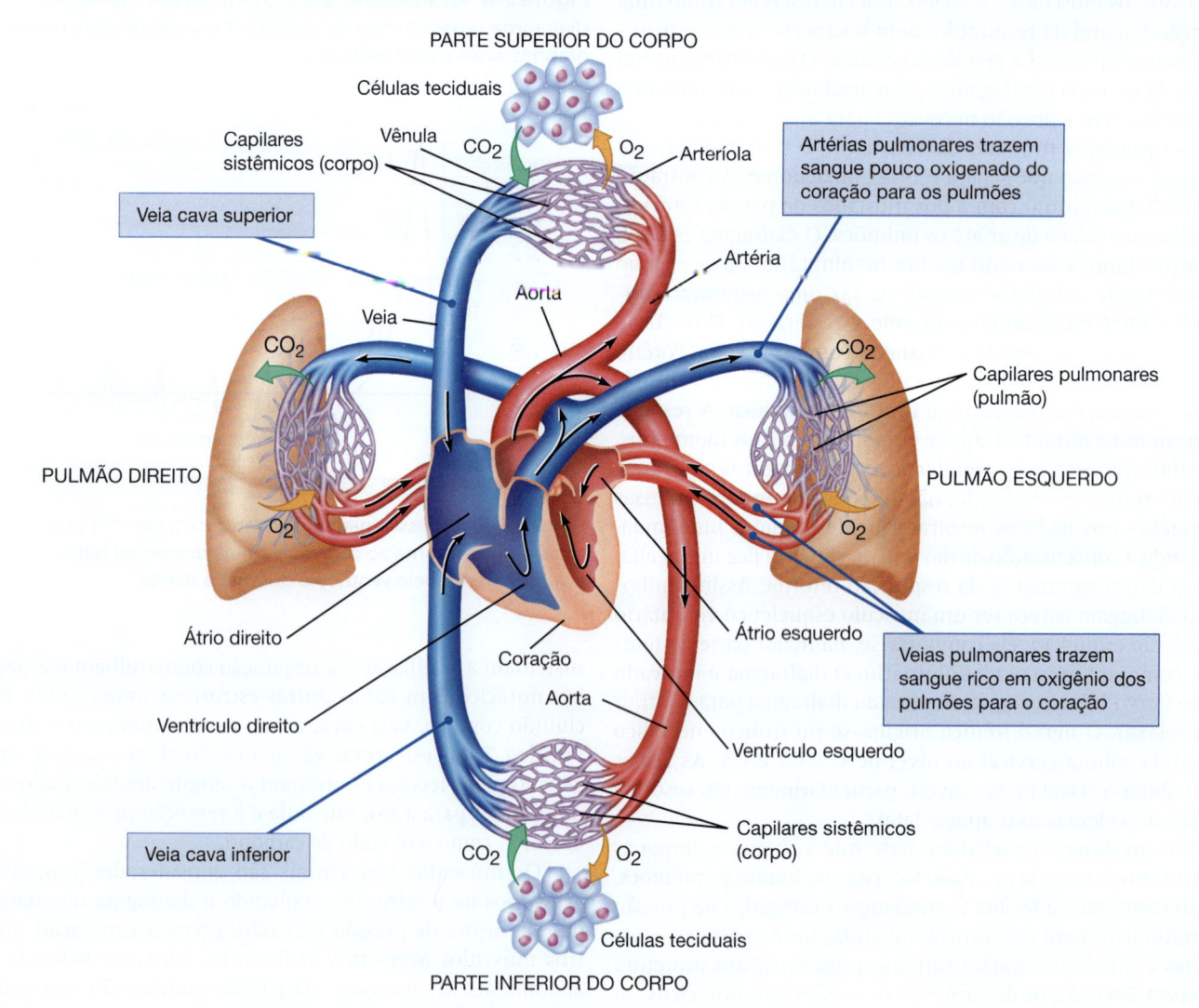

Figura 2-6 O sistema circulatório inclui coração, artérias, veias e capilares de interconexão. Os capilares são os menores vasos e conectam vênulas e arteríolas. No centro do sistema está o coração, que é a sua força-motriz.

bombeado para o ventrículo direito; depois, vai para o tronco pulmonar. O tronco pulmonar divide-se em artérias pulmonares direita e esquerda, as quais fluem para os pulmões. O sangue oxigenado retorna para o coração e para o átrio esquerdo através das veias pulmonares. Esse é o único local do corpo onde uma artéria leva sangue desoxigenado e uma veia leva sangue oxigenado.

O **ducto torácico**, localizado na parte superior esquerda do tórax, é o maior vaso linfático do corpo. O ducto torácico retorna para a veia cava qualquer excesso de líquido das extremidades inferiores e do abdome que não tenha sido coletado pelas veias. A quantidade de líquido linfático que retorna é pequena em comparação com o volume de sangue que flui pelas veias, mas sua eliminação é importante, pois o líquido se acumularia nas extremidades inferiores de outra forma.

Fisiologia do Sistema Respiratório

A função primária do sistema respiratório é a respiração, a troca dos gases através da membrana alveolocapilar. A respiração e a ventilação são reguladas por uma interação complexa de nervos, sensores e hormônios. O nível de dióxido de carbono (CO_2) no corpo é o modulador primário da respiração. O CO_2 é o principal produto de descarte do metabolismo. O metabolismo é o processo de quebra dos açúcares (dextrose ou glicose) e de outros nutrientes para a forma de energia a ser usada pelas células do corpo. Um nível elevado de CO_2 prejudica o mecanismo celular responsável por esse metabolismo. O **metabolismo aeróbico**, no qual a glicose é convertida em energia na presença de oxigênio, é o processo básico da vida. Esse processo é muito eficiente, mas depende de um suprimento contínuo de oxigênio e glicose, pois as células não conseguem armazenar esses recursos.

Quando não recebem oxigênio, as células têm de realizar o **metabolismo anaeróbico**, o qual permite que as células gerem pequenas quantidades de energia, mas liberando excesso de ácidos como subprodutos, em especial os ácidos láctico e carbônico. Esse excesso de ácido precisa ser removido pelo sistema de tamponamento ácido carbônico-bicarbonato; caso contrário, ocorre acidose. Muitas vezes, porém, o mesmo problema que prejudica a oferta de oxigênio também compromete a circulação, causando acúmulo de ácidos e lesão celular ou morte tecidual.

Quando o ar do ambiente entra no trato respiratório, o potencial para infecções está sempre presente, mas o corpo é muito eficiente na resposta a essa ameaça. O sistema respiratório tem várias estratégias para evitar que microrganismos causadores de doenças (patógenos) entrem no trato respiratório superior e alcancem os alvéolos.

Se um patógeno passar através da pele (a qual atua como barreira primária contra lesões e infecções) e entrar no corpo através do trato respiratório, o revestimento de células epiteliais na traqueia age como barreira secundária contra infecções. O epitélio é formado por células caliciformes secretoras de muco. Esse muco pegajoso intercepta os possíveis invasores. Outras células contêm pelos microscópicos (cílios) que ajudam a mobilizar o muco até o trato respiratório superior, onde ele pode ser eliminado pela tosse. O muco também contém anticorpo imune chamado imunoglobulina A (IgA). A IgA é secretada nos fluidos corporais e liga-se aos microrganismos patogênicos, permitindo que os leucócitos os reconheçam e os destruam.

No trato respiratório inferior, os leucócitos podem entrar fisicamente nos alvéolos e nos bronquíolos espremendo-se entre as bordas celulares. Os leucócitos atacam os patógenos e englobam quaisquer partículas pequenas que não tiverem sido levadas pelo muco na via aérea superior. Esses leucócitos costumam ser expectorados no muco e são responsáveis pela coloração amarelo-esverdeada do escarro em pacientes com determinados tipos de infecções respiratórias.

Respiração

Toda vez que uma pessoa inspira profundamente, os alvéolos recebem um suprimento de ar rico em oxigênio. O oxigênio passa, então, por uma fina rede de capilares pulmonares, os quais estão em contato íntimo com os alvéolos. Os capilares pulmonares estão localizados nas paredes alveolares. As paredes dos capilares e os alvéolos são extremamente finos. Assim, o ar nos alvéolos e o sangue nos capilares estão separados por duas camadas de tecidos muito finos.

Oxigênio e dióxido de carbono atravessam essas finas camadas de tecido rapidamente. A difusão é um processo passivo em que as moléculas se movem de uma área com maior concentração de moléculas para uma área com menor concentração. Há mais moléculas de oxigênio nos alvéolos que no sangue. Assim, as moléculas de oxigênio movem-se dos alvéolos para o sangue. Como há mais moléculas de dióxido de carbono no sangue que no ar inspirado, o dióxido de carbono move-se do sangue para os alvéolos.

Controle Químico da Respiração

O cérebro – ou, mais especificamente, o centro respiratório no tronco encefálico – controla a respiração. Essa área está em uma das partes mais protegidas do sistema nervoso – profundamente dentro do crânio. Os nervos nessa região atuam como sensores para o nível de dióxido de carbono no sangue e, subsequentemente, no líquido cerebrospinal. O cérebro controla automaticamente a respiração se o nível de dióxido de carbono ou de oxigênio no sangue arterial estiver muito alto ou muito baixo. De fato, ajustes podem ser feitos em uma única respiração.

A respiração ocorre como resultado do aumento do dióxido de carbono, o que causa a diminuição do pH no líquido cerebrospinal. As células estão constantemente trabalhando para eliminar o dióxido de carbono e regular o equilíbrio acidobásico do corpo. Quando o nível de dióxido de carbono fica muito alto, ocorre uma pequena alteração no pH (a medida de acidez) do líquido cerebrospinal. O bulbo (uma porção do tronco encefálico), que é sensível a mudanças no pH, estimula o nervo frênico, enviando um sinal para o diafragma, que faz a pessoa respirar. A pessoa, então, expira para reduzir o nível de dióxido de carbono no corpo.

Os receptores químicos, ou **quimiorreceptores**, sentem as mudanças na composição do sangue e dos líquidos corporais. As alterações químicas primárias registradas pelos quimiorreceptores incluem os níveis de hidrogênio (H^+), dióxido de carbono (CO_2) e oxigênio (O_2):

- H^+. Os quimiorreceptores sentem um aumento no nível de hidrogênio no líquido ao redor das células do bulbo, o que estimula um aumento na frequência respiratória. O oposto ocorre quando caem os níveis de H^+. Essa alteração pode ser detectada na corrente sanguínea ao medir o pH, que é inversamente proporcional ao H^+ – isto é, o nível do pH diminui quando o nível de H^+ aumenta e vice-e-versa. O pH normal no corpo humano fica entre 7,35 e 7,45.
- CO_2. O nível de CO_2 no sangue aumentará se a respiração for muito lenta ou superficial, causando **hipercapnia** ou retenção de CO_2, ou se o sangue ficar muito ácido. O excesso de CO_2 dilui-se para o líquido cerebrospinal, desencadeando uma elevação no H^+ e, por sua vez, precipitando uma elevação na frequência respiratória. Esse nível pode ser medido no sangue pela pressão arterial parcial de CO_2 ($Paco_2$). A $Paco_2$ normal é de 35 a 45 mmHg. O nível de CO_2 é o principal regulador da respiração.
- O_2. Quando os quimiorreceptores periféricos sentem uma queda excessiva no nível de oxigênio, a frequência respiratória aumenta. A pressão arterial parcial de O_2 (Pao_2) normal é de 80 a 100 mmHg.

A respiração normal é controlada pelo estímulo hipercárbico (nível elevado de CO_2), no qual a respiração aumenta mesmo quando o CO_2 se torna apenas um pouco elevado. Os quimiorreceptores sofrem alterações quando a doença pulmonar crônica causa elevação persistente do nível de CO_2. O corpo também tem um sistema de reserva, chamado de estímulo hipóxico, para o controle da respiração. Quando o nível de oxigênio cai, esse sistema também estimula a respiração. Há regiões no cérebro, nas paredes da aorta e nas artérias carótidas que atuam como sensores de oxigênio. Esses sensores ficam facilmente satisfeitos com níveis mínimos de oxigênio no sangue arterial. Assim, o sistema de reserva – estímulo hipóxico – é muito menos sensível e menos poderoso que os sensores de dióxido de carbono no tronco encefálico. Pacientes que tem níveis de CO_2 elevados cronicamente, como visto em alguns pacientes com doença pulmonar obstrutiva crônica (DPOC), podem depender do estímulo hipóxico. Tais pacientes são dependentes de baixos níveis de oxigênio para estimular um aumento na frequência ou na profundidade ventilatória. Esse fato explica por que pacientes com doença pulmonar crônica não devem receber quantidades excessivas de oxigênio por longo prazo. Entretanto, no tratamento inicial de pacientes com doença pulmonar crônica, se houver hipoxemia acentuada e se for necessária uma porcentagem elevada de oxigênio, não se deve deixar de administrar oxigênio por medo de causar parada respiratória.

Sistemas de Tamponamento

Um tampão é uma substância que pode absorver ou doar íons hidrogênio (H^+). Os tampões absorvem íons hidrogênio quando eles estão em excesso e doam íons hidrogênio quando há depleção deles. Assim, os sistemas de tamponamento atuam como defesas rápidas para alterações acidobásicas na concentração de íons hidrogênio no líquido extracelular. O sistema respiratório e o sistema renal funcionam em conjunto com o tampão de bicarbonato para manter a homeostase. A maneira mais rápida de se livrar do excesso de ácido é por meio do sistema respiratório. O excesso de ácido pode ser expelido como CO_2 + H_2O pelos pulmões. Em contrapartida, o respirações mais lentas aumentam o CO_2 em estados de alcalose. O sistema renal regula o pH pela filtragem de mais hidrogênio e retenção de bicarbonato em um estado de acidose, e fazendo exatamente o contrário em estados de alcalose. Esse processo é lento, e pode demorar dias para que seja eliminada quantidade suficiente de H^+ a fim de alcançar o equilíbrio acidobásico.

Os rins podem sentir a redução nos níveis de oxigênio no sangue. Os sensores na artéria renal percebem a hipóxia e, então, liberam eritropoietina, um hormônio que estimula a criação de hemácias. Quando os sensores registram níveis muito baixos de oxigênio, são criadas mais hemácias. Os pacientes com bronquite crônica, por exemplo, costumam ter número elevado de hemácias, uma condição chamada de policitemia. Esse distúrbio aumenta o risco de formação de coágulos sanguíneos. A eritropoietina foi sintetizada quimicamente e é usada como medicamento injetável em pacientes que recebem quimioterapia para tentar estimular o corpo a gerar hemácias.

Controle da Respiração pelo Sistema Nervoso Central

O grupo respiratório dorsal (GRD) no bulbo é o principal marca-passo para a respiração, sendo responsável por iniciar a inspiração. Ele define o padrão de base da respiração. A ponte, outra área dentro do tronco encefálico, ajuda a regular as atividades do GRD. A ponte tem duas regiões. O **centro pneumotáxico**, localizado na porção superior da ponte, ajuda a desligar o GRD, resultando em respirações mais curtas e rápidas. O **centro apnêustico**, localizado na porção inferior da ponte, estimula o GRD, resultando em respirações mais longas e lentas. Ambas as regiões da ponte são utilizadas para ajudar a reforçar as respirações durante o estresse emocional ou físico. As duas áreas do bulbo e as duas da ponte trabalham juntas par ajudar a regular a respiração.

Ventilação

Uma quantidade substancial de ar pode ser movida dentro do sistema respiratório. Um homem adulto tem a capacidade pulmonar total de 6.000 mL, enquanto a mulher tem por volta de um terço a menos dessa capacidade total. A quantidade de ar que é movida em repouso é de cerca de 500 mL, que é chamada de volume corrente, ou seja, a quantidade de ar movida para dentro ou para fora dos pulmões durante uma única respiração. O volume exato pode ser afetado por muitas variáveis, incluindo doença pulmonar, tamanho corporal, condicionamento físico e fatores menos óbvios, como elevação acima do nível do mar. O volume residual é a quantidade de ar que permanece nos pulmões após a expiração máxima. Esse ar mantém a insuflação parcial dos pulmões e não movimenta o ar durante a ventilação. A capacidade vital é a quantidade total de ar movimentada para dentro e para fora dos pulmões com a máxima inspiração e expiração.

Há dois tipos de capacidade de reserva: expiratória e inspiratória. A capacidade de reserva expiratória é a diferença entre uma expiração normal e uma expiração do ar remanescente nos pulmões. Pode-se demonstrar esse conceito forçando o máximo possível de ar para fora dos pulmões após uma expiração normal – esse volume de ar é a capacidade de reserva expiratória. Da mesma forma, a inalação com o máximo possível de profundidade após uma inalação normal permite que se obtenha um volume adicional de ar, a capacidade de reserva inspiratória. Com assistência ventilatória, você move ativamente ar para dentro dos pulmões. O dispositivo de bolsa-válvula-máscara comum tem capacidade aproximada de 1.000 a 2.000 mL de ar. Embora o volume corrente usual seja em torno de 500 mL, algum volume adicional é necessário para compensar o espaço morto no circuito respiratório. Entretanto, o volume total de ar proveniente do dispositivo de bolsa-válvula-máscara não deve ser administrado para evitar barotrauma por hiperinsuflação. Em vez disso, é oferecido o volume suficiente de acordo com a avaliação da expansão do tórax.

O espaço morto é a porção do sistema respiratório que não tem alvéolos e, assim, onde ocorre pouca ou nenhuma troca de gás entre o ar e o sangue. Isso inclui o ar na via aérea superior e porções da via aérea inferior até os alvéolos, sendo normalmente aceito como sendo de cerca de 150 mL. A boca, a traqueia, os brônquios e os bronquíolos são todos considerados espaço morto. Quando um paciente é ventilado com qualquer dispositivo, cria-se mais espaço morto. O gás deve encher primeiramente o dispositivo antes que possa ser movimentado para dentro do paciente. A quantidade de espaço morto pode aumentar quando ocorre um processo patológico, como a atelectasia.

Ao avaliar a ventilação, é fundamental saber a profundidade ou o volume de cada respiração. Há outra medida chamada de volume-minuto que fornece uma determinação mais acurada da ventilação efetiva. O volume-minuto, também chamado de ventilação-minuto, é a quantidade de ar que é movimentado para dentro e para fora dos pulmões em 1 minuto menos o espaço morto. O espaço morto é um fator importante a ser considerado ao determinar a frequência e a profundidade adequadas para a ventilação, pois ele deve ser subtraído do volume corrente.

**Volume-minuto =
Frequência Respiratória × Volume Corrente**

A sobrevivência exige uma quantidade adequada de volume-minuto e não apenas a frequência respiratória. Considere um paciente que está respirando com uma frequência de 20 ventilações/minuto mas tem expansão torácica e movimento do ar mínimos. Mesmo que a frequência respiratória do paciente pareça adequada, a quantidade de ar sendo movimentada é inadequada. O volume-minuto está muito baixo, e o paciente necessita de assistência ventilatória. A análise do volume de ar envolvido na ventilação pode ajudar na compreensão da patologia de muitas doenças respiratórias e na avaliação de quão bem um paciente está respondendo ao tratamento (**Figura 2-7**)

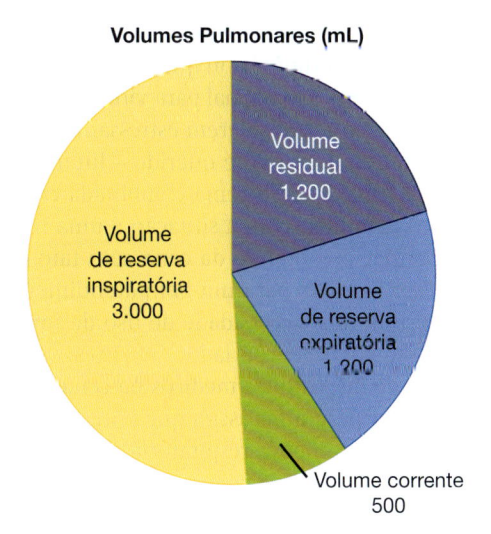

Figura 2-7 Volumes pulmonares.

Volumes Pulmonares (mL)
- Volume residual 1.200
- Volume de reserva inspiratória 3.000
- Volume de reserva expiratória 1.200
- Volume corrente 500

Via de Avaliação AMLS ▶▶▶▶

▼ Observações Iniciais

A dispneia é um sinal e um sintoma. Um sinal externo de dispneia, por exemplo, é o uso da musculatura acessória. O paciente pode referir falta de ar ou expressar uma desconfortável percepção de dificuldade respiratória, usando termos como *falta de ar* ou *aperto no peito* ou *problemas para respirar*.

Ao responder a um chamado de atendimento de emergência, a queixa principal do paciente com dificuldade para respirar (algumas vezes expressa pelas testemunhas quando o paciente não consegue falar) varia desde falta de ar evidente até fraqueza ou alteração do estado mental. O despachador pode ter obtido informações adicionais com o solicitante, ou outros fatores de história, incluindo registros anteriores, que indicam que o paciente tem doença pulmonar crônica.

Considerações de Segurança da Cena

A avaliação da cena quanto a riscos é uma etapa fundamental na via de avaliação AMLS. Os pacientes com sofrimento respiratório raramente ameaçam os profissionais do atendimento de emergência, mas deve-se ter cautela ao lidar com qualquer paciente que apresente hipóxia ou que esteja inquieto. Deve-se também considerar o potencial para violência por familiares ou testemunhas que considerem estressante observar um paciente – em especial, um ente querido – lutar para conseguir respirar. A frustração extrema combinada com a escassez de recursos para lidar com a situação é uma receita para a agressão. Ganhar o comando da cena com tato e empatia pode estabelecer as bases para um bom atendimento ao paciente, mas considere a necessidade de uso de força policial ou de outros recursos, se apropriado.

A presença de dispositivos médicos na cena deve levar o profissional a fazer perguntas assim que entrar no ambiente. Alguns pacientes com doença respiratória crônica necessitam de suporte ventilatório e de via aérea continuamente, desde cilindros de oxigênio relativamente simples até ventiladores sofisticados. Quando surge uma complicação, os serviços de emergência (SE) são chamados para a resolução do problema agudo.

Precauções-padrão

Qualquer combinação de queixas respiratórias com história de febre necessita de barreiras de proteção para o profissional quanto a membranas mucosas, em especial ao realizar aspiração e procedimentos na via aérea. A colocação de máscara, luvas e avental parece muito simples, mas é uma precaução facilmente esquecida ao ver um paciente em estado grave.

Outros Riscos

Quando um paciente mostra evidências de irritação de membranas mucosas e aumento do trabalho respiratório, em especial quando há grupos isolados de vítimas, há necessidade de atenção especial à segurança na cena do atendimento. A equipe e os equipamentos para produtos perigosos devem ser enviados para a cena antes do início do atendimento médico.

A avaliação de qualquer cena, seja um domicílio privado ou comercial, deve ser feita com o uso de todos os sentidos. Não devem ser vistas partículas suspensas no ar, e não se deve entrar no local se o ar estiver esfumaçado, nebuloso ou empoeirado. Se o paciente estiver nessa área, há probabilidade de complicações respiratórias. Busque por placas ou outros indicativos visuais de substâncias químicas dentro de ambientes comerciais. Obtenha equipamento de proteção individual e recursos para produtos perigosos a fim de permanecer seguro ao entrar nessas cenas se tiver treinamento adequado. Odores químicos podem alertá-lo para a presença de substâncias químicas invisíveis no ar. A mesma proteção e recursos devem ser usados se for detectado esse tipo de ameaça. Dentro de instalações industriais, sons incomuns devem alertá-lo para vazamentos de gás ou para potenciais situações perigosas.

Apresentação/Queixa Principal

Muitos pacientes com doença respiratória crônica têm alguns sintomas o tempo todo. A questão pertinente para eles é "O que mudou e fez você chamar uma ambulância ou vir para o hospital?". Algumas queixas comuns do paciente com problemas respiratórios crônicos incluem:

- Asma com febre
- Mau funcionamento de inalador dosimetrado
- Problemas relacionados a viagens longas
- Desencadeadores de dispneia, como animais de estimação, perfumes ou fumaça de cigarro
- Problemas sazonais com alérgenos, bactérias, mofos e fungos
- Falta de adesão ao tratamento
- Mau funcionamento de dispositivo tecnológico, como cilindro de oxigênio, ou falta de medicamentos

Avaliação Primária

Nível de Consciência

Seja no setor de emergência, na área de triagem ou no ambiente pré-hospitalar, pode-se avaliar o nível de consciência do paciente e seu esforço respiratório a distância, mas deve-se avaliar a sua via aérea de perto. Se o paciente estiver alerta, acordado, sem muito esforço respiratório e conseguindo cumprimentá-lo com aperto de mão ao apresentar-se, ele está em condição relativamente estável e seguro contra ameaças respiratórias imediatamente fatais. Observe o esforço respiratório. A respiração normal deve ser tranquila e discreta em repouso. Se for possível observar a respiração do paciente do outro lado da sala, é provável que esteja usando a musculatura acessória para respirar, o que indica esforço respiratório e sinaliza que a condição do paciente é provavelmente instável. A via aérea deve ser cuidadosamente avaliada. Lembre-se de que o reconhecimento e o tratamento das ameaças à vida são prioridade na avaliação primária e ao longo dos cuidados. Como muitos problemas respiratórios são potencialmente fatais, a avaliação respiratória é sempre uma etapa inicial na avaliação do paciente.

Via Aérea e Respiração

Nos pacientes inconscientes, deve-se abrir imediatamente a via aérea com as mãos usando luvas e fazendo uma manobra de tração da mandíbula ou elevação do queixo. Procure sinais de obstrução da via aérea superior, como secreções ou sangue dentro da boca. Escute os ruídos da via aérea. Há sons anormais que indiquem comprometimento da via aérea, como estridor, ou ruídos da via aérea inferior, como sibilância, mesmo com a cabeça e a mandíbula em posição adequada? A aspiração sempre deve estar prontamente disponível para ser utilizada no exame primário.

Se for necessário oferecer manejo manual continuado da via aérea, deve ser instituído um plano imediato para o posicionamento ou iniciado o uso de técnicas invasivas. A pré-oxigenação/ventilação é sempre a primeira etapa do plano enquanto se procura uma medida segura e efetiva para o manejo da via aérea com base nos recursos, no diagnóstico diferencial, na localização e na anatomia do paciente.

Se o paciente já tiver uma via aérea artificial instalada, deve-se avaliar sua efetividade e a tolerância do paciente ao dispositivo. Confirmar o posicionamento adequado do dispositivo antes de avaliar a respiração.

A avaliação da respiração começa no primeiro encontro com o paciente. Visualizar rapidamente o tórax e observar a presença de movimentos evidentes. Como regra, quaisquer ruídos respiratórios que sejam audíveis sem estetoscópio são anormais. O frêmito tátil (ou vocal) é uma vibração palpável quando a pessoa fala; a pneumonia fará a vibração ser mais proeminente, enquanto o pneumotórax e o derrame pleural levam à redução do frêmito. Ouça o paciente falar. O paciente está rouco ou queixa-se de disfagia? Quantas palavras ele consegue falar em uma frase antes de ter que respirar? A capacidade de usar frases de seis ou sete palavras em vez de frases de duas ou três palavras diz muito sobre a respiração do paciente.

A avaliação da frequência e da profundidade da respiração é um componente evidente da avaliação respiratória, mas a frequência e a profundidade não costumam ser acuradamente determinadas. A frequência pode ser um sinal vital comumente medido, mas a profundidade (volume) respiratória pode ser erroneamente julgada. Um paciente com frequência adequada, mas com volume baixo, ainda terá um volume-minuto inadequado. A frequência respiratória pode variar de forma significativa de um minuto para o outro. Monitore as tendências na frequência respiratória (sejam de redução ou de aumento) em vez de concentrar-se apenas na frequência específica desde o início da avaliação.

Diferenciando entre Sofrimento Respiratório e Insuficiência Respiratória

Quando um paciente refere dispneia ou apresenta aumento observável do esforço respiratório, deve-se fazer uma pausa e perguntar-se: este paciente está em sofrimento respiratório ou apresenta sinais de insuficiência respiratória? Se o paciente melhorar com manobras de reanimação simples, a resposta é sofrimento respiratório. Se, por outro lado, o paciente não melhorar com as intervenções básicas ou se qualquer paciente com sofrimento respiratório apresentar sinais de fadiga ou alteração do estado mental, a insuficiência respiratória é iminente. Devem ser implementadas medidas imediatas de reanimação para sustentar a via aérea e a ventilação do paciente. A seguir, estão listados alguns dos indicadores de insuficiência respiratória iminente:

- Frequência respiratória > 30 ou < 6 respirações/minuto
- Saturação de oxigênio < 90%
- Uso de múltiplos grupos de músculos acessórios
- Incapacidade de ficar em posição supina
- Taquicardia com frequência > 140 batimentos/minuto
- Alteração do estado mental
- Incapacidade de eliminar secreção/muco oral
- Cianose de leitos ungueais ou lábios

Após a avaliação primária, já podem ter sido iniciadas algumas manobras básicas de reanimação se necessário pela condição do paciente. Pode ter sido administrado oxigênio suplementar ou pressão positiva contínua na via aérea (CPAP, do inglês *continuous positive airway pressure*), ou pode ter sido administrada ventilação com pressão positiva por meio de dispositivo de bolsa-válvula-máscara. Reavaliar a tolerância do paciente a essas intervenções. Avaliar se o paciente está se sentindo melhor. Os sinais vitais do paciente melhoraram? O tórax do paciente eleva-se de forma simétrica na ventilação com bolsa-válvula-máscara? Se este método falhar, você pode necessitar a considerar a intubação endotraqueal (como a intubação assistida por fármacos) e ventilação mecânica.

A sequência rápida de via aérea (SRA) é uma forma de intubação assistida por fármacos que utiliza a mesma abordagem farmacológica, mas em vez da intubação da traqueia, o profissional insere um dispositivo de via aérea supraglótica ou um dispositivo de tubo laríngeo. Dependendo da situação e condição do paciente, é uma abordagem razoável, mas este método não provém a mesma proteção da via aérea como a intubação endotraqueal. Esse processo é relativamente novo e não foi bem estudado até o momento. Está incluso por ser um método intrigante de manejo da via aérea, e pode melhorar o manejo pré-hospitalar da via aérea.

Circulação/Perfusão

A avaliação da cor da pele é uma maneira rápida de formar uma impressão inicial da circulação do paciente. Embora seja importante perceber a cianose generalizada da dessaturação de oxigênio ou a palidez profunda do choque, podem ser obtidas informações mais sutis por meio da avaliação das membranas mucosas. O tecido dentro da boca, sob as pálpebras e mesmo sob o leito ungueal costuma ter exatamente a mesma cor rosada em todos os pacientes saudáveis. Observe se as mucosas do paciente estão úmidas. A desidratação pode ser vista nas membranas mucosas da boca e dos olhos. Lábios secos e rachados, língua seca e enrugada e olhos secos e fundos são evidências de desidratação. A pele de um paciente idoso pode sempre parecer seca e com pouco turgor, de modo que a avaliação da pele pode ter menos valor em algumas pessoas idosas (**Figura 2-8**).

▼ Primeira Impressão

O conhecimento de anatomia, fisiologia e fisiopatologia é a primeira etapa para ser capaz de realizar um exame físico abrangente e obter uma anamnese adequada do paciente a fim de determinar a causa da queixa respiratória. O Capítulo 1 descreveu o processo para a formação dessa impressão clínica, e o Apêndice de procedimentos da via aérea descreve a sequência rápida de intubação (também chamada de intubação assistida por fármacos), a qual costuma ser usada para pacientes responsivos ou combativos que necessitam ser intubados, mas que não conseguem colaborar.

Apresentação Inicial

Independentemente do local, deve-se avaliar o nível de consciência global e o esforço respiratório, verificando rapidamente

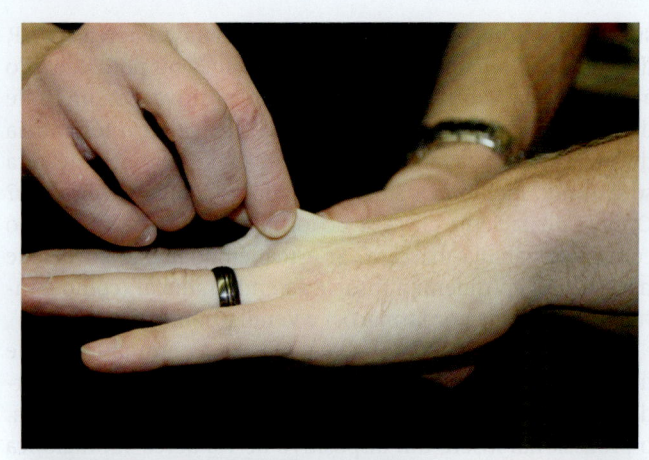

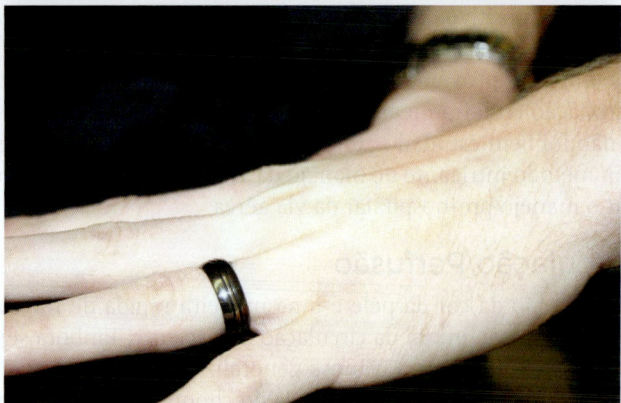

Figura 2-8 Turgor cutâneo inadequado.
Cortesia de Keith Monosky.

o estado perfusional. Essas avaliações podem ser feitas enquanto se ajuda a retirar o paciente do carro ou da cadeira de rodas ou ao posicioná-lo na maca.

Todos os profissionais de saúde devem conhecer os indícios ambientais e de segurança que podem ser avaliados no primeiro encontro com o paciente. As pistas para diversas condições patológicas podem ser imediatamente evidentes, mas deve-se lembrar de que são apenas indícios. Deve-se evitar uma impressão geral apressada apenas com base em informações mínimas. A apresentação do paciente pode sugerir uma condição em particular, mas essas suspeitas devem ser confirmadas por uma avaliação completa.

▼ Avaliação Detalhada
Anamnese

Sempre questionar os pacientes com história de queixas semelhantes à atual para comparar os sintomas de hoje com aqueles previamente experimentados – são os mesmos ou são diferentes? Um paciente com história de insuficiência cardíaca e início agudo de dispneia pode dizer que os sintomas de hoje são os mesmos do último episódio de edema pulmonar. Questionar o paciente sobre o que ele acha que está errado. Alguns pacientes estão tão familiarizados com seu problema que conseguem relacionar os sintomas atuais com os de ocasiões anteriores e a causa deles. Entretanto, você não deve se basear completamente em um diagnóstico específico a ponto de ignorar outros problemas que podem estar presentes.

OPQRST e SAMPLER

A **história da doença atual (HDA)** é, talvez, o elemento mais importante da avaliação do paciente. Como é geralmente citado na educação médica, "95% do diagnóstico é feito perguntando-se as questões certas". Os elementos principais da HDA são facilmente obtidos através de uma anamnese sistemática. Mesmo se o paciente não apresentar dor, aqueles que já apresentaram dispneia podem fornecer muitas informações importantes. Por exemplo, um paciente com asma pode graduar a intensidade do desconforto de um episódio atual como 8. É importante determinar como o paciente compara esse desconforto com os episódios prévios. Identificar se o paciente já foi alguma vez intubado ao experimentar esse tipo de desconforto pode ser um indicador importante da necessidade de intervenções terapêuticas iminentes na via aérea e da probabilidade de insuficiência respiratória. Se a dispneia estiver presente apenas com esforço, tente identificar quanto esforço é necessário para provocar a dispneia (caminhar até a caixa do correio *versus* atravessar uma sala), e se isso difere do estado basal do paciente. Com o uso das mnemônicas OPQRST e SAMPLER, pode-se obter uma HDA básica de forma sistemática.

Deve-se também buscar informações do paciente sobre fatores agravantes ou de alívio – o que piora e o que melhora os sintomas? Uma HDA detalhada é decisiva no desenvolvimento de um diagnóstico diferencial acurado e na formulação de um plano terapêutico efetivo. Os achados primários no paciente com dispneia estão listados na **Tabela 2-1**. Os elementos importantes de uma anamnese pulmonar incluem:

- Febre ou calafrios
- Edema de tornozelo
- Inchaço ou dor à palpação na panturrilha
- Dor nas costas, no tórax ou no abdome
- Vômitos
- Ortopneia
- Tosse
- Dispneia aos esforços
- História de bronquite
  - Asma
  - DPOC
- Sangue no escarro
  - Cor do escarro
  - História de produção de escarro
- Internação prévia por problema respiratório
- História de tabagismo ou exposição passiva ao tabaco
- Intubações prévias
- Uso de nebulizador domiciliar

> **Tabela 2-1** Achados Importantes no Paciente com Dispneia
>
> **Duração**
> - A dispneia crônica ou progressiva costuma estar relacionada com doença cardíaca, asma, doença pulmonar obstrutiva crônica (DPOC) ou doença neuromuscular (p. ex., esclerose múltipla).
> - Uma crise aguda de dispneia pode ser causada por exacerbação de asma, infecção, embolia pulmonar, disfunção cardíaca intermitente, causa psicogênica ou inalação de substância tóxica, alérgeno ou corpo estranho.
>
> **Início**
> - O início súbito de dispneia deve levantar a suspeita de embolia pulmonar ou pneumotórax espontâneo.
> - A dispneia que se desenvolve lentamente (horas a dias) indica pneumonia, insuficiência cardíaca congestiva ou doença maligna.
>
> **Posição do Paciente**
> - A ortopneia pode ser atribuída a insuficiência cardíaca congestiva, DPOC ou distúrbio neuromuscular.
> - A dispneia paroxística noturna é mais comum naqueles com insuficiência cardíaca esquerda.
> - A dispneia aos esforços está associada a DPOC, isquemia miocárdica e sobrecarga abdominal que ocorre na obesidade, na ascite e na gestação.

Estado de Saúde Atual

A anamnese deve incluir uma exploração dos fatores de risco do paciente para ajudá-lo a estreitar o diagnóstico diferencial. Por exemplo, o paciente pode ter fatores de risco para o desenvolvimento de trombose venosa e embolia pulmonar: uso de contraceptivos orais, obesidade, tabagismo e estilo de vida sedentário.

Avaliação Secundária

Sinais Vitais

Devem-se obter os sinais vitais iniciais do paciente – temperatura, pulso, respiração, pressão arterial, saturação de oxigênio e medidas de CO_2 expirado –, repetindo-os periodicamente conforme a gravidade da condição do paciente. O estado mental do paciente também deve ser frequentemente reavaliado quanto a mudanças, especialmente na presença de sinais vitais anormais.

Desde a avaliação inicial do paciente, o trabalho respiratório já foi avaliado como silencioso (normal) ou aumentado, e a presença de desconforto respiratório foi determinada. Na avaliação primária, foram verificadas as funções vitais e as ameaças à vida. Durante a avaliação secundária, porém, devem-se contar as respirações por minuto do paciente para determinar a frequência respiratória. Uma leitura de $ETCO_2$ pode prover um registro mais preciso da frequência respiratória, porém não é econômico obter um $ETCO_2$ com o único propósito de registrar os sinais vitais. Uma frequência respiratória extremamente alta ou baixa pode alertá-lo de que um sistema de órgãos secundário é responsável pelo sofrimento respiratório. Por exemplo, um paciente que respira sem dificuldade, sem uso da musculatura acessória, mas com frequência rápida, apresenta taquipneia. Esse achado sutil tem implicações graves para o choque. A taquipneia ocorre quando os quimiorreceptores sentem uma elevação na acidez (acidose metabólica), estimulando o sistema respiratório a respirar mais rápido em uma tentativa de expelir o CO_2 excessivo. Na outra extremidade do espectro, um paciente que respira lentamente, sem uso da musculatura acessória, está exibindo bradipneia, que pode ser causada por um distúrbio do sistema nervoso central (SNC) ou pela ação de drogas/fármacos depressores.

Ao monitorar os sinais vitais, é especialmente importante prestar atenção à maneira como a respiração e a perfusão estão afetando o estado mental do paciente.

Exame Físico

Ao coletar a anamnese do paciente, algumas informações importantes devem ser conhecidas sobre os seus sinais vitais, como nível de consciência, posição e grau de sofrimento. Esta seção apresenta os componentes do exame físico dirigido na sequência, observando, em cada etapa, os pontos relevantes para um paciente com dispneia.

Exame Neurológico

A avaliação do nível de consciência é imperativa em pacientes com dispneia. O estado mental é um bom indicador geral de perfusão e oxigenação adequadas do SNC. O SNC, e o encéfalo em particular, é intolerante à interrupção prolongada de seu suprimento de sangue, oxigênio ou glicose. O estado mental pode deteriorar rapidamente quando qualquer um desses três componentes está deficiente, mesmo que por apenas alguns minutos. A disfunção do sistema pulmonar pode levar a hipóxia, hipercapnia e declínio do estado mental, mesmo na presença de um sistema circulatório funcionante.

A avaliação do estado mental é uma parte importante do exame do paciente. Deve-se avaliar a orientação do paciente quanto à pessoa, ao lugar e ao tempo. Avaliar a clareza da fala, a coerência verbal e o tempo de resposta. Fala arrastada, articulação ruim, discurso resmungado ou desconexo e afasia podem ser atribuídos à hipóxia. A combinação de alteração do estado mental de início recente e sofrimento respiratório indica insuficiência respiratória.

Exame Cervical

No pescoço, pesquisar distensão venosa jugular quando um paciente estiver em posição semissentada. A distensão venosa jugular é uma condição na qual as veias jugulares estão ingurgitadas com sangue. Quando ocorre em pacientes sentados, pode fornecer uma estimativa grosseira da pressão no átrio direito do coração. As veias cervicais distendidas podem implicar insuficiência cardíaca como a fonte da dispneia. A distensão venosa jugular também pode indicar pressão elevada no tórax, o que impede que o sangue retorne da cabeça e do pescoço. Tamponamento cardíaco, pneumotórax, insuficiência cardíaca e DPOC podem causar distensão venosa jugular. O refluxo hepatojugular ocorre quando uma compressão leve sobre o fígado do paciente aumenta o ingurgitamento das veias jugulares. Esse é um sinal específico de insuficiência cardíaca direita.

A distensão venosa jugular deve ser interpretada à luz da posição do paciente e de outros sinais vitais. As veias jugulares grosseiramente distendidas apesar de uma pressão arterial de 80/40 mmHg em um paciente com trauma devem causar preocupação. Porém, a distensão venosa jugular em uma pessoa saudável de 20 anos em posição deitada (mas não sentada) é pouco preocupante.

Ao examinar o pescoço, observe a traqueia. O desvio de traqueia pode ser visto ou sentido na fúrcula supraesternal, e é um sinal clássico tardio de pneumotórax hipertensivo. O desvio ocorre atrás do esterno, então é de difícil acesso. Considere palpação da traqueia como parte de seu exame.

Exame do Tórax e do Abdome

O refluxo hepatojugular é específico para a insuficiência cardíaca direita. Quando o ventrículo direito não bombeia de maneira efetiva, o sangue fica represado, dificultando que as veias jugulares e o grande reservatório de sangue hepático façam a drenagem para o tórax. Como resultado, a combinação de distensão venosa jugular e distensão hepática pode estar presente na insuficiência cardíaca direita. A leve compressão do fígado aumenta ainda mais o ingurgitamento das veias jugulares (refluxo hepatojugular). Esse sinal de insuficiência cardíaca direita pode ser demonstrado quando um paciente com sofrimento respiratório está sentado em posição semi-Fowler (45 graus).

Verifique se ocorrem vibrações no tórax à medida que o paciente respira (frêmito tátil); secreções nas grandes vias aéreas costumam ser facilmente percebidas e escutadas. Alguns autores recomendam a percussão do tórax. Com experiência, é possível diferenciar entre os sons de um tórax normal e os sons de um grande pneumotórax, mas a percussão permanece sendo um procedimento difícil de ser usado a campo devido ao ruído ambiente.

Uma das principais avaliações de um paciente com dificuldade respiratória é a ausculta dos sons respiratórios. Avaliar todos os campos da respiração, anterior e posteriormente. Auscultar cada um dos três lobos do pulmão direito e os dois lobos do pulmão esquerdo na inspiração e na expiração, prestando bastante atenção para garantir que os ruídos respiratórios sejam bilateralmente iguais. As melhores práticas para a realização da ausculta estão descritas a seguir:

- Usar o diafragma do estetoscópio; se possível, posicionar o diafragma sobre a pele do paciente.
- Para eliminar a interferência externa, garantir que o tubo do estetoscópio não toque em nada durante a ausculta.
- Para evitar ruídos anormais na via aérea, pedir para o paciente respirar com a boca aberta e a cabeça em posição neutra ou levemente estendida.
- Sempre mover com propósito: superior para inferior, lateralmente e de um local para outro.
- Se for auscultado algo incomum, parar, mover o estetoscópio para outro local e ouvir novamente para fins de comparação.

Os ruídos respiratórios podem ser classificados de forma simples como normais ou anormais. Podem-se ouvir sons normais em uma área e sons anormais em outra. Os sons anormais, algumas vezes chamados de ruídos respiratórios adventícios, podem ser ouvidos em qualquer região pulmonar. Os sons associados a determinados processos patológicos respiratórios estão resumidos na **Tabela 2-2**.

- A sibilância é o sinal clássico de obstrução da via aérea ou de uma via aérea reativa. Os pacientes geralmente não têm problemas para inspirar, mas têm dificuldades para expirar, o que faz a expiração ser mais longa que a inspiração. Os sibilos costumam ser ouvidos na expiração (embora possam ser ouvidos na inspiração também) e podem ter qualidade musical ou tom áspero discordante. A intensidade do som varia conforme o tamanho da via aérea. Sibilos podem ser ouvidos em vários processos patológicos, comumente asma, bronquite e DPOC, mas também podem estar presentes na pneumonia e na insuficiência cardíaca. Seja cauteloso com ausência de ruídos torácicos ou com ruídos muito baixos. A fim de produzir sibilos audíveis, ar suficiente deve se mover através das estruturas. Se o paciente não puder movimentar ar suficiente, ele não consegue sibilar.
- A ausculta de estertores crepitantes na inspiração está associada ao acúmulo de líquido nos alvéolos. O som tem qualidade fina, aguda e estridente, algumas vezes desaparecendo com a tosse. Se o ruído desaparecer após algumas inspirações profundas, é provável que o paciente tenha atelectasia. Pneumonia, insuficiência cardíaca congestiva (ICC) e edema pulmonar são as condições mais comumente associadas a estertores crepitantes.
- A ausculta de roncos indica o acúmulo de secreção nas grandes vias aéreas. Os roncos costumam ser descritos como ruídos borbulhantes ou vibratórios, sendo auscultados na expiração. Os ruídos costumam ser gerados à medida que o ar passa através de secreções presas na via aérea. Bronquiectasia, fibrose cística e pneumonite aspirativa costumam ser acompanhadas por roncos.

Tabela 2-2 Ruídos Respiratórios e Algumas Condições Associadas

Localização	Som	Fase	Processo Patológico
Via aérea superior	Estridor	Inspiração	Crupe Epiglotite Aspiração de corpo estranho
Via aérea inferior	Roncos	Principalmente na expiração	Aspiração franca Bronquite Fibrose cística Pneumonia
	Sibilos	Principalmente na expiração	Doença reativa da via aérea Asma Insuficiência cardíaca congestiva Bronquite crônica Enfisema Obstrução endobrônquica
	Estertores (crepitação)	Final da inspiração	Pneumonia Exacerbação de insuficiência cardíaca congestiva Edema pulmonar
	Ruídos respiratórios diminuídos	Uma das fases ou ambas	Enfisema Atelectasia Pneumotórax (simples ou hipertensivo) Tórax instável Doença neuromuscular Derrame pleural
Parede torácica	Atrito pleural	Qualquer uma das fases	Pleurite Pleurisia Derrame pleural

- Conforme observado anteriormente, o líquido situado entre as camadas pleurais reduz a fricção, ajudando os pulmões a expandir e contrair durante a respiração normal. Quando esse líquido está ausente, pode ser auscultado um atrito pleural. Esse sinal está associado a dor na parede torácica causada por pneumonia, pleurisia e contusão pulmonar. O atrito de fricção pode ser ouvido na região adjacente ao local da dor.
- Os ruídos respiratórios diminuídos ou distantes são ouvidos em pacientes com as seguintes dificuldades respiratórias:
  - Distúrbios que causam aumento da capacidade residual funcional – isto é, aumento no volume de gás pulmonar em repouso
  - Diminuição das trocas gasosas
  - Presença inapropriada de ar ou líquido
- A ausculta de sons respiratórios diminuídos é um sinal clássico de enfisema. Esse processo patológico destrói as paredes alveolares, criando uma maior área de superfície nos pulmões. O fluxo de gás fica menos turbulento, produzindo um som mais suave. Outros distúrbios associados à diminuição dos sons respiratórios são atelectasia, pneumotórax, derrame pleural e distúrbios neuromusculares que limitam o volume inspiratório.
- O estridor é um som produzido por inflamação ou por uma grande obstrução na via aérea superior. Ele é ouvido apenas na inspiração e é descrito como um som musical agudo. A crupe viral e a epiglotite são dois distúrbios respiratórios acompanhados por estridor; obstrução da via aérea por corpo estranho, laringite, estenose ou tumor na via aérea também podem estar presentes e são determinados pela anamnese. Angioedema e trauma também podem estar associados ao estridor.
- A diminuição de ruídos respiratórios está associada a enfisema e outros distúrbios, e a ausência dos ruídos respiratórios (tórax silencioso) é um achado ameaçador. Os sons listados aqui requerem movimentação de ar suficiente para produzi-los.

Exame das Extremidades

O paciente tem edema de tornozelo ou lombar? Se for o caso, ele forma depressão (cacifo) ao ser pressionado? Há cianose periférica? Verificar o pulso do paciente. O pulso radial é o local mais comumente avaliado em um paciente estável, mas podem-se obter informações adicionais avaliando-se o pulso em outros locais, como as artérias carótida, femoral e pediosa dorsal. Os pulsos proximais correspondem às artérias maiores. O corpo pode desviar a circulação para esses vasos maiores em momentos de estresse ou hemorragia. Quando isso ocorre, os pulsos periféricos podem estar fracos ou ausentes, apesar de a circulação central ser preservada. O paciente tem taquicardia profunda (por esforço ou hipóxia)? Há pulso paradoxal? Observar também a temperatura da pele do paciente – se há febre evidente ou se a pele está fria e pegajosa pelo choque.

Exames Diagnósticos

Se adequado ao plano terapêutico do paciente, aplicar quaisquer monitores que estejam imediatamente disponíveis. Sinais vitais repetidos, ECG e leituras da oximetria de pulso são os dados mais comumente coletados. Em algumas situações, dependendo do equipamento disponível, podem-se registrar o pico do fluxo expiratório, o ETCO₂ e os níveis transcutâneos de monóxido de carbono.

Estetoscópio

Na prática, o estetoscópio é isoladamente o investimento mais importante de um profissional. O diafragma do estetoscópio é feito para os sons agudos (sons respiratórios); a campânula (se presente) é feita para sons graves (alguns sons cardíacos). A campânula deve ser delicadamente colocada sobre a pele para ouvir os sons mais graves. É uma ferramenta para auxiliar o profissional na tomada de decisões. Tenha em mente que a parte mais importante do estetoscópio é a parte que fica entre as olivas, o que significa que o cérebro do socorrista é o componente necessário para tomada de decisão crítica.

Oxímetro de Pulso

Em circunstâncias normais, um oxímetro de pulso é um dispositivo não invasivo que mede a porcentagem da hemoglobina de um paciente que está ligada ao oxigênio. Por exemplo, uma saturação de oxigênio de 97% indica que 97% da hemoglobina do paciente está ligada ao oxigênio. A maioria das pessoas saudáveis sentiria falta de ar com saturação menor que 90%. O monitoramento transcutâneo da saturação de oxigênio tornou-se uma maneira fácil e comum de avaliar a oxigenação sanguínea. Os monitores transcutâneos da saturação de oxigênio são relativamente baratos e podem fazer rapidamente uma aproximação do nível de oxigênio no sangue sem a necessidade de um procedimento invasivo. A tecnologia depende da capacidade de a hemoglobina absorver a luz infravermelha em graus variados, dependendo do número de locais de ligação da hemoglobina ocupados (i.e., saturados) por moléculas de oxigênio. O monitor calcula a quantidade de absorção de luz e traduz em uma porcentagem que representa o nível da saturação de oxigênio. Essa porcentagem é mostrada no monitor.

Em repouso, a maioria das pessoas saudáveis tem saturação de oxigênio de 95 a 100%. Níveis de oxigênio mais acurados são avaliados por monitoramento invasivo com gasometria arterial (GA), que requer punção de uma artéria para a obtenção de uma amostra para o teste. Esse exame é valioso em pacientes com sofrimento/insuficiência respiratória, para pacientes em ventilação e para a avaliação das acidoses respiratória e metabólica. Embora esse teste não seja geralmente realizado no ambiente pré-hospitalar, ele pode ser muito útil no transporte especializado.

A pressão parcial normal de oxigênio dissolvido no sangue arterial (PaO₂), expressa em milímetros de mercúrio (mmHg), é de 80 a 100. Em geral, se a saturação de oxigênio permanecer acima de 92%, a PaO₂ estará acima de 60 mmHg. À medida que o nível de oxigênio diminui, o monitor de saturação mostrará uma leitura decrescente. Há um leve atraso, de modo que o nível de oxigênio do paciente pode estar mais baixo antes que se possa realmente ver uma mudança no monitor da saturação. Devido à relação entre a pressão parcial de oxigênio e a porcentagem de saturação, esta última não é muito sensível para alterações na PaO₂ acima de 90%. Quando a saturação de oxigênio é de 90%, a PaO₂ é de cerca de 60 mmHg. Porém, abaixo de 90%, a saturação diminuirá acentuadamente quando ocorrerem reduções na pressão parcial de O₂. Uma pequena redução na saturação de oxigênio nesse ponto pode traduzir-se em hipóxia significativa. À medida que a leitura diminui ainda mais, o nível de oxigênio no sangue cai de forma significativa. Em alguns casos, leituras abaixo de 90% podem ser usadas apenas para a avaliação de melhoras qualitativas na ventilação, não de melhoras absolutas na oxigenação. Por exemplo, ao intubar um paciente gravemente hipóxico, se a saturação inicial mostrar um valor de 70%, a PaO₂ pode estar na faixa de 40. Após a intubação, a saturação de oxigênio pode melhorar para 80%, mas a PaO₂ pode, na verdade, ter melhorado pouco, apenas para cerca de 50 mmHg.

Outros fatores podem comprometer a confiabilidade do monitoramento da saturação de oxigênio. Esmalte de unhas, tintas ou vernizes nos dedos, extremidades frias ou ambiente gelado, choque, mau contato entre pele e sensor e pouca carga de bateria podem causar leitura inadequada. O monitor de saturação deve sentir um fluxo pulsátil no dedo, indicando isso por uma barra ou luz piscante pulsátil. Verificar se o monitor de saturação está captando esse sinal, pois sem isso as medidas podem não ser confiáveis. A hemoglobina não funcional, como a metaemoglobina e a carboxiemoglobina (COHb, resultado de intoxicação por monóxido de carbono), pode causar leituras falsamente altas; a saturação pode estar

100%, mas o paciente pode, no entanto, estar gravemente hipóxico. Um aspecto importante no monitoramento da saturação é que o valor obtido indica a hemoglobina presente que está saturada com um gás. Ele não verifica a efetividade da ventilação; não determina a quantidade de hemoglobina presente, de modo que a saturação pode estar elevada quando, na verdade, se há anemia, que pode levar a hipóxia; e não indica qual gás está ligado à hemoglobina.

Sensor de Monóxido de Carbono

Sendo relativamente novos na indústria de cuidados de saúde, os oxímetros de monóxido de carbono (CO-oxímetros) tornaram-se indicadores confiáveis da ligação entre moléculas de monóxido de carbono e hemoglobina. A hemoglobina "gosta mais" de monóxido de carbono do que de oxigênio – diz-se que tem maior afinidade pelo monóxido de carbono do que pelo oxigênio quando ambos estão disponíveis para ligação, resultando em leitura maior do que o normal de **carboxiemoglobina**. Quando um paciente tiver sido exposto a uma inalação tóxica de monóxido de carbono, é clinicamente útil ter um método simples para a detecção da quantidade precisa de ligação que ocorreu com monóxido de carbono. O sensor altamente acurado conecta-se ao paciente da mesma forma que o oxímetro tradicional, mas depende de comprimentos de onda de luz diferentes no espectro para a detecção de monóxido de carbono. Ao comparar os resultados da oximetria de monóxido de carbono e a detecção-padrão de carboxiemoglobina com o uso de análise por GA, um exame laboratorial invasivo, o método de CO-oximetria fica dentro de 4,3% do resultado da GA. Apesar dessa informação, ainda existe controvérsia a respeito da precisão e utilidade da detecção e do monitoramento do CO no paciente pré-hospitalar.

Detector do Dióxido de Carbono Expirado

Capnometria e Capnografia

O **monitoramento do dióxido de carbono expirado (ETCO$_2$)** por capnometria é um método confiável para determinar o posicionamento inicial adequado de um tubo endotraqueal, pois o esôfago normalmente tem nível baixo ou nulo de CO$_2$. Também é útil na detecção da extubação inadvertida, da eficiência das compressões torácicas e do retorno da circulação espontânea. A capnometria costuma empregar um detector colocado entre o tubo endotraqueal e o ventilador ou dispositivo de bolsa-válvula-máscara. Um tipo de detector contém um papel indicador que é sensível a mudanças no pH. O CO$_2$ expirado faz o papel mudar de cor, servindo com indicador visual da presença de CO$_2$. O grau de mudança na cor aproxima-se da quantidade de CO$_2$ presente, de modo que esse tipo de capnometria é chamado de detecção colorimétrica de CO$_2$. Esses dispositivos fornecem apenas medidas semiquantitativas. Os detectores colorimétricos têm utilidade clínica limitada e vida útil curta. O papel sensível ao pH deve permanecer em uma embalagem fechada e deve ser usado dentro de 15 minutos da abertura; a aspiração de ácido gástrico para dentro do dispositivo o inutilizará, da mesma forma que a administração de fármacos ácidos através do tubo endotraqueal. O consumo de bebidas gaseificadas também pode gerar resultados falso-positivos.

A capnometria digital fornece uma verdadeira leitura quantitativa, com o nível de CO$_2$ do paciente sendo expresso numericamente após cada expiração. A capnografia faz uma detecção de dióxido de carbono mais detalhada, tornando-a gráfica e dinâmica, mapeando o nível de CO$_2$ durante todo o ciclo respiratório e ao longo do tempo, fornecendo informações sobre a taxa de fluxo aéreo e a qualidade da respiração. A curva resultante pode ser dividida nas seguintes fases, que representam o metabolismo do corpo:

- A fase I é a expiração inicial, consistindo no ar do espaço morto que não contém quantidade significativa de CO$_2$ e, assim, não mexe o gráfico.
- A fase II é a expiração ativa, que contém quantidades crescentes de CO$_2$ devido à porcentagem crescente de ar alveolar.
- A fase III continua à medida que o ar é expirado, e o nível de CO$_2$ acaba alcançando um platô.

A **Figura 2-9** mostra uma curva típica produzida pela capnografia. O ponto A-B (fase I) mostra a curva no zero, ou linha de base, no gráfico. Essa linha de base ocorre no final da inspiração, logo antes da expiração. Quando inicia a expiração, aparece uma elevação na curva, representada pelo ponto B-C (fase II). Essa deflexão positiva ocorre à medida que o dispositivo imediatamente começa a detectar o CO$_2$. O ponto

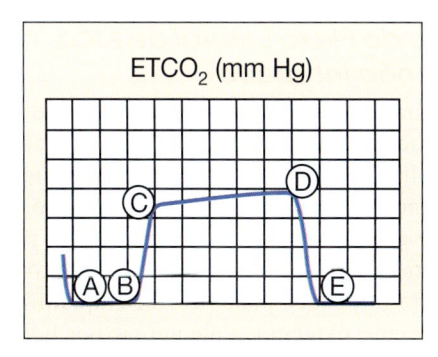

Figura 2-9 Quatro fases de um capnograma normal.
A-B. Porção livre de dióxido de carbono do ciclo respiratório.
B-C. Rápida elevação da curva, representando a transição da inspiração para a expiração e a mistura de espaço morto e gás alveolar. C-D. Platô alveolar, representando gás alveolar rico em dióxido de carbono e tendendo a subir um pouco pelo esvaziamento desigual dos alvéolos. D-E. Descenso respiratório, uma queda quase vertical até a linha de base.

ETCO$_2$, dióxido de carbono expirado.

C-D (fase III) indica uma redução na velocidade da expiração, com o ponto D representando o pico de CO_2 expirado no fim da expiração. À medida que se inscreve o platô da curva, uma deflexão negativa (mergulho), ou fenda, pode indicar esforço respiratório espontâneo do paciente. Esse pode ser um sinal precoce de reversão da paralisia neuromuscular. O ponto D-E na curva reflete a rápida inspiração no início da próxima respiração. Isso faz uma deflexão negativa (movimentação para baixo) devido ao pouco CO_2 expelido durante essa parte do ciclo respiratório.

O posicionamento adequado do tubo endotraqueal deve produzir uma curva regular e previsível, conforme ilustrado. O posicionamento inadvertido do tubo endotraqueal no esôfago não produz uma curva regular, pois não há produção contínua significativa de CO_2. O posicionamento da ponta do tubo endotraqueal perto da glote pode produzir algumas leituras irregulares, mas mensuráveis; porém isso não se parecerá com uma curva típica. Qualquer curva que não tenha o contorno esperado deve levar a uma reavaliação imediata da intubação.

Conforme citado anteriormente, junto com a curva no paciente intubado, haverá também um número. Um nível normal de ETCO$_2$ está entre 35 e 45 mmHg, estando presente quando ventilação e perfusão estão equilibradas. Condições como parada cardíaca, embolia pulmonar e choque hipovolêmico dificultam que se alcancem níveis normais de ETCO$_2$. Esses níveis também podem ser usados para monitorar a condição e antecipar o curso de uma parada cardiorrespiratória no paciente com a via aérea avançada. Uma ETCO$_2$ menor que 10 mmHg por um capnógrafo de ondas após 20 minutos de reanimação cardiopulmonar é frequentemente usada para auxiliar a tomada de decisão para interrupção dos esforços de reanimação, e o aumento repentino pode ser um sinal de retorno da circulação espontânea.

Avaliação do Fluxo Lateral de ETCO$_2$ no Paciente não Intubado

Outra maneira útil para avaliar o nível de CO_2 do paciente no final da expiração ocorre no paciente não intubado por meio da capnografia de fluxo lateral. Um tubo de amostragem de CO_2 é colocado dentro do nariz ou da boca do paciente, e amostras de gás da via aérea da expiração do paciente são enviadas para um sensor na máquina. O monitoramento de pacientes não intubados pode ocorrer enquanto se fornece simultaneamente oxigênio suplementar por bolsa-válvula-máscara ou cânula. Essa técnica oferece informações a cada respiração e detecta problemas como hipercapnia, apneia, depressão respiratória e hipoperfusão. Essa última pode incluir sepse, enquanto uma ETCO$_2$ menor que 26 mmHg, junto com outros parâmetros, sugere uma infecção grave. Além disso, podem ser vistas mudanças quase imediatamente, enquanto pode levar alguns minutos para a saturação de oxigênio diminuir, por isso pode ser uma ferramenta útil ao administrar

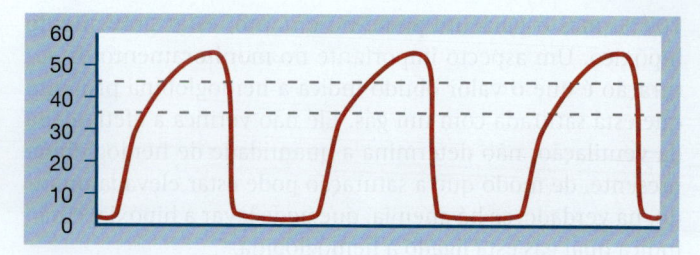

Figura 2-10 A forma da onda com aparência de barbatana de tubarão indica que o paciente está em broncospasmo. Os bronquíolos estão em espasmo, causando expiração prolongada e o paciente leva muito tempo para eliminar o dióxido de carbono. A barbatana de tubarão é uma clássica apresentação para o paciente com broncospasmo de qualquer tipo.
Cortesia de Les R. Becker, PhD, MS.MedL, NRP, CHSE.

medicamentos sedativos ou aqueles que diminuem o esforço respiratório. A medida do fluxo lateral de ETCO$_2$ pode ser usada para avaliar a gravidade da DPOC ou de uma exacerbação de asma e a eficácia das intervenções. Com uma exacerbação leve, o paciente pode inicialmente hiperventilar e a ETCO$_2$ irá diminuir, mas, no caso de exacerbação grave, haverá retenção de CO_2 ou de ar que pode indicar insuficiência respiratória.

Finalmente, a forma de onda da capnografia pode ser avaliada com a aparência típica de platô da forma de onda parecendo mais como uma "barbatana de tubarão" na doença obstrutiva (**Figura 2-10**). Com o tratamento e a melhora na via de saída de ar obstruída, essa forma deve se normalizar na reavaliação.

A forma de onda capnográfica é provavelmente uma das ferramentas de avaliação mais importantes disponíveis para o socorrista. Todos os serviços de suporte avançado de vida devem ter essa tecnologia disponível, e os socorristas devem apresentar as competências apropriadas. Alguns serviços consideram a capnografia como o único meio aceitável de documentar a confirmação da colocação do tubo endotraqueal. Sua utilidade e aplicação não invasiva em múltiplos cenários clínicos fazem dela uma ferramenta valiosa no *kit* do socorrista.

Radiografia de Tórax

A radiografia de tórax é uma ótima ferramenta de avaliação de pacientes com dor torácica e dispneia. Uma radiografia simples fornece uma quantidade surpreendente de informações sobre os pulmões, o coração, a parede torácica, os ossos, o diafragma e os tecidos moles do tórax. Uma radiografia de rotina em duas incidências costuma ser realizada com incidências lateral e posteroanterior (PA), com o tórax do paciente encostado no filme.

Em pacientes em estado mais grave, pode ser feita uma radiografia à beira do leito usando uma máquina portátil que fornece apenas uma incidência – a incidência anteroposterior (AP). A radiografia de tórax com duas incidências é melhor para o diagnóstico de doença pulmonar, mas uma incidência AP é suficiente para identificar a maioria dos problemas. Um exame AP tende a ter alguma degradação de imagens e está sujeito a mais variações de técnica que a radiografia de tórax com duas incidências, pois a unidade é portátil. Além disso, a unidade portátil AP para tórax pode aumentar um pouco o tamanho do coração.

O exame radiográfico deve seguir os princípios a seguir:

- Para a detecção de pneumotórax, confirmar a expansão completa dos pulmões bilateralmente.
- Examinar as bordas dos pulmões e as margens do diafragma para a pesquisa de coleções líquidas que sugiram derrame pleural, hemotórax ou empiema (pus no espaço pleural).
- Explorar o interior de cada pulmão para identificar pneumonia ou ar livre que sugiram pneumomediastino.
- Avaliar o tamanho e a posição do coração.
- Verificar ambos os lados quanto à presença de ar sob o diafragma que possa indicar perfuração intestinal.
- Confirmar se a traqueia está na linha média do mediastino e se qualquer tubo endotraqueal está acima da carina.

Embora a radiografia de tórax e sua interpretação não sejam um conjunto de habilidades necessário ao socorrista, a familiarização e a consciência auxiliam em muitos cenários clínicos. Médicos de transporte de cuidados intensivos devem ter uma compreensão básica dessa ferramenta.

Ultrassonografia

A **ultrassonografia**, também chamada de ultrassom ou sonografia médica diagnóstica, é um método de imagem que utiliza ondas sonoras de alta frequência para produzir imagens precisas de estruturas dentro do corpo. As imagens produzidas por meio da ultrassonografia costumam fornecer informações valiosas no diagnóstico e no tratamento de várias doenças e condições.

A ultrassonografia é uma ferramenta útil nas emergências e é cada vez mais utilizada para a detecção de ruptura de aneurisma e outras hemorragias potencialmente fatais. Usada inicialmente apenas para a avaliação de gestação, a ultrassonografia de última geração em tempo real é usada por alguns profissionais de emergência na detecção de gestação ectópica, tamponamento pericárdico, aneurisma abdominal, derrame pleural, pneumotórax, movimento cardíaco e hemorragia intra-abdominal. Porém, o equipamento é relativamente caro, e a avaliação ultrassonográfica confiável depende de treinamento e experiência significativos. Esses problemas tendem a limitar a disponibilidade dessa ferramenta diagnóstica. Os resultados orientados para o paciente (nos quais o ultrassom melhora a mortalidade do paciente) são mínimos, senão inexistentes no momento. Futuras pesquisas irão delinear o papel da ultrassonografia no ambiente pré-hospitalar.

Exames de Sangue: Gasometria Arterial e Gasometria Venosa

A gasometria arterial (GA) e a gasometria venosa (GV) são usadas para avaliar a oxigenação e o equilíbrio acidobásico do sangue. A GA é obtida por punção com agulha e aspiração de sangue arterial em uma seringa. O sangue é, então, analisado rapidamente e usado para orientar o manejo clínico de um paciente com sofrimento respiratório. A GV é uma alternativa para estimar o pH e o dióxido de carbono sistêmicos e não exige coleta de sangue arterial.

O pH reflete a condição de acidose ou alcalemia do sangue. O pH normal no corpo humano varia entre 7,35 e 7,45. A diminuição do nível do pH representa a acidose, enquanto a elevação do nível do pH representa a alcalose. Acidose e alcalose podem ser ainda divididas em componentes respiratório e metabólico. A acidose de natureza respiratória – isto é, insuficiência respiratória – pode evoluir rapidamente. Condições metabólicas também podem causar acidose; a cetoacidose diabética é um exemplo importante, embora o choque seja a causa mais comum de acidose metabólica.

A medida da Pao_2 é fundamental na avaliação da presença e do grau da hipóxia. Os valores normais para pacientes que respiram em ar ambiente variam entre 80 e 100 mmHg e normalmente são obtidos respirando-se oxigênio a 21% (ar ambiente). Foi demonstrado que os pacientes que recebem oxigênio a 100% com valores acima de 500 mmHg têm desfechos neurológicos piores. Os socorristas devem titular a fração de oxigênio inspirado (Fio_2) como a menor porcentagem necessária para obter saturação de oxigênio entre 94 e 99%, afim de evitar o potencial de intoxicação por oxigênio. A hipóxia variando de 50 a 70 mmHg não é incomum em pacientes com doença pulmonar crônica como DPOC. Os pacientes com níveis reduzidos entre 50 e 70 mmHg podem ter apresentação clínica mais grave devido à tolerância que ocorre com a hipóxia crônica. O nível de bicarbonato (HCO_3) reflete o estado acidobásico do corpo sob uma perspectiva metabólica. O HCO_3 baixo indica acidose metabólica, e nível alto de HCO_3 indica alcalose metabólica. O excesso de base (BE) ou o déficit de base podem ser usados para avaliar a presença de uma condição metabólica ou respiratória. O BE normalmente varia de −3 a +3. Um valor negativo indica acidose metabólica; um valor positivo indica alcalose metabólica.

Interpretação da Gasometria Arterial

Como profissional de saúde, é importante ter uma compreensão básica dos achados da GA e suas aplicações. A ventilação mecânica adequada do paciente baseia-se nos achados da GA. Não se pode apenas ligar o ventilador e esperar que funcione. Devem-se definir os parâmetros com base

Tabela 2-3 Resultados Importantes da Gasometria Arterial			
Parâmetro	Faixa Normal	Achados Anormais	
		Ácido	Alcalino
pH	7,35-7,45	↓	↑
Pco_2, mmHg	35-45	↑	↓
Excesso de base	−2 a +2	↓	↑
Bicarbonato (mEq/L)	22-26	↓	↑

Reproduzida de Sherman and Schindlbeck: Arterial and venous blood gas values. Emerg Med. 38(12):44-48, 2006. Copyrighted 2015. IMNG. 119131:0815BN.

em achados clínicos precisos, e alguns deles incluem os gases arteriais (Tabela 2-3).

Observa-se que uma mudança ácida ou básica na pressão parcial arterial de dióxido de carbono ($Paco_2$) é proporcionalmente contrária ao pH e reflete uma anormalidade ou ajuste respiratório. Deve-se também lembrar que os níveis de BE e HCO_3 geralmente se movem na mesma direção do pH quando há uma razão metabólica para a anormalidade ou o ajuste do corpo.

Ao revisar os resultados da gasometria, uma dica para orientar na interpretação correta é colocar uma seta ao lado do resultado. O resultado do paciente está mais alto que o normal? Se for o caso, usar uma seta apontando para cima. O resultado está mais baixo que o normal? Se for o caso, usar uma seta apontando para baixo.

Por exemplo, os resultados da gasometria do paciente são os seguintes:

Pao_2: 60 mmHg
pH: 7,20
$Paco_2$: 78 mmHg
BE: −2
HCO_3: 22 mEq/L

Você observa que a PO_2 é baixa, indicando que a oferta de oxigênio não é suficiente. Se o paciente estiver respirando ar ambiente, deve-se considerar a administração de oxigênio em alto fluxo. O pH está baixo, a Pco_2 está aumentada e os níveis de BE e HCO_3 são normais. Esses achados juntos indicam acidose – acidose respiratória. Todos os resultados laboratoriais devem ser correlacionados com a condição clínica do paciente. Nesse caso, sabe-se que a maneira de corrigir a acidose é aumentando o volume-minuto do paciente. Se estivesse sendo realizada a ventilação mecânica, o volume-minuto poderia ser corrigido por meio do aumento da frequência, do volume corrente ou de ambos.

O organismo tenta recalibrar seu equilíbrio, ou homeostase, continuamente. Os mecanismos pelos quais o organismo ajusta as anormalidades ácidas ou alcalinas acontecem mais pronta e rapidamente por meio do sistema tampão; em segundo lugar e mais lentamente, por meio do sistema respiratório; e em terceiro lugar – dias depois –, por meio do sistema renal.

Os seguintes resultados de gasometria mostram uma compensação bem-sucedida em um paciente no início de um choque hemorrágico:

pH: 7,36
$Paco_2$: 25 mmHg
BE: −8
HCO_3: 15 mEq/L

Clinicamente, esse paciente está demonstrando taquipneia (um sinal precoce de choque) e está liberando CO_2 para minimizar a disponibilidade do ácido carbônico. De fato, o sistema respiratório fez isso tão bem que o pH do paciente permanece normal. Isso é chamado de *compensação completa*. De outra forma, seria possível dizer que a acidose metabólica está totalmente compensada.

O ajuste da ventilação com pressão positiva com base nos resultados da gasometria é a prática-padrão nos cuidados intensivos. Uma maneira de fazer isso sob o ponto de vista prático é a seguinte:

1. A $Paco_2$ é, em grande parte, uma função da frequência (f) e do volume corrente (VC)
   - Para um aumento da $Paco_2$: aumentar f × 2 para 5 ou VC × 50 para 100 mL
   - Para uma redução da $Paco_2$: diminuir f × 2 para 5 ou VC × 50 para 100 mL
2. Para alterações agudas na saturação de oxigênio medidas pela oximetria de pulso (Spo_2), devem ocorrer mudanças na Fio_2 e na pressão positiva no fim da expiração (PEEP). As mudanças na PEEP devem ser feitas com cautela, em especial quando os níveis de PEEP são maiores que 7 a 10 cm H_2O.
   - Para aumentos na Spo_2 maiores que 95%: reduzir a Fio_2 em frações de 5% para manter a Spo_2 acima de 94%.

Interpretação da Gasometria Venosa

O teste rápido (TR) pré-hospitalar está demonstrando a utilidade dos valores da gasometria venosa em certas circunstâncias clínicas. Essa prática tem vantagens óbvias: ela reduz o número de punções arteriais de alto risco necessárias para a amostra de exames laboratoriais, fornece dados suficientes para que os médicos determinem a presença de alguns distúrbios metabólicos e elimina a experiência dolorosa para o paciente. Os valores da GV, com exceção da PO_2, servem como preditores dos valores arteriais.

Uma desvantagem do exame de GV é a necessidade de coletar GA no caso de não ser possível fazer a correlação clínica com os valores venosos. Outra desvantagem óbvia é a dificuldade de obter uma PO_2 confiável. A oximetria de pulso pode ser usada como adjunto da GV. A Tabela 2-4 demonstra as diferenças nos valores normais de GV e GA.

Provas de Função Pulmonar

As provas de função pulmonar (PFPs) são um grupo de exames que costumam ser solicitados pelos pneumologistas para um paciente com dificuldades respiratórias a fim de caracterizar a natureza e a gravidade da doença. As PFPs medem quão bem os pulmões obtêm o ar e o expelem e quão bem eles movimentam gases como o oxigênio da atmosfera para dentro da circulação.

Em campo ou no setor de emergência, pode-se medir a taxa de pico do fluxo expiratório em pacientes com broncospasmo.

Essa taxa é uma medida do fluxo de ar e é avaliada em relação a um valor normal esperado para a idade, a altura e o sexo ou em relação a um valor basal conhecido do paciente. As medidas podem determinar a efetividade das terapias ou orientar o profissional para outra causa de dispneia no paciente.

▼ Refinar o Diagnóstico Diferencial

Devem-se realizar determinados exames, fazer perguntas e selecionar avaliações com base na queixa principal do paciente, como dispneia, fraqueza, febre, alteração do estado mental, síncope ou dor torácica. As tabelas a seguir ajudarão a formular um conjunto de diagnósticos diferenciais associados a queixas comuns. O diagnóstico diferencial de dispneia por sistema de órgãos está resumido na Tabela 2-5. O diagnóstico diferencial por sinais e sintomas é descrito na Tabela 2-6.

▼ Avaliação Contínua

Antes da administração do tratamento discutido nas próximas seções, várias outras intervenções já devem ter sido implementadas. Oxigênio para manter a saturação acima de 94% e um acesso intravenoso (IV) são intervenções típicas para qualquer paciente que necessite de suporte avançado de vida. O apoio psicológico também é uma consideração importante para qualquer paciente com dispneia. Seus esforços para reduzir a ansiedade do paciente com um comportamento calmo, profissional e cuidadoso podem ajudar a reduzir a frequência cardíaca e a pressão arterial do paciente, permitindo que ele maximize a efetividade de sua respiração.

Tabela 2-4 Comparação dos Valores Normais para Gasometrias Arterial e Venosa em Voluntários Saudáveis

	Valores de Gasometria Arterial	Valores de Gasometria Venosa
pH	7,38-7,42	7,35-7,38
PCO_2, mmHg	38-42	44-48
PO_2, mmHg	80-100	40
HCO_3, mEq/L	24	22-26

Reproduzida de Sherman e Schindlbeck: Arterial and venous blood gas values. Emerg Med. 38(12):44-48, 2006. Copyrighted 2015. IMNG. 119131:0815BN.

Tabela 2-5 Diagnóstico Diferencial da Dispneia por Sistema de Órgãos

Críticos	Emergenciais	Não Emergenciais
Diagnósticos Pulmonares		
Obstrução da via aérea	Pneumotórax espontâneo	Derrame pleural
Embolia pulmonar	Asma	Neoplasia
Edema não cardiogênico	Cor pulmonale	Pneumonia
Anafilaxia	Pneumonia aspirativa	DPOC
Diagnósticos Cardíacos		
Edema pulmonar	Pericardite	Cardiopatia congênita
Infarto agudo do miocárdio		Cardiopatia valvar
Tamponamento cardíaco		Miocardiopatia

(continua)

Tabela 2-5 Diagnóstico Diferencial da Dispneia por Sistema de Órgãos (continuação)

Críticos	Emergenciais	Não Emergenciais
Diagnósticos Abdominais		
Dissecção abdominal	Isquemia intestinal	Ascite
Perfuração intestinal	Pancreatite	Íleo
Perfuração de divertículo	Colecistite	Obesidade
Gangrena da vesícula biliar	Obstrução intestinal	
Perfuração esofágica	Hérnia diafragmática	
Diagnósticos Metabólicos		
Cetoacidose diabética	Hiperglicemia	
Crise tireotóxica	Hipertireoidismo	
Diagnósticos Infecciosos		
Sepse	Pneumonia viral	Influenza
Pneumonia	Pneumonia bacteriana	Bronquite
Epiglotite	Pneumonia fúngica	Infecção pelo vírus da imunodeficiência humana (HIV)
Traqueíte bacteriana	Pneumonite	Tuberculose
Abscesso retrofaríngeo	Pneumonite aspirativa	
Aspiração de corpo estranho	Abscesso pulmonar	
Meningite	Empiema	
Diagnósticos Hematológicos		
Anemia grave	Anemia	Anemia crônica
Hemorragia gastrintestinal	Leucemia	
	Linfoma	
Diagnósticos Neuromusculares		
Hemorragia intracerebral	Encefalopatias	Doença degenerativa neuromuscular (esclerose lateral amiotrófica [ELA])
Acidente vascular encefálico	Intoxicação alcoólica	Miastenia gravis
Ataque isquêmico transitório	Síndrome da artéria basilar	Esclerose múltipla

Tabela 2-6 Diagnóstico Diferencial da Dispneia por Sinais ou Sintomas

Críticos	Emergenciais	Não Emergenciais
Fraqueza		
Sepse	Anormalidade eletrolítica	Desidratação
Hemorragia intracerebral	Pneumonia	Exaustão pelo calor
Infarto agudo do miocárdio	Síndrome da artéria basilar	
Embolia pulmonar		
Pneumotórax		
Overdose de substâncias		
Febre		
Sepse	Pneumonia	Bronquite
Intermação	Empiema	Infecção do trato urinário
Epiglotite		
Traqueíte bacteriana		
Abscesso retrofaríngeo		
Síncope		
Sepse	Insuficiência cardíaca congestiva	Desidratação
Embolia pulmonar	Miocardite	Vertigem
Infarto agudo do miocárdio		Estimulação vasovagal
Isquemia miocárdica		
Arritmia cardíaca		
Dor Torácica		
Infarto agudo do miocárdio	Pericardite	Bronquite
IAMSEST	Miocardite	Dor na parede torácica
Tamponamento pericárdico	Derrame pericárdico	Costocondrite
Dissecção aórtica	Pneumonia	Soluço
Estado de mal asmático	Síndrome de Dressler	Síndrome de Tietze
Arritmia	Colecistite	
	Hepatite	
	Embolia de veia cava superior	

(*continua*)

Tabela 2-6 Diagnóstico Diferencial da Dispneia por Sinais ou Sintomas (*continuação*)		
Críticos	Emergenciais	Não Emergenciais
Estado Mental Alterado		
Hipoglicemia	Intoxicação por fármacos/drogas	Intoxicação alcoólica
AVE/AIT	Síndrome coronariana aguda	
Sepse	Hipercalcemia	
Insuficiência respiratória	Hiperpotassemia	
Dissecção aórtica	Hiponatremia	
Hemorragia intracerebral	Pneumonia	
Estado de mal epiléptico		

AIT, ataque isquêmico transitório; AVE, acidente vascular encefálico; IAMSEST, infarto agudo do miocárdio sem elevação do segmento ST.

Técnicas Terapêuticas Iniciais e Básicas

Oxigênio Suplementar

O oxigênio suplementar é a maneira mais fácil, rápida e eficiente de melhorar a oxigenação em um paciente que está respirando. O oxigênio costuma ser administrado por cânula nasal, o que pode fornecer 24 a 40% de oxigênio de maneira efetiva. As taxas de fluxo maiores que 6 L/min podem causar desconforto ao paciente, em especial quando administradas por longo prazo. A evolução das estratégias de manutenção da via aérea é a utilização de cânula nasal de alto fluxo para pré-oxigenação. Não confundir essa terapia com terapia de alto fluxo neonatal e pediátrica, a qual requer equipamento especializado. O oxigênio pode ser administrado com umidificação, reduzindo o efeito de ressecamento do ar inspirado.

O uso de uma máscara facial pode aumentar a concentração de oxigênio administrada para até 60% quando se administra 15 L/min. A máscara de Venturi (com entrada de ar) é uma máscara especializada que dá ao profissional um controle mais preciso da quantidade de oxigênio inspirado, de 28 a 40%. A máscara de Venturi e a máscara facial padrão tem um problema em comum: a colocação do dispositivo sobre a boca e o nariz de um paciente dispneico pode aumentar sua ansiedade e, frequentemente, o próprio paciente acaba o removendo.

A máscara facial não reinalante acrescenta um reservatório de oxigênio a uma máscara facial padrão, aumentando o nível de oxigênio inspirado para 80-100% a 15 L/min de fluxo de oxigênio. A máscara não reinalante costuma funcionar como ponte para outra modalidade, pois um paciente que necessita dessa quantidade de oxigênio em geral requer algum outro tipo de suporte ventilatório, como pressão positiva da via aérea com dois níveis (BiPAP, do inglês *bilevel positive airway pressure*) ou intubação. Se o cuidado agressivo for bem-sucedido, o paciente pode voltar a receber um nível menor de Fio_2 em vez de ser intubado.

Ventilação com Pressão Positiva

Os pacientes com insuficiência respiratória necessitam de ventilação com pressão positiva para melhorar as trocas gasosas, aliviar o sofrimento respiratório e permitir a cicatrização pulmonar não complicada. Embora alguns pacientes com doença pulmonar crônica tenham a gasometria arterial cronicamente anormal, os critérios para insuficiência respiratória aguda são definidos como a seguir:

- $Pao_2 < 55$ mmHg
- $Paco_2 > 50$ mmHg
- pH < 7,32

Pode-se fornecer esse suporte ventilatório de forma não invasiva por meio de um dispositivo de bolsa-válvula-máscara, CPAP ou BiPAP.

Dispositivo de Bolsa-válvula-máscara

O dispositivo de bolsa-válvula-máscara tornou-se padrão como ferramenta de reanimação respiratória para pacientes de todas as idades. Algumas considerações são típicas independentemente do sistema de reanimação manual que é obtido e utilizado. Deve-se armazenar e selecionar o tamanho correto de bolsa-válvula-máscara para todos os pacientes.

O reanimador manual deve ter válvula de PEEP, em especial no hospital e no caso de transporte entre hospitais. Se houver necessidade de administrar temporariamente a ventilação manual com bolsa-válvula-máscara a um paciente que foi recentemente retirado de um ventilador de unidade de terapia intensiva (UTI) equipado com PEEP, esse parâmetro deve ser mantido. Além disso, a oxigenação melhora quando um tubo ou bolsa com reservatório são acrescentados e administra-se a ventilação lentamente com o volume corrente suficiente apenas para elevar o tórax. Sistemas de dispositivo bolsa-válvula-máscara recém projetados permitem o ajuste da PEEP e podem limitar ou alterar o volume corrente fornecido. Essas bolsas são provavelmente preferidas, particularmente no cenário de parada cardiorrespiratória.

Outro conceito errado em relação aos sistemas manuais (autoinsufladores) de bolsa-válvula-máscara é que todos eles fornecem oxigênio a 100% se forem acrescentados 12 a 15 L de oxigênio ao reservatório. Se a ventilação for administrada lentamente, com volume corrente moderado, pode-se obter até 100% com o uso desses dispositivos, mas isso é difícil de fazer. Uma estimativa mais realista é a oxigenação a 65 a 80% para o paciente. Os dispositivos ou bolsas de anestesia que não são autoinsuflantes conseguem fornecer oxigênio a 100% para o paciente. Os profissionais em muitas áreas de cuidados intensivos preferem essas bolsas por serem mais sensíveis à complacência pulmonar do paciente enquanto se administra a ventilação, embora não sejam fáceis de utilizar na prática. A válvula de controle de fluxo em uma bolsa de anestesia apresenta a capacidade de PEEP embutida.

Essa habilidade geralmente é subestimada e não realizada de forma adequada. O currículo educacional deve levar em conta a importância e a frequência da utilização do dispositivo de bolsa-válvula-máscara. A obtenção de uma vedação eficaz na máscara e o fornecimento de volume corrente e frequência respiratórias adequadas são essenciais para a sobrevivência do paciente.

Pressão Positiva Contínua na Via Aérea

A CPAP é uma técnica ventilatória usada para aplicar uma quantidade modesta de pressão contínua na via aérea para um paciente alerta a fim de manter abertas as pequenas vias aéreas, reduzindo o esforço respiratório e melhorando a oxigenação alveolar. Os dispositivos de CPAP podem ser benéficos para pacientes com dificuldade respiratória moderada a grave, como aqueles com asma, enfisema e ICC. A técnica reduz a pré-carga e a pós-carga em pacientes com ICC. Para que o dispositivo seja efetivo, o paciente deve manter a vedação entre a máscara e a sua face. A CPAP é comumente utilizada no ambiente pré-hospitalar e está se tornando uma habilidade reconhecida para o suporte básico de vida em várias regiões.

Pressão Positiva da Via Aérea com Dois Níveis

A BiPAP (**Figura 2-11**) é uma modalidade cada vez mais usada em situações de emergência. Essa técnica não invasiva pode reduzir o esforço respiratório, melhorar a ventilação e reduzir muito a morbidade da intubação a possibilidade de dependência subsequente do ventilador. A BiPAP é muito promissora para evitar pelo menos algumas intubações.

Na BiPAP, pode-se administrar uma pressão durante a inspiração (pressão positiva inspiratória na via aérea (IPAP) e uma pressão diferente durante a expiração (pressão positiva

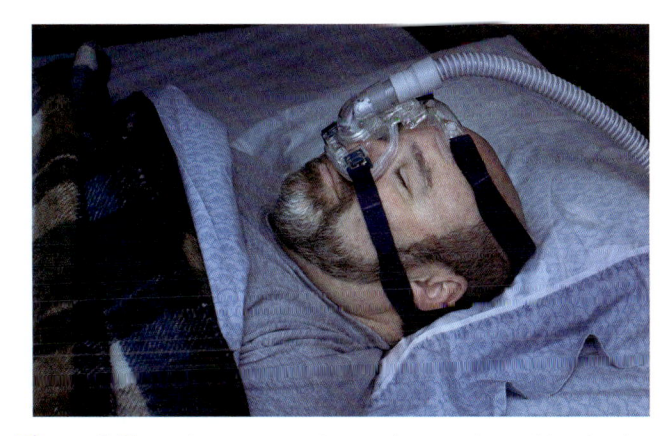

Figura 2-11 Paciente com máscara de pressão positiva da via aérea com dois níveis (BiPAP).
© Howard Sandler/ShutterStock.

expiratória na via aérea, EPAP). A BiPAP é uma forma de CPAP, mas tem dois níveis diferentes de suporte de pressão. Um nível é maior e sustenta a inspiração (IPAP). O segundo, de nível menor, assiste a expiração (EPAP) e ajuda a manter aberta a via aérea. A ventilação é administrada através de uma máscara que cobre apenas o nariz ou a face e o nariz. A máscara costuma ser fixada na face com tiras ajustáveis, permitindo que o paciente relaxe em vez de preocupar-se em manter a máscara no lugar.

A CPAP e a BiPAP são ferramentas não invasivas valiosas para sustentar o esforço respiratório de um paciente, mas também têm os seus problemas. Alguns pacientes, em especial os propensos à claustrofobia, não conseguem tolerar que seu nariz e sua boca sejam cobertos. A pressão positiva contínua pode impedir o retorno venoso e, assim, reduzir a pressão arterial; ela também pode contribuir para a distensão gástrica e aumentar o risco de aspiração. Por fim, o aumento da pressão positiva na via aérea traz o risco de barotrauma, especificamente de pneumotórax ou de pneumotórax hipertensivo (discutido adiante).

Ventilação Invasiva na Via Aérea

O manejo ventilatório de emergência é sempre ou quase sempre realizado em resposta a apresentação clínica de sofrimento respiratório e redução do nível de consciência. O objetivo inicial da ventilação invasiva na via aérea é garantir uma via aérea segura e protegida, além de uma ventilação e oxigenação adequadas. O objetivo secundário é ter sucesso na retirada do paciente do suporte sem complicações. A seleção do modo de ventilação deve considerar o nível de consciência do paciente, a função pulmonar, o grau de sofrimento respiratório, a história de intubação prévia, as comorbidades clínicas e o grau de hipóxia.

As técnicas invasivas para pacientes intubados incluem os ventiladores ciclados a pressão e os ciclados a volume. Com o objetivo final de extubação bem-sucedida, deve-se selecionar o modo que permitirá que o paciente tenha o máximo de controle possível sobre sua própria respiração.

Ventilação Ciclada a Pressão

Na ventilação ciclada a pressão, é administrada uma respiração até que seja alcançada uma pressão preestabelecida na via aérea. Esse nível predeterminado é chamado de pressão inspiratória de pico, e o ventilador mantém a ventilação cuidadosamente dentro desse parâmetro. A pressão mais alta permite a movimentação de ar a partir do ventilador até que se alcance a pressão inspiratória de pico, ocorrendo a inspiração. A expiração passiva ocorre após a inspiração, pois a pressão é maior no tórax do que no ventilador.

A ventilação ciclada a pressão é mais benéfica na UTI, onde os pacientes costumam ter redução nas complacências pulmonar ou da parede torácica (como na síndrome da angústia respiratória aguda [SARA]) ou aumento das pressões pulmonares (como na asma). No tratamento desses pacientes, a capacidade de controlar a pressão de pico dita a seleção da ventilação ciclada a pressão.

Ventilação Ciclada a Volume

Na ventilação ciclada a volume, um volume corrente predeterminado é programado no dispositivo. A inalação termina quando se alcança esse limite. Uma vantagem importante desse tipo de ventilador é que ele administra o volume corrente independentemente das mudanças na complacência pulmonar. A ventilação assistida/controlada e a ventilação mandatória intermitente são tipos de ventiladores ciclados a volume.

Modos de Suporte Ventilatório

Os seguintes quatro principais métodos de ventilação são utilizados para administrar ventilação ciclada a volume e ventilação ciclada a pressão:

1. *Ventilação mecânica controlada (VMC).* O ventilador administra as respirações a um intervalo predeterminado, independentemente do esforço respiratório do paciente. Esse modo é adequado apenas para pacientes apneicos e para aqueles com paralisia farmacológica. Ele é raramente utilizado no ambiente atual da medicina intensiva moderna.
2. *Ventilação assistida/controlada (A/C).* Se o paciente respirar, uma respiração assistida é administrada simultaneamente, e o monitor do ventilador aguarda uma nova respiração nos próximos 5 segundos. Se não houver respiração dentro de 5 segundos, a máquina administra uma, e o relógio reinicia. Esse é um parâmetro ventilatório comum durante a fase inicial do suporte ventilatório.
3. *Ventilação mandatória intermitente (VMI).* Combina a VMC com a ventilação espontânea do paciente. A VMC de fundo respira pelo paciente independentemente de seu esforço respiratório. Se o paciente fizer esforço respiratório, o ventilador não o sustenta com pressão positiva. Em vez disso, ele fornece apenas oxigênio aquecido e umidificado. A VMI em um paciente alerta requer menos sedação e nada de paralisia, permitindo que o paciente preserve o tônus nos músculos da ventilação, o que facilita o desmame da ventilação mecânica.
4. *Ventilação mandatória intermitente sincronizada.* Sustenta as respirações espontâneas do paciente com ventilação A/C. A oferta sincronizada evita uma respiração mecânica sendo administrada ao mesmo tempo que uma espontânea (um problema da VMI) o que pode causar barotrauma por hiperinsuflação.

Deve-se determinar a maneira como o ventilador deve responder a uma respiração espontânea do paciente. Considere o estado mental do paciente e leve em conta se ele estará ciente da atividade do ventilador. Tentar respirar e não ter resposta do ventilador pode deixar ansiosos mesmo os pacientes mais calmos. Os pacientes conscientes podem ser colocados em ventilação mandatória intermitente sincronizada, e os pacientes totalmente acordados que estão sendo preparados para a extubação podem ser colocados em ventilação com suporte de pressão.

Um paciente muito sedado ou com lesão cerebral grave, por outro lado, pode não ter qualquer esforço respiratório. Esses pacientes exigem controle mecânico quase total e são candidatos para a ventilação A/C.

Parâmetros do Ventilador Mecânico

Ao iniciar a ventilação mecânica, deve-se selecionar um modo ventilatório, o volume corrente, a frequência respiratória e a concentração inicial de oxigênio. As escolhas suplementares incluem a PEEP. Os parâmetros podem ser alterados para preencher critérios clínicos, como um paciente ansioso com insuficiência respiratória e DPOC que prefere respirar a uma frequência de 20 respirações/minuto, mas cujo volume corrente é menor do que o previsto com base no peso corporal. A Tabela 2-7 resume os parâmetros típicos do ventilador.

Volume-minuto

O volume-minuto é a quantidade de ar inspirado por minuto. O volume-minuto combina o volume corrente com a frequência para garantir ar suficiente sendo inspirado para sustentar a ventilação adequada.

Volume Corrente

O volume corrente (volume de ventilação) e a frequência respiratória devem aproximar-se da taxa de respiração normal do paciente. A maioria dos adultos utiliza um volume corrente entre 5 e 10 mililitros por quilograma (mL/kg) de peso corporal. Os parâmetros típicos para um adulto que não esteja em sofrimento são volume de 6 a 8 mL/kg de peso corporal e frequência respiratória de 12 respirações/minuto. Vários cálculos utilizados para determinar o volume corrente com base no peso são mostrados na Tabela 2-8.

Se o paciente for um homem com altura de 1,82 m e peso de 102 kg, o volume corrente poderá ser ajustado para

Tabela 2-7 Parâmetros Comuns do Ventilador

Parâmetros	Descrição	Valores Comuns	Comentários
Taxa ou frequência (f)	Número de respirações liberadas por minuto	6-20/min	
Volume corrente (VC)	Volume de gás liberado ao paciente	6-8 mL/kg	
Oxigênio (FiO_2)	Fração de oxigênio inspirado liberada	21-100%	Misturador necessário se < 100%
PEEP	Pressão positiva liberada no final da expiração	5-20 cm H_2O	Este modo melhora a oxigenação
Pressão de suporte (PS)	Pressão de suporte para reforçar o esforço inspiratório	5-20 cm H_2O	
Taxa/tempo de fluxo inspiratório	Velocidade com que o VC é liberado	40-80 L/min Tempo: 0,8-1,2 segundo	
Relação inspiração/expiração (I/E)	Duração da inspiração em relação à expiração	1:2	
Sensibilidade	Determina a quantidade de esforço que o paciente deve fazer para iniciar uma respiração	0,5-1,5 cm H_2O abaixo da pressão basal	
Limite superior de pressão	Pressão máxima com a qual o ventilador pode administrar o volume corrente	10-20 cm H_2O acima do pico de pressão inspiratória	O ventilador irá cessar a respiração e liberar o restante para a atmosfera quando este limite for alcançado

Tabela 2-8 Fórmulas Baseadas no Peso para Calcular o Volume Corrente*

Fórmula de Devine
Para mulheres: 45,5 kg + 2,3 kg para cada 2,54 cm acima dos 152,4 cm de altura
Para homens: 50 kg + 2,3 kg para cada 2,54 cm acima dos 152,4 cm de altura

Fórmula de Broca
Mulheres: 45 kg para os primeiros 152,4 cm de altura + 2,25 kg para cada 2,54 cm acima disso
Homens: 50 kg para os primeiros 152,4 cm de altura + 2,25 kg para cada 2,54 cm acima disso

Fórmula de Hamwi
Mulheres: 45,5 kg para os primeiros 152,4 cm de altura; depois, 2,2 kg para cada 2,54 cm acima disso
Homens: 48 kg para os primeiros 152,4 cm de altura; depois, 2,7 kg para cada 2,54 cm acima disso

Fórmula Genérica de Peso-Altura
Mulheres: 105 libras + 5 × (Altura em polegadas − 60)
Homens: 105 libras + 6 × (Altura em polegadas − 60)

*Ao escolher um volume corrente adequado para o paciente, deve-se considerar o seu peso ideal – e não seu peso real. Há muitas fórmulas para calcular o peso ideal. A maioria baseia-se na altura e no sexo do paciente.

800 mL se for calculado como 8 mL/kg. Em vez disso, deve-se calcular que seu peso ideal é de 81 kg. Seu valor, então, estará próximo de 650 mL.

A Fio_2 é também escolhida como uma configuração inicial do ventilador mecânico. As escolhas variam de 100% até apenas 21%. Um paciente gravemente dispneico com PO_2 baixa pode beneficiar-se com um valor inicial de 100% até que a condição seja estabilizada. Poucos pacientes que necessitam de intubação de emergência ou urgência irão tolerar oxigênio a 21%, o que é o mesmo do ar ambiente. Quase todos os pacientes que necessitam de manejo agressivo da via aérea irão necessitar de alguma suplementação de oxigênio, mas o grau preciso irá variar de um paciente para outro. Em geral, os valores ficam entre 40 e 80%.

As discussões atuais giram em torno de estratégias para proteger os pulmões e minimizar a ocorrência de barotrauma. Estratégias de proteção pulmonar têm mostrado redução de complicações em pacientes com SARA. Esta é uma estratégia que vale a pena ser seguida no paciente com SARA, que geralmente é encontrado em ambientes de terapia intensiva. É improvável que o paciente pré-hospitalar que foi recentemente intubado esteja sofrendo de SARA e, portanto, não se sabe se essa estratégia de ventilação realmente é benéfica para esses pacientes. Seu uso foi adaptado, e normalmente um volume corrente de 6-7 mL/kg do peso corporal ideal é recomendado.

Pressão de Suporte

Inicialmente, escolher o modo ventilatório com base no esforço respiratório espontâneo do paciente e seu nível de sedação. A ventilação com pressão de suporte é um modo usado em pacientes que ainda têm respirações espontâneas. Ela permite que o operador ajuste os parâmetros mínimos para respirações por minuto, volume corrente e volume-minuto. A pressão de suporte pode ser usada para manter uma pressão positiva constante na via aérea, de forma parecida com a BiPAP.

Pressão Positiva no Final da Expiração

A maioria dos ventiladores acomoda a PEEP, uma pequena quantidade de pressão positiva que permanece mesmo no pico da expiração. Essa pressão abre os alvéolos cheios de muco, vômito, infiltrados (em pacientes com pneumonia) e edema (em pacientes com ICC), ajudando também a mantê-los abertos. A PEEP pode ajudar os pacientes com colapso alveolar, como aquele visto na pneumonia e no edema pulmonar, mas volumes correntes maiores e pressão de suporte elevada aumentam o risco de pneumotórax.

Complicações da Ventilação Mecânica

Diversos riscos graves estão associados à ventilação mecânica invasiva. O volutrauma (também conhecido como barotrauma) é a lesão pulmonar ou a ruptura alveolar causada por superdistensão dos alvéolos. O pneumotórax e o pneumotórax hipertensivo são preocupações primárias no barotrauma induzido pelo ventilador mecânico; pneumomediastino e pneumoperitônio são complicações menos frequentes. A administração prolongada de altas concentrações de oxigênio pode danificar as células com resultante atelectasia. A pressão intratorácica persistentemente elevada pode reduzir o retorno venoso e diminuir a pressão arterial.

Outra complicação pode ocorrer durante a administração de ventilação com pressão positiva. Já se sabe, por discussões anteriores, que a aplicação de PEEP pode ajudar a manter abertos os alvéolos distais e melhorar a oxigenação. Porém, o uso de ventilação excessiva ou a administração de ventilação para pacientes com doenças que causam retenção de ar, como asma ou DPOC, podem causar uma complicação chamada de auto-PEEP. Nessa condição, um tempo muito curto para a expiração leva à retenção progressivamente maior de ar. Esse fenômeno pode comprometer as trocas gasosas e permitir que a pressão intratorácica fique tão alta que ocorra comprometimento hemodinâmico como resultado de redução do débito cardíaco, comprimindo o próprio coração.

Circunstâncias Especiais na Ventilação Mecânica

É imperativo o monitoramento cuidadoso do paciente durante a intubação e a subsequente ventilação mecânica, pois a sedação adequada para permitir a ventilação mecânica pode impedir que o paciente comunique sintomas de uma complicação em evolução. Deve-se investigar e abordar imediatamente qualquer caso inexplicado de taquicardia, bradicardia, hipotensão ou hipertensão. Utilize a capnografia e o monitoramento da saturação de oxigênio – incluindo a GA periódica – para orientar sua seleção dos parâmetros ventilatórios. Reduza a Fio_2 assim que possível, visando a manutenção de uma PO_2 adequada.

Os pacientes com asma ou DPOC podem necessitar de pressão inspiratória elevada e de maior pressão de suporte. Esses pacientes tendem a reter volumes de ar e têm pressão elevada na via aérea, aumentando muito o risco de barotrauma. Foi demonstrado que o uso de BiPAP em pacientes com DPOC reduz a necessidade de intubação em 59%. Se a intubação for necessária, a adição de PEEP pode ajudar a reduzir a retenção de ar que coloca esses pacientes sob maior risco.

A discussão sobre ventilação mecânica é introdutória e foi incluída para estimular sua motivação de aprendizagem ao longo da vida. A educação adicional sobre ventilação mecânica é sempre interessante e benéfica. Entretanto, essa discussão por si só não fornece o conhecimento ou a experiência adequados para cuidar de pacientes em ventilação mecânica.

Intubação

Por fim, os pacientes com insuficiência respiratória podem precisar de intubação e ventilação. A intubação pode salvar vidas, e muitos pacientes podem ser extubados em 1 ou 2 dias, apresentando resultados excelentes. Porém, ao decidir sobre a intubação de um paciente, as seguintes questões devem ser ponderadas junto com os protocolos, a orientação médica e qualquer expressão de desejos do paciente:

- A intubação deve ser a última opção para pacientes com asma grave. Os pacientes com asma são extremamente difíceis de ventilar, sendo propensos ao pneumotórax e outras complicações da ventilação mecânica.
- Seja proativo; ventile os pacientes antes que ocorra uma parada cardíaca. Quando houver dúvidas, tente a ventilação. Um paciente combativo pode não estar pronto para a intubação. Se um paciente permitir a intubação, ela provavelmente era necessária. Os pacientes que estão conscientes, ainda que em sofrimento respiratório, necessitarão de medicamentos para sedação e bloqueio neuromuscular (por meio da intubação assistida por fármacos) para facilitar a intubação. Doses dissociativas de cetamina para facilitar a oxigenação estão se tornando populares.
- Os pacientes que tiveram um AVE ou que estão gravemente intoxicados podem ter pouco ou nenhum reflexo do vômito, cuja ausência impõe risco elevado. Considerar a intubação dos pacientes nessas situações para proteger a via aérea mesmo se a ventilação estiver adequada.
- Alguns pacientes com diabetes ou que tiveram *overdose* apresentam necessidade evidente de intubação. Porém, se for provável que uma ampola de dextrose a 50% ou de naloxona mude completamente o quadro, pode ser melhor usar a ventilação com bolsa válvula-máscara por alguns minutos, monitorando o efeito da terapia inicial, supondo que a ventilação possa ser realizada sem causar distensão gástrica e vômitos. Ventilar lentamente (ao longo de 1 segundo) e usar apenas a ventilação suficiente para produzir elevação visível do tórax.

Condições da Via Aérea Superior

O trato respiratório superior é vulnerável a muitas condições que podem obstruir a via aérea e, consequentemente, prejudicar a ventilação. A infecção é a causa mais comum dessas condições, mas reações alérgicas e corpos estranhos também podem obstruir o fluxo de ar. Os pacientes com obstruções da via aérea podem não apresentar sinais externos óbvios de doença (p. ex., edema e respiração posicional), mas muitos têm dificuldade de deglutir (disfagia) até o ponto de babar. Os ruídos anormais podem ser gerados ao respirar ou falar. O ruído mais comumente associado à obstrução da via aérea superior é o estridor, o qual é geralmente ouvido na inspiração. Algumas dessas doenças da via aérea, como a epiglotite, podem ser potencialmente fatais, e deve-se ter um plano seguro e inteligente para o manejo da via aérea que inclua o posicionamento adequado do paciente. Em pacientes nos quais essas condições são suspeitas, evite agitação e avaliação com depressores de língua. Eles podem querer estar em uma posição ereta ou "olfativa".

Aspiração

A inalação de qualquer coisa além dos gases respiráveis é chamada de aspiração. Os pacientes podem aspirar água doce ou salgada, sangue, vômito, toxinas ou alimentos. Os pacientes que recebem alimentação por sondas têm especial risco para aspiração se forem colocados em posição supina imediatamente após receber uma alimentação volumosa. Uma grande porcentagem de pacientes geriátricos tem problemas de deglutição por AVE ou outras doenças neurológicas. Os pacientes não responsivos estão sob risco para aspiração de vômito. A aspiração do conteúdo estomacal traz o risco adicional de pneumonite aspirativa, na qual o ácido gástrico irrita o tecido pulmonar. Esse risco é adicional ao risco de pneumonia por qualquer bactéria presente no material aspirado ou desenvolvimento de uma pneumonia secundária.

Fisiopatologia

A aspiração de conteúdo estomacal para dentro dos pulmões tem taxa de mortalidade elevada. Essa é uma complicação comum, mas profundamente perigosa em pacientes que sofreram trauma ou *overdose*. A aspiração de corpo estranho, como grãos ou dentes quebrados, também pode ocorrer. A maioria dos adultos sofre sufocação apenas em caso de intoxicação ou trauma ou quanto têm redução do reflexo do vômito por AVE ou envelhecimento. A aspiração crônica de alimentos também é uma causa comum de pneumonia em pacientes com idade mais avançada.

Sinais e Sintomas

Qual é o cenário ao redor do início súbito de dispneia do paciente? Ocorreu imediatamente após comer? O paciente usa sonda de alimentação gástrica e, se for o caso, quando foi a última alimentação e qual o seu volume? O material aspirado da via aérea do paciente tem a mesma cor da alimentação enteral? Há material particulado no conteúdo aspirado? Pode haver febre ou tosse várias horas após um evento propenso à aspiração, como uma convulsão ou episódio de perda de consciência. Alguns pacientes aspiram cronicamente e podem ter história de pneumonia por aspiração.

Tratamento

Utilizar as seguintes diretrizes ao tratar pacientes sob risco para aspiração ou que já aspiraram:

- Reduzir agressivamente o risco de aspiração, evitando a distensão gástrica ao ventilar e descomprimindo o estômago com uma sonda nasogástrica sempre que for adequado.

- Monitorar agressivamente a capacidade do paciente de proteger a via aérea e, quando necessário, proteger a via aérea com um dispositivo avançado de via aérea.
- Tratar agressivamente a condição, aspirando e controlando a via aérea se as outras etapas descritas falharem.

Se as manobras do suporte básico de vida falharem na desobstrução da via aérea, usar a laringoscopia e a pinça de Magill e, se necessário, realizar uma cricotireotomia por agulha ou cirúrgica se o protocolo local permitir.

Obstrução da Via Aérea por Corpo Estranho

A causa mais comum de obstrução da via aérea superior em um paciente semiconsciente ou inconsciente é a língua. A aspiração de objetos estranhos pode ser uma fonte de ansiedade significativa para os pacientes e seus cuidadores. Com um pico de incidência em lactentes e crianças menores, a aspiração de corpo estranho talvez seja um resultado previsível da tendência de crianças menores de colocarem na boca tudo o que elas pegam. As crianças maiores e os adultos não têm essa tendência tão frequentemente. A aspiração de um objeto estranho por um adulto deve levar a uma avaliação para intoxicação e problemas mentais. Conforme a American Academy of Pediatrics, alimentos, moedas e brinquedos estão entre os itens mais frequentemente aspirados por crianças.

Sinais e Sintomas

O início súbito de tosse, dispneia e sinais de sufocação são a marca registrada da aspiração de um objeto estranho. Dependendo do tamanho e da posição do objeto e do diâmetro da via aérea, o paciente pode apresentar obstrução total ou parcial. A obstrução parcial da via aérea inferior pode causar retenção de ar com súbita mudança na pressão torácica, levando ao pneumotórax ou ao pneumomediastino. O início súbito de sibilância – em especial no lactente ou na criança e sobretudo em apenas um pulmão – deve levantar a suspeita de que um objeto estranho tenha sido aspirado.

Em alguns casos, os objetos estranhos aspirados podem permanecer alojados na via aérea por vários dias, semanas ou até meses. O bloqueio crônico de um brônquio pode causar colapso brônquico e pneumonia obstrutiva. Mesmo aqueles no esôfago podem ser responsáveis por comprometimento da via aérea.

Tratamento

O manejo de um objeto estranho aspirado deve ser ditado pela capacidade do paciente de respirar ou tossir de forma efetiva. O oxigênio suplementar pode aliviar suficientemente os sintomas para permitir o transporte até o setor de emergência. Os pacientes que exibem estridor, baixa saturação de oxigênio, cianose ou sinais de insuficiência respiratória iminente devem receber intervenção imediata. O tratamento dessas situações é desafiador mesmo para o profissional mais experiente – não apenas o ato físico de remover um objeto estranho de um paciente ansioso e dispneico, mas acalmar os pais e outros familiares nervosos.

No caso de pacientes conscientes com obstrução parcial que não conseguem melhorar sozinhos a obstrução, a manobra de compressão abdominal pode estimular uma tosse profunda. Se o paciente perder a consciência, foi demonstrado que iniciar com as compressões torácicas é o melhor método para ajudar o paciente a desobstruir a via aérea. Se possível, pré-oxigenar o paciente para garantir que pode ventilá-lo, preparar os medicamentos necessários para a intubação assistida por fármacos (IAF) e preparar uma via aérea de resgate alternativa. Preparar o equipamento necessário para a intubação endotraqueal e ter uma pinça à mão. Preparar a família com uma descrição breve e simples do procedimento antes de tentar remover o objeto pode aliviar um pouco da ansiedade. Após ocorrer suficiente sedação e/ou paralisação, a visão é boa o suficiente com o uso de laringoscopia direta para agarrar e remover o objeto causador. O material de aspiração deve estar por perto para evitar que o paciente vomite e aspire o conteúdo. Auxiliar a ventilação com um dispositivo de bolsa-válvula-máscara e, se necessário, preparar para a intubação.

Um objeto visualizado abaixo da glote pode ser difícil de segurar e não é facilmente removido. A passagem às cegas de um tubo endotraqueal até a traqueia em um esforço para tentar mover o objeto para uma posição menos obstrutiva pode ser bem-sucedida, mas essa manobra só deve ser tentada se houver um profissional habilitado e experiente e em caso de obstrução completa.

Após a remoção de um objeto estranho, a intubação ainda pode estar indicada se o paciente tiver redução do nível de consciência, estiver intoxicado ou sangrando e se necessitar de oxigenação e suporte respiratório. Guardar o objeto para que ele possa ser inspecionado na instituição de destino. A condição pós-transporte do paciente ou a suspeita de que porções do objeto aspirado tenham ficado retidas podem indicar broncoscopia. A broncoscopia é realizada sob anestesia geral na UTI ou no bloco cirúrgico.

Reações Anafiláticas

A anafilaxia é uma forma sistêmica grave de uma reação alérgica envolvendo dois ou mais sistemas corporais. Embora o sistema imune seja fundamental para a vida e a saúde, algumas vezes ele tem uma reação de defesa do organismo exagerada. Os problemas resultantes podem variar de intensidade desde a rinite alérgica até a anafilaxia, existindo ao longo de um espectro que vai desde um simples incômodo até uma crise potencialmente fatal. Durante as reações anafiláticas, o sistema imune fica hipersensível a uma ou mais substâncias. O corpo costuma ter essas reações a substâncias que não devem ser identificadas como prejudiciais ao sistema imune

– substâncias como pólen, morangos e penicilina. As células imunes da pessoa alérgica são mais sensíveis que as células imunes de uma pessoa sem alergias. Embora essas células sejam capazes de reconhecer e reagir a invasores perigosos, como bactérias e vírus, elas também identificam substâncias inofensivas como ameaças.

Fisiopatologia

Quando uma substância invasora entra no corpo, os mastócitos reconhecem-na como potencialmente prejudicial e começam a liberar mediadores químicos. A histamina, uma das armas químicas primárias, causa dilatação dos vasos sanguíneos na região e extravasamento dos capilares. Os leucotrienos, que são ainda mais potentes, são liberados e causam mais dilatação e extravasamento. Os leucócitos são chamados para o local a fim de ajudar a capturar e destruir o inimigo, enquanto as plaquetas começam a chegar e se agregar. Na maioria dos casos, essa reação excessiva a invasores inofensivos costuma estar restrita ao local sendo invadido. O nariz com coriza e prurido e os olhos inchados associados à rinite alérgica são exemplos de uma reação alérgica local.

No caso de anafilaxia, porém, mediadores químicos são liberados, e o efeito envolve mais de um sistema de órgãos. O efeito inicial pode ser visto pela liberação de histamina, causando sintomas cutâneos (urticária), vômitos e hipotensão. As respostas tardias pelos leucotrienos, que são muito mais potentes, se juntam aos efeitos da histamina. A condição respiratória do paciente deteriora à medida que broncoconstritores altamente potentes são liberados.

Sinais e Sintomas

Os pacientes podem apresentar sintomas do SNC em resposta à redução da perfusão cerebral e à hipóxia. Esses sintomas incluem cefaleia, tontura, confusão e ansiedade. As queixas mais comuns costumam ser sintomas respiratórios, que consistem em falta de ar ou dispneia e aperto na garganta ou no peito. Estridor e/ou rouquidão também podem ser observados. Esses sinais e sintomas costumam ser causados por edema da via aérea superior nas regiões da laringe e da epiglote. Os pacientes afetados podem relatar uma "bola" na garganta. A via aérea inferior também costuma estar envolvida. Broncoconstrição e aumento de secreções podem resultar em sibilos e estertores crepitantes. Não é incomum que o paciente tenha tosse ou espirros à medida que o organismo tenta limpar a via aérea. Esses sintomas podem progredir lentamente ou de maneira extremamente rápida. Pode-se dispor de apenas 1 a 3 minutos para interromper esse processo rápido e potencialmente fatal. A Tabela 2-9 lista os sinais e sintomas de anafilaxia.

Diagnóstico Diferencial

A determinação de um diagnóstico diferencial em um paciente que apresenta reação anafilática pode ser muito difícil.

Tabela 2-9 Sinais e Sintomas de Anafilaxia*

Sistema	Sinais e Sintomas
Pele	- Quente - Vermelha - Coceira (prurido) - Olhos inchados e vermelhos - Edema de face e língua - Edema de mãos e pés - Vergões (urticária)
Respiratório	- **Dispneia** - Aperto na garganta ou no peito - Estridor - Rouquidão - "Bola" na garganta - Sibilos - Estertores crepitantes - Tosse - Espirros
Cardiovascular	- Arritmias - **Hipotensão** - **Taquicardia**
Gastrintestinais	- Cólicas abdominais - Náusea - Inchaço - Vômitos - Distensão abdominal - Diarreia aquosa profusa
Nervoso central	- Dor de cabeça - Tonturas - Confusão - Ansiedade e inquietude - Sensação de morte iminente - Estado mental alterado

*Os indicadores principais estão destacados em negrito.

Pode-se ter que simultaneamente avaliar o paciente, identificar o problema e intervir dentro de segundos da chegada na cena para salvar a vida do paciente. O índice de suspeição para anafilaxia deve ser alto se estiver presente algum dos sintomas anteriormente discutidos. Estudos prévios indicaram que socorristas pré-hospitalares podem reconhecer anafilaxia na metade das vezes. Alguns socorristas podem achar isso inacreditável, pois é fácil reconhecer um paciente com urticária e hipotensão como tendo anafilaxia. A dificuldade está em reconhecer pacientes com outros sistemas envolvidos, como o sistema nervoso central e sintomas gastrintestinais. O paciente com náusea, vômito, sudorese, confusão e hipotensão pode muito bem ser um episódio anafilático.

Tratamento

Os pacientes com reações alérgicas são divididos em dois grupos para o tratamento. O primeiro grupo inclui pacientes com sinais de reação alérgica (p. ex., urticária), mas sem sofrimento respiratório ou dispneia. O fármaco de escolha é a difenidramina. Deve-se continuar monitorando quanto a alterações na condição do paciente, mas a maioria dos pacientes irá se recuperar sem mais problemas. Dependendo dos protocolos e da gravidade da reação, corticoides também podem ser administrados.

O segundo grupo inclui pacientes com sinais de reação alérgica e dispneia. Esses pacientes necessitam de oxigênio, epinefrina e anti-histamínicos (em geral, difenidramina). Sempre que houver dispneia com os sinais de uma reação alérgica, deve-se administrar epinefrina e monitorar o paciente quanto ao desenvolvimento de anafilaxia. A administração de epinefrina nesses pacientes é crucial. A epinefrina intramuscular pode ser administrada pelo próprio paciente, por testemunhas ou pelos socorristas do serviço de emergência com o uso de autoinjetores.

O apoio psicológico é um componente fundamental do tratamento. A anafilaxia pode progredir rapidamente e pode ameaçar a vida. Os pacientes e seus familiares necessitarão ser tranquilizados enquanto são realizadas as intervenções necessárias. Muitos dos pacientes já experimentaram episódios semelhantes e podem reconhecer a gravidade da situação. Para outros, essa pode ser a primeira vez. Deve-se manter postura profissional e tranquilizadora, focando precocemente na intervenção rápida e no transporte.

Faringite e Tonsilite

Faringite e tonsilite são infecções da faringe posterior. Embora compartilhem muitas das mesmas causas, a *tonsilite* refere-se especificamente à infecção das tonsilas (ou amígdalas), enquanto a *faringite* se refere à infecção da faringe, a qual, muitas vezes, inclui algum grau de tonsilite.

Fisiopatologia

A etiologia da faringite e da tonsilite costuma ser viral ou bacteriana; cerca de 40 a 60% das infecções são virais, e 5 a 40% são bacterianas. A maioria das infecções bacterianas é causada por estreptococos do grupo A. Uma pequena porcentagem dos casos deve-se a trauma, câncer, alergia ou exposição tóxica.

As infecções bacterianas e virais causam inflamação dos tecidos faríngeos locais. Além disso, as infecções estreptocócicas liberam toxinas e proteínas no local, as quais podem desencadear inflamação adicional. Essa inflamação e infecção costuma ser autolimitada, mas as infecções estreptocócicas têm dois efeitos colaterais importantes. Primeiro, a superfície bacteriana carrega antígenos semelhantes a proteínas normalmente encontradas no coração. No processo de combater uma infecção estreptocócica, o organismo ataca o coração e as valvas cardíacas de maneira inadvertida, causando a febre reumática. Em segundo lugar, os glomérulos renais podem ser danificados por combinações de anticorpos-antígenos, causando glomerulonefrite aguda.

Sinais e Sintomas

Os sinais e sintomas de faringite e tonsilite podem incluir:

- Dor de garganta
- Febre
- Calafrios
- Dores musculares (mialgias)
- Dor abdominal
- Rinorreia
- Cefaleia
- Otalgia

O exame físico revelará uma faringe posterior vermelha e inchada, linfonodos cervicais anteriores de tamanho aumentado e dolorosos e, algumas vezes, uma fina erupção cutânea avermelhada que parece uma lixa. Essa erupção cutânea de aspecto áspero, chamada de escarlatina, começa no tronco e espalha-se pelo corpo todo, sendo causada pela infecção estreptocócica. Além disso, pode ser visto um exsudato esbranquiçado (bolsas de pus) sobre as tonsilas. Esses exsudatos são mais comuns na infecção estreptocócica, embora sua presença não confirme uma infecção bacteriana. As infecções virais estão mais comumente associadas à presença de outros sinais e sintomas de infecção respiratória superior (IRS), como tosse e congestão nasal. Uma infecção viral em especial, a mononucleose, está associada a edema e dor em linfonodos cervicais anteriores e posteriores, devendo ser identificada devido a potenciais complicações, como a ruptura esplênica.

Tratamento

Faringite e amigdalite virais são mais bem tratadas sintomaticamente com líquidos, medicamentos antipiréticos e agentes anti-inflamatórios. As infecções bacterianas exigem o uso de antibióticos, em geral penicilina ou amoxicilina. Tratamentos alternativos, como ceftriaxona, vancomicina, clindamicina e eritromicina, costumam ser usados como alternativa em pacientes alérgicos à penicilina.

Abscesso Peritonsilar

No **abscesso peritonsilar**, uma infecção de tecidos moles superficiais progride para a criação de bolsas de pus no espaço submucoso adjacente às tonsilas. Esse abscesso e a reação inflamatória que o acompanha causam desvio da úvula para o lado oposto (**Figura 2-12**).

Fisiopatologia

O abscesso peritonsilar é a infecção mais comum nessa região. A incidência de abscesso peritonsilar nos Estados Unidos é de

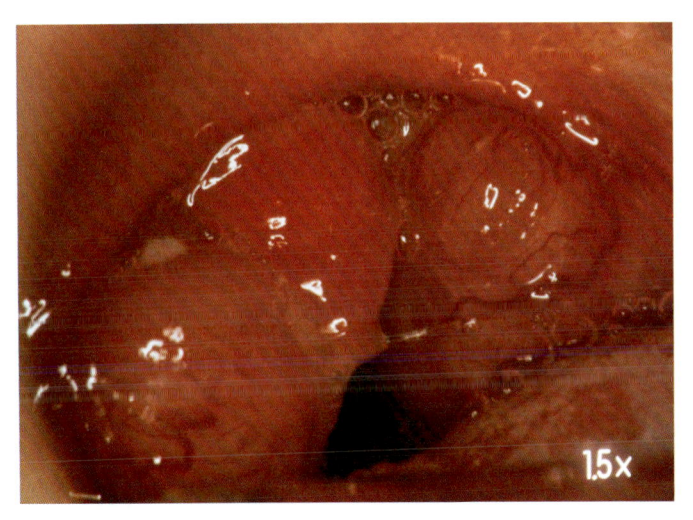

Figura 2-12 Abscesso peritonsilar. Observa-se extenso edema da tonsila esquerda e desvio da úvula.

cerca de 3 a cada 10.000 pessoas anualmente. O *Streptococcus* costuma ser isolado em culturas de abscesso peritonsilar, junto com outras bactérias, como *Peptostreptococcus*.

Sinais e Sintomas

Os sinais e sintomas de abscesso periamigdaliano podem incluir:

- Dor de garganta (especialmente unilateral)
- Disfagia
- Febre
- Calafrios
- Mialgias
- Dor cervical e anteriormente à garganta
- Rouquidão

Outros sinais de abscesso peritonsilar incluem taquicardia, desidratação, voz abafada ou grossa, linfadenopatia cervical, dificuldade para deglutir, abaulamento assimétrico das tonsilas na faringe posterior – o que costuma causar desvio da úvula para o lado oposto da boca – e exsudato tonsilar.

Diagnóstico Diferencial

O diagnóstico diferencial de abscesso peritonsilar inclui outras doenças graves, como abscesso retrofaríngeo e pré-vertebral, epiglotite, traqueíte bacteriana, mononucleose, faringite herpética, aneurisma de artéria carótida e câncer.

Tratamento

O tratamento inclui hidratação com líquidos IV e administração de agentes anti-inflamatórios e antibióticos. Se houver um abscesso, a drenagem cirúrgica costuma estar indicada e pode ser realizada no bloco cirúrgico. Uma drenagem com agulha pode ser realizada no departamento de emergência.

Epiglotite

A epiglotite é uma infecção potencialmente fatal que causa inflamação da epiglote e, muitas vezes, da região supraglótica. Esse edema pode obstruir a traqueia, causando hipóxia ou anoxia.

Antes considerada uma doença de crianças pequenas, a incidência de epiglotite mudou drasticamente desde que os Estados Unidos começaram a imunizar contra *Haemophilus influenzae*. Os adultos têm mais chances de apresentar essa doença no ambiente de emergência; os homens desenvolvem epiglotite três vezes mais frequentemente que as mulheres. A infecção permanece mais comum em crianças com 2 a 4 anos de idade. Estima-se que a mortalidade seja de 7% em adultos e de 1% em crianças.

Fisiopatologia

Antes da disponibilidade da vacina para o *H. influenzae* tipo b (Hib), a epiglotite ocorria com frequência 2,6 vezes maior em crianças que em adultos. *Streptococcus* spp. atualmente superam o *H. influenzae* como patógeno mais comumente responsável por causar epiglotite.

Sinais e Sintomas

A epiglotite costuma iniciar com dor de garganta e progride para dor ao deglutir e voz abafada. O exame físico pode revelar um paciente em sofrimento moderado a grave assumindo uma posição em tripé, com febre, incapacidade de deglutir saliva, estridor, sofrimento respiratório, dor acentuada quando a laringe é palpada, taquicardia e, talvez, baixa saturação de oxigênio. O estridor pode ser mais discreto e de tom mais grave que aquele causado pelo crupe.

Diagnóstico Diferencial

O diagnóstico diferencial deve incluir traqueíte bacteriana, abscesso retrofaríngeo ou pré-vertebral, angina de Ludwig e abscesso peritonsilar. Deve-se suspeitar de epiglotite com base na apresentação clínica e na anamnese, mas ela deve ser confirmada com radiografia simples lateral da região cervical. A tomografia computadorizada (TC) pode ser realizada, mas não costuma ser necessária, pois a radiografia simples costuma ser suficiente. A laringoscopia com fibra óptica pode fornecer informações diretas sobre a extensão do edema na via aérea, podendo auxiliar na colocação de um tubo endotraqueal.

Tratamento

O tratamento de emergência deve ser limitado à manutenção de oxigenação e ventilação adequadas. Oxigênio umidificado pode trazer algum alívio para o paciente, mas a gravidade da condição não deve ser subestimada. Evitar colocar qualquer coisa na boca do paciente. Limitar a aspiração apenas para as situações em que as secreções estejam obstruindo a via aérea. Se o paciente estiver babando muito, colocá-lo sentado e inclinado para a frente para permitir a saída da saliva.

A intubação só deve ser realizada a campo se for absolutamente necessária. A manipulação da epiglote com a lâmina do laringoscópio enquanto há inflamação tecidual pode irritar a via aérea e dificultar muito as novas tentativas de intubação. A intubação endotraqueal neste cenário pode ser melhor alcançada na sala cirúrgica. Os antibióticos estão indicados, em geral amoxicilina/sulbactam ou clindamicina, bem como corticosteroides, β-agonistas inalatórios e epinefrina nebulizada. Se ocorrer insuficiência respiratória nessa condição, é tranquilizador observar que a ventilação com pressão positiva costuma ser bem-sucedida, mesmo sem intubação endotraqueal.

Angina de Ludwig

Com o nome do médico que primeiro descreveu a doença no século XIX, a **angina de Ludwig** refere-se não à dor torácica, mas a uma infecção de tecidos profundos da região cervical anterior logo abaixo da mandíbula. Sensações de engasgo e sufocação são relatadas pela maioria dos pacientes com essa condição.

Fisiopatologia

Edema, vermelhidão e calor nos tecidos (induração) entre o osso hioide e a mandíbula podem ser os sinais mais notáveis ao exame físico. Essa inflamação é causada por bactérias da cavidade oral. *Streptococcus* spp. costumam ser cultivados, mas essas infecções raramente se devem a um único microrganismo, podendo conter microrganismos anaeróbicos.

A infecção submentoniana (abaixo do queixo) costuma migrar a partir de cáries dentárias nos dentes incisivos. A infecção sublingual pode muitas vezes ser atribuída à infecção nos dentes mandibulares anteriores, podendo manifestar-se como elevação da língua causada por edema. A infecção submandibular, que costuma originar-se nos molares, caracteriza-se por edema no ângulo da mandíbula.

Desde que se disseminou a fluoretação da água potável da população na década de 1970, a prevalência de cáries dentárias diminuiu nos países desenvolvidos. Porém, as cáries dentárias ainda são a doença crônica mais comum no mundo todo.

Sinais e Sintomas

Como costuma surgir a partir de dentes deteriorados com subsequente infecção, a angina de Ludwig caracteriza-se por:

- Gengivite e celulite graves, com edema duro e infecção rapidamente progressiva nos espaços submandibular, sublingual e submentoniano (**Figura 2-13**)
- Inchaço da região sublingual e da língua
- Salivação
- Obstrução da via aérea
- Elevação e deslocamento posterior da língua como resultado do edema

Os sintomas da angina de Ludwig incluem dor de garganta, disfagia, febre, calafrios, dor dentária e dispneia. O paciente tende a parecer ansioso e toxêmico, com dentição ruim

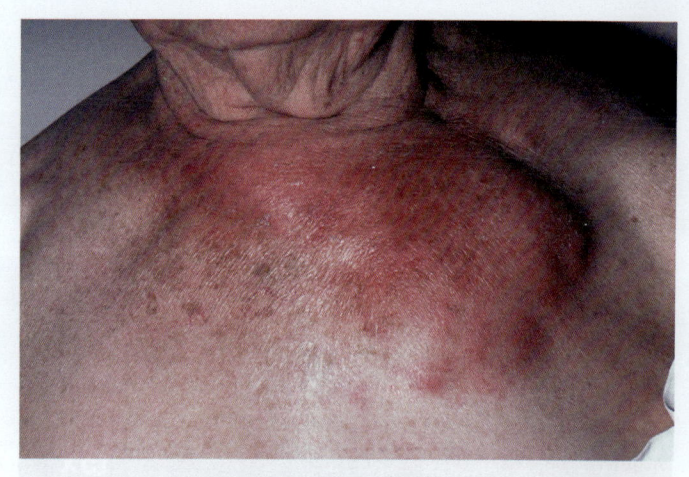

Figura 2-13 Angina de Ludwig. A progressão rápida pode comprometer a via aérea do paciente em poucas horas.

e inchaço pronunciado vermelho e duro na região anterior à garganta. A localização das cáries pode sugerir os espaços primariamente afetados. A língua do paciente pode estar elevada, dificultando a intubação se houver necessidade de ventilação mecânica.

Diagnóstico Diferencial

O diagnóstico diferencial deve incluir abscessos retrofaríngeo e pré-vertebral, traqueíte bacteriana e epiglotite. Os pacientes que recentemente receberam quimioterapia ou transplante de órgãos com imunossupressão têm risco aumentado de desenvolver essa infecção, incluindo abscesso.

Tratamento

Um paciente com suspeita de angina de Ludwig deve ser considerado como portador de doença potencialmente fatal, talvez acompanhada de comprometimento da via aérea. A manutenção de uma via aérea pérvia é de importância fundamental. Em uma infecção rapidamente progressiva, a intubação profilática pode ser realizada de forma eletiva no setor de emergência ou no bloco cirúrgico. Estridor, disfagia com dificuldade para controlar as secreções e dispneia podem exigir intubação. No ambiente pré-hospitalar, o oxigênio umidificado suplementar pode deixar o paciente mais confortável. Deve-se iniciar o monitoramento eletrocardiográfico e a colocação de acesso IV. Os antibióticos são iniciados no setor de emergência, e deve-se consultar um otorrinolaringologista.

Traqueíte Bacteriana

A traqueíte bacteriana é uma infecção rara da traqueia subglótica. Desde que a vacinação contra *H. influenzae* se disseminou, a traqueíte bacteriana compara-se à epiglotite como a infecção que menos causa obstrução da via aérea. Um estudo mostrou que, de 500 crianças hospitalizadas com crupe em um período de 3 anos, 2% tinham traqueíte bacteriana. Embora possa ocorrer em qualquer grupo etário, a traqueíte é mais comum em crianças devido ao menor tamanho da via aérea e ao diâmetro mais estreito dos tecidos subglóticos. A infecção é duas vezes mais comum em homens que em mulheres.

Fisiopatologia

A traqueíte é causada por múltiplos microrganismos, como *Staphylococcus aureus* (incluindo *S. aureus* resistente à meticilina adquirido na comunidade [SARM-AC] e associado a cuidados de saúde [SARM-ACS]), *Streptococcus* spp., *H. influenzae*, *Klebsiella* spp. e *Pseudomonas* spp.

Sinais e Sintomas

A traqueíte bacteriana começa como uma IRS e progride para uma infecção potencialmente fatal do revestimento traqueal subglótico. Os sintomas incluem tosse produtiva, alterações da voz, febre alta, calafrios e dispneia. Os sinais incluem a rápida progressão para um estado tóxico durante um período que pode ser de apenas 8 a 10 horas, estridor, tosse estridente e, algumas vezes, dor cervical ou na parte superior do tórax. Diferentemente da epiglotite, é incomum o paciente estar babando e ele consegue ficar deitado em posição supina.

Diagnóstico Diferencial

Algumas vezes, é difícil diferenciar a traqueíte bacteriana da epiglotite e do abscesso retrofaríngeo.

Tratamento

Como em qualquer infecção de via aérea, a manutenção da perviedade da via aérea é de importância fundamental. Deve-se fornecer oxigênio suplementar, iniciar o monitoramento eletrocardiográfico e obter acesso IV. Muitos pacientes com traqueíte bacteriana irão necessitar de intubação, mas é melhor realizar o procedimento sob circunstâncias controladas, a menos que o paciente esteja em insuficiência respiratória aguda. Se a intubação for absolutamente necessária em campo, deve-se estar pronto para implementar uma via aérea de resgate em caso de necessidade. Se a intubação for bem-sucedida, deve-se estar alerta para a possibilidade de obstrução do tubo por muco e exsudato traqueal, fazendo a aspiração apropriada. Esses pacientes podem ter achados de sepse, de modo que se deve iniciar infusão apropriada de líquidos e, se necessário, usar fármacos vasopressores para ajudar a manter a pressão arterial.

Abscessos Retrofaríngeo e Pré-vertebral

Os abscessos retrofaríngeo e pré-vertebral são infecções que se desenvolvem atrás do esôfago e na frente das vértebras cervicais. Conforme observado anteriormente, um abscesso é uma coleção de pus localizada em um tecido ou outro espaço confinado do corpo. Um abscesso retrofaríngeo pode originar-se nos seios da face, nos dentes ou na orelha média. Até 67% dos pacientes com esse tipo de abscesso relatam infecção otorrinolaringológica recente. As infecções retrofaríngeas podem ser potencialmente fatais se começarem a causar obstrução da via aérea. A infecção que se espalha para o mediastino, chamada de mediastinite, é uma grave complicação com taxa de mortalidade extremamente elevada de quase 50%.

Fisiopatologia

Os microrganismos comumente causadores de abscesso retrofaríngeo são *Staphylococcus* spp., *Streptococcus* spp. e *H. influenzae*, embora a infecção possa ser atribuída a outros microrganismos, em especial a anaeróbicos da boca. As lesões retrofaríngeas podem ser vistas em adultos e em crianças, mas costumam afetar crianças de 3 a 4 anos de idade ou mais jovens.

Sinais e Sintomas

Os sinais de abscesso retrofaríngeo incluem:

- Faringite
- Disfagia
- Dispneia
- Febre
- Calafrios
- Dor, rigidez, edema ou eritema no pescoço
- Salivação

Os seguintes sinais devem levantar a suspeita de comprometimento da via aérea:

- Dificuldade para abrir a boca (trismo)
- Alterações da voz
- Estridor inspiratório

Diagnóstico Diferencial

O quadro inicial de abscesso retrofaríngeo pode ser erroneamente diagnosticado como faringite estreptocócica inespecífica. Se a condição do paciente piorar rapidamente, devem-se considerar doenças mais graves como epiglotite, traqueíte bacteriana e meningite.

Tratamento

O tratamento inclui manter a via aérea pérvia e fornecer oxigênio suplementar. Deve-se ter cuidado para não perfurar o abscesso durante a intubação, pois a aspiração de conteúdo purulento pode ser fatal. Iniciar o monitoramento eletrocardiográfico e obter acesso IV. Iniciar a reposição adequada de líquidos se o paciente estiver desidratado por diminuição da ingesta oral.

O cuidado definitivo envolve intubação no bloco cirúrgico (ou sob circunstâncias controladas), drenagem cirúrgica da lesão e antibióticos. Com o tratamento agressivo do abscesso retrofaríngeo antes de sua progressão para mediastinite, muitos pacientes recuperam-se prontamente e podem ser extubados imediatamente ou alguns dias após o procedimento.

Angioedema

O angioedema é um inchaço súbito, geralmente a partir de uma estrutura da cabeça ou do pescoço, como o lábio (em especial, o lábio inferior), o lóbulo da orelha, a língua ou a úvula, mas ele foi descrito em outros tecidos, incluindo o intestino. A fisiopatologia do angioedema não é completamente compreendida, mas ele é geralmente tratado como uma reação alérgica. Algumas vezes, a causa é idiopática (desconhecida). Poucos casos são hereditários, chamados de angioedema hereditário.

Até 15% da população geral tem episódios de angioedema idiopático. Não há predominância étnica. As mulheres têm mais chances de apresentar angioedema que os homens, e a condição é mais comumente vista em adultos. A exposição a determinados agentes aumenta o risco de angioedema. São desencadeantes comuns:

- Inibidores da enzima conversora da angiotensina (IECAs) (captopril, enalapril e outros)
- Contrastes radiológicos
- Ácido acetilsalicílico
- Anti-inflamatórios não esteroides (AINEs) (ibuprofeno, naproxeno e outros)
- Ferroada de insetos himenópteros (como as vespas)
- Alergias alimentares
- Pelos de animais e restos de pele descamada
- Exposição solar
- Estresse

Fisiopatologia

No angioedema, algum insulto desencadeia o extravasamento na circulação de pequenos vasos, causando edema de tecidos intersticiais. O edema pode originar-se em tecidos da epiderme e da derme, nos tecidos subcutâneos ou em ambos. Essa inflamação é uma resposta às ações de hormônios e histamina, serotonina e bradicinina circulantes.

Sinais e Sintomas

Os sinais de angioedema incluem inchaço claramente demarcado com ou sem erupção cutânea e, algumas vezes, dispneia ou ansiedade. Estridor, sibilância na ausculta do tórax ou história de intubação devem levar a uma cuidadosa observação para sinais de deterioração. O angioedema intestinal pode causar obstrução intestinal com consequente náusea, vômitos e dor abdominal.

Diagnóstico Diferencial

Avaliar cuidadosamente o paciente quanto a outras doenças potencialmente fatais, como celulite/abscesso, abscesso retrofaríngeo e angina de Ludwig. Se o paciente apresentar urticária, considerar a possibilidade de anafilaxia.

Tratamento

Embora o angioedema extensivo possa ameaçar a via aérea, muitos casos são autolimitados ou exigem apenas tratamento mínimo. O paciente deve assumir uma posição confortável. Se não houver sinal de insuficiência respiratória, o paciente manterá sua própria via aérea apenas com o posicionamento. Anti-histamínicos raramente são benéficos, pois geralmente são doenças mediadas por bradicininas. Relatos de casos demonstram algum efeito benéfico com hemoderivados (sangue total ou concentrado de hemácias em pacientes com angioedema hereditário). Agentes farmacológicos adicionais geralmente não estão disponíveis para equipes pré-hospitalares.

A intubação de emergência pode ser extremamente difícil em casos graves de angioedema, pois o tecido edemaciado pode impedir a visualização adequada das pregas vocais. Além do equipamento normal de intubação, preparar o equipamento para uma via aérea de resgate antes de tentar a intubação. Se o tempo permitir, a intubação deverá ser feita sob circunstâncias controladas com equipamento adequado para via aérea difícil. Em pacientes sem problemas emergenciais, é prudente iniciar o monitoramento eletrocardiográfico, obter acesso IV e transportar o paciente para uma instituição de emergência nas proximidades.

Condições da Via Aérea Inferior

As doenças obstrutivas da via aérea inferior caracterizam-se por obstrução difusa do fluxo de ar dentro dos pulmões. As doenças obstrutivas da via aérea mais comuns são enfisema, bronquite crônica e asma. Essas três condições afetam até 20% dos adultos nos Estados Unidos.

A doença obstrutiva ocorre quando a pressão positiva da expiração causa fechamento da pequena via aérea, impedindo a saída de gás alveolar. Quanto mais o paciente tenta empurrar o ar para fora, mais ele fica preso nos alvéolos. Os pacientes com doença obstrutiva têm grandes quantidades de gás retido em seus pulmões, as quais não conseguem expelir efetivamente. Os pacientes com doença obstrutiva aprendem que a expiração lenta com baixa pressão é mais efetiva que a expiração rápida com alta pressão (**Figura 2-14**).

Asma

A asma é uma doença comum, levando a milhões de consultas nos setores de emergência anualmente e sendo responsável por 20 a 30% das internações hospitalares. Os pacientes têm alta taxa de recaída, com 10 a 20% retornando dentro de 2 semanas do tratamento. Nos Estados Unidos, a prevalência de asma aumentou de 7,3% em 2001 para 8,4% em 2010, quando 25,7 milhões de pessoas apresentavam asma. De acordo com o Centers for Disease Control and Prevention, no período de 2008 a 2010 a prevalência de asma foi maior em crianças do que em adultos, bem como em pessoas com multiplicidade étnica, negras e indígenas americanas ou nativas do Alasca em comparação com pessoas brancas.

As crianças com sibilos que começam antes de 5 anos de idade e que persistem até a idade adulta têm maior probabilidade de comprometimento da função pulmonar. As crianças

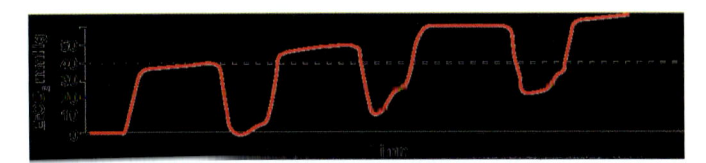

Figura 2-14 A forma de onda de CO_2 expirado desse paciente não está voltando totalmente para a linha de base. O paciente está respirando rápido o suficiente, mas não está permitindo um tempo adequado para expirar, causando uma retenção nos pulmões e hiperinsuflando-os. Esse tipo de respiração aumentará tanto a pressão dentro do tórax que diminuirá a pressão arterial por colapso das veias cavas superior e inferior, diminuindo o fluxo de sangue para o coração.

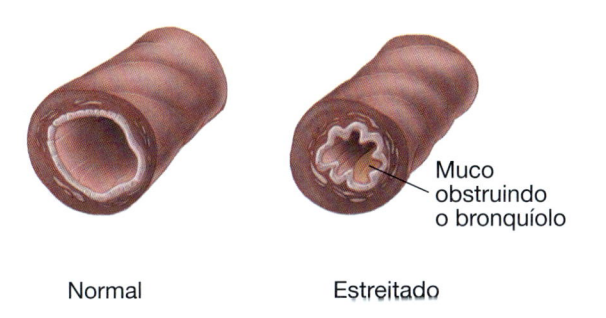

Figura 2-15 **A.** Um bronquíolo normal sem inflamação. **B.** Um bronquíolo em espasmo, com contração da musculatura lisa, resultando em estreitamento brônquico e sibilos associados.

que começam com sibilos após a idade de 5 anos têm menor incidência de doença pulmonar, mesmo que os sibilos persistam até a idade adulta. Até 90% dos pacientes com asma têm seus primeiros sintomas antes de 6 anos de idade. Algumas crianças apresentam tosse noturna como sintoma, sem a sibilância típica.

Fisiopatologia

A asma é uma inflamação crônica dos brônquios com contração da musculatura lisa brônquica, resultando em estreitamento brônquico e sibilos associados (**Figura 2-15**). A via aérea torna-se muito sensível à inalação de alérgenos, vírus e outros irritantes ambientais – mesmo odores intensos podem precipitar um episódio. Essa sensibilidade excessiva é responsável pelo componente de reatividade da via aérea na doença.

A inflamação está no centro dos sintomas da asma, como dispneia, sibilos e tosse. O organismo pode responder ao broncospasmo persistente com edema brônquico e secreção de muco tenaz, o que pode causar obstrução brônquica e atelectasia.

Sinais e Sintomas

Os pacientes com asma costumam estar agudamente cientes de seus sintomas, mesmo se os sintomas forem considerados clinicamente leves. Os sintomas iniciais de asma incluem alguma combinação dos seguintes:

- Sibilância
- Dispneia
- Aperto no tórax
- Tosse
- Sinais de IRS recente, como rinorreia, congestão, cefaleia, faringite e mialgia
- Sinais de exposição a alérgenos, como rinorreia (**Figura 2-16**), faringite, rouquidão e tosse
- Aperto, desconforto ou dor no tórax

Inicialmente, o paciente hiperventila, causando redução dos níveis de CO_2 (alcalose respiratória). À medida que as vias aéreas continuam a estreitar, a expiração completa fica cada vez mais difícil, ocorre retenção de ar e os níveis de CO_2 começam a aumentar. Os pulmões ficam hiperinsuflados e rígidos, aumentando o esforço respiratório. Pode haver taquipneia, taquicardia e pulso paradoxal, resultando em agitação. Podem ser vistas poucas retrações. A saturação de oxigênio deve ser próxima do normal, mesmo em ar ambiente.

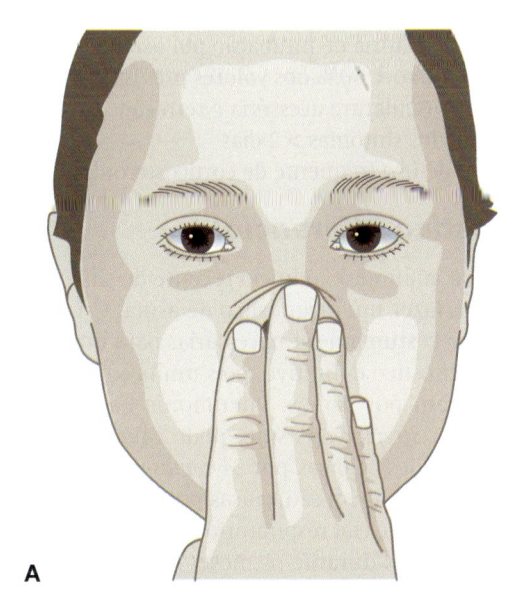

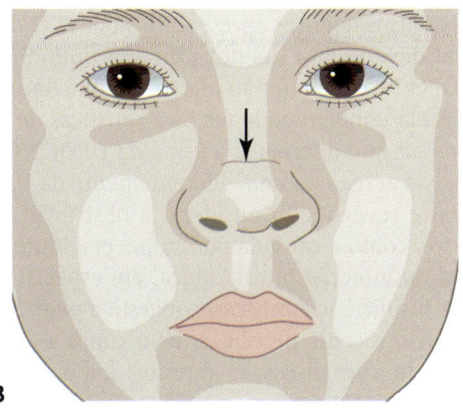

Figura 2-16 **A.** Saudação alérgica. **B.** Prega nasal.

Os pacientes com exacerbações moderadas podem mostrar taquicardia e taquipneia, com aumento da sibilância e redução da movimentação de ar. A saturação de oxigênio pode cair agudamente, mas ela deve ser facilmente restaurada com oxigênio suplementar. Podem ser vistas retrações, e seu grau e tipo aumentarão conforme a gravidade do episódio. O recrutamento de mais grupos musculares (p. ex., intercostais, subcostais) indica piora da condição.

Alguns fatores em uma anamnese cuidadosamente coletada podem ajudar a predizer a gravidade de um episódio de asma: doença respiratória, exposição a alérgenos potenciais, adesão aos medicamentos inalatórios de uso domiciliar e frequência das consultas no setor de emergência, internações hospitalares e uso de corticosteroides.

Alérgenos como materiais de origem animal e pólen presentes no ar são precipitantes comuns de episódios de asma. A inalação de fumaça ou de ar seco e frio também pode causar uma exacerbação. Os fatores a seguir indicam que é provável que o paciente apresente uma exacerbação grave de asma:

- Saturação de oxigênio < 92%
- Taquipneia
- Consulta no setor de emergência ou hospitalização recentes
- Hospitalizações frequentes
- Qualquer história de intubação por asma
- Picos de fluxo < 60% dos valores previstos
- Uso de musculatura acessória e retração
- Duração dos sintomas > 2 dias
- História de uso frequente de corticosteroides

Diagnóstico Diferencial

Ao realizar a anamnese, o início recente de sibilos não é suficiente para fazer um diagnóstico de asma. Crises repetidas dessa doença costumam ser necessárias para que um médico faça um diagnóstico definitivo, pois muitas outras condições se caracterizam por sibilos. Pneumonia bacteriana, como a causada por *Streptococcus* spp., pode causar sibilos, assim como as infecções atípicas por *Mycoplasma* e *Chlamydia*. As infecções virais também são causas potenciais de sibilos, em especial o vírus sincicial respiratório (VSR), uma infecção comum em lactentes durante os meses de inverno e início da primavera.

Quais outras doenças apresentam sibilos? O diagnóstico diferencial deve incluir doença primária pulmonar e sistêmica. A DPOC costuma ter ao menos algum componente de asma, mas ela também pode ter características de bronquite e enfisema. O que diferencia a asma da DPOC? O processo reativo na via aérea na asma, diferentemente da DPOC, é em grande parte reversível. Considerar a obstrução de via aérea superior, como a causada por crupe, epiglotite, traqueíte bacteriana ou infecção retrofaríngea, em especial se houver estridor. A insuficiência cardíaca congestiva pode apresentar-se com início recente de sibilos, bem como a aspiração de corpo estranho (ver discussão anterior) e a embolia pulmonar. A dor torácica deve levar a uma avaliação para isquemia cardíaca, em especial se a qualidade da dor for diferente daquela de episódios prévios de asma.

Tratamento

A terapia deve ser escalonada conforme a gravidade da exacerbação. O tratamento de primeira linha para pacientes com sibilos ativos inclui β-agonistas inalatórios, como salbutamol e levossalbutamol. Os $β_2$-agonistas usados precoce e agressivamente na evolução da doença podem reduzir a probabilidade de hospitalização. O salbutamol é administrado como 2,5 a 5 mg a cada 20 minutos por três doses ou pode ser administrado de forma contínua, seguido por 2,5 a 10 mg a cada 1 a 4 horas, conforme necessário. A dose pediátrica é de 0,15 mg/kg (com dose mínima de 2,5 mg) a cada 20 minutos, seguido por 0,15 mg a 0,3 mg/kg a cada 1 a 4 horas conforme indicado pela condição clínica do paciente, até 10 mg.

Os $β_2$-agonistas parenterais podem ser um suplemento útil para episódios graves de asma. A terbutalina, 0,25 mg, ou 0,3 mg de epinefrina a 1:1.000 administrada por via intramuscular ou subcutânea podem auxiliar os $β_2$-agonistas inalatórios. Porém, devido à sua tendência de causar hipertensão e aumentar o trabalho cardíaco e a demanda por oxigênio, eles devem ser usados com cautela, em especial nos pacientes com doença isquêmica coexistente. A administração IV ou intraóssea (IO) de terbutalina ou epinefrina também pode ser indicada, mas deve-se buscar uma orientação médica antes.

O ipratrópio, 0,5 mg, é algumas vezes administrado e tem o maior efeito em pacientes com DPOC coexistente ou com história de tabagismo. O ipratrópio pode ser administrado a cada 20 minutos por três doses e, depois, conforme necessário. Normalmente só é efetivo para doença moderada a grave.

Os corticosteroides IV ajudam a reduzir a resposta inflamatória, reduzindo o edema que estreita as vias aéreas brônquicas. Em adultos, administram-se 125 mg de metilprednisolona, ou 2 mg/kg por via IV em pacientes pediátricos. Em adultos, 60 mg de triancinolona podem ser administrados por via intramuscular (IM). Em crianças com mais de 6 anos de idade, usar 0,03 a 0,3 mg/kg IM. Os profissionais do serviço de emergência podem iniciar o tratamento com corticosteroides em vez de esperar até que o paciente chegue ao setor de emergência, de modo que o agente possa começar a fazer efeito o mais rapidamente possível.

O sulfato de magnésio administrado por via IV mostrou-se promissor no controle de exacerbações graves de asma. Ele costuma ser administrado como uma dose de 2 g ao longo de 30 a 60 minutos para ajudar a relaxar a musculatura lisa dos brônquios. Entretanto, é uma terapia de terceira linha e não deve ser ter prioridade sobre os beta-agonistas e os corticoides.

Embora não seja amplamente usado, o Heliox, uma mistura gasosa de hélio e oxigênio, é outro agente inalatório que se mostrou promissor para as exacerbações graves. Administrado como uma mistura de 80:20 ou de 70:30, o hélio atua como um transportador mais leve que o ar para ajudar a distribuir o oxigênio e os agentes nebulizados e reduzir o trabalho respiratório. O salbutamol administrado com Heliox utiliza o dobro da dose normal de salbutamol a uma taxa de fluxo de 8 a 10 L/minuto.

Apesar da terapia farmacológica agressiva, alguns pacientes ainda evoluem para sofrimento respiratório grave ou insuficiência respiratória. Nesses pacientes, a infusão de cetamina pode ser útil como uma terapia adjunta.

Doença Pulmonar Obstrutiva Crônica

A DPOC é uma obstrução ao fluxo de ar causada por bronquite crônica ou perda de área de superfície alveolar associada a enfisema. Ela se caracteriza por algum grau de sibilância e edema da via aérea e, ainda que o mecanismo seja um pouco diferente daquele da asma, ambas as doenças causam retenção de ar nos pulmões. A DPOC é uma doença crônica devastadora classificada como a quarta principal causa de morte nos Estados Unidos. Cerca de 14 milhões de pessoas têm DPOC. Dessas, 12,5 milhões têm bronquite crônica e 1,7 milhão têm enfisema. O número de pacientes diagnosticados com DPOC aumentou 41,5% desde 1982. A incidência dessa doença nos Estados Unidos está entre 6,6 e 6,9% para a DPOC leve e moderada. Ela é mais prevalente em homens que em mulheres e em brancos que em negros. Conforme o National Health and Nutrition Examination Survey (NHANES), a taxa de DPOC aumenta conforme a idade, especialmente naqueles que fumam.

A causa primária da DPOC é o tabagismo. A maioria dos pacientes com DPOC clinicamente significativa fumou pelo menos 1 maço por dia por 20 anos. Estima-se que 15% de todos os tabagistas desenvolvem DPOC clinicamente significativa. Muitos fatores afetam a taxa de evolução da DPOC, incluindo a idade em que a pessoa começa a fumar, o número de maços por dia, a existência de outras doenças, o nível de condicionamento físico da pessoa e seu tabagismo atual. O tabagismo passivo contribui para redução da função pulmonar, exacerbações de asma e risco aumentado de infecções do trato respiratório superior. O único fator de risco genético conhecido que causa DPOC em não tabagistas é uma deficiência de α_1-antitripsina, uma proteína que inibe a elastase de neutrófilos, uma enzima pulmonar.

Fisiopatologia

A inflamação crônica pela exposição a partículas inaladas causa dano à via aérea. O organismo tenta reparar essa lesão remodelando a via aérea, o que causa fibrose e estreitamento. Alterações nas paredes alveolares e no tecido conectivo aumentam permanentemente o tamanho dos alvéolos. Do outro lado desses alvéolos, a importante conexão com a membrana capilar é remodelada com uma parede vascular espessada, o que impede as trocas gasosas. Glândulas secretoras de muco e células caliciformes multiplicam-se, aumentando a produção de muco. Cílios são destruídos, limitando a elevação e a eliminação desse muco abundante.

Ocorrem alterações externas no corpo, como o tórax em barril (**Figura 2-17**), em resposta ao remodelamento da via

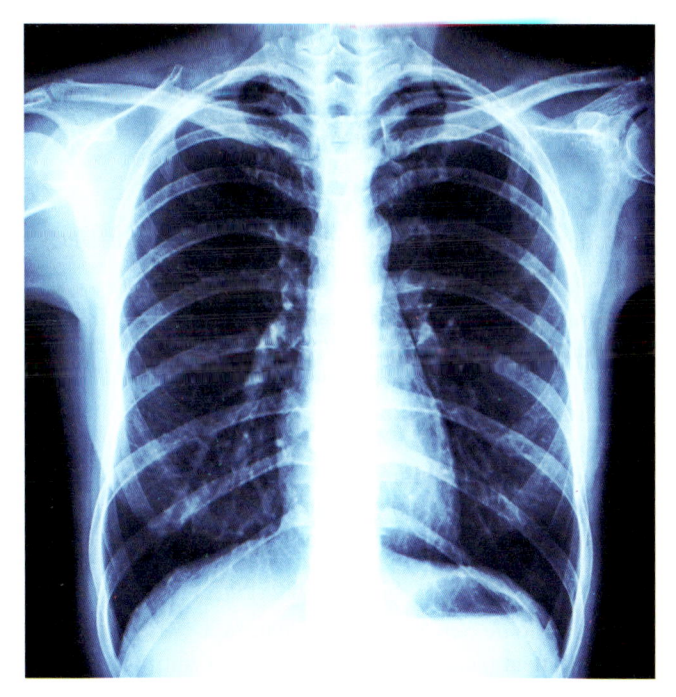

Figura 2-17 Achados radiográficos comuns em pacientes com DPOC: tórax alargado, hiperexpansão dos pulmões, diafragma achatado e coração pequeno.

aérea e à retenção crônica de ar. A dispneia crônica e a tosse crônica também são manifestações desse remodelamento. Devido à hipóxia crônica, os quimiorreceptores não conseguem reagir a flutuações no nível de oxigênio do sangue. Infelizmente, essas mudanças refletem um ajuste permanente do corpo em resposta à inalação crônica de irritantes.

A função pulmonar declina gradualmente, e o remodelamento corporal diminui. A produção de escarro aumenta, e o paciente retém secreções e tem tosse crônica. A clássica retenção de ar é causada pela capacidade reduzida dos pulmões para movimentar o ar para fora da via aérea distal aumentada. Os pulmões ficam hiperinsuflados, ocorrendo apenas uma troca gasosa limitada, o que leva à hipóxia e a níveis elevados de CO_2, uma condição conhecida como hipercarbia ou hipercapnia. A hipercarbia crônica reduz a sensibilidade normal dos quimiorreceptores corporais, e a hipóxia torna-se o mecanismo principal para o controle da ventilação. Nesse estágio, o paciente é vulnerável a infecções e intolerante ao exercício. Qualquer condição que aumente o trabalho respiratório pode levar rapidamente à insuficiência respiratória. Para compensar a retenção de CO_2, o organismo deve manter um estado de alcalose leve, o que afeta o pH.

Sinais e Sintomas

Os sinais e sintomas das exacerbações agudas da DPOC podem incluir:

- Dispneia
- Tosse

- Intolerância ao exercício
- Sibilância
- Tosse produtiva
- Dor ou desconforto torácico
- Diaforese
- Ortopneia

Podem-se observar os seguintes sinais clínicos de DPOC:

- Sibilância
- Aumento da frequência respiratória
- Redução na saturação de oxigênio
- Uso da musculatura acessória
- Pulso jugular aumentado
- Edema periférico
- Hiperinsuflação pulmonar
- Hiper-ressonância à percussão
- Roncos grosseiros e esparsos

Os episódios críticos são indicados por:

- Saturação de oxigênio abaixo de 90%
- Taquipneia (cerca de 30 respirações por minuto)
- Cianose periférica ou central
- Alterações do estado mental causadas por hipercapnia

Um paciente com DPOC pode ter um ou múltiplos desencadeadores das exacerbações agudas. Conforme observado, o tabagismo é a causa primária de DPOC, e o uso contínuo de tabaco pode ser um importante desencadeante de um episódio crítico. A exposição a alérgenos ambientais pode precipitar um episódio ou exacerbar uma condição aguda já existente. A poluição do ar pode contribuir para uma exacerbação de DPOC, mas por si só não costuma causar um episódio crítico.

Diagnóstico Diferencial

A apresentação da DPOC deve levar o profissional a considerar outras doenças graves, em especial porque a queixa principal de dispneia pode estar associada a dor torácica. O diagnóstico diferencial da DPOC deve incluir asma, bronquite, enfisema, pneumonia, pneumonite, fibrose pulmonar, insuficiência respiratória, pneumotórax e causas cardíacas de dispneia, como infarto agudo do miocárdio, angina, ICC, embolia pulmonar e hipertensão pulmonar.

Tratamento

O tratamento de uma exacerbação de DPOC baseia-se na manutenção da oxigenação e da ventilação. O tratamento de emergência inclui oxigênio suplementar administrado por cânula nasal ou máscara de Venturi em quantidade suficiente para manter uma saturação de pelo menos 94%. Se o paciente permanecer hipoxêmico com oxigênio de baixo fluxo, aplicar máscara não reinalante com oxigênio de alto fluxo e preparar para o manejo agressivo da via aérea e da ventilação. Desempenho ruim no teste de pico de fluxo, saturação de oxigênio que cai na faixa dos 80% e extremidades pálidas ou cianóticas também indicam a necessidade de intervenção agressiva. Estudos pequenos demonstraram que se pode fazer um teste com máscara de CPAP antes da intubação em pacientes com DPOC alertas e com hipercapnia aguda. Foi demonstrado que o uso da CPAP diminui o trabalho respiratório, melhora a oxigenação e diminui a probabilidade de precisar da intubação. A intubação endotraqueal, assistida por fármacos ou nasotraqueal, pode estar indicada nos casos graves. Os pacientes com DPOC podem necessitar de períodos prolongados de intubação, de modo que a intubação nasotraqueal (uma habilidade esquecida no atendimento pré-hospitalar) pode ter algumas vantagens por necessitar de menos sedação e permitir a extubação mais precoce.

Nunca deixar de administrar oxigênio a um paciente com hipóxia. É um conceito errado e comum de que a administração de oxigênio a pacientes com DPOC e dispneia faz eles perderem o estímulo respiratório. Embora níveis elevados de oxigênio possam reduzir um pouco o estímulo respiratório, a hipóxia permissiva é ruim como plano terapêutico.

Após garantir a via aérea, administrar β_2-agonistas precoce e frequentemente. Mesmo que esses agentes não sejam tão efetivos na DPOC quanto na asma, eles são a base do tratamento. Três doses nebulizadas podem ser administradas com intervalos de 20 minutos para estabilizar a condição do paciente. Em casos emergenciais, essas doses podem ser administradas sem intervalos. Agentes anticolinérgicos, como o brometo de ipratrópio, são benéficos, em especial junto com β_2-agonistas. Embora eles não atuem tão rapidamente quanto os β_2-agonistas, os anticolinérgicos podem fornecer uma broncodilatação adicional de 20 a 40% em combinação com β_2-agonistas.

Os corticosteroides sistêmicos, em geral na forma de metilprednisolona injetável, são considerados tratamento de rotina em episódios moderados a graves. Embora os corticosteroides orais, em especial a prednisona, sejam úteis nas exacerbações leves, eles não são usados nos episódios moderados a graves.

Os pacientes com DPOC em insuficiência respiratória aguda necessitam de ventilação com pressão positiva na forma de **ventilação com pressão positiva não invasiva (VPPNI)** ou intubação endotraqueal com ventilação invasiva por ventilador. Os pacientes com DPOC podem beneficiar-se da VPPNI se estiverem hemodinamicamente estáveis, com a via aérea pérvia, com mínima secreção e alertas e orientados. Se for tolerada, a VPPNI costuma ser melhor para o suporte ventilatório de curto prazo, pois tende a ter menos efeitos colaterais. Pode-se usar um dispositivo de bolsa-válvula-máscara com válvula de PEEP ou CPAP/BiPAP.

Por outro lado, o paciente com DPOC que precisa ser colocado em ventilação mecânica invasiva pode ser difícil de desmamar dessa terapia, sendo vulnerável à pneumonia associada ao ventilador. A ventilação mecânica está indicada quando, apesar da terapia agressiva, o paciente tem alteração do estado mental, acidose, fadiga respiratória e hipóxia. O paciente pode ter discutido o uso de suporte ventilatório de longo prazo com sua família. Pergunte aos familiares se o paciente tem uma diretiva antecipada e quais são os desejos do paciente em relação à ventilação mecânica de longo prazo.

Atelectasia

A **atelectasia** é o colapso dos espaços aéreos alveolares dos pulmões.

Fisiopatologia

Os alvéolos são vulneráveis a vários distúrbios. Eles podem colapsar por obstrução em algum lugar na via aérea proximal ou por pressão externa produzida, por exemplo, por pneumotórax ou hemotórax. Eles podem encher-se com pus na pneumonia, com sangue na contusão pulmonar ou com líquido no quase afogamento ou na insuficiência cardíaca congestiva. Além disso, fumaça ou gases tóxicos podem deslocar o ar fresco que deveria estar presente nos alvéolos.

O corpo humano tem bilhões de alvéolos e é comum que alguns deles sofram colapso de tempos em tempos. Os humanos periodicamente bocejam, tossem, espirram ou mudam de posição – acredita-se que todas essas ações ajudem a abrir os alvéolos fechados, evitando a redução da ventilação em uma parte do pulmão. Quando as pessoas realizam essas ações – por exemplo, por estarem sedadas ou em coma ou, ainda, quando a respiração profunda e os movimentos causam dor –, pode haver colapso de quantidades crescentes de alvéolos em regiões do pulmão que não reabrem. Como balões, os alvéolos têm mais dificuldade de manter se abertos após seu colapso completo. Por fim, há o colapso de segmentos pulmonares inteiros. Essa condição descreve a atelectasia, e há mais chances de desenvolvimento de pneumonia nas regiões afetadas.

Sinais e Sintomas

Embora a atelectasia possa ser uma doença significativa por si só, a maior preocupação é que as regiões afetadas se tornam criadouros de patógenos, resultando em pneumonia. Isso é uma preocupação em qualquer paciente com febre nos dias que se seguem a uma cirurgia torácica ou abdominal, em especial se houver redução nos ruídos respiratórios ou se houver eliminação de escarro de cor anormal.

Tratamento

Os pacientes no pós-operatório são estimulados a tossir, respirar profundamente e sair do leito, mesmo que isso cause dor. As pessoas que não conseguem sair do leito podem ter atelectasia, o que pode levar à hipóxia ou predispor um paciente a infecções pulmonares. Os profissionais do pré-hospitalar podem reforçar a necessidade de respiração profunda em pacientes que se beneficiariam com isso e podem ser vigilantes em relação à atelectasia em pacientes sedentários ou que usam medicamentos com efeitos sedativos, incluindo alguns analgésicos.

Pneumonia

A infecção pulmonar que causa acúmulo de líquido nos alvéolos é chamada de pneumonia. A inflamação resultante pode causar dispneia, febre, calafrios, dor torácica, dor na parede torácica e tosse produtiva. Há três amplos tipos de pneumonia: adquirida na comunidade, adquirida no hospital (nosocomial; começa 48 horas ou mais após a internação hospitalar) e associada ao ventilador. A causa pode ser viral, bacteriana, fúngica ou química (aspiração de conteúdo gástrico).

Mais de 3 milhões de casos de pneumonia são diagnosticados anualmente nos Estados Unidos. A pneumonia não tratada tem taxa de mortalidade de cerca de 30%. Mesmo com o tratamento adequado e oportuno, as condições clínicas coexistentes (comorbidades) podem aumentar drasticamente a chance de morte. A idade avançada aumenta a suscetibilidade à pneumonia. Em um estudo de 20 anos, a mortalidade global na pneumonia causada por *Staphylococcus pneumoniae* foi de 20%, mas em pacientes com mais de 80 anos, a mortalidade foi de mais de 37%.

A recuperação pode ser complicada por comorbidades como infecção pelo vírus da imunodeficiência humana (HIV), ICC, diabetes, leucemia e doenças pulmonares como asma, DPOC e bronquite. O desenvolvimento de pneumonia em um paciente já comprometido pode levar a uma espiral de piora da dispneia, destruição de tecido pulmonar pela infecção, mais infecção, mais dispneia e piora da condição. Os alvéolos acometidos podem ser substituídos por sacos de pus. Esse material inflamatório perpetua o ciclo, resultando em empiema ou abscesso pulmonar, o que pode ser difícil de tratar sem intervenção cirúrgica. Mesmo nos pacientes que se recuperam, a fibrose causada pela infecção pode comprometer a troca gasosa respiratória, reduzindo a capacidade de reserva pulmonar e aumentando a suscetibilidade a outras infecções.

Fisiopatologia

Os patógenos que podem causar pneumonia adquirida na comunidade incluem *Streptococcus pneumoniae*, *Legionella* spp., *H. influenzae*, *S. aureus*, vírus respiratórios, *Chlamydia* e *Pseudomonas*. A pneumonia adquirida no hospital pode ser causada pelos mesmos patógenos, junto com *Klebsiella* e *Enterococcus* spp. Os dois patógenos mais comumente associados à pneumonia associada ao ventilador são *S. aureus* e *Pseudomonas aeruginosa*. A pneumonia ocorre mais comumente devido a um defeito no sistema imune do hospedeiro ou a uma carga muito grande de patógenos potentes.

Sinais e Sintomas

Os pacientes com pneumonia geralmente apresentam os sintomas clássicos de tosse e febre, mas também podem ter sinais mais sutis, como dor abdominal, febre baixa e fraqueza com taquicardia associada. Início agudo dos sintomas e rápida progressão são mais sugestivos de uma causa bacteriana em comparação uma causa viral. Os sinais e sintomas clínicos de pneumonia podem incluir quaisquer dos seguintes:

- Febre
- Calafrios

- Tosse
- Mal-estar
- Náusea e vômitos
- Diarreia
- Mialgia
- Dor torácica pleurítica
- Dor abdominal
- Anorexia
- Dispneia
- Taquipneia
- Taquicardia
- Hipóxia
- Ruídos respiratórios anormais, incluindo estertores crepitantes, roncos e até sibilos

Diagnóstico Diferencial

Enquanto estiver auscultando os pulmões sobre uma área onde houver diminuição dos ruídos respiratórios, peça para o paciente falar um "i" e manter o som. O tom transmitido pode lembrar mais um *e* do que um *i*. Esse fenômeno é chamado de *egofonia*, derivado das palavras gregas para *bode* e *som*, pois se diz que o ruído imita o balido de um bode. Também pode haver macicez à percussão sobre o lobo afetado e aumento do frêmito tátil. Alteração do estado mental e cianose são sinais de doença grave.

O diagnóstico pode ser feito com base na apresentação clínica, em uma cuidadosa história da doença anterior e em um exame físico abrangente. A avaliação radiológica, incluindo radiografias de tórax em incidências anteroposterior e lateral, mostra sensibilidade razoável a boa para os infiltrados, embora achados normais não descartem a pneumonia. A TC é sensível para pneumonia, mas expõe o paciente a uma radiação maior que a radiografia simples.

O diagnóstico diferencial de pneumonia deve incluir asma, bronquite, exacerbação de DPOC, objeto estranho traqueal ou supraglótico, epiglotite, empiema, abscesso pulmonar, ICC, angina e infarto agudo do miocárdio.

Tratamento

O oxigênio suplementar é útil para qualquer paciente com pneumonia clinicamente significativa. Ele deve ser administrado por cânula nasal, com o objetivo de manter a saturação acima de 94%. Considerar manobras mais agressivas para a via aérea em pacientes que necessitam de oxigenação mais intensiva. O uso de uma máscara de CPAP pode reduzir a necessidade de intubação em pacientes que conseguem tolerar ter a face coberta pela máscara (ver discussão anterior).

Hemoculturas são frequentemente obtidas, mas raramente mudam o curso do tratamento. Antibióticos são administrados empiricamente assim que possível. Estudos demonstraram que a administração de antibióticos dentro de 6 horas da chegada no setor de emergência diminui a morbidade e a mortalidade em pacientes com pneumonia. A síndrome de resposta inflamatória sistêmica (SIRS) pode acompanhar a infecção. A SIRS é uma reação inflamatória generalizada anormal longe do insulto inicial e, clinicamente, é a presença de dois ou mais dos seguintes dados:

- Temperatura menor que 36°C ou maior que 38°C
- Frequência cardíaca maior que 90 batimentos/minuto
- Frequência respiratória maior que 20 respirações/minuto ou Paco$_2$ menor que 32 mmHg
- Contagem de leucócitos menor que 4.500 ou maior que 10.000 L/mm^3

A identificação de SIRS não confirma diagnóstico de sepse ou mesmo uma infecção; há outras etiologias de SIRS, incluindo trauma, queimaduras e pancreatite. É dito que a sepse ocorre quando há uma infecção purulenta identificável mais critérios clínicos de SIRS. A hidratação também pode ser efetiva, em especial se o paciente está quase em choque séptico. Nesses pacientes, pode haver necessidade de reanimação vigorosa com líquidos e, possivelmente, terapia com vasopressores. A reanimação com líquidos em pacientes desidratados pode tornar a pneumonia visível na radiografia simples ao disponibilizar líquido suficiente para causar um infiltrado. Nesses casos, uma redução na oxigenação pode ser vista à medida que os alvéolos tentam realizar as trocas gasosas com quantidade crescente de líquido acumulado. A fisioterapia respiratória e a deambulação regular podem mobilizar esses infiltrados e coleções de muco.

Lesão Pulmonar Aguda/Síndrome da Angústia Respiratória Aguda

A **lesão pulmonar aguda/síndrome da angústia respiratória aguda (LPA/SARA)** é uma doença sistêmica que causa insuficiência pulmonar. Em geral, a SARA não é vista no atendimento em campo, mas os profissionais podem ser solicitados a transportar um paciente com SARA entre instituições.

Quando os pulmões falham na LPA/SARA, há desenvolvimento de um edema pulmonar não cardiogênico, no qual o líquido do plasma sanguíneo migra para dentro do parênquima pulmonar e preenche o tecido pulmonar e os espaços aéreos, junto com sofrimento respiratório, edema pulmonar e insuficiência respiratória. Pode haver necessidade de suporte ventilatório para tratar a hipoxemia grave associada.

Fisiopatologia

A SARA raramente é vista em campo, mas os profissionais do serviço de emergência têm papel fundamental na prevenção dessa patologia devastadora. Essa síndrome é causada por dano alveolar difuso, talvez como resultado de choque, aspiração de conteúdo gástrico, edema pulmonar ou evento hipóxico. Ela parece ser pior quando há algum dano direto aos pulmões, como em pacientes com trauma e com graves contusões pulmonares. O início da LPA/SARA acontece com a ruptura da barreira alveolocapilar, permitindo que entre líquido nos alvéolos, reduzindo as trocas gasosas nos pulmões. Nos casos graves, níveis elevados de oxigênio são necessários para manter oxigenação adequada.

Sinais e Sintomas

O desenvolvimento progressivo de dispneia e hipoxemia dentro de horas ou dias após um evento agudo traumático ou clínico caracteriza a LPA/SARA. A SARA é mais comumente vista em pacientes hospitalizados, em geral na UTI. Um paciente típico foi recentemente submetido a uma cirurgia de grande porte, parece recuperar-se e está em um leito fora da UTI e, então, há o desenvolvimento da fase 1 da LPA/SARA, e o paciente deve ser reinternado na UTI. Os sinais físicos de LPA/SARA incluem:

- Dispneia
- Hipoxemia, algumas vezes acompanhada por cianose de membranas mucosas
- Taquipneia
- Taquicardia
- Demanda crescente por oxigênio suplementar para manter saturação adequada
- Febre e hipotensão em pacientes com sepse
- Estertores/crepitantes (podem ou não estar presentes à ausculta)

Tratamento

O suporte da oxigenação e a assistência respiratória são a base do tratamento da LPA/SARA. Documentar a saturação de oxigênio, os ruídos respiratórios e quaisquer mudanças súbitas na condição clínica. Em geral, os pacientes com SARA têm pulmões "rígidos" (i.e., baixa complacência). Não há medicamento específico além do manejo agressivo do evento clínico ou traumático desencadeante. Intubação e suporte ventilatório, juntamente com suporte de pressão e aspiração conforme a necessidade, estão indicados. Após a instituição do suporte ventilatório, as pressões ventilatórias devem ser monitoradas, tendo cuidado para não ventilar excessivamente os pulmões e causar mais dano.

Síndrome Respiratória Aguda Grave

A síndrome respiratória aguda grave (SRAG) é uma doença que surgiu pela fusão de dois vírus, um de mamíferos e um de pássaros. A fonte do vírus foi identificada como morcegos encontrados em Hong Kong. A SRAG foi primeiramente relatada na Ásia em fevereiro de 2003. Dentro de poucos meses, a doença espalhou-se para o Canadá, a América do Sul e a Europa. Nos Estados Unidos, houve 8 casos confirmados (todos leves) e nenhuma morte; todos os casos envolveram pessoas que tinham viajado para regiões com relatos de casos de SRAG. Nos Estados Unidos, nenhum profissional de saúde contraiu a SRAG.

Fisiopatologia

A transmissão da SRAG ocorre pelo contato pessoal íntimo – isto é, morar e cuidar de uma pessoa com a doença ou ter contato direto com secreções respiratórias ou fluidos corporais de uma pessoa infectada. O período de incubação é de cerca de 10 dias a partir da data de exposição; o período de infectividade não foi bem definido.

Sinais e Sintomas

Os sinais e sintomas de SRAG incluem temperatura maior que 38°C, cefaleia, sensação de desconforto geral e dores no corpo. Inicialmente, a SRAG lembra qualquer doença do tipo gripal; porém, após 2 a 7 dias, aparece uma tosse seca, e os casos graves podem progredir para pneumonia. Os pacientes podem necessitar de suporte respiratório.

Tratamento

O cuidado de uma pessoa com suspeita de SRAG inclui o uso de equipamento de proteção individual adequado (um respirador N95 ou P100), a notificação do profissional de controle de infecções, o preenchimento de um formulário de exposição e uma possível quarentena de 10 dias.

Vírus Sincicial Respiratório

O VSR é causa importante de doença em crianças menores, criando uma infecção nos pulmões e na via aérea. As infecções mais graves, encontradas em lactentes prematuros e em crianças com depressão do sistema imune, podem levar a outras doenças graves que afetam os pulmões e o coração. Uma infecção por VSR pode causar doenças respiratórias, como bronquiolite e pneumonia.

Fisiopatologia

O VSR é altamente contagioso e espalha-se por gotículas respiratórias quando o paciente tosse ou espirra. O vírus também consegue sobreviver em superfícies, incluindo mãos e roupas. A infecção tende a disseminar-se em escolas e creches.

Sinais e Sintomas

Quando estiver avaliando uma criança, procure por sinais de desidratação. Lactentes com VSR frequentemente recusam líquidos. O VSR também pode causar infecções graves do trato respiratório superior e sintomas típicos de asma em adultos e pacientes geriátricos.

Tratamento

Tratar a via aérea e os problemas respiratórios com oxigênio suplementar. O oxigênio umidificado é útil se estiver disponível.

Pneumotórax

O pneumotórax é mais bem definido como o acúmulo parcial ou completo de ar no espaço pleural. Conforme discutido anteriormente, o espaço pleural normal é ocupado apenas por uma pequena quantidade de líquido que lubrifica a pleura e minimiza o atrito. O pneumotórax é mais comumente causado por trauma, mas ele pode ser causado por algumas condições clínicas.

Normalmente, a pressão de "vácuo" no espaço pleural mantém o pulmão insuflado. Quando a superfície do pulmão é rompida, porém, o ar escapa para dentro da cavidade pleural e perde-se a pressão negativa de vácuo. A elasticidade natural do tecido pulmonar faz o pulmão colapsar. O acúmulo de ar no espaço pode ser leve ou grave.

Fisiopatologia

O pneumotórax espontâneo primário pode ocorrer sem uma causa óbvia. Quase todos os pacientes que experimentam pneumotórax espontâneo primário têm bolhas ou bolsas de ar que se rompem e causam o pneumotórax (**Figura 2-18**).

O pneumotórax espontâneo primário é visto predominantemente em pacientes sem um diagnóstico prévio de doença pulmonar. Porém, mais de 90% das pessoas que experimentam pneumotórax espontâneo primário são tabagistas. A condição também é mais comum em homens jovens, altos e magros. Evidências crescentes sugerem que determinados fatores genéticos podem predispor os pacientes ao pneumotórax espontâneo. O uso de cocaína inalada ou injetada é também um fator de risco conhecido para o pneumotórax espontâneo, bem como fumar maconha.

O pneumotórax espontâneo secundário pode ser causado por várias doenças pulmonares, mas ocorre principalmente em pacientes com DPOC, mais frequentemente por abuso de tabaco. Fibrose pulmonar, sarcoidose, tuberculose e infecção por *Pneumocystis jirovecii* (quase exclusivamente em pacientes com síndrome da imunodeficiência adquirida [Aids]) são outros fatores causais relatados. O pneumotórax espontâneo secundário ocorre mais frequentemente em pessoas com idade entre 60 e 65 anos, e os pacientes com DPOC que experimentam pneumotórax espontâneo secundário têm 3,5 vezes mais chances de morrer pelo problema do que os pacientes sem DPOC como cofator.

Sinais e Sintomas

Os principais sinais de pneumotórax espontâneo primário e secundário são dor torácica e dispneia. A dor torácica costuma ser descrita como súbita, aguda ou lancinante e piora com a respiração ou outra movimentação da parede torácica. A redução na capacidade de reserva pulmonar, como na DPOC, pode fazer a dispneia mais pronunciada em pacientes com pneumotórax espontâneo secundário. Sintomas adicionais de pneumotórax podem incluir sudorese, ansiedade, dorsalgia, tosse e mal-estar.

Devem-se pesquisar os seguintes sinais clínicos de pneumotórax espontâneo:

- Taquipneia
- Taquicardia
- Pulso paradoxal
- Diminuição dos ruídos respiratórios
- Hiper-ressonância à percussão
- Hipóxia e alteração do estado mental (em alguns pacientes)

A presença de ruídos respiratórios no lado afetado não descarta um pneumotórax, pois se estima que 25% do pulmão deve estar colapsado para que se ouça uma diminuição nos ruídos respiratórios. A ausculta na linha medioaxilar pode ajudar a encontrar o problema precocemente. Hipóxia, cianose e aumento da distensão venosa jugular devem levar a considerar pneumotórax hipertensivo. Um pneumotórax hipertensivo é geralmente considerado presente quando um pneumotórax (espontâneo primário, espontâneo secundário ou traumático) leva ao prejuízo significativo da respiração e/ou circulação de sangue. Os achados mais comuns em pessoas com pneumotórax hipertensivo são dor torácica e sofrimento respiratório, muitas vezes com aumento da frequência cardíaca (taquicardia) e respiração rápida (taquipneia) nos estágios iniciais.

Diagnóstico Diferencial

Outros tipos de pneumotórax podem ocorrer como resultado de volutrauma ou barotrauma por aumento da pressão intratorácica durante a ventilação com pressão positiva. Se for administrada ventilação com pressão positiva e o paciente exibir alteração aguda na condição clínica, deve-se descartar imediatamente barotrauma com pneumotórax. De fato, no paciente intubado, uma condição clínica que piora rapidamente

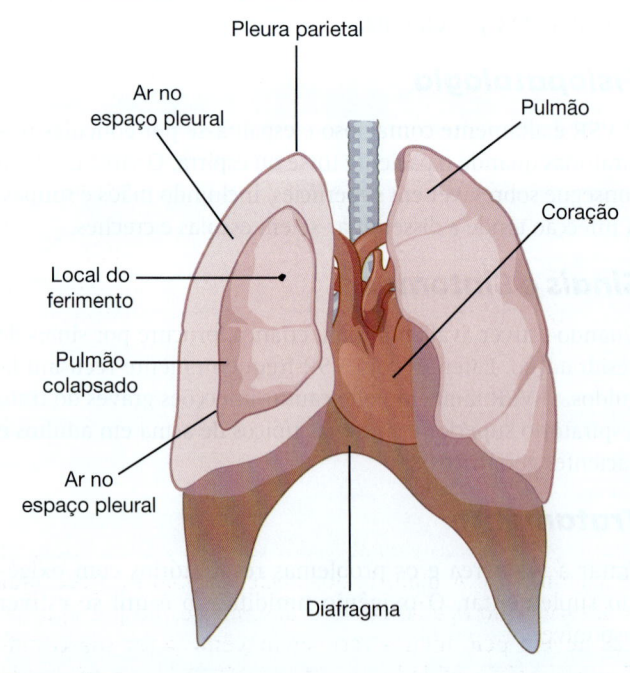

Figura 2-18 Um pneumotórax ocorre quando há vazamento de ar para dentro do espaço pleural a partir de uma abertura na parede torácica ou superfície pulmonar. O pulmão sofre colapso à medida que o ar preenche o espaço pleural e as duas superfícies pleurais não estão mais em contato.

> **RECAPITULAÇÃO**
>
> **Avaliação das Causas de Deterioração Aguda no Paciente Intubado**
>
> Ao avaliar um paciente intubado por uma deterioração aguda, comece retirando o paciente do ventilador e realizando a ventilação com um dispositivo de bolsa-válvula-máscara durante a avaliação. Utilize o acrônimo DOPE para orientá-lo.
>
> **D Deslocamento do tubo.** O tubo foi acidentalmente deslocado? Auscultar os ruídos respiratórios bilateralmente e a ausência de sons epigástricos. Usar a capnografia/capnometria.
>
> **O Obstrução do tubo.** O paciente tem secreção espessa que tenha obstruído o tubo distal? Realizar aspiração estéril. O paciente está mordendo o tubo para obstruí-lo? Inserir um bloqueador de mordida.
>
> **P Pneumotórax.** Ocorreu pneumotórax durante a ventilação com pressão positiva? Auscultar os sons respiratórios. Sentir a complacência pulmonar ao ventilar. É difícil apertar a bolsa-válvula-máscara devido à pressão intratorácica elevada? Se houver pneumotórax hipertensivo, realizar descompressão com agulha até a inserção de um dreno de tórax.
>
> **E Equipamento com falha.** O ventilador ficou sem oxigênio para manter a pressão ventilatória? Verificar o reservatório de oxigênio e o funcionamento correto do ventilador. Uma falha no tubo endotraqueal como a rotura do balonete ou vazamento deve ser considerada.

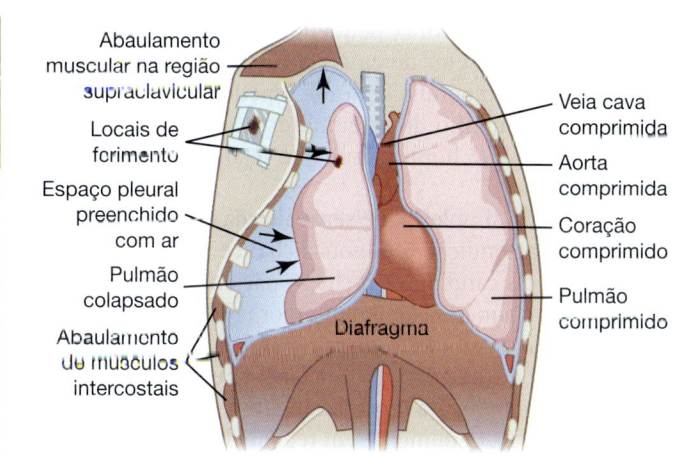

Figura 2-19 Pode ocorrer pneumotórax hipertensivo se um ferimento torácico penetrante for coberto de maneira estrita de modo que o ar do pulmão não possa escapar. O ar se acumulará no espaço pleural, causando compressão do coração e dos grandes vasos.

em geral merece uma rápida avaliação para as causas mais comuns de deterioração aguda no paciente intubado, usando a mnemônica DOPE, mostrada no quadro de Recapitulação. O desenvolvimento de enfisema subcutâneo é possível para pacientes que estão sob ventilação com pressão positiva. Esses pacientes estão com uma condição de risco de vida devido a alguma rotura na árvore respiratória. A avaliação rápida e a toracocentese estão frequentemente indicadas.

Embora se possa fazer um diagnóstico com base nos achados do exame clínico, uma radiografia de tórax pode confirmar o grau do pneumotórax. A realização de radiografia de tórax com o paciente em expiração permitirá que o profissional observe a intensidade do pneumotórax, embora uma radiografia de tórax comum seja também aceitável. A TC também pode demonstrar pneumotórax e pode ser especialmente útil quando um pneumotórax é pequeno e o paciente tem comorbidades. A ultrassonografia à beira do leito também é útil no diagnóstico de pneumotórax. Quando o paciente está em insuficiência respiratória grave, o diagnóstico de um pneumotórax hipertensivo deve ser clínico e não radiográfico, sendo tratado imediatamente já que o tempo não permitirá a realização de exames radiológicos.

O diagnóstico diferencial de pneumotórax espontâneo primário e secundário inclui pneumotórax hipertensivo, pleurisia, embolia pulmonar, pneumonia, infarto agudo do miocárdio, angina, pericardite, espasmo esofágico e colecistite.

Deve ser feita uma distinção quando se diferencia um pneumotórax de um pneumotórax hipertensivo (**Figura 2-19**). O acúmulo de ar no lado pleural afetado acaba forçando o mediastino contra o pulmão "bom" e a veia cava. Essas alterações causam piora da dispneia, aumento do trabalho respiratório e queda no débito cardíaco, levando ao choque obstrutivo. O paciente com diminuição unilateral dos ruídos respiratórios e que está piorando clinicamente e entrando em choque deve ser diagnosticado com pneumotórax hipertensivo. Deve ser feita a descompressão imediata do tórax. O pneumotórax hipertensivo é mais bem diagnosticado pelo exame físico. A espera pela confirmação radiológica pode ser fatal.

Tratamento

O objetivo do tratamento do pneumotórax é a restauração de um espaço pleural sem ar. O tratamento selecionado deve ser orientado pela história clínica do paciente, comorbidades e condições clínicas, probabilidade de resolução e condições de seguimento. A maioria dos pacientes não irá necessitar de intervenção aguda, como a descompressão por agulha, mas devem pelo menos receber oxigênio e ter sua condição respiratória cuidadosamente monitorada a caminho do hospital.

A estratégia terapêutica menos invasiva é a simples observação; essa abordagem é a ideal para pacientes estáveis sem comorbidades e com boa oxigenação e capacidade de reserva em casos de pneumotórax pequeno. Esses pacientes podem ser observados no setor de emergência por um período de 6 horas. Se uma radiografia de tórax repetida não demonstrar aumento no tamanho do pneumotórax, eles podem ser liberados em 24 a 96 horas, desde que sejam cuidadosamente acompanhados.

A aspiração simples pode ser realizada em determinados pacientes cuja condição tem pouca chance de melhorar sem intervenção. Os candidatos incluem pacientes sintomáticos, mas estáveis, e aqueles com pneumotórax pequeno, mas com comorbidades, como DPOC. Para realizar esse procedimento, uma agulha é introduzida no tórax sob anestesia local e o ar é aspirado para induzir a reexpansão pulmonar. O paciente é, então, observado, geralmente em regime de internação.

Os pacientes com sintomas significativos costumam necessitar de **toracostomia**. Se houver tempo, administra-se anestesia local e sedação consciente. O tubo pode ser conectado à válvula de Heimlich, uma válvula unidirecional que deixa o ar escapar, mas sem entrar no espaço pleural. O tubo também pode ser conectado a um dispositivo de aspiração contínua. Os pacientes em que um dispositivo de Heimlich foi colocado podem ser elegíveis para a alta hospitalar mais cedo do que aqueles que necessitam de aspiração contínua. A intervenção cirúrgica pode ser necessária em casos graves ou prolongados ou ainda naqueles em que o dreno de tórax não corrige o pneumotórax.

Os profissionais do serviço de emergência e os membros de equipes de reanimação devem ter conhecimento operacional da inserção do dreno de tórax. Mesmo que o profissional nunca realize o procedimento, saber como ele é feito ajudará a auxiliar e prever as necessidades do profissional que o fará.

Derrame Pleural

O derrame pleural é um acúmulo de líquido fora do pulmão em um ou ambos os lados do tórax. Ele comprime o pulmão ou os pulmões e causa dispneia. Esse líquido pode acumular-se em grandes volumes em resposta a qualquer irritação, infecção, ICC ou câncer. Embora ele possa acumular-se de forma gradual, ao longo de dias ou até semanas, os pacientes costumam relatar que a dispneia surgiu subitamente. Os derrames pleurais devem ser considerados um diagnóstico possível em qualquer paciente com câncer de pulmão e falta de ar (**Figura 2-20**).

Fisiopatologia

Quando há acúmulo de líquido entre as pleuras visceral e parietal, isso produz um derrame pleural. O saco de líquido formado é semelhante a uma bolha, na qual o trauma repetido leva ao acúmulo de mais líquido. Os derrames podem ser causados por infecções, tumores ou trauma.

Para visualizar o surgimento dessa condição, imagine uma bolha que se forma na base do pulmão. Os tecidos fazem fricção entre si em cada respiração, causando inflamação e acúmulo de líquido no espaço. Alguns derrames pleurais podem conter muitos litros de líquido. Um derrame grande diminui a capacidade pulmonar e causa dispneia.

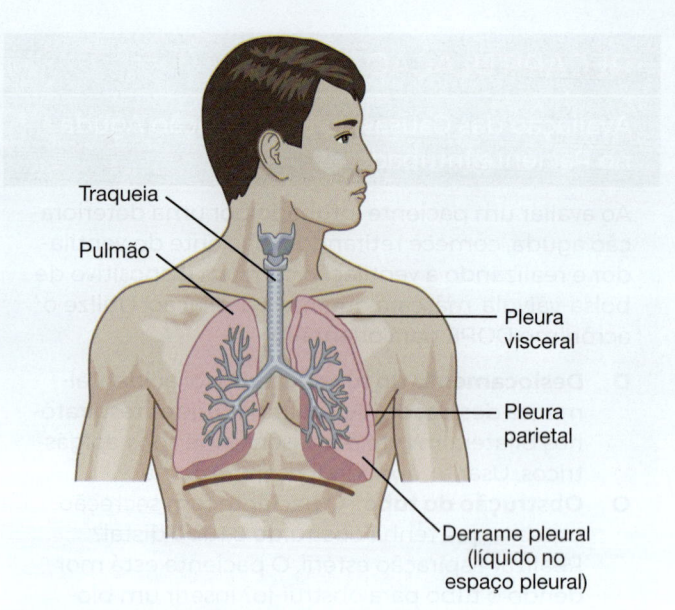

Figura 2-20 No derrame pleural, o líquido pode acumular-se em grandes volumes em um ou ambos os lados, comprimindo os pulmões e causando dispneia.

Sinais e Sintomas

O sintoma mais comum de pacientes com derrame pleural é a dispneia. Dor torácica (particularmente pleurítica), tosse, dispneia aos esforços ou ortopneia também podem estar presentes. A ausência de um componente pleurítico na dor torácica não descarta derrame pleural. Algumas etiologias podem ter sintomas adicionais (p. ex., pneumonia causando febre e tosse produtiva), e efeitos sistêmicos como hipotensão e hipóxia podem sugerir sepse.

Ao escutar com um estetoscópio o tórax de um paciente com dispneia resultante de derrame pleural, percebe-se uma redução dos ruídos respiratórios sobre a região do tórax onde o líquido afastou o pulmão da parede torácica. Com frequência, os pacientes sentem-se melhor sentados. Porém, nada aliviará realmente os sintomas, com exceção da remoção de líquido (**toracocentese**), o que deve ser feito por um médico no hospital.

Diagnóstico Diferencial

Os derrames podem ser confirmados na radiografia de tórax, o que pode ajudar a orientar o tratamento. As radiografias em decúbito lateral podem ajudar a mostrar derrames menores, mas podem ser desnecessárias nos derrames maiores. Há necessidade de cerca de 200 mL de líquido para produzir uma camada de líquido ao longo do pulmão com o paciente na posição de decúbito. As radiografias em posição supina podem ajudar a determinar se o líquido é loculado (dentro de uma cavidade), o que pode sugerir empiema.

Pneumonia, abscesso pulmonar, embolia pulmonar e hemotórax podem ter sintomas e achados clínicos semelhantes ao derrame pleural. Desses, o hemotórax costuma ter etiologia traumática, enquanto os outros têm causas clínicas. Considerar doença maligna em pacientes com derrame pleural de início recente. Considerar tuberculose em pacientes sabidamente expostos à infecção e naqueles que apresentem conversão recente no teste com derivado proteico purificado (PPD).

A ICC também deve fazer parte do diagnóstico diferencial, assim como infarto agudo do miocárdio e isquemia acompanhada por insuficiência cardíaca. O acúmulo de líquido no espaço pericárdico ou nos espaços pleural e pericárdico após um infarto do miocárdio recente deve levar à consideração da síndrome de Dressler.

Tratamento

As mudanças de posição podem causar significativamente mais dispneia e, em geral, os pacientes resistem a serem colocados em qualquer outra posição que não a de Fowler. Cuidados de suporte, incluindo posicionamento adequado e administração agressiva de oxigênio suplementar, devem ser instituídos até que o paciente possa ser transportado para uma instituição onde o derrame pleural possa ser definitivamente tratado.

O líquido de derrames significativos pode ser extraído por toracocentese com agulha para fins diagnósticos e alívio dos sintomas. O exame químico e microscópico do líquido aspirado pode determinar a sua etiologia. Em casos raros, a toracostomia com dreno tubular ou a cirurgia podem ser necessárias para o alívio de derrames muito grandes ou para tratamento da causa do derrame, como no caso de determinados cânceres agressivos. O exame de imagem com TC pode ser realizado em pacientes com derrame de início recente; esse exame pode ajudar no diagnóstico de câncer de pulmão e tuberculose associados com o derrame.

Embolia Pulmonar

A embolia pulmonar é o súbito bloqueio de uma artéria do pulmão por um coágulo de sangue, bolha de ar, placa de gordura ou mesmo um grupo de células tumorais. A trombose venosa profunda (TVP), quando um coágulo de sangue se desloca de uma veia profunda da perna até o pulmão, é uma das causas mais comuns de embolia pulmonar.

Fisiopatologia

A circulação pulmonar pode ser comprometida por um coágulo de sangue (embolia), uma embolia gordurosa por um osso quebrado, uma embolia de líquido amniótico por vazamento de líquido amniótico durante a gestação, ou uma embolia gasosa resultante da entrada de ar na circulação por laceração no pescoço ou introdução de ar através de injeção IV. Em geral, uma embolia grande, de qualquer tipo, se alojará em um ramo principal da artéria pulmonar e impedirá o fluxo de sangue por esse ramo. A troca de gás adequada nos pulmões exige alvéolos funcionais para fornecer oxigênio e retirar dióxido de carbono, além de vasos pulmonares intactos levando sangue pobre em oxigênio até os alvéolos. Os alvéolos normais serão de pouco uso se o sangue venoso não alcançá-los, como na situação da embolia pulmonar.

Sinais e Sintomas

Como esse evento vascular tende a gerar apenas sintomas vagos e inespecíficos, ele é um dos diagnósticos mais difíceis de se fazer no setor de emergência. Os pacientes sob risco para embolia pulmonar incluem os submetidos a uma cirurgia ou trauma recente e os com cateteres de longa permanência. Outros fatores de risco incluem imobilizações prolongadas, bem como em uma viagem longa com os membros fletidos, contraceptivos orais, gravidez, tabagismo, câncer ou antecedente histórico de TVP/embolia pulmonar. Os sinais e sintomas que sugerem embolia pulmonar incluem:

- Dor torácica
- Dor à palpação da parede torácica
- Dispneia
- Taquicardia
- Síncope
- Hemoptise (escarro com sangue)
- Sibilância de início recente
- Arritmia cardíaca nova
- Dor torácica

A clássica tríade de dor torácica, hemoptise e dispneia é vista em menos de 20% dos pacientes. Os sintomas iniciais de embolia pulmonar podem ser mínimos, mas a embolia pulmonar massiva evolui rapidamente e pode tornar-se sintomática em pouco tempo, levando à parada cardíaca com atividade elétrica sem pulso como ritmo de apresentação.

Diagnóstico Diferencial

A embolia pulmonar é uma das condições que mais frequentemente são diagnosticadas erroneamente na medicina de emergência devido à sua apresentação confusa. A apresentação inicial pode revelar sons respiratórios normais com boa aeração periférica, afastando a atenção de uma patologia pulmonar. A apresentação clássica é de dispneia súbita e cianose e, talvez, dor torácica aguda. Uma aspecto típico da embolia pulmonar é que a cianose não melhora com a oxigenoterapia.

Ao exame físico, a embolia pulmonar massiva pode causar hipotensão secundária a *cor pulmonale*. A embolia pulmonar mais sutil pode evoluir para uma atelectasia que se parece muito com uma pneumonia ao longo de alguns dias. Pode ser observada sibilância de início recente que pode ser difícil de notar, especialmente nos pacientes com DPOC e asma. Em geral, a radiografia de tórax é normal, e a tríade clássica vista com pouca frequência como uma onda S na derivação I, onda Q na derivação III e ondas T invertidas na derivação III não pode ser usada para confirmar ou descartar embolia pulmonar. Se presente, S1, Q3, T3, deve levantar suspeitas (**Figura 2-21**). A taquicardia costuma ser causada por hipóxia, mas é um achado inespecífico. Os sons pulmonares costumam ser normais, pois não há nada que impeça a entrada e

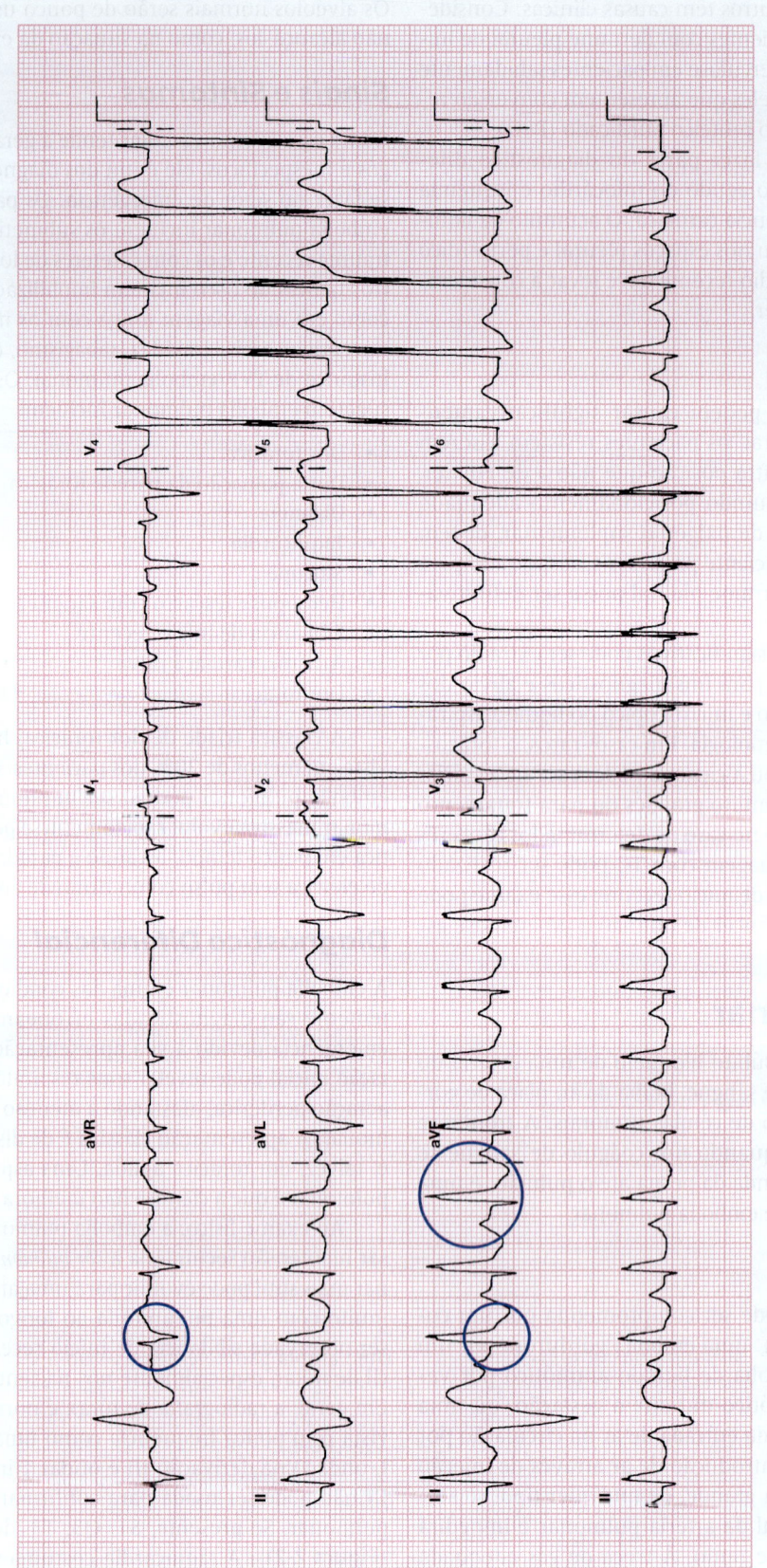

Figura 2-21 ECG com padrão clássico S1, Q3, T3. Note a onda S na derivação I e a onda Q e a inversão de onda T na derivação III.

a saída de ar no tórax. A circulação é obstruída pela embolia pulmonar, levando a desequilíbrio na ventilação-perfusão. A saturação de oxigênio mostra pouca melhora com a administração de oxigênio.

Tratamento

Os pacientes restritos ao leito costumam receber anticoagulantes ou usar meias especiais ou outros dispositivos para reduzir a formação de coágulos nas pernas. Especialmente para pacientes com história de TVP, um filtro de Greenfield pode ser inserido por um médico. Esse dispositivo, que abre como uma tela em formato de guarda-chuva na veia principal que leva o sangue de volta ao coração, foi feita para capturar os coágulos que se soltam e se deslocam a partir das pernas.

A parada cardíaca causada por uma grande embolia pulmonar é uma situação perigosa a qual poucos pacientes sobrevivem. Os pacientes que não respondem ao oxigênio ou que se queixam de dor torácica devem ser transportados para a instituição mais próxima.

Hipertensão Arterial Pulmonar

A hipertensão pulmonar é uma doença crônica rara caracterizada pela elevação da pressão na artéria pulmonar. A pressão elevada na artéria pulmonar dificulta que o coração bombeie sangue suficiente para os pulmões, afetando, por fim, tanto o coração quanto os pulmões.

Atingindo apenas 1 a 3 pessoas por milhão na população dos Estados Unidos, a doença tem um componente genético. Também foram implicados efeitos colaterais de drogas como cocaína, metanfetamina e fenfluramina/fentermina/dexfenfluramina (retirada do mercado em 1997 devido a preocupações com a segurança). A doença é mais comum entre mulheres em idade fértil e nas mulheres na sexta e sétima décadas de vida. Outra causa é a doença pulmonar crônica grave.

Fisiopatologia

A hipertensão pulmonar começa com inflamação e alterações nas células que revestem as artérias pulmonares. Outros fatores também podem afetar as artérias pulmonares e causar hipertensão pulmonar. Por exemplo, a condição pode se desenvolver se:

- As paredes das artérias ficarem estreitadas.
- As paredes das artérias forem rígidas ao nascer ou se tornarem rígidas por um crescimento celular excessivo.
- Coágulos sanguíneos se formarem nas artérias.

Essas alterações dificultam que o coração empurre o sangue através das artérias pulmonares para dentro dos pulmões. Assim, a pressão nas artérias aumenta, causando hipertensão pulmonar. Muitos fatores podem contribuir para o processo, levando a diferentes tipos de hipertensão pulmonar.

A hipertensão arterial pulmonar (HAP) pode não ter causa conhecida ou a condição pode ser hereditária. Algumas doenças e condições também podem causar HAP. Os exemplos incluem infecção por HIV, cardiopatia congênita e anemia falciforme. Além disso, o uso de drogas (como a cocaína) e de determinados medicamentos para emagrecer pode causar HAP.

Muitas doenças e condições podem causar um tipo diferente de hipertensão pulmonar (muitas vezes chamada de secundária), incluindo:

- Doença valvar mitral
- Doenças pulmonares, como DPOC
- Apneia do sono
- Sarcoidose

Sinais e Sintomas

Os sinais e sintomas de hipertensão pulmonar incluem:

- Dispneia (sintoma principal)
- Fraqueza
- Fadiga
- Síncope
- Aumento de segunda bulha cardíaca (B_2)
- Sopro tricúspide
- Pulsações venosas jugulares
- Edema com formação de cacifo

Os ruídos pulmonares costumam ser normais.

Diagnóstico Diferencial

Ecocardiografia e exames de sangue podem ser realizados para ajudar a confirmar o diagnóstico.

Tratamento

A administração de oxigênio para dilatar os vasos pulmonares é uma parte importante do tratamento. Um vasodilatador pulmonar (medicamentos para disfunção erétil) ou um agente anti-inflamatório podem ser prescritos, junto com medicamentos que reduzem o crescimento de camadas endoteliais que podem estreitar a artéria pulmonar.

Outras Condições que Afetam a Função Respiratória

Disfunção do SNC

Uma ampla gama de doenças do SNC pode prejudicar a função do trato respiratório, conforme mostrado na **Tabela 2-10**. Os distúrbios do SNC podem ser divididos nas seguintes categorias:

1. *Agudos*: doenças que duram menos de 1 semana
2. *Subagudos*: doenças e distúrbios que duram entre 1 semana e 2 meses
3. *Crônicos*: condições que duram 2 meses ou mais

Tabela 2-10 Condições do SNC que Prejudicam a Respiração		
Agudas	**Subagudas**	**Crônicas**
Intoxicação	Síndrome de Guillain-Barré	HIV/Aids
Overdose	Encefalopatia	Doença neuromuscular degenerativa (ELA)
AVE/AIT	Meningite	Demência
Paralisia transmitida por carrapatos	*Delirium*	Paralisia da *miastenia gravis*
Paralisia da *miastenia gravis*	Paralisia da *miastenia gravis*	
Síndrome de Guillain-Barré		
Meningite		
Encefalopatia		
Delirium		
Transtorno psiquiátrico		
Convulsão		
Abscesso epidural		

AIT, ataque isquêmico transitório; AVE, acidente vascular encefálico; ELA, esclerose lateral amiotrófica; HIV/Aids, vírus da imunodeficiência humana/síndrome da imunodeficiência adquirida.

Disfunção Aguda do SNC

A disfunção aguda do SNC pode ter várias causas clínicas e traumáticas. O foco aqui é a doença clínica aguda do SNC que prejudica a função respiratória. A preocupação primária nesses casos é a manutenção da perviedade da via aérea. Uma via aérea ocluída pode levar à rápida deterioração e à anoxia cerebral. AVE, convulsão, infecção do SNC e outros distúrbios neuromusculares agudos podem causar redução do nível de consciência, colocando o paciente em grande risco de problemas da via aérea e do controle ventilatório.

Alterações gerais na respiração, como hiperpneia, taquipneia ou ambas, costumam acompanhar a disfunção do SNC. Os padrões respiratórios anormais, descritos na **Tabela 2-11**, algumas vezes sugerem a etiologia do problema (**Figura 2-22**).

Disfunção Subaguda do SNC

A disfunção subaguda do SNC pode ser responsável por comprometimento respiratório prolongado, incluindo insuficiência respiratória, atelectasia, pneumonia, colapso lobar ou infiltrados. Um período prolongado de imobilidade pode prejudicar a capacidade de expelir muco, aumentar o risco de obstrução dos brônquolos pelo muco e aumentar o risco de pneumonia à medida que os alvéolos perdem sua capacidade de expandir. A imobilidade persistente pode aumentar o risco de TVP e de embolia pulmonar.

Disfunção Crônica do SNC

A disfunção crônica do SNC traz muitos dos mesmos riscos da disfunção subaguda do SNC, como aumento nas chances de TVP e embolia pulmonar. O comprometimento respiratório prolongado pode necessitar de traqueostomia para manter uma via aérea segura. Assim, o ar inspirado não passa pelos mecanismos de defesa da via aérea superior, aumentando o risco de infecção de via aérea inferior.

Além disso, os cuidados de longo prazo da disfunção do SNC estão associados à exposição a hospitais e instituições de saúde, onde há mais chances de infecções graves por *Pseudomonas* spp., SARM-ACS e *Enterococcus* resistente à vancomicina (ERV).

Distúrbios Neurológicos Generalizados

As doenças neuromusculares – como a *miastenia gravis* e a doença degenerativa neuromuscular, geralmente chamada de esclerose lateral amiotrófica (ELA) ou doença de Lou Gehrig – são doenças crônicas que têm profundos efeitos no trato respiratório. A fraqueza de músculos respiratórios ou o controle inefetivo do sistema nervoso podem causar hipoventilação, resultando em atelectasia. A pneumonia subsequente pode ser potencialmente fatal em pacientes já debilitados pela

Tabela 2-11 Padrões Respiratórios Anormais	
Padrão	Descrição
Respiração de Kussmaul	Respiração hipertaquipneica e hiperpneica que sugere acidose metabólica, particularmente cetoacidose diabética
Respiração de Cheyne-Stokes	Apneia alternada com taquipneia em sequência crescente-decrescente, sugerindo lesão dos centros respiratórios no tronco encefálico.
Respiração de Biot	Caracterizada por grupos de inspirações rápidas e superficiais seguidas por períodos regulares ou irregulares de apneia; esse ritmo, que pode ser causado por *overdose* de opioides, indica lesão do bulbo no tronco encefálico.
Respiração apnêustica	Respirações profundas do tipo *gasping* com pausa na inspiração completa, seguidas por liberação incompleta que sugere lesão ou infecção da ponte ou da porção superior do mesencéfalo; também pode ser causada por sedação com cetamina.
Respiração atáxica	Caracterizada por padrão desorganizado e respiração profunda que costuma progredir para apneia; a lesão do bulbo é responsável por esse padrão caótico.

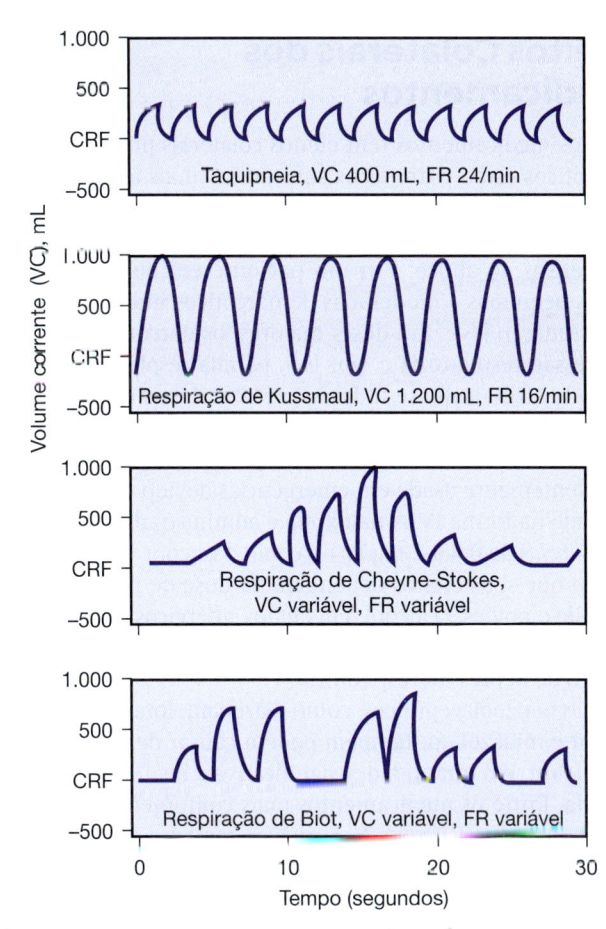

Figura 2-?? Respiração obstruída. FR, frequência respiratória.

doença. A insuficiência respiratória aguda pode estar sobreposta à pneumonia ou, também, a pneumonia pode precipitar a insuficiência respiratória.

Algumas doenças neuromusculares crônicas merecem atenção individual. A síndrome de Guillain-Barré é uma paralisia ascendente supostamente causada por uma resposta exagerada do sistema imune a uma infecção viral. Os pacientes com essa doença podem relatar infecção recente do trato respiratório superior e podem apresentar paralisia ascendente que se desenvolve ao longo de alguns dias. O comprometimento respiratório pode ser visto se a doença progredir envolvendo os músculos do tórax e os músculos respiratórios.

A doença degenerativa neuromuscular (ELA/doença de Lou Gehrig) é uma doença crônica que causa atrofia muscular e afeta a musculatura das extremidades, alguns músculos esqueléticos e os músculos respiratórios. A paralisia dos músculos respiratórios pode ser parcial ou completa e pode deixar o paciente permanentemente dependente de um ventilador.

Algumas dicas e cuidados finais devem ser mencionados:

- Não usar agentes bloqueadores neuromusculares despolarizantes (i.e., succinilcolina/suxametônio) para a intubação assistida por medicamentos em pacientes com doenças neuromusculares crônicas.
- Seguir as precauções-padrão, pois muitas queixas respiratórias não traumáticas de origem no SNC são infecciosas.
- Considerar a aspiração de secreções em qualquer paciente que produza escarro. A aspiração de secreções pode induzir à tosse, o que ajuda a eliminar tampões de muco.
- Fornecer oxigênio suplementar e iniciar a intubação endotraqueal com qualquer sedação necessária se houver preocupação com a capacidade do paciente de proteger sua via aérea.

Deve-se ter em mente que, em todas as situações – disfunção aguda, subaguda a crônica do SNC –, é importante ter atenção meticulosa com a manutenção da via aérea.

Efeitos Colaterais dos Medicamentos

Muitos medicamentos têm efeitos colaterais pulmonares. Os narcóticos estão entre as as substâncias mais abusadas. Eles induzem o sono e causam depressão respiratória. Tanto os narcóticos ilícitos quanto aqueles usados com prescrição são propensos ao abuso. Em um paciente em boas condições, doses pequenas a moderadas de narcóticos induzem analgesia e sedação leve. Em doses maiores, os narcóticos induzem depressão respiratória e, por fim, parada respiratória, a qual se pode atribuir quase todas as *overdoses* fatais de narcóticos. Tanto a naloxona quanto a naltrexona são efetivas na reversão da intoxicação por opioides, embora a primeira seja mais frequentemente usada em emergências devido à sua disponibilidade na forma IV. A naloxona é administrada a um adulto como *bolus* de 0,4 a 2 mg IV ou como 4 mg por via intranasal, sendo que seus efeitos dependem da dose de naloxona e da dose de opioides. O álcool tem efeitos sinérgicos com os opioides, e a intoxicação aguda com ambas as substâncias aumenta o risco de depressão respiratória.

Os benzodiazepínicos, como diazepam, lorazepam, alprazolam e midazolam, também podem causar depressão respiratória ou, em quantidades significativas, insuficiência respiratória. Entre os medicamentos mais comumente prescritos, os agentes dessa classe de fármacos também têm potencial significativo para abuso. Contudo, os benzodiazepínicos têm toxicidade relativamente baixa, com menos de 1% resultando em morte. Como os opioides, os benzodiazepínicos têm efeitos sinérgicos com o álcool, e a ingestão combinada aumenta a probabilidade de um desfecho adverso. Hipoventilação, depressão respiratória e insuficiência respiratória podem acompanhar as toxicidades maiores. Usar com cautela qualquer agente de reversão em casos de uso ou abuso crônico. O uso de naloxona pode precipitar a abstinência de opioides, a qual raramente é fatal, mas quase sempre é problemática. A retirada pode tornar o paciente menos cooperativo com os socorristas ou fazer com que deixem o local contra o conselho médico. A abstinência de benzodiazepínicos pode precipitar convulsões em casos graves. O tratamento com flumazenil pode complicar o manejo de convulsões devido à abstinência. Ambos os medicamentos têm duração variável, devendo-se monitorar cuidadosamente o paciente se houver suspeita de comprometimento da via aérea.

Câncer

O câncer de pulmão é uma das formas mais fatais de câncer, em especial entre tabagistas e em pessoas expostas a toxinas pulmonares ocupacionais, como asbesto, poeira de carvão e tabagismo passivo. Embora o câncer de pulmão fosse tradicionalmente considerado como uma doença que predominava em homens, atualmente 45% dos novos casos de câncer de pulmão ocorrem em mulheres, mais provavelmente devido ao aumento do tabagismo nesse grupo.

Sinais e Sintomas

O câncer de pulmão costuma ser identificado quando há sangramento de tumores nas vias aéreas maiores, causando hemoptise (tosse com sangue no escarro) e tosse incontrolável. Costuma ser acompanhado por DPOC e redução da função pulmonar. O pulmão também é um local comum para metástases de cânceres de outros locais do corpo.

Outros cânceres podem invadir os linfonodos cervicais, produzindo tumores que ameaçam ocluir a via aérea. Os pacientes com vários tipos de câncer podem ter complicações pulmonares por quimioterapia ou radioterapia. A irradiação pulmonar, por exemplo, pode estar associada a algum grau de edema pulmonar. Os tumores ou o tratamento também causam derrame pleural, o qual pode apresentar-se como dispneia rapidamente progressiva.

Os sintomas clínicos refletem a extensão da doença e das metástases, mas podem incluir:

- Tosse
- Dispneia
- Dispneia aos esforços
- Sibilância
- Hemoptise
- Dor na parede torácica por irritação pleural ou derrame pleural (pode não ser observada redução dos ruídos respiratórios até que se desenvolva uma quantidade significativa de derrame pleural)

A disseminação regional do câncer pode comprimir estruturas ou destruir tecidos, gerando uma ampla gama de sintomas. Por exemplo, a obstrução da veia cava superior pode causar extensa trombose central e formação de êmbolos, a paralisia do nervo laríngeo recorrente pode causar rouquidão, a compressão sobre o esôfago pode causar problemas de deglutição, e assim por diante. O câncer pode causar elevação acentuada do cálcio, o que pode ser responsável por dor muscular, problemas renais, cálculos renais e alterações do estado mental. Uma radiografia de tórax geralmente mostrará o câncer e qualquer derrame associado.

Tratamento

O tratamento envolve a administração de oxigênio suplementar, a assistência respiratória, a garantia da via aérea do paciente e o fornecimento de aspiração adequada das secreções. Os casos de pneumotórax são extremamente raros no câncer de pulmão, mas deve-se considerar essa condição se houver história de biópsia pulmonar recente. Derrames pleurais, se presentes, raramente são drenados como emergência (ver discussão anterior).

Inalações Tóxicas

Muitas substâncias potencialmente tóxicas podem ser inaladas para os pulmões. O tipo de dano depende, em grande parte, da hidrossolubilidade do gás tóxico.

Sinais e Sintomas

Os gases altamente hidrossolúveis, como a amônia, irão reagir com as membranas mucosas úmidas da via aérea superior, causando edema e irritação. Se a substância alcançar os olhos do paciente, há sensação de queimação e os parecerão inflamados e irritados.

Os gases menos hidrossolúveis podem penetrar profundamente até a via aérea inferior, onde podem causar dano ao longo do tempo. Esses gases tóxicos foram usados em guerras para incapacitar os inimigos, pois não causam sofrimento imediato, mas, em vez disso, causam edema pulmonar até 24 horas depois. Os gases fosgênio e dióxido de nitrogênio comportam-se dessa maneira.

Alguns gases comuns (p. ex., o cloro) são moderadamente hidrossolúveis e causam problemas entre a irritação e o edema pulmonar. A exposição grave pode apresentar-se com edema da via aérea superior, enquanto a exposição em nível mais baixo pode apresentar-se com o clássico dano de via aérea inferior de início tardio. Um erro domiciliar comum é derramar solução limpadora de ralos e alvejante com cloro em um ralo em uma tentativa de desobstruí-lo, o que pode produzir um gás cloro irritante que é prejudicial para a pessoa e para todos na casa ou no prédio. Os ambientes industriais muitas vezes usam substâncias químicas formadoras de gases irritantes em grandes quantidades e em concentrações maiores que as disponíveis para uso domiciliar, criando a possibilidade de incidentes que expõem um número maior de pessoas ou a um gás mais tóxico. Os profissionais do serviço de emergência, devem observar os ambientes industriais em sua região que sejam de alto risco para esse tipo de incidente.

Os gases tóxicos também podem afetar pessoas fora do ambiente industrial. Um tipo comum de exposição é o monóxido de carbono. O gás natural tem odor devido a um aditivo químico, mas o monóxido de carbono não tem cheiro nem gosto e não é visível. O monóxido de carbono é a principal causa de mortes acidentais por intoxicação nos Estados Unidos. As pessoas que sobrevivem à intoxicação por monóxido de carbono podem ter dano cerebral permanente.

O monóxido de carbono é produzido por equipamentos domiciliares, como aquecedores de água a gás, aquecedores de ambiente, grelhas e geradores, estando presente até na fumaça de cigarro. Uma causa comum de intoxicação por monóxido de carbono ocorre no início do inverno quando as pessoas ligam os aquecedores pela primeira vez na estação. Os efeitos combinados de combustão incompleta e ventilação ruim ou ausente em um prédio isolado contra o frio resultam no ambiente perfeito para a produção de monóxido de carbono. Outras fontes comuns de intoxicação por monóxido de carbono são a fumaça de fogueiras e a exaustão de veículos automotores. Algumas pessoas tentam suicídio fechando o carro na garagem, ligando o veículo e inalando a exaustão. Os sinais e sintomas associados à intoxicação por CO estão listados na **Tabela 2-12**.

Tabela 2-12 Sinais e Sintomas de Intoxicação por Monóxido de Carbono

Gravidade	Nível de COHb	Sinais e Sintomas
Leve	< 15-20%	Cefaleia, náuseas, vômitos, tontura, visão turva
Moderada	21-40%	Confusão, síncope, dor torácica, dispneia, fraqueza, taquicardia, taquipneia, rabdomiólise
Grave	41-59%	Palpitações, arritmias, hipotensão, isquemia miocárdica, parada cardíaca, parada respiratória, edema pulmonar, convulsões, coma
Fatal	> 60%	Morte

COHb, carboxiemoglobina.

Diagnóstico Diferencial

As pessoas expostas ao monóxido de carbono podem achar que estão gripadas. Elas inicialmente se queixam de cefaleia, tontura, fadiga, náuseas e vômitos. Elas podem queixar-se de dispneia aos esforços e dor torácica, apresentando sintomas do sistema nervoso, como déficit de julgamento, confusão ou até alucinações. As piores exposições podem resultar em síncope ou convulsão.

Tratamento

Um paciente exposto a um gás tóxico deve ser removido do contato com o gás tóxico imediatamente, recebendo oxigênio suplementar a 100% ou ventilação assistida se a respiração estiver prejudicada (se houver redução do volume corrente). Se houver comprometimento da via aérea superior, pode haver necessidade de manejo agressivo da via aérea (como intubação ou cricotireotomia).

Os pacientes expostos a gases levemente hidrossolúveis podem sentir-se bem inicialmente, mas apresentam dispneia aguda muitas horas depois. Quando houver suspeita desse tipo de exposição, deve-se considerar fortemente o transporte para o setor de emergência mais próximo para observação e avaliação adicional.

Populações Especiais
Pacientes Idosos

Os pacientes idosos apresentam múltiplas alterações no sistema respiratório, e todas acabam prejudicando a capacidade do organismo de oxigenar o sangue. Pode ocorrer uma ampla gama de alterações fisiológicas no próprio trato respiratório e nas estruturas do corpo que sustentam a ventilação. Segue um resumo das alterações fisiológicas associadas à idade avançada:

- Afinamento do revestimento epitelial
- Redução da produção de muco
- Atividade reduzida dos cílios respiratórios
- Redução da complacência pulmonar devido à calcificação de cartilagens na traqueia e nos bronquíolos e à calcificação de tecidos intersticiais
- Diminuição da área de superfície respiratória por redução no número de alvéolos
- Redução do volume intratorácico secundária a fraturas, quedas ou alterações ósseas
- Resposta imune menos vigorosa, incluindo menos imunoglobulinas e leucócitos
- Enfraquecimento de músculos respiratórios, incluindo diafragma, músculos intercostais e músculos acessórios

Como essas alterações ocorrem de forma gradual, geralmente ao longo de anos ou décadas, o organismo tem tempo para adaptar-se à redução significativa da função. Se essas mesmas alterações ocorressem em um período menor, de dias ou semanas, a perda súbita de função poderia ser fatal. Um bom exemplo é a redução na área de superfície respiratória que ocorre à medida que a pessoa envelhece. O nível de oxigênio no sangue (chamado de pressão parcial) em um adulto jovem é normalmente de cerca de 95 mmHg. No idoso, é comum um valor de apenas 60 mmHg. Se a pressão parcial de oxigênio for de 60 mmHg em uma pessoa jovem e aparentemente saudável, deve haver muita preocupação.

A probabilidade de alterações patológicas no sistema respiratório e nas estruturas de suporte aumenta conforme a idade do paciente. Algumas doenças intrapleurais prejudicam a capacidade dos pulmões de inspirarem e expirarem o ar. Outras inibem a difusão do oxigênio para o sangue e do dióxido de carbono para fora do sangue. Além disso, tumores podem ocupar o espaço pulmonar, reduzindo a área disponível para a ventilação. O tabagismo crônico pode danificar os alvéolos, estreitar os brônquios e preenchê-los de muco, além de deslocar os alvéolos funcionantes com grandes bolhas ou bolsas de ar. As alterações circulatórias podem resultar na oferta de menos sangue ou de sangue mais fino para os capilares pulmonares, prejudicando a oxigenação. A diminuição dos níveis de hemoglobina pode reduzir a capacidade de transporte de oxigênio das hemácias.

Todas essas alterações podem combinar-se, dificultando que uma pessoa realize as atividades normais da vida diária. Nos idosos, uma infecção respiratória relativamente menor pode ameaçar a vida. A pneumonia pode fazer um idoso já com hipóxia marginal tornar-se gravemente hipóxico, necessitando de suporte respiratório e ventilação mecânica.

Pacientes Obstétricas

A fisiologia pulmonar muda na gestação. O edema de mucosa da via aérea superior, a secreção de muco, a congestão nasal e a rinite podem dificultar a ventilação com bolsa-válvula-máscara e a intubação endotraqueal. Uma paciente gestante tem redução da reserva respiratória devido à elevação da demanda de oxigênio em seu organismo. Em uma doença crítica, pode ocorrer descompensação respiratória rápida e grave. Uma gestante também tem risco maior de aspiração de conteúdo gástrico.

As seguintes condições podem causar distúrbios respiratórios em uma gestante:

- Pré-eclâmpsia (hipertensão e proteinúria ocorrendo após 20 semanas de gestação)
- Embolia pulmonar (pode ocorrer durante toda a gestação, mas a maior incidência é no período pós-parto imediato)
- Infecção respiratória (como pneumonia e influenza)
- Asma
- SARA

Pacientes Bariátricos

O aumento da massa corporal pode impedir ou complicar muitas funções do sistema respiratório das seguintes maneiras:

- A maior massa corporal aumenta a necessidade de energia para as atividades de rotina, com consequente aumento na necessidade de oferta de oxigênio e remoção de dióxido de carbono e de outros resíduos.
- A massa física corporal total limita a amplitude de movimentos do tórax, reduzindo a contração do diafragma e a subsequente expansão pulmonar. A apneia obstrutiva do sono é comum, assim como outras condições respiratórias, como embolia pulmonar, DPOC, ICC e pneumonia.
- Quando uma pessoa deita em posição supina, o peso excessivo no abdome anterior pode desviar em direção ao abdome superior, limitando a expansão do tórax e talvez reduzindo o volume corrente, levando à hipercapnia e à subsequente acidose respiratória.

Os pulmões podem expandir um pouco em resposta ao aumento da demanda, mas seu tamanho é limitado pelo abdome e seu conteúdo. O tórax pode aumentar de diâmetro, uma resposta geralmente vista em pessoas com abuso crônico de tabaco (um indicador de bronquite crônica), mas o tamanho do tórax também é limitado. O coração pode aumentar sua eficácia, bombeando mais rápido e com mais força, mas esses ajustes têm efeitos colaterais cardiovasculares em longo prazo, incluindo a insuficiência cardíaca.

Integrando as Informações

Os distúrbios que resultam em comprometimento respiratório são comuns em todas as idades, sendo vistos por profissionais da saúde de todos os níveis. Os problemas respiratórios podem resultar em comprometimento significativo de ventilação, perfusão e difusão. Anamnese, exame físico e exames diagnósticos abrangentes ajudarão a reconhecer precocemente as etiologias subjacentes do sofrimento respiratório e da insuficiência respiratória.

Como profissional de saúde, o seu conhecimento de anatomia, fisiologia e fisiopatologia do sistema respiratório e das doenças que contribuem para problemas de ventilação, perfusão e difusão pode ser fundamental na avaliação do nível de sofrimento do paciente e no início dos cuidados adequados.

O trabalho respiratório ineficaz pode ser causado por vários processos disfuncionais. Deve-se estar familiarizado com as diferenças e as semelhanças entre as doenças reativas da via aérea, entre as infecções bacterianas *versus* virais e entre as causas de oclusão da via aérea – acidental, traumática e idiopática. Deve-se ter máxima competência em relação às habilidades, estando pronto para iniciar as intervenções adjuntas na via aérea de suporte básico de vida (BLS) e de suporte avançado de vida (ALS). A experiência que o profissional traz para o trabalho de responder ao chamado e atender pacientes com problemas respiratórios pode salvar vidas.

SOLUÇÃO DO CENÁRIO

- Os diagnósticos diferenciais podem incluir faringite, tonsilite, abscesso peritonsilar, epiglotite, angina de Ludwig, traqueíte bacteriana, abscesso retrofaríngeo e abscesso pré-vertebral.
- Para estreitar o diagnóstico diferencial, o profissional deverá completar a anamnese da doença prévia e da atual. Realizar um exame físico da boca e da garganta do paciente. Não inserir nada na boca para examinar a garganta, pois isso poderia piorar o edema de via aérea. Avaliar a saturação de oxigênio. Palpar a região submentoniana e o pescoço. Esse exame não deve retardar o transporte ou a transferência para uma área onde haja possibilidade de manejo avançado da via aérea.
- O paciente tem sinais de obstrução iminente da via aérea. O manejo da via aérea em pacientes com obstrução da via aérea deve ser realizado por médicos emergencistas, anestesistas e otorrinolaringologistas quando imediatamente disponíveis. Administrar oxigênio umidificado. Preparar para a aspiração da orofaringe (fornecer um recipiente para o paciente cuspir as secreções, se ele preferir). Obtenha acesso vascular e administre fluidos IV. Preparar para a intubação. Selecionar vários tamanhos de tubos. Preparar o equipamento para cricotireotomia se a via aérea não puder ser garantida com a intubação endotraqueal oral. Considerar medicamentos para febre, antibióticos e analgesia após o manejo da via aérea.

RESUMO

- As vias aéreas superiores e inferiores conduzem o ar (ventilação) até os alvéolos, o local das trocas gasosas (respiração).
- Sensores informam ao sistema respiratório quando e como ajustar o ciclo respiratório para atender às necessidades de oxigênio e dióxido de carbono (CO_2) do organismo e manter seu equilíbrio acidobásico.
- A interdependência da anatomia respiratória em relação às estruturas torácicas ajuda no fornecimento de oxigênio a todos os tecidos e na eliminação de CO_2.
- Doenças do sistema cardiovascular, o qual compartilha o espaço com o sistema respiratório, devem ser incluídas no diagnóstico diferencial quando o paciente apresenta sofrimento respiratório ou insuficiência respiratória, fraqueza, comprometimento da via aérea, dor torácica, alteração do estado mental, tosse ou febre.
- Processos patológicos específicos que podem comprometer a via aérea superior incluem obstrução anatômica, aspiração, reações alérgicas e inflamação causada por infecção.
- Processos patológicos específicos caracterizados por disfunção da via aérea inferior incluem asma, DPOC, infecções pulmonares, pneumotórax, derrame pleural, embolia pulmonar e hipertensão arterial pulmonar.
- Outras condições que afetam a função respiratória incluem disfunção do SNC, distúrbios neurológicos generalizados, efeitos colaterais de medicamentos, câncer e inalações tóxicas.
- A avaliação do paciente com queixas respiratórias deve incluir uma abordagem-padrão de emergências. O monitoramento especial e pistas diagnósticas podem ajudar a estreitar o diagnóstico diferencial.
- O tratamento do paciente inclui via aérea e suporte ventilatório, com avaliação contínua que tranquilize o paciente em relação a reavaliações no plano terapêutico realizadas com base nos achados clínicos.
- O reconhecimento de uma ameaça potencial ou real à vida é fundamental para o profissional de atendimento a emergências. O reconhecimento precoce levará a uma imediata solicitação de auxílio de ALS e apoiará intervenções terapêuticas oportunas e efetivas de BLS e ALS, garantindo a qualidade dos cuidados com o paciente.

Termos-chave

abscesso peritonsilar Abscesso em que uma infecção superficial de tecidos moles progride, criando bolsas de pus no espaço submucoso adjacente às tonsilas. Esse abscesso e a inflamação que o acompanha faz a úvula desviar para o lado oposto.

angina de Ludwig Infecção de espaços profundos da região cervical anterior logo abaixo da mandíbula. O nome deriva da sensação de engasgamento e sufocação relatada pela maioria dos pacientes com a condição.

angioedema Reação vascular que pode ter causa alérgica e que pode resultar em edema profundo da língua e dos lábios.

atelectasia Colapso dos espaços aéreos alveolares dos pulmões.

carboxiemoglobina Hemoglobina carregada de monóxido de carbono.

centro apnêustico Porção da ponte que auxilia na criação de respirações mais longas e lentas.

centro pneumotáxico Localizado na ponte, esse centro controla a frequência e o padrão da respiração.

ducto torácico Localizado na parte superior esquerda do tórax; o ducto torácico é o maior vaso linfático do organismo. Ele faz o retorno do excesso de líquido que não é coletado pelas veias das extremidades inferiores e do abdome até as veias cavas.

hipercapnia Condição de níveis anormalmente elevados de dióxido de carbono (CO_2) no sangue, causada por hipoventilação, doença pulmonar e redução do nível de consciência. Ela também pode ser causada pela exposição a ambientes contendo concentrações anormalmente altas de dióxido de carbono ou pela reinalação do dióxido de carbono expirado. É geralmente definida como nível de dióxido de carbono acima de 45 mmHg.

história da doença atual (HDA) Elemento mais importante da avaliação do paciente. Os elementos primários da HDA podem ser obtidos com o uso das mnemônicas OPQRST e SAMPLER.

insuficiência respiratória Distúrbio em que os pulmões ficam incapazes de realizar sua tarefa básica de troca gasosa, a transferência de oxigênio do ar inspirado para o sangue e a transferência do dióxido de carbono do sangue para o ar expirado.

lesão pulmonar aguda/síndrome da angústia respiratória aguda (LPA/SARA) Doença sistêmica que causa insuficiência pulmonar.

metabolismo aeróbico Metabolismo que ocorre apenas na presença de oxigênio.

metabolismo anaeróbico Metabolismo que ocorre na ausência de oxigênio; o principal subproduto é o ácido láctico.

monitoramento do dióxido de carbono expirado (ETCO$_2$) Análise dos gases expirados de CO_2. Método útil para avaliar a condição respiratória do paciente ou sua perfusão pulmonar. Na parada cardíaca, ele pode indicar a efetividade das compressões torácicas ou o retorno da circulação espontânea.

quimiorreceptores Receptores químicos que detectam mudanças na composição do sangue e de líquidos corporais. As alterações químicas primárias registradas pelos quimiorreceptores são as que envolvem níveis de hidrogênio (H^+), dióxido de carbono (CO_2) e oxigênio (O_2).

respiração Passagem recíproca de oxigênio para o sangue e de dióxido de carbono para os alvéolos.

toracocentese Procedimento para remoção de líquido ou ar do espaço pleural.

toracostomia Procedimento em que um tubo pode ser conectado a uma válvula de Heimlich, uma válvula unidirecional que deixa o ar escapar sem entrar no espaço pleural.

troca gasosa Processo em que o oxigênio da atmosfera é captado pelas células sanguíneas circulantes e o dióxido de carbono da corrente sanguínea é liberado para a atmosfera.

ultrassonografia Também chamado de *ultrassom*, esse método diagnóstico utiliza ondas sonoras de alta frequência para produzir imagens precisas de estruturas internas do corpo.

ventilação com pressão positiva não invasiva (VPPNI) Procedimento em que a pressão positiva é administrada na via aérea superior por algum tipo de máscara ou outro dispositivo não invasivo.Ur quitum tem prorentelis. Scipter firidef actemus, vit? quam quiderei con re, moverfec voc, egere

Bibliografia

Acerra JR: *Pharyngitis*. http://emedicine.medscape.com/article/764304-overview, updated April 11, 2018.

Aceves SS, Wasserman SI: Evaluating and treating asthma, *Emerg Med.* 37:20–29, 2005.

Akinbami LJ, Moorman JE, Bailey C, et al.: *Trends in asthma prevalence, health care use, and mortality in the United States, 2001–2010*. NCHS data brief, no 94. Hyattsville, MD, 2012, National Center for Health Statistics.

American Academy of Orthopaedic Surgeons: *Emergency care and transportation of the sick and injured*, ed 11, Burlington, MA, 2017, Jones & Bartlett Learning.

American Academy of Orthopaedic Surgeons: *Nancy Caroline's emergency care in the streets*, ed 8, Burlington, MA, 2018, Jones & Bartlett Learning.

American Academy of Pediatrics: Prevention of choking among children. *Pediatrics*. 125:601–607, 2010.

Amitai A. *Ventilator management*. http://emedicine.medscape.com/article/810126-overview, updated September 21, 2018.

Asmussen J, Gellett S, Pilegaard H, et al.: Conjunctival oxygen tension measurements for assessment of tissue oxygen tension during pulmonary surgery, *Eur Surg Res*. 26:372–379, 1994.

Dunson DE. *Rabies*. https://emedicine.medscape.com/article/995267-overview, updated March 19, 2018.

Boka K: *Pleural effusion*. http://emedicine.medscape.com/article/299959-overview, updated December 28, 2018.

Centers for Disease Control and Prevention: *National health and nutrition examination survey*. https://www.cdc.gov/visionhealth/vehss/data/national-surveys/national-health-and-nutrition-examination-survey.html, updated May 8, 2019.

Daley BJ: *Pneumothorax*. http://emedicine.medscape.com/article/424547-overview, updated September 05, 2018.

Deitch K, Rowden A, Damiron K, et al.: Unrecognized hypoxia and respiratory depression in emergency department patients sedated for psychomotor agitation: pilot study. *West J Emerg Med*. 15(4):430–437, 2014.

Deitch K, Miner J, Chudnofsky CR, et al.: Does end tidal CO_2 monitoring during emergency department procedural sedation and analgesia with propofol decrease the incidence of hypoxic events? A randomized, controlled trial. *Ann Emerg Med*. 55(3):258–264, 2010.

Dumitru I: *Heart failure*. https://emedicine.medscape.com/article/163062-overview, updated May 07, 2018.

Fink S, Abraham E, Ehrlich H: Postoperative monitoring of conjunctival oxygen tension and temperature, *Int J Clin Monit Comput*. 5:37–43, 1988.

Flores J: *Peritonsillar abscess in emergency medicine*. http://emedicine.medscape.com/article/764188-overview, updated October 18, 2018.

Gamache J: *Bacterial pneumonia*. https://emedicine.medscape.com/article/300157-overview, updated June 6, 2019.

Gompf SG: *Epiglottitis*. http://emedicine.medscape.com/article/763612-overview, updated April 10, 2018.

Green TE: *Acute angioedema: Overview of angioedema treatment*. http://emedicine.medscape.com/article/756261-overview, updated August 28, 2018.

Gresham C: *Benzodiazepine toxicity*. http://emedicine.medscape.com/article/813255-overview, updated June 13, 2018.

Harman EM: *Acute respiratory distress syndrome*. http://emedicine.medscape.com/article/165139-overview, updated October 17, 2018.

Howes DS: *Encephalitis*. http://emedicine.medscape.com/article/791896-overview, updated August 7, 2018.

Hunter CL, Silvestri S, Ralls G, et al.: A prehospital screening tool utilizing end-tidal carbon dioxide predicts sepsis and severe sepsis. *Amer J Emerg Med*. 34:813–819, 2016.

Jenkins W, Verdile VP, Paris PM: The syringe aspiration technique to verify endotracheal tube position, *Am J Emerg Med*. 12(4):413–416, 1994.

Kaplan J: *Barotrauma*. http://emedicine.medscape.com/article/768618-overview, updated June 16, 2017.

Khan JH: *Retropharyngeal abscess*. http://emedicine.medscape.com/article/764421-overview, updated October 5, 2018.

Link MS, Berkow LC, Kudenchuk, PJ, et al.: Part 7: Adult Advanced Cardiovascular Life Support: 2015 American Heart Association Guidelines Update for Cardiopulmonary Resuscitation and Emergency Cardiovascular Care. *Circulation*, 132(18 Suppl 2):S444–464, 2015.

Marx J, Walls R, Hockberger R: *Rosen's emergency medicine: concepts and clinical practice*, ed 5, St. Louis, MO, 2002, Mosby.

Memon MA: *Panic disorder*. https://emedicine.medscape.com/article/287913-overview, updated March 21, 2018.

Morris MJ: *Asthma*. https://emedicine.medscape.com/article/296301-overview, updated January 7, 2019.

Mosenafir Z: *Chronic obstructive pulmonary disease*. http://emedicine.medscape.com/article/297664-overview, updated April 5, 2019.

Murray AD: *Deep neck infections*. http://emedicine.medscape.com/article/837048-overview, updated April 12, 2018.

Nadel JA, Murray JF, Mason RJ: *Murray & Nadel's textbook of respiratory medicine*, ed 4, Philadelphia, PA, 2005, Elsevier Saunders.

National Highway Traffic Safety Administration: *National EMS education standards (NEMSES)*. https://www.ems.gov/pdf/National-EMS-Education-Standards-FINAL-Jan-2009.pdf, published March 27, 2015.

Nguyen VQ: *Dilated cardiomyopathy*. https://emedicine.medscape.com/article/757668-overview, updated November 28, 2018.

Oudiz RJ: *Idiopathic pulmonary arterial hypertension*. http://emedicine.medscape.com/article/301450-overview, updated June 21, 2018.

Ouellette DR: *Pulmonary embolism*. http://emedicine.medscape.com/article/759765-overview, updated June 6, 2019.

Pappas DE, Hendley JO: Retropharyngeal abscess, lateral pharyngeal abscess and peritonsillar abscess. pp. 1754–1755. In Kleigman RM, et al, Eds: *Nelson textbook of pediatrics*, ed 18, Philadelphia, PA, 2007, Saunders.

Paramedic Association of Canada: *National occupational competency profile*. https://paramedic.ca/site/nocp?nav=02, updated March 27, 2015.

Paul M, Dueck M, Kampe S, et al.: Intracranial placement of a nasotracheal tube after transnasal trans-sphenoidal surgery, *Br J Anaesth*. 91:601–604, 2003.

Peng LF: *Dental infections in emergency medicine*. http://emedicine.medscape.com/article/763538-overview, updated January 4, 2018.

Petrache I: *Pleurodynia*. http://emedicine.medscape.com/article/300049-overview, updated August 13, 2015.

Rackow E, O'Neil P, Astiz M, et al.: Sublingual capnometry and indexes of tissue perfusion in patients with circulatory failure, *Chest*. 120:1633–1638, 2001.

Rajan S, Emery KC: *Bacterial tracheitis*. https://emedicine.medscape.com/article/961647-overview, updated November 26, 2018.

Ren X: *Aortic stenosis*. https://emedicine.medscape.com/article/150638-overview, updated May 7, 2019.

Shah SN: *Hypertrophic cardiomyopathy*. https://emedicine.medscape.com/article/152913-clinical, updated Jan 05, 2016.

Shapiro JM: Critical care of the obstetric patient. *J Intensive Care Med*. 21:278–286, 2006.

Shores C: Infections and disorders of the neck and upper airway. In Tintinalli J, Ed: *Emergency medicine: A comprehensive study guide*, New York, NY, 2004, McGraw-Hill Professional Publishing, pp. 1494–1501.

Snyder SR: Managing sepsis in the adult patient. *EMS World*. May 2012. https://www.emsworld.com/article/10685110/managing-sepsis-adult-patient

Stephens E: *Opioid toxicity*. http://emedicine.medscape.com/article/815784-overview, updated Dec 13, 2018.

Tan WW: *Non-small cell lung cancer*. https://emedicine.medscape.com/article/279960-overview, updated June 27, 2019.

Tang WH: *Myocarditis*. http://emedicine.medscape.com/article/759212-overview, updated Dec 19, 2016.

Tanigawa K, Takeda T, Goto E, et al.: The efficacy of esophageal detector devices in verifying tracheal tube placement: A randomized cross-over study of out-of-hospital cardiac arrest patients, *Anesth Analg*. 92:375–378, 2001.

Tatevossian RG, Wo CC, Velmahos GC, et al.: Transcutaneous oxygen and CO_2 as early warning of tissue hypoxia and hemodynamic shock in critically ill emergency patients, *Crit Care Med*. 28(7):2248–2253, 2000.

Urden L, Stacy K, Lough M: *Thelan's critical care nursing: Diagnosis and management*, ed 5, St. Louis, MO, 2006, Elsevier.

Questões de Revisão do Capítulo

1. A frequência e a profundidade respiratórias são controladas pelo(a):
   a. bulbo.
   b. cérebro.
   c. medula espinal.
   d. cerebelo.

2. Quais das alternativas a seguir indicaria um paciente com insuficiência respiratória?
   a. CO_2 expirado de 32 mmHg
   b. Aumento da frequência respiratória
   c. Sibilos à ausculta
   d. Redução do nível de consciência

3. Você está cuidando de uma senhora de 67 anos que está reclamando de dispneia que tem piorado nos últimos 3 dias. Os sinais vitais são PA 136/90, P 106, FR 26 e saturação de oxigênio de 92%. Sons respiratórios claros e iguais à direita e estertores e sibilos à esquerda. A suspeita é de:
   a. pneumonia.
   b. edema pulmonar.
   c. pneumotórax espontâneo.
   d. asma.

4. O envelhecimento tem quais das seguintes implicações?
   a. Impulsos nervosos frênicos bem desenvolvidos
   b. Superfícies respiratórias e alvéolos diminuídos
   c. Aumento da resposta imunológica à infecção
   d. Resposta mal desenvolvida ao desconforto respiratório

5. A pressão positiva no final da expiração (PEEP):
   a. deve ser mantida a 15cm H_2O.
   b. diminui a oxigenação através da dilatação brônquica.
   c. contribui para a pressão intratorácica perigosamente alta.
   d. abre os alvéolos entupidos com muco, vômito e edema.

6. Você está cuidando de uma criança de 6 anos que iniciou com dispneia durante um jogo de futebol. Qual dos seguintes fatores ajudaria a indicar uma crise asmática?
   a. Alergia a picadas de abelha
   b. Prescrição de inalador dosimetrado
   c. Alta temperatura externa durante o jogo
   d. Histórico de cardiopatia congênita

7. Você está cuidando de um paciente de 34 anos que está se queixando de dispneia e dor torácica. Durante o transporte, o paciente continua a ficar mais taquipneico e cianótico, apesar da oxigenioterapia. A suspeita é de:
   a. anafilaxia.
   b. crise asmática aguda.
   c. embolia pulmonar.
   d. enfisema.

8. Você está tratando um paciente de 55 anos que sofre de dispneia. O paciente tem história de DPOC e diabetes. Seu sinais vitais são PA 142/88, P 102, FR 32 e saturação de oxigênio de 88%. Seu plano de tratamento deve incluir:
   a. aplicação de oxigênio por máscara não reinalante, além de administrar 0,5 mg de epinefrina intramuscular.
   b. administrar 40mg de furosemida e obter um ECG de 12 derivações.
   c. aplicar pressão positiva contínua na via aérea e obter um ECG de 12 derivações.
   d. administrar 6 mg de salbutamol por nebulização e administrar um *bolus* de 250 mL de fluidos.

9. Você está cuidando de um paciente de 24 anos que está dispneico. Bascado na história de síndrome Guillain-Barré, você deve antecipar:
   a. hipertensão.
   b. alcalose metabólica.
   c. pneumonia.
   d. pneumotórax espontâneo.

10. Quando avaliar a gasometria arterial do paciente, que mostra um pH de 7,32, P_{CO_2} de 49, níveis normais de BE e HCO_3, levaria você a suspeitar de:
    a. acidose respiratória.
    b. alcalose respiratória.
    c. acidose metabólica.
    d. alcalose metabólica

CAPÍTULO 3

Doenças Cardiovasculares e Condições que se Apresentam como Dor Torácica

As doenças cardiovasculares são razões frequentes para que adultos procurem atendimento médico. A dor torácica é um sintoma comum relatado pelos pacientes, cuja causa pode ser benigna ou potencialmente fatal. Este capítulo descreve como avaliar rapidamente as causas de dor torácica, desde as potencialmente fatais até as não emergenciais, classificando esse sintoma comum em quatro possíveis sistemas afetados: cardiovascular, pulmonar, gastrintestinal e musculoesquelético. Descrições adicionais vão ajudá-lo a fazer um diagnóstico acurado em campo, desenvolver um plano terapêutico e monitorar o paciente para adaptar o tratamento conforme a necessidade.

OBJETIVOS DE APRENDIZADO

Ao término deste capítulo, você será capaz de:

- Aplicar os conhecimentos de anatomia, fisiologia e fisiopatologia aos pacientes que apresentam desconforto torácico.
- Empregar as habilidades de anamnese e exame físico para direcionar a avaliação de pacientes com desconforto torácico.
- Aplicar o conhecimento de processos patológicos e as informações obtidas na apresentação do paciente, na anamnese e no exame físico para formar uma lista de diagnósticos com base no grau de ameaça à vida (diagnósticos potencialmente fatais, críticos, emergenciais e não emergenciais), usando a via de avaliação AMLS.
- Tratar os pacientes com desconforto torácico, tomando decisões clínicas, realizando exames diagnósticos e usando os resultados para modificar os cuidados, conforme indicado. A tomada de decisão inclui o encaminhamento do paciente para os recursos corretos e o seguimento de diretrizes clínicas aceitas.
- Fornecer avaliação contínua do paciente com desconforto torácico para confirmar ou descartar potenciais diagnósticos e adaptar o tratamento e o manejo com base na resposta do paciente e nos achados.

CENÁRIO

Uma mulher de 37 anos se queixa de dispneia e dor torácica. Ela se sente doente há cerca de 1 semana e vomitou duas vezes hoje. Apresenta rubor, e a frequência cardíaca está aumentada. Relata fumar dois maços de cigarro por dia. Seus únicos medicamentos são anticoncepcional e insulina.

- Com base nas informações disponíveis, quais diagnósticos diferenciais você está considerando?
- Quais informações adicionais serão necessárias para refinar o seu diagnóstico diferencial?
- Quais as medidas iniciais que você deve tomar enquanto prossegue em sua avaliação?

Anatomia e Fisiologia

A dor torácica pode ser causada por qualquer uma das estruturas no tórax, incluindo a própria parede torácica, bem como os órgãos intra-abdominais (**Figura 3-1**).

Coração

O coração é um órgão muscular composto de quatro câmaras divididas em lados direito e esquerdo e dividido por uma parede chamada septo. O lado direito do coração recebe sangue venoso do corpo e o leva aos pulmões para troca de oxigênio e dióxido de carbono. O lado esquerdo do coração recebe o sangue rico em oxigênio e o envia para o resto do corpo. As câmaras superiores (átrios) e as inferiores (ventrículos) em cada lado são separadas por válvulas que abrem e fecham, permitindo que o sangue se mova na direção pretendida. O coração é feito de tecido muscular especializado, denominado miocárdio; sua superfície interna lisa é chamada de endocárdio, e sua camada externa é o epicárdio. O epicárdio, por sua vez, é o revestimento mais interno do saco no qual reside o coração, chamado pericárdio. O pericárdio é um saco fibroso ao redor do coração que fornece uma medida extra de proteção para esse órgão vital.

Uma característica única do miocárdio é a capacidade do músculo de se contrair de forma rítmica. As contrações das câmaras cardíacas são reguladas por um sistema elétrico dentro do coração que exerce uma função de marca-passo, que controla o número de batimentos por minuto e ativa as contrações coordenadas do coração por meio de um sistema elétrico especializado.

Grandes Vasos

Os grandes vasos incluem a aorta, as veias cavas superior e inferior, as artérias pulmonares e as veias pulmonares (**Figura 3-2**). A porção da aorta que atravessa o tórax é chamada de aorta torácica, e, à medida que a aorta desce pelo abdome, passa a ser chamada de aorta abdominal. Uma condição grave e potencialmente fatal conhecida como dissecção aórtica ocorre quando há alguma doença na aorta e as camadas começam a se separar. A parede da aorta também pode se tornar fraca e protuberante, formando um aneurisma aórtico. Uma ruptura de aneurisma da aorta é uma emergência potencialmente fatal.

Pulmões e Pleuras

O Capítulo 2 aborda os distúrbios respiratórios em detalhes, mas será feita uma breve revisão da anatomia e da fisiologia aqui. A traqueia e os brônquios são feitos de músculo liso e cartilagem, permitindo que a via aérea contraia e expanda. Os pulmões e a via aérea levam para dentro o ar fresco rico em oxigênio e eliminam o dióxido de carbono, que é um produto do metabolismo celular. Ao inspirar, o diafragma e os músculos intercostais contraem e expandem o tórax. Essa expansão diminui a pressão no tórax abaixo da pressão do ar externo. O ar, então, entra pela via aérea a partir de uma área de alta pressão para uma de baixa pressão e infla os pulmões. Ao expirar, o diafragma e os músculos intercostais relaxam, e o peso da parede torácica, junto com a elasticidade do diafragma, força a saída de ar.

Os pulmões também são circundados pela parede torácica, que é revestida pela **pleura** (**Figura 3-3**). A pleura visceral

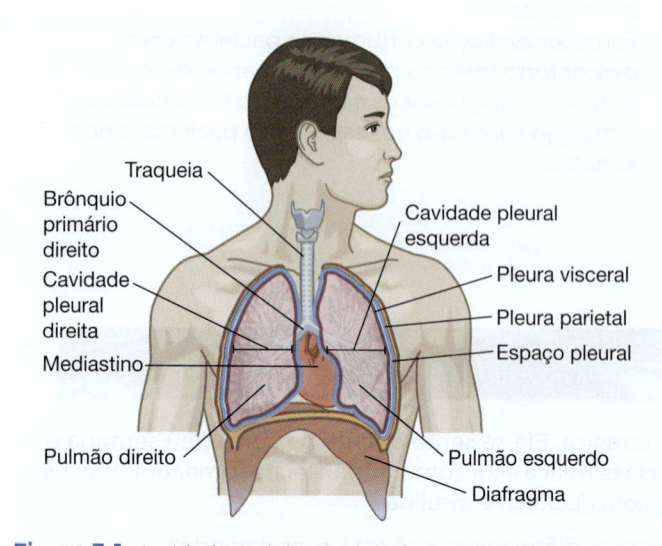

Figura 3-1 Cavidade torácica, incluindo costelas, diafragma, mediastino, pulmões, coração, grandes vasos, brônquios, traqueia e esôfago.

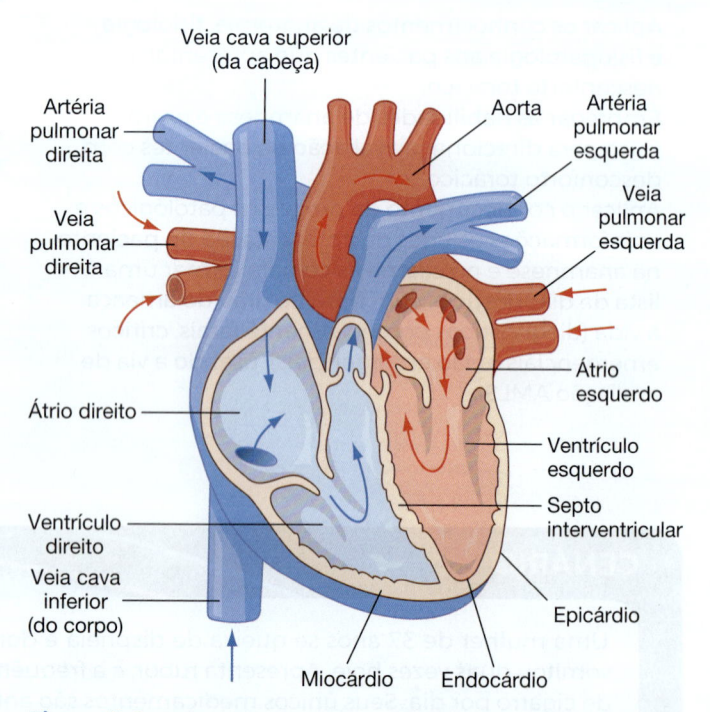

Figura 3-2 Reflexões pericárdicas próximas da origem dos grandes vasos, mostradas após a remoção do coração. Observe que porções da veia cava se encontram dentro do espaço pericárdico.

circunda os pulmões, e a pleura parietal reveste a parede torácica. Uma pequena quantidade de líquido visceral atua como lubrificante para permitir o movimento pulmonar normal dentro do tórax, e uma pequena quantidade de líquido parietal faz as pleuras visceral e parietal ficarem aderidas. Para ilustrar a maneira como o líquido pode agir como um adesivo, pegue duas lâminas de vidro. Se forem colocadas juntas, pode-se facilmente separá-las, mas, se for colocada apenas uma pequena gota de água entre elas, fica muito difícil afastá-las. As pleuras têm inervação sensorial somática e, portanto, o paciente pode sentir dor "aguda"/dor somática.

O papel dos pulmões no sistema cardiovascular é transformar o sangue desoxigenado do lado venoso da circulação em sangue rico em oxigênio para manter a vida. Igualmente importante, os pulmões "expulsam" o dióxido de carbono (CO_2), o subproduto da produção de energia celular (**Figura 3-4**). Anormalidades dos pulmões e da parede torácica podem afetar a função do sistema cardiovascular, e anormalidades do coração podem afetar a função dos pulmões. Isso será mais explorado em outro momento. Disfunção dos pulmões, da pleura e da parede torácica são causas comuns de dor torácica.

Esôfago

O esôfago é um tubo muscular revestido por células epiteliais, mas sem qualquer camada externa fibrosa. Ao ser deglutido, o alimento passa da faringe para o esôfago, iniciando contrações rítmicas (peristalse) do esôfago. Isso impulsiona o alimento em direção ao estômago. Qualquer alteração nesse processo pode causar desconforto torácico. O refluxo esofágico costuma causar desconforto torácico, e pode ser confundido com um evento cardíaco. Na doença do refluxo gastresofágico, ou DRGE, o conteúdo do estômago volta para o esôfago,

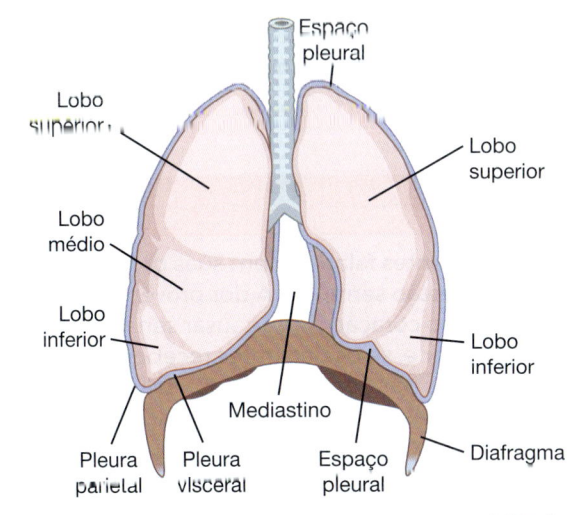

Figura 3-3 A pleura, que reveste a parede torácica e recobre os pulmões, é uma parte fundamental do mecanismo da respiração.

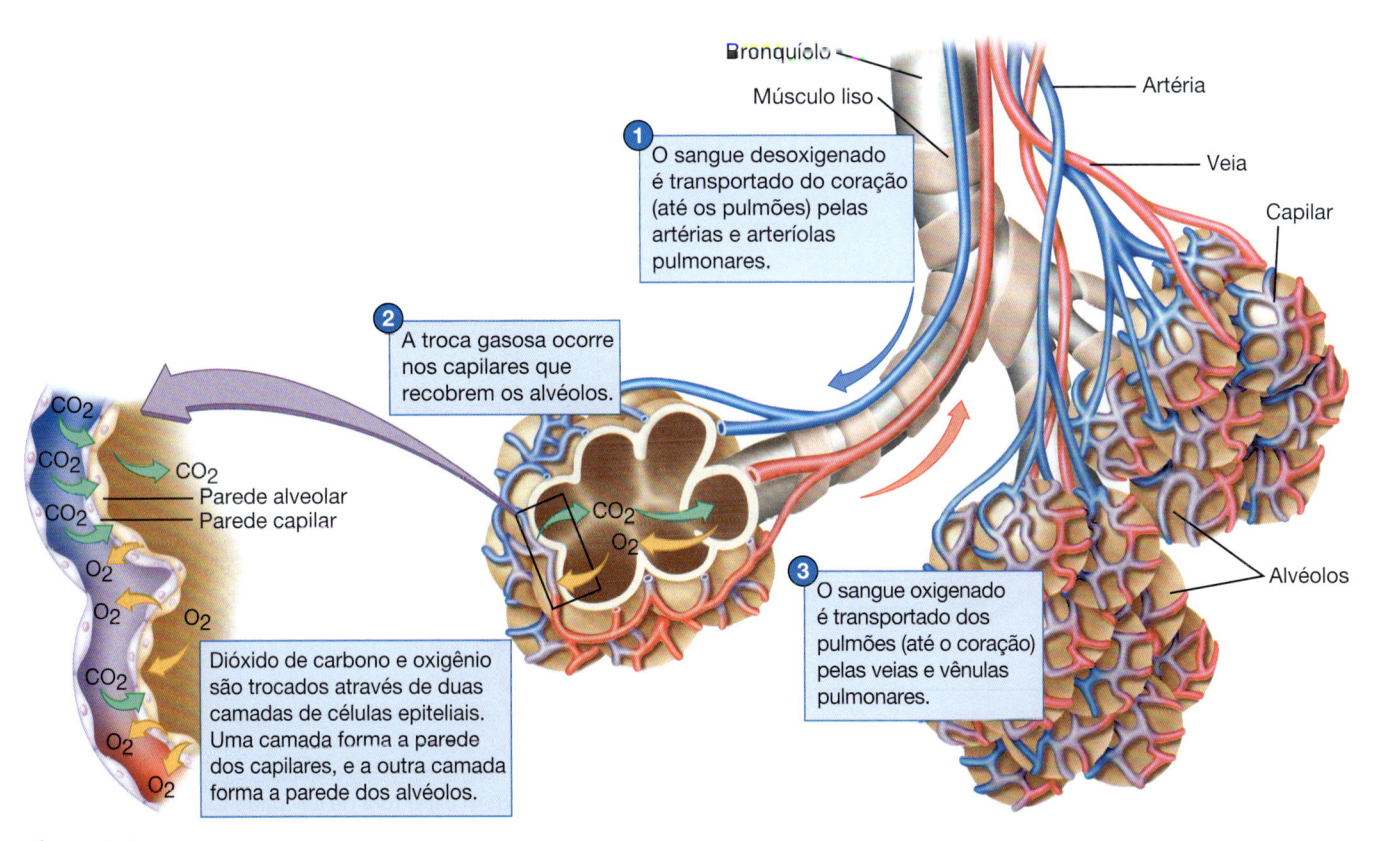

Figura 3-4 Trocas gasosas nos pulmões.

causando uma sensação de queimação ou desconforto local atrás do esterno. Lesões catastróficas podem ocorrer associadas ao aumento da pressão no esôfago – vômitos extremamente fortes, por exemplo, que podem rasgar o esôfago (laceração de Mallory-Weiss ou síndrome de Boerhaave) e causar dor intensa no tórax e choque.

Sensação de Dor Torácica

A definição científica e clínica de *dor* é uma experiência sensorial e emocional desagradável associada a dano tecidual real ou potencial. Para o propósito deste capítulo, *desconforto torácico* inclui não apenas dor, mas também qualquer sensação de desconforto, incluindo as sensações de queimação, esmagamento, pontada, pressão, peso ou aperto. O desconforto torácico, então, é o resultado direto da estimulação das fibras nervosas de tecidos potencialmente lesados dentro do tórax. Esse dano potencial pode ser causado por obstrução mecânica, inflamação, infecção ou **isquemia**. Por exemplo, no caso do **infarto agudo do miocárdio (IAM)**, os tecidos isquêmicos enviam ao cérebro informações sensoriais que são interpretadas como desconforto torácico.

Muitos distúrbios cardiovasculares causam desconforto torácico. Todas as queixas de desconforto torácico devem ser levadas a sério até que as causas potencialmente fatais sejam descartadas. Às vezes, pode ser difícil distinguir o desconforto torácico do desconforto causado por órgãos ou estruturas fora da cavidade torácica (**Figura 3-5**). Embora os limites da cavidade torácica sejam bem definidos, os órgãos e as estruturas situados próximos a esses limites podem ser servidos por raízes nervosas semelhantes. Um paciente com doença da vesícula biliar, por exemplo, pode se queixar de desconforto no lado superior direito do tórax e no ombro, pois mesmo que a vesícula biliar esteja localizada na cavidade abdominal, a dor pode ser "referida" para o tórax e o ombro. O inverso também pode ser verdadeiro: a fisiopatologia interna do tórax pode ser interpretada pelo paciente como sintomas fora do tórax, como no abdome, pescoço e costas. O IAM geralmente se apresenta com sensação de dor epigástrica, náuseas e vômitos. Ver o quadro **Dicas 3-1** para aprender a interpretar e distinguir a dor que os pacientes podem estar sentindo.

DICAS 3-1

Deixe os pacientes falarem com suas próprias palavras o que estão sentindo. A dor proveniente de órgãos como o coração pode causar sensações incomuns de dor e, se os pacientes receberem sugestões de termos para descrever a dor, talvez optem por usar palavras que podem ser enganosas. Embora os pacientes provavelmente não usem terminologia médica, eles geralmente descrevem a dor ou desconforto que sentem em termos de como é sentida por eles, usando palavras como "cortante", "queimando", "rasgando" ou "apertando".

Para localizar a causa do desconforto, é importante compreender a dor somática e a dor visceral (ver **Tabela 3-1**).

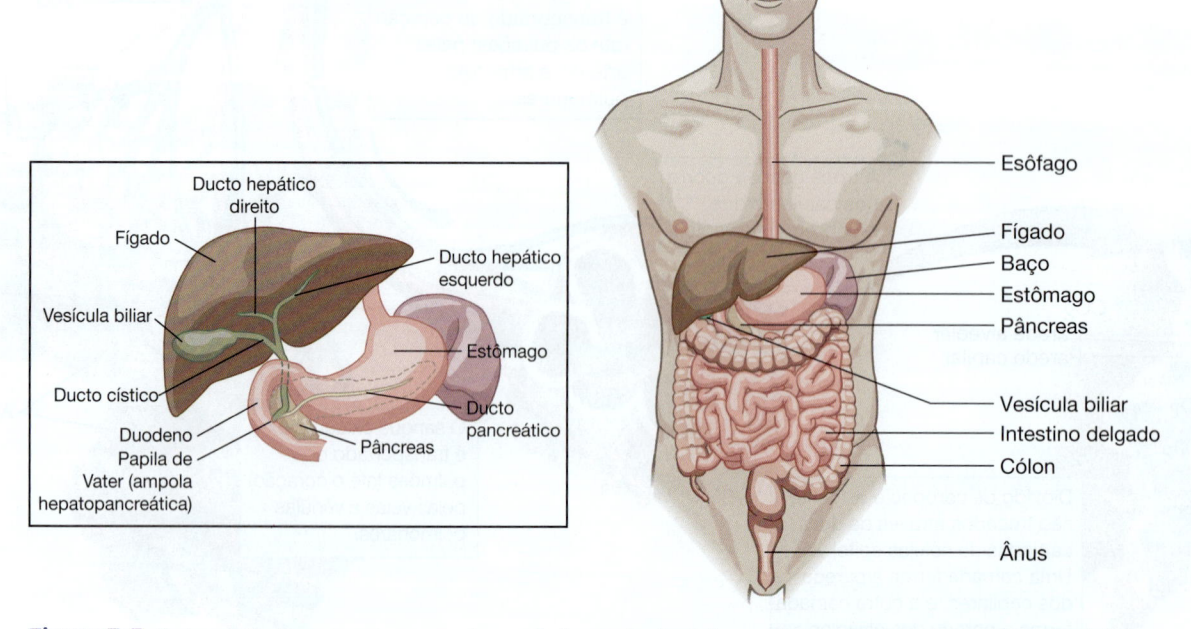

Figura 3-5 Outras estruturas que causam desconforto ou dor torácica podem estar fora da cavidade torácica, como as estruturas do sistema digestivo.

Tabela 3-1 Dor Somática *versus* Dor Visceral

Dor Somática	Bem localizada e frequentemente descrita como pontiaguda.	Resulta da ativação de nocicepiores (receptores sensoriais que respondem à dor) nos músculos, ossos e outros tecidos moles.
Dor Visceral	Muitas vezes descrita como peso, pressão, dor ou queimação que não é fácil de identificar. Também pode se irradiar para outras áreas do corpo e ser acompanhada por sintomas como náuseas e vômitos	Resulta da ativação de nocicepiores nos órgãos do tórax e abdome.

Via de Avaliação AMLS ▶▶▶▶

▼ Observações Iniciais

Apresentação/Queixa Principal

Os pacientes experimentam uma ampla gama de sintomas quando têm problemas cardiovasculares. As queixas mais comuns incluem dor torácica, dispneia, desmaios, palpitações, náuseas/vômitos, fraqueza, sudorese e fadiga. A Tabela 3-2 lista as diferentes causas de dor torácica.

Avaliação Primária

Na primeira avaliação do paciente, a prioridade é procurar quaisquer causas potencialmente fatais de desconforto torácico. O reconhecimento precoce do paciente com uma condição clínica crítica deve ser o foco inicial. Se a avaliação inicial revelar sinais de condição potencialmente fatal, devem ser tomadas decisões de triagem pré-hospitalar e hospitalar com o objetivo de transportar rapidamente o paciente para uma intervenção definitiva. Deve-se sempre iniciar a avaliação verificando o nível de consciência do paciente, as vias aéreas, a respiração e a circulação.

Nível de Consciência

O nível de consciência do paciente é um excelente indicador de perfusão cerebral adequada. Se o paciente estiver alerta e orientado, o cérebro está recebendo oxigênio suficiente, o que, por sua vez, significa que o coração está funcionando adequadamente naquele momento. Por outro lado, estupor ou confusão podem indicar baixo débito cardíaco, o que pode indicar lesão ou disfunção miocárdica. A cor e a temperatura da pele do paciente podem fornecer informações valiosas sobre a circulação – pele fria e úmida sugere vasoconstrição periférica.

Tabela 3-2 Diagnóstico Diferencial Crítico de Desconforto Torácico

Causas Cardiovasculares	Causas Pulmonares	Causas Gastrintestinais	Outras Causas
Síndrome coronariana aguda	Embolia pulmonar	Ruptura esofágica	Costocondrite
Insuficiência cardíaca congestiva	Pneumotórax hipertensivo/simples	Colecistite	Contusão/fratura de costela
Dissecção aórtica	Infecções respiratórias (bacterianas ou virais)	Dispepsia	Espasmo muscular
Arritmia	Pleurisia	Doença do refluxo gastresofágico	
Miocardite/pericardite		Hérnia de hiato	
		Pancreatite	
		Doença ulcerosa péptica	

Via Aérea e Respiração

Se o paciente é capaz de falar, a via aérea está pérvia. O paciente pode ser capaz de manter uma via aérea aberta ou, dependendo de seu nível de consciência, pode ser necessário liberar uma obstrução (detritos, sangue ou dentes), posicionando adequadamente a cabeça e/ou colocando um auxiliar de via aérea. Deve-se observar a frequência, a qualidade e o trabalho respiratório. Sempre auscultar os pulmões em pacientes que apresentam falta de ar. Se a SpO_2 do paciente for < 94%, considerar a administração de oxigênio titulado para manter a SpO_2 em 94 a 99%. Lembre-se de que o oxigênio pode ser prejudicial se administrado em excesso e pode piorar os resultados em pacientes com síndrome coronariana aguda (SCA). Pacientes que apresentam sinais e sintomas de isquemia miocárdica devem receber oxigênio apenas se estiverem hipoxêmicos ou demonstrarem falta de ar ou respiração rápida.

Circulação/Perfusão

Se o paciente estiver consciente, verifica-se o pulso radial; se estiver inconsciente, verifica-se o pulso carotídeo. Observa-se a qualidade geral do pulso, e se ele é regular ou irregular. Após, avalia-se a cor e a condição da pele, observando a presença de edema, turgor ruim ou ressecamento.

▼ Primeira Impressão

Ao responder a um chamado de um paciente com queixa de desconforto torácico, os conhecimentos de anatomia, fisiologia e fisiopatologia do profissional os ajudam a se orientar em relação às causas comuns de dor torácica. A ameaça de vida mais grave e comum é o IAM.

O que já se pode observar ao chegar na cena? O paciente está acordado? Em que posição ele está? O paciente está em posição de tripé indicando problemas respiratórios ou deitado com mínima resposta à sua presença? Há aumento do esforço respiratório? O paciente parece ansioso? Há aparência de choque ou má perfusão? A expressão facial do paciente pode fornecer indicações sobre a etiologia ou a gravidade de sua condição. Sua primeira impressão pode dizer se ele está se sentindo mal ou não.

Logo no início da avaliação do paciente com suspeita de SCA, deve-se realizar um exame físico, focando na região do corpo associada às queixas principais. Depois de obter uma primeira impressão, observa-se o pescoço em busca de sinais de protuberância das veias (distensão venosa jugular [DVJ], um possível sinal de insuficiência cardíaca direita). Os sons pulmonares devem ser avaliados quanto à presença de sons anormais. Estertores inspiratórios estão associados a congestão pulmonar e podem ser o resultado de insuficiência cardíaca esquerda, edema pulmonar agudo ou choque cardiogênico. A sibilância (sons expiratórios agudos) pode ser um achado na insuficiência cardíaca congestiva (ICC) ou edema pulmonar agudo. A presença de tosse com escarro rosado e espumoso também pode ser evidência de edema pulmonar.

A DVJ e o edema periférico podem estar presentes se ocorrer insuficiência cardíaca direita. O exame do tórax pode revelar cicatrizes que indiquem a presença de marca-passo ou cirurgia cardíaca prévia, também achados importantes que apoiam o diagnóstico de SCA. Após completar a avaliação, o diagnóstico de SCA pode ser feito e instituído o tratamento específico para o tipo de SCA. A informação obtida de uma avaliação detalhada ajudará a gerar um diagnóstico inicial.

▼ Avaliação Detalhada

Anamnese

Deve-se obter a história do paciente com a ajuda dele próprio, de familiares ou observadores. Uma lista de medicamentos pode fornecer pistas importantes sobre as condições médicas do paciente

OPQRST e SAMPLER

As mnemônicas OPQRST e SAMPLER podem ser usadas para melhor avaliar a queixa principal do paciente. Em um paciente com dor torácica, deve-se suspeitar de IAM. É importante obter a descrição do paciente sobre o desconforto e observar as palavras exatas que ele usa para descrever seus sintomas, além da sua linguagem corporal durante o diálogo. É preferível usar perguntas abertas para evitar que o paciente diga coisas que não pretende.

O que o paciente estava fazendo quando o desconforto torácico iniciou? Pergunta-se sobre esforço físico ou estresse durante os eventos que levaram ao início dos sintomas. O paciente deve descrever o desconforto com suas próprias palavras. Não se deve conduzir o paciente, o que pode limitar a sua resposta, podendo resultar em uma descrição imprecisa do que ele sente.

O que melhora ou piora o desconforto? O que o paciente fez para aliviar os sintomas? Existe uma posição de conforto? Deve-se ter cuidado ao usar nitroglicerina como ferramenta diagnóstica – estudos mostraram que pacientes com dor torácica não cardíaca respondem ao tratamento com nitroglicerina, e alguns pacientes com SCA não. Administra-se nitroglicerina em caso de suspeita de SCA e se não houver contraindicações, angina instável (AI), **síndrome coronariana aguda com infarto agudo do miocárdio sem elevação de ST (SCA/IAMSEST)** ou um IAM. A dor que aumenta com o movimento, palpação ou inspiração, ou que dura apenas alguns segundos, favorece o diagnóstico de uma condição diferente da SCA. No entanto, a SCA simplesmente não pode ser excluída no ambiente fora do hospital em pacientes de risco.

A dor cardíaca clássica relatada é acompanhada por uma forte sensação de pressão ou aperto que começa de forma bastante abrupta, aumenta rapidamente de intensidade e está associada ao esforço. Infelizmente, existem muitas apresentações não clássicas para essa condição e, portanto, o socorrista deve ser muito cuidadoso e desconfiado. Ela pode ser descrita como indigestão. Pode haver irradiação para o braço esquerdo ou mandíbula esquerda. Às vezes, só há dor no braço ou na mandíbula. Pode se manifestar como fadiga intensa súbita ou falta de ar ou sudorese inexplicada. Dor torácica intensa, descrita como uma dor dilacerante na parte superior das costas, pode indicar dissecção da aorta torácica.

Solicita-se ao paciente que classifique a dor em uma escala de 0 a 10, sendo 0 nenhum desconforto e 10 a pior dor já sentida, e então pergunta-se sobre o início da dor: a dor piorou gradualmente ou começou na intensidade máxima?

Pergunta-se há quanto tempo o paciente apresenta os sinais e sintomas, pois é necessário conhecer o tempo de início dos sintomas para transmiti-lo à unidade de destino.

É importante saber sobre as alergias do paciente a quaisquer medicamentos, pois ele pode receber ácido acetilsalicílico e outros medicamentos. É importante anotar todos os medicamentos: prescritos, fitoterápicos e usados sem prescrição. Eles podem indicar uma história médica pregressa de doença arterial coronariana (DAC) ou um problema cardíaco prévio. Medicamentos como nitroglicerina, ácido acetilsalicílico, redutores do colesterol, anti-hipertensivos como inibidores da enzima conversora da angiotensina (IE-CAs), betabloqueadores, bloqueadores dos canais de cálcio e hipoglicemiantes orais são todos pertinentes para a possibilidade de DAC. Se o paciente tiver utilizado quaisquer medicamentos nas últimas 24 a 36 horas para disfunção erétil (como sildenafila, tadalafila ou vardenafila), os nitratos devem ser evitados; eles podem reduzir drasticamente a pressão arterial.

O paciente tem doença cardíaca? Há história familiar de doença cardíaca? O paciente já teve um IAM? Já foi submetido à cirurgia de revascularização miocárdica (CRM) ou uma intervenção coronariana percutânea (ICP) com ou sem *stent* para abrir um vaso coronário? Há evidência de fatores de risco? Todas essas são questões pertinentes ao histórico médico para as quais você deve tentar obter respostas.

Você também deve observar se encontra um marca-passo ou dispositivo de assistência ventricular (**Figura 3-6**) implantado na parede torácica durante o exame. Ver o quadro **Dicas 3-2**.

A última ingesta oral do paciente é uma informação importante, pois pode indicar a presença de estômago cheio e risco aumentado de vômitos se o paciente ficar nauseado.

Deve-se descobrir quais foram os eventos que levaram o paciente a chamar o atendimento de emergência. Estava realizando atividade física ou passando por situação de alto estresse, ou acordou com desconforto? Houve algum uso de cocaína ou metanfetamina? Houve um período longo de inatividade, como um voo internacional ou viagem terrestre longa entre países (sugerindo uma embolia pulmonar)?

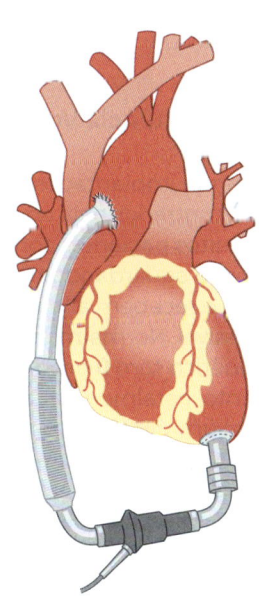

Figura 3-6 Dispositivo de assistência ventricular esquerda. Esse dispositivo é uma pequena bomba de fluxo contínuo. A cânula do fluxo de entrada está conectada ao ápice cardíaco e o enxerto do fluxo de saída está conectado à aorta ascendente.

Em casos de dispneia, explora-se a possibilidade de insuficiência cardíaca. Quando a dispneia começou? O paciente acordou com dispneia? O paciente consegue ficar deitado e, se não consegue, quando isso começou? Se presente anteriormente, agora está pior? O paciente acorda sem conseguir de respirar? A dispneia paroxística noturna é um episódio agudo de falta de ar em que o paciente subitamente acorda com sensação de sufocamento. É um dos sinais clássicos de insuficiência cardíaca esquerda (embora raramente relatado). Alguns pacientes apresentam esses sintomas devido ao edema pulmonar instantâneo, que pode decorrer de uma condição na qual o coração não relaxa normalmente (disfunção diastólica).

O desmaio (síncope) ocorre quando há queda súbita no débito cardíaco. As causas cardíacas da síncope incluem arritmias (ritmos cardíacos rápidos ou lentos), aumento do tônus vagal (uma situação conhecida como síncope vasovagal, com diminuição da frequência cardíaca e dilatação da resistência dos vasos sanguíneos levando a uma queda repentina da pressão arterial) e problemas estruturais no coração, como problemas relacionados às válvulas cardíacas. Também há inúmeras causas não cardíacas de síncope (ver Capítulo 5, *Distúrbios neurológicos*). Como parte da anamnese de um paciente que desmaiou, deve-se tentar diferenciar se o paciente desmaiou por causa cardíaca ou não cardíaca. Descubra as circunstâncias nas quais o paciente desmaiou. É improvável que uma pessoa de 25 anos que desmaia ao ver sangue tenha doença cardíaca significativa. Uma pessoa de 65 anos que desmaia após sentir palpitações no peito pode ter arritmia cardíaca grave. Além disso, a perda de consciência ao sentar ou deitar tem implicações mais perigosas que desmaiar enquanto está em pé.

> ### DICAS 3-2
>
> **Dispositivos de Assistência Ventricular Esquerda (DAVEs)**
>
> Os DAVEs estão sendo implantados com frequência crescente e são encontrados pela equipe do serviço de emergência. Muitos pacientes com insuficiência cardíaca agravada ou aguardando transplante cardíaco colocam um DAVE e recebem alta para levar uma vida o mais normal possível. Normalmente, a bomba é um motor eletromagnético sem fricção que produz fluxo contínuo e, portanto, geralmente não se sente ou identifica um pulso em um paciente com um DAVE funcionando corretamente. Isso pode criar confusão para os pacientes e socorristas, pois um paciente com DAVE que não responde e não tem pulso pode estar sofrendo de uma parada cardíaca ou de um episódio de hipoglicemia. Essas bombas sem fricção diminuem uma série de complicações, como trombose e hemólise.
>
> *Etapas do Tratamento*
> - O paciente, a família e o responsável pelo DAVE conhecem bem a operação da bomba e normalmente terão informações valiosas sobre resolução de problemas, substituição de baterias e outras questões de funcionalidade. Deve-se confiar na orientação deles, pois eles estão familiarizados com as operações da bomba e reconhecem que a vida de seus entes queridos depende do funcionamento adequado.
> - Os sinais vitais podem ser difíceis de determinar. Um pulso normalmente não é sentido com a bomba de fluxo contínuo. A pressão arterial geralmente não é obtida, mas uma pressão arterial média (PAM) pode ser identificada. Uma PAM típica é de 70-90 mmHg nesses pacientes. Uma verificação da SpO_2 geralmente mostra uma saturação e uma forma de onda.
> - O mau funcionamento do dispositivo normalmente resulta na perda do zumbido da própria bomba; um alarme ou indicador também pode alertar o paciente. A orientação específica do fabricante ou responsável pode ser útil. Possíveis problemas catastróficos incluem trombose massiva da bomba, deslocamento da cânula e tamponamento. É necessário coordenação cirúrgica precoce.
> - A realização de compressões cardíacas é controversa. No início de sua implantação, os socorristas foram instruídos a não realizar compressões. Se possível, pode-se conversar com o responsável e a equipe de implante, embora as recomendações do fabricante normalmente digam para não realizar RCP.
> - A insuficiência cardíaca direita é tratada essencialmente da mesma forma que em um paciente sem DAVE (embolia pulmonar [EP], isquemia, hipertensão pulmonar, etc.).
> - A insuficiência cardíaca esquerda pode ser decorrente de isquemia ou trombose de bomba, que pode exigir anticoagulação adicional. A compensação pode ser ajustada aumentando a velocidade da bomba ou com outra intervenção.
> - O sangramento intenso pode afetar a pressão de enchimento do coração, e os pacientes devem ser submetidos a terapias típicas de reanimação para hemorragia.
> - As arritmias são geralmente mais bem toleradas pelo paciente com DAVE. As arritmias supraventriculares são tratadas com ênfase no controle do ritmo. As arritmias ventriculares são comuns em até 50% dos pacientes com DAVE. A cardioversão emergencial geralmente não é necessária se o paciente estiver estável (não é a abordagem típica para um paciente que pode estar sem pulso e em fibrilação ventricular).
>
> *Resumo*
>
> Os socorristas podem descobrir que não há pulso; o paciente e a família geralmente estão familiarizados com o dispositivo. Se possível, o paciente é transportado até a unidade onde o dispositivo foi colocado. O responsável ajudará no tratamento agudo. As compressões são controversas. As arritmias ventriculares geralmente não precisam de tratamento emergencial.

Avaliação Secundária

Embora a avaliação secundária de pacientes clínicos costume ser semelhante, quando um paciente apresenta um problema cardíaco, alguns aspectos merecem maior ênfase.

Sinais Vitais

O pulso do paciente deve ser cuidadosamente examinado. Embora um pulso rápido possa indicar ansiedade, isso também pode ocorrer secundariamente à dor intensa, à insuficiência cardíaca congestiva ou à arritmia cardíaca. Se o pulso for fraco e filiforme, há comprometimento do débito cardíaco.

Os achados anormais no pulso incluem:

- *Déficit de pulso*. Isso ocorre quando a frequência de pulso radial palpada é menor que a frequência de pulso apical; é relatado como a diferença entre as duas. Para avaliar um déficit de pulso, verifica-se o pulso radial periférico enquanto ausculta o pulso apical.
- *Pulso paradoxal*. Trata-se de uma queda excessiva na pressão arterial sistólica em cada inspiração. O achado é mais facilmente detectado quando o ritmo é regular. As pulsações afetadas parecem mais fracas que as outras.

- *Pulso alternante*. Ocorre quando o pulso alterna entre batimentos fortes e fracos e, em geral, representa dano sistólico ao ventrículo esquerdo.
- Em pacientes com dor torácica, especialmente se for sentida mais nas costas, é aconselhável obter a pressão arterial em ambos os braços. Uma diferença significativa nas pressões sistólicas pode ser uma indicação de dissecção da aorta torácica.

Exame Físico

O exame físico cardiovascular focado começa com uma impressão geral do estado global do paciente. O paciente parece "doente"? Como está a sua cor? Há cianose evidente ao redor da boca ou diaforese? O paciente consegue falar normalmente ou apenas em poucas palavras devido a dor ou dispneia?

Observa-se o pescoço para verificar se há veias proeminentes, com o paciente posição vertical, se tolerado, ou, se não, na posição supina. Elas estão normalmente colapsadas quando uma pessoa está sentada ou em pé. Porém, se a função do lado direito do coração estiver comprometida, o sangue refluirá para as veias sistêmicas atrás do lado direito do coração, distendendo-as.

A avaliação é continuada inspecionando e palpando o tórax. A dor torácica é reproduzida ao palpar o tórax? Se sim, onde? Cicatrizes cirúrgicas podem indicar cirurgia cardíaca prévia. Uma protuberância sob a pele do paciente pode indicar um marca-passo ou desfibrilador (eles têm a mesma aparência e geralmente estão no mesmo dispositivo). Esses dispositivos são implantados logo abaixo da clavícula direita ou esquerda e têm o tamanho aproximado de uma moeda.

Usando um estetoscópio, verifica-se se há estertores nas bases posteriores dos pulmões, bem como sibilos, que sugerem insuficiência cardíaca esquerda com edema pulmonar.

Palpa-se os pulsos radiais e/ou carotídeos e avalia-se a potência do pulso, como fraco, forte, filiforme ou acelerado, por exemplo.

Examina-se o abdômen. Líquido pode se acumular no abdome com a insuficiência cardíaca direita. Além disso, a pressão suave contínua no fígado (quadrante superior direito) pode causar ingurgitamento das veias do pescoço quando o paciente está sentado na posição vertical, o chamado refluxo hepatojugular, um sinal de insuficiência cardíaca direita.

É feito, então, o exame das extremidades quanto à presença de edema, e do dorso para edema sacral; esses podem ser sinais de insuficiência cardíaca direita.

Exames Diagnósticos

Cenário Pré-hospitalar

No cenário pré-hospitalar, uma das ferramentas diagnósticas mais utilizadas é o monitor-desfibrilador de eletrocardiograma (ECG). A monitorização do ritmo cardíaco é usada no paciente cardíaco para monitorar arritmias e avaliar os tratamentos fornecidos. O marca-passo transcutâneo pode ser usado em pacientes com bloqueios cardíacos sintomáticos. A desfibrilação da fibrilação ventricular/taquicardia ventricular sem pulso pode salvar vidas. A obtenção rápida de um ECG de 12 derivações no cenário de dor torácica permite o diagnóstico de **infarto agudo do miocárdio com elevação de ST (IAMEST)**, possibilitando aos socorristas transportar para o local apropriado mais próximo. Muitos órgãos identificam como um indicador de desempenho chave a capacidade de obter um ECG de 12 derivações em 10 minutos do contato com o paciente.

Ao obter os sinais vitais do paciente, coloca-se o monitor cardíaco, a capnografia em forma de onda e a oximetria de pulso, se isso ainda não tiver sido feito. O ECG e as medidas de saturação de oxigênio orientam a avaliação e o tratamento. Se houver múltiplos profissionais de saúde disponíveis, pode-se iniciar o uso de equipamentos de monitoramento essenciais, exames diagnósticos e alguns tratamentos iniciais enquanto é feita a pesquisa de sintomas desses diagnósticos críticos. Repetir o ECGs de 12 derivações é uma boa ideia em geral, mas principalmente no caso de quaisquer alterações clínicas, como aumento da dor torácica.

Cenário Hospitalar

Pacientes com IAMEST no ECG geralmente têm oclusão aguda de uma artéria coronária e são tratados preferencialmente com cateterismo e com fármacos fibrinolíticos quando a ICP não estiver disponível. Pacientes que sofrem de dor torácica provavelmente decorrente de SCA e sem instabilidade cardiovascular ou IAMEST geralmente são avaliados e tratados antes da consideração do cateterismo.

O IAM é normalmente confirmado pelas proteínas/enzimas específicas do coração chamadas troponinas. Níveis sanguíneos elevados no contexto de dor torácica cardíaca geralmente confirmam o diagnóstico; no entanto, os testes podem não ser positivos por algumas horas após o início da doença. Esse teste é realizado como teste rápido no local de atendimento, e alguns sistemas de emergência conseguem fazê-lo em campo (ver quadro **Dicas 3-3**). É mais comumente encontrado em serviços de voo.

O cateterismo cardíaco é o padrão-ouro para o diagnóstico de obstrução de coronárias e também fornece o melhor meio de tratamento. O procedimento envolve a introdução de um cateter até as artérias coronárias na origem da aorta, de onde sai do coração pela artéria femoral ou radial. O fluido (contraste) que pode ser visto por raios X é injetado na artéria coronária selecionada e mostra os vasos do coração. As obstruções podem ser vistas por essa técnica. Usando o mesmo ponto de acesso e a imagem produzida pela injeção de contraste, o médico pode introduzir um cateter que pode tanto sugar um coágulo quanto dilatar o vaso e aplicar um *stent* para evitar reobstrução ou colapso subsequente. A contração do coração também pode ser observada com o uso do cateter e contraste, que pode mostrar músculo cardíaco lesionado que não se move normalmente.

DICAS 3-3

Biomarcadores Cardíacos de Troponina

A troponina é um complexo proteico envolvido no processo contrátil dos músculos esquelético e cardíaco. As troponinas cardíacas T e I são mais específicas para o coração. Um aumento e queda característicos da troponina desempenham uma função-chave no diagnóstico de IAM. Uma única dosagem de troponina raramente é útil e, portanto, há controvérsia sobre se o teste de troponina é benéfico no ambiente pré-hospitalar. Além disso, o uso de um teste rápido em campo e um teste rápido ou teste de laboratório diferente no hospital pode não permitir uma comparação apropriada ou medições em série. Muitas elevações da troponina se devem a outras causas, como sepse, insuficiência cardíaca congestiva, miocardite, embolia pulmonar, hipóxia, síndromes tóxicas, insuficiência renal, hipotireoidismo ou contusão cardíaca.

Um único teste de troponina positivo não diagnostica um IAM, mas ajuda na estratificação de risco de um paciente para uma maior probabilidade de isquemia ou infarto. A troponina I ou T geralmente começa a subir no soro (é detectada acima do normal) aproximadamente 3 a 6 horas após o início da isquemia (oclusão coronariana) e permanece elevada por até 10 dias. Normalmente, um biomarcador é testado inicialmente e então testado mais uma vez após 3 a 6 horas para identificar os pacientes nos quais era cedo demais para identificar uma elevação na primeira coleta. O teste de mioglobina e CK-MB (creatina-quinase/músculo-cérebro) não é mais usado para detectar IAM. ECGs seriados e testes de troponinas são o padrão no diagnóstico de IAM. Recentemente, ensaios de alta sensibilidade da troponina tornaram-se disponíveis e estão sendo avaliados para uso rotineiro. Por serem altamente sensíveis, geralmente resultam em falso-positivos, e isso pode anular seus benefícios.

Pacientes com insuficiência renal frequentemente apresentam níveis elevados de troponina, o que torna difícil determinar se eles têm isquemia aguda. Ao contrário do que se pensa, a troponina não é eliminada pelos rins, e a elevação não se deve a um "acúmulo" de troponina. Na verdade, os pacientes renais com troponina elevada apresentam mortalidade aumentada em longo prazo e aumento nos eventos cardíacos adversos e morte em 30 dias.

O teste de troponina pode ser útil no ambiente pré-hospitalar, mas pesquisas adicionais devem ser realizadas. Uma compreensão e interpretação completas desse marcador laboratorial são fundamentais na avaliação de nossos pacientes.

Outro teste comumente realizado é a ecocardiografia, que utiliza ultrassom para mostrar imagens de alta qualidade do coração em movimento, demonstrando coisas como a saúde das válvulas e anormalidades no movimento do coração que podem indicar IAM, bem como líquido pericárdico e tamponamento.

Teste de Estresse Cardíaco

O teste de estresse cardíaco pode demonstrar a presença de isquemia funcional. O estresse cardíaco pode ser induzido por exercícios, como caminhar em uma esteira ou pedalar uma bicicleta, enquanto o paciente é submetido ao monitoramento cardíaco contínuo em múltiplas derivações. Então, o ECG é observado quanto a sinais de isquemia. O estresse cardíaco também pode ser induzido pela administração de medicamentos vasodilatadores, como a adenosina.

O teste de estresse pode ser combinado com imagens nucleares feitas antes e depois da parte de estresse do exame. Os exames de imagem podem, assim, permitir a visualização de regiões do coração que demonstram comprometimento do fluxo sanguíneo durante o esforço. Esse comprometimento costuma ser causado por estenose nas artérias coronárias.

▼ Refinar o Diagnóstico Diferencial

A história, o exame físico e o ECG de 12 derivações são essenciais para o reconhecimento precoce de condições potencialmente fatais associadas à dor torácica. Nesse momento, já foram identificadas as causas potencialmente fatais de dor torácica inicialmente sugeridas na avaliação primária quando o paciente se queixa de dor com dispneia e/ou sinais de choque evidentes.

Para os pacientes cujas condições são mais estáveis ou para aqueles com problemas que causam menos sinais e sintomas, uma anamnese mais detalhada poderá ser útil. Ao obter a anamnese do paciente, os seguintes achados principais podem ajudar a refinar a lista de possíveis diagnósticos:

- *Característica da dor.* Dor em esmagamento ou por pressão, em vez de dilacerante, pode indicar SCA *versus* aneurisma de aorta torácica. Aqueles com dor aguda podem estar sofrendo de embolia pulmonar, pneumotórax ou de causa musculoesquelética. A queixa de queimação ou indigestão pode levá-lo a pensar em problemas gastrintestinais (GIs).
- *Atividade com a dor.* A dor aos esforços costuma indicar SCA. Se ocorrer em repouso, sugere IAM. Um início súbito de dor costuma apontar para dissecção aórtica, embolia pulmonar ou pneumotórax. A dor após refeições pode indicar problemas GIs.
- *Escala de dor de 0 a 10.* Essa informação é obtida do paciente no início da avaliação e do tratamento. Também se deve observar o início e o pico da dor, junto com a avaliação contínua relacionada ao tratamento.

- *Localização da dor.* A dor localizada em uma pequena área costuma ser somática (o paciente consegue apontar com um dedo e não há irradiação). Por outro lado, a dor visceral é mais difícil de localizar (o paciente faz um círculo no tórax com a mão e fala em dor referida). A dor torácica periférica não costuma ter origem cardíaca.
- *Irradiação da dor.* A irradiação para as costas pode indicar dissecção aórtica ou causas GIs. A dor localizada próximo da região escapular nas costas e irradiando para o pescoço também sugere dissecção aórtica. O IAM inferior pode apresentar-se como dor no dorso. Qualquer irradiação da dor para a mandíbula, os braços ou o pescoço costuma indicar isquemia cardíaca.
- *Duração da dor.* A dor de duração muito curta (medida em segundos) raramente é de natureza cardíaca. Muitas vezes, a dor que começa subitamente e é descrita como pior no início é por dissecção aórtica. A dor que pode começar aos esforços, mas que melhora com repouso, pode indicar isquemia cardíaca. A dor que é constante e dura dias tem menos chance de ser potencialmente fatal. A dor que é intermitente e flutua é provavelmente mais grave.
- *Agravamento/alívio.* A dor que piora aos esforços e melhora com repouso geralmente é isquemia coronariana. A dor associada a refeições indica problemas GIs. A dor que piora com a respiração profunda ou a tosse está geralmente ligada a problemas pulmonares, pericárdicos ou musculoesqueléticos.

Os sintomas associados a dor torácica incluem:

- *Diaforese*: causas graves ou viscerais
- *Hemoptise*: embolia pulmonar
- *Síncope ou quase síncope*: causa cardiovascular ou embolia pulmonar
- *Dispneia*: causas cardiovasculares ou pulmonares
- *Náuseas e vômitos*: causas cardiovasculares ou GIs

▼ Avaliação Contínua

A avaliação contínua da condição do paciente é realizada a caminho do hospital. A avaliação primária é repetida, e os sinais vitais são verificados no mínimo a cada 5 minutos para pacientes críticos ou a cada 15 minutos para os pacientes considerados estáveis. O exame físico deve ser repetido para observar quaisquer mudanças ocorridas ou que não foram detectadas no exame inicial. A efetividade das intervenções é avaliada.

A escolha do método apropriado de transporte para um paciente com SCA deve ser feita conforme as necessidades do paciente. Primeiramente, deve-se decidir se o paciente está criticamente enfermo e determinar quais modalidades de transporte ele pode tolerar e qual instituição é mais adequada para ele. Um centro de dor torácica é considerado para pacientes com SCA. As mudanças de altitude e o estresse do voo podem aumentar a demanda miocárdica, de modo que o paciente deve ser cuidadosamente monitorado e manejado.

A redução no tempo de transporte para o hospital apropriado em pacientes com condições sensíveis ao tempo, como IAMEST, pode ser um benefício do transporte aéreo. Os pacientes com dispositivos de apoio podem necessitar de espaço adicional e equipes de transporte. Isso deve ser preparado antes do transporte para eliminar atrasos.

Causas Iniciais de Dor Torácica Potencialmente Fatais

As condições potencialmente fatais associadas a desconforto torácico e que necessitam de tratamento imediato são: pneumotórax hipertensivo, embolia pulmonar, ruptura esofágica, dissecção aórtica, tamponamento cardíaco, arritmia e síndromes coronarianas agudas (incluindo ICC). Algumas dessas condições são vistas na avaliação primária, como desconforto torácico com sofrimento respiratório, desconforto torácico com alteração de sinais vitais ou uma combinação dessas três queixas/sinais e sintomas principais.

Pneumotórax Hipertensivo

O **pneumotórax hipertensivo** é uma causa de dor torácica potencialmente fatal resultante de uma deterioração e piora progressivas de um pneumotórax simples (acúmulo de ar no espaço pleural). O pneumotórax hipertensivo resulta em deslocamento do mediastino, colocando pressão no coração e nos grandes vasos e interrompendo o fluxo sanguíneo. O aumento da pressão intratorácica impede o retorno venoso, reduzindo a pré-carga e levando à queda na pressão arterial sistêmica.

Fisiopatologia

O pneumotórax hipertensivo é uma condição potencialmente fatal que requer tratamento emergencial para evitar a morte. A pressão eleva-se devido ao ar preso no espaço pleural ou ao ar que entra pela ventilação mecânica com pressão positiva. A força do ar pode fazer o pulmão afetado colapsar completamente e desviar o coração em direção ao pulmão não colapsado (desvio mediastinal), comprimindo o pulmão não afetado e o coração.

Sinais e Sintomas

No paciente com esforço respiratório aumentado, a ausência ou a diminuição unilateral dos ruídos respiratórios sugerem pneumotórax. Se também houver choque, um pneumotórax hipertensivo deve ser imediatamente reconhecido e tratado. A avaliação de pneumotórax hipertensivo revelará desconforto torácico, sofrimento respiratório grave, redução ou ausência de ruídos respiratórios no lado afetado e choque obstrutivo. Distensão venosa jugular também pode ser observada.

Diagnóstico Diferencial

O diagnóstico diferencial deve incluir:

- Pneumotórax simples
- Síndrome coronariana aguda
- Síndrome da angústia respiratória aguda
- Dissecção aórtica
- Insuficiência cardíaca congestiva e edema pulmonar
- Ruptura e laceração esofágica
- Infarto agudo do miocárdio
- Pericardite e tamponamento cardíaco
- Embolia pulmonar
- Fratura de costela

Tratamento

O tratamento visa aliviar a pressão dentro do tórax, descomprimindo o lado afetado. O tratamento pré-hospitalar de escolha é a descompressão por agulha usando um cateter com agulha de grosso calibre de pelo menos 8,25 cm de comprimento. O tratamento definitivo do pneumotórax clinicamente significativo é a colocação de um dreno torácico. Ver o Capítulo 2 para mais informações sobre pneumotórax e tratamento.

Pneumotórax Simples

O pneumotórax refere-se à presença de ar na cavidade pleural. Um pneumotórax pequeno pode causar sintomas leves e pode melhorar espontaneamente. Um pneumotórax maior geralmente necessita de tratamento agressivo para remoção do ar e restabelecimento de pressão pulmonar negativa.

Fisiopatologia

Um pneumotórax ocorre quando um escape de ar se desenvolve entre o parênquima pulmonar e o espaço pleural, geralmente como resultado de uma bolha (uma pequena bolha de ar) que "estoura", mas outras causas de pressão barométrica excessiva podem levar ao mesmo efeito. A cada respiração, mais ar entra e fica preso nesse espaço, causando o colapso do pulmão afetado. Um pneumotórax simples pode ocorrer espontaneamente em pacientes com doenças do tecido conectivo, como a síndrome de Marfan, ou em homens altos e magros. Pode ocorrer como resultado de barotrauma ou de outras lesões torácicas. Também podem causar pneumotórax: doença pulmonar obstrutiva crônica (DPOC); fibrose cística; cânceres; fumar maconha; e infecções pulmonares agudas, como pneumonia, ou infecções pulmonares crônicas, como tuberculose. A maior ameaça de um pneumotórax é o desenvolvimento de pneumotórax hipertensivo, o qual pode necessitar de intervenção imediata.

Sinais e Sintomas

O paciente que sofre de pneumotórax espontâneo normalmente tem o início súbito de dor torácica aguda e falta de ar repentina. O diagnóstico é suspeitado em homens jovens e magros, bem como em pacientes com DPOC com descompensação súbita. O exame físico classicamente revela timpanismo à percussão no lado afetado, bem como diminuição dos sons respiratórios. A experiência clínica, entretanto, revela como pode ser difícil ouvir claramente a diminuição do som respiratório no pneumotórax parcial.

Diagnóstico Diferencial

A embolia pulmonar e o pneumotórax espontâneo têm apresentações clínicas semelhantes; no entanto, o contexto de cada um frequentemente ajuda a diferenciar. A ultrassonografia à beira leito é um exame sensível e específico para confirmação de pneumotórax. Uma radiografia de tórax normalmente é obtida para confirmar o diagnóstico de um pneumotórax simples, mas não é tão sensível quanto a ultrassonografia. A tomografia computadorizada (TC) foi usada no passado quando uma simples radiografia de tórax não era suficiente.

Tratamento

O tratamento visa manter saturações de oxigênio próximas do normal com a administração de oxigênio via cânula nasal ou máscara. A oxigenoterapia ajuda na reabsorção do pneumotórax em muitos casos. Em geral, não é necessária assistência ventilatória, a qual pode piorar a situação, aumentando a probabilidade de um pneumotórax hipertensivo. Alguns casos de pneumotórax simples menor podem melhorar por conta própria e necessitar apenas de manejo conservador. O pneumotórax significativo pode exigir a inserção de um dreno torácico para resolver o problema, embora a aspiração percutânea de ar sem a colocação de dreno torácico seja uma opção em alguns casos. Frequentemente, apenas o monitoramento já é suficiente para o paciente hemodinamicamente estável no ambiente pré-hospitalar.

Embolia Pulmonar

Os coágulos (trombos) que se formam e depois se soltam (êmbolos) do sistema venoso profundo das extremidades inferiores geralmente acabam nos vasos sanguíneos dos pulmões, condição conhecida como **embolia pulmonar (EP)**. Esses tromboêmbolos venosos podem causar dor torácica pleurítica súbita e intensa, falta de ar e, ocasionalmente, hemoptise (a tríade clássica de EP). Os coágulos sanguíneos se formam por vários motivos, incluindo imobilização (gesso, por exemplo), parto recente, viagens aéreas prolongadas, medicamentos como pílulas anticoncepcionais, tabagismo e fluxo venoso insuficiente (estase). Os cânceres predispõem fortemente à trombose venosa.

Fisiopatologia

A EP ocorre quando um coágulo formado nessas veias mais profundas (mesmo semanas antes) é deslocado e se move pelo sistema venoso (embolia), passa pelo coração e se aloja nas artérias pulmonares. Nos Estados Unidos, 200 mil a 300 mil pessoas são hospitalizadas anualmente com EP. Até um terço dessas pessoas morrem. A embolia pulmonar é frequentemente associada à presença de fatores de risco. Os fatores de risco mais importantes incluem fratura de quadril ou perna, prótese de quadril ou joelho, cirurgia geral de grande porte e trauma e lesão medular. Os fatores de risco moderados incluem artroscopia de joelho, quimioterapia (que pode causar hipercoagulação), ICC ou insuficiência respiratória, uso de contraceptivos orais e tromboembolismo venoso prévio.

Um estudo europeu relatou que mais de um terço dos casos de EP podem não ser diagnosticados no setor de emergência. Os diagnósticos tardios ou não realizados são mais comuns em pacientes com apresentações clínicas complexas e/ou história que inclua doença arterial coronariana, DPOC, asma ou insuficiência cardíaca em comparação com os pacientes que exibem os sinais e sintomas e os fatores de risco mais típicos de imobilização prévia ou cirurgia recente. Lembre-se da tríade de Virchow: hipercoagulabilidade, estase venosa e lesão endotelial; esses são os fatores que aumentam o risco de formação de trombose venosa profunda (TVP).

Sinais e Sintomas

Os sintomas iniciais da TVP podem ser bastante sutis e podem se limitar apenas a dor ou desconforto, sem sinais externos, mas geralmente há edema de uma extremidade quando o coágulo está associado aos membros superiores ou inferiores. Os coágulos que surgem na pelve podem ser mais difíceis de detectar.

Os sintomas mais frequentes de EP incluem dispneia, dor torácica pleurítica, tosse, palpitações, ansiedade e hemoptise, acompanhados de taquicardia, taquipneia e/ou edema das pernas. Os pacientes com EP normalmente apresentam pulmões limpos ao exame. Pode haver dor aguda localizada que aumenta com a respiração profunda ou com a tosse (pleurítica), levando a subsequente "restrição" da respiração do paciente.

Os grandes coágulos podem obstruir grandes vasos pulmonares, sendo o mais dramático um êmbolo "em sela" que atravessa as artérias pulmonares à medida que saem do coração. Esses e outros coágulos proximais grandes podem causar morte imediata. O grau dos sintomas depende em grande parte do tamanho e do número de êmbolos no pulmão, mas outro fator é a reserva cardiovascular anterior do paciente. Os pacientes com doença pulmonar ou cardíaca preexistente podem não ser capazes de compensar.

De todos os pacientes com EP (com ou sem infarto), 90% irão apresentar dispneia, algumas vezes de maneira intermitente. Isso ocorre quando o ar entra e sai, mas o fluxo sanguíneo para determinadas áreas do pulmão é redirecionado de maneira que o ar não é utilizado. Isso é chamado de *desequilíbrio ventilação-perfusão ($\dot{V}/\dot{P}$)*. Se houver hipóxia e nenhuma explicação fisiológica aparente, a EP deve ser considerada. É importante observar que a maioria dos êmbolos pulmonares são pequenos e não causam hipóxia. Não se deve subestimar a sensação subjetiva de dispneia do paciente, mesmo na presença de sinais vitais normais. Além disso, deve-se ter em mente que os pacientes com embolia pulmonar podem ficar ansiosos e respirar rapidamente; presumir que o paciente está tendo um ataque de pânico é um erro grave.

Cerca de metade de todos os pacientes com EP apresentam taquicardia. Isso pode ocorrer por uma resposta à hipóxia ou à hipotensão devido ao enchimento inadequado do ventrículo esquerdo. A tomografia computadorizada (TC), o ecocardiograma ou o ECG (classicamente $S_1Q_3T_3$) podem mostrar um padrão de sobrecarga devido ao aumento das pressões da artéria pulmonar. Cerca de 10% dos pacientes com EP apresentam hipotensão, o que sugere um prognóstico ruim. O paciente apresentará instabilidade hemodinâmica se um dos ramos principais da artéria pulmonar for ocluído por um êmbolo, e a parada cardíaca irá geralmente se apresentar como atividade elétrica sem pulso.

Os elementos da anamnese que sugerem EP incluem início agudo de falta de ar, taquipneia, tontura ou síncope, dor torácica, tosse seca e taquicardia inexplicada. O infarto pulmonar apresenta-se de maneira semelhante a uma pneumonia, mas a febre alta só costuma ser encontrada na pneumonia. Um início agudo de dor torácica e hemoptise no mesmo dia sugere a possibilidade de EP. Pode haver edema unilateral de membro inferior e fatores de risco para TVP. A anamnese cuidadosa e a consideração dos fatores de risco são especialmente importantes para pacientes com suspeita de EP, pois a avaliação da probabilidade clínica antes dos exames diagnósticos avançados é um elemento fundamental no estabelecimento do diagnóstico de EP. Um estudo recente sugere que pacientes com história prévia de DPOC ou asma têm mais chances de serem erroneamente diagnosticados ao apresentarem EP. Um índice de suspeição elevado por parte do profissional e uma maior prontidão para casos de deterioração súbita do paciente podem ser úteis nesse contexto.

Diagnóstico Diferencial

Há muitos diagnósticos diferenciais para a EP e eles devem ser cuidadosamente considerados em qualquer paciente com suspeita de EP. Esses pacientes também devem ter um diagnóstico alternativo confirmado ou a EP excluída antes de se concluir a avaliação. Problemas adicionais a serem considerados incluem:

- Dor musculoesquelética
- Pleurite
- Pericardite
- Hiperventilação
- Pneumotórax espontâneo
- Pneumonia
- Dissecção da aorta torácica
- Síndrome coronariana aguda

Os seguintes procedimentos devem ser realizados para confirmar um diagnóstico de EP:

1. Um ECG de 12 derivações deve ser feito assim que possível. Em pacientes com dor torácica ou falta de ar, isso é fundamental para avaliar diagnósticos

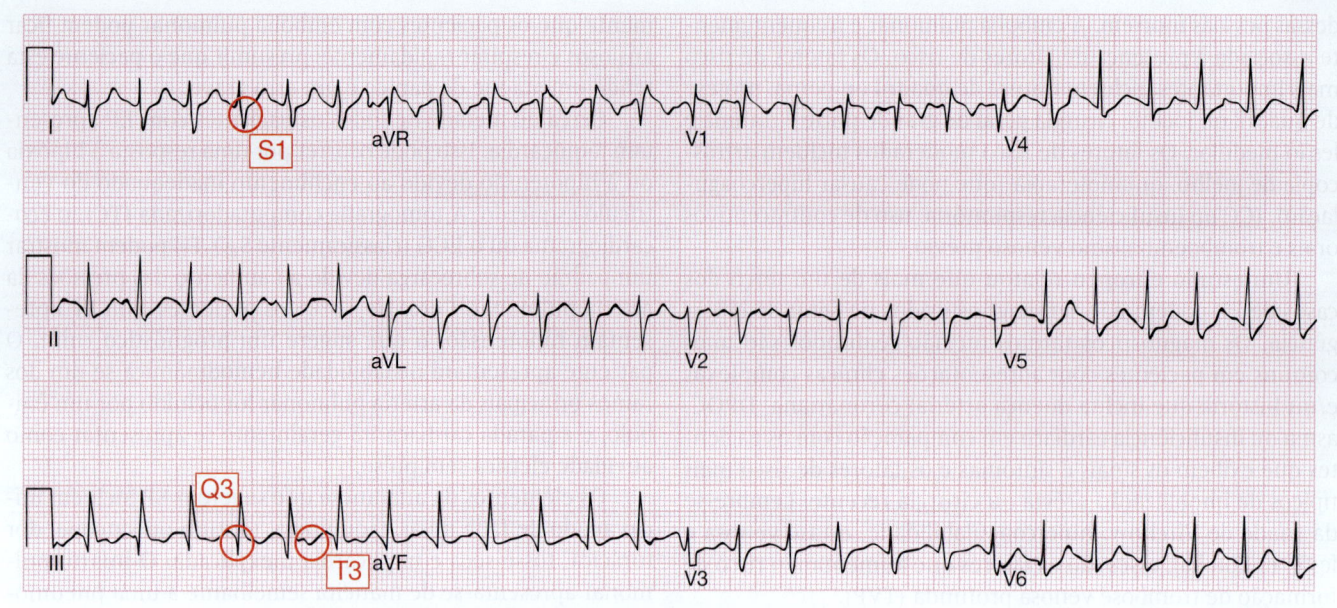

Figura 3-7 Eletrocardiograma de 12 derivações com padrão $S_1Q_3T_3$.

Este artigo foi publicado em *Rosen's emergency medicine: concepts and clinical practice*, ed 6, Marx JA, Hockberger RS, Walls RM. Copyright Mosby 2006.

alternativos. O achado mais comum ao ECG na EP é a taquicardia sinusal. Outros achados sugestivos de EP, que são vistos em uma minoria dos casos, estão relacionados à hipertensão pulmonar e à sobrecarga do ventrículo direito (VD). Isso inclui uma proeminência da onda S na derivação I, onda Q na derivação III e inversão da onda T na derivação III ($S_1Q_3T_3$; **Figura 3-7**). Esse padrão é visto com pouca frequência, e sua ausência não deve levar os socorristas a descartarem a EP.

2. A abordagem pré-hospitalar à suspeita de embolia pulmonar é que o socorrista compreenda os fatores de risco e os sinais e sintomas da doença para suspeitar fortemente do diagnóstico, fornecer tratamento estabilizador e alertar a unidade de destino imediatamente sobre um paciente com potencial EP. Uma vez no hospital, o diagnóstico é feito definitivamente na maioria dos casos por angiografia de tórax. Outros exames que podem ser feitos incluem uma radiografia de tórax para excluir outras causas, bem como um ECG. Os exames de sangue podem ser feitos para excluir uma causa cardíaca, bem como um teste que reflita a possibilidade de um processo de coagulação ativo no paciente (dímeros D). O tratamento hospitalar geralmente envolve o uso de um anticoagulante, mas em casos extremos pode necessitar um agente fibrinolítico ou cirurgia de emergência. A terapia pode ser iniciada no setor de emergência, e o paciente pode receber alta hospitalar com medicamentos anticoagulantes apropriados.

Tratamento

Cenário Pré-hospitalar

No cenário pré-hospitalar, o paciente com dor torácica aguda, dispneia e/ou alteração dos sinais vitais deve receber oxigênio, acesso vascular, monitoramento eletrônico e ECG de 12 derivações. O início de terapia-padrão para SCA com ácido acetilsalicílico é adequado se o diagnóstico não for claro. Se o paciente for identificado como apresentando insuficiência respiratória, também há necessidade de controle da via aérea e assistência ventilatória. A estabilização dos sinais vitais pode incluir a administração de cristaloides e o uso de infusão de vasopressores.

Cenário Hospitalar

Após o paciente entrar no hospital, devem ser realizados os testes diagnósticos apropriados. A terapia anticoagulante pode incluir heparina de baixo peso molecular, a qual reduzirá a possibilidade de formação de novos coágulos. Hipotensão e taquicardia persistentes costumam indicar um curso de tratamento mais difícil e um desfecho ruim. Para uma EP hemodinamicamente significativa, a terapia trombolítica é uma opção terapêutica. Em alguns pacientes, essa terapia pode alcançar resultados mais rápidos que a terapia anticoagulante, mas isso deve ser ponderado contra o risco aumentado de sangramento. A embolectomia cirúrgica necessita de um cirurgião cardiotorácico, e deve-se colocar o paciente em circulação extracorpórea. A trombectomia por cateter pode ser conduzida no ambiente de radiologia intervencionista de hospitais com maiores recursos.

Ruptura Esofágica

A ruptura ou perfuração espontânea do esôfago resulta de elevação súbita na pressão intraesofágica combinada com pressão intratorácica negativa, como em casos de vômitos ou esforços intensos. Essa condição também é conhecida como síndrome de Boerhaave.

Fisiopatologia

A dor torácica com dispneia pode indicar ruptura esofágica. Quando o esôfago sofre laceração, o conteúdo gástrico penetra no mediastino, iniciando um processo inflamatório infeccioso. As causas mais comuns de perfuração esofágica incluem lesão iatrogênica por endoscopia ou instrumentação, corpos estranhos de alimentos mal mastigados ou objetos pontiagudos, queimaduras cáusticas, trauma contuso ou penetrante, ruptura espontânea ou complicações pós-operatórias, e são mais prováveis de ocorrer em pessoas com patologia preexistente no esôfago e em idosos.

Sinais e Sintomas

Os sinais clínicos iniciais de ruptura esofágica são vagos. O paciente pode queixar-se de dor pleurítica na porção anterior do tórax, e a dor pode piorar ao deglutir quando há flexão de cabeça e pescoço. Dispneia e febre costumam acompanhar a dor torácica à medida que o processo infeccioso piora.

Como há entrada de ar e conteúdo GI no mediastino, o ar subcutâneo se acumula ao redor do tórax e do pescoço do paciente. O ar subcutâneo palpável pode ser sentido. Pneumomediastino e pneumopericárdio podem ser aparentes na radiografia de tórax. A ausculta dos sons cardíacos pode detectar o sinal de Hamman, no qual um som de mastigação é ouvido durante a sístole. À medida que o processo inflamatório começa devido à contaminação do mediastino, ocorrem sepse, febre e choque. Se o diagnóstico demorar mais de 24 horas, a condição do paciente pode deteriorar rapidamente.

Diagnóstico Diferencial

Apesar de ser uma condição rara, deve-se considerar ruptura esofágica em qualquer paciente que inicialmente apresentar dor atípica torácica ou abdominal. O diagnóstico diferencial pode incluir, entre outras condições, dissecção de aorta torácica, SCA, pneumonia e EP.

Tratamento

O manejo dessa condição potencialmente fatal começa com a capacidade do socorrista de reconhecer os sinais e sintomas, incluindo-os em seu diagnóstico diferencial e conduzindo anamnese e exame físico abrangentes. O paciente apresentará os sintomas anteriormente descritos e terá uma das causas comuns em sua história recente. O tratamento de rotina inclui oxigênio, acesso vascular, colocação de monitores e obtenção de ECG de 12 derivações, radiografia de tórax e exames laboratoriais. O rápido início de antibióticos, reposição de volume e manutenção da via aérea são outros elementos importantes do tratamento pré-hospitalar. Uma consulta com um cirurgião deve ser obtida assim que possível.

Edema Agudo de Pulmão/ Insuficiência Cardíaca Congestiva

O edema pulmonar, um acúmulo de líquido nos pulmões, costuma ser consequência de ICC. Tal quadro é conhecido como edema pulmonar *cardiogênico*, que o diferencia do edema pulmonar não cardiogênico. O edema pulmonar também pode ocorrer abruptamente como resultado de uma oclusão coronariana aguda ou ruptura de um dos músculos que fecham a válvula mitral entre o átrio esquerdo e o ventrículo esquerdo. A insuficiência cardíaca congestiva é uma complicação de quase todas as formas de doença cardíaca, sejam estruturais ou funcionais; os ventrículos são incapazes de encher ou ejetar sangue em quantidades adequadas para atender às necessidades do corpo. Os socorristas podem encontrar pacientes que sofrem de piora gradual da insuficiência cardíaca crônica, piora repentina da insuficiência cardíaca crônica (insuficiência cardíaca aguda sobre a crônica) ou pacientes que sofrem um primeiro episódio de edema pulmonar agudo de início súbito.

Fisiopatologia

A DAC é a causa subjacente mais comum de ICC. Um bombeamento ruim do ventrículo leva à redução global do débito cardíaco (DC) e, à medida que mais sangue permanece no ventrículo, a pressão aumenta nas vias circulatórias esquerda ou direita do coração. Se o ventrículo esquerdo falhar, a pressão aumenta nas veias pulmonares, e o sangue reflui para os pulmões, levando ao edema pulmonar com problemas na troca gasosa. A falha pode ocorrer de diferentes maneiras, incluindo a condição um tanto paradoxal conhecida como falha de alto débito, na qual o coração não consegue atender à demanda devido a um desvio interno de sangue ou a contagens sanguíneas muito baixas, por exemplo. No paciente com ICC crônica, mecanismos compensatórios trabalham para redistribuir o sangue para órgãos essenciais e adaptar o organismo aos problemas na função cardíaca. Se o lado direito do coração também for envolvido, o sangue reflui para as veias cavas, causando congestão do sistema venoso, o que pode apresentar-se como edema podálico, DVJ ou edema sacral.

Sinais e Sintomas

Os sinais e sintomas de edema pulmonar/ICC incluem dispneia, fadiga, intolerância aos esforços e retenção de líquidos, que podem causar edema pulmonar e periférico. A história pode ser limitada dependendo da gravidade dos sintomas do paciente. Idealmente, o socorrista indagará se a dispneia do paciente é um evento inicial ou se é um problema recorrente. O paciente tem história pregressa de insuficiência cardíaca ou é um novo evento? Há dor torácica sugestiva de IAM? Há história de DPOC? Todos os profissionais são desafiados a diferenciar alguns casos de ICC da exacerbação da DPOC e, portanto, a história pode precisar abordar isso indagando sobre tosse recente e produção de expectoração. Há alguma evidência de pneumonia, como febre? Em pacientes com ICC crônica, deve-se perguntar sobre mudanças nos medicamentos, abandono dos medicamentos e mudanças na dieta.

Ao chegar ao local, observa-se se o paciente está sentado ereto (a chamada posição do tripé), se esforçando para respirar ou se relata aperto ou desconforto no tórax. São pesquisados sinais de má perfusão (pulsos distais fracos, pele fria, retardo no enchimento capilar, débito urinário baixo e acidose), bem como diaforese. A congestão sistêmica e pulmonar também estará presente – taquipneia, respiração trabalhosa, estertores bilaterais, pele pálida ou cianótica, hipoxemia e, às vezes, escarro espumoso e com coloração de sangue.

Na avaliação primária, são verificados os sinais clínicos de choque antes mesmo de obter os sinais vitais e iniciar a monitorização. Observa-se o nível de angústia que o paciente está experimentando, as veias do pescoço e uma ausculta do coração é realizada para verificar se há estertores e sibilos. Uma rápida avaliação da circulação pode ajudar a detectar o problema, em especial se também houver choque cardiogênico.

Diagnóstico Diferencial

Um diagnóstico diferencial pode incluir ICC devido à hipertensão arterial, doença de válvula mitral ou aórtica ou miocardiopatia. O edema pulmonar pode ser causado por IAM, infecções pulmonares, queimaduras extensas ou doença de fígado ou rins.

Tratamento

Cenário Pré-hospitalar

No cenário pré-hospitalar, devem ser seguidos os protocolos padronizados para SCAs, se tais condições parecerem ser a causa da ICC e do edema pulmonar. Os sinais vitais devem ser obtidos. Normalmente, na insuficiência cardíaca aguda a pressão arterial está significativamente elevada (valores sistólicos maiores que 200 mmHg não são incomuns), enquanto que, em um evento agudo na ICC crônica, isso é menos provável. O choque cardiogênico geralmente resulta em pressão arterial baixa. A SpO_2 deve ser avaliada e o oxigênio usado para tratar a hipoxemia; o oxigênio também deve ser usado em pacientes normoxêmicos com falta de ar. A $ETCO_2$ por capnografia em forma de onda deve ser continuamente monitorada para evidências precoces de insuficiência ventilatória. O ritmo cardíaco deve ser instituído no início dos cuidados do paciente, bem como um ECG de 12 derivações.

O tratamento da insuficiência cardíaca se concentra em melhorar a troca gasosa e o débito cardíaco. Se a pressão arterial do paciente estiver adequada (pressão arterial sistólica > 100 mmHg), o paciente deve ser auxiliado a ficar em uma posição confortável. Muitas vezes, isso pode ser feito com o paciente sentado com as pernas pendentes (penduradas). Oxigênio suplementar deve ser fornecido se indicado. O uso de pressão positiva contínua nas vias aéreas (CPAP) teve um impacto imenso no tratamento do edema pulmonar. Em pacientes adequadamente selecionados, o uso dessa tecnologia diminui significativamente a necessidade de medicamentos e de intervenção ventilatória invasiva. Se houver sinais de insuficiência respiratória juntamente com estado mental alterado, a intubação pode ser necessária. O CPAP é um tipo de intervenção amplamente conhecido como ventilação de pressão positiva não invasiva (VPPNI), que também inclui pressão positiva de dois níveis nas vias aéreas. A VPPNI pode ser terapêutica das seguintes formas: (1) reduzindo o retorno venoso e a pré-carga, diminuindo, assim, o edema pulmonar, e (2) melhorando as trocas gasosas. O uso de VPPNI é explicado com mais detalhes no Capítulo 2. Um estudo sobre o uso de CPAP no tratamento da insuficiência cardíaca concluiu que o uso pré-hospitalar de CPAP nesse contexto reduz a necessidade de intubação endotraqueal, melhora os sinais vitais durante o transporte até o hospital e reduz a mortalidade no curto prazo. Além disso, outro estudo observou que uma FIO_2 de apenas 28 a 30% melhora os desfechos em pacientes com edema agudo de pulmão por insuficiência cardíaca congestiva.

Junto com a ventilação com pressão positiva, a nitroglicerina surgiu como tratamento primário do edema agudo de pulmão se a pressão arterial sistólica estiver acima de 100 mmHg. Esse fármaco age reduzindo a pré-carga por meio de vasodilatação periférica. Deve-se ter cuidado ao usar essas estratégias de forma simultânea: a pressão arterial sistólica pode cair rapidamente. Pacientes com ICC subaguda que também apresentam sobrecarga de volume podem receber furosemida para iniciar a diurese; no entanto, esta intervenção é controversa e não deve ser usada rotineiramente na ICC aguda (ao contrário do tratamento dos sintomas crônicos da ICC).

Embora não sejam geralmente usados no cenário pré-hospitalar, os IECAs e os betabloqueadores são recomendados para todos os níveis de classificação da escala da New York Heart Association/American College of Cardiology para insuficiência cardíaca congestiva. Um antagonista da aldosterona é acrescentado quando a fração de ejeção do paciente permanece abaixo de 35% apesar do tratamento com IECAs e betabloqueadores.

Se a dor torácica do paciente for complicada por hipotensão arterial, choque cardiogênico e dispneia, podem ser necessários vasopressores para melhorar a pressão arterial. A dobutamina e a norepinefrina (em campo) e a milrinona (em ambientes hospitalares) podem ser administradas para ajudar a aumentar a pressão arterial e a inotropia/cronotropia. No momento em que este livro foi escrito, a literatura atual apoia a segurança da norepinefrina em relação à dopamina no cenário de choque cardiogênico.

Cenário Hospitalar

No cenário hospitalar, os pacientes necessitam de tratamento agressivo enquanto se completa a anamnese, o exame físico, a radiografia de tórax e a avaliação laboratorial. Se ainda não tiver sido realizado, um ECG de 12 derivações também deve ser feito. As amostras de sangue arterial e/ou venoso ajudarão a avaliar a capacidade do paciente de oxigenar e ventilar. Além dos exames laboratoriais de rotina, a elevação do peptídeo natriurético cerebral (BNP) pode ser útil para ajudar a diagnosticar a ICC em casos que não estejam claros. Esses peptídeos são liberados quando há distensão do músculo ventricular. As enzimas cardíacas também devem ser solicitadas para ajudar a avaliar a possibilidade de lesão miocárdica.

No cenário de cuidados intensivos, o monitoramento hemodinâmico dos lados esquerdo e direito pode ajudar a avaliar as diversas pressões do coração, juntamente com a efetividade do tratamento. Esse tipo de monitoramento pode orientar a tomada de decisão sobre se a intervenção farmacológica será suficiente ou se pode haver necessidade de alguma combinação de intervenção farmacológica e mecânica. A aquaférese pode ajudar na remoção da sobrecarga de líquidos sem maiores distúrbios eletrolíticos. A morfina foi historicamente usada para tratar a ICC aguda, mas tornou-se controversa devido a estudos que mostraram maior mortalidade no grupo de pacientes com ICC que receberam morfina, possivelmente como resultado de depressão do estímulo respiratório e hipotensão.

Em conjunto com o tratamento clínico discutido, um balão intra-aórtico ajudará a reduzir a pós-carga e pode melhorar a perfusão global. Os pacientes com fração de ejeção menor que 30% e expectativa de vida maior que 6 meses podem receber dispositivos intracardíacos implantados, incluindo dispositivos de assistência ventricular esquerda e dispositivos de assistência biventricular. Foi demonstrado que marca-passos biventriculares menos invasivos melhoram a qualidade de vida, o estado funcional e a capacidade de exercício, mas não afetam a mortalidade ou a morbidade.

Arritmias Cardíacas

As arritmias podem causar edema agudo de pulmão e também podem surgir devido ao estresse cardiovascular da doença; portanto, a monitorização cardíaca é extremamente importante no cuidado desses pacientes.

Fisiopatologia

O edema pulmonar pode ser causado por frequências cardíacas rápidas ou lentas. As variáveis que determinam o volume de sangue bombeado em um período de 1 minuto (débito cardíaco) são a frequência cardíaca e o volume de sangue em uma contração (volume sistólico). Essas duas variáveis estão interligadas: se a frequência for muito rápida, pode não haver tempo suficiente para encher os ventrículos e o volume sistólico diminui, e se a frequência for muito lenta, o volume administrado por minuto pode diminuir criticamente e não atender à demanda. A doença cardíaca preexistente pode causar descompensação precoce com alterações relativamente leves. Por exemplo, os pacientes que apresentam novo início da condição comum de fibrilação atrial (batimento não coordenado dos átrios) podem perder o impulso crítico que as câmaras superiores (átrios) fornecem para o débito cardíaco e irão descompensar. De outra forma, o desenvolvimento de um bloqueio cardíaco com ritmo lento (bradicardia) pode causar uma diminuição crítica na distribuição de sangue aos órgãos.

Sinais e Sintomas

Um paciente com arritmia pode apresentar os seguintes sinais e sintomas:

- Dor torácica/palpitações
- Dispneia
- Síncope ou quase síncope
- Tontura ou vertigem
- Batimento cardíaco rápido ou irregular
- Palpitações ou percepção cardíaca

Diagnóstico Diferencial

Um ECG de 3 derivações é o dispositivo preferido para o diagnóstico de arritmia cardíaca. O ECG de 12 derivações também pode oferecer informações adicionais.

Tratamento

À medida que se conduz a avaliação primária, devem ser aplicados monitores pela equipe para a obtenção de sinais vitais contínuos e avaliação de arritmia ou lesão aguda do miocárdio. Para o tratamento de bradicardia e taquicardia, deve-se seguir as diretrizes atuais e/ou os protocolos da instituição. O paciente também pode estar apresentando uma SCA. Deve-se realizar precocemente um ECG de 12 derivações e exames laboratoriais, à medida que se administra oxigênio e se obtém acesso vascular. Se a bradicardia estiver deixando o paciente clinicamente instável (dor torácica, dispneia, edema agudo de pulmão, choque), devem ser implementadas medidas para aumentar a frequência cardíaca. O marca-passo transcutâneo deve ser considerado como uma intervenção inicial no paciente criticamente instável com bradicardia sintomática para atingir rapidamente a frequência cardíaca desejada. Em algumas circunstâncias, o uso de atropina ou outros cronotrópicos pode ser indicado. Desafiar o coração, causando uma frequência cardíaca muito alta, enquanto o paciente está apresentando isquemia, pode causar lesão miocárdica.

Para o paciente com dor torácica e taquicardia (150 ou mais batimentos/minuto) com pressão arterial normal (sistólica > 100 mmHg), o tratamento se baseia na fonte do marca-passo (supraventricular vs. ventricular) e no tipo de arritmia presente. Se o ritmo for taquicárdico e muito irregular, pode haver função valvar ruim e estagnação do fluxo sanguíneo, criando risco aumentado de formação de coágulos. Deve-se ter cuidado ao encontrar taquicardia atrial multifocal ou fibrilação atrial de início recente. São prescritos medicamentos para regular a frequência cardíaca, restaurar um ritmo normal e evitar a formação de coágulos sanguíneos. Esses medicamentos ajudam a evitar uma alteração importante no ritmo que poderia causar a liberação de múltiplos coágulos na circulação, com subsequente acidente vascular encefálico (AVE) ou outras complicações relacionadas. Quando aplicável, agentes antiarrítmicos também podem ser administrados conforme o potencial local de marca-passo. Se o paciente taquicárdico apresentar sinais de alteração da consciência e evidências de choque cardiogênico, pode haver necessidade de cardioversão sincronizada para mudar imediatamente o ritmo potencialmente fatal.

Aneurisma e Dissecção de Aorta

A aorta torácica nasce na via de saída aórtica do ventrículo esquerdo do coração na raiz da aorta. A válvula aórtica e as cúspides coronarianas de onde se originam as artérias coronárias encontram-se na origem do maior vaso sanguíneo do corpo humano. É a partir dessa área que ocorre o fluxo sanguíneo para as artérias coronárias A aorta, como todas as artérias, tem três camadas – a íntima, a média e a adventícia. A íntima é o revestimento liso composto de células endoteliais, e qualquer ruptura significativa dessas células pode levar à ativação de cascatas de coagulação. A média (camada intermediária) é composta de músculo liso e um pouco de tecido elástico. A camada externa, fibrosa, é a adventícia e fornece uma camada de contenção para suportar as forças exercidas nesse vaso. O envelhecimento normal faz essa camada perder elasticidade e a camada íntima enfraquecer. Se houver hipertensão crônica, a deterioração pode ser intensificada. Alguns pacientes têm anormalidades congênitas na aorta que também reduzem a resistência da parede e aceleram a degeneração da parede aórtica. As síndromes de Marfan e de Ehlers-Danlos causam essas alterações.

Fisiopatologia

A dissecção da aorta torácica (DAT) é resultado de uma falha da íntima, através da qual o fluxo sanguíneo de alta pressão entra na média, levando a uma dissecção da área entre a íntima e a adventícia. A quantidade de dissecção depende do local em que ocorre a laceração, do grau de doença da camada média e da pressão arterial. Essa lesão pode progredir para cima ou para baixo pela aorta e pode se estender de volta até as artérias coronárias (geralmente a direita), saco pericárdico ou cavidade pleural, bem como se estender para as artérias carótidas ou subclávia. O controle da pressão arterial e da contratilidade do coração são os principais fatores no controle da extensão do hematoma.

Sinais e Sintomas

A dor torácica é a queixa mais comum, com as descrições do paciente sendo de dor "excruciante", "aguda" ou "dilacerante". Se o paciente indica que a dor é localizada na parte anterior do tórax, pode haver envolvimento da aorta ascendente. A dor no pescoço ou na mandíbula pode estar associada à lesão do arco aórtico, e a dor próxima da escápula pode indicar dissecção na aorta descendente. A ausculta cardíaca pode identificar regurgitação aórtica. Pode haver desenvolvimento rápido de ICC e edema agudo de pulmão. É fundamental pesquisar o desenvolvimento de tamponamento pericárdico. A DAT deve ser considerada em pacientes com dor que se irradia para o abdome (acima e abaixo do diafragma) ou com dor torácica e sintomas neurológicos agudos simultâneos.

A dor dilacerante costuma estar associada a náuseas, vômitos, sensação de tontura, ansiedade e diaforese. Episódios de síncope não são comuns, mas podem ser a única apresentação em alguns pacientes. Pode haver alteração do estado mental.

A pressão arterial pode apresentar-se das seguintes maneiras:

1. A hipotensão pode indicar progressão da dissecção para dentro do saco pericárdico, com tamponamento ou hipovolemia por ruptura da aorta.
2. A hipertensão pode indicar a liberação de catecolaminas associada ao evento ou, se a hipertensão continuar apesar do tratamento, extensão da dissecção até as artérias renais.

A comparação da pressão arterial nos dois braços pode indicar lesão de ramo da aorta (geralmente subclávio). Uma redução significativa na pressão arterial em um dos braços sugere dissecção aórtica. Os sintomas neurológicos podem indicar lesão de ramos aórticos proximais causando sinais de AVE, ou lesão distal causando sinais e sintomas da medula espinal.

Diagnóstico Diferencial

A suspeita de dissecção aórtica pode resultar da anamnese e do exame físico, mas são necessários exames diagnósticos para confirmar o diagnóstico diferencial.

Exames Diagnósticos

As diretrizes recentes da American Heart Association (AHA) para a doença da aorta torácica não identificam o ECG de 12 derivações como uma modalidade diagnóstica específica para aneurisma de aorta, mas todos os pacientes com dor torácica devem realizar um ECG de 12 derivações. A suspeita de um evento de aorta torácica ocorrendo simultaneamente com nova elevação de segmento ST não deve atrasar o encaminhamento do paciente para um serviço capaz de fornecer ICP e terapia de reperfusão. Os seguintes procedimentos diagnósticos contribuem para estabelecer um diagnóstico de aneurisma de aorta:

1. *Radiografia de tórax.* Uma radiografia de tórax costuma ser feita em todos os pacientes com dor torácica. Entre as radiografias obtidas, 12% são normais,

mesmo com dissecções aórticas. Um alargamento de mediastino pode ser visto, junto com outras alterações que podem ou não apontar para o diagnóstico.
2. *Ecocardiografia.* Um ecocardiograma pode ser obtido por duas incidências – transtorácica (onde pode ser vista a regurgitação aórtica) ou transesofágica, a qual permite uma boa visualização da aorta torácica.
3. *Angiotomografia computadorizada (ATC).* A ATC é o teste diagnóstico primário escolhido para identificar a dissecção aórtica; o teste utiliza contraste iodado intravenoso.
4. *Ressonância magnética.* É eficiente para capturar a imagem real de uma dissecção aórtica. Porém, exige equipamento não ferroso ao redor do paciente e, devido ao tempo prolongado necessário para a obtenção de imagens, não é útil quando o paciente tem condição instável.
5. *Angiografia.* Uma angiografia também pode ser usada para diagnosticar e avaliar essa condição.

Tratamento

Em geral, deve-se seguir o protocolo de dor torácica, mesmo que haja suspeita de dissecção aórtica. Oxigênio, acesso vascular e aplicação de monitores são condutas de rotina. O uso de terapia antiplaquetária, como o ácido acetilsalicílico, na dissecção aórtica que necessita de cirurgia é problemático, mas não é contraindicado. O transporte do paciente até um hospital com serviço de emergência cardiológica é alta prioridade. A suspeita de dissecção aórtica e o relato dos sinais e sintomas para a equipe de atendimento hospitalar podem facilitar uma identificação mais rápida.

A apresentação mais crítica de dissecção aórtica é o paciente que apresenta hipotensão por ruptura aórtica e/ou tamponamento pericárdico. O paciente deve ser reanimado preferencialmente com hemoderivados durante o preparo para a cirurgia. A pericardiocentese pode oferecer mais tempo ao paciente com discreta melhora no DC até que o reparo definitivo possa ser feito na cirurgia.

A estabilização da condição do paciente se concentra em diminuir ainda mais a tensão de cisalhamento na aorta. Isso normalmente envolve o uso de um vasodilatador arterial potente, como o nitroprusseto. Para atenuar o reflexo de aumento da contratilidade associado ao uso de tais agentes, um betabloqueador de ação curta, como o esmolol, é usado. Mais recentemente, agentes como nicardipino ou labetalol são usados como agentes únicos e parecem apropriados. É importante também tratar agressivamente a dor associada para diminuir as forças de estresse, pois ela também pode conduzir a uma resposta simpaticomimética.

O tratamento definitivo da DAT depende do tipo de dissecção. Aquelas que envolvem a raiz da aorta são tipicamente tratadas cirurgicamente, enquanto aquelas que surgem distalmente à subclávia esquerda são geralmente tratadas clinicamente com base na avaliação histórica dos resultados em cada grupo e problemas associados. É importante observar que a DAT na raiz da aorta pode romper as artérias coronárias e, portanto, resultar em um ECG que mostra um IAMEST. O tratamento empírico de tais condições com heparinoides, agentes antiplaquetários ou fibrinolíticos pode levar a consequências desastrosas, portanto um alto índice de suspeita é justificado se os pacientes com IAMEST apresentarem predominantemente dor nas costas ou déficit de pulso.

Tamponamento Pericárdico

O foco das condições previamente descritas tem sido o paciente que apresenta dor torácica e aumento do esforço respiratório e/ou dor torácica e alteração de sinais vitais. Um evento raro que pode apresentar-se com dor torácica, tosse ou dispneia é o tamponamento pericárdico (também chamado de *tamponamento cardíaco*).

Fisiopatologia

O **tamponamento cardíaco** ocorre quando há acúmulo de líquido dentro do saco pericárdico que envolve o coração. Conforme o líquido se acumula e a pressão aumenta, ele causa compressão da parede fina do ventrículo direito, limitando seu enchimento e frequentemente invadindo o lado esquerdo do coração. Embora se possa pensar no tamponamento cardíaco como uma lesão traumática, também existem muitas causas clínicas para essa condição (Tabela 3-3). O fluido que se acumula pode ser proveniente de câncer, exsudatos, pus, gases, sangue, líquido urêmico ou uma combinação desses. O acúmulo rápido de fluido geralmente provoca sinais e sintomas muito rapidamente com uma quantidade mínima de líquido. O líquido que se acumula mais lentamente permite a adaptação, com início mais lento de sinais e sintomas e uma quantidade muito maior de líquido dentro do espaço.

Sinais e Sintomas

Os sinais e sintomas clássicos de tamponamento pericárdico são a tríade de Beck: hipotensão, veias do pescoço distendidas (pressões cardíacas altas no lado direito) e batimentos cardíacos abafados (fluido no exterior do coração). De maneira mais sutil (com acúmulo lento), o paciente pode apresentar dor torácica, tosse e dispneia. Infelizmente, como é tão frequente na medicina, muitos pacientes com uma condição clássica não apresentam sinais clássicos, portanto um alto grau de suspeita é necessário, particularmente em casos de hipotensão inexplicada com preservação de veias cervicais visíveis no exame.

Outros sinais e sintomas clássicos que podem indicar tamponamento cardíaco incluem o pulso paradoxal. Em geral, a pressão arterial sistólica diminui um pouco em cada inspiração. Quando o coração está sendo comprimido no tamponamento, essa redução é exagerada. O **pulso paradoxal** é encontrado quando o pulso diminui de tamanho ou não

Tabela 3-3 Causas Mais Comuns de Tamponamento Cardíaco	
Infecciosas	Virais: muito raras Bacterianas: tuberculose, *Coxiella burnetii*, outras (raras) Fúngicas: muito raras Parasitárias: muito raras
Inflamatórias e autoimunes	Lúpus eritematoso sistêmico Síndrome de Behçet Vasculites sistêmicas Síndromes de lesão pericárdica: pós-infarto do miocárdio, pós-pericardiotomia, pós-traumática
Neoplásicas	Tumores metastáticos secundários: câncer de pulmão, câncer de mama, linfoma Tumores primários: muito raros
Metabólicas	Uremia (complicação de insuficiência renal), mixedema
Hemopericárdio	Pós-operatório (após esternotomia) Cardiologia intervencionista: ablação de *flutter*, inserção de marca-passo Dissecção aórtica aguda Traumático: lesão torácica fechada ou aberta

Reproduzida de Bodson L, Bouferrache K, Vieillard-Baron A. Cardiac tamponade, *Curr Opin Crit Care*. 17(5):416-424, 2011.

é palpável durante a inspiração. O sinal de Kussmaul, um aumento na distensão venosa jugular durante a inspiração, também pode estar presente. O sinal de Kussmaul também é paradoxal. Auscultando os sons cardíacos durante a inspiração, o pulso enfraquece ou pode não ser palpável em determinados batimentos cardíacos, embora B_1 seja ouvida em todos os batimentos cardíacos.

Diagnóstico Diferencial

O diagnóstico diferencial de tamponamento cardíaco é um desafio e pode incluir pneumotórax hipertensivo ou insuficiência cardíaca aguda com choque cardiogênico. O paciente com tamponamento cardíaco apresenta queixa de dor torácica e dispneia, possivelmente com tosse. Deve-se manter alto índice de suspeição para esse diagnóstico ao revisar os fatores de risco do paciente para o desenvolvimento de um tamponamento cardíaco clínico. Para estreitar as possibilidades diagnósticas, os seguintes testes devem ser realizados:

1. *Radiografia de tórax*. Uma radiografia de tórax mostrará uma grande sombra no coração se o líquido acumulado for maior que 200 a 250 mL, mas, em um derrame agudo, o coração pode parecer normal.
2. *ECG*. Um ECG mostrará baixa amplitude (voltagem reduzida). Outro sinal diagnóstico envolvendo o ECG é chamado de *alternância elétrica*. Esse marcador é altamente específico para tamponamento pericárdico crônico e é raro no acúmulo agudo de líquido pericárdico. As características morfológicas e a amplitude das ondas P, do complexo QRS e das ondas ST-T em todas as derivações irão alternar em cada batimento devido ao "fenômeno do coração balançante", durante o qual o coração normal balança para a frente e para trás em cada contração, retornando à posição normal antes da próxima contração. No tamponamento pericárdico, o coração fica muito pesado para voltar a uma posição normal a tempo, e o ECG contínuo "vê" o coração fora de posição para alternar a contração (**Figura 3-8**).
3. *Ecocardiografia*. O ecocardiograma é o meio mais rápido de se obter o diagnóstico de líquido pericárdico e pode ser facilmente realizado à beira leito no setor de emergência, bem como por um número cada vez maior de unidades de emergência pré-hospitalar. A evidência de colapso do ventrículo direito é uma confirmação de que o líquido pericárdico está causando a síndrome clínica ou tamponamento. Um ecocardiograma mostra derrame pericárdico com colapso do VD.
4. *Monitoramento hemodinâmico*. Esse monitoramento mostrará que as pressões ventriculares direita e esquerda são iguais.

Tratamento

A administração de oxigênio, a obtenção de acesso vascular e a aplicação de monitores são medidas de rotina. A obtenção de um ECG de 12 derivações também é necessária. Os protocolos padronizados de dor torácica no cenário pré-hospitalar são úteis, mas os sinais de choque podem impedir a administração de morfina e nitratos.

Se houver hipotensão, a reanimação com fluidos cristaloides para o estado de choque obstrutivo pode, inicialmente, ajudar a encher o lado direito do coração e melhorar o DC. A administração de líquidos para o paciente normotenso pode ter impacto negativo na hemodinâmica do paciente e deve ser evitada. Essas intervenções servem como medidas temporárias até que o paciente possa ser submetido à pericardiocentese ou, raramente, a uma pericardiotomia cirúrgica.

A pericardiocentese era ensinada anteriormente com entrada na área subxifoide esquerda. Na era da ultrassonografia

Alternância Elétrica no Tamponamento Pericárdico

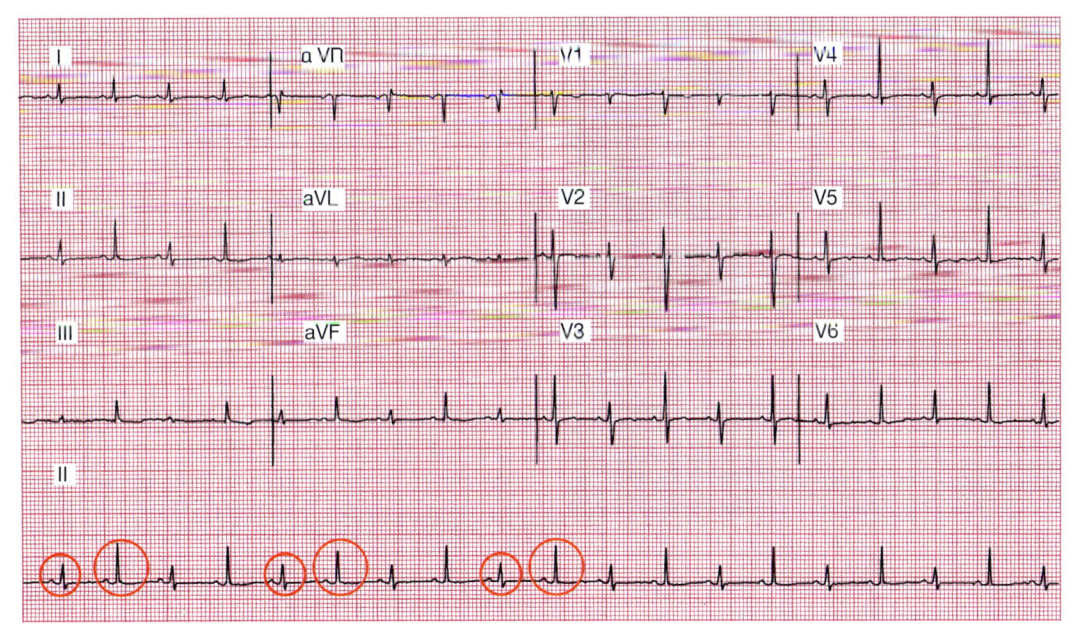

Figura 3-8 Tamponamento cardíaco. Pode haver alternância elétrica em pacientes com derrame pericárdico e tamponamento cardíaco. Observe a alternância a cada batimento no eixo P-QRS-T; ela é causada pelo movimento de balanço periódico do coração em um grande derrame pericárdico. Também estão presentes complexos QRS de voltagem relativamente baixa e taquicardia sinusal.

Goldberger A: *Clinical electrocardiography: a simplified approach*, ed 7, St. Louis, MO, 2006, Mosby.

prontamente disponível, a abordagem geralmente é transtorácica dirigida por ultrassom, preferencialmente por um operador que possa colocar um cateter *pigtail* multifenestrado, ou uma janela pericárdica por um cirurgião cardíaco.

A **Figura 3-9** mostra a pericardiocentese sendo usada para remover sangue do saco pericárdico (embora não por meio de abordagem transtorácica dirigida por ultrassom). Deve-se remover líquido suficiente para melhorar a condição do paciente. Se o tamponamento recorrer, o procedimento pode ser repetido e um cateter pode ser deixado no local com um sistema de três vias. Há necessidade de consulta com cirurgião se for necessária nova drenagem.

Síndrome Coronariana Aguda

A **síndrome coronariana aguda (SCA)** representa um grupo de condições que envolve redução do fluxo sanguíneo para o músculo cardíaco. Essas condições costumam compartilhar a patologia subjacente comum da aterosclerose. A palavra aterosclerose vem do grego *athero* (que significa "pasta" ou "cola") e *sclerosis* (que significa "dura"). A "pasta" ou "cola", neste caso, é formada por cálcio, lipídeos e gorduras, sendo chamada de *placa*. À medida que a placa se adere às paredes das artérias coronárias, ela estreita o lúmen, reduzindo a quantidade de sangue (carregando nutrientes e oxigênio) que alcança o músculo cardíaco (**Figura 3-10**). A placa pode ficar dura ou permanecer mole.

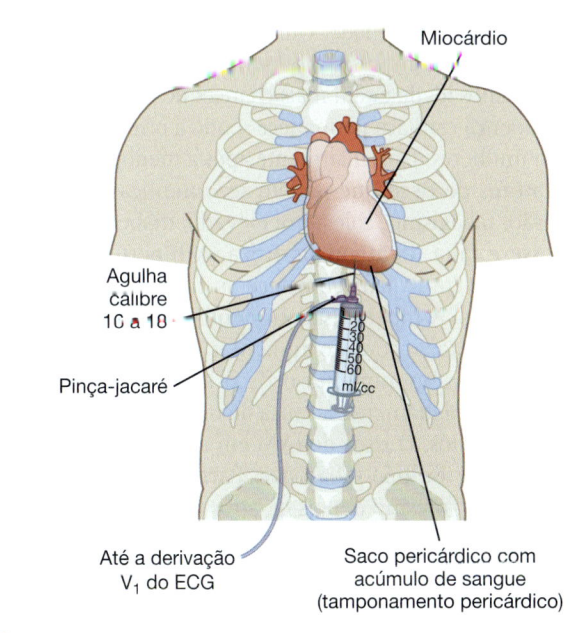

Figura 3-9 Pericardiocentese para remoção de sangue do saco pericárdico durante o tamponamento.

Fisiopatologia

Quando a aterosclerose ocorre dentro das artérias coronárias, ela é chamada de *doença arterial coronariana (DAC)*. Os pacientes

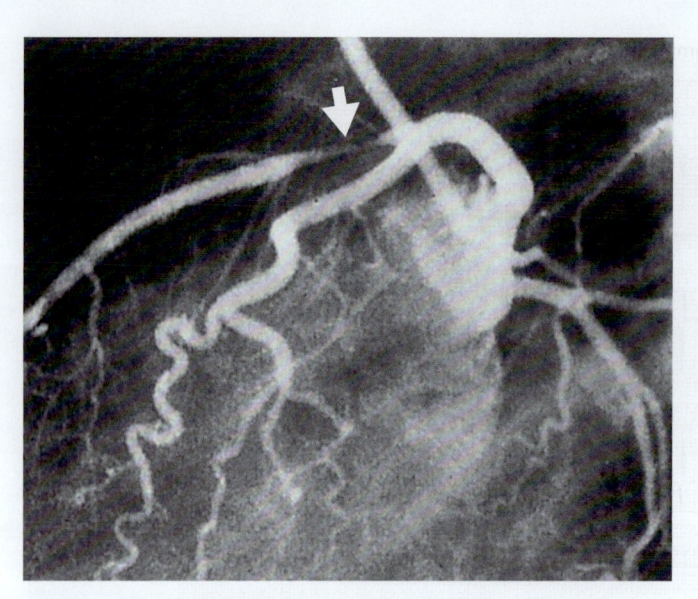

Figura 3-10 Angiografia coronariana mostrando estenose (seta) da artéria coronária descendente anterior esquerda.

Braunwald E: *Heart disease: a textbook of cardiovascular medicine*, ed 4, Philadelphia, PA, 1992, Saunders.

Infarto Agudo do Miocárdio

O IAM é causado por um coágulo ou trombo que se forma em uma artéria coronária estreitada onde a placa foi rompida, causando agregação das plaquetas e formação de coágulo. Se a artéria coronária for completamente obstruída, as células isquêmicas do músculo cardíaco começarão a morrer. Isso pode causar dano permanente ao músculo cardíaco e costuma ser chamado de *ataque cardíaco*. À medida que o músculo cardíaco morre, as células do músculo perdem a integridade da membrana celular. Os biomarcadores dessa necrose incluem proteínas conhecidas como troponinas, algumas das quais são específicas do músculo cardíaco e podem ser medidas por simples exames de sangue, fornecendo um meio rápido de confirmar quimicamente um ataque cardíaco. A detecção de troponinas no soro geralmente leva algumas horas, portanto testes em série são comumente realizados. Avanços na detecção, como as troponinas de alta sensibilidade, podem alterar essa prática atual.

Angina Pectoris

Angina pectoris significa literalmente "dor torácica", e é causada por um suprimento de sangue inadequado por estreitamento de artéria coronária preenchida por uma placa. A dor da **angina estável** costuma ocorrer com esforços ou estresse e dura de 3 a 5 minutos, algumas vezes até 15 minutos. A dor da angina é aliviada pelo repouso e/ou pela nitroglicerina. Por si só, a angina é um sinal de doença cardíaca grave e pode levar a um IAM se se tornar instável. Se não for tratada, a angina instável pode levar a um IAM. A escala de graduação da Canadian Cardiovascular Society (CCS) para a angina é mostrada na **Tabela 3-4**.

- *SCA-SEST*. A AHA identificou formalmente a relação próxima entre angina instável e SCA-SEST em termos de identificar os pacientes de risco e delinear o seu cuidado. Os pacientes que apresentam SCA-SEST apresentam depressão do segmento ST ou inversão proeminente da onda T e/ou a presença de biomarcadores de necrose cardíaca positivos em um contexto de desconforto torácico ou sintomas anginosos equivalentes. Estudos sugerem que a SCA-SEST comumente resulta de um trombo formado pela ruptura de uma placa aterosclerótica preexistente com consequente isquemia coronariana. A AI ocorre em repouso e é mais grave que os episódios prévios de angina. O desconforto torácico prolongado (que dura mais de 15 minutos) e que continua em repouso ou o desconforto torácico que acorda o paciente à noite (noturno) são característicos de AI. O paciente pode descrever a dor como de duração e intensidade crescentes nos últimos dias e está sob risco de complicações mais graves, como uma ruptura da placa. O paciente é considerado portador de SCA-SEST. Os pacientes com SCA-SEST são diagnosticados por meio de biomarcadores cardíacos. Esse paciente pode demonstrar isquemia ou alterações

com DAC têm risco aumentado de SCA. Determinados fatores de risco colocam o paciente em maior risco de desenvolver SCA. Mais fatores de risco significam maior chance de desenvolver SCA.

Os fatores de risco que não podem ser modificados incluem idade, sexo e hereditariedade. Quanto mais velho for o indivíduo, maiores são as chances de apresentar DAC. Os homens têm DAC com menos idade e têm mais chances de morrer por SCA. Porém, a doença cardíaca permanece sendo a principal causa de morte em mulheres, particularmente após a menopausa.

Os fatores de risco que podem ser modificados incluem hipertensão, tabagismo, colesterol elevado, diabetes, obesidade, estresse e falta de atividade física. A hipertensão geralmente pode ser controlada com sucesso com dieta, exercícios e medicamentos. A hipertensão aumenta o trabalho cardíaco e, com o tempo, faz o coração aumentar de tamanho e enfraquecer. O tabagismo aumenta o risco de desenvolver SCA. O tabagismo é isoladamente a causa de morte mais prevenível nos Estados Unidos. O risco de IAM em tabagistas é mais que o dobro daquele de não tabagistas. Parar de fumar reduz o risco de ter SCA, mesmo depois de anos fumando. O colesterol elevado é outro problema facilmente diagnosticado e que pode ser tratado com dieta, exercícios e medicamentos. O diabetes aumenta muito o risco de doença cardíaca e também afeta os próprios vasos sanguíneos, acelerando a aterosclerose. Muitas pessoas com diabetes também têm hipertensão arterial, aumentando ainda mais o seu risco. Obesidade, estresse e falta de exercícios aceleram o processo de aterosclerose, aumentando as chances de apresentar SCA.

As diretrizes atuais da AHA definem a SCA como um contínuo de angina, **angina instável (AI)/infarto agudo do miocárdio sem elevação do segmento ST (IAMSEST)** e IAMEST.

Tabela 3-4 Graduação da *Angina Pectoris* Conforme a Classificação da Canadian Cardiovascular Society

Classe	Descrição do Estágio
I	"A atividade física comum não causa angina", como caminhar ou subir escadas; a angina ocorre com esforço extenuante, rápido ou prolongado no trabalho ou na recreação
II	"Leve limitação da atividade comum" – a angina ocorre ao caminhar ou subir escadas rapidamente; subir ladeiras; caminhar ou subir escadas após refeições; no frio, no vento ou sob estresse emocional; ou apenas durante as poucas horas após o despertar; a angina ocorre ao caminhar mais de duas quadras em local plano ou ao subir mais de um lance de escadas comuns em ritmo normal e sob condições normais
III	"Acentuada limitação da atividade física comum"; a angina ocorre ao caminhar 1 a 2 quadras em local plano e ao subir um lance de escadas sob condições normais e em ritmo normal
IV	"Incapacidade de realizar qualquer atividade física sem desconforto – os sintomas anginosos podem estar presentes em repouso"

Reproduzida de: Anderson JL, Adams CD, Antman EM, et al. 2012 ACCF/AHA focused update incorporated into the ACCF/AHA 2007 guidelines for the management of patients with unstable angina/non-ST-elevation myocardial infarction: A report of the American College of Cardiology Foundation/American Heart Association Task Force on Practice Guidelines, *Circulation*. 127(23) e663–e828, 2013.

Tabela 3-5 Causas de AI/SCA-SEST

Trombo ou tromboembolismo, geralmente a partir de placa rompida ou erosada
- Trombo oclusivo, geralmente com vasos colaterais
- Trombo com oclusão subtotal em placa preexistente.
- Tromboembolismo microvascular distal por trombo associado à placa

Tromboembolismo por erosão de placa
- Tromboembolismo coronariano não associado à placa

Obstrução dinâmica (vasoconstrição ou espasmo coronariano) de vasos epicárdicos e/ou microvasculares

Obstrução coronariana progressiva

Inflamação arterial coronariana

AI secundária

Dissecção de artéria coronária

NOTA: Alguns pacientes têm duas ou mais causas de AI/SCA-SEST
Modificada de Braunwald E. Unstable angina: an etiologic approach to management. *Circulation* 1998;98:2219–2222.

---

isquêmicas transitórias. A observação cuidadosa e a consulta com o cardiologista são necessárias. A **Tabela 3-5** lista as causas de SCA-SEST. Por fim, cada uma dessas condições acaba resultando em maior demanda coronariana de oxigênio do que pode ser fornecido pela vasculatura coronariana obstruída. Conforme o protocolo local e a orientação médica, o paciente deve ser transportado para uma instituição capacitada para monitoração quanto a isquemia por meio de ECG de 12 derivações e exames seriados de biomarcadores cardíacos.

- IAMEST. O infarto agudo do miocárdio com elevação do segmento ST é diagnosticado com base nos sintomas característicos de isquemia miocárdica acompanhados por elevação persistente de ST e liberação de biomarcadores cardíacos confirmada por exames laboratoriais. O bloqueio de ramo esquerdo novo ou presumivelmente novo em associação a uma apresentação compatível com isquemia miocárdica não é mais considerado equivalente a um IAMEST (**Dicas 3-4**). A depressão do segmento ST nas derivações precordiais (V_1-V_4) pode ser indicativa de um IAM da parede posterior, mas a avaliação direta da parede posterior é possível utilizando as derivações V_7-V_9 (usando V_7-V_9, é possível identificar até 20 a 30% da elevação de ST de outra forma não observada em ECGs de 12 derivações de rotina associados a lesões da artéria coronária circunflexa). Além disso, o infarto de ventrículo direito (IVD), que pode acompanhar o IAM de parede inferior, pode ser avaliado com as derivações precordiais direitas, minimamente V_4R. Infarto ou isquemia de ventrículo direito ocorre em 30 a 50% dos pacientes com IAM de parede inferior, e isso geralmente resulta em insuficiência cardíaca direita e hipotensão. Essas condições podem ser exacerbadas se forem administrados nitratos ou opioides para a queixa de dor torácica. As elevações ou depressões de aVR também podem ser significativas para oclusão de alto grau da descendente anterior esquerda ou circunflexa de outra forma inaparente, além de estarem associadas a aumentos significativos na mortalidade no cenário de IAM.

Nota: a nomenclatura para identificar as derivações do lado direito no ECG não é padronizada. Consultar a diretriz regional sobre a melhor forma de comunicar esses achados.

> **DICAS 3-4**
>
> **Critérios de Sgarbossa Modificados para Infarto Agudo do Miocárdio em Bloqueio de Ramo Esquerdo**
>
> A detecção de um IAMEST em um paciente com achados de ECG de bloqueio de ramo esquerdo (BRE) pode ser difícil. Um novo BRE é sempre considerado patológico e pode ser um sinal de IAM. Elena B. Sgarbossa descreveu os achados do ECG pela primeira vez em 1996 que podem ajudar no diagnóstico de um IAMEST no contexto de um BRE. Os critérios Sgarbossa modificados agora são usados para auxiliar na detecção de um IAMEST.
>
> - Maior ou igual a 1 derivação com ≥ 1 mm de elevação de ST concordante.
> - Maior ou igual a V_1-V_3 com ≥ 1 mm de depressão de ST concordante.
> - Maior ou igual a 1 derivação em qualquer lugar com elevação de ST ≥ 1 mm e elevação de ST discordante proporcionalmente excessiva, conforme definido por ≥ 25% da profundidade da onda S anterior.
>
> Os critérios modificados são um pouco mais complexos (sem sistema de pontuação), mas também aumentam a sensibilidade para identificação de elevação de ST no BRE. Pesquisa e validação adicionais são necessárias para utilização generalizada.

Sinais e Sintomas

Os profissionais de saúde recebem chamadas frequentes pelo sintoma mais comumente associado à SCA – desconforto torácico. O tratamento efetivo para a SCA é sensível ao tempo, sendo importante reconhecer o problema rapidamente e fornecer o tratamento essencial nas primeiras horas após o início do quadro. A intervenção precoce pode reduzir a probabilidade de morte cardíaca súbita e/ou dano miocárdico. A rapidez no reconhecimento e no diagnóstico da SCA começa com o imediato reconhecimento dos sinais e sintomas e com a anamnese e o exame físico abrangentes.

Esses sinais e sintomas clássicos de SCA podem estar todos presentes ou pode haver apenas alguns. Idosos, pacientes com diabetes e mulheres na pós-menopausa com mais de 55 anos podem apresentar-se sem dor ou desconforto, mas, em vez disso, podem apresentar início súbito de fraqueza. As mulheres também podem apresentar falta de ar com ou sem desconforto torácico. Náuseas, vômitos e dor nas costas ou na mandíbula também são mais comuns em mulheres. A falha em reconhecer fraqueza ou dispneia como SCA pode levar ao desenvolvimento de consequências graves e fatais. Essas apresentações alternativas são denominadas *sintomas equivalentes anginosos* ou dor torácica atípica.

Pode-se organizar a abordagem ao paciente com desconforto torácico usando uma anamnese SAMPLER e a mnemônica OPQRST, conforme discutido na via de avaliação AMLS.

Após completar o OPQRST e o SAMPLER, é hora de refinar o diagnóstico diferencial e determinar se o paciente está apresentando uma SCA e se a causa é angina, angina instável ou um IAM. Por exemplo, um paciente relata que estava limpando uma grande quantidade de neve e subitamente desenvolveu desconforto torácico. A dor é subesternal e constante, e irradia para o pescoço, mandíbula e os braços. Ele tem dificuldade respiratória por sentir uma pressão como se algo muito pesado estivesse sobre seu tórax. Quando solicitado a graduar a dor, ele a descreve como acima de 10. A dor durou aproximadamente 1 hora e não aliviou com repouso ou nitroglicerina. Ele parece estar apresentando um IAM. A obtenção rápida de um ECG de 12 derivações é obrigatória para decidir se um IAMEST está ocorrendo. Sempre considere ECGs seriados, especialmente em pacientes com histórias e sintomas convincentes, mas sem IAMEST inicial no ECG, pois o IAMEST pode ser dinâmico.

Diagnóstico Diferencial

É importante ressaltar que a ausência de uma apresentação clássica não deve falsamente tranquilizá-lo. Por exemplo, a presença de dor à palpação do tórax, um componente pleurítico, ou a presença de tosse não descartam uma etiologia cardíaca para a dor. Os pacientes com esses sintomas devem ser levados a sério e avaliados quanto à possibilidade de SCA dependendo da idade e dos fatores de risco. Diagnósticos alternativos, como DRGE e dor musculoesquelética, são diagnósticos de exclusão e devem ser deixados para a equipe do hospital para confirmação (ver **Dicas 3-5**).

Oximetria de Pulso

A oximetria de pulso deve ser monitorada quanto à presença de hipoxemia conforme definido por queixa de falta de ar, aumento do esforço respiratório, taquipneia e saturação de oxigênio menor que 94%. A administração de oxigênio a pacientes com SCA não foi enfatizada e seu uso demonstrou piorar os resultados dos pacientes. O oxigênio só deve ser administrado a pacientes com hipoxemia demonstrada (Spo_2 ≤ 94%) ou dispneia clínica, e é ajustado para manter a saturação entre 94 e 98%.

Eletrocardiograma de 12 Derivações

Deve ser colocado um monitor cardíaco com ECG de 12 derivações em todos os pacientes com suspeita de SCA antes da administração de medicamentos para suspeita de isquemia (p. ex., nitroglicerina, morfina) quando possível (**Dicas 3-6**). Um ECG de 12 derivações deve ser obtido imediatamente (dentro de 10 minutos do contato com o paciente) em todos os pacientes com desconforto torácico isquêmico. De fato, o registro pré-hospitalar precoce de um ECG de 12 derivações e o subsequente alerta para o hospital foi classificado como intervenção de classe I nas novas diretrizes de 2015 da AHA. Se houver um IAMEST, deve ser emitido um alerta, e o paciente

DICAS 3-5

Miocardiopatia de Takotsubo – "Doença do Coração Partido"

A miocardiopatia de Takotsubo é uma entidade clínica interessante que é atendida pela equipe pré-hospitalar, mas requer avaliação hospitalar para confirmar o seu diagnóstico. Frequentemente, parece ser causada por um evento psicológico ou físico estressante, e os pacientes demonstram sintomas de SCA. Pode incluir elevação do segmento ST ou insuficiência cardíaca de início recente o até troponinas elevadas, mas não há lesão coronariana obstrutiva identificada no cateterismo cardíaco. Seu nome é japonês para "armadilha para polvo", que se refere à aparência do coração no ecocardiograma.

Os critérios da Mayo Clinic para miocardiopatia de Takotsubo incluem:

- Disfunção transitória do ventrículo esquerdo estendendo-se além de uma distribuição única da artéria coronária
- Ausência de doença arterial coronariana obstrutiva no cateterismo cardíaco
- Novas anormalidades do ECG ou elevação da troponina
- Ausência de miocardite ou feocromocitose

Na América do Norte, 90% dos pacientes diagnosticados com Takotsubo são mulheres (principalmente idosas), e no Japão é encontrado predominantemente em homens. Alguns acreditam que se deve ao excesso de catecolaminas, mas isso não foi comprovado. Os betabloqueadores são frequentemente prescritos, mas os IECAs têm um benefício melhor na mortalidade. Embora esse diagnóstico necessite de avaliação hospitalar, ele pode ser responsável por alguns resultados falso-positivos de alerta de IAMEST, já que o paciente pode ter elevação de ST e troponinas, mas nenhum bloqueio coronariano.

DICAS 3-6

As metas para pacientes com suspeita de SCA incluem a obtenção de um ECG de 12 derivações dentro de 10 minutos do primeiro contato médico. Uma meta de 10 minutos na cena em pacientes com IAMEST pode ser alcançada. Administra-se ácido acetilsalicílico para 100% dos pacientes pré-hospitalares com dor torácica aguda sem contraindicações.

---

deve ser transportado conforme as diretrizes locais ou internas. Para pacientes com IAMEST, a AHA defende a intervenção coronariana percutânea primária (ICPP) dentro de 90 minutos do primeiro contato médico (PCM), mas, em todos os casos, o intervalo entre o PCM e a reperfusão não deve ser maior que 120 minutos. As recomendações em relação à fibrinólise na ausência de pronta disponibilidade de ICP (< 120 minutos) ficaram mais complexas, e os profissionais devem seguir as diretrizes locais. Mais detalhes estão disponíveis no Capítulo 9 das diretrizes de 2015 do ILCOR/AHA. Em geral, a fibrinólise no hospital é uma alternativa aceitável em algumas circunstâncias, mas o tempo estimado do início dos sintomas e o atraso esperado até a ICPP norteiam a tomada de decisão. Medicamentos podem ser administrados no transporte para encurtar o tempo em campo, visto que o tempo prolongado no local foi pouco além de aumentar o tempo para a terapia definitiva e reperfusão. Uma vez que o paciente esteja estabilizado, o tempo adicional na cena deve ser minimizado. Em algumas situações, deve ser considerado o transporte por helicóptero de um paciente até um centro capacitado para a ICP.

Tratamento

Saber a localização onde ocorre a isquemia ou a lesão no coração e as complicações esperadas em associação aos tratamentos-padrão aumenta a capacidade de oferecer tratamentos mais apropriados. Como exemplo, deve-se suspeitar de infarto de ventrículo direito em pacientes com infarto de parede inferior evidenciado por elevação de segmento ST nas derivações II, III e aVF. Em pacientes com infarto de parede inferior, o profissional deve obter um ECG de lado direito colocando as derivações V esquerdas no lado direito do tórax. A elevação do segmento ST maior que 1 mm na derivação V_4R é sugestiva de infarto do ventrículo direito (**Figura 3-11**). De fato, a elevação do ST na derivação III maior do que a elevação na derivação II prediz o envolvimento do VD. A tríade do infarto de ventrículo direito de hipotensão, elevação da pressão venosa jugular e campos pulmonares limpos pode ajudar no diagnóstico no campo. Os pacientes com infarto de ventrículo direito agudo dependem da manutenção da pressão de enchimento do ventrículo direito para manter o DC. Qualquer medicamento que reduza a pré-carga – nitratos, diuréticos ou outros vasodilatadores (morfina, IECAs) – deve ser usado com cautela porque pode causar hipotensão grave. Se o paciente com suspeita de infarto de ventrículo direito estiver hipotenso, é adequada a administração cuidadosa de líquidos conforme os protocolos locais e orientação médica apropriada. É importante lembrar que os nitratos podem diminuir a dor, mas não foram associados a melhores resultados, sendo é bom evitar seu uso, pois podem causar hipotensão nesse ambiente. A dor pode ser tratada com outros agentes. Além disso, deve-se garantir que há um mecanismo sinusal presente (onda p), pois a isquemia pode interferir no padrão elétrico normal e um bloqueio cardíaco significativo pode estar presente. Isso geralmente é esquecido pela equipe pré-hospitalar.

Cenário Pré-hospitalar

Como socorrista, o reconhecimento precoce de SCA, a notificação à unidade reguladora, p transporte para um hospital capacitado para angioplastia coronariana e o reconhecimento e

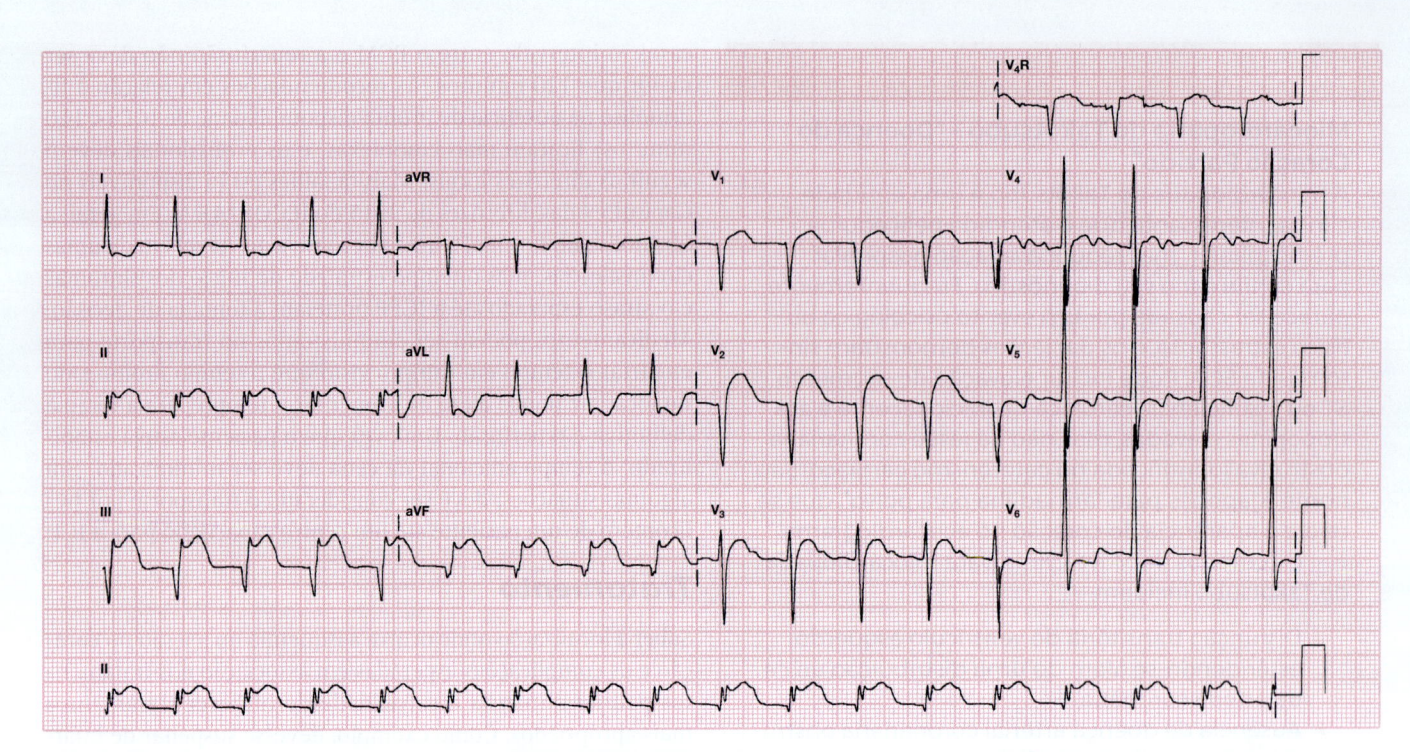

Figura 3-11 Infarto de ventrículo direito (IVD) agudo com infarto agudo de parede inferior. as elevações de ST e a onda Q nas derivações II, III e aVF com alterações recíprocas nas derivações I e aVL. A elevação de ST na derivação III excede aquela da derivação II e também é vista em V_1-V_3 como consequência do IVD.

De *Introduction to 12-lead ECG: the art of interpretation*, ed 2. Cortesia de Iomas B. Garcia, MD.

desfibrilação de arritmias ventriculares são fundamentais para a sobrevivência do paciente. Um ECG de 12 derivações é registrado como parte da série inicial de sinais vitais e transmitido antecipadamente se houver IAMEST. A conhecida mnemônica *MONA* já não é mais tão usada, pois o ácido acetilsalicílico é o único componente possivelmente útil na redução da morbidade e mortalidade em pacientes com SCA. Foi demonstrado que o oxigênio piora os resultados em pacientes com SCA que não são hipoxêmicos, a morfina não tem nenhum benefício no IAMEST e piora os resultados na SCA-CEST, e a nitroglicerina sublingual não foi estudada (apenas nitroglicerina IV, que conferiu um pequeno benefício). Deve-se verificar com seu diretor médico e revisar os protocolos regionais quanto aos medicamentos preferidos em sua região. O protocolo a seguir é típico:

- Ácido acetilsalicílico, 162 a 325 mg (2 a 4 comprimidos infantis), não revestido, deve ser mastigado e/ou deglutido ao primeiro sinal de SCA. Deve-se garantir que o paciente não é alérgico ao ácido acetilsalicílico, não tem história de sangramento recente por úlcera e não está tendo uma crise de asma. Os pacientes com asma podem desenvolver uma condição chamada "asma induzida por ácido acetilsalicílico". Ao receberem o ácido acetilsalicílico, eles podem ter uma exacerbação de asma que ocorre gradualmente, mas que é mais intensa e difícil de aliviar. A administração de ácido acetilsalicílico antes da ICP é uma recomendação de classe I na AHA. Todos os pacientes que apresentam dor torácica devem receber o ácido acetilsalicílico, a menos que sejam alérgicos. A AHA defende que a própria equipe de contato forneça instruções para o paciente mastigar 162 a 325 mg de ácido acetilsalicílico enquanto aguarda a chegada da equipe de atendimento pré-hospitalar. Supositórios de ácido acetilsalicílico (300 mg) são seguros e podem ser considerados em pacientes com náusea intensa, vômitos ou distúrbios do trato GI alto.
- O oxigênio deve ser administrado aos pacientes com dispneia, sinais de insuficiência cardíaca, choque ou qualquer saturação de oxigênio abaixo de 94%. Se houver sinais de hipóxia, o oxigênio deve ser ajustado para manter uma $SpO_2 \geq 94\%$. Se a dispneia for intensa ou houver edema agudo de pulmão secundário à insuficiência cardíaca esquerda, o oxigênio deve ser administrado com VPPNI (CPAP ou BiPAP) ou pelo menos com o uso de um dispositivo de bolsa-válvula-máscara para fornecer pressão positiva. Porém, na ausência dessas condições, a revisão recente de 2015 do ILCOR/AHA não consegue identificar qualquer benefício da administração de oxigênio a pacientes normoxêmicos com SCA suspeita ou confirmada.
- Estabelecer acesso intravenoso com cristaloides antes da administração de nitroglicerina, embora o acesso IV possa ser postergado até depois da administração de nitroglicerina se o paciente já tiver recebido o fármaco no passado e sem complicações.

É útil estabelecer um acesso venoso antes de administrar nitroglicerina, quando possível. Os nitratos, especialmente em conjunto com o uso de medicamentos para disfunção erétil, podem causar uma queda abrupta da pressão arterial. Não administrar se o paciente tiver tomado recentemente um medicamento para disfunção erétil. A administração rápida de fluido em *bolus* é indicada para hipotensão.

- A nitroglicerina pode ser administrada por via sublingual como um comprimido de 0,4 mg ou como spray dosimetrado. Ela pode ser repetida a cada 3 a 5 minutos por três vezes enquanto a pressão arterial sistólica permanecer acima de 90 mmHg. As diretrizes da AHA defendem que a equipe que recebe o chamado de emergência aconselhe os pacientes que toleram a nitroglicerina a repeti-la a cada 5 minutos enquanto aguardam a chegada da equipe de atendimento pré-hospitalar. A nitroglicerina reduz a dor da isquemia ao reduzir a pré-carga e o consumo de oxigênio miocárdico, e dilata as artérias coronárias, aumentando o fluxo cardíaco colateral. A nitroglicerina pode ser administrada na SCA com elevação ou depressão do segmento ST, e nas consequências associadas ao IAM, incluindo insuficiência ventricular esquerda (edema pulmonar). Deve ser usada com cuidado em pacientes com infarto do ventrículo direito, pois estes precisam de uma pré-carga adequada. A nitroglicerina não deve ser administrada a pacientes com hipotensão, bradicardia extrema ou taquicardia. Não administrar nitroglicerina a pacientes que tenham usado inibidores da fosfodiesterase (sildenafila, tadalafila, vardenafila) para a disfunção erétil nas últimas 24 a 36 horas, pois a nitroglicerina pode diminuir a pressão arterial em um paciente cujo sistema vascular já está dilatado. O socorrista deve ficar atento para cefaleia, diminuição da pressão arterial, síncope e taquicardia quando a nitroglicerina é administrada. O paciente deve ficar sentado ou deitado durante a administração. Uma infusão de nitroglicerina pode ser iniciada para um controle mais definitivo da dor e da pressão arterial com 10 mcg/min. Ajustar até o alívio da dor, aumentando a dose em 10 mcg a cada 3 a 5 minutos. Tenha muito cuidado com a pressão arterial: se ela não for cuidadosamente monitorada, a infusão de nitroglicerina pode levar a quedas perigosas na pressão arterial. Muitos sistemas de atendimento pré-hospitalar e socorristas de emergência também usam uma abordagem mais agressiva para a administração de nitroglicerina injetável.
- O alívio da dor é de suma importância, pois o estresse emocional associado e o surto simpático podem piorar a isquemia. Geralmente, são usados agentes narcóticos opioides. A fentanila é amplamente utilizada nesse cenário devido ao seu perfil cardiovascular favorável. Embora haja controvérsias quanto à sua segurança, a morfina ainda é amplamente utilizada, mas deve-se manter um alerta para queda da pressão arterial, principalmente em pacientes com depleção de volume ou se houver infarto do ventrículo direito evidente. Todos os narcóticos opioides têm efeitos relacionados à dose no *drive* respiratório, então deve-se manter monitoração cuidadosa, de preferência incorporando a capnografia em forma de onda como parte de sua avaliação clínica.
- A administração pré-hospitalar de inibidores orais do difosfato de adenosina (ADP) tem sido reconhecida como potencialmente útil para pacientes com IAMEST enquanto são transportados para um hospital para ICPP. Estudos identificaram melhores desfechos clínicos após a ICPP associada à inibição antiplaquetária precoce. O cenário pré-hospitalar foi identificado como um ambiente razoável para a inibição de P2Y12, especialmente no caso de intervalos de tempo relativamente curtos entre o PCM e a ICPP. Como eles têm efeitos potentes na coagulação e podem atrasar a revascularização coronariana quando o *bypass* é necessário (relativamente infrequente), é melhor estabelecer protocolos locais acordados para uso em campo que sejam compatíveis com a cardiologia local e a prática de cirurgia cardiovascular. Esta é uma excelente área de discussão em que os serviços pré-hospitalares podem assumir a liderança nas abordagens colaborativas de manejo da dor torácica isquêmica.

A administração pré-hospitalar de fibrinolíticos tem se mostrado eficaz nos Estados Unidos e na Europa. É relativamente incomum nos Estados Unidos em ambulâncias terrestres, mas é frequentemente usada por serviços de transporte aéreo. O uso de fibrinolíticos no pré-hospitalar deve ser considerado quando o PCM para intervenção mecânica for maior que 120 minutos (**Dicas 3-7**). A meta para o tempo até a administração, nesse caso, deve ser menos de 30 minutos do PCM. Os serviços que oferecem fibrinolíticos fora do hospital exigem adesão rigorosa aos protocolos, obtenção e interpretação de ECG de 12 derivações, experiência em ACLS, capacidade de comunicação com a instituição de destino e um diretor médico com experiência no manejo de IAMEST. Há necessidade de um processo de melhoria contínua da qualidade para a avaliação de todas as chamadas em que são usados os fibrinolíticos. A maioria dos serviços de emergência tem tempos de transporte suficientemente curtos para focar no diagnóstico precoce com ECG de 12 derivações, no preenchimento de *checklist* para fibrinolíticos, na administração de medicamentos de primeira linha e na notificação antecipada da instituição de destino para o preparo para o cateterismo cardíaco. No entanto, em sistemas onde a fibrinólise pré-hospitalar é um componente padrão do sistema de cuidados para um paciente com IAMEST, e a alternativa é a administração hospitalar de agentes fibrinolíticos devido ao atraso ou indisponibilidade de ICP, a administração pré-hospitalar de fibrinolíticos é razoável quando o tempo de transporte excede 30 minutos.

Cenário Hospitalar

Após a estabilização inicial no campo dos pacientes diagnosticados com IAMEST, é comum se administrarem um ou mais dos seguintes medicamentos:

- *Heparinoides: heparina de baixo peso molecular*. A heparina de baixo peso molecular, como a enoxaparina, é um meio

> **DICAS 3-7**
>
> **Diretriz ACCF/AHA de 2013 para o Tratamento de Pacientes com Infarto Agudo do Miocárdio com Elevação do Segmento ST**
>
> 1. Na ausência de contraindicações, a terapia fibrinolítica deve ser administrada a pacientes com IAMEST em hospitais sem capacidade para ICP quando o tempo previsto do PCM para o dispositivo em um hospital com capacidade para ICP exceder 120 minutos devido a atrasos inevitáveis. (Classe I, nível de evidência: B)
> 2. Quando a terapia fibrinolítica é indicada ou escolhida como estratégia de reperfusão primária, ela deve ser administrada dentro de 30 minutos da chegada ao hospital. (Classe I, nível de evidência: B)
> 3. Na ausência de contraindicações, a terapia fibrinolítica deve ser administrada a pacientes com IAMEST e início dos sintomas isquêmicos dentro de 12 horas, quando se prevê que a ICP primária não possa ser realizada em até 120 minutos após o PCM. (Classe I, nível de evidência: A)
> 4. A terapia fibrinolítica não deve ser administrada a pacientes com depressão de ST, exceto quando houver suspeita de IAM posterior verdadeiro (inferobasal) ou quando associado a elevação de ST na derivação aVR. (Classe III, nível de evidência: B)
> 5. Na ausência de contraindicações, a terapia fibrinolítica deve ser administrada a pacientes com IAMEST e choque cardiogênico que são candidatos inadequados para ICP ou CRM. (Classe I, nível de evidência: B)
>
> *Nota*: as janelas de tempo propostas são metas do sistema. Para qualquer paciente individual, todos os esforços devem ser feitos para fornecer terapia de reperfusão o mais rápido possível.
>
> ACCF, American College of Cardiology Foundation; AHA, American Heart Association; CRM, cirurgia de revascularização do miocárdio; PMC, primeiro contato médico; ICP, intervenção coronariana percutânea; IAMEST, infarto agudo do miocárdio com elevação do segmento ST.
>
> Reproduzido de 2017 AHA/ACC Clinical Performance and Quality Measures for Adults with ST-Elevation and Non-ST-Elevation Myocardial Infarction Circ Cardiovasc Qual Outcomes. 2017;10:e000032. DOI: 10.1161/HCQ.0000000000000032.

conveniente de administrar um anticoagulante, pois não requer gotejamento.

- *Heparina não fracionada*. Quando usada como terapia adjunta com agentes líticos específicos para a fibrina no IAMEST, as recomendações atuais são de uma dose em *bolus* de 50 a 70 unidades/kg seguida pela infusão a uma velocidade de 12 unidades/kg/hora. A maioria dos serviços terrestres não faz infusão de heparina, mas alguns administram um *bolus* no IAMEST confirmado pela anamnese e por ECG de 12 derivações. Os protocolos locais, o envolvimento do diretor médico e o escopo de prática em sua região determinarão se esse tratamento é adequado para seu serviço. Atualmente, a maioria dos serviços de transporte inter-hospitalar evita medicamentos de infusão durante a transferência, pois a troca de equipos e bombas pode gerar atrasos excessivos.
- *Administração de antagonistas de receptores beta*. Os betabloqueadores são o tratamento-padrão para o manejo do paciente pós-infarto do miocárdio; no entanto, seu uso no tratamento agudo do paciente com SCA requer consideração cuidadosa da situação clínica. Os agentes usados no tratamento agudo incluem metoprolol e esmolol. Eles podem diminuir o trabalho miocárdico, reduzindo a contratilidade e a frequência. Eles também podem diminuir a irritabilidade elétrica cardíaca quando as arritmias são um problema. Por outro lado, os efeitos sobre a contratilidade e a frequência podem piorar significativamente o quadro clínico se o paciente em evolução desenvolver complicações como choque cardiogênico ou bloqueio cardíaco. As contraindicações para os betabloqueadores são insuficiência ventricular esquerda moderada a grave e edema pulmonar, bradicardia, hipotensão, sinais de má perfusão periférica, bloqueio cardíaco de segundo ou terceiro grau e asma. Algumas jurisdições podem utilizar metoprolol, atenolol, propranolol, esmolol e labetalol no cenário de cuidados críticos no campo. Os paramédicos devem seguir seu protocolo local. Devem ser verificados os sinais vitais entre as doses para assegurar que a frequência cardíaca e a pressão arterial permaneçam adequadas. Algumas vezes, após o alívio do desconforto, cessa a liberação de catecolaminas. Se houver betabloqueadores intravenosos no sistema do paciente, ele pode ficar hipotenso e a condição pode piorar. Deve-se estar preparado para tratar essa reação com um *bolus* de líquido intravenoso. Os protocolos locais, o envolvimento do diretor médico e o escopo de prática em sua região determinarão se esse tratamento é adequado para seu serviço.
- *IECAs, incluindo lisinopril e captopril*. Esses medicamentos são indicados no ambiente hospitalar para administração oral antes da alta para todos os pacientes com IAMEST sem as contraindicações de hipotensão, insuficiência renal e hiperpotassemia. Além de seus efeitos conhecidos de redução da pressão, acredita-se que os IECAs minimizem as alterações destrutivas associadas com o remodelamento do ventrículo esquerdo após o IAM e impeçam a ruptura da placa ao minimizar a apoptose do endotélio vascular. Um estudo de registro de larga escala determinou que os IECAs estão significativamente associados a redução da mortalidade em 6 meses nos pacientes com DAC obstrutiva e não obstrutiva.
- A terapia antilipídica, incluindo atorvastatina, é administrada rotineiramente no tratamento inicial do IAM. Esses agentes são a base do tratamento ambulatorial e da redução de riscos.

Causas de Dor Torácica não Potencialmente Fatais (Emergenciais)

Todas as queixas de desconforto torácico ou aqueles pacientes que se apresentam de maneira atípica com os sinais e sintomas associados a uma SCA devem ser avaliados primeiro para a presença de uma SCA. Após a avaliação inicial, se a SCA parecer menos provável, outros diagnósticos diferenciais – potencialmente fatais ou não – devem ser investigados (Tabela 3-6).

Alguns diagnósticos emergenciais incluem AI, espasmo coronariano ou angina de Prinzmetal, dor torácica induzida por cocaína, infecção (miocardite, pericardite), pneumotórax simples (ver Capítulo 2) e causas GIs, como laceração esofágica, colecistite e pancreatite (ver Capítulo 6).

Espasmo Coronariano ou Angina de Prinzmetal

Um espasmo coronariano é um estreitamento súbito de uma artéria coronária que priva o músculo cardíaco de sangue e oxigênio. Um espasmo coronariano é também conhecido como "angina variante" ou "angina de Prinzmetal".

Tabela 3-6 Causas de Desconforto Torácico: Diagnóstico Diferencial

- Oclusão aguda de artéria coronária
- Embolia pulmonar
- Dissecção de artéria coronária (geralmente associada à dissecção de aorta torácica)
- Hipertensão não controlada
- Espasmo de artéria coronária
- Embolia de artéria coronária (secundária a mixoma atrial, trombos plaquetários, vegetações valvares, etc.)
- Doenças gastrintestinais
  - Gastrite aguda
  - Pancreatite aguda
  - Refluxo ácido, esofagite
  - Doença ulcerosa péptica
  - Síndrome de Boerhaave
- Pneumonia, pleurite
- Miocardite/pericardite viral
- Vasculite sistêmica com envolvimento de artéria coronária
- Exposição tóxica (p. ex., cianeto ou monóxido de carbono)
- Anemia ou disfunção de hemácias (p. ex., anemia falciforme)
- Choque (hipovolêmico ou séptico)
- Arritmias cardíacas
- Anormalidades cardíacas estruturais (congênitas ou adquiridas)

Fisiopatologia

A angina de Prinzmetal resulta em dor torácica em repouso e é causada por vasospasmo arterial coronariano. Embora homens e mulheres possam ter angina de Prinzmetal, ela é mais comum em mulheres na faixa dos 50 anos. As pessoas com angina de Prinzmetal têm risco aumentado de arritmias ventriculares, IAM, bloqueio cardíaco ou morte súbita.

Sinais e Sintomas

Os pacientes com essa condição podem demonstrar pouca mudança nos sinais vitais. Alguns pacientes apresentarão DAC significativa, outros não. A dor intensa costuma ocorrer quando a pessoa está em repouso à noite ou durante a manhã. Os espasmos podem ocorrer em ciclos, com períodos de ausência da dor após um episódio de dor.

Diagnóstico Diferencial

Como essa condição é algumas vezes difícil de diferenciar do IAMEST e do IAM, devem ser feitos a categorização típica, a triagem e o tratamento.

Tratamento

Essa dor torácica pode ser aliviada com repouso ou nitratos. São observadas alterações no ECG, com elevação do segmento ST semelhante a um IAM.

Uso de Cocaína

A cocaína e o *crack* podem ser usados de várias formas. As consequências perigosas para o coração estão bem documentadas.

Fisiopatologia

Ocorre toxicidade cardíaca devido ao efeito direto no coração de aumento na frequência cardíaca, na pressão arterial e na contratilidade ventricular (efeito beta), resultando em aumento da demanda miocárdica de oxigênio. Além disso, há redução no fluxo sanguíneo arterial coronariano e risco elevado de vasospasmo coronariano (efeito alfa). De fato, acredita-se que o vasospasmo coronariano seja a causa primária do IAM induzido pela cocaína.

Sinais e Sintomas

Os pacientes que abusam de cocaína podem mostrar sinais de agitação e ter as pupilas dilatadas. Embora o *crack* seja fumado, o paciente exibirá muitos dos mesmos sinais e sintomas de uma pessoa que usa a cocaína – agressividade, paranoia e comportamento antissocial.

Diagnóstico Diferencial

Os diagnósticos podem incluir toxicidade por outros fármacos (p. ex., barbitúricos, benzodiazepínicos ou álcool), transtornos de ansiedade (p. ex., ataques de pânico) e depressão.

Tratamento

O tratamento de primeira linha para as arritmias e os episódios de hipertensão induzidos por cocaína costuma ser a administração de benzodiazepínicos, que atenuam os efeitos da cocaína sobre o sistema nervoso central e o sistema cardiovascular. Um estudo de registro recentemente publicado com mais de 900 pacientes com testes positivos para cocaína mostrou que eles eram mais jovens, homens e, como grupo, exibiam taxas maiores de IAMEST e choque cardiogênico. Os pacientes com testes positivos para cocaína com SCA também tinham menos chance de exibir DAC de múltiplos vasos. Os benzodiazepínicos devem ser acrescentados aos protocolos de tratamento-padrão de SCA. Devido ao risco associado à cocaína, o uso de fibrinolíticos é considerado de alto risco. Os betabloqueadores estão contraindicados, pois o efeito alfa resultante sem oposição pode precipitar estados hipertensivos perigosos e/ou vasospasmo coronariano. Deve-se ter em mente que o uso crônico de cocaína/*crack* acelera a doença aterosclerótica, de modo que os pacientes em idade mais jovem do que o habitual podem estar sob risco de SCA.

Pericardite

A **pericardite** é uma inflamação do pericárdio ou do saco pericárdico. Ela pode ser aguda – com duração de 48 horas – ou crônica, durando mais tempo e retornando com frequência.

Fisiopatologia

A pericardite é geralmente causada por um vírus, mas pode haver outras etiologias, incluindo insuficiência renal crônica, doença cardíaca reumática, tuberculose, leucemia, síndrome da imunodeficiência adquirida (Aids) ou câncer, para citar alguns. A causa é muitas vezes desconhecida. O desconforto da pericardite difere do da SCA. Ele costuma ser descrito como dor contínua que aumenta de intensidade gradualmente ao longo de vários dias.

Sinais e Sintomas

A dor clássica da pericardite melhora com a inclinação para a frente e piora com a postura deitada, provavelmente porque o coração fica pendurado no tórax e toca a parte posterior do tórax quando em decúbito dorsal. A dor pode aumentar durante a inspiração. Os pulmões estarão limpos, sem DVJ ou edema podálico no início do quadro. Os sintomas adicionais podem incluir febre, fraqueza, fadiga, mal-estar e ausculta de atrito pericárdico. Se houver desenvolvimento de derrame pericárdico como resultado da pericardite, pode-se ouvir o atrito pericárdico ou encontrar pulso paradoxal. Uma radiografia de tórax pode mostrar uma silhueta cardíaca aumentada devido a derrame pericárdico em condições crônicas. Classicamente, o ECG de 12 derivações apresenta depressão do segmento PR, mas há uma variedade de achados que se desenvolvem em diferentes momentos. O diagnóstico diferencial de elevação difusa do segmento ST (**Figura 3-12**) deve incluir pericardite.

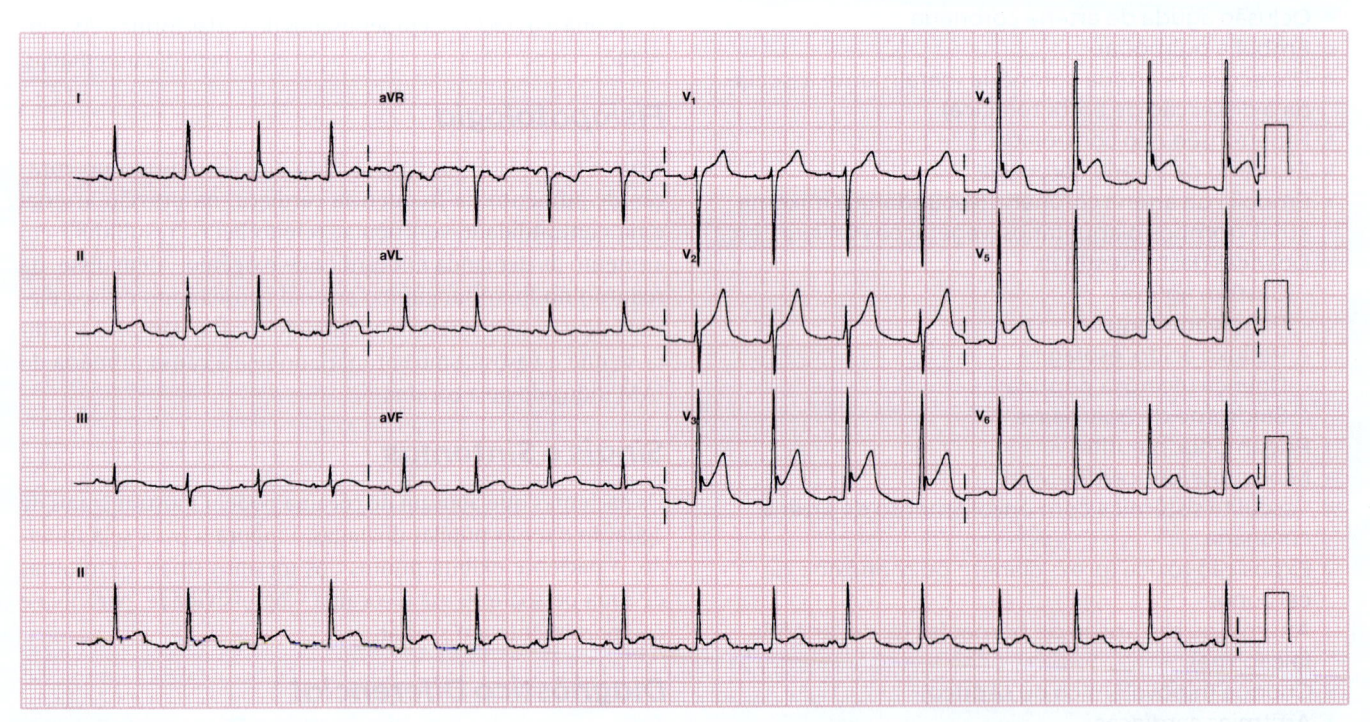

Figura 3-12 Eletrocardiograma de 12 derivações mostrando pericardite. A elevação de ST está presente nas derivações I, II, aVF e V$_1$-V$_6$. Os complexos QRS são entalhados, indicando elevação benigna de ST.

De *Introduction to 12-lead ECG: the art of interpretation*, ed 2. Cortesia de Tomas B. Garcia, MD.

Os exames laboratoriais podem mostrar elevação da velocidade de hemossedimentação, um exame que indiretamente mede a inflamação no organismo, além de elevação na contagem de leucócitos, o que pode indicar a presença de infecção.

Diagnóstico Diferencial

A dor torácica associada à pericardite é diferenciada daquela do IAM com base no início (geralmente gradual), tipo de dor (aguda/somática) e características paliativas/provocadoras (inclinar-se para frente melhora a dor), entre outros diferenciadores. É importante lembrar que os pacientes às vezes desenvolvem uma forma de pericardite após IAM ou cirurgia cardíaca conhecida como pericardite pós-IAM ou síndrome de Dressler.

Tratamento

O tratamento visa aliviar o desconforto com analgésicos e anti-inflamatórios não esteroides (AINEs). A colchicina, um medicamento comumente usado para a gota, pode ser eficaz, assim como os esteroides. A disposição do paciente depende da gravidade dos sintomas e de quaisquer outras preocupações ou comorbidades relacionadas.

Miocardite

A miocardite é definida como inflamação da camada miocárdica do coração.

Fisiopatologia

Muitas vezes diagnosticada clinicamente, essa inflamação costuma ser causada por um vírus (enterovírus Coxsackie B, adenovírus) nos meses de verão. A regra de um terço se aplica ao prognóstico dessa doença: um terço se recupera sem consequências, um terço tem disfunção cardíaca crônica e um terço evolui para insuficiência cardíaca crônica e precisa de um transplante cardíaco ou pode morrer.

Sinais e Sintomas

O paciente pode apresentar uma doença tipo influenza incluindo febre, fadiga, mialgia, vômitos e diarreia. Então surgem sinais de miocardite – febre, taquicardia e taquipneia, com 12% dos pacientes apresentando dor torácica. O ECG pode mostrar baixa voltagem com intervalo QT prolongado, bloqueio atrioventricular ou padrões de IAM. As enzimas cardíacas costumam estar elevadas, junto com a velocidade de hemossedimentação.

Diagnóstico Diferencial

A miocardite pode apresentar-se como IAM com ICC, mas o paciente costuma ser jovem (< 35 anos) e pode não ter fatores de risco para doença cardíaca. Não são observadas obstruções no cateterismo cardíaco. Outros diagnósticos diferenciais podem incluir miocardiopatia, tamponamento cardíaco e aterosclerose.

Tratamento

O tratamento é de suporte, e os casos graves necessitam de transplante cardíaco.

Colecistite

Devido à proximidade com o tórax, problemas GIs também podem causar desconforto e dor torácica. A colecistite pode ser uma condição emergencial, necessitando de atenção imediata por profissionais de saúde.

Fisiopatologia

A colecistite é a inflamação da vesícula biliar causada pela obstrução do fluxo do ducto cístico que pode levar a infecção e inflamação das paredes da vesícula biliar. A dor associada à colecistite costuma ser localizada no quadrante superior direito, mas pode irradiar para os ombros.

Sinais e Sintomas

Na colecistite, a dor é aguda e em cólica, costumando ocorrer após a ingestão de uma refeição rica em gordura. Como ela pode surgir repentinamente, costuma ser chamada de *ataque*. A febre pode ou não estar presente, dependendo se o ataque é agudo (sem febre) ou crônico (com febre). Náuseas e vômitos são sinais e sintomas comumente associados. Exames laboratoriais podem mostrar elevação da função hepática e da contagem de leucócitos.

Diagnóstico Diferencial

A dor no abdome superior direito e na parte inferior do tórax irradiando para as costas pode levantar preocupações sobre DAT, bem como simular IAM da parede inferior. O diagnóstico geralmente é feito por ultrassom que mostra as anormalidades anatômicas consistentes com colecistite, mas às vezes é necessário um exame de imagem nuclear de função.

Tratamento

O tratamento exige a remoção da vesícula biliar, com medidas de suporte até que a cirurgia possa ser feita. O alívio da náusea e da dor é uma prioridade, da mesma forma que manter o paciente hidratado. Antibióticos de amplo espectro podem ser infundidos antes da cirurgia.

Informações adicionais sobre essa condição e outras causas GIs de dor torácica, incluindo espasmo esofágico, refluxo esofágico, úlcera péptica e cólica biliar, são encontradas no Capítulo 6.

Pancreatite

A pancreatite é uma inflamação aguda do pâncreas e pode ser causada por níveis elevados de triglicerídeos no sangue, cálculos biliares, uso excessivo de álcool ou uma série de outras substâncias. Alguns medicamentos comuns também podem causar pancreatite, incluindo determinados fármacos utilizados no tratamento da Aids, diuréticos (furosemida e hidroclorotiazida) e alguns medicamentos quimioterápicos (L-asparaginase e azatioprina). A terapia de reposição estrogênica também pode causar pancreatite devido aos seus efeitos de elevação dos níveis de triglicerídeos no sangue.

Fisiopatologia

Quando o pâncreas é lesado ou sua função é alterada, as enzimas pancreáticas extravasam para dentro do tecido pancreático e iniciam a sua autodigestão. A pancreatite pode ser uma condição potencialmente fatal, levando à disfunção de múltiplos órgãos. Frequentemente é recorrente.

Sinais e Sintomas

A pancreatite pode estar presente com dor abdominal epigástrica e no quadrante superior esquerdo, que costuma ser bastante intensa e associada a vômitos. Uma variedade de anormalidades laboratoriais pode ser observada, mas a elevação da lipase sérica é um estudo confirmatório importante na maioria dos casos de pancreatite aguda. As complicações precoces da pancreatite incluem choque do terceiro espaço, levando à desidratação, à hipocalcemia e à hiperglicemia. A insuficiência ventilatória pode ocorrer como resultado de lesão pulmonar direta decorrente de distúrbios metabólicos associados à pancreatite grave. A insuficiência renal também pode complicar a doença.

Diagnóstico Diferencial

A história do paciente e os achados do exame físico podem ajudar a estreitar os diagnósticos. Ainda assim, as possibilidades incluirão o seguinte:

- Víscera intestinal rompida
- Isquemia mesentérica aguda
- Infarto atípico do miocárdio
- Doença ulcerosa péptica
- Dissecção ou aneurisma roto de aorta abdominal

Um diagnóstico pré-hospitalar é difícil, pois exames laboratoriais e de imagem (radiografia abdominal, TC abdominal, ressonância magnética abdominal) são úteis na determinação do diagnóstico.

Tratamento

O tratamento da pancreatite dependerá da gravidade da doença. Os princípios gerais incluem alívio da dor com opioides, controle das náuseas e hidratação do paciente. Uma sonda nasogástrica para alimentação pode ajudar a evitar a estimulação pancreática. Se o paciente demonstrar sinais de infecção, também podem ser iniciados antibióticos intravenosos.

Laceração Esofágica

A laceração de Mallory-Weiss no esôfago costuma ocorrer após vômitos forçados. A laceração costuma ter cerca de 1 a 4 cm de comprimento na junção entre esôfago e estômago ou no próprio estômago. Pode ocorrer algum sangramento GI, mas não costuma ser grave. Para uma explicação completa dessa condição, ver Capítulo 6.

Outras Causas de Dor Torácica Relacionadas ao Coração

Outras causas de desconforto torácico podem incluir alterações estruturais no coração, como doença valvar aórtica, estenose aórtica, prolapso valvar mitral e miocardiopatia hipertrófica. Todas essas condições podem causar desconforto e dor torácica semelhante à da SCA.

Estenose Aórtica

À medida que as pessoas envelhecem, o colágeno dos folhetos das válvulas do coração é danificado, e o cálcio é depositado. A turbulência do sangue fluindo pela válvula aumenta a fibrose, o espessamento e a estenose ou estreitamento da válvula. Não se sabe por que esse processo de envelhecimento progride até causar estenose aórtica significativa em alguns pacientes e não em outros. A doença progressiva que causa calcificação e estenose aórtica não tem relação com as escolhas de estilo de vida, diferentemente do cálcio que pode depositar na artéria coronária e causar IAM.

Fisiopatologia

A febre reumática é uma doença resultante de infecção não tratada por bactérias estreptocócicas do grupo A. Os danos aos folhetos das válvulas decorrentes da febre reumática causam aumento da turbulência através da válvula e dano similar. O estreitamento pela febre reumática ocorre pela fusão das margens dos folhetos valvares. A estenose aórtica reumática costuma ocorrer com algum grau de regurgitação aórtica. Em circunstâncias normais, a válvula aórtica fecha para evitar que o sangue na aorta reflua para o ventrículo esquerdo. Na regurgitação aórtica, a válvula doente permite o refluxo de sangue para dentro do ventrículo esquerdo à medida que o músculo ventricular relaxa após o bombeamento. Os pacientes com febre reumática também têm algum grau de dano reumático à válvula mitral. A cardiopatia reumática é incomum nos Estados Unidos, exceto em pessoas que emigraram de países em desenvolvimento.

Sinais e Sintomas

A dor torácica pode ser o primeiro sintoma em pacientes com estenose aórtica. A dor torácica em pacientes com estenose aórtica lembra a dor torácica experimentada por pacientes com angina. Em ambas as condições, a dor é descrita como pressão abaixo do osso do peito causada por esforços e aliviada por repouso. Em pacientes com DAC, a dor torácica pode ser causada por suprimento sanguíneo inadequado para os músculos cardíacos devido ao estreitamento das artérias coronárias. Em pacientes com estenose aórtica, a dor torácica ocorre sem qualquer estreitamento das artérias coronárias. O músculo cardíaco espessado deve bombear contra uma pressão elevada para empurrar o sangue por uma válvula aórtica estreitada. Isso aumenta a demanda de oxigênio do músculo cardíaco de forma excessiva em relação ao suprimento fornecido no sangue, causando angina.

A síncope relacionada com a estenose aórtica costuma ser causada por esforços ou emoções fortes. Sempre que a pressão arterial do paciente cai subitamente, o coração não consegue aumentar o débito cardíaco para compensar a queda na pressão arterial. Assim, o fluxo sanguíneo para o cérebro diminui, causando a síncope. A síncope também pode ocorrer quando o DC é reduzido por batimento cardíaco irregular. Sem tratamento efetivo, a expectativa de vida média é de menos de 3 anos após o início da dor torácica ou sintomas de síncope por estenose aórtica.

A falta de ar por insuficiência cardíaca esquerda é o sinal mais perigoso e é causada por aumento da permeabilidade capilar nos pulmões devido ao aumento da pressão necessária para encher o ventrículo esquerdo. Inicialmente, a falta de ar ocorre apenas durante as atividades, mas, à medida que a doença progride, a falta de ar ocorre em repouso. Os pacientes podem ter dificuldade para deitar sem apresentar falta de ar. Atividades extenuantes devem ser evitadas e podem desencadear síncope ou angina, levando o paciente a buscar atenção médica.

Diagnóstico Diferencial

Uma anamnese abrangente e a presença de sopro são importantes para identificação.

Tratamento

O cuidado é semelhante a terapia para o paciente com angina, que geralmente é repouso e oxigênio. Deve-se ter muito cuidado com medicamentos como nitroglicerina, que reduzem a pré-carga. A falta de pré-carga suficiente em pacientes com síncope pode levar a quedas significativas na pressão arterial sistólica, piorando a condição.

Como a infecção valvar é uma complicação grave da estenose aórtica, os pacientes recebem antibióticos antes de qualquer procedimento em que podem ser introduzidas bactérias na corrente sanguínea. Anteriormente, isso incluía procedimento odontológico de rotina e pequenas cirurgias. Hoje, existem poucas indicações para antibióticos profiláticos. Quando os sintomas de dor torácica, síncope ou falta de ar aparecem, o prognóstico de pacientes com estenose aórtica sem a cirurgia de prótese valvar é ruim.

Prolapso Valvar Mitral

O prolapso valvar mitral é a anormalidade valvar cardíaca mais comum, afetando 5 a 10% da população mundial. Uma válvula mitral normal consiste em dois folhetos finos localizados entre o átrio esquerdo e o ventrículo esquerdo do coração. Os folhetos valvares mitrais, com formato semelhante a um paraquedas, estão presos a parede interna do ventrículo esquerdo por uma série de cordas chamadas de *cordoalhas*. Quando os ventrículos contraem, os folhetos valvares mitrais fecham-se e evitam o refluxo de sangue do ventrículo esquerdo para o átrio esquerdo. Quando os ventrículos relaxam, as válvulas abrem-se para permitir que o sangue oxigenado dos pulmões encha o ventrículo esquerdo.

Fisiopatologia

Em pacientes com prolapso valvar mitral, os folhetos valvares mitrais e as cordoalhas sofrem degeneração, ficando espessos e aumentando de tamanho. Quando os ventrículos contraem, há prolapso dos folhetos (abaulamento posterior) para dentro do átrio esquerdo, algumas vezes permitindo o vazamento ou a regurgitação de sangue através da abertura valvar.

Sinais e Sintomas

A regurgitação mitral grave pode causar ICC e ritmos cardíacos anormais. A maioria dos pacientes não sabe que tem prolapso da válvula mitral, mas outros podem experimentar vários sintomas como palpitação, dor torácica, ansiedade e fadiga. A dor torácica aguda que não responde à nitroglicerina pode ser relatada pelo paciente. A ausculta cardíaca com o estetoscópio pode revelar um clique que reflete o estiramento dos folhetos valvares anormais contra a carga de pressão do ventrículo esquerdo. Se houver regurgitação associada de sangue através da abertura valvar anormal, pode-se ouvir um som de sopro imediatamente após o clique.

Diagnóstico Diferencial

Em geral, o único achado físico é um som de clique durante a ausculta cardíaca.

Tratamento

A regurgitação mitral geralmente pode ser tratada com medicamentos, mas algumas pessoas precisam de cirurgia para reparar ou substituir a válvula defeituosa.

Miocardiopatia

Miocardiopatia geralmente se refere a um grupo de condições que enfraquecem o miocárdio e aumentam seu tamanho.

Fisiopatologia

A maioria das miocardiopatias é classificada em três grupos – dilatada, hipertrófica e restritiva. Ocorre miocardiopatia quando os miócitos do músculo cardíaco são lesados por causas diversas e o coração sofre remodelamento para acomodar a hipertrofia ou o espessamento do músculo (**Figura 3-13**). Há causas genéticas e imunológicas desse processo patológico debilitante.

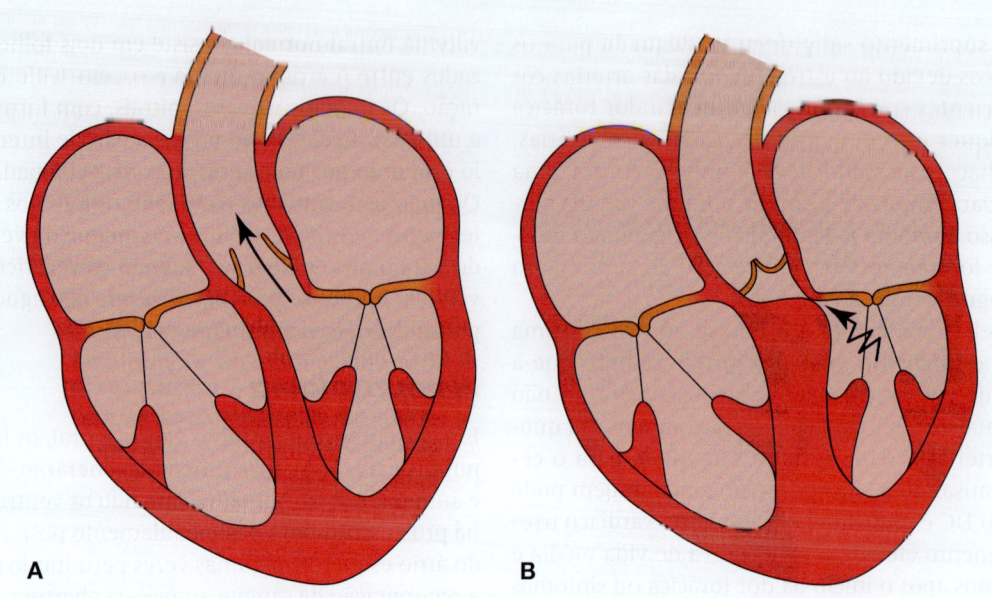

Figura 3-13 Comparação de função cardíaca normal com disfunção característica da miocardiopatia hipertrófica. **A.** Coração normal, ilustrando o fluxo de sangue sem obstrução do ventrículo esquerdo para a aorta durante a sístole ventricular. **B.** Miocardiopatia hipertrófica, ilustrando a obstrução do fluxo de saída de sangue do ventrículo esquerdo pelo septo hipertrofiado, o qual comprime o folheto anterior da válvula mitral.

Sinais e Sintomas

Uma apresentação comum inclui dor torácica, fraqueza e dispneia. A insuficiência cardíaca esquerda pode ser a primeira apresentação, junto com dor torácica aos esforços. O ECG pode ser inespecífico, com retardo da condução intraventricular ou bloqueio de ramo esquerdo. Uma radiografia de tórax geralmente irá mostrar um coração grande, e o resultado do teste do BNP pode estar levemente elevado se o paciente for assintomático e muito elevado se for sintomático.

Diagnóstico Diferencial

O diagnóstico diferencial é de exclusão.

Tratamento

O tratamento é de suporte e semelhante ao de ICC e edema agudo de pulmão. Os IECAs são o tratamento de escolha, junto com outras técnicas para reduzir a pós-carga cardíaca. Essa doença é a principal indicação para o transplante cardíaco. Conforme discutido anteriormente, podem ser usados dispositivos de assistência ventricular como terapia temporária até o transplante ou como terapia sustentada.

Causas não Emergenciais de Dor Torácica

Várias causas de desconforto e dor torácica não são emergenciais nem potencialmente fatais. As causas neurológicas de desconforto torácico incluem neuropatias, herpes-zóster e neuralgia pós-herpética. As muitas causas respiratórias de desconforto torácico incluem pneumonia, pleurisia, tumor no pulmão e pneumomediastino, entre outros. As causas musculoesqueléticas de dor torácica são provavelmente as causas não emergenciais mais comuns dessa queixa e incluem inflamação das articulações da parede torácica (costocondrite), incluindo a doença conhecida como síndrome de Tietze. A maioria das condições pode ser diferenciada pela causa e pela descrição da dor. O tratamento é de suporte e descobrir a causa da dor exige testes que não são feitos rotineiramente em uma ambulância. Os testes diagnósticos costumam ser feitos depois da liberação do setor de emergência após terem sido descartadas as causas graves potencialmente fatais.

Síndrome do Desfiladeiro Torácico

A síndrome do desfiladeiro torácico envolve uma compressão do plexo braquial (nervos que passam do pescoço para os braços) e/ou de veia ou artéria subclávia por grupos musculares no tórax, no dorso ou no pescoço. Quando há compressão, esses nervos causarão desconforto torácico diferente da SCA pelo fato de haver associação com mudanças na posição.

Fisiopatologia

Na síndrome do desfiladeiro torácico, as raízes nervosas de C8 e T1 costumam ser afetadas, produzindo dor e formigamento na área de distribuição do nervo ulnar (parte inferior do braço), ou são afetadas as raízes nervosas de C5, C6 e C7, com dor referida para pescoço, orelha, parte superior do tórax, parte superior do dorso e porção externa do braço. As pessoas com mais chances de ter síndrome do desfiladeiro torácico são aquelas com lesões cervicais por colisão de veículos automotivos e aqueles que usam computadores em posturas não ergonômicas por períodos prolongados. Atletas jovens (como nadadores, jogadores de voleibol e arremessadores de beisebol) e músicos também podem ter a síndrome do desfiladeiro torácico, mas com frequência significativamente menor.

Sinais e Sintomas

Os sinais e sintomas podem incluir:

- Dormência e formigamento nas mãos, nos braços ou nos dedos
- Descoloração das extremidades por má circulação
- Dor no pescoço, nos ombros ou nos braços
- Fraqueza nas mãos ou nos braços

Diagnóstico Diferencial

Um teste físico que pode levar a esse diagnóstico é chamado de *teste de estresse com braço elevado*. Solicita-se ao o paciente elevar os braços a 90 graus enquanto estiver sentado, com os cotovelos em flexão de 90 graus. Com os ombros para trás, o paciente abre e fecha ambos os punhos lentamente por cerca de 3 minutos, descrevendo os sintomas. Um teste que indica a síndrome do desfiladeiro torácico produz queixas de sensação de peso no braço envolvido, dormência gradual da mão e dor progressiva no braço e na parte superior do ombro. É comum ver o paciente baixar a mão devido à dor crescente. O braço e a mão envolvidos também podem ter alterações circulatórias.

Tratamento

Em geral, alongamentos, prática de postura adequada e tratamentos como fisioterapia, massagem e quiropraxia resolverão a dor da síndrome do desfiladeiro torácico. As injeções de cortisona e Botox (toxina botulínica A) diminuem os sintomas durante o curso do tratamento. Porém, o processo de recuperação é longo e é possível que alguns dias de má postura levem a recaídas. Cerca de 10 a 15% dos pacientes são submetidos à descompressão cirúrgica se a dor não for aliviada com 6 a 12 meses de terapia.

Herpes-zóster

O vírus da varicela-zóster é o agente primário da catapora e do herpes-zóster, também chamado de "cobreiro" (ver Capítulo 8 para mais informações sobre essa condição).

Fisiopatologia

O herpes-zóster resulta do vírus da varicela-zóster adormecido no organismo após um caso de catapora e que, mais tarde, é reativado em um dermátomo de nervo craniano ou espinal. O herpes-zóster pode causar desconforto ou dor torácica antes, durante ou após o desenvolvimento da erupção cutânea característica. Os pacientes imunocomprometidos pelo vírus da imunodeficiência humana (HIV) ou que recebem quimioterapia têm maior risco de surtos de herpes-zóster.

Sinais e Sintomas

Diferentemente da dor do IAM, a dor do herpes-zóster é descrita como queimação que geralmente precede a erupção cutânea em vários dias. A dor pode persistir por vários meses após o desaparecimento da erupção cutânea, como no caso da neuralgia pós-herpética. A dor e a erupção cutânea ocorrem comumente no torso, mas podem surgir na face, nos olhos ou em outras partes do corpo. Primeiro, a erupção cutânea é parecida com uma urticária, mas diferentemente desta, tem tendência a acompanhar dermatomos em um lado do corpo, aparecendo em um padrão tipo cinto sem cruzar a linha média. Mais tarde, a erupção forma pequenas bolhas cheias de líquido. O paciente pode desenvolver febre e mal-estar geral. As bolhas dolorosas acabam ficando turvas ou escurecidas à medida que se enchem de sangue, formam crostas em 7 a 10 dias e costumam desaparecer depois disso. O contato direto com a erupção pode disseminar o vírus para uma pessoa que nunca tenha tido catapora. Até que a erupção tenha desenvolvido crostas, a pessoa é considerada contagiosa. Uma pessoa não é contagiosa antes do aparecimento das bolhas ou durante a neuralgia pós-herpética (dor após o desaparecimento da erupção). A dor pode persistir muito após a resolução da erupção e pode ser suficientemente intensa para requerer medicamentos para o alívio.

Diagnóstico Diferencial

O diagnóstico é fácil se a erupção estiver presente: o herpes-zóster é a única erupção cutânea que se segue a um dermátomo e é limitada a um lado do corpo. Se não houver erupção cutânea, como no caso da neuralgia pós-herpética, pode haver necessidade de exames de sangue para o diagnóstico definitivo.

Tratamento

O herpes-zóster costuma ser tratado com antivirais orais, que quais são mais efetivos quando iniciados dentro de 72 horas após o início da erupção. A adição de um corticosteroide oral pode oferecer benefício modesto na redução da dor do herpes-zóster e da incidência de neuralgia pós-herpética. Os pacientes com neuralgia pós-herpética podem necessitar de narcóticos para o controle adequado da dor.

Causas Musculoesqueléticas de Dor Torácica

Conforme descrito na seção de avaliação, o arcabouço torácico é formado por estruturas musculoesqueléticas e pode ser uma causa somática de dor torácica. Estiramento muscular, costocondrite e dor inespecífica da parede torácica costumam ser bem definidos pelo paciente como agudos ou constantes. Devem-se descartar todas as outras causas de dor torácica antes de decidir por esse diagnóstico. Como em outros casos de inflamação, o uso de AINEs, terapia de calor ou frio e repouso são as táticas mais comuns para o tratamento.

Outras Causas Pulmonares de Dor Torácica

As principais causas respiratórias de desconforto torácico incluem pneumonite, pleurisia, tumor pulmonar e pneumomediastino, entre outros. Ver Capítulo 2 para uma revisão aprofundada dessas e de outras condições respiratórias responsáveis por desconforto torácico.

Pneumonite

Pneumonite refere-se a qualquer inflamação do tecido pulmonar e pode ser causada por uma variedade de condições, incluindo pneumonia, bronquite e aspiração. Tosse produtiva e dificuldade para respirar são os sintomas mais comuns de pneumonite. Pode ocorrer febre no caso de infecção, e a tosse pode gerar sensação de queimação. Fadiga e mal-estar também podem acompanhar a pneumonite. O manejo costuma ser de suporte e visa encontrar a causa. O tratamento pode ser a prevenção de fatores desencadeantes ou pode incluir medicamentos como os antibióticos intravenosos. Se o paciente apresentar falta de ar, administrar oxigênio para manter a saturação acima de 94%. Deve ser estabelecido um acesso intravenoso e aplicado um monitor cardíaco. O paciente é colocado em posição de maior conforto. São obtidos hemograma completo, bioquímica e radiografia de tórax para confirmar ou descartar pneumonia.

Pleurisia

Pleurisia é o termo mais utilizado para referir-se à respiração dolorosa e deve alertar o profissional para conduzir uma avaliação abrangente a fim de encontrar a causa da dor. A dor pleurítica costuma aumentar com a respiração e resulta da inflamação da pleura parietal e visceral que reveste a parede torácica e os pulmões, um processo patológico descrito anteriormente neste capítulo e discutido em detalhes no Capítulo 2. À medida que o paciente respira, as pleuras inflamadas atritam uma contra a outra, causando dor aguda que aumenta na inspiração. Pode haver febre e tosse, tornando difícil diferenciá-la da pneumonia. Um possível sinal de diferenciação inclui o som áspero e arranhado ouvido com um estetoscópio quando as pleuras se atritam, conhecido como "atrito pleural". Quando o paciente faz inspiração profunda, costuma soar como couro esticando.

Uma radiografia de tórax pode mostrar ar ou líquido no espaço pleural. Ela também pode mostrar a causa da pleurisia (p. ex., pneumonia, fratura costal, tumor de pulmão). Se houver quantidade significativa de líquido, pode ser necessária remoção com toracocentese no ambiente hospitalar. O líquido coletado será testado para determinar sua origem; o líquido pode acumular-se devido a câncer ou doença do tecido pulmonar.

Paracetamol e AINEs podem ser usados para a dor, e um antitussígeno à base de codeína também pode ser administrado. O tratamento costuma ser de suporte e visa encontrar a causa. Conforme discutido anteriormente, as causas potencialmente fatais de dor torácica cardíaca já devem ter sido descartadas.

Considerações Especiais

Pacientes Idosos

O paciente idoso pode apresentar SCA, mas os sintomas podem não ser aparentes. Fraqueza ou IAM silencioso (sem sinais e sintomas) é comum, portanto, um alto índice de suspeição deve ser mantido. As pessoas idosas podem fazer uso de medicamentos (p. ex., betabloqueadores) que reduzem sua capacidade de compensar o comprometimento hemodinâmico. Deve-se estar preparado para abordar esses problemas. Muitos pacientes idosos têm múltiplos problemas clínicos que podem dificultar o diagnóstico e o tratamento.

Pacientes Bariátricos

Devido à redução na mobilidade em pessoas obesas, coágulos nas pernas podem contribuir para embolia pulmonar. A queixa de dor torácica pode ser alterada devido à distribuição dos nervos nos tecidos do torso. O aumento da carga de trabalho do miocárdio coloca os pacientes obesos em alto risco para SCA. Além disso, o diabetes é mais comum e pode contribuir para problemas cardiovasculares. Podem ocorrer desequilíbrios eletrolíticos após a cirurgia bariátrica, resultando em arritmias como causa de desconforto torácico em pacientes bariátricos.

Pacientes Obstétricas

Uma EP deve estar no topo da lista de diagnósticos suspeitos ao avaliar uma gestante. Essa condição pode ser causada pelo estado de hipercoagulação e pelo potencial para desenvolvimento de coágulos sanguíneos. A gestação também aumenta as demandas do sistema cardiovascular, podendo exacerbar um diagnóstico prévio ou condição não diagnosticada. A DRGE também é comum durante a gestação e pode contribuir para o desconforto torácico. Considerar o transporte para uma instituição que cuide de pacientes obstétricas de alto risco. A miocardiopatia pós-parto pode resultar em sintomas de insuficiência cardíaca congestiva moderada a grave associados a alta mortalidade.

Integrando as Informações

O cuidado de um paciente com dor torácica começa com a observação inicial. O objetivo imediato é determinar se o paciente está doente ou não. A primeira impressão deve dizer se há tempo para continuar a avaliação ou se é necessário interceder imediatamente. Em primeiro lugar, deve-se avaliar o paciente para diagnósticos críticos ou emergenciais. Os diagnósticos potencialmente fatais requerem tratamento imediato. São incluídos sons respiratórios para descartar pneumotórax hipertensivo e ICC e, em seguida, descartar possível SCA. Um ECG de 12 derivações é obtido e não se deve retardar o tratamento com ácido acetilsalicílico, oxigênio ou nitroglicerina. Verifica-se a pressão arterial e os pulsos do paciente em ambas as extremidades superiores em comparação às extremidades inferiores ao considerar uma dissecção aórtica. Frequentemente, a pista de uma ruptura esofágica, EP ou outra ameaça à vida é revelada durante a anamnese, que deve ser obtida para excluir esses diagnósticos conforme o tempo disponível.

Na instituição de destino, são realizadas radiografias de tórax, exames laboratoriais e TC conforme o tempo permitir. Para confirmar ou descartar a possibilidade de condições a incluir no diagnóstico diferencial, utilizam-se ferramentas como as mnemônicas SAMPLER e OPQRST, os achados do exame físico e os resultados dos exames laboratoriais. Se a condição do paciente for instável ou deteriorar, verificam-se a via aérea, a respiração e a circulação enquanto se trabalha o processo de avaliação AMLS do paciente. As ameaças imediatas à vida têm precedência em relação a todo o restante. Após elas serem descartadas, progredir para outras causas de dor torácica, mas considerar que as queixas iniciais de desconforto torácico podem ser vagas. A reavaliação contínua é fundamental para detectar ameaças à vida.

A doença cardíaca é a principal causa de morte em homens e mulheres nos Estados Unidos. Mais de 600 mil americanos morrem de doenças cardíacas a cada ano e aproximadamente metade morre durante os primeiros minutos e horas após o início dos sintomas. A criação dos primeiros programas de paramédicos deve muito às primeiras iniciativas para combater as mortes causadas pelos efeitos das doenças cardíacas, fornecendo um novo socorrista não médico altamente qualificado em campo. Os socorristas pré-hospitalares devem ser capazes de reconhecer rapidamente a queixa principal com alto risco de dor torácica ou equivalentes anginosos e manejar cada condição de maneira adequada.

SOLUÇÃO DO CENÁRIO

- Os diagnósticos diferenciais podem incluir miocardite, pneumonia, embolia pulmonar, síndrome coronariana aguda, colecistite e pericardite.
- Para refinar o diagnóstico diferencial, deve-se completar a anamnese da doença atual e pregressa; obter uma anamnese mais abrangente da doença atual; realizar um exame físico que inclua avaliação dos sinais vitais e avaliação dos sons cardíacos e respiratórios, avaliação de veias jugulares, monitoramento de ECG de 12 derivações, SpO_2, capnografia e análise da glicose sanguínea.
- A paciente tem sinais que podem indicar síndrome coronariana aguda, infecção ou insuficiência cardíaca. Administrar oxigênio se houver indicação. Estabelecer acesso vascular. Monitorar o ECG e obter ECG de 12 derivações. O tratamento final vai depender do restante dos achados de sua avaliação. Se houver suspeita de síndrome coronariana aguda, tratar a paciente com ácido acetilsalicílico, nitroglicerina e morfina. Se a paciente apresentar sinais de insuficiência cardíaca congestiva sem choque, tratar com pressão positiva contínua na via aérea e nitroglicerina. Se o exame da paciente apontar para colecistite, tratar a dor. Se a paciente apresentar cetoacidose diabética, administrar um grande volume de líquidos intravenosos. Transportar a paciente para a instituição de saúde adequada mais próxima.

RESUMO

- A prática de avaliação padronizada do paciente com dor torácica deve incluir a pesquisa de causas potencialmente fatais e seu tratamento adequado – mesmo na avaliação primária. No paciente com via aérea pérvia, é importante avaliar os sons respiratórios e pesquisar sinais de choque.
- As causas potencialmente fatais de dor torácica geralmente incluem doenças que produzem dor torácica e aumento do esforço respiratório ou dor torácica com alteração dos sinais vitais (ou uma combinação de ambos).
- Os protocolos padronizados para dor torácica incluem o uso de oxigênio, acesso vascular, aplicação de monitores, ECG, radiografia de tórax e exames laboratoriais. Os profissionais de saúde devem triar o paciente para recursos adicionais (cateterismo cardíaco em um centro cardiológico especializado) e transportá-lo para centros especializados no início do processo.
- As causas não potencialmente fatais de dor torácica podem surgir de diversos sistemas orgânicos, incluindo os sistemas cardiovascular, respiratório, gastrintestinal, imunológico, cardíaco estrutural, neurológico e musculoesquelético.

Termos-chave

angina estável Sintomas de dor torácica, falta de ar ou outros sintomas equivalentes que ocorrem de maneira previsível com os esforços, mas melhoram com o repouso, sugerindo a presença de uma lesão coronariana fixa que impede a perfusão adequada com a demanda aumentada.

angina instável (AI) Angina com aumento da frequência, da intensidade ou que ocorre com exercício menos intenso que a linha de base. Sugere o estreitamento de uma lesão estática, causando aumento da limitação do fluxo sanguíneo coronariano com o aumento da demanda.

embolia pulmonar (EP) Bloqueio súbito de uma artéria pulmonar por um coágulo sanguíneo, geralmente originado de uma veia profunda nas pernas ou na pelve, o qual emboliza e se desloca até a artéria pulmonar, onde se aloja. Os sintomas incluem taquicardia, hipóxia e hipotensão.

infarto agudo do miocárdio (IAM) Popularmente conhecido como "ataque cardíaco", o IAM ocorre quando o suprimento de sangue para uma parte do coração é interrompido, causando a morte das células cardíacas. É mais comumente decorrente de bloqueio de uma artéria coronária após a ruptura de uma placa dentro da parede de uma artéria. A isquemia resultante e redução do suprimento de oxigênio, se não for tratada, pode causar dano e/ou morte do tecido muscular cardíaco.

infarto agudo do miocárdio com elevação do segmento ST (IAMEST) Sintomas anginosos em repouso que resultam em necrose miocárdica conforme identificado por elevação de biomarcadores cardíacos com elevação do segmento ST no ECG de 12 derivações. Esses ataques levam a um risco substancial de morte e incapacidade e exigem uma resposta rápida para um sistema voltado à terapia de reperfusão.

infarto agudo do miocárdio sem elevação do segmento ST (IAMSEST) Tipo de IAM causado por bloqueio do suprimento sanguíneo e que causa infarto não transmural em uma região do coração. Não há elevação do segmento ST no eletrocardiograma (ECG), mas há outros sinais clínicos de IAM. É diagnosticado com base em exames laboratoriais positivos para enzimas cardíacas e outros produtos de dano e morte miocárdica.

isquemia Restrição na oferta de oxigênio e nutrientes para o músculo causada por obstrução física do fluxo sanguíneo, aumento na demanda tecidual ou hipóxia, levando a dano ou disfunção tecidual.

pericardite Condição em que o tecido que circunda o coração (pericárdio) fica inflamado. Pode ser causada por diversos fatores, mas é mais comumente relacionada com uma infecção viral. O acompanhamento por disfunção cardíaca ou sinais de insuficiência cardíaca congestiva (ICC) sugere uma miocardite mais grave ou o envolvimento do músculo cardíaco.

pleura Uma membrana fina que envolve e protege os pulmões (visceral) e reveste a cavidade torácica (parietal).

pneumotórax hipertensivo Condição potencialmente fatal que resulta de piora progressiva de um pneumotórax simples, o acúmulo de ar sob pressão no espaço pleural. Pode levar à restrição progressiva do retorno venoso, o que reduz a pré-carga e causa hipotensão sistêmica.

pulso paradoxal Exagero da redução inspiratória normal da pressão arterial sistólica, definido como queda inspiratória na pressão arterial sistólica maior que 10 mmHg.

síndrome coronariana aguda (SCA) Termo abrangente que engloba qualquer grupo de sintomas clínicos consistentes com isquemia miocárdica aguda (dor torácica por suprimento insuficiente de sangue para o músculo cardíaco que resulta de doença arterial coronariana). A SCA cobre condições clínicas incluindo angina, angina instável, infarto agudo do miocárdio com elevação do segmento ST (IAMEST) e infarto agudo do miocárdio sem elevação do segmento ST (IAMSEST).

tamponamento cardíaco Também chamado de "tamponamento pericárdico", trata-se de emergência médica em que há acúmulo de líquido no pericárdio (o saco que envolve o coração). Se a quantidade de líquido aumentar lentamente (como no hipotireoidismo), o saco pericárdico pode expandir-se e conter 1 litro ou mais de líquido antes que ocorra o tamponamento. Se o líquido aumentar rapidamente (como pode ocorrer após trauma ou ruptura cardíaca), uma quantidade de apenas 100 mL pode causar tamponamento.

Bibliografia

Adam A, Dixon AK, Grainger RG, et al: *Grainger and Allison's diagnostic radiology,* ed 5. Philadelphia, PA, 2008, Churchill Livingstone.

Aehlert B: *Paramedic practice today: above and beyond.* Burlington, MA, 2011, Jones & Bartlett Learning.

Aghababian R: *Essentials of emergency medicine,* ed 2. Sudbury, MA, 2011, Jones & Bartlett Learning.

Akula R, Hasan SP, Alhassen M, et al.: Right-sided EKG in pulmonary embolism. *J Natl Med Assoc.* 95:714–717, 2003.

American Academy of Orthopaedic Surgeons: *Nancy Caroline's emergency care in the streets*, ed 8. Burlington, MA, 2018, Jones & Bartlett Learning.

American Heart Association: *2010 AHA guidelines for CPR and ECC*, Dallas, TX, 2010, American Heart Association.

American Heart Association: *ACLS for experienced providers*. Dallas, TX, 2013, American Heart Association.

American Heart Association: *Atherosclerosis*. http://www.heart.org/HEARTORG/Conditions/Cholesterol/WhyCholesterolMatters/Atherosclerosis_UCM_305564_Article.jsp, reviewed April 30, 2017.

American Heart Association: *Classes of heart failure*. https://www.heart.org/en/health-topics/heart-failure/what-is-heart-failure/classes-of-heart-failure, reviewed May 31, 2017.

Anderson JL, Adams CD, Antman EM, et al.: 2012 ACCF/AHA focused update incorporated into the ACCF/AHA 2007 guidelines for the management of patients with unstable angina/non-ST-elevation myocardial infarction: A report of the American College of Cardiology Foundation/American Heart Association Task Force on Practice Guidelines. *Circulation*. 127(23): e663–e828, 2013.

Black JM, Hokanson Hawks J: *Medical-surgical nursing*, ed 8. Philadelphia, PA, 2009, Saunders.

Bledsoe BE, Anderson E, Hodnick R, et al.: Low-fractional oxygen concentration continuous positive airway pressure is effective in the prehospital setting. *Prehospital Emergency Care*. 16(2):217–221, 2012.

Boulson L, Bouferrache K, Vieillard Baron A. Cardiac tamponade, *Curr Opin Crit Care*. 17(5):416–424, 2011.

Braunwald E: *Heart disease: A textbook of cardiovascular medicine*, ed 4. Philadelphia, PA, 1992, WB Saunders.

Damodaran S: Cocaine and beta-blockers: The paradigm. *Eur J Intern Med*. 21(2):84–86, 2010.

Dorland's illustrated medical dictionary. Philadelphia, PA, 2007, Saunders.

Ferrari R, Guardigli G, Ceconi C: Secondary prevention of CAD with ACE inhibitors: A struggle between life and death of the endothelium. *Cardiovasc Drugs Ther*. 24(4):331–339, 2010.

Field J: *Advanced cardiac life support provider manual*. Dallas, TX, 2006, American Heart Association.

Field J, Hazinski M, Gilmore D: *Handbook of ECC for healthcare providers*. Dallas, TX, 2008, American Heart Association.

Frownfelter D, Dean E: *Cardiovascular and pulmonary physical therapy*, ed 4. St. Louis, MO, 2006, Mosby.

Go AS, Mozaffarian D, Roger VL, et al.: Heart disease and stroke statistics—2013 update: A report from the American Heart Association. *Circulation*. 127(1):e6–e245, 2013.

Goldman L, Ausiello D: *Cecil medicine*, ed 23. Philadelphia, PA, 2007, Saunders.

Haji SA, Movahed A: Right ventricular infarction: Diagnosis and treatment. *Clin Cardiol (Hoboken)*. 23(7):473–482, 2000.

Herlitz J, Bång A, Omerovic E, et al.: Is pre-hospital treatment of chest pain optimal in acute coronary syndrome? The relief of both pain and anxiety is needed. *Int J Cardiol*. 149(2):147–151, 2011.

Hiratzka LF, Bakris GL, Beckman JA, et al.: 2010 ACCF/AHA/AATS/ACR/ASA/SCA/SCAI/SIR/STS/SVM guidelines for the diagnosis and management of patients with thoracic aortic disease: A report of the American College of Cardiology Foundation/American Heart Association Task Force on Practice Guidelines, American Association for Thoracic Surgery, American College of Radiology, American Stroke Association, Society of Cardiovascular Anesthesiologists, Society for Cardiovascular Angiography and Interventions, Society of Interventional Radiology, Society of Thoracic Surgeons, and Society for Vascular Medicine. *Circulation*. 121(13):e266–e369, 2010.

Ikematsu Y: Incidence and characteristics of dysphoria in patients with cardiac tamponade. *Heart Lung: J Crit Care*. 36(6):440–449, 2007.

Johnson D, Ed: The pericardium. In Standring S, et al., Eds: *Gray's anatomy*. St. Louis, MO, 2005, Mosby.

Lange RA, Cigarroa RG, Yancy CW Jr, et al.: Cocaine-induced coronary-artery vasoconstriction. *N Engl J Med*. 321:1557–1562, 1989.

Manfrini O, Morrell C, Das R, et al.: Management of acute coronary events study: Effects of angiotensin-converting enzyme inhibitors and beta blockers on clinical outcomes in patients with and without coronary artery obstructions at angiography (from a register-based cohort study on acute coronary syndromes). *Am J Cardiol*. 113(10):1628–1633, 2014.

Marx JA, Hockberger RS, Walls RM, et al.: *Rosen's emergency medicine: Concepts and clinical practice*, ed 6. St. Louis, MO, 2006, Mosby.

O'Connor RE, Ali Al AS, Brady WJ, et al.: Part 9: Acute Coronary Syndromes: 2015 American Heart Association Guidelines Update for Cardiopulmonary Resuscitation and Emergency Cardiovascular Care. *Circulation*. 132 (18 Suppl 2), S483–S500, 2015.

O'Gara PT, Kushner FG, Ascheim DD, et al.: ACCF/AHA guideline: 2013 ACCF/AHA guideline for the management of ST-elevation myocardial infarction. *Circulation*. 127:e362–e422, 2013.

Parikh R, Kadowitz PJ: A review of current therapies used in the treatment of congestive heart failure. *Expert Rev Cardiovasc Ther*. 11(9):1171–1178, 2013.

National Association of Emergency Medical Technicians. *PHTLS: Prehospital Trauma Life Support*, ed 9. Burlington, MA, 2019, Public Safety Group.

Rezaie S: The Death of MONA in ACS: Part I – Morphine. *REBEL EM*. https://rebelem.com/the-death-of-mona-in-acs-part-i-morphine/, November 5, 2017.

Rezaie S: The Death of MONA in ACS: Part II – Oxygen. REBEL EM. Ahttps://rebelem.com/death-mona-acs-part-ii-oxygen/, November 5, 2017.

Rezaie S: The Death of MONA in ACS: Part III – Nitroglycerin. *REBEL EM*. https://rebelem.com/death-mona-acs-part-iii-nitroglycerin/, November 5, 2017.

Rezaie S: The Death of MONA in ACS: Part IV – Aspirin. *REBEL EM*. https://rebelem.com/death-mona-acs-part-iv-aspirin/, November 5, 2017.

Story L: *Pathophysiology: A practical approach*, ed 2. Burlington, MA, 2015, Jones & Bartlett Learning.

Torres-Macho J, Mancebo-Plaza AB, Crespo-Gimenez A, et al: Clinical features of patients inappropriately undiagnosed of pulmonary embolism, *Am J Emerg Med*. 31(12):1646–1650.

Urden L, Stacy K, Lough M: *Critical care nursing: Diagnosis and management*, ed 6. St. Louis, MO, 2010, Mosby.

U.S. Department of Transportation: *National emergency medical services education standards: Paramedic instructional guidelines*. Washington, DC, 2010, U.S. Department of Transportation.

U.S. Department of Transportation: *National EMS education standards: Paramedic*. Washington, DC, 2010, U.S. Department of Transportation.

Weitzenblum E: Chronic cor pulmonale. *Heart*. 89(2):225–230, 2003.

Williams B, Boyle M, Robertson N, et al.: When pressure is positive: A literature review of the prehospital use of continuous positive airway pressure. *Prehosp Disaster Med*. 28: 52–60, 2012.

Wilson SF, Thompson JM: *Mosby's clinical nursing series. Respiratory disorders*. St. Louis, MO, 1990, Mosby.

Questões de Revisão do Capítulo

1. Você está atendendo uma mulher de 44 anos com dor torácica. O ECG de 12 derivações mostra elevação nas derivações II, III e aVF. Você deve:
   a. administrar 0,5 mg de nitroglicerina.
   b. administrar 1-5 mg de morfina.
   c. realizar um ECG posterior de 12 derivações.
   d. realizar um ECG de 12 derivações do lado direito.

2. A ruptura esofágica também é chamada de:
   a. Síndrome de Boerhaave
   b. Colecistite
   c. Varizes esofágicas
   d. Síndrome de Cushing

3. Você está atendendo um homem de 73 anos que está relatando dor torácica e falta de ar. Qual das alternativas a seguir apoiaria seu diagnóstico de insuficiência cardíaca congestiva do lado direito?
   a. História de uso de medicamentos anticoagulantes
   b. Evidência de edema podálico
   c. O pai do paciente morreu de ataque cardíaco.
   d. O paciente tem história de asma.

4. Os critérios de Sgarbossa são úteis na determinação de infarto agudo do miocárdio na presença de:
   a. bloqueio de ramo direito.
   b. bloqueio de ramo esquerdo.
   c. fibrilação atrial
   d. *flutter* atrial.

5. Você está atendendo um paciente que não responde. O paciente não tem pulso e tem um dispositivo de assistência ventricular esquerda (DAVE) Você deve:
   a. iniciar as compressões torácicas.
   b. administrar 1 L de solução salina normal.
   c. entrar em contato com o responsável do DAVE.
   d. substituir as baterias do DAVE.

6. A administração de oxigênio em um paciente que está com IAMEST sem hipóxia:
   a. melhora os resultados ao reperfundir o músculo cardíaco.
   b. leva à vasoconstrição e redução do fluxo sanguíneo para o coração.
   c. acalma o paciente e deve ser realizada em pacientes com dor torácica.
   d. é usada para tratar a dor naqueles que sofrem de dor torácica.

7. Você está atendendo uma mulher de 58 anos que está relatando dor torácica com irradiação para o braço esquerdo. Tem uma elevação de ST nas derivações II, III e aV. Os sinais vitais são PA 136/98, P 99, R 20 e Sao$_2$ 98%. Você deve:
   a. administrar 1 L de solução salina normal e 324 mg de ácido acetilsalicílico (AAS).
   b. administrar 324 mg de AAS e 1 mcg/kg de fentanila.
   c. administrar 0,5 mg de atropina e 1 L de solução salina normal.
   d. administrar 6 mg de adenosina e 0,5 mg de nitroglicerina.

8. Você está atendendo um homem de 35 anos com dor torácica. O paciente relata dor há 3 dias que piora na deglutição. Você também observa que o paciente tem febre e taquicardia sinusal. A suspeita é de:
   a. IAMEST.
   b. insuficiência cardíaca congestiva.
   c. ruptura esofágica.
   d. embolia pulmonar.

9. Um homem de 40 anos tem dor torácica descrita como uma sensação de peso no peito e batimentos cardíacos acelerados na última hora. Ele confidencia que usou cocaína cerca de 15 minutos antes do início da dor. Você deve administrar um:
   a. fibrinolítico.
   b. benzodiazepínico.
   c. betabloqueador.
   d. antagonista opioide.

10. Você está atendendo uma mulher de 72 anos com história de insuficiência cardíaca congestiva. No momento, ela vem sentindo dor no peito ao subir um lance de escadas. Os sinais vitais são PA 92/60, P 88 e R 22. Qual dos achados a seguir faria você suspeitar de insuficiência cardíaca direita?
    a. Bulha cardíaca B4
    b. Distensão venosa jugular
    c. Estertores nas bases do pulmão
    d. Sons cardíacos que incluem um ruído de clique

CAPÍTULO 4

Choque

Este capítulo aborda detalhadamente a perfusão, função que falha nos pacientes em choque. O capítulo começa com uma revisão da anatomia e da fisiologia da perfusão tecidual e descreve a fisiopatologia da hipoperfusão – ou choque. Em seguida, os tipos de choque são discutidos e comparados, de modo que você o profissional reconheça a ocorrência de choque de forma geral, assim como de cada tipo em particular. A via de avaliação AMLS oferece ferramentas para a avaliação e o tratamento de emergência do choque em geral, bem como de cada tipo particular de choque.

OBJETIVOS DE APRENDIZADO

Ao término deste capítulo, você será capaz de:

- Descrever a anatomia e a fisiologia dos sistemas corporais na medida em que estão relacionados com o choque.
- Descrever a fisiopatologia do choque.
- Descrever e comparar os seguintes tipos de choque: hipovolêmico, distributivo, cardiogênico e obstrutivo.
- Identificar as características principais de cada tipo de choque.
- Avaliar achados potencialmente fatais no paciente durante as avaliações primária e secundária e ao longo do tratamento.
- Citar as maneiras efetivas de obter informações sobre alergias, medicações atualmente utilizadas, história clínica pregressa e incidente e última ingestão oral do paciente; em seguida, correlacionar essas informações com cada uma das categorias de choque.
- Descrever os exames laboratoriais e os exames diagnósticos utilizados para verificar os diagnósticos associados ao choque.
- Aplicar modalidades de tratamento adequadas para o controle, o monitoramento e os cuidados contínuos do paciente em choque.
- Formular um diagnóstico diferencial, demonstrar habilidades de raciocínio clínico e aplicar uma decisão clínica avançada nos cuidados do paciente em choque que apresenta emergência cardiovascular, respiratória ou hematológica.
- Descrever como a via de avaliação AMLS pode ser utilizada para abordar problemas encontrados durante a avaliação do paciente em choque.

CENÁRIO

Sua paciente é uma mulher de 64 anos que apresenta fraqueza generalizada e letargia. Sua avaliação revela taquipneia, taquicardia e pele fria ao toque. Seu histórico médico anterior é significativo para infecções do trato urinário frequentes, hipotireoidismo, diabetes tipo 2 e hospitalização por pneumonia há 6 meses. Recentemente, ela terminou um tratamento com antibióticos para uma infecção respiratória superior. A pressão arterial é de 76/54 mmHg, frequência cardíaca de 114 batimentos/min, respiração regular com 24 respirações/min e saturação de oxigênio de 96%.

- Qual é a sua impressão inicial?
- Com base nas informações disponíveis, quais diagnósticos diferenciais você está considerando?
- Quais informações adicionais serão necessárias para estreitar o seu diagnóstico diferencial?
- Quais as medidas iniciais que você deve tomar enquanto prossegue em sua avaliação?
- Com base nos seus achados, qual o seu diagnóstico diferencial selecionado e por quê?

O **choque** é um estado progressivo de hipoperfusão celular, no qual a disponibilidade de oxigênio não é suficiente para suprir as demandas teciduais. O choque pode ser causado quando a captação, a absorção ou o fornecimento de oxigênio falham, ou quando as células são incapazes de captar e utilizar o oxigênio fornecido para gerar energia e executar suas funções celulares. É fundamental entender que, quando ocorre choque, o corpo encontra-se em sofrimento. O choque é uma resposta disparada pelo corpo para tentar manter a pressão arterial sistólica e a perfusão cerebral durante os períodos de sofrimento fisiológico. Essa resposta do choque pode acompanhar um amplo espectro de condições clínicas que estressam o corpo, desde ataques cardíacos a infecções graves e reações alérgicas. A cada ano, nos Estados Unidos, mais de 1 milhão de pessoas chegam aos departamentos de emergência em diversos estados de choque, o que torna crítico o entendimento da fisiopatologia, da avaliação e do manejo dessa condição no seu papel como socorrista. A competência no raciocínio crítico e na tomada de decisão é uma ferramenta essencial que deve ser usada ao encontrar um paciente em choque em estado crítico. Esse processo envolve rápida avaliação, instituição de tratamento para salvar a vida e estabelecimento de diagnóstico diferencial.

Os sinais iniciais de choque podem ser sutis, e a sua progressão é insidiosa. Se não for tratado imediatamente, o choque irá provocar lesão dos órgãos vitais do corpo e, em última análise, levará à morte. O reconhecimento rápido dos sinais e sintomas do choque é uma habilidade essencial para todo socorrista. Tal processo inicia-se com o entendimento da anatomia e da fisiologia da perfusão tecidual.

Anatomia e Fisiologia da Perfusão

A palavra **perfusão** deriva do verbo em latim *perfundere*, que significa "derramar sobre". No corpo, o sangue fornece oxigênio às células à medida que as alcança através do sistema circulatório. Para manter o sangue em movimento contínuo por todo o corpo, o sistema cardiovascular necessita de três componentes principais: uma bomba funcionante (o coração), um volume adequado de líquidos (o sangue e os líquidos corporais) e um sistema de tubos intactos (os vasos sanguíneos) capazes de realizar ajustes reflexos, como constrição e dilatação, em resposta a mudanças no débito cardíaco e no volume de líquidos (**Figura 4-1**). O volume intravascular é a quantidade de sangue que circula nos vasos.

Coração

O coração é um órgão muscular em formato de cone que está situado no mediastino, posteriormente à porção inferior do esterno. Em sua localização, forma um ângulo oblíquo, com dois terços de sua massa à esquerda da linha média do corpo e um terço à direita. O coração é composto por quatro

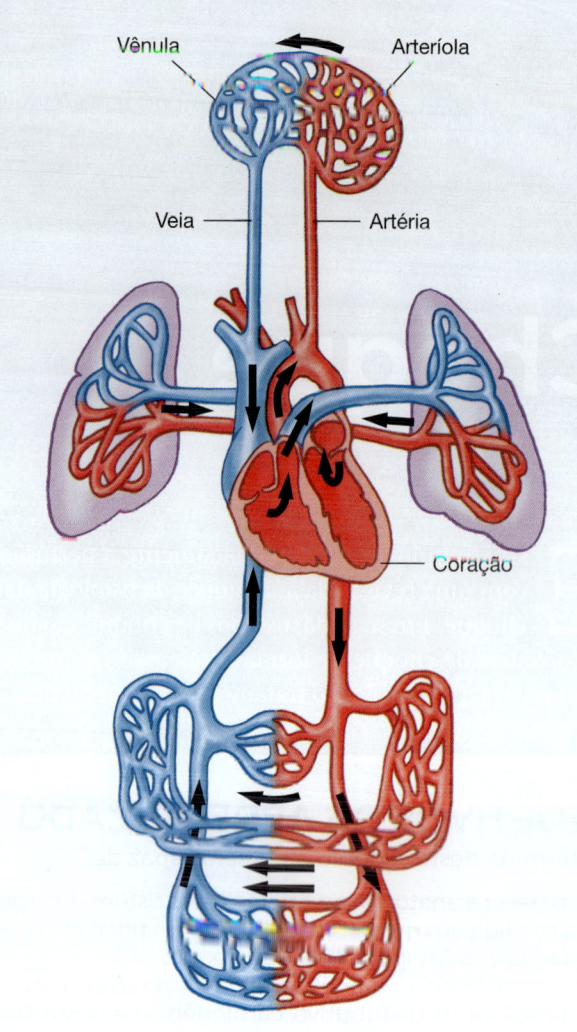

Figura 4-1 O sistema cardiovascular necessita da atuação contínua de seus três componentes: o coração (ou bomba), os vasos sanguíneos (ou recipientes) e o sangue e os líquidos corporais (ou conteúdo).

câmaras: os átrios esquerdo e direito são as câmaras superiores e estão localizados na base do coração, e os ventrículos esquerdo e direito são as câmaras inferiores e estão localizados no ápice.

Os átrios são menores do que os ventrículos, que possuem maior massa muscular. O sangue venoso entra no coração por meio do átrio direito e, em seguida, passa através da valva tricúspide para o ventrículo direito. Do ventrículo direito, o sangue viaja através da válvula pulmonar para o tronco pulmonar, que se ramifica nas artérias pulmonares esquerda e direita. Uma vez oxigenado nos pulmões, o sangue prossegue através da veia pulmonar para o átrio esquerdo. (As quatro veias pulmonares, duas para cada pulmão, são as únicas veias do corpo que transportam sangue oxigenado.) A valva mitral (bicúspide) possibilita a passagem do sangue do átrio esquerdo para o ventrículo esquerdo, onde o sangue é, então, bombeado para a aorta através da valva aórtica, distribuindo-se pelo resto do corpo.

O **ciclo cardíaco** refere-se a um batimento cardíaco completo. A sístole (contração) e a diástole (relaxamento) em todas as quatro câmaras – átrios e ventrículos – constituem os componentes do ciclo cardíaco. A contração do coração ocorre em estágios. Os ventrículos relaxam (diástole ventricular), e o sangue passa dos átrios para dentro dos ventrículos. A maior parte do enchimento ventricular ocorre passivamente. Em seguida, ocorre contração dos átrios (sístole atrial) para impelir o sangue para os ventrículos. A contração dos átrios e sua contribuição para o enchimento ventricular é chamada de pontapé atrial. Com o término da contração atrial e o fechamento das valvas atrioventriculares, os átrios relaxam (diástole atrial), e os ventrículos, muito mais fortes, contraem-se (sístole ventricular) para bombear o sangue para os pulmões e para o corpo. Em virtude de sua contratilidade, o coração é capaz de aumentar ou de diminuir o volume de sangue bombeado a cada contração, também conhecido como **volume sistólico**. O coração também pode variar a velocidade com que ele se contrai, aumentando ou diminuindo a frequência cardíaca.

Débito Cardíaco

Para que o sangue seja "derramado" por todo o corpo, ele precisa ser bombeado. No indivíduo sadio, o coração é notavelmente eficiente em sua capacidade de mover o sangue oxigenado por todo o corpo, assegurando, assim, uma perfusão adequada. O **débito cardíaco** é o volume de sangue que o coração consegue bombear por minuto e depende de vários fatores. Em primeiro lugar, o coração precisa ter força adequada, que é determinada, em grande parte, pela capacidade de contração do músculo cardíaco (**Figura 4-2**). Em segundo lugar, o coração precisa receber uma quantidade adequada de sangue para bombeá-lo. À medida que aumenta o volume de sangue que passa pelo coração, a pressão de pré-contração no coração aumenta. A pressão antes do início da contração é conhecida como **pré-carga**. A pré-carga é a tensão inicial do músculo cardíaco antes da contração, e está relacionada com o volume de sangue na câmara exatamente antes da contração. À medida que a pré-carga aumenta, o volume de sangue

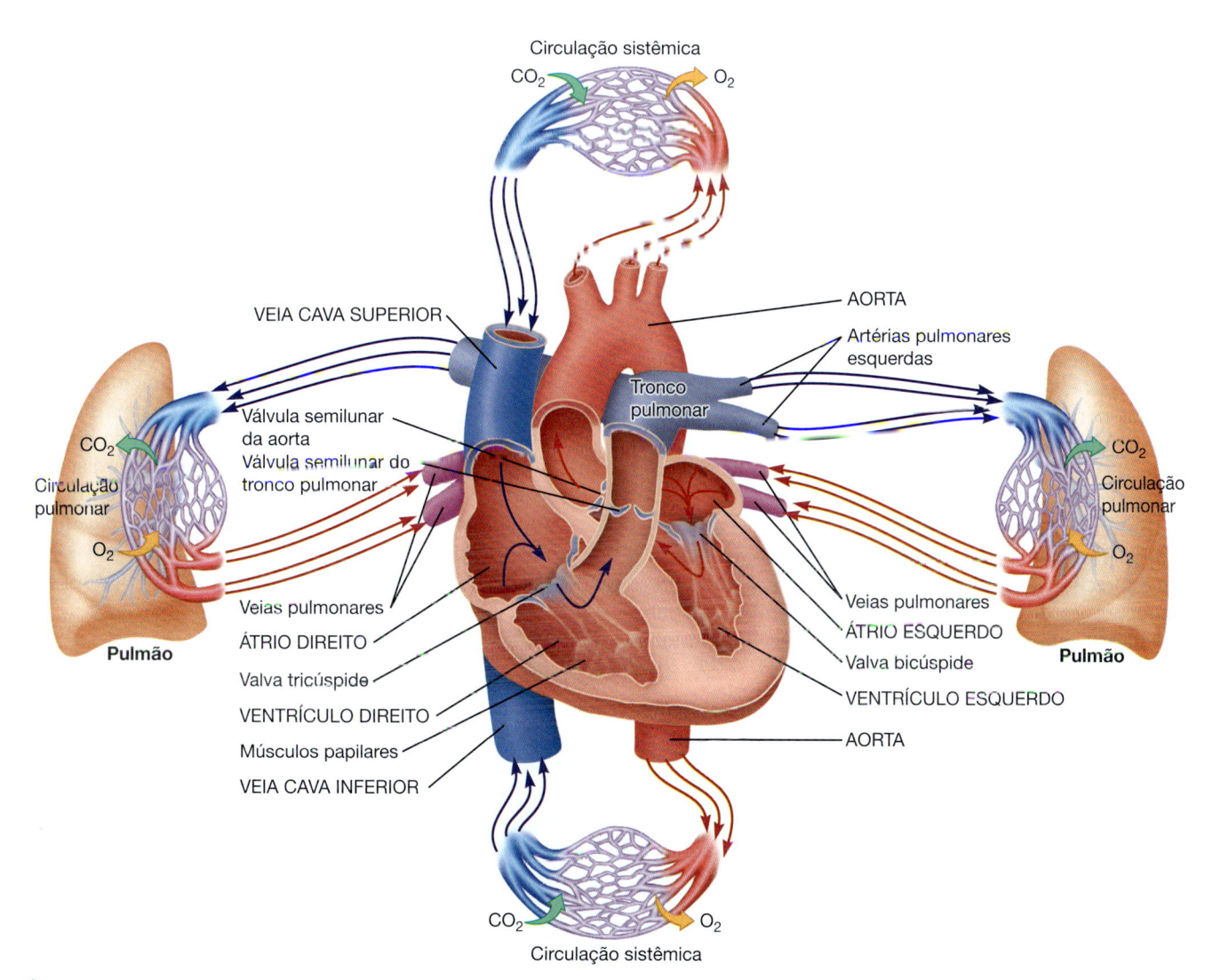

Figura 4-2 A circulação inicia no músculo cardíaco.

dentro dos ventrículos aumenta, causando o estiramento do músculo cardíaco. O aumento da força de contração com o aumento do estiramento tem um ponto máximo, e o estiramento ou o enchimento excessivo do coração pode resultar em redução da contratilidade, conforme descrito na lei de Starling. Por fim, a resistência ao fluxo na circulação periférica precisa ser adequada. A força ou resistência contra a qual o coração bombeia é conhecida como **pós-carga**.

Em geral, o débito cardíaco é expresso em litros por minuto (L/min). O débito cardíaco de um adulto saudável varia de 3 a 8 L/min, sendo a média de 5 L/min. O débito cardíaco é determinado pelo volume sistólico – o volume de sangue ejetado a cada contração cardíaca – e pela frequência cardíaca. A equação é a seguinte:

**Débito Cardíaco =
Volume sistólico × Frequência cardíaca**

O volume sistólico de um adulto saudável é, na maioria das vezes, de cerca de 70 mL; porém, a quantidade é variável, devido a diferenças fisiológicas individuais. A principal variável mecânica que afeta o volume sistólico é explicada pela lei de Starling, também conhecida como mecanismo de Frank-Starling. A lei de Starling descreve a capacidade das fibras do músculo cardíaco de sofrerem distensão e contração para regular a força da contração cardíaca. De acordo com essa lei, quanto mais o coração é distendido, mais fortemente ele irá se contrair, porém, apenas até determinado ponto. Imagine esse conceito comparando o coração a um elástico: quanto mais você esticá-lo, mais longe será o arremesso quando liberado. Quando o músculo cardíaco é distendido além de sua elasticidade ideal (como um elástico velho), a contração torna-se mais fraca e menos efetiva.

O volume sistólico também é influenciado por mecanismos neurais e endócrinos por meio de neurotransmissores. As fibras nervosas simpáticas nos nervos cardíacos liberam norepinefrina, enquanto a medula da suprarrenal libera epinefrina. Esses dois agentes adrenérgicos aumentam a força da contração cardíaca.

Um débito cardíaco inadequado constitui uma das causas de hipoperfusão. Para gerar um débito cardíaco adequado, o coração precisa ser capaz de se contrair com força suficiente, e a frequência cardíaca deve estar situada dentro de uma faixa efetiva. Os detalhes dos fatores primários de volume sistólico e débito cardíaco são os seguintes:

- *Pré-carga*. A pré-carga refere-se à distensão do tecido miocárdico pelo sangue nos ventrículos exatamente antes do início de uma contração. Você pode imaginar o conceito de pré-carga ao compará-la com a tensão criada quando a corda de um arco é puxada. Se não houver tensão suficiente sobre a corda, a flecha irá cair próximo aos pés do arqueiro. Por outro lado, uma tensão forte irá propelir a flecha até o seu alvo. No coração, a tração ou a distensão do músculo são proporcionados pelo volume de sangue que retorna ao coração e que se acumula no ventrículo antes de uma contração. De acordo com a lei de Starling, quanto maior a distensão – até determinado ponto –, mais forte será a contração cardíaca e maior será o débito cardíaco.
- *Pós-carga*. A pós-carga é a força que o sangue ejetado alcança na saída do ventrículo. Você pode imaginar a pós-carga como a pressão necessária para empurrar uma porta giratória. Se algo ou alguém estiver empurrando contra o outro lado da porta, será necessária uma maior pressão para abri-la. Na circulação sistêmica, a pós-carga é influenciada pela pressão sistólica aórtica e pela resistência vascular sistêmica. O aumento ou a diminuição da pós-carga alteram o débito cardíaco. Outro fator que afeta a pós-carga é a espessura ou a viscosidade do sangue. Quando o sangue é mais espesso, ele pode também comprometer a pós-carga, visto que é necessária maior força para movimentar o sangue espesso pelo sistema vascular.
- *Contratilidade*. Refere-se à força da contração cardíaca para determinado nível de pré-carga. A estimulação inotrópica positiva, como a proporcionada pela administração de epinefrina ou dopamina, aumenta a força e a taxa de contração. Por sua vez, essa contração mais forte irá aumentar o volume sistólico para determinado nível de pré-carga. É importante observar que, à medida que aumenta a contratilidade cardíaca, a demanda de oxigênio do coração também aumenta.
- *Sincronia*. Para um bombeamento efetivo, as contrações cardíacas precisam ser sincronizadas, de modo que o ciclo possa funcionar de maneira eficiente, os átrios possam se contrair para encher os ventrículos, e ocorra contração dos ventrículos para bombear o sangue para os pulmões e para o coração. A perda da sincronia atrioventricular – como a que ocorre durante a fibrilação atrial ou nos distúrbios de condução, como o bloqueio atrioventricular – altera a eficiência do coração como bomba. A fibrilação atrial não permite que os átrios se contraiam totalmente e bombeiem sangue para os ventrículos, causando uma diminuição na pré-carga ventricular (devido à perda do impulso atrial) e potencialmente diminuindo o débito cardíaco. Os distúrbios de condução, como o bloqueio atrioventricular, comprometem a coordenação entre os átrios e as fibras musculares ventriculares, reduzindo a eficiência das contrações, o que pode levar à diminuição do débito cardíaco.

Sistema Vascular

Trata-se de uma tubulação por onde o sangue se move pelo corpo. As artérias e as arteríolas, que compõem o sistema vascular arterial, transportam sangue oxigenado e rico em nutrientes. As veias e as vênulas, que constituem o sistema venoso, devolvem sangue desoxigenado ao coração e transportam produtos residuais que devem ser eliminados do corpo. Os capilares estabelecem uma comunicação entre o sangue e os tecidos, atuando como local de transferência de oxigênio e outros nutrientes para os tecidos e de remoção de produtos residuais dos tecidos. Os esfíncteres pré-capilares se dilatam para permitir que o sangue flua para os capilares quando os tecidos necessitam de mais oxigênio.

De fato, todas as partes do sistema vascular podem se contrair (vasoconstrição) e dilatar (vasodilatação) em resposta a diversos estímulos. As artérias e arteríolas se contraem e dilatam mais vigorosamente do que as veias e vênulas porque as paredes de seus vasos tem mais fibras musculares lisas e, portanto, são mais fortes. A pressão aumentada do sangue nas artérias em relação às veias mantém um fluxo sanguíneo rápido. Como a pressão residual é menor no sistema venoso, são necessárias válvulas para impedir o fluxo retrógrado do sangue.

Sangue

O sangue desempenha duas importantes funções: o transporte de oxigênio e de nutrientes para as células do corpo e a remoção de produtos residuais do corpo. A hemoglobina, uma proteína que contém ferro nas hemácias (ou eritrócitos, glóbulos vermelhos), transporta o oxigênio até os tecidos. O dióxido de carbono (CO_2), um dos principais produtos residuais do metabolismo, é dissolvido principalmente no plasma (embora até 25% seja transportado pela hemoglobina) e precisa ser eliminado rapidamente, visto que o seu acúmulo contribui para um estado de **acidose**.

Outros componentes do sangue incluem:

- *Leucócitos (glóbulos brancos)*: ajudam a defender o corpo contra infecções por bactérias, fungos e outros patógenos.
- *Plaquetas*: iniciam o processo da coagulação.
- *Proteínas*: desempenham várias funções, envolvendo a coagulação do sangue, a imunidade, a cicatrização de feridas e o transporte.
- *Hormônios*: controlam as funções do organismo, regulam o crescimento e o desenvolvimento e desempenham outras funções vitais.
- *Nutrientes*: nutrem as células de modo que possam funcionar adequadamente (a glicose, por exemplo, é um nutriente transportado pelo sangue para todas as células do corpo).
- *Plasma*: transporta os componentes sólidos no sangue (leucócitos, hemácias, plaquetas); é um líquido composto por cerca de 92% de água e 7% de proteína.

É necessário manter um equilíbrio entre o líquido intersticial (extracelular), que ocupa os espaços entre as células, e o líquido intracelular, que permanece dentro das células. As proteínas plasmáticas são de extrema importância na regulação do equilíbrio desses líquidos. As proteínas plasmáticas albumina e globulina são grandes e não podem atravessar facilmente os vasos. A sua presença dentro dos vasos cria uma pressão osmótica que desloca o líquido de volta à vascularização (**Figura 4-3**).

Pressão Arterial

A pressão arterial é a pressão que o sangue exerce contra a parede das artérias. A pressão arterial é geralmente controlada cuidadosamente pelo corpo, de modo que ocorra uma circulação suficiente e consistente nos vários tecidos e órgãos; também é considerada uma medida aproximada de perfusão. Para que a perfusão seja efetiva, o coração deve continuar a forçar o sangue para o sistema e os vasos arteriais devem

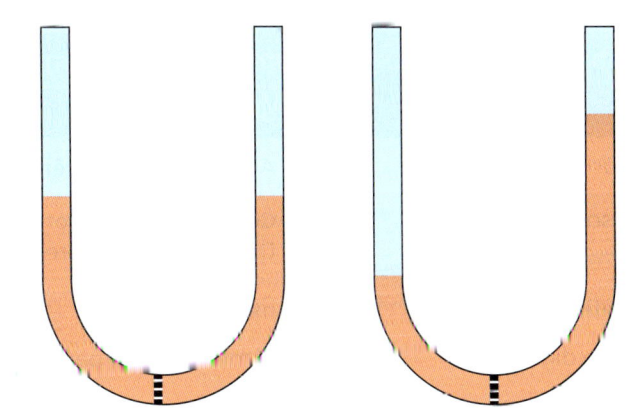

Figura 4-3 Um tubo em formato de U, no qual as duas metades são separadas por uma membrana semipermeável, contém quantidades iguais de água e partículas sólidas. Se um soluto que não pode se difundir através da membrana semipermeável for adicionado em um lado, mas não no outro, o líquido fluirá através da membrana para diluir as partículas adicionadas. A diferença de pressão na altura do fluido no tubo em U é conhecida como pressão osmótica.

manter seu tônus. Essa resistência do fluxo sanguíneo através do sistema circulatório é chamada de *resistência vascular sistêmica* e é determinada pelo grau de vasoconstrição das artérias e arteríolas distais. A vasoconstrição exerce uma força de compressão sobre o sangue, o que mantém e aumenta a pressão dentro do espaço vascular. Quando a resistência vascular sistêmica aumenta, a pressão arterial aumenta, promovendo o fluxo sanguíneo através dos leitos capilares e perfundindo efetivamente os tecidos.

À medida que os vasos diminuem de diâmetro, aumentam o atrito e a resistência. O atrito é criado à medida que o sangue, um fluido viscoso, passa ao longo das paredes vasculares e pelos vasos. As hemácias são responsáveis por grande parte da viscosidade do sangue; porém as moléculas de proteínas também contribuem. Quando a composição do sangue se modifica, ele torna-se mais ou menos viscoso. Por exemplo, a porcentagem do componente fluido do sangue, denominado *plasma*, pode aumentar ou diminuir. Se o nível de plasma cair, evidenciado por aumento do hematócrito, o sangue torna-se mais viscoso.

À medida que o volume de sangue ejetado do coração aumenta, também aumenta a pressão arterial; portanto, a pressão arterial é um indicador indireto da perfusão tecidual. A quantidade de pressão exercida contra a parede arterial, geralmente expressa em milímetros de mercúrio (mmHg), determina a pressão medida. A pressão arterial é expressa como a pressão sistólica em relação à pressão diastólica. A pressão arterial sistólica representa o volume e a pressão do sangue ejetado do ventrículo e a resposta do sistema arterial a essa ejeção. A pressão diastólica representa a pressão residual no sistema arterial após o relaxamento dos ventrículos.

A **pressão arterial média (PAM)** é geralmente considerada a medida de pressão arterial mais importante e leva em consideração a pressão arterial sistólica e a pressão arterial diastólica. A PAM é, em última análise, a pressão arterial

Tabela 4-1 Funções dos Sistemas Nervosos Simpático e Parassimpático		
	Sistema Simpático	**Sistema Parassimpático**
Músculo cardíaco	Aumento da frequência e força	Diminuição da frequência e força
Vasos sanguíneos	Constrição (receptores alfa) Dilatação (receptores beta)	Dilatação
Bronquíolos	Relaxamento (receptores beta)	Constrição
Trato digestivo	Diminuição da peristalse	Aumento da peristalse
Bexiga	Relaxamento	Contração
Pele	Sudorese	Nenhum efeito
Medula da suprarrenal	Aumento da secreção de epinefrina	Nenhum efeito

necessária para manter a perfusão do órgão; normalmente, é de aproximadamente 70 mmHg. Se a PAM cair para um valor significativamente abaixo de 70 mmHg por um longo período de tempo, ocorre isquemia dos órgãos devido à falta de perfusão. Por conseguinte, a PAM em geral precisa ser superior a 60 mmHg para assegurar a manutenção da perfusão do cérebro, das artérias coronárias e dos rins. Os pacientes podem apresentar uma PAM mais alta ou mais baixa em resposta a várias condições clínicas. Pacientes com hipertensão crônica podem necessitar de uma pressão mais alta do que a média para manter uma perfusão adequada. Existem duas fórmulas usadas para calcular a PAM, como segue:

$$PAM = \text{Pressão diastólica} + \left(\frac{1}{3} \times \text{Pressão de pulso}\right)$$

$$PAM = \frac{[\text{Pressão sistólica} + (2 \times \text{Pressão diastólica})]}{3}$$

A **pressão de pulso** é a diferença entre as pressões sistólica e diastólica. Normalmente, a pressão de pulso situa-se em torno de 40 mmHg. Alterações no débito cardíaco ou na resistência vascular são responsáveis por mudanças na pressão de pulso. A resposta do corpo ao choque hipovolêmico fornece um exemplo do efeito de cada um sobre a pressão de pulso. Uma diminuição no débito cardíaco e um aumento na resistência vascular periférica produzem um estreitamento da pressão de pulso. Com a perda de volume, a diminuição na quantidade de sangue que retorna ao coração provoca redução do débito cardíaco. O corpo responde ao ativar o sistema nervoso simpático, que secreta epinefrina. Isso provoca aumento da frequência cardíaca, da contratilidade e da vasoconstrição. O resultado consiste em elevação da pressão arterial diastólica na presença de uma pressão sistólica mais baixa, causando estreitamento da pressão de pulso. As alterações podem ser sutis e passar facilmente despercebidas. Por exemplo, a pressão arterial pode passar de 118/68 mmHg para 108/82 mmHg. Isso representa uma redução na pressão de pulso de quase 50% (50 para 26). Quando a pressão arterial é analisada de maneira isolada, o declínio da pressão de pulso pode não ser percebido; entretanto, quando a pressão de pulso é calculada, verifica-se redução significativa. Um declínio superior a 50% indica uma redução de 50% no volume sistólico. A pressão de pulso constitui um indicador útil de choque, sobretudo quando a medida é realizada repetidamente, de modo que se possa identificar o surgimento de um padrão. Como qualquer outro sinal ou sintoma, ela deve fazer parte da avaliação geral e deve ser utilizada para orientar a investigação de outros achados, de modo a confirmar o estado do paciente.

Sistema Nervoso Autônomo

A perfusão do corpo é realizada pelo sistema cardiovascular. O controle do sistema cardiovascular é uma função do sistema nervoso autônomo, que é composto por subsistemas concorrentes. Um desses subsistemas, o sistema nervoso simpático, ajuda a manter as funções corporais normais e permite ao corpo responder a ameaças que exigem reação instantânea – a denominada "resposta de luta ou fuga". Durante esses eventos, o sistema nervoso simpático desempenha um papel direto na perfusão dos tecidos ao redirecionar temporariamente o sangue das áreas não críticas, como a digestão, para o coração e o encéfalo. O outro subsistema do sistema nervoso autônomo é o sistema nervoso parassimpático, que é responsável pelo repouso e pela regeneração. A **Tabela 4-1** fornece um resumo das funções dos sistemas nervosos simpático e parassimpático.

Fisiopatologia do Choque

O choque origina-se em nível celular. As alterações celulares que ocorrem durante o choque têm impacto em todos os sistemas do corpo, incluindo os sistemas neurológico, gastrintestinal (GI) e endócrino. Os sintomas de choque são compatíveis com o grau de comprometimento metabólico resultante da perfusão inadequada, mas costumam ser semelhantes independentemente da etiologia. Em outras palavras, os mecanismos compensatórios do corpo tendem a responder da mesma forma para aumentar a perfusão de órgãos e tecidos, independentemente do tipo de choque que está presente. O choque pode resultar de débito cardíaco inadequado, diminuição da resistência vascular periférica, incapacidade das hemácias de fornecerem oxigênio aos tecidos ou qualquer combinação desses. Uma consequência adicional importante da perfusão inadequada é o acúmulo de produtos residuais, como dióxido de carbono, nos tecidos. O acúmulo desses produtos residuais perigosos leva a apoptose ou morte celular e, por fim, à morte do órgão inteiro.

As mitocôndrias são alguns dos primeiros componentes celulares a serem afetados pelo choque. O oxigênio no organismo é, em sua maior parte, consumido pelas mitocôndrias, que produzem 95% da energia aeróbica utilizada em cada sistema. Quando há depleção de oxigênio nas mitocôndrias, as células passam a apresentar metabolismo anaeróbico, que resulta em produção aumentada de lactato, criando, assim, um ambiente ácido. Um nível elevado de lactato no sangue, portanto, é um indicador de choque.

Acidose Metabólica

Durante o metabolismo celular normal da glicose, ocorre o consumo de oxigênio. Esse processo é denominado *metabolismo aeróbico*. Quando a quantidade de oxigênio presente é insuficiente, a glicose passa a ser metabolizada por uma via alternativa, que não requer oxigênio. Esse processo é denominado *metabolismo anaeróbico*. A via anaeróbica é muito menos eficiente, produz menos energia (na forma de trifosfato de adenosina [ATP]) por molécula de glicose e gera uma quantidade muito maior de produtos residuais, principalmente ácido láctico.

Quando os tecidos do corpo estão em choque devido à perfusão insuficiente de oxigênio, as células começam a produzir ácido láctico como um subproduto do metabolismo anaeróbico, resultando em acidose metabólica. Se o choque persistir, a via alternativa em algum momento não será capaz de gerar ATP suficiente devido à ineficiência do metabolismo anaeróbico. A deficiência de ATP prejudica a função da bomba de sódio-potássio, resultando no acúmulo de sódio na célula e de potássio no soro. Essas alterações nos níveis de eletrólitos podem causar mudanças nos fluidos, resultando na formação de edema dentro das células e mitocôndrias e, por fim, danificando esses componentes. As células isquêmicas também produzem radicais livres e fatores inflamatórios, aumentando o dano às células. Essas toxinas são devolvidas ao sistema circulatório quando a perfusão é restaurada, contribuindo também para o dano de outros órgãos. Se o dano for grave, ele não pode ser restaurado por nenhuma quantidade de reoxigenação e perfusão, com consequente ocorrência de morte celular (apoptose).

Três eventos podem comprometer o uso de oxigênio pelas células: a ativação da formação de coágulos, a liberação de enzimas lisossômicas e a queda do volume circulatório. Cada um desses eventos desencadeia um ciclo que prejudica progressivamente a capacidade do corpo de manter a perfusão adequada. À medida que cada estágio avança, uma resposta maior é ativada. Quando o volume circulatório do corpo fica comprometido e se o tratamento imediato não for iniciado, o corpo responde ativando outros mecanismos compensatórios.

Mecanismos Compensatórios

Quando um evento como perda de sangue, infarto do miocárdio, anafilaxia ou pneumotórax hipertensivo resulta em diminuição da perfusão, o corpo deve responder imediatamente para preservar a função dos órgãos vitais. Vários mecanismos compensatórios podem ser ativados para ajudar a manter a perfusão adequada, incluindo aumento do débito cardíaco (aumento da frequência de pulso e/ou da contratilidade), vasoconstrição para desviar o sangue para os órgãos mais vitais e aumento da ventilação-minuto. O aumento do débito cardíaco aumenta a velocidade de fornecimento de oxigênio aos tecidos. A constrição dos vasos melhora a pressão de perfusão nos tecidos mais importantes. O aumento da ventilação-minuto eleva o conteúdo de oxigênio arterial para aproveitar ao máximo a perfusão que resta nos tecidos.

Os mecanismos compensatórios são efetivos apenas até determinado ponto. Uma vez que um limiar crítico é atingido, eles não são mais capazes de compensar, e ocorre hipóxia tecidual. Nesse ponto, o "estado de choque" começa a tomar conta do corpo. Por fim, os níveis de oxigênio disponível não são suficientes para suprir as demandas de oxigênio por todo o corpo. Esta falta de oxigênio e o acúmulo de produtos residuais resultam em disfunção de múltiplos órgãos e morte.

Resposta Suprarrenal

As glândulas suprarrenais, localizadas no ápice dos rins, liberam epinefrina e norepinefrina em resposta ao choque. Esses hormônios estimulam os receptores alfa e beta no coração e nos vasos sanguíneos. A estimulação alfa 1 induz vasoconstrição e a estimulação beta 1 aumenta a frequência cardíaca e a contratilidade cardíaca (Tabela 4-2). Em geral, a distribuição dos receptores leva a uma maior constrição nos tecidos não críticos, como o tecido adiposo, a pele e os tecidos do trato digestivo. Ocorre também vasoconstrição nos rins.

Resposta Hipofisária

A adeno-hipófise libera o hormônio antidiurético (ADH, do inglês *antidiuretic hormone*) em resposta ao choque. O ADH, que é sintetizado no hipotálamo, é liberado durante o choque inicial, quando os sintomas são menos evidentes. À medida que circula para os túbulos renais distais e para os ductos coletores dos rins, o ADH provoca reabsorção de líquido. Como resultado, o volume intravascular é mantido, e ocorre diminuição do débito urinário. O ADH é também denominado *vasopressina* (em latim, *pressor* significa "pressionar"). O ADH estimula a contração do músculo liso no trato digestivo e nos vasos sanguíneos.

Tabela 4-2 Resposta Alfa-Beta ao Choque		
	Localização	Ação
Alfa 1	Arteríolas na pele, vísceras, membranas mucosas Veias Esfíncteres da bexiga	Constrição, aumento da resistência vascular sistêmica
Alfa 2	Sistema digestivo	Diminuição das secreções e da peristalse
Beta 1	Coração Rins	Aumento da frequência cardíaca, força de contração e consumo de oxigênio Liberação de renina
Beta 2	Arteríolas do coração, pulmões e músculos esqueléticos Bronquíolos	Dilatação com aumento da perfusão dos órgãos Dilatação

Ativação do Sistema Renina-Angiotensina-Aldosterona

Os rins são vitais para a manutenção da pressão arterial. Quando o fluxo sanguíneo para os rins reduz, ocorre a ativação do sistema renina-angiotensina-aldosterona (SRAA). A renina é uma enzima liberada a partir das células justaglomerulares nos rins. Ela converte o angiotensinogênio em angiotensina I (um vasodilatador), que, por sua vez, é convertida em angiotensina II (um vasoconstritor) nos pulmões pela enzima conversora da angiotensina (ECA). A angiotensina I e a angiotensina II são proteínas que estimulam a produção e a secreção de aldosterona pelo córtex da suprarrenal, causando reabsorção de sódio pelos túbulos renais. O sódio transporta a água de volta à vasculatura, em vez de excretá-la na urina, aumentando, assim, o volume vascular e a pressão arterial. A liberação de aldosterona sinaliza para o rim interromper a liberação de renina e restaurar a perfusão renal. A secreção de aldosterona também cria a sensação de sede, um dos sinais iniciais do choque.

A angiotensina II é um vasoconstritor potente, porém de vida curta. Durante o choque, ela induz a constrição dos vasos mais distantes do coração, criando uma resistência que aumenta a pós-carga cardíaca. O desvio de sangue dos órgãos menos essenciais permite um maior retorno do sangue ao coração, o que aumenta a pré-carga e melhora o débito cardíaco. Essa perfusão seletiva ocorre durante a fase isquêmica do choque. Enquanto a perfusão dos órgãos essenciais – encéfalo, coração, pulmões e fígado – está aumentada, os órgãos menos essenciais podem se tornar isquêmicos.

Progressão do Choque

O choque ocorre em três fases sucessivas – compensado, descompensado e irreversível (Tabela 4-3). A meta é reconhecer os sinais e sintomas clínicos do choque em sua fase mais inicial e começar imediatamente o tratamento antes da ocorrência de dano permanente. Para fazer isso, é preciso estar atento para os sinais sutis exibidos enquanto o corpo está compensando, instituindo um manejo agressivo (Tabela 4-4). Comece prevendo o potencial de choque com base na avaliação da cena, no mecanismo de lesão ou na natureza da lesão. À medida que a avaliação avança, você deve reconhecer os sinais de má perfusão precedendo a hipotensão, e não confiar em nenhum sinal ou sintoma isolado para determinar em que fase do choque o paciente está. A precaução nunca é demais ao tratar um paciente com choque potencial; deve-se iniciar uma avaliação rápida, com intervenção e transporte imediatos para preservar qualquer chance de sobrevivência.

As alterações do estado mental, como confusão e letargia, constituem indicadores tardios, visto que uma finalidade essencial da síndrome do choque consiste em manter o cérebro bem perfundido. Algumas vezes, pacientes "alertas" podem estar agitados ou ansiosos durante a fase compensada; porém esse estado não é considerado como um estado mental alterado.

Choque Compensado

O choque compensado refere-se ao estágio mais inicial do choque, em que o corpo ainda pode compensar a redução da perfusão. No choque compensado, o corpo responde a um insulto que causa metabolismo anaeróbico e acúmulo de ácido láctico pela liberação de mediadores químicos. Os mediadores químicos, que são liberados pelo sistema nervoso autônomo, atuam para compensar o insulto potencialmente catastrófico. Eles estimulam o sistema vascular a se contrair, fazendo a pressão arterial permanecer normal ou ligeiramente elevada. Para lidar com a necessidade de oxigênio e a acidose em desenvolvimento, o sistema aumenta a frequência e a profundidade das respirações, de modo a ajudar o corpo a obter mais oxigênio e a retirar mais dióxido de carbono. Nesse estágio do choque, o corpo tenta manter o equilíbrio acidobásico desencadeando uma alcalose respiratória (por meio da taquipneia, que libera o "ácido respiratório" [dióxido de carbono]), de modo a compensar a acidose metabólica. Essa situação pode ser visualizada na forma de redução na leitura da capnografia e níveis elevados de lactato, se essas medições forem feitas. Alguns acreditam atualmente que a produção de ácido láctico é na verdade um sinal de que os mecanismos compensatórios do corpo estão

Tabela 4-3 Estágios do Choque			
Estágio	Sinais Vitais	Sinais e Sintomas	Fisiopatologia
Compensado	Pressão arterial normal Frequência cardíaca normal a ligeiramente aumentada Taquipneia Enchimento capilar tardio Diminuição do índice de reserva compensatória	Mãos e pés frios Membranas mucosas pálidas Inquietação, ansiedade Oligúria	A vasoconstrição mantém o fluxo sanguíneo para os órgãos essenciais, porém ocorre isquemia tecidual em áreas menos essenciais
Descompensado	Diminuição da pressão arterial Taquicardia > 120 batimentos/minuto Taquipneia > 30-40 respirações/minuto Aumento da pressão de pulso	Pele mosqueada ou pálida, fria e úmida Membranas mucosas pálidas ou cianóticas Fraqueza profunda Acidose metabólica (láctica) Ansiedade Pulsos periféricos ausentes ou diminuídos	A pressão arterial diminui à medida que o tônus vascular diminui; a disfunção de todos os órgãos é iminente; ocorre metabolismo anaeróbico, causando acidose láctica
Irreversível	Hipotensão profunda	O nível de lactato pode ser > 8 mEq/L	A acidose metabólica provoca abertura dos esfíncteres pós-capilares e liberação de sangue estagnado e coagulado. O excesso de potássio e ácido causa arritmias. O dano celular é irreversível. Há liberação de radicais livres.

Tabela 4-4 Sinais de Choque Compensado versus Descompensado	
Choque Compensado	Choque Descompensado
Agitação, ansiedade, inquietação Sensação de morte iminente Pulso fraco e rápido (filiforme) Pele pegajosa (fria, úmida) Palidez com lábios cianóticos Dispneia Náuseas, vômitos Enchimento capilar tardio em lactentes e crianças Sede A pressão arterial é mantida	Estado mental alterado (resposta apenas a estímulos verbais ou ausência de resposta)* Hipotensão Respiração trabalhosa ou irregular Pulsos periféricos filiformes ou ausentes Pele de coloração cinzenta, mosqueada ou cianótica Pupilas dilatadas Diminuição do débito urinário Parada cardíaca iminente

*As alterações do estado mental constituem indicadores tardios.

funcionando, já que você ainda é capaz de produzir ácido láctico. Muito mais deve ser aprendido sobre esse processo em um futuro próximo.

Durante a fase compensada do choque, a pressão arterial é mantida. A perda de sangue no choque hemorrágico pode ser estimada em 15 a 30% nesse estágio. Ocorre também estreitamento da pressão de pulso (a diferença entre as pressões diastólica e sistólica), produzindo o pulso filiforme (pulso fino). A pressão de pulso reflete o tônus do sistema arterial e é mais indicativa de alteração da perfusão do que a pressão arterial sistólica ou diastólica isoladamente. Os pacientes que se encontram na fase compensada também apresentam resultado positivo no teste ortostático. É importante lembrar que os pacientes em choque compensado *ainda estão em choque* e devem ser tratados imediatamente. Na verdade, quanto mais agressivamente esses pacientes são tratados, melhores são os resultados esperados. É fundamental prevenir a transição para o choque descompensado.

Choque Descompensado

O próximo estágio do choque, quando a pressão arterial não é mais mantida, é denominado choque descompensado. No choque hemorrágico, ocorre choque descompensado quando o volume sanguíneo cai em mais de 30%. Os mecanismos compensatórios não são mais capazes de sustentar a progressão do evento catastrófico, e os sinais e sintomas tornam-se mais evidentes. O débito cardíaco cai drasticamente, levando a uma maior redução da pressão arterial e da função cardíaca. Os sinais e sintomas tornam-se mais evidentes à medida que o sangue é desviado para o cérebro e para o coração. Os rins respondem por meio de autorregulação de seu fluxo sanguíneo. Quando o débito cardíaco cai, as arteríolas (aferentes) que perfundem os capilares dos rins dilatam-se, enquanto ocorre constrição das arteríolas (eferentes) que deixam os capilares glomerulares. Isso possibilita a perfusão dos rins. Uma vez que ocorre queda da pressão arterial, esse processo não pode ser mantido, e observa-se grave comprometimento na perfusão dos rins. Nesse estágio, a vasoconstrição pode ter um efeito desastroso se ela persistir. As células nos tecidos não perfundidos tornam-se isquêmicas, levando a metabolismo anaeróbico e morte celular. A intervenção agressiva nesse estágio pode resultar em recuperação do paciente.

A pressão arterial pode ser o último sinal mensurável que se altera no choque. O corpo dispõe de vários mecanismos automáticos para compensar a perda inicial da perfusão e ajudar a manter a pressão arterial. Assim, no momento em que a hipotensão se desenvolve, o choque está bem estabelecido. Isso é particularmente verdadeiro no caso dos lactentes, das crianças e das mulheres grávidas, cuja pressão arterial pode ser mantida até uma perda de mais de 35 a 40% do volume sanguíneo. Para todos os pacientes hipotensos nos quais há suspeita de choque, deve-se considerar a situação como emergência, iniciar as intervenções para salvar a vida e começar o transporte em menos de 10 minutos, fornecendo reanimação com fluidos a caminho do hospital mais adequado.

Choque Irreversível (Terminal)

A última fase do choque é o choque irreversível, quando a condição progride para o estágio terminal. A pressão arterial está anormalmente baixa (nos casos típicos, ocorre perda de volume sanguíneo de 40% ou mais no choque hemorrágico). A deterioração progressiva do sistema cardiovascular, que não pode ser revertida por mecanismos compensatórios ou intervenções clínicas, resulta em falência de múltiplos órgãos. São observadas reduções potencialmente fatais do débito cardíaco, da pressão arterial e da perfusão tecidual. O sangue é desviado do fígado, dos rins e dos pulmões para manter a perfusão do coração e do cérebro. As células começam a morrer. Mesmo que a causa do choque for tratada e revertida, não é possível reparar o dano aos órgãos vitais, e o paciente pode morrer. Fornecer tratamento agressivo nessa fase geralmente não resulta em recuperação, no entanto, como as diferenças clínicas entre choque descompensado e irreversível podem não ser facilmente discernidas, deve-se fornecer tratamento agressivo a caminho de uma instituição apropriada.

Via de Avaliação AMLS ▶▶▶▶

▼ Observações Iniciais

A via de avaliação AMLS para o choque ajuda a reconhecer, avaliar e tratar o paciente em choque de maneira eficiente. O reconhecimento precoce do choque, a intervenção imediata e o transporte imediato se correlacionam diretamente com um resultado positivo para o paciente. As observações iniciais devem focar no reconhecimento da presença ou do potencial de hipoperfusão. Como o choque pode ser pronunciado ou insidioso, você pode reconhecê-lo em múltiplos pontos durante a via avaliação. O aspecto fundamental é manter um alto nível de suspeita de choque, visto que se trata de ameaça à vida, que pode progredir rapidamente.

Considerações de Segurança da Cena

A segurança da cena é fundamental na abordagem de qualquer paciente. Quando se trata de um paciente que parece estar em estado crítico, é comum esquecer a questão da segurança, de modo que se deve dispensar o tempo necessário para assegurar que a cena permaneça segura para você e todas as pessoas envolvidas.

Apresentação/Queixa Principal

As apresentações/queixas principais podem variar em pacientes em choque. Por exemplo, um paciente com sangramento GI pode se queixar de dor abdominal, enquanto um paciente com dissecção da aorta torácica pode se queixar de dor nas costas, e um paciente com pneumotórax hipertensivo pode se queixar de desconforto respiratório. Todos esses pacientes podem estar em choque, porém a apresentação principal de cada um deles é diferente. O tratamento de cada paciente prossegue gradualmente à medida que novas informações diagnósticas são obtidas. No paciente em condição, sua atenção imediata deve ser dirigida para a via aérea, a respiração e a circulação até que sejam alcançados os cuidados definitivos.

Para o paciente com suspeita de choque, é necessário determinar:

- Vejo algum sinal de ameaça à vida ao me aproximar do paciente? Há alteração do nível de consciência ou desconforto respiratório?
- A pele do paciente revela sinais de choque? Está pálida, acinzentada, diaforética, mosqueada ou com urticária?
- O ambiente sugere a possibilidade de choque? Vômito? Sangue?

Avaliação Primária

Você deve concentrar sua avaliação e a anamnese nos componentes que irão ajudar a identificar e tratar as ameaças à vida e concluir essas intervenções uma vez estabilizada a condição do paciente. Sinais e sintomas inexplicados de choque exigem transporte imediato. Garanta a oxigenação, a respiração e a circulação, mantenha uma temperatura corporal normal, monitore o estado cardíaco e realize a oximetria de pulso e a capnografia.

Nível de Consciência

Todo paciente que apresentar nível de consciência (NC) alterado ou parecer ansioso, combativo ou confuso deve ser avaliado quanto à possibilidade de hipóxia e sinais de choque. Deve-se avaliar o paciente utilizando a mnemônica AVDN e a Escala de Coma de Glasgow para ajudá-lo a determinar se o paciente está com alteração do estado mental. Considere a administração de oxigênio e avalie cuidadosamente o paciente para outros sinais de choque.

Via Aérea e Respiração

Se o paciente for incapaz de manter uma via aérea patente, você deve fornecer suporte básico à via aérea até alcançar os cuidados definitivos, independentemente de estar na cena ou durante o transporte até a instituição de destino.

Uma vez garantida a via aérea do paciente, você deve dirigir a sua atenção para melhorar a oxigenação. Lembre-se de que a saturação de oxigênio do paciente pode cair significativamente antes que os sintomas de hipóxia se tornem evidentes. Um aumento progressivo na frequência e na profundidade da respiração, que frequentemente constitui o sinal mais precoce do choque, pode ser confundido com ansiedade. O aumento do esforço respiratório deve levar também a avaliar a possibilidade de ameaça à vida. A respiração do paciente pode fornecer indícios sobre as condições subjacentes, como acidose. A prevenção e o tratamento imediato da acidose precoce podem melhorar significativamente o prognóstico do paciente. Se a frequência ventilatória estiver lenta na presença de choque, você deve suspeitar de que houve a progressão para um estágio avançado.

Circulação/Perfusão

O estado circulatório pode ser rapidamente avaliado. Iniciar com a procura de sangramento óbvio ao abordar o paciente. Vômitos ou fezes sanguinolentas devem levantar a suspeita de sangramento interno. A presença de sangue vermelho vivo nas fezes indica sangramento ativo do trato GI baixo. Fezes de coloração vermelho-escura ou preta, denominadas *melena*, ocorrem em consequência de sangramento do trato GI alto. A presença de sangue escuro ou preto nas fezes pode indicar sangramento antigo ou presença de sangue digerido. Você também pode sentir o odor do sangramento GI antes de observar qualquer evidência. Se o paciente for incapaz de falar, pergunte às pessoas o que elas testemunharam.

Enquanto avalia o pulso do paciente, questione-se:

- Os pulsos radial, carotídeo e femoral estão fortes ou fracos e filiformes?
- A frequência está muito rápida ou muito lenta?
- A frequência está regular ou irregular?

Como a pressão arterial é mantida nos estágios iniciais do choque, a qualidade do pulso é o indicador mais útil na avaliação da perfusão. A avaliação da qualidade do pulso irá fornecer mais informações em menor tempo. Um pulso fraco e filiforme é indicador de hipoperfusão. Um pulso palpável e forte sugere perfusão adequada, mas não exclui choque compensado. Enquanto estiver avaliando o pulso do paciente, observe a coloração e a temperatura de sua pele – a pele pálida e fria em consequência da vasoconstrição periférica é comum no choque. A taquicardia indica a resposta do sistema nervoso simpático ao choque. Os pacientes com bradicardia podem apresentar arritmia cardíaca, contribuindo para o choque. A bradicardia também pode ser observada no choque neurogênico. Medidas devem ser adotadas na abordagem da causa subjacente da frequência cardíaca anormal. Não atrase o transporte de um paciente em choque.

Se houver necessidade de expor uma área do corpo do paciente para avaliar adequadamente a presença de outra doença ou lesão, tenha cuidado para mantê-lo aquecido. O choque provoca diminuição da perfusão periférica. O desvio de sangue para os órgãos essenciais, juntamente com a conversão para o metabolismo anaeróbico, torna difícil a retenção de calor corporal pelo paciente. Considere colocar cobertores ao redor do paciente e administrar líquidos aquecidos por via intravenosa (IV) para ajudar a manter a temperatura. A hipotermia reduz a capacidade de coagulação do sangue. Qualquer líquido IV que seja mais frio do que a temperatura corporal normal deverá ser aquecido pelo corpo do paciente, aumentando ainda mais a demanda do metabolismo.

▼ Primeira Impressão

A sua primeira impressão é fundamental na identificação de um paciente em choque. Por exemplo, a aparência inicial de um paciente em posição prona que está pálido e letárgico deve justificar a ação imediata de colocá-lo em posição supina a fim de descartar ameaças à vida do paciente, incluindo choque. As intervenções voltadas para as ameaças à vida representam uma prioridade nesse momento.

▼ Avaliação Detalhada

Anamnese

No paciente que parece crítico, pode-se obter uma anamnese a caminho do setor de emergência, juntamente com a avaliação secundária e qualquer avaliação contínua. O tempo é fundamental para o paciente em choque. Concentre-se no transporte do paciente ao setor de emergência e mantenha os cuidados na cena para os itens essenciais que precisam ser realizados antes de mover o paciente, como avaliação da via aérea, respiração e circulação.

Uma anamnese completa, incluindo um relato da doença atual e a história médica pregressa, é fundamental para determinar o tipo de choque; intervenções que exigem maior tempo na cena precisam ser justificadas pelos benefícios que irão produzir no paciente. As mnemônicas SAMPLER e OPQRST podem ser úteis para obter informações da anamnese. Você pode ser seletivo inicialmente conforme a história que estiver obtendo. Por exemplo, em um paciente com sinais e sintomas de choque e queixa de "dificuldade para respirar", podem-se investigar rapidamente possíveis alergias, medicações recentes e alimentos ingeridos (alergias, medicamentos e líquidos e lanches no SAMPLER) e perguntar ao paciente qual foi a intensidade das reações alérgicas (severidade no OPQRST) no passado enquanto está iniciando os cuidados e começando a realizar o exame físico. Os dados da anamnese, em associação com os achados do exame físico, podem ajudá-lo a modificar o diagnóstico e a selecionar as intervenções adequadas. A Tabela 4-5 lista as considerações relacionadas com a hipoperfusão na história do paciente, enquanto a Tabela 4-6 apresenta detalhadamente os medicamentos que afetam o choque. Uma vez que todas as ameaças imediatas de vida tenham sido tratadas, um histórico completo pode ser obtido.

Avaliação Secundária

Sinais Vitais

Os sinais vitais (pressão arterial, frequência de pulso, frequência respiratória e temperatura) são essenciais para determinar a estabilidade do paciente e identificar o tipo de choque. A maioria dos tipos de choque caracteriza-se por hipotensão, taquicardia, taquipneia e pele fria; todavia, existem várias exceções. Como os vasos sanguíneos estão dilatados no choque distributivo, o paciente irá apresentar hipotensão e taquicardia, porém a pele poderá estar quente. No choque cardiogênico, o paciente pode estar bradicárdico ou taquicárdico, dependendo da causa subjacente. No choque neurogênico, o paciente costuma estar bradicárdico devido à vasodilatação, e a pele geralmente fica quente e seca. Os sinais vitais também ajudam a determinar os estágios do choque e a resposta do paciente às intervenções, de modo que as tendências são importantes.

Exame Físico

A realização do exame físico em um paciente com sinais e sintomas de choque deve concentrar-se na determinação da causa e na seleção da intervenção adequada. Por exemplo, ao examinar um paciente com apresentação inicial de dor torácica e sinais de choque, você observa a presença de veias cervicais distendidas. Você sabe que é possível observar distensão das veias cervicais no caso de tamponamento cardíaco, pneumotórax hipertensivo e choque cardiogênico devido a insuficiência cardíaca direita. O próximo passo pode ser auscultar os pulmões. Você pode notar diminuição dos sons respiratórios em um dos lados. Isso indica a possibilidade de pneumotórax hipertensivo em desenvolvimento e choque obstrutivo.

Exames Diagnósticos

As ferramentas diagnósticas utilizadas para avaliar pacientes com sinais de choque incluem monitoramento (oximetria de pulso, ritmo cardíaco, glicose), eletrocardiografia, índice de reserva compensatória e testes laboratoriais. O ETCO$_2$ (do inglês *end-tidal carbon dioxide*) é uma ferramenta valiosa para monitorar a acidose e o estado respiratório. No hospital, os exames laboratoriais, a tomografia computadorizada (TC), a ultrassonografia e os exames radiográficos são fundamentais. A Tabela 4-7

Tabela 4-5 Anamnese para a Hipoperfusão

Choque Hipovolêmico
- Vômitos
- Diarreia
- Sudorese excessiva
- Diurese excessiva
- Perda de sangue – interna ou externa (hemorrágica)

Choque Obstrutivo

Pneumotórax Hipertensivo
- Sons respiratórios – diminuídos ou ausentes em um lado
- Distensão venosa jugular (DVJ)
- Desconforto respiratório crescente
- Cianose

Embolia Pulmonar
- Fatores de risco
- Início súbito de dor torácica e/ou dispneia
- Hipoxemia refratária (baixa saturação de oxigênio, apesar da administração de oxigênio suplementar)
- Hipocapnia (baixa concentração de dióxido de carbono no final da expiração)
- Cianose (em grandes embolias pulmonares)

Tamponamento Cardíaco
- Fatores de risco
- Sons cardíacos hipofonéticos
- DVJ
- Cianose
- Estreitamento da pressão de pulso

Choque Distributivo

Neurogênico
- Lesão medular (traumática e não traumática)
- Trauma recente
- Rubor
- Bradicardia pode estar presente

Anafilaxia
- História de exposição a alérgenos
- Angioedema
- Sons respiratórios – sibilos
- Urticária

Sepse
- História de infecção (pneumonia)
- Em uso de antibióticos
- Febre (possível)
- Feridas, cateter de Foley, drenos, acesso IV
- Depressão do sistema imune

Choque Cardiogênico
- História cardíaca
- Infarto agudo do miocárdio (IAM)
- Alterações no ECG de 12 derivações
- Sons respiratórios – crepitações nos pulmões
- DVJ
- Edema periférico

Outros
- Exposição a toxinas
- *Overdose* de substâncias

Tabela 4-6 Medicamentos que Afetam o Choque

Medicamento	Efeito	Choque
Esteroides	Podem mascarar sinais de infecção; diminuem o potencial de reconhecimento precoce	Sepse
β-bloqueadores	Atenuação da taquicardia compensatória, reduzindo a capacidade de compensação	Todos os tipos
Anticoagulantes/antiplaquetários	Aumenta o potencial de sangramento	Hemorrágico
Bloqueadores dos canais de cálcio	Inibem a vasoconstrição, diminuindo a capacidade de compensar	Todos os tipos
Agentes hipoglicemiantes	Podem comprometer o controle da glicemia	Todos os tipos
Fitoterápicos	Podem agravar o sangramento Podem aumentar a carga de trabalho cardíaco	Hemorrágico Especificamente cardiogênico, mas todos os tipos podem ser afetados
Diuréticos	A terapia diurética de longo prazo pode causar hipopotassemia e contribuir para a desidratação	Todos os tipos

Tabela 4-7 Exames Laboratoriais para Pacientes em Choque

Exame	Valores Normais	Valores Anormais	Indicações para o Exame
Glicose	70-110 mg/dL (3,8-6,1 mmol/L)	Aumento indica hiperglicemia, cetoacidose diabética, uso de esteroides, estresse Diminuição indica hipoglicemia, redução das reservas de glicose	Todos os tipos de choque
Hemoglobina (Hb)/hematócrito (Ht)	Hb, homens: 14-18 g/dL (8,7-11,2 mmol/L) Hb, mulheres: 12-16 g/dL (7,4-9,9 mmol/L) Ht, homens: 42-52% (0,42-0,52) Ht, mulheres: 37-47% (0,37-0,47)	Diminuição indica perda de sangue intensa Aumento indica perda de plasma, desidratação	Todos os tipos de choque
Sangue oculto gástrico/fecal	Negativo	Resultado positivo indica sangramento GI	Suspeita de sangramento GI
Ácido láctico	Venoso: 5-20 mg/dL (0,6-2,2 mmol/L)	Aumento indica hipoperfusão tecidual e acidose, uso prolongado de torniquete	Todos os tipos de choque
Hemograma completo	Contagem total de leucócitos 5.000-10.000/mm^3 (5-10 × 10^9/L)	Contagem aumentada sugere infecção	Choque séptico
Equilíbrio acidobásico	pH 7,35-7,45	Aumento do pH indica alcalose Diminuição do pH indica acidose e comprometimento da perfusão	Todos os tipos de choque

(*continua*)

Tabela 4-7 Exames Laboratoriais para Pacientes em Choque (*continuação*)

Exame	Valores Normais	Valores Anormais	Indicações para o Exame
	Bicarbonato 21-28 mEq/L	Diminuição dos níveis de bicarbonato indica que está sendo perdido ou usado rapidamente em condições como diarreia, fístula intestinal, ou em resposta a um aumento de ácido, como insuficiência renal, CAD, *overdose* de salicilatos Aumento dos níveis de bicarbonato indica ingestão excessiva de bicarbonato ou antiácidos, ou perda de ácido em condições como vômito, aspiração gástrica, deficiência de potássio, uso de diuréticos	
Gasometria arterial	Pco_2 35-45 mmHg Po_2 80-100 mmHg	Níveis elevados de Pco_2 indicam retenção de CO_2, hipoventilação, pneumonia, infecções pulmonares, embolia pulmonar, ICC, condições que comprometem o esforço respiratório Redução dos níveis de Pco_2 indica diminuição dos níveis de CO_2, hiperventilação, ansiedade, medo, dor, lesões do SNC, gravidez, condições que aumentam a ventilação. Ocorre também em resposta à acidose metabólica (p. ex., CAD) Diminuição dos níveis de O_2 indica hipóxia	Todos os tipos de choque
Eletrólitos séricos	Na^+ 136-145 mEq/L (136-145 mmol/L) K^+ 3,5-5 mEq/L (3,5-5 mmol/L)	Pode ocorrer aumento dos níveis de Na^+ na diurese osmótica Aumento dos níveis de K^+ é comum na acidose, nos vômitos, na diarreia e na CAD Aumento dos níveis de K^+ pode causar anormalidade do ECG; pode-se verificar a presença de ondas T apiculadas, complexos QRS largos, bradicardia ou taquicardia	Todos os tipos de choque
Função renal	Ureia sérica 15-45 mg/dL Creatinina 0,5-1,2 mg/dL (44-97 mmol/L)	Níveis séricos elevados de ureia indicam desidratação grave, choque, sepse Níveis séricos elevados de creatinina (> 4 mg/dL [0,2 mmol/L]) indicam comprometimento da função renal	Todos os tipos de choque
Hemoculturas/culturas de urina	Negativo	Resultado positivo indica infecção	Choque séptico
Reserva compensatória	0,7-1,0	0,3-0,6 ou com tendência para baixo indica hipovolemia ou perda sanguínea 0,1-0,3 quase choque descompensado 0 é choque compensado	Perda de volume devido ao sangue ou fluidos. As características do choque séptico são desconhecidas no momento

ICC, insuficiência cardíaca congestiva; SNC, sistema nervoso central; CO_2, dióxido de carbono; CAD, cetoacidose diabética; ECG, eletrocardiograma; GI, gastrintestinal; K^+, potássio; Na^+, sódio; O_2, oxigênio; Pco_2, pressão parcial de dióxido de carbono; Po_2, pressão parcial de oxigênio.
Mosby's Diagnostic and Laboratory Test Reference, 9 ed., Pagana KD, Pagana TJ. Copyright Mosby 2009.

descreve os exames laboratoriais geralmente utilizados na avaliação de pacientes em choque.

Oximetria de Pulso

O oxímetro de pulso é um dos meios mais simples de avaliação. Exige apenas a colocação de um sensor no dedo ou na pele do paciente, mas, apesar de sua aparente simplicidade, a oximetria de pulso tem muitas possibilidades de erro. Se o monitor do oxímetro de pulso não exibir uma forma de onda, você precisa questionar a acurácia da leitura. À medida que o choque progride, a constrição vascular periférica aumenta, podendo dificultar a obtenção da leitura do oxímetro de pulso. Devido ao tempo que leva para o sangue circular, pode ocorrer atraso em uma mudança da leitura, de modo que um paciente pode estar mais ou menos hipoxêmico do que indicado pela leitura efetiva. Os cuidados ao paciente nunca devem ser adiados ou suspensos com base na leitura da oximetria de pulso quando outros sinais e sintomas de perfusão tecidual inadequada estiverem presentes.

Capnografia

A capnografia é útil na identificação do choque. Quando o débito cardíaco cai subitamente, um menor volume de sangue é fornecido aos pulmões, de modo que uma menor quantidade de dióxido de carbono é transportada, resultando em súbita queda nas leituras do ETCO$_2$. A queda é observada mesmo que a frequência respiratória possa ser mantida. Ocorre queda nos valores de ETCO$_2$ quando existe desequilíbrio de ventilação-perfusão ($\dot{V}/\dot{Q}$). Esse desequilíbrio pode estar presente, por exemplo, em uma grande embolia pulmonar, causando choque. Conforme discutido posteriormente, na seção sobre choque séptico, a capnografia é um valioso instrumento na identificação da sepse. É também um preditor de mortalidade associada ao choque. Pesquisas adicionais sobre a capnografia e sua relação com o choque e a acidose metabólica podem torná-la uma ferramenta valiosa para o tratamento do choque, da mesma forma que é usada atualmente no tratamento de parada cardíaca.

Eletrocardiograma

O ECG é útil na avaliação do ritmo cardíaco, bem como na identificação de isquemia, lesão e certas anormalidades eletrolíticas. Os eletrodos devem ser corretamente colocados, os achados devem ser interpretados ou transmitidos e os resultados devem ser usados para orientar o transporte do paciente para uma instituição de saúde apropriada. Como o choque pode ser a causa ou o resultado de um infarto agudo do miocárdio, um ECG diagnóstico com múltiplas derivações deve ser obtido na avaliação secundária, mas com antecedência suficiente para ajudar a determinar o destino do paciente para tratamento definitivo (p. ex., cateterismo cardíaco e laboratório intervencionista). Em um paciente que apresenta dor ou desconforto torácico e sinais de choque, deve ser uma das primeiras intervenções a serem realizadas.

Exames Laboratoriais

Estabeleça um acesso vascular apropriado e faça uma coleta de sangue para análise laboratorial de acordo com o protocolo local, se for possível fazer isso sem atrasar os cuidados apropriados. Os testes rápidos, realizados à beira do leito, estão se tornando mais comuns no contexto pré-hospitalar; entretanto, a prioridade é transportar um paciente em choque para uma instituição de saúde apropriada. Devido ao aumento nas demandas metabólicas durante o choque, pode ocorrer hipoglicemia. Um teste de glicose à beira leito deve ser parte rotineira da avaliação, especialmente se o paciente apresentar alteração do estado mental. Os níveis de glicose e de lactato podem estar elevados no paciente em choque. Deve-se suspeitar de choque séptico em pacientes não diabéticos com níveis elevados de lactato e glicose.

No hospital, no transporte entre instituições ou no contexto do transporte com cuidados críticos, o débito urinário deve ser monitorado e mantido em um valor mínimo de 0,5 a 1 mL/kg/h em adultos (1 a 2 mL/kg/h em crianças) que não apresentam doença renal. O débito urinário é uma medida importante, visto que indica o estado da perfusão renal.

Reserva Compensatória

A Food and Drug Administration (FDA) aprovou recentemente uma modalidade para determinar o quão longe o paciente pode estar do choque descompensado devido à perda de volume. É uma tecnologia não invasiva que usa a pletismografia da oximetria de pulso para determinar as características do formato da onda arterial (**Figura 4-4**). Essas leituras são comparadas a outras com choque hipovolêmico conhecido, e uma leitura contínua é exibida. Elas possibilitam um aviso precoce, pois as leituras de reserva compensatória mudam antes que as alterações típicas dos sinais vitais sejam detectadas. Além disso, fornecem monitoramento em tempo real e podem fornecer *feedback* para suas intervenções, como verificar uma melhora na reserva compensatória quando fluidos, sangue ou vasopressores são administrados.

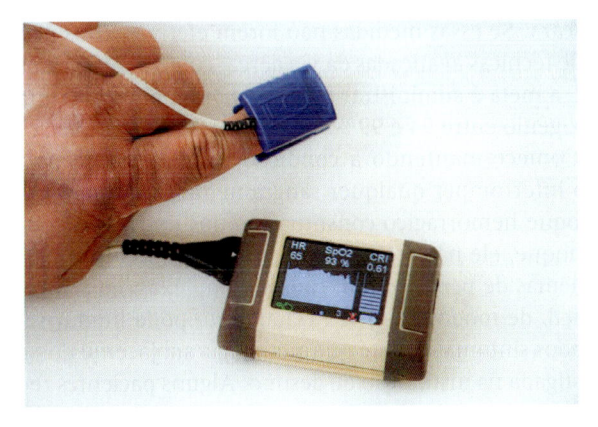

Figura 4-4 Dispositivo de índice de reserva compensatória.
Cortesia de DL Moore Photography.

▼ Refinar o Diagnóstico Diferencial

Em sua avaliação primária, você pode ter determinado que o paciente estava em choque, mas não ter determinado a causa subjacente. Os componentes da avaliação secundária facilitarão sua capacidade de refinar o diagnóstico diferencial e determinar a gravidade da condição do paciente. É importante agir rapidamente durante essa avaliação, com o *propósito calculado* de identificar a causa do choque e iniciar o tratamento necessário. Algumas condições de risco de vida e sinais de choque podem não ser óbvias durante a avaliação primária e podem não ser encontradas até a avaliação secundária ou conforme o paciente progride ao longo dos estágios do choque. Independentemente do momento em que aparecem os riscos à vida, é fundamental retornar à avaliação inicial e, em seguida, progredir para a avaliação secundária durante o transporte para refinar o diagnóstico diferencial, se houver tempo e se a condição do paciente permitir.

▼ Avaliação Contínua

A regra geral é avaliar, intervir e reavaliar. Durante a avaliação contínua, repita a avaliação primária e os sinais vitais, reavalie a queixa principal e monitore a resposta do paciente a qualquer tratamento que tenha implementado. Sempre considere a possibilidade de trauma. O posicionamento adequado depende das queixas e dos sintomas iniciais. Se o paciente for incapaz de tolerar a posição de decúbito dorsal, devido ao desconforto respiratório ou dor intolerável – ou por qualquer outro motivo –, posicione a cabeça dele o mais baixo possível para facilitar a carga de trabalho do coração e aumentar a perfusão.

Para garantir uma perfusão adequada, é preciso manter uma ótima oxigenação. Muitos pacientes apresentam hipóxia antes que os sintomas de choque se tornem evidentes. Os pacientes em estado crítico ou com lesão devem receber oxigênio. Se a frequência respiratória não estiver adequada, pode ser necessário fornecer oxigênio a 100% por meio de uma máscara não reinalante ou dispositivo de bolsa-válvula-máscara. Se essas medidas não forem efetivas, considerar o uso de técnicas avançadas da via aérea, como a intubação. Em geral, a meta é administrar oxigênio para manter a saturação de oxigênio entre 94 e 99%.

Comece mantendo a condição circulatória do paciente ao interromper qualquer sangramento evidente. Embora o choque hemorrágico constitua um dos tipos mais comuns de choque, ele não é a única causa de hipoperfusão. Muitos problemas de perfusão têm causas complexas, cuja reversão é difícil, de modo que o seu tratamento pode limitar-se aos cuidados sintomáticos até que a etiologia subjacente possa ser investigada na instituição de destino. Alguns pacientes requerem acesso vascular imediato; no entanto, para minimizar o tempo na cena, considere estabelecer acesso vascular a caminho do hospital.

Reanimação com Fluidos

Inicie a administração de fluidos cristaloides isotônicos em pacientes com choque hipovolêmico; porém, lembre-se de que isso pode não ser suficiente, visto que esses fluidos não contêm oxigênio, hemoglobina, fatores de coagulação e muitos outros componentes essenciais do sangue. Lembre-se também que o fluido cristaloide isotônico atua como expansor volêmico temporário; entretanto, se for administrada uma quantidade excessiva, o volume de sangue existente ficará mais diluído. Portanto, é essencial proceder a uma avaliação frequente durante a sua administração. A obtenção de exames laboratoriais iniciais, se houver disponibilidade em uma fase precoce, irá ajudar a definir a necessidade de reanimação com fluidos.

Deve-se administrar um *bolus* inicial de 20 a 30 mL/kg (1.000 a 2.000 mL) de fluido isotônico se o paciente não apresentar sinais de sobrecarga hídrica (p. ex., estertores à ausculta pulmonar). Se o paciente correr risco de sobrecarga hídrica, é apropriado administrar um *bolus* mais moderado de 250 a 500 mL, seguido de reavaliação. O propósito da reanimação com fluidos é melhorar a perfusão, de modo a manter uma PAM de 60 a 70 mmHg ou uma pressão sistólica de 80 a 90 mmHg.

Os coloides, o sangue total, o concentrado de hemácias, o plasma fresco congelado, as plaquetas, a dextrana e a albumina são outros expansores de volume. Se houver suspeita de sangramento, indica-se a administração de hemoderivados. O sangue total e os hemoderivados substituem o volume sanguíneo ao mesmo tempo que oferecem a vantagem adicional da capacidade de transporte de oxigênio (sangue total e concentrado de hemácias) e fatores hemostáticos (plaquetas e plasma fresco congelado), mas a presença de anticorpos no sangue humano apresenta algum risco. É preferível que o sangue seja submetido à tipagem e à prova cruzada; entretanto, se não houver tempo, pode-se administrar sangue de tipo O-negativo sem prova cruzada (ou sangue total O-positivo com baixo teor de anticorpos). Se houver necessidade de transfusões massivas, a administração precoce de plasma fresco congelado e plaquetas demonstrou melhorar a sobrevida.

A dextrana é um expansor de volume sintético. Ela permanece no espaço vascular por mais tempo do que o fluido isotônico, mas não tem capacidade de transporte de oxigênio. A albumina é um hemoderivado humano que não necessita de tipagem nem de prova cruzada, porém também carece de capacidade de transporte de oxigênio. Esses fluidos são controversos e normalmente não são indicados durante o manejo do choque em campo. Cristaloides isotônicos podem ser usados durante a fase inicial do manejo. O sangue total do grupo O-negativo com baixos títulos armazenado a frio está se tornando a terapia inicial preferida no choque hemorrágico.

Regulação da Temperatura

O corpo consome uma grande quantidade de energia para manter a temperatura normal. A vasoconstrição desloca o sangue dos tecidos periféricos, e o corpo irá gastar uma quantidade considerável de energia para tentar se manter aquecido. Para ajudar o paciente a conservar suas reservas metabólicas, deve-se mantê-lo aquecido. A ambulância ou a sala de reanimação devem ser mantidas quentes, e o paciente deve ser coberto com uma manta, quando viável. Isso pode ser difícil durante o exame físico, mas deve constituir uma prioridade. A administração de fluidos aquecidos irá ajudar a manter a temperatura corporal e deve ser iniciada assim que possível.

Administração de Vasopressores

Os vasopressores, medicamentos que aumentam a pressão arterial, constituem um tratamento adjuvante eficiente para pacientes com determinados tipos de choque. No choque cardiogênico, o coração não está funcionando efetivamente, e os agentes inotrópicos podem melhorar o débito cardíaco, aumentando a contratilidade cardíaca e elevando a pressão arterial. O choque distributivo, particularmente o choque neurogênico, caracteriza-se por hipotensão e bradicardia. Embora a reposição de volume possa ser útil, podem ser necessários vasopressores para aumentar a vasoconstrição no choque neurogênico. É fundamental garantir a reposição volêmica antes de iniciar os vasopressores. Podem ser administrados os seguintes vasopressores e agentes inotrópicos:

Vasopressores
- Epinefrina
- Norepinefrina
- Dopamina (em doses mais altas)
- Fenilefrina

Agentes Inotrópicos
- Dopamina
- Dobutamina
- Epinefrina
- Norepinefrina (agente vasopressor preferido na maioria dos cenários de choque)

Administração de Hemoderivados

A administração de sangue pode ser uma opção viável no contexto pré-hospitalar.*Quando o paciente está sangrando ativamente, é considerado anêmico, está em choque ou apresenta um distúrbio hemorrágico grave, a administração de hemoderivados está indicada. Conforme já mencionado, a principal meta de uma transfusão de sangue é aumentar a capacidade de transporte de oxigênio do sangue, mas há benefícios adicionais. A escolha do componente adequado irá depender da condição subjacente do paciente.

Se os componentes do sangue forem armazenados como sangue total, a vida útil é muito curta, e as plaquetas podem ser desativadas ao longo de dias a semanas. O processo anterior consistia em separar os componentes do sangue e fornecer produtos específicos com vida útil mais longa. Nas transfusões de sangue, são geralmente utilizados os concentrados de hemácias. Esses concentrados de hemácias têm 80% do plasma removido e um conservante adicionado. A Tabela 4-8 descreve os hemoderivados disponíveis e suas aplicações clínicas.

*N. de R.T. No Brasil, ainda não há disponibilidade desse recurso no ambiente pré-hospitalar.

Tabela 4-8 Hemoderivados

Componente	Aplicação Clínica
Sangue total tipo O-negativo com baixos títulos armazenado a frio	Concentração normal de hemoglobina, plaquetas e plasma em uma unidade Vida útil curta
Concentrado de hemácias	Baixo nível de hemoglobina (em geral, < 7,0)
Plaquetas	Facilitam a coagulação, prevenindo sangramento Trombocitopenia
Plasma fresco congelado (PFC)	Deficiências da coagulação na insuficiência hepática, *overdose* de varfarina, coagulação intravascular disseminada ou transfusão massiva
Plasma liofilizado (ainda não disponível nos Estados Unidos; vários produtos sendo submetidos à FDA)	Como acima, vida útil estável, temperatura ambiente, requer reconstituição, mas o processo de administração é mais fácil
Crioprecipitado (PFC frio com fibrinogênio, fator VIII e fator de von Willebrand)	Distúrbios hemorrágicos, transfusão massiva
Transfusão massiva	Pacientes com hemorragia massiva onde foram administradas > de 10 unidades de sangue em 24 horas, adicionar fatores de coagulação e plaquetas; paciente com risco de hipotermia e hipocalcemia

Reações Transfusionais

Em geral, a administração de componentes do sangue está associada a duas complicações: infecção e reações imunes. Os progressos nos métodos de triagem dos doadores e dos hemoderivados reduziram os problemas com a disseminação de infecções. Continua havendo um pequeno risco, particularmente no caso do citomegalovírus, um vírus comum que raramente é grave na população geral. Alguns patógenos podem infectar o sangue, até mesmo durante o armazenamento em temperaturas frias.

Reações Hemolíticas

Quando os anticorpos do receptor reconhecem e reagem contra o sangue transfundido como se fosse um antígeno, as hemácias do doador são destruídas ou hemolisadas. Essa reação hemolítica pode ser rápida e agressiva ou mais lenta, dependendo da resposta imune.

Erros no processo de administração de sangue podem resultar em reações hemolíticas fatais. Quando isso ocorre, as células transfundidas são, em sua maioria, destruídas em uma resposta imune massiva. Quando ocorre uma resposta imune, a cascata de coagulação também é desencadeada, potencialmente criando distúrbios hematológicos, como coagulação intravascular disseminada (CIVD). Na presença de CIVD e anafilaxia, os sintomas podem incluir dor lombar, dor no local da punção IV, cefaleia, calafrios e febre, hipotensão, dispneia, taquicardia, broncospasmo, edema pulmonar, sangramento e insuficiência renal.

Ao primeiro sinal de uma reação transfusional, é preciso interromper a administração de componentes do sangue, e deve-se realizar uma análise laboratorial apropriada. O tratamento de suporte imediato é iniciado e o banco de sangue é notificado. Toda instituição credenciada para a administração de componentes do sangue tem políticas e procedimentos rígidos que orientam os socorristas nesses casos.

Reações Transfusionais Febris

Durante ou logo após a transfusão pode ocorrer febre (chamada de reação pirogênica); ela normalmente responde aos antipiréticos. O monitoramento da temperatura do paciente é um padrão de cuidados durante a administração de sangue. Os pacientes sujeitos a reações febris podem receber difenidramina e paracetamol assim que for iniciada a transfusão.

Reação Transfusional Alérgica

O início de urticária e/ou erupção cutânea geralmente é autolimitado durante a transfusão de hemoderivados, mas alguns casos progridem para broncospasmo e anafilaxia. O tratamento pode incluir anti-histamínicos para reações limitadas ou epinefrina para choque anafilático.

Lesão Pulmonar Aguda Relacionada com a Transfusão

A lesão pulmonar aguda relacionada com a transfusão (TRALI, de *transfusion-related acute lung injury*) é uma resposta imune rara, porém complexa, que ocorre durante ou após uma transfusão, com desenvolvimento subsequente de edema pulmonar não cardiogênico ou síndrome da angústia respiratória aguda/lesão pulmonar aguda (SARA/LPA), que é descrita posteriormente neste capítulo.

Hipervolemia

Para os pacientes com reserva cardiovascular limitada (indivíduos idosos, lactentes), a transfusão de hemoderivados pode aumentar o volume circulatório e criar problemas para o sistema cardiovascular do paciente, com sintomas de dispneia, hipóxia e edema pulmonar.

Fisiopatologia, Avaliação e Tratamento de Tipos Específicos de Choque

O choque pode ser classificado em quatro tipos: hipovolêmico, distributivo, cardiogênico e obstrutivo, dependendo da parte do sistema cardiovascular que falha (Tabela 4-9). Qualquer um dos três principais componentes do sistema cardiovascular pode falhar: a bomba (o coração), os tubos (os vasos sanguíneos) ou o fluido que eles contêm (o sangue).

Tabela 4-9 Tipos de Choque

Categoria	Sinais Iniciais	Causas	Tratamento
Choque Hipovolêmico			
Hemorrágico/não hemorrágico	Pele fria e pegajosa Pele pálida e cianótica Diminuição da PA Alteração no NC Diminuição do enchimento capilar Taquipneia	Hemorragia: trauma, sangramento GI, ruptura de aneurisma da aorta, sangramento relacionado à gravidez Desidratação grave: gastrenterite, cetoacidose diabética, crise suprarrenal	Interromper o sangramento Considerar a transfusão de hemoderivados, se apropriado
Choque Distributivo			
Séptico	Hipertermia ou hipotermia Diminuição da PA Taquicardia Alteração no NC	Infecção	Administrar fluido IV em *bolus* Administrar antibióticos Considerar o uso de vasopressores

		Choque Distributivo	
Anafilático	Prurido, eritema, urticária, angioedema Aumento da frequência cardíaca Diminuição da PA Ansiedade Desconforto respiratório, sibilos Vômitos, diarreia	Resposta de hipersensibilidade a antígeno anticorpo	Administrar epinefrina 1:1.000, 0,3-0,5 mg, IM (Epi 1 mg/mL) Pode repetir se necessário Epinefrina 1:10.000, 0,3-0,5 mg IV (Epi 1 mg/mL), se não houver nenhuma resposta à administração IM durante 3-10 min; repetir a cada 15 min, se necessário. A epinefrina não deve ser suspensa para iniciar acesso IV Fluido IV em *bolus* Difenidramina, 1-2 mg/kg, IV (máximo de 50 mg) Considerar o tratamento com corticosteroides Considerar o tratamento com vasopressores Considerar administração de bloqueador de receptor H_2
Neurogênico	Pele quente, seca e rosada Diminuição da PA Alerta Tempo de enchimento capilar normal	Traumatismo	Administrar fluido IV em *bolus* Considerar norepinefrina
Toxinas	Dependendo do agente específico (Ver Capítulo 10 para discussão sobre os agentes tóxicos)	(Ver Capítulo 10.)	Dependendo do agente específico (Ver Capítulo 10.)
		Choque Cardiogênico	
	Pele fria e pegajosa Pele pálida ou cianótica Taquipneia Taquicardia ou outro ritmo cardíaco anormal Diminuição da PA Alteração no NC Redução do tempo de enchimento capilar	Falência da bomba: IAM, miocardiopatia, miocardite, ruptura de cordas tendíneas, disfunção/ruptura do músculo papilar, toxinas, contusão miocárdica, insuficiência aórtica aguda, ruptura de septo ventricular Arritmias	Administrar oxigênio se necessário Administrar fluido IV em *bolus* Corrigir a frequência cardíaca (medicamento ou marca-passo/cardioversão) Agentes inotrópicos Vasopressores Balão intra-aórtico ou outra bomba de suporte ventricular
		Choque Obstrutivo	
	Diminuição da PA Dificuldade na respiração, taquicardia, taquipneia DVJ, diminuição ou abolição unilateral dos sons respiratórios, sons cardíacos hipofonéticos Cianose pode estar presente	Embolia pulmonar massiva, pneumotórax hipertensivo, tamponamento cardíaco	No pneumotórax hipertensivo, realizar a descompressão com agulha no tórax, do lado afetado Realizar pericardiocentese para tamponamento cardíaco Transporte para um serviço apropriado

IAM, infarto agudo do miocárdio; PA, pressão arterial; GI, gastrintestinal; IM, intramuscular; IV, intravenoso; DVJ, distensão venosa jugular; NC, nível de consciência.

Choque Hipovolêmico

É fácil lembrar a causa da perfusão tecidual inadequada no choque hipovolêmico se analisarmos mais atentamente o próprio termo **hipovolemia**. O prefixo *hipo-* significa "abaixo" ou "baixo", *vol-* refere-se a "volume" e a forma combinante *-emia* significa "dentro do ou pertencente ao sangue".

Uma quantidade inadequada de fluido circulante leva à redução do débito cardíaco, resultando em fornecimento inadequado de oxigênio aos tecidos e às células. Os sinais e sintomas clássicos do choque hipovolêmico consistem em taquicardia, hipotensão e aumento da frequência respiratória; porém, os sinais irão variar dependendo da quantidade de fluido perdido. Sangramento, vômitos, diarreia e muitas outras condições podem reduzir o volume de fluido circulante (**Figura 4-5**). O choque hipovolêmico pode resultar de causas hemorrágicas e não hemorrágicas.

Choque Hemorrágico

O choque hemorrágico constitui uma causa comum de choque hipovolêmico. Pode ocorrer perda de sangue significativa sem sangramento óbvio. A hemorragia interna ou externa pode acompanhar lesões traumáticas ou problemas clínicos, como ruptura ou dissecção de aneurisma de aorta, ruptura de baço, gravidez ectópica, sangramento GI ou outras causas de perda significativa de sangue. A hemorragia pode ser óbvia, como no caso de um paciente com vômito de sangue, ou insidiosa, como no paciente com sangramento GI interno que já está ocorrendo há algum tempo. No choque hemorrágico, a capacidade de transporte do oxigênio diminui em consequência da depleção das hemácias.

O tratamento imediato para choque hemorrágico envolve a interrupção de todo sangramento externo. O sangramento externo pode ser mais facilmente controlado no ambiente pré-hospitalar do que o interno; no entanto, em pacientes com suspeita de sangramento interno e sinais de choque, o ácido tranexâmico (TXA) pode ser considerado se a lesão ocorreu em até 3 horas. Na presença de sangramento externo, deve-se aplicar pressão direta. Se a compressão direta em um ferimento na extremidade for ineficaz, um torniquete deve ser aplicado sem demora. Quando possível, é fundamental aplicar o torniquete antes do aparecimento dos sinais e sintomas de choque para aumentar a taxa de sobrevida do paciente. Se não for possível aplicar torniquete na ferida, como em uma lesão alta na região inguinal ou na axila, a ferida deve ser tamponada com gaze impregnada com substância hemostática e métodos vigorosos de compressão direta devem ser utilizados.

Choque Não Hemorrágico

A perda de fluidos, além do sangue, também pode causar choque hipovolêmico. Por exemplo, pode ocorrer perda extrema de fluidos após vômito, diarreia e diurese massiva em pacientes com diabetes melito ou diabetes insípido. A perda excessiva de plasma em pacientes com queimaduras significativas e reposição inadequada de fluidos pode resultar em choque. Nesses pacientes, o choque é frequentemente tardio, devido ao tempo gasto para o desvio dos líquidos.

A gravidade do choque depende da porcentagem e da velocidade de perda dos líquidos. Uma perda insidiosa de líquido possibilita que o corpo tenha tempo para compensar. Em um adulto sadio, uma perda de sangue de 10 a 15% é bem tolerada. As crianças e os indivíduos idosos são mais sensíveis até mesmo a uma pequena quantidade de perda de volume, e os mecanismos compensatórios ou medicamentos podem retardar o aparecimento dos sinais. A **Tabela 4-10** fornece um resumo dos estágios do choque hipovolêmico.

O tratamento para o choque hipovolêmico inclui a administração de fluidos isotônicos por via IV ou intraóssea. O fluido deve ser administrado em incrementos de 250 mL em adultos (20 mL/kg em crianças). É importante reavaliar o paciente depois de cada *bolus* (com um volume total de até 2 litros), de modo a determinar como ele está tolerando os fluidos e se a sua condição está se estabilizando. Isso reflete uma maior ênfase na hipotensão permissiva na reanimação. A estabilização é indicada por uma redução da frequência cardíaca e melhora da pressão arterial e do estado respiratório. Nos adultos, a administração de fluidos deve ser ajustada para uma pressão arterial sistólica de 80 mmHg na ausência de lesão cerebral traumática (LCT) e 100 mmHg no contexto de evidência de LCT significativa. Na presença de sangramento, a preferência é pela administração de sangue.

Com a investigação e o desenvolvimento de novas ferramentas, como o índice de reserva compensatória, a detecção mais precoce do choque pode ser possível.

Choque Distributivo

O choque distributivo também se deve a um volume inadequado de sangue no espaço vascular; entretanto, o problema não se origina da *perda* de sangue ou fluido, mas de um *aumento* vertiginoso da capacidade vascular à medida que os vasos sanguíneos se dilatam, ocorrendo extravasamento de líquidos dos capilares.

Hipovolemia relativa   Hipovolemia absoluta
↓
Diminuição do volume circulante
↓
Redução do retorno venoso
↓
Redução do volume sistólico
↓
Redução do débito cardíaco
↓
Diminuição do suprimento de oxigênio para as células
↓
Perfusão tecidual ineficaz
↓
Comprometimento do metabolismo celular

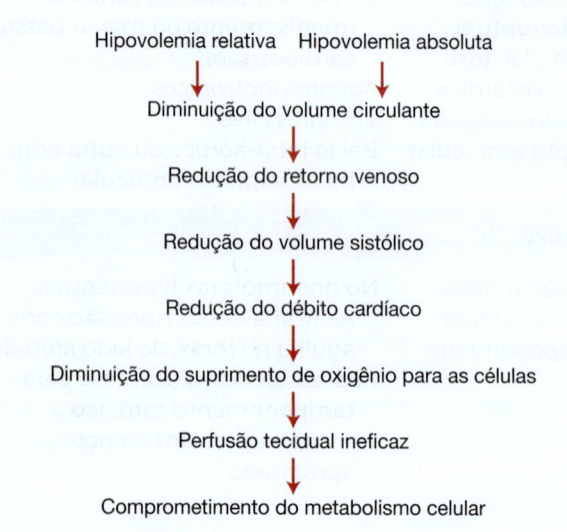

Figura 4-5 Fisiopatologia do choque hipovolêmico.
Reproduzido de *Thelan's critical care nursing: Diagnosis and management*, ed 5, Urden LD. Copyright Mosby 2006.

Tabela 4-10 Classes do Choque Hipovolêmico

	Perda Sanguínea (%)	Estágio do Choque	Estado Mental	Pressão Arterial	Frequência Cardíaca	Frequência Respiratória	Pele
Classe I	<15%	Compensado	Ligeiramente ansioso	Normal	Normal	Normal	Coloração rosada, normal
Classe II	15 a 30%	Compensado (precoce)	Levemente ansioso	Normal baixa	Taquicardia leve	Taquipneia leve	Pele pálida e fria, enchimento capilar de > 2 s
Classe III	30 a 45%	Descompensado (tardio)	Alterado, letárgico	Hipotensão	Taquicardia acentuada	Taquipneia moderada	Palidez, cianose leve, pele fria, enchimento capilar > 3 s
Classe IV	> 45%	Irreversível	Extremamente letárgico, ausência de resposta	Hipotensão grave	Taquicardia intensa a bradicardia	Taquipneia grave a respiração agônica	Palidez, cianose central e periférica, pele fria, enchimento capilar > 5 s

Tal líquido entra nos espaços extravascular e intersticial, designados como *terceiro espaço*. Essa vasodilatação e extravasamento capilar podem ocorrer na sepse, na anafilaxia, no choque neurogênico, na síndrome do choque tóxico e na exposição a toxinas. Um espaço vascular excessivo resulta em resistência vascular periférica muito pequena e redução da pré-carga, o que, por sua vez, reduz o débito cardíaco e resulta em choque.

Choque Séptico

O choque séptico é o resultado de uma resposta inflamatória sistêmica massiva à infecção por aeróbios Gram-negativos ou Gram-positivos, anaeróbios, fungos ou vírus. Os microrganismos Gram-negativos aparecem como causa primária de sepse, particularmente em pacientes hospitalizados.

Várias mudanças nos cuidados de saúde contribuíram para um aumento recente na incidência de sepse. Mais pacientes estão permanecendo em casa e possuem dispositivos médicos inseridos, os quais predispõem à infecção. Muitos desses pacientes também apresentam comprometimento do sistema imune, resultando em risco ainda maior para a sepse. Além disso, a incidência de infecção por microrganismos Gram-positivos resistentes aos antibióticos, como *Staphylococcus aureus* e *Streptococcus pneumoniae*, está aumentando. Os seguintes fatores predispõem o paciente à sepse:

Resposta imune inadequada
- Pacientes com diabetes melito, doença hepática ou HIV/Aids
- Recém-nascidos
- Idosos
- Gestantes
- Indivíduos com alcoolismo

Infecções primárias
- Pneumonia
- Infecção do trato urinário
- Colecistite
- Peritonite
- Abscesso

Fontes iatrogênicas
- Cateter vascular de demora
- Cateter de Foley
- Cirurgia

A base do choque séptico e da síndrome de resposta inflamatória sistêmica (SIRS) é um processo complexo de resposta inflamatória e falência múltipla de órgãos. Dois ou mais dos seguintes critérios devem ser preenchidos para o estabelecimento do diagnóstico de SIRS:

- Temperatura > 38 °C ou < 36 °C
- Frequência cardíaca > 90 batimentos/minuto
- Frequência respiratória > 20 incursões respiratórias/minuto ou $Paco_2$ < 32 mmHg
- Contagem de leucócitos > 12.000/mm^3, < 4.000/mm^3 ou > 10% de bastonetes

A sepse é um precursor do choque séptico. O choque séptico existe quando um paciente com SIRS tem disfunção orgânica associada ou hipotensão que continua apesar da reanimação com fluidos adequada. A sepse pode ocorrer na fase hiperdinâmica ou nas fases hipodinâmicas, que são descritas adiante. Embora existam várias ferramentas de rastreamento em uso, a Ferramenta de Rastreamento de Sepse Grave Pré-Hospitalar de Robson (Tabela 4-11) tem uma taxa de sucesso ≥ 75% na identificação de sepse. Essa ferramenta pode ser

Tabela 4-11 Ferramenta de Rastreamento de Sepse Grave Pré-hospitalar de Robson*

- Temperatura > 38,3 °C ou < 36,0 °C
- Frequência cardíaca > 90 batimentos/minuto
- Frequência respiratória > 20 incursões respiratórias/minuto
- Alteração aguda do estado mental
- Glicose plasmática > 6,6 mmol/L (119 mg/dL), a não ser que o paciente seja diabético

*Se esses achados estiverem presentes em um paciente com história sugestiva de infecção, deve-se considerar a possibilidade de sepse.
Reproduzida de Ulrika Wallgren, Maaret Castrén, Alexandra Svensson, et al, Identification of adult septic patients in the prehospital setting: a comparison of two screening tools and clinical. *European Journal of Emergency Medicine* 2014 Aug;21(4): 260–5.

Tabela 4-12 Alguns Deflagradores do Choque Anafilático

Alimentos
- Ovos
- Leite
- Peixe e mariscos
- Nozes e sementes
- Leguminosas e cereais
- Frutas cítricas
- Chocolate
- Morango
- Tomate
- Abacate
- Banana

Aditivos Alimentares
- Corantes
- Conservantes

Agentes Diagnósticos
- Material de contraste iodado

Agentes Biológicos
- Sangue e hemoderivados
- Gamaglobulina
- Vacinas e antitoxinas

Ambientais
- Pólen, bolor, esporos
- Pelos de animais
- Látex

Fármacos
- Antibióticos
- Ácido acetilsalicílico
- Narcóticos

Toxinas de Animais/Insetos
- Abelhas, vespas
- Cobras
- Água-viva

Thelan's Critical Care Nursing, ed 6, Urden L. Copyright Mosby 2010.

---

adaptada para o contexto pré-hospitalar ou hospitalar. É fundamental que os socorristas do pré-hospitalar transmitam à equipe hospitalar o potencial da sepse. Foi constatado que o reconhecimento e a intervenção precoce da sepse melhoram a taxa de sobrevida.

Detalhes adicionais são fornecidos no Capítulo 7.

Choque Anafilático

Para pacientes com hipersensibilidades conhecidas, a anafilaxia constitui uma possibilidade assustadora. Sinais e sintomas como hipotensão, taquicardia, dificuldade na respiração, sibilos, estertores, roncos, ansiedade, urticária e prurido podem começar dentro de poucos minutos ou até 1 hora após a exposição ao antígeno. Os sintomas GI, como náusea e vômitos, também são proeminentes. Uma vez resolvidos os sintomas, eles podem retornar dentro de 1 a 12 horas, quando então podem ser leves ou mais graves. Contudo, apesar do início súbito e da natureza dramática de uma reação anafilática, a condição responde apenas por 400 a 800 mortes por ano nos Estados Unidos. A literatura atual aponta que a apresentação atípica (vômitos, diarreia) talvez seja identificada por socorristas no pré-hospitalar somente em 50% dos casos.

A resposta de hipersensibilidade a antígeno-anticorpo constitui a principal causa do choque anafilático. Nem todas as reações de hipersensibilidade evoluem para o choque. A maioria das reações alérgicas produz apenas sintomas leves, como prurido e urticária. Os pacientes com reações alérgicas podem ser tratados com difenidramina e monitoramento à procura de sintomas adicionais. Nem todos os indivíduos apresentam reações anafiláticas repetidas a exposições adicionais. Todavia, em 40 a 60% dos que apresentam essas reações repetidas, o fator desencadeante mais comum consiste em picada de inseto pertencente à espécie *Hymenoptera* – vespas, abelhas e formigas. Praticamente qualquer substância é capaz de provocar reação em um indivíduo sensível, mas alguns outros deflagradores comuns da anafilaxia incluem ovos, leite, mariscos e amendoim (Tabela 4-12).

A alergia ao látex é um deflagrador que se tornou cada vez mais comum entre pacientes e profissionais de saúde desde 1987, quando o Centers for Disease Control and Prevention (CDC) publicou recomendações de precauções universais para prevenir a transmissão de patógenos pelo sangue. Várias populações de pacientes correm risco de alergia ao látex:

- Pacientes com defeitos do tubo neural, como espinha bífida
- Pacientes com distúrbios urológicos congênitos

- Indivíduos que tiveram exposição cumulativa ao látex, incluindo pacientes submetidos a múltiplas cirurgias, profissionais de saúde e pessoas que trabalham na fabricação da borracha (incluindo fabricação de luvas)

Devido ao risco associado à alergia ao látex, a maioria dos fabricantes de produtos médicos está substituindo o látex por outras substâncias em seus produtos.

Durante a anafilaxia, são liberados mediadores bioquímicos, como histamina, eosinófilos, fator quimiotático da anafilaxia, heparina e leucotrienos. Em consequência, ocorrem vasodilatação, aumento da permeabilidade capilar (incluindo permeabilidade dos capilares pulmonares), broncoconstrição, secreção excessiva de muco, vasoconstrição coronariana, inflamação e reações cutâneas. A reação cutânea pode ser observada na forma de pele ruborizada e quente em consequência da vasodilatação e urticária. É importante observar que os pacientes com choque anafilático nem sempre apresentam urticária, e sua pele pode ser fria, pálida e úmida. Não confie na ausência de urticária para descartar choque anafilático.

Como acontece com outras causas de choque distributivo, a vasodilatação periférica na anafilaxia provoca hipovolemia relativa. Isso se deve à vasodilatação e ao extravasamento em nível capilar. A súbita perda de volume e da resistência vascular provocam queda do débito cardíaco. O colapso cardiovascular e/ou a obstrução da via aérea são, normalmente, as causas diretas de morte.

Tendo em vista que o choque pode dominar esses pacientes rapidamente, a intervenção imediata é de importância crítica. À medida que os ABCs – via aérea, respiração, circulação – são avaliados e controlados, é importante verificar:

- O paciente tem história pregressa de reações alérgicas? O paciente utiliza epinefrina autoinjetável?
- O paciente já foi exposto a um agente agressor? Caso a resposta seja afirmativa, quando?
- Há alguma queixa de urticária, exantema, edema da garganta ou dispneia? O edema de laringe pode ter início rápido, de modo que a intervenção precisa ser imediata.
- Quando os sintomas começaram? Quanto mais rápido o início, maior a probabilidade de que a reação seja grave.
- Quanto tempo os sintomas duraram? Na maioria dos casos, os sintomas sofrem resolução dentro de 6 horas.

O tratamento do choque anafilático requer a remoção do alérgeno e a reversão dos efeitos das substâncias bioquímicas que foram liberadas (**Figura 4-6**). A epinefrina deve ser administrada o quanto antes e pode salvar vidas. Pode ser necessário o suporte das funções vitais com administração de oxigênio, realizar intubação ou ventilação mecânica e administrar fluidos IV. Os corticosteroides podem estabilizar as membranas capilares e reduzir o angioedema e o broncospasmo, mas, como seu início de ação é um tanto lento, seu uso se limita a prevenir ou melhorar o componente da fase tardia

Cuidados de suporte
Suporte da via aérea e respiração, conforme indicado
Monitoramento cardiovascular e fluidos IV
Quantidade inicial de 500-1.000 mL em adultos; em seguida, reavaliar
20 mL/kg em crianças

Remover o antígeno

Epinefrina 0,3 mL 1:1.000 IM
(0,01 mL/kg em crianças)

Hipotensão ou parada cardíaca

Epinefrina 1 mg 1:10.000 IV
(0,1 mg/kg em crianças)

Hipotensão persistente

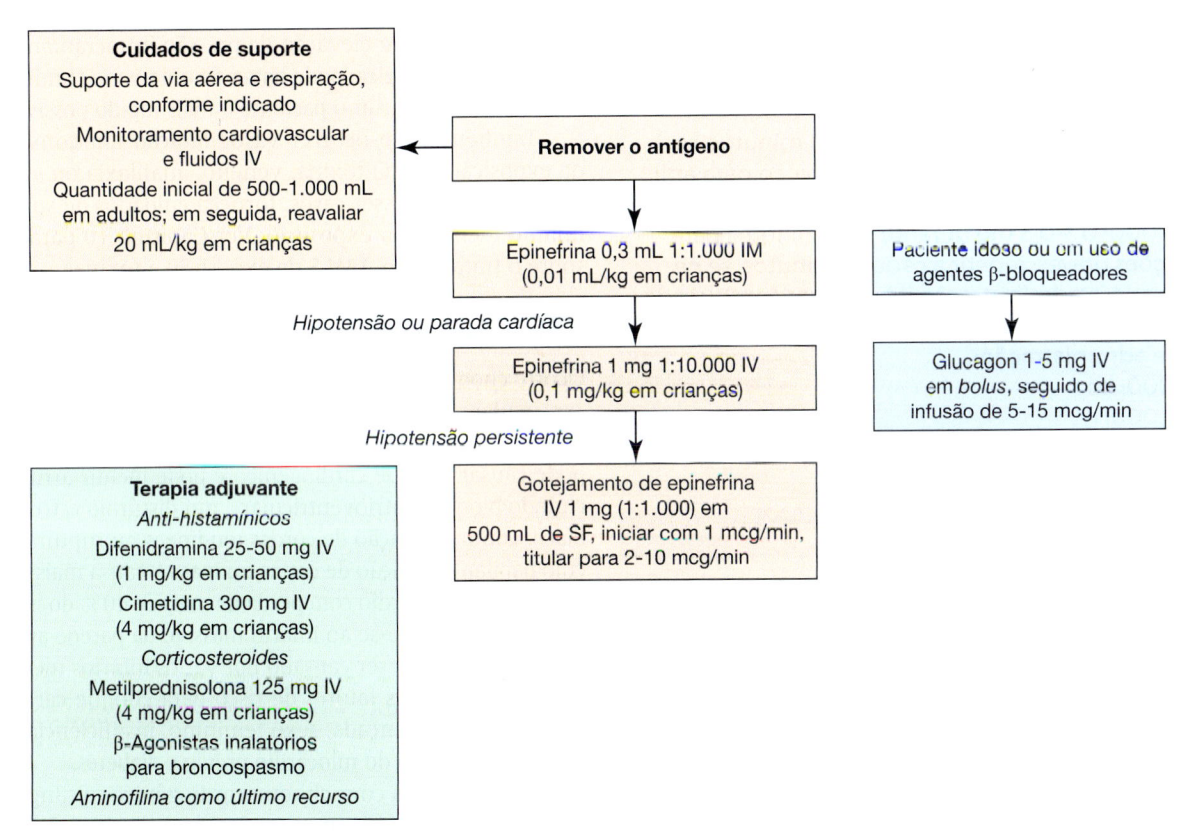

Gotejamento de epinefrina IV 1 mg (1:1.000) em 500 mL de SF, iniciar com 1 mcg/min, titular para 2-10 mcg/min

Paciente idoso ou em uso de agentes β-bloqueadores

Glucagon 1-5 mg IV em *bolus*, seguido de infusão de 5-15 mcg/min

Terapia adjuvante
Anti-histamínicos
Difenidramina 25-50 mg IV
(1 mg/kg em crianças)
Cimetidina 300 mg IV
(4 mg/kg em crianças)
Corticosteroides
Metilprednisolona 125 mg IV
(4 mg/kg em crianças)
β-Agonistas inalatórios para broncospasmo
Aminofilina como último recurso

Figura 4-6 Tratamento da anafilaxia. IV, intravenoso; IM, intramuscular; SF, soro fisiológico.

Haddad and Winchester's clinical management of poisoning and drug overdose, ed 4, Shannon M, Borron S, Burns M, Copyright Saunders 2007.

da anafilaxia; eles não são eficazes no ataque inicial. Os dois fármacos mais comumente utilizados no tratamento da anafilaxia, a epinefrina e a difenidramina, são descritos de maneira resumida na Tabela 4-13. Nos pacientes em uso de betabloqueadores, deve-se considerar a administração de glucagon. O glucagon possui propriedades inotrópicas e cronotrópicas e tem a capacidade de reverter o broncospasmo. Bloqueadores do receptor H_2 (p. ex., famotidina, cimetidina) podem ser usados com difenidramina para tratar as manifestações GI e dérmicas da anafilaxia. Os pacientes com sintomas graves e/ou início súbito de anafilaxia devem ser monitorados por um período extenso de tempo, visto que pode ocorrer início repetido dos sintomas, exigindo intervenção imediata.

A anafilaxia é dos poucos processos de doença para os quais diretrizes baseadas em evidências são publicadas para socorristas no pré-hospitalar. Informações adicionais podem ser obtidas no Capítulo 10.

Tabela 4-13 Agentes Comuns Usados no Tratamento da Anafilaxia

Epinefrina

- **Classe:** catecolamina, simpaticomimético, adrenérgico, inotrópico
- **Ação:** liga-se aos receptores alfa e beta, aumentando a pressão arterial e a pulsação e promovendo broncodilatação
- **Dose:**
  - 1:1.000: 0,3-0,5 mg para reações de progressão rápida ou grave; repetir a cada 5-15 minutos, se necessário; não atrasar a administração para aplicar outros tratamentos
  - 1:10.000: 0,3-0,5 mg durante 3-10 minutos para reações graves; repetir a cada 15 minutos, se necessário; a administração IM deve ser completada enquanto se aguarda o acesso IV
- **Via de administração:**
  - 1:1.000: IM
  - 1:10.000: IV
- **Efeitos adversos:** palpitações, taquicardia, hipertensão, ansiedade, náusea, vômitos

Difenidramina

- **Classe:** anti-histamínico, anticolinérgico, antagonista do receptor de histamina 1 (H_1)
- **Ação:** liga e bloqueia os receptores H_1. Fornece alívio sintomático, mas não reverte a anafilaxia.
- **Dose:** 1-2 mg/kg (máximo de 50 mg) IV, a cada 4-8 horas
- **Via de administração:** oral, IV, intraóssea, IM
- **Efeitos adversos:** hipotensão, palpitações, sonolência, ansiedade, sensação de aperto no tórax

IM, intramuscular; IV, intravenoso.

Choque Neurogênico

O choque neurogênico é uma forma rara de choque distributivo. Quando a transmissão de sinais no sistema nervoso simpático é interrompida, o corpo é incapaz de produzir uma resposta de luta ou fuga apropriada. A lesão medular, em geral na sexta vértebra torácica (T6) ou mais alta, frequentemente leva ao choque neurogênico. Os vasos não recebem a mensagem do sistema nervoso simpático para sofrer vasoconstrição e, em vez disso, dilatam-se, devido ao estímulo vagal sem oposição. Por esse motivo, o choque neurogênico é algumas vezes denominado *choque vasogênico*. Em consequência dos vasos dilatados, a pele do paciente apresenta-se quente e de coloração rosada. Ocorre redução da pressão arterial, a resistência vascular periférica cai, e o sistema circulatório abaixo do nível da lesão não consegue fazer o sangue venoso retornar em quantidade suficiente para o coração. A bradicardia é um sinal característico de choque neurogênico, sendo resultado de uma perda de estimulação simpática; no entanto, nem sempre está presente. A pressão arterial diminui, e a isquemia tecidual se estabelece em valores abaixo de 50 a 60 mmHg.

Deve-se garantir a patência da via aérea e oferecer suporte, quando necessário. Manter a oxigenação pelo fornecimento de oxigênio suplementar ou respiração assistida, quando indicado. Estabelecer um acesso vascular e iniciar a reanimação com fluidos. Se o paciente não responder à reanimação com fluidos, considerar o uso de agentes vasopressores, como norepinefrina ou dopamina. O paciente deve estar aquecido e observam-se quaisquer sinais de elevação da pressão intracraniana e outra disfunção neurológica; pode haver traumatismo craniencefálico associado. Transportar o paciente o mais rápido possível.

Também pode ocorrer vasodilatação em consequência da exposição a uma toxina, veneno, anafilaxia ou *overdose* de medicamento. Nesses casos, forneça cuidados de suporte enquanto identifica a exposição. Ver Capítulo 10 para detalhes sobre o tratamento AMLS da exposição a toxinas.

Choque Cardiogênico

Ocorre choque cardiogênico quando o coração é incapaz de fazer circular sangue suficiente para atender às necessidades metabólicas do corpo. A insuficiência ventricular direita ou esquerda pode causar choque cardiogênico e pode incluir arritmias (incluindo bloqueio atrioventricular), um distúrbio estrutural cardíaco, como disfunção de cordas tendíneas ou ruptura do músculo papilar, ou a ação de certas toxinas. A causa mais comum é o infarto do miocárdio com perda de mais de 40% do miocárdio. Em geral, isso deve-se ao infarto massivo da parede anterior do coração, mas pode ser causado por vários infartos menores por todo o coração. Os fatores de risco para choque cardiogênico incluem idade avançada, sexo feminino, insuficiência cardíaca congestiva, infarto do miocárdio prévio e diabetes.

Nos pacientes com choque cardiogênico, o sangue não é mais bombeado efetivamente, devido à diminuição do volume sistólico ou devido a uma frequência cardíaca muito lenta ou muito rápida. Quando o lado esquerdo do coração falha, o sangue acumula-se na vasculatura pulmonar, causando edema pulmonar e comprometimento das trocas gasosas.

O choque cardiogênico pode se apresentar com diversos sinais e sintomas e pode ser um desafio para o diagnóstico em campo. O paciente costuma estar taquipneico e pode-se ouvir, através da ausculta pulmonar, os estertores causados por edema pulmonar. Em geral, o paciente é taquicárdico e com pulsos fracos, mas pode estar bradicárdico se a causa subjacente for um bloqueio atrioventricular, outras arritmias também podem estar presentes. A hipotensão ocorre em consequência à diminuição do volume sistólico e do débito cardíaco. A má perfusão periférica resulta em pele fria, úmida e pálida. Distensão da veia jugular e cianose podem estar presentes. O paciente pode se queixar de dor no peito e/ou falta de ar, e a diminuição da perfusão cerebral pode levar a alteração do nível de consciência.

O choque cardiogênico exige a identificação precoce da causa e início dos cuidados de suporte decisivos. O monitoramento cardíaco pode identificar arritmias e um ECG de múltiplas derivações pode identificar evidências de isquemia, lesão ou infarto. Na instituição de destino, pode-se realizar radiografia de tórax para detectar a presença de edema pulmonar e derrame pleural. Deve-se realizar análise laboratorial dos marcadores cardíacos, como a troponina. Além disso, deve-se realizar um teste para identificar a presença de níveis séricos elevados de um hormônio denominado *peptídeo natriurético cerebral* (BNP, do inglês *brain natriuretic peptide*), que pode indicar insuficiência cardíaca. O BNP é liberado em resposta ao estiramento dos átrios e dos ventrículos. A vasodilatação provoca natriurese (liberação de sódio em quantidades excessivas na urina) e redução do volume sanguíneo. O BNP elevado acima do nível normal de 100 pg/mL (< 100 ng/L [unidades SI]) geralmente constitui um sinal de que a dificuldade respiratória do paciente pode estar relacionada com a insuficiência cardíaca congestiva. Se o nível de BNP estiver normal, a causa subjacente é mais provavelmente de origem pulmonar, e não cardíaca.

O tratamento inicial de um paciente com choque cardiogênico deve ser focado na estabilização das vias aéreas, respiração e circulação. Porém, não são recomendados esforços prolongados para estabilizar a condição do paciente em campo. O manejo da via aérea é sempre de suma importância. Deve-se corrigir a hipóxia o mais rápido possível, e obter um acesso vascular. Se ocorrer um infarto agudo do miocárdio, notifique a instituição de destino com antecedência, para que a equipe possa se preparar para levar o paciente ao laboratório de hemodinâmica. Administrar ácido acetilsalicílico e heparina, a menos que haja contraindicação. Se houver um infarto do miocárdio na parede inferior, considere a obtenção de um ECG do lado direito. A elevação de ST em derivação V_4R indica infarto ventricular direito (IVD). Os pacientes com IVD são dependentes da pré-carga, e a nitroglicerina – um medicamento que reduz a pré-carga – pode causar hipotensão significativa. Na ausência de IVD, administrar nitroglicerina se a pressão arterial sistólica do paciente for adequada. Os analgésicos opioides (i.e., fentanila) também devem ser fornecidos se a dor no peito não for aliviada com nitroglicerina, desde que a pressão arterial sistólica e o nível de consciência sejam adequados.

Se houver hipotensão, considerar a administração inicial pequenas quantidades de fluido isotônico, cerca de 250-500 mL cada, antes de progredir para a infusão de um vasopressor. O fluido precisa ser administrado com cautela, sobretudo na presença de pressão venosa central elevada ou edema pulmonar. Se o choque persistir, iniciar vasopressor e ir titulando para manter a PAM entre 65 e 70 mmHg. Se estiver usando dopamina, administrar a menor dose eficaz para minimizar o aumento da frequência cardíaca que a dopamina costuma causar. Se houver taquicardia com hipotensão, considerar o uso de norepinefrina ou fenilefrina. Dobutamina ou milrinona podem ser adequadas se a pressão sistólica do paciente estiver entre 80 e 100 mmHg. O objetivo do tratamento de emergência do choque cardiogênico é manter a capacidade de bombeamento do coração sem afetar significativamente a frequência de pulso. Tratar o choque cardiogênico com sinais de congestão pulmonar colocando o paciente em posição semi-Fowler (semissentada, cabeceira a 45°), com os pés dependentes, a não ser que isso provoque hipotensão mais grave. Deve-se administrar oxigênio a pacientes com dispneia, sinais de insuficiência cardíaca, choque ou saturação de oxigênio inferior a 94%. O uso de pressão positiva contínua na via aérea ou pressão positiva da via aérea com dois níveis pode ajudar a aliviar a congestão pulmonar em nível alveolar, porém está relativamente contraindicado na hipotensão. Siga os protocolos locais para orientar essa decisão.

O balão intra-aórtico ou outro dispositivo de suporte ventricular esquerdo pode ser necessário para dar suporte ao coração e melhorar a perfusão coronariana. No paciente com choque cardiogênico em consequência de infarto agudo do miocárdio com elevação do segmento ST, o transporte no momento oportuno para um centro cardíaco com recursos para intervenção coronariana percutânea é fundamental e aumenta a sobrevida do paciente.

Choque Obstrutivo

O choque obstrutivo ocorre quando há uma obstrução nos grandes vasos do coração, impedindo o fluxo do sangue. As causas significativas são tamponamento pericárdico, embolia pulmonar massiva e pneumotórax hipertensivo. Os sinais e sintomas comuns de choque obstrutivo consistem em dispneia, ansiedade, taquipneia e taquicardia. Os sons respiratórios podem estar diminuídos se houver uma causa pulmonar envolvida. Posteriormente, a pressão de pulso pode diminuir e o paciente pode ficar hipotenso. A cianose pode estar presente e o paciente pode evoluir para alteração do nível de consciência. Um enfraquecimento acentuado ou desaparecimento do pulso durante a inspiração (pulso paradoxal) pode ocorrer com tamponamento cardíaco ou pneumotórax hipertensivo.

A reversão do choque obstrutivo requer suporte das funções vitais e tratamento da causa específica da obstrução do fluxo sanguíneo. O tratamento inicial deve ser direcionado para aumentar o volume vascular por meio da reanimação com fluidos e vasopressores, conforme necessário para manter a perfusão até que seja possível estabelecer o diagnóstico definitivo e o plano de tratamento.

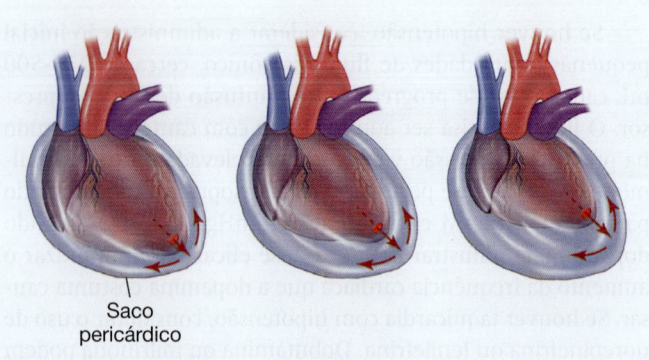

Figura 4-7 Tamponamento cardíaco. À medida que o sangue flui do lúmen cardíaco para o espaço pericárdico, ele limita a expansão do ventrículo. Portanto, o ventrículo não pode se encher completamente. À medida que mais sangue se acumula no espaço pericárdico, menos espaço ventricular fica disponível para acumular sangue e o débito cardíaco é reduzido.

Tamponamento Cardíaco

Ocorre tamponamento cardíaco quando há acúmulo de líquido ou de sangue no saco pericárdico que envolve o coração, diminuindo a capacidade de funcionamento e, por sua vez, o débito cardíaco (Figura 4-7). Trauma, ruptura ventricular, infecção e câncer metastático são possíveis causas de tamponamento cardíaco. A progressão do tamponamento cardíaco depende da velocidade de acúmulo de fluido (sangue ou derrame) no pericárdio. Pode ser útil lembrar-se da tríade de Beck, o indicador clássico de tamponamento cardíaco: distensão venosa jugular, choque e bulhas cardíacas abafadas. A tríade de Beck clássica é um achado tardio – presente em apenas 10 a 40% dos pacientes – e pode ser difícil diferenciá-la clinicamente.

O tamponamento cardíaco pode ser tratado com fluidos em *bolus*, medicamentos inotrópicos e pericardiocentese, a última envolvendo a inserção de uma agulha conectada a uma seringa no tórax o suficiente para penetrar no pericárdio e retirar o fluido. O tratamento definitivo depende da causa e da quantidade de fluido acumulado. Muitos recomendam realizar este procedimento sob orientação ultrassonográfica.

Embolia Pulmonar

A embolia pulmonar é uma condição com risco à vida que ocorre quando um trombo (coágulo sanguíneo) desprende-se, percorre a rede vascular e aloja-se na artéria pulmonar. Se houver oclusão de um grande componente da vasculatura pulmonar, o fluxo de sangue que retorna ao coração reduz, diminuindo o débito cardíaco, resultando em hipotensão e choque.

O tratamento para embolia pulmonar concentra-se na oxigenação e ventilação. Deve-se fornecer suporte à vasculatura com fluidos em *bolus*. O principal tratamento consiste em anticoagulação sistêmica com heparina ou heparina fracionada, como enoxaparina. Trombolíticos (fibrinolíticos), remoção endovascular de coágulos ou cirurgia torácica podem ser considerados para casos graves com choque.

Pneumotórax Hipertensivo

O pneumotórax hipertensivo é a causa de choque obstrutivo mais rapidamente tratável. Um pneumotórax hipertensivo se desenvolve quando o ar fica preso fora do pulmão entre as pleuras visceral e parietal e aplica pressão ao conteúdo da cavidade torácica. Essa pressão provoca desvio do mediastino para o lado não afetado e interfere na ventilação e perfusão. A pressão intratorácica aumentada causa compressão da veia cava, diminuindo o retorno venoso ao coração, levando a um débito cardíaco inadequado. Embora a ocorrência de traumatismo seja uma causa comum de pneumotórax, a condição pode desenvolver-se espontaneamente ou em consequência de ventilação com pressão positiva. Pacientes com doença pulmonar obstrutiva crônica têm áreas enfraquecidas nos pulmões chamadas bolhas, que podem se romper e, portanto, são vulneráveis aos efeitos da pressão excessiva. O pneumotórax também pode ser causado por ventilação excessiva em um paciente saudável. Pacientes ventilados com pressão positiva apresentam risco elevado de pneumotórax, que, se não tratado, pode evoluir para pneumotórax hipertensivo.

Se possível, evite tratamento com uso de ventilação com pressão positiva. A única intervenção que pode prevenir a morte por pneumotórax hipertensivo é descompressão do lado lesionado do tórax. Deve-se realizar toracostomia com agulha ou dreno nos pacientes com essa emergência potencialmente fatal.

Complicações do Choque

Insuficiência Renal Aguda

Durante o choque, o sangue é inicialmente desviado dos órgãos menos vitais para o cérebro e para o coração. Como o fluxo sanguíneo para os rins é reduzido, é comum a ocorrência de insuficiência renal aguda. Se a circulação permanecer comprometida por muito tempo, a disfunção celular pode ser permanente. Mais especificamente, se os túbulos renais receberem quantidades insuficientes de oxigênio por mais de 45 a 60 minutos – dependendo do indivíduo – ocorre dano irreversível. Esse fenômeno é conhecido como necrose tubular aguda. Uma vez que tenha ocorrido insuficiência renal, o corpo não é mais capaz de remover eletrólitos, ácidos ou excesso de líquidos da corrente sanguínea, de modo que será necessária diálise temporária ou por tempo indefinido.

Síndrome da Angústia Respiratória Aguda ou Lesão Pulmonar Aguda

Durante o choque, a permeabilidade capilar permite que proteínas, líquidos e células sanguíneas passem através dos capilares e acumulem-se nos alvéolos, comprometendo, assim, a ventilação e a oxigenação. A inflamação e a lesão alveolar difusa causam edema disseminado nos pulmões. Outros mediadores liberados pelos neutrófilos provocam vasoconstrição pulmonar. Essa sequência de eventos é conhecida como síndrome da angústia respiratória aguda (SARA) ou lesão pulmonar aguda (LPA). A SARA/LPA tem muitas outras causas além do choque, incluindo pneumonia, aspiração, pancreatite e overdose de substâncias. Apesar dos avanços no tratamento, a síndrome continua associada a uma elevada taxa de mortalidade. Se o paciente sobreviver, poderá necessitar de ventilação mecânica por um longo período de tempo.

Coagulopatias

O choque tardio pode desencadear estimulação excessiva da cascata da coagulação, em que a coagulação e o sangramento começam a ocorrer simultaneamente. Essa condição é conhecida como **coagulação intravascular disseminada (CIVD)**. Alguns coágulos podem obstruir os vasos e interromper o suprimento sanguíneo para órgãos importantes, como o fígado ou o cérebro. As plaquetas aderem ao local onde o sangue se acumula, promovendo ainda mais viscosidade. Com o tempo, os fatores de coagulação normalmente presentes esgotam-se rapidamente, e o paciente corre alto risco de sangramento. O sangramento começa à medida que os componentes da coagulação são degradados, e o sistema fibrinolítico é ativado. Essa condição pode ser aguda ou crônica. As seguintes condições podem causar CIVD:

Agudas
- Descolamento prematuro da placenta, síndrome HELLP (hemólise, enzimas hepáticas elevadas, baixa contagem de plaquetas) ou eclâmpsia
- Transfusões massivas
- Icterícia obstrutiva
- Insuficiência hepática aguda
- Uso de balão intra-aórtico ou bombas de assistência ventricular esquerda
- Queimaduras
- Traumatismo/hemorragia

Crônicas
- Doença cardiovascular
- Doença autoimune
- Distúrbio hematológico
- Distúrbio inflamatório
- HIV/Aids

As manifestações incluem rápido desenvolvimento de hemorragia (p. ex., sangramento de locais de punção venosa e hematomas), choque mais grave do que parece pela quantidade aparente de perda de sangue, e D-dímeros positivos. Pode haver coagulação microvascular, com sinais de isquemia nos tecidos distais. Os testes laboratoriais padrão de coagulação, como o tempo de protrombina e o tempo de tromboplastina parcial (TP/TTP), podem não ser confiáveis. Baixa contagem de plaquetas, prolongamento do tempo de trombina e baixo nível de fibrinogênio, além do prolongamento do TP/TTP, fornecem um quadro diagnóstico mais conclusivo.

O tratamento depende da causa da CIVD e varia entre os pacientes. As metas do tratamento geralmente consistem em reduzir o sangramento, diminuir o excesso de coagulação e melhorar a perfusão ao eliminar a etiologia subjacente e restaurar a homeostase.

Disfunção Hepática

A insuficiência hepática – conforme evidenciada por níveis persistentemente elevados de enzimas hepáticas, anormalidades da glicose (hiperglicemia ou hipoglicemia), acidose láctica contínua e icterícia – pode ocorrer se o choque não for tratado. O fígado é essencial em qualquer estado de choque, em virtude de sua capacidade de regular a glicose (que é convertida em energia pelo corpo) e para produzir fatores de coagulação (que são importantes na cicatrização de lesões). Entretanto, o fígado pode tornar-se isquêmico se o sangue for desviado para órgãos mais essenciais. A elevação dos níveis de transaminase hepática e um nível sérico de bilirrubina superior a 2 mg/dL (18 µmol/L [unidades SI]) indicam disfunção hepática. A insuficiência hepática costuma ser um evento de desenvolvimento tardio; no entanto, pode ser prevenida com cuidado precoce eficiente.

Síndrome de Disfunção de Múltiplos Órgãos

Uma resposta inflamatória descontrolada pode desencadear uma disfunção sequencial e progressiva dos sistemas interdependentes. Essa condição, conhecida como síndrome de disfunção de múltiplos órgãos (SDMO), é uma condição progressiva, caracterizada por falência combinada de dois ou mais órgãos ou sistemas que inicialmente não eram afetados pelo distúrbio ou lesão aguda provocou a doença inicial do paciente. Em geral, ocorre em resposta a uma lesão ou doença grave e possui prognóstico sombrio. De fato, constitui a principal causa de morte em unidades de terapia intensiva, com taxa de mortalidade de até 54% quando apenas dois sistemas falham. A taxa de mortalidade é de mais de 80% quando cinco sistemas falham.

Sepse e choque séptico constituem as causas mais comuns de SDMO; porém, a síndrome pode ser causada por qualquer processo patológico que desencadeie o início de uma resposta inflamatória sistêmica massiva. Com frequência, a SDMO é precipitada por traumatismo grave, cirurgia de grande porte, pancreatite aguda, insuficiência renal aguda, SARA e presença de tecido necrótico (p. ex., escara em um paciente com queimaduras). Indivíduos idosos, aqueles com doença clínica preexistente e pacientes que apresentam lesão tecidual extensa correm maior risco de SDMO.

A SDMO pode ser dividida nos estágios primário e secundário. A SDMO primária torna-se imediatamente evidente após insulto distinto, como traumatismo torácico ou infecção massiva. A diminuição da perfusão é local e generalizada, tornando difícil a sua detecção. Febre baixa, taquipneia, dispneia, SARA, alteração do estado mental e hipermetabolismo podem estar presentes. Os sinais cardiovasculares consistem em taquicardia, aumento da resistência vascular sistêmica e débito cardíaco aumentado. Os indicadores GI incluem distensão abdominal, ascite, íleo paralítico, sangramento GI alto e baixo, diarreia, colite isquêmica e diminuição dos sons intestinais. Icterícia, dor no quadrante superior direito e níveis séricos elevados de amônia e enzimas hepáticas indicam comprometimento hepático.

Ocorre um período latente após o insulto inicial. Em seguida, à medida que os macrófagos e os neutrófilos são ativados em resposta à disfunção orgânica inicial, os órgãos não afetados pelo insulto original começam a sofrer colapso. Essa resposta sistêmica constitui a SDMO secundária. À medida que o endotélio vascular torna-se disfuncional, as cascatas da coagulação e da fibrina são ativadas, levando à CIVD e à trombocitopenia. Essa resposta sistêmica provoca hipermetabolismo descontrolado, aumento da permeabilidade capilar e vasodilatação. O débito cardíaco cai e a perfusão tecidual torna-se progressivamente mais prejudicada à medida que aumenta o desequilíbrio entre o fornecimento e a demanda de oxigênio. Por fim, a hipóxia tecidual, a disfunção miocárdica e a insuficiência metabólica resultam em disfunção orgânica disseminada.

Populações Especiais

Pacientes Idosos

Os indivíduos idosos estão vivendo por mais tempo e ficando mais ativos em seus últimos anos. Paradoxalmente, viver mais torna uma pessoa mais suscetível a se tornar gravemente doente ou lesionada.

O uso de medicamentos para controlar doenças crônicas pode complicar a capacidade do corpo de se defender, bem como a sua capacidade de reconhecer distúrbios como o choque. Os fármacos inibidores das plaquetas podem causar sangramento, mesmo na presença de níveis terapêuticos; por exemplo, pode ocorrer sangramento GI. Pode haver sangramento excessivo se o paciente tomar o medicamento em quantidades excessivas, ou se ocorrer traumatismo. Como os fármacos inibidores das plaquetas afetam a capacidade de hemostasia – capacidade do corpo de parar um sangramento – é importante identificar esses fármacos ou quaisquer outros medicamentos passíveis de prolongar o sangramento e compreender o seu potencial de contribuição para o choque. Reconhecer a necessidade de controlar o sangramento e de possivelmente reverter os efeitos de determinados fármacos com antagonistas ou hemoderivados faz parte de uma intervenção precoce. Pergunte aos pacientes idosos se eles tomam qualquer medicamento que iniba a atividade das plaquetas, incluindo ácido acetilsalicílico e clopidogrel. Muitos idosos também estão em terapia anticoagulante com medicamentos como varfarina, dabigatrana, rivaroxabana e apixabana. Se houver suspeita de sangramento, é importante notificar precocemente a instituição de destino sobre o uso desses medicamentos para que o serviço tenha tempo de preparar as intervenções. Os pacientes também podem estar tomando suplementos que aumentam o sangramento, incluindo vitamina E, *ginkgo biloba, ginseng, dong quai*, matricária, alho, gengibre e ácidos graxos ômega-3.

Alguns agentes anti-hipertensivos e fármacos vasoativos limitam a capacidade do coração de aumentar a frequência em resposta ao choque. Os betabloqueadores e os bloqueadores dos canais de cálcio são dois exemplos de medicamentos que podem manter a frequência do pulso do paciente baixa, apesar dos mecanismos normais de compensação que desencadeiam taquicardia.

Outros fatores podem complicar o diagnóstico precoce de choque no paciente idoso. À medida que o indivíduo envelhece, as reservas pulmonares e cardíacas diminuem. Os alvéolos enrijecem, e o volume corrente é reduzido. O débito cardíaco em repouso declina, assim como a taxa metabólica basal. Os mecanismos compensatórios relacionados com o choque são mais lentos e menos efetivos. A quantidade de tecido adiposo diminui, a massa muscular começa a atrofiar e fica mais difícil manter o calor do corpo.

Pacientes Obstétricas

Ao cuidar de uma paciente grávida, é importante perceber que a sobrevida de dois pacientes depende da manutenção de perfusão adequada na mãe. A gravidez normalmente dura cerca de 40 semanas, e o corpo da mulher passa por mudanças fisiológicas significativas. A frequência cardíaca materna aumenta em 10 a 15 batimentos/minuto para compensar a demanda de perfusão adicional do feto. Ocorre expansão do volume sanguíneo em 50%, e o débito cardíaco aumenta em 30%.

À medida que o feto cresce, ele exerce pressão adicional sobre os órgãos internos, o diafragma e a veia cava. Devido ao aumento do débito cardíaco e do volume intravascular, os sinais de hipoperfusão em gestantes podem ser tardios. As alterações vasculares atribuídas à gestação podem mascarar os sinais precoces de choque.

Ao cuidar de uma paciente grávida durante a segunda metade da gestação, coloque-a em decúbito lateral esquerdo para evitar hipotensão causada pela pressão do útero dilatado sobre veia cava inferior. Mantenha oxigenação adequada e inicie a terapia com fluidos IV.

Pacientes Pediátricos

As crianças têm grande capacidade de compensação quando estão em choque, em virtude de sua capacidade de aumentar o débito cardíaco por meio do aumento robusto da frequência cardíaca; assim, a hipotensão constitui um achado tardio. A reposição de fluidos com *bolus* de fluidos isotônicos, como a solução salina normal ou solução de Ringer lactato, é necessária até que o paciente esteja no hospital para transfusões de sangue e tratamento definitivo. Outras doenças também predispõem as crianças ao choque.

Doença Falciforme

A doença falciforme é um distúrbio autossômico recessivo hereditário das hemácias. Manifesta-se habitualmente na infância em pessoas de ascendência afro-americana. Até 1 em cada 500 afro-americanos irá apresentar esse distúrbio, que provoca afoiçamento anormal das hemácias na microvasculatura e resulta em oclusão, que pode levar a isquemia e crises dolorosas. Outros grupos com alta incidência de doença falciforme incluem indivíduos cujas famílias provêm de países do Mediterrâneo, da América Central, das Ilhas do Caribe, da Índia e da Arábia Saudita.

Distúrbios Hemorrágicos

Trombocitopenia

A trombocitopenia ocorre quando o corpo apresenta número anormalmente baixo de plaquetas no sangue. O risco de sangramento é proporcional ao grau de trombocitopenia. Uma contagem de plaquetas abaixo de 100.000 por microlitro de sangue está associada a capacidade prejudicada do sangue de formar coágulos, e as contagens de plaquetas abaixo de 20.000 podem causar sangramento espontâneo.

A trombocitopenia pode ter muitas causas, incluindo infecções, cânceres como a leucemia, doenças reumatológicas como o lúpus e sequestro esplênico (acúmulo de sangue no baço). Algumas condições hereditárias também podem causar baixas contagens de plaquetas. Além do sangramento espontâneo ou do sangramento prolongado em caso de lesão, os pacientes com baixos níveis de plaquetas podem apresentar petéquias ou púrpura. Pode haver desenvolvimento de grandes equimoses devido a lesões mínimas ou nenhuma lesão. O abuso físico deve ser sempre considerado em crianças com hematomas inexplicáveis.

O tratamento de pacientes com sangramento secundário à trombocitopenia inclui tratamento da causa subjacente e transfusão de plaquetas quando o sangramento não pode ser controlado com outras terapias.

Hemofilia

A hemofilia é um distúrbio hemorrágico que ocorre quando há uma deficiência de fatores de coagulação ou proteínas no sangue que atuam com as plaquetas para promover a coagulação do sangue. Existem dois tipos principais de hemofilia: a hemofilia A e a hemofilia B. A hemofilia é um distúrbio genético, em geral herdado da mãe. As hemofilias A e B apresentam os mesmos sinais e sintomas. Na maioria dos casos, os pacientes afetados apresentam história de distúrbio hemorrágico na família ou, se o início for recente, esses indivíduos sofrem de hemorragia precoce e grave com traumatismo mínimo, particularmente nas articulações e nos músculos. Existe também um padrão comum de sangramento na história do paciente. O sangramento nas articulações é muito comum e leva ao desenvolvimento subsequente de dano articular. O sangramento em estrutura muscular pode causar síndrome compartimental, enquanto o sangramento na boca pode progredir rapidamente para o comprometimento da via aérea. O sangramento do sistema nervoso central pode se manifestar como uma cefaleia de início recente com sinais neurológicos focais.

O tratamento das hemofilias A e B envolve a reposição de fatores de coagulação nos pacientes com doença conhecida. O paciente deve carregar consigo pelo menos uma dose do fator de coagulação o tempo todo. É importante perguntar sobre essa medicação quando a história do paciente revela distúrbio hemorrágico diagnosticado. O controle da dor também constitui um dos objetivos do tratamento; porém, é preciso evitar a injeção intramuscular de analgésicos.

Doença de von Willebrand

Doença de von Willebrand é o distúrbio hereditário mais comum da coagulação, e a sua apresentação pode simular a hemofilia A. A doença de von Willebrand caracteriza-se pela ausência ou deficiência do fator de von Willebrand que, à semelhança de outros fatores dr coagulação, ajuda no processo de aderência ou agregação das plaquetas. Esses pacientes podem apresentar sangramento menstrual anormal no caso das mulheres, sangramento das membranas mucosas, epistaxe, equimoses e petéquias.

O tratamento consiste na administração do hormônio sintético desmopressina (1-desamino-8-D-arginina-vasopressina).

Pacientes Obesos

O paciente obeso em choque impõe aos socorristas muitos desafios. Entre esses desafios estão o manejo da via aérea, a obtenção de um acesso venoso e o estabelecimento do diagnóstico e de sinais vitais, como pressão arterial, oximetria de pulso e ECG acurado. Em virtude desses inúmeros desafios de avaliação e tratamento, é preciso manter um elevado índice de suspeita de choque quando se lida com um paciente obeso.

Integrando as Informações

A identificação precoce e acurada do estágio e do tipo de choque do paciente é fundamental para o tratamento dessa condição. São necessárias habilidades sólidas de raciocínio clínico, uma avaliação completa, e a interpretação criteriosa dos achados diagnósticos para fornecer um tratamento efetivo para o paciente em choque.

SOLUÇÃO DO CENÁRIO

- Conforme evidenciado pela hipotensão, taquicardia e estado mental, sua paciente está hemodinamicamente instável.
- Os diagnósticos diferenciais podem incluir hipoglicemia relacionada ao diabetes, coma mixedematoso secundário ao hipotireoidismo, infecção do trato urinário ou respiratório relacionada à sepse, obstrução da via aérea inferior ou hipotermia primária.
- Para estreitar o diagnóstico diferencial, será necessário completar a história pregressa e atual de doenças. Faça um exame físico, incluindo avaliação de glicemia, temperatura corporal, sons pulmonares, ECG de múltiplas derivações e capnografia. Seus achados são sibilância expiratória esparsa bilateralmente com $ETCO_2$ de 22 mmHg; o ECG de 12 derivações demonstra bloqueio de ramo direito sem evidências grosseiras de lesão aguda ou infarto; glicemia sanguínea de 132 mg/dL (7,3 mmol/L); e temperatura de 35,8 °C.

(continua)

SOLUÇÃO DO CENÁRIO (CONTINUAÇÃO)

- A paciente apresenta sinais de choque. Garanta que as vias aéreas estejam desobstruídas e considere a administração de oxigênio suplementar. Implemente medidas ativas para mantê-la aquecida. Estabeleça um acesso vascular e administre fluidos IV. Se sua hipotensão for refratária a fluidos IV, considere um vasopressor, como a norepinefrina. Monitore seu ritmo cardíaco e repita o ECG de 12 derivações se for necessário. Transporte a paciente para a instituição apropriada mais próxima.
- Você deve tratar essa paciente para choque séptico. Além de sua história de infecções e hipotensão, sua frequência cardíaca está > 90 batimentos/min, sua temperatura corporal é < 36 °C e sua frequência respiratória é > 20 respirações/min. Além disso, seu $ETCO_2$ é inferior a 25 mmHg e seu nível de glicose no sangue é > 112 mg/dL. A hipoglicemia é excluída, já que a glicose no sangue é de 132 mg/dL. Embora ela tenha sibilância dispersa, sua saturação de oxigênio em ar ambiente é > 96%, portanto, a hipoxemia não é aparente. Embora o coma mixedematoso não possa ser definitivamente descartado em campo, muitos pacientes com essa condição apresentam bradicardia; portanto, o choque séptico é o diagnóstico mais provável. Transporte a paciente rapidamente, administre fluidos isotônicos e notifique a unidade de destino com antecedência sobre sua suspeita de diagnóstico. Se apropriado em sua localidade, use termos como "código de sepse" ou "alerta de sepse" ao notificar o hospital.

RESUMO

- Entender a perfusão tecidual inadequada exige conhecimento minucioso da anatomia, da fisiologia e da fisiopatologia do choque.
- O choque é um estado progressivo de hipoperfusão celular, em que há quantidade insuficiente de oxigênio e de energia disponível para suprir as demandas teciduais em múltiplos órgãos e sistemas.
- Os três estágios primários do choque são compensado, descompensado e irreversível.
- Os três principais determinantes da perfusão celular são o débito cardíaco, o volume intravascular e a capacitância vascular.
- O débito cardíaco é determinado pelo volume sistólico e pela frequência cardíaca.
- Os quatro principais determinantes do volume sistólico são a pré-carga, a pós-carga, a contratilidade e a sincronia.
- A pressão arterial média é um indicador indireto de perfusão tecidual. Pode ser necessária pressão arterial média mais alta para uma perfusão adequada em pacientes com história de hipertensão.
- O estreitamento das pressões de pulso é um indicador de diminuição do débito cardíaco e um indicador útil de choque.
- O sangue transporta oxigênio para as células do corpo e retira os produtos residuais dessas células. A hemoglobina, uma proteína que contém ferro das hemácias, transporta o oxigênio para os tecidos.
- As doenças clínicas crônicas subjacentes, a idade, a obesidade e a imunossupressão afetam adversamente os mecanismos compensatórios do choque.
- Os mecanismos compensatórios incluem aumento da ventilação-minuto, elevação do débito cardíaco e vasoconstrição.
- Os tipos de choque são hipovolêmico, obstrutivo, distributivo e cardiogênico.
- Quando o corpo não tem mais oxigênio suficiente e as células começam a produzir ácido láctico como um subproduto do metabolismo anaeróbico, ocorre acidose metabólica.
- Durante a fase isquêmica do choque, a perfusão do cérebro, do coração, dos pulmões e do fígado aumenta, enquanto os órgãos menos essenciais sofrem isquemia.
- Ansiedade, combatividade e confusão podem constituir sinais precoces de choque.
- A maioria dos tipos de choque caracteriza-se por taquicardia, taquipneia, pele fria e hipotensão. Entretanto, no choque distributivo, a pele pode estar quente. Os choques cardiogênico e neurogênico podem ser acompanhados de bradicardia.
- Os instrumentos de avaliação utilizados para avaliar pacientes com suspeita de choque incluem oximetria de pulso, eletrocardiograma, determinação do nível sérico de glicose, dióxido de carbono expirado, reserva compensatória e níveis de lactato. No hospital, são realizados exames laboratoriais, TC, ultrassonografia e radiografias.
- As complicações do choque consistem em insuficiência renal aguda, SARA, coagulopatias, disfunção hepática e SDMO.
- O tratamento inicial do choque consiste em medidas de suporte, oxigênio suplementar, reanimação com fluidos, regulação da temperatura e administração de vasopressores. As intervenções específicas baseiam-se na causa subjacente.

Termos-chave

acidose Aumento anormal da concentração de íons hidrogênio no sangue, em consequência do acúmulo de ácido ou da perda de base, indicado por pH sanguíneo abaixo da faixa normal.

ciclo cardíaco Movimento cardíaco completo ou batimento cardíaco. O período que se estende desde o início de um batimento cardíaco até o início do próximo; da diástole até a sístole.

choque Condição de profundo distúrbio hemodinâmico e metabólico, que se caracteriza por insuficiência do sistema circulatório em manter perfusão adequada de oxigênio e nutrientes para os órgãos vitais. Pode resultar de volume sanguíneo, função cardíaca ou tônus vasomotor inadequados.

coagulação intravascular disseminada (CIVD) Distúrbio da coagulação sanguínea em consequência da ativação do mecanismo da coagulação e lise simultânea do coágulo.

débito cardíaco Volume efetivo de sangue expelido por qualquer ventrículo do coração por unidade de tempo (em geral, volume por minuto). É igual ao volume sistólico multiplicado pela frequência cardíaca.

hipovolemia Redução anormal do volume de sangue circulante no corpo, a causa mais comum é a hemorragia.

perfusão Movimento do sangue através dos vasos sanguíneos para os vários órgãos do corpo.

pós-carga No coração saudável, é a pressão contra a qual o ventrículo ejeta o sangue. É influenciada pela resistência vascular periférica e pelas características físicas e volume de sangue no sistema arterial.

pré-carga É o estado mecânico do coração no final da diástole. Reflete o retorno venoso, o estresse ou estiramento da parede ventricular.

pressão arterial média (PAM) Pressão média dentro de uma artéria durante um ciclo completo de batimento cardíaco.

pressão de pulso Diferença entre as pressões arteriais sistólica e diastólica.

volume sistólico Quantidade de sangue ejetada pelo ventrículo em cada batimento cardíaco. Varia com a idade, o sexo e o exercício.

Bibliografia

Aehlert B: *Paramedic practice today: above and beyond*. St. Louis, MO, 2009, Mosby/JEMS.

American Academy of Orthopaedic Surgeons: *Nancy Caroline's emergency care in the streets*, ed 8. Burlington, MA, 2018, Jones & Bartlett Learning.

American College of Surgeons: *ATLS student course manual*, ed 10. Chicago, IL, 2018, American College of Surgeons.

Cairns CB: Rude unhinging of the machinery of life: Metabolic approaches to hemorrhagic shock. *Curr Opin Crit Care*. 7(6):437–443, 2001.

Centers for Disease Control and Prevention: *Guide to infection prevention for outpatient settings: Minimum expectations for safe care*. https://www.cdc.gov/HAI/settings/outpatient/outpatient-care-guidelines.html, last reviewed September 9, 2014.

Copstead-Kirkhorn LE, Banasik JL: *Pathophysiology*. Philadelphia, PA, 2010, Saunders.

Darovic GO: *Handbook of hemodynamic monitoring*, ed 2. Philadelphia, PA, 2004, Saunders.

Gaugler MH: A unifying system: Does the vascular endothelium have a role to play in multi-organ failure following radiation exposure? *Br J Radiol*. 78:100–105, 2005.

Hamilton GC: *Emergency medicine: An approach to clinical problem-solving*, ed 2. Philadelphia, PA, 2003, Saunders.

Hirschl M, Wollmann C, Mayr H: 30 day survival of patients with STEMI and cardiogenic shock. *Crit Care Med*. 41(12), 2013. doi: 10.1097/01.ccm.0000439211.53447.b9

Hudak CM, Gallo BM, Morton PG: *Critical care nursing: A holistic approach*, ed 7. Philadelphia, PA, 1998, Lippincott.

Hunter CH: End-tidal carbon dioxide may be used in place of lactate to screen for severe sepsis. *JEMS*. (March):134, 2014.

Hunter CL, Silvestri S, Dean M, et al.: *End-tidal carbon dioxide levels are associated with mortality in emergency department patients with suspected sepsis*. October 1, 2011. http://med.ucf.edu/media/2011/10/i2-poster-dean-matthew.pdf

Hunter CL, Silvestri S, Ralls G, et al.: The sixth vital sign: Prehospital end-tidal carbon dioxide predicts in-hospital mortality and metabolic disturbances. *Am J Emerg Med*. 32(2):160–165, 2014.

Japp A, Robertson C, Wright R, et al.: *Macleod's clinical diagnosis*, ed 2. St. Louis, MO: Elsevier, 2018.

Kolecki P: *Hypovolemic shock treatment and management*. http://emedicine.medscape.com/article/760145, updated October 13, 2016.

Kragh JF Jr, Walters TJ, Baer DG, et al.: Survival with emergency tourniquet use to stop bleeding in major limb trauma. *Ann Surg*. 249:1–7, 2009.

Link MS, Berkow LC, Kudenchuk PJ, et al.: Part 7: Adult Advanced Cardiovascular Life Support: 2015 American Heart Association Guidelines Update for Cardiopulmonary Resuscitation and Emergency Cardiovascular Care. *Circulation.* 132(18 Suppl 2):S444–S464, 2015. http://doi.org/10.1161/CIR.0000000000000261

Marshall JC: The multiple organ dysfunction syndrome. In Holzheimer RG, Mannick JA, Eds. *Surgical treatment: Evidence-based and problem-oriented.* Munich, Germany, 2001, Zuckschwerdt, http://www.ncbi.nlm.nih.gov/books/NBK6868/

Marx JA, Hockberger RS, Walls RM: *Rosen's emergency medicine: Concepts and clinical practice,* ed 6. St. Louis, MO, 2006, Mosby.

McCance KL, Huether SE: *Pathophysiology: The biologic basis for disease in adults and children,* ed 5. St. Louis, MO, 2006, Mosby.

Miller RD, Eriksson L, Fleisher L, et al.: *Miller's anesthesia,* ed 7. Philadelphia, PA, 2009, Churchill Livingstone.

Moulton SL, Mulligan J, Grudic GZ, et al.: Running on empty? The compensatory reserve index. *J Trauma Acute Care Surg.* 75(6):1053–1059, 2013.

Mustafa S, Kaliner A: *Anaphylaxis medication.* http://emedicine.medscape.com/article/135065-medication, updated May 16, 2018.

National Association of Emergency Medical Technicians. *PHTLS: Prehospital Trauma Life Support,* ed 9. Burlington, MA, 2019, Public Safety Group.

Pagana KP: *Mosby's diagnostic and laboratory test reference,* ed 9. St. Louis, MO, 2008, Mosby.

Patton KT, Thibodeau GA: *Anatomy and physiology,* ed 7. St. Louis, MO, 2010, Mosby.

Seif D, Perera P, Mailhot T, et al.: Review article: Bedside ultrasound in resuscitation and the rapid ultrasound in shock protocol. *Crit Care Res Pract.* (Article ID 503254), 2012. doi:10.1155/2012/503254. http://emcrit.org/wp-content/uploads/2011/03/New-RUSH-Review-Article1.pdf

Society of Critical Care Medicine: *6-hour bundle.* http://www.survivingsepsis.org/SiteCollectionDocuments/Bundle-6Hour-Step2a-CVP.pdf

Society of Critical Care Medicine: *Surviving sepsis: Bundles.* http://www.survivingsepsis.org/Bundles/Pages/default.aspx

Solomon EP: *Introduction to human anatomy and physiology,* ed 3. Philadelphia, PA, 2009, Saunders.

Stanton BA, Koeppen BM: *Berne and Levy physiology,* ed 6. St. Louis, MO, 2008, Mosby.

Swan KG Jr, Wright DS, Barbagiovanni SS, et al.: Tourniquets revisited, *J Trauma.* 66:672–679, 2009.

Tintinalli JE, Kellen GD, Stapczynski S, et al.: *Tintinalli's emergency medicine: A comprehensive study guide,* ed 6. New York, NY, 2003, McGraw-Hill.

Urden LD, Stacy KM, Lough ME: *Thelan's critical care nursing: diagnosis and management,* ed 5. St. Louis, MO, 2006, Mosby.

Wallgren UM, Castrén M, Svensson AEV, et al.: Identification of adult septic patients in the prehospital setting: A comparison of two screening tools and clinical judgment. *Eur J Emerg Med Off J Eur Soc Emerg Med,* 28(6):573–579, 2013.

Questões de Revisão do Capítulo

1. A pós-carga é:
   a. o estiramento do tecido miocárdico pelo sangue nos átrios.
   b. a quantidade de sangue bombeada para fora do coração a cada minuto.
   c. a pressão sistólica dividida pela pressão diastólica.
   d. a força que o sangue ejetado encontra na saída do ventrículo.

2. Quando as células têm oxigênio insuficiente e mudam do metabolismo aeróbico para o anaeróbico, elas:
   a. criam mais energia celular.
   b. acumulam sódio no sangue.
   c. não conseguem bombear potássio para a célula.
   d. geram mais mitocôndrias para compensar a diferença.

3. Para manter a perfusão no cérebro, artérias coronárias e rins, a pressão arterial média precisa ser maior que:
   a. 50 mmHg.
   b. 60 mmHg.
   c. 70 mmHg.
   d. 80 mmHg.

4. A taquipneia ocorre em pacientes em choque devido:
   a. à liberação de acetilcolina como parte do sistema parassimpático.
   b. ao corpo reconhecer a necessidade de aumentar a oxigenação.
   c. a um aumento do CO_2 sendo devolvido aos pulmões.
   d. à estimulação alfa no tronco cerebral.

5. Qual das alternativas a seguir leva à vasoconstrição periférica em pacientes com choque?
   a. Angiotensina I
   b. Angiotensina II
   c. Renina
   d. Aldosterona

6. Você está cuidando de um paciente que sofre de dores abdominais e fezes escuras. Os sinais vitais são pressão arterial de 72/50 mmHg, pulso de 133 batimentos/min, frequência respiratória de 22 respirações/min e SatO$_2$ de 94%. Você deve:
   a. administrar reanimação volêmica para manter a pressão arterial média de 80-90 mmHg.
   b. iniciar fluido em *bolus* de 10-20 mL/kg com solução salina normal.
   c. infundir 250 mL de solução salina normal.
   d. iniciar reanimação volêmica com solução salina normal para manter uma pressão arterial sistólica de 80-90 mmHg.

7. Você está cuidando de uma paciente de 64 anos com febre e dificuldade para urinar. Os sinais vitais são pressão arterial de 108/70 mmHg, pulso de 98 batimentos/minuto, frequência respiratória de 22 respirações/minuto e saturação de O$_2$ de 98%. Qual das alternativas a seguir aumentaria sua suspeita de sepse?
   a. Glicemia de 130 mg/dL
   b. Temperatura timpânica de 37,5°C
   c. História de demência
   d. Crepitações em todos os campos pulmonares

8. Qual das alternativas a seguir é o único choque que se apresenta com uma pele rosada e quente?
   a. Anafilático
   b. Neurogênico
   c. Hipovolêmico
   d. Obstrutivo

9. Você está cuidando de um homem de 42 anos que apresenta alteração do estado mental. Os sinais vitais são pressão arterial de 90/60 mmHg, frequência cardíaca de 42 batimentos/minuto e frequência respiratória de 22 respirações/minuto. O paciente relata dor torácica nos últimos 2 dias e dificuldade para se locomover, com tontura ao se levantar. A suspeita é de:
   a. pneumotórax hipertensivo.
   b. choque cardiogênico.
   c. choque neurogênico.
   d. embolia pulmonar.

10. O choque relacionado com anafilaxia está mais diretamente associado a:
    a. vasodilatação.
    b. bradicardia.
    c. hipóxia.
    d. aumento da pré-carga.

CAPÍTULO 5

Distúrbios Neurológicos

A avaliação e o tratamento de pacientes com doenças neurológicas (agudas ou crônicas) podem estar entre alguns dos maiores desafios que você irá enfrentar, particularmente no caso de pacientes com alteração do estado mental. A alteração do estado mental é um sintoma comum em várias distúrbios neurológicos. As alterações do estado mental é um sintoma comum em uma diversidade de distúrbios neurológicos. As muitas causas da alteração do estado mental associadas à frequente incapacidade de comunicação efetiva dos pacientes podem representar dificuldades singulares durante a avaliação. Este capítulo irá ajudá-lo, fornecendo ferramentas para a realização de um exame neurológico básico e a formulação de um diagnóstico diferencial utilizando a via de avaliação AMLS.

OBJETIVOS DE APRENDIZADO

Ao término deste capítulo, você será capaz de:

- Reconhecer os sinais e sintomas do estado mental alterado e da função neurológica anormal.
- Reunir dados pertinentes da história relacionados com as queixas neurológicas.
- Realizar um exame neurológico básico.
- Reconhecer e tratar ameaças imediatas à vida.
- Reconhecer se o paciente está doente ou não doente, e antecipar o potencial de um doente estável se tornar instável.
- Fornecer cuidados de suporte físicos e emocionais na cena e durante o transporte.
- Usar os achados do exame neurológico na formulação de um diagnóstico utilizando a via de avaliação AMLS.
- Considerar o diagnóstico diferencial apropriado.
- Explicar a importância de realizar um teste de glicemia no sangue em todos os pacientes com alteração do estado mental, de modo a descartar a possibilidade de hipoglicemia.
- Considerar o melhor meio de transporte e o destino do paciente baseado nos achados clínicos e diagnósticos.

CENÁRIO

Ao chegar em uma residência particular, uma mulher se aproxima de você do lado de fora da casa e afirma que a mãe dela "está agindo de forma estranha". A filha veio até o local para verificar se tudo estava bem, já que a mãe não havia ido à igreja naquela manhã. Ela relata que a mãe é normalmente muito esperta e capaz de cuidar de si mesma. Ao entrar na casa, você encontra uma senhora de 72 anos, desarrumada e vestindo uma camisola com sapatos de salto alto, andando com dificuldade pela casa. Ela não parece ter percebido que você adentrou a casa. A filha lhe entrega uma pequena lista de medicamentos e diz que ela é muito saudável pra sua idade, e que ela nunca apresentou esse tipo de alteração antes. Quando você tenta chamar a atenção da paciente, ela olha pra você aborrecida, com as sobrancelhas franzidas. Você percebe que esse atendimento será desafiador.

- Quais avaliações específicas você deve realizar nessa paciente?
- Quais condições estão incluídas no seu diagnóstico diferencial?

Este capítulo irá ampliar seus conhecimentos atuais sobre pacientes com alteração do estado mental, de modo que você possa desenvolver um julgamento clínico necessário para a formulação de diagnóstico diferencial, o manejo de ameaças imediatas à vida, o monitoramento do estado do paciente e a intervenção com tratamento adequado. Qualquer diminuição no estado de alerta de um indivíduo, dificuldade na cognição ou comportamento que se desvie do normal para esse indivíduo constitui uma **alteração do estado mental**. Um comportamento normal para uma pessoa pode não ser típico para outra, de modo que a alteração do estado mental se manifesta de maneira diferente de um indivíduo para outro. Os sinais de alteração do estado mental variam desde uma leve confusão até um déficit cognitivo significativo.

O estado mental alterado constitui um sinal comum de morbidade no contexto pré-hospitalar, e o reconhecimento e tratamento precoce de sua causa subjacente podem salvar a vida do indivíduo. Com frequência, a condição está associada a outras comorbidades, como traumatismo e infecção. A identificação de condições subjacentes é necessária para determinar o tratamento adequado.

Os pacientes com problemas neurológicos são vulneráveis e podem estar em situações que implicam risco de descompensação. Muitos dos reflexos que protegem um indivíduo acordado podem estar temporariamente inativos quando ocorre depressão do sistema nervoso por qualquer motivo. As pálpebras não piscam para se livrar de poeira ou irritantes, ou a laringe não causa engasgos e tosses em reação à presença de secreções ou alimentos que entrem na via aérea, colocando o paciente em risco.

O fornecimento de cuidados de emergência apropriados e a formulação de um diagnóstico diferencial para qualquer paciente dependem do conhecimento bem embasado do corpo humano e da realização de uma avaliação metódica e detalhada. Para realizar uma avaliação neurológica adequada do paciente com estado mental alterado, não é possível se basear apenas nos sinais vitais. A observação cuidadosa dos sintomas e do comportamento do paciente, o exame físico habilidoso e os exames complementares adicionais, como determinações do nível de glicemia e o teste de dióxido de carbono expirado ($ETCO_2$), podem ajudá-lo a obter um quadro mais claro da causa do problema do paciente.

Anatomia e Fisiologia
Encéfalo e Medula Espinal

O encéfalo representa apenas 2% do peso corporal; apesar disso, ele define quem somos. Bilhões de neurônios possibilitam a nossa interação com o mundo ao redor, regulam nossos pensamentos e comportamentos, determinam nossa inteligência e temperamento, tornam possível a nossa percepção de prazer e dor, moldam nossas personalidades e armazenam toda uma vida de memórias. O cérebro só está totalmente desenvolvido depois dos 20 anos de idade, e novas evidências sugerem que até mesmo o cérebro de um adulto pode criar novos neurônios, em um processo denominado *neurogênese*. Graças aos avanços realizados na pesquisa neurológica – incluindo as modalidades revolucionárias de imagens funcionais e estruturais –, atualmente se sabe mais a respeito do cérebro do que em qualquer outra época na história da humanidade. Porém, ainda não identificamos a interconexão essencial entre mente, corpo e espírito.

Estruturas Anatômicas Protetoras

O sistema nervoso central (SNC), que consiste em encéfalo e medula espinal, é responsável por 98% de todos os tecidos neurais do corpo. O próprio encéfalo é composto por tecido nervoso (denominado substância branca ou substância cinzenta, dependendo de sua localização e função) e ocupa cerca de 80% da abóbada craniana, ou crânio. O encéfalo de um adulto de constituição média pesa cerca de 1,5 kg e é protegido, dentro do crânio, pelo **líquido cerebrospinal (LCS)**. O LCS é um líquido transparente, levemente amarelado, que atua como amortecedor de choque e fonte de energia para o encéfalo. É composto principalmente por água, mas também contém proteínas, sais e glicose. O fluxo de LCS dentro do crânio é mostrado na **Figura 5-1**.

Uma proteção adicional para o encéfalo e a medula espinal é proporcionada por três camadas de membrana, denominadas *meninges* (**Figura 5-1**). Cada camada das meninges é denominada *meninx*, da palavra grega que significa "membrana". A meninge mais interna, que está diretamente fixada à superfície do encéfalo, é uma delicada membrana denominada *pia-máter* (que significa "mãe afetuosa" ou "mãe suave"). A pia-máter é altamente vascularizada e contém os vasos sanguíneos que nutrem as superfícies do encéfalo e da medula espinal. A camada intermediária das meninges consiste em um emaranhado de fibras de colágeno e elastina, cujo nome

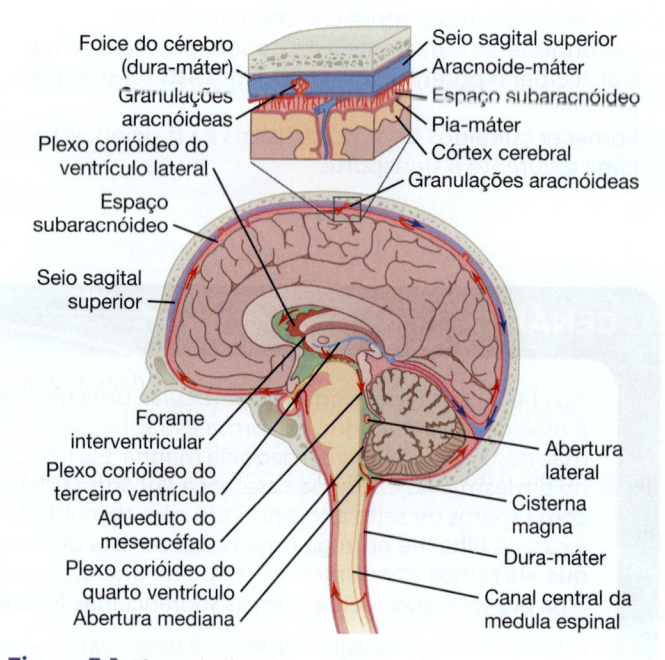

Figura 5-1 Fluxo do líquido cerebrospinal.

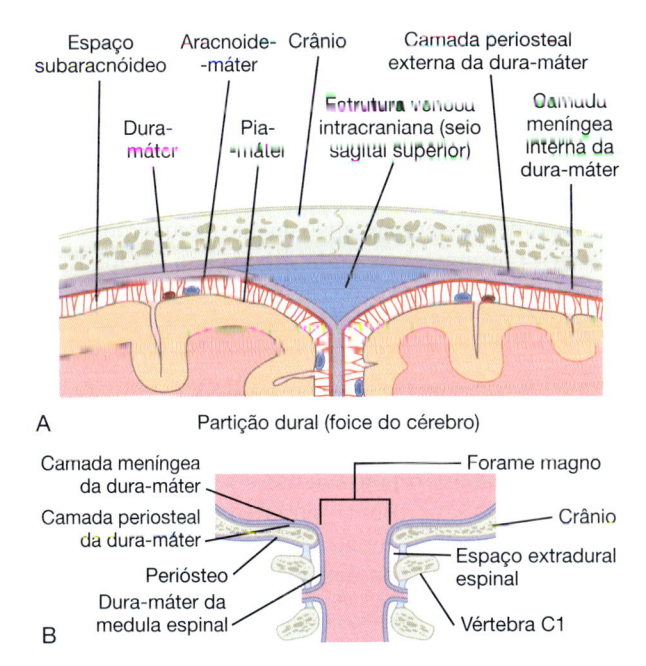

Figura 5-2 A dura-máter, a aracnoide-máter e a pia-máter são as três camadas de meninges. **A.** Vista coronal superior. **B.** Continuidade com as meninges da medula espinal.

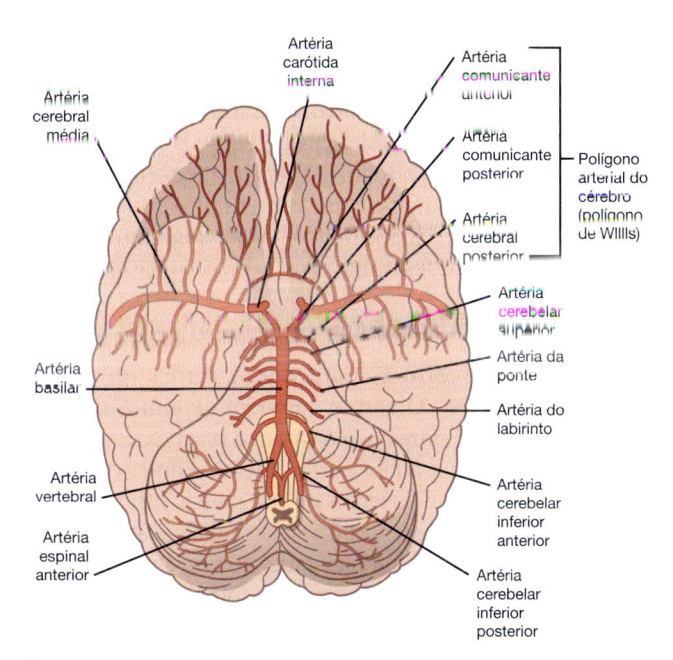

Figura 5-3 Circulação cerebral e o polígono arterial do cérebro (polígono de Willis) na base do cérebro.

se deve à sua aparência. A rede vascular em malha dessa meninge assemelha-se a uma teia de aranha, de modo que ela é conhecida como *membrana aracnoide* (que significa "semelhante a uma aranha"). O LCS circula no espaço existente entre a aracnoide-máter e a pia-máter (o espaço subaracnóideo), protegendo o encéfalo contra lesões mecânicas e proporcionando um escudo imunológico. A meninge mais externa, que reveste a abóbada craniana, contém artérias que nutrem os ossos do crânio, e é devidamente denominada *dura-máter* – "mãe dura". A dura-máter, composta por duas camadas fibrosas, é a camada mais resistente das meninges. O espaço epidural situa-se entre a dura-máter e o crânio, enquanto o espaço subdural se encontra entre a dura-máter e as membranas subaracnóideas.

Suprimento Sanguíneo

A manutenção das funções vitais do encéfalo exige a manutenção de uma perfusão adequada. O encéfalo necessita de um suprimento constante de oxigênio e glicose para funcionar adequadamente e não dispõe de nenhuma capacidade de armazenamento.

Quatro artérias principais fornecem sangue ao encéfalo: duas artérias carótidas internas, anteriormente, e duas artérias vertebrais, posteriormente. As artérias vertebrais unem-se e dão origem à artéria basilar exatamente na base do crânio, fornecendo ramos para o tronco encefálico e o cerebelo. A artéria basilar divide-se e une-se a ramos das artérias carótidas internas, formando o polígono arterial do cérebro (polígono de Willis) na superfície inferior do cérebro, conforme ilustrado na **Figura 5-3**.

O fluxo sanguíneo cerebral é mantido e regulado independentemente pela pressão arterial sistêmica, tanto global quanto regionalmente, com base nas demandas metabólicas, por meio de constrição e dilatação dos vasos cerebrais. Essa capacidade é efetiva contanto que a **pressão de perfusão cerebral** (aproximadamente equivalente à pressão arterial sistólica) esteja entre 60 e 160 mmHg. Portanto, é fundamental manter pressão sistólica de pelo menos 60 a 70 mmHg e inferior a 160 mmHg para garantir a preservação da perfusão cerebral. Muitos tipos de lesão cerebral levam ao comprometimento desse mecanismo, quando a manutenção de níveis normais de pressão arterial sistêmica é ainda mais crucial.

O fluxo sanguíneo cerebral também é afetado pelos níveis séricos de dióxido de carbono (CO_2). A hipocarbia (como a que ocorre com a hiperventilação) provoca vasoconstrição cerebral, levando à diminuição da perfusão, mas também pode diminuir a pressão intracraniana devido à redução do sangue intracraniano total. Em contrapartida, a hipercarbia causa vasodilatação. Portanto, o monitoramento rigoroso do $ETCO_2$ é importante para evitar um impacto prejudicial sobre a perfusão cerebral. A compreensão da vasoatividade cerebral, que consiste em constrição ou dilatação dos vasos sanguíneos, é importante no tratamento de pacientes com alteração do estado mental ou com suspeita de lesão cerebral traumática ou acidente vascular encefálico (AVE).

Os capilares que nutrem o cérebro possuem um revestimento especial com zônulas de oclusão (junções compactas) entre as células, formando uma barreira protetora entre o sangue e o líquido extracelular do cérebro, conhecida como **barreira hematencefálica (BHE)**. Essa barreira impede o fluxo de determinadas partículas (incluindo bactérias, algumas proteínas e toxinas, mas também anticorpos e muitos antibióticos) para dentro do cérebro, enquanto permite e facilita ativamente a passagem de oxigênio, água e glicose. O traumatismo craniencefálico e certas infecções e doenças rompem a BHE, causando frequentemente lesão cerebral secundária.

Regiões Funcionais do Encéfalo

O encéfalo é um órgão complexo, com inúmeros componentes e áreas funcionais, e pode ser dividido em quatro regiões principais: telencéfalo (cérebro), cerebelo, diencéfalo e tronco encefálico. O sistema límbico, que contém um grupo de estruturas – a amígdala e o hipocampo –, desempenha um importante papel nas emoções humanas.

Telencéfalo (Cérebro)

O telencéfalo (cérebro) compreende o córtex (divido em lobos) e o subcórtex. O córtex, também denominado *córtex neural* ou *substância cinzenta*, é a camada mais externa do telencéfalo e constitui a maior parte funcional do encéfalo, representando mais de dois terços de sua massa. Em virtude de suas inúmeras convoluções, sulcos e elevações, a área superficial do córtex cerebral é, na realidade, 30 vezes maior do que o espaço que ele ocupa. Cada elevação, ou giro, e cada sulco, ou fissura, estão associados a uma função cognitiva específica. A **Figura 5-4** mostra o cérebro e as outras estruturas principais do encéfalo.

A estrutura e a função dos hemisférios cerebrais e dos lobos são:

- *Hemisférios direito e esquerdo.* O cérebro é dividido em hemisférios direito e esquerdo. Do ponto de vista estrutural e funcional, eles controlam lados opostos do corpo. Os hemisférios estão interconectados por fibras nervosas em comunicação constante (no corpo caloso), que transmitem até 4 bilhões de impulsos por segundo. A estrutura do cérebro não é idêntica de um indivíduo para outro. Em mais de 90% dos indivíduos destros e mais de 70% dos canhotos, o centro interpretativo da fala está localizado no hemisfério esquerdo. O hemisfério esquerdo, frequentemente designado como *cérebro lógico*, também é responsável pela leitura, pela escrita, pelos cálculos matemáticos e por tarefas sequenciais e analíticas. O hemisfério direito, conhecido como *cérebro criativo*, interpreta as informações sensoriais e processa a percepção espacial. É interessante assinalar que muitos músicos, dançarinos e artistas são canhotos, e o hemisfério direito do córtex cerebral dessas pessoas parece ser mais ativo do que o esquerdo.
- *Lobos.* O telencéfalo é ainda subdividido em lobos, cujos nomes derivam do osso craniano situado sobre ele. Por exemplo, o lobo frontal está localizado abaixo do osso frontal. Os outros lobos são o parietal, o temporal e o occipital. Cada lobo e sua região correspondente do córtex cerebral desempenham uma função específica. O lobo frontal controla a função motora, determina a personalidade e elabora o pensamento e a fala; o lobo parietal interpreta as sensações corporais; o lobo temporal armazena a memória de longo prazo e interpreta os sons; e o lobo occipital é responsável pela visão.

Cerebelo

A segunda maior parte do encéfalo, o cerebelo, localiza-se acima do tronco encefálico e posteriormente ao telencéfalo (ver Figura 5-4). O cerebelo coordena os movimentos, o equilíbrio e a postura.

Diencéfalo

Próximo ao centro do encéfalo, encontra-se o diencéfalo (ver Figura 5-4). O diencéfalo inclui o tálamo e o hipotálamo. O tálamo, composto por substância cinzenta, conecta impulsos sensoriais entre a medula espinal e o córtex cerebral e abriga grande parte do sistema ativador reticular, que é responsável pelo estado de alerta (transições sono-vigília). O pequeno hipotálamo, que não é muito maior do que um caroço de cereja, é responsável pela manutenção da homeostase do corpo, e liga os sistemas nervosos simpático e parassimpático por meio da glândula hipófise. Os hormônios do hipotálamo estimulam ou inibem a liberação de hormônios da hipófise para regular o ritmo circadiano (o ciclo inato de sono do corpo), a sede, a fome e outras funções.

Ao redor do tálamo, encontram-se as estruturas do cérebro primitivo, conhecidas coletivamente como *sistema límbico* (**Figura 5-5**). O sistema límbico compreende duas estruturas: a amígdala e o hipocampo. Está conectado ao córtex pré-frontal do lobo frontal.

O sistema límbico é descrito como o cérebro primitivo, uma vez que ele controla os instintos básicos de sobrevivência e muitas das respostas comportamentais que constituem aspectos fundamentais de nossa personalidade, como ter uma perspectiva positiva ou negativa. É responsável por sentimentos intensos – medo, frustração, ansiedade, tensão, raiva, fúria, desejo sexual, apetite, desejo ou capacidade de apego e armazenamento das memórias emocionais. Permite interpretar eventos enquanto estão ocorrendo e nos ajuda a prever as consequências das ações ou dos eventos.

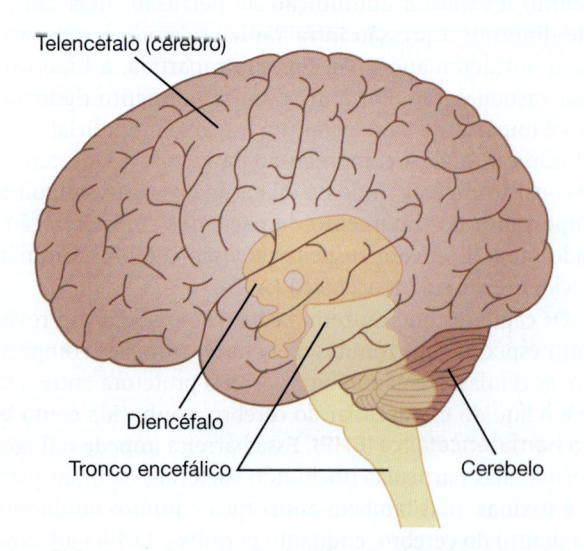

Figura 5-4 As quatro principais áreas do encéfalo são o tronco encefálico, o diencéfalo, o telencéfalo (cérebro) e o cerebelo.

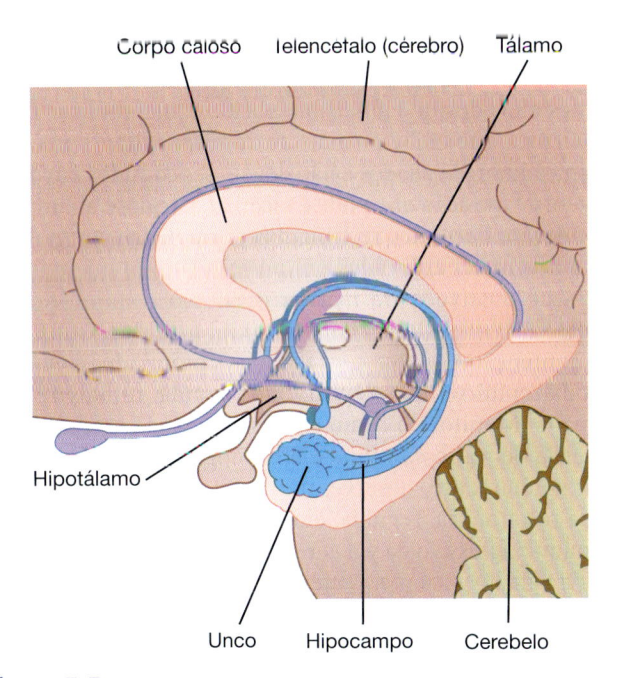

Figura 5-5 O sistema límbico.

Tronco Encefálico

O tronco encefálico, que conecta a medula espinal ao cérebro, inclui o bulbo, o mesencéfalo e a ponte (ver Figura 5-4). O bulbo controla as funções fisiológicas básicas, como a respiração e a frequência cardíaca. O mesencéfalo está envolvido na regulação da visão, da audição e do movimento do corpo. A ponte conecta o cerebelo ao bulbo e está envolvida na postura e no movimento, bem como no sono.

Ventrículos

Os ventrículos (palavra que significa "pequenos ventres") são espaços semelhantes a cavidades preenchidos com LCS circulante, que é constantemente produzido pela rede capilar dentro dos ventrículos.

Via de Avaliação AMLS ▶▶▶▶

▼ Observações Iniciais

Considerações de Segurança da Cena

Em situações onde os pacientes estão agressivos, confusos, ou violentos, certifique-se que a cena é segura, e se for necessário que o local seja protegido, solicite apoio policial antes que você se aproxime. Se a cena estiver inicialmente segura, observe o paciente a alguma distância e verifique quaisquer movimentos físicos e comentários verbais. Se o paciente estiver ficando agitado ou agressivo, considere esse comportamento como parte de sua avaliação da segurança da cena e solicite imediatamente apoio ou assistência apropriada. Neurologicamente falando, seu sistema límbico reconhecerá a razão para alarme antes do córtex pré-frontal. Esse sistema irá alertá-lo antes de haver uma percepção consciente da situação. Considere esse sistema de alerta e alarme e avalie suas opções de segurança.

Apresentação/Queixa Principal

Esta seção fornece um breve panorama de algumas das apresentações ou queixas mais comuns de pacientes com disfunção neurológica. Muitos processos patológicos têm apresentações semelhantes, ou um achado pode mascarar outro. Por exemplo, o *delirium* pode ser causado por hipoglicemia, a hipoglicemia pode causar uma convulsão, e essa última pode mascarar um AVE. Além disso, embora os sintomas neurológicos de um paciente possam parecer urgentes, eles algumas vezes indicam condições médicas mais graves que devem ser consideradas no diagnóstico diferencial. Por exemplo, a síncope (desmaio) pode ocasionalmente indicar embolia pulmonar.

Estado Mental Alterado

Os pacientes com estado mental alterado podem exibir sinais de confusão ou mudanças no seu comportamento típico. Em um paciente com alteração do estado mental, é frequentemente difícil distinguir causa e efeito. A hipoglicemia e as anormalidades eletrolíticas (como hiponatremia) podem ser responsáveis pela ocorrência de desorientação, e a depressão, a intoxicação por uso de substâncias e a *overdose* podem desencadear um comportamento incomum e perturbador. Essas alterações comportamentais devem ser confirmadas por um familiar ou por outra pessoa que conheça bem o paciente.

Um paciente que apresente estado mental significativamente deprimido ou que esteja comatoso e não possa fornecer uma história exige reanimação imediata. Um declínio mental desse tipo pode ser grave e atribuível a um AVE hemorrágico, uma *overdose* e a outras condições graves.

Delirium

O *delirium* é uma alteração aguda do estado mental, caracterizada por períodos alternados de maior e menor comprometimento da consciência, da orientação e da cognição e, algumas vezes, associada a alucinações e delírios. É observado com mais frequência nas mulheres do que nos homens e, muitas vezes, está associado a doenças em crianças muito pequenas e em indivíduos com mais de 60 anos de idade. Essas alterações podem provocar diminuições do estado de alerta, da orientação, da resposta emocional ou comportamental, da percepção, da expressão verbal, do julgamento e da atividade. As causas do *delirium* incluem intoxicação por uso de substâncias, infecção, traumatismo, convulsão, distúrbios endócrinos, falência de órgãos, AVE, choque, infecção, transtorno de conversão, hemorragia intracraniana e tumores. Medicamentos também são uma causa comum de *delirium*.

Algumas vezes, a demência é confundida com o *delirium*, porém ela representa perda crônica da função cerebral, sobretudo da função da memória de curto prazo. Afeta também o pensamento, a linguagem, o julgamento e o comportamento. Diferentemente do *delirium*, a demência é degenerativa, ocorre com o passar do tempo e é geralmente irreversível.

Em um paciente com *delirium*, a memória de curto prazo torna-se obscurecida, e o indivíduo fica desorientado em relação ao tempo e ao lugar. A perda da consciência pode ocorrer durante breves períodos, e a fala pode ser incoerente, tensa ou divagante. Em geral, o paciente não apresenta déficit neurológico focal discernível. Entretanto, a infecção, a intoxicação por uso de substâncias, a desidratação, as arritmias cardíacas, os problemas da tireoide e os problemas relacionados com fármacos (como *overdoses* e doses insuficientes) podem causar alterações nos sinais vitais e nos achados do exame físico.

O paciente que demonstra qualquer nível de *delirium* precisa ser avaliado por completo. A aparência, os sinais vitais, o estado de hidratação e os sinais de traumatismo devem ser considerados. Pode-se realizar um Miniexame do Estado Mental para documentar a gravidade, a natureza e o progresso das alterações do estado mental. Ao encontrar um indivíduo em estado de *delirium* agudo, lembre-se de que ele está confuso e provavelmente com prejuízo do discernimento. Sua segurança e a do paciente são as prioridades fundamentais. O paciente pode necessitar de contenção física ou química, utilizando um benzodiazepínico ou um agente antipsicótico.

Realize as medidas apropriadas de manejo da via aérea para mantê-la permeável e reduzir o risco de aspiração se o paciente estiver inconsciente, tiver um reflexo de vômito prejudicado ou se você perceber que ele apresenta ronco ou respiração ruidosa. Administre oxigênio suplementar se a saturação de oxigênio for < 94% ou se o paciente parece ter desconforto respiratório. Se suspeita de trauma medular, tome as precauções e realize a restrição da movimentação da coluna vertebral. Certifique-se também de determinar a glicemia sérica. O paciente será avaliado no setor de emergência com o auxílio de exames laboratoriais e radiológicos. Ele pode precisar de avaliação cirúrgica, neurológica ou psiquiátrica.

Em uma síndrome denominada *delirium agitado*, no início o paciente parece estar visivelmente psicótico e pode exibir força além de sua expectativa. Ele pode estar muito perturbado, hiperestimulado e incontrolável. As tentativas de conter fisicamente o paciente com *delirium* agitado podem apenas agravar esses achados. Quando contido fisicamente ou com dispositivos eletrônicos (Taser), a luta violenta do paciente pode cessar de repente. Então, o paciente com *delirium* agitado pode apresentar padrão respiratório irregular (devido a acidose respiratória), seguido pouco tempo depois (em geral, dentro de poucos minutos) de morte. Foram observadas arritmias cardíacas nesses pacientes, porém a assistolia constitui o principal ritmo de apresentação. Esses pacientes podem apresentar hipertermia e, com frequência, níveis circulantes elevados de epinefrina e acidose metabólica. Todos os pacientes que exibem sinais de *delirium* agitado precisam ser clinicamente avaliados e não devem ser contidos em decúbito ventral, posição que pode exacerbar a acidose ao impedir a ventilação. Pacientes restringidos por policiais em posição prona devem ser colocados em posição supina ou sentados assim que possível para manter o esforço respiratório e o volume corrente eficaz, o que diminui a acidose subjacente. A contenção química com sedativo apropriado, como um benzodiazepínico, neuroléptico ou cetamina, muitas vezes é adequada. Monitore o ritmo cardíaco do paciente e utilize a oximetria de pulso contínua e a capnografia. Se a luta ativa cessar subitamente, observe, no mesmo instante, se ocorre parada respiratória, seguida, em geral, de parada cardíaca. O tratamento agressivo da via aérea e o suporte cardíaco podem salvar a vida do paciente. O atendimento de um paciente com *delirium* agitado, envolvendo policiais e socorristas, requer coordenação, comunicação e priorização adequadas. Este é um período de tempo vulnerável para os pacientes, e parada cardíaca súbita e hipoventilações não reconhecidas podem ocorrer rapidamente.

Síncope/Lipotimia

A síncope, perda transitória da consciência associada à redução da perfusão cerebral, tem muitas causas possíveis. A lipotimia, a pré-síncope e a síncope apresentam o mesmo diagnóstico diferencial, que inclui condições como estenose da valva aórtica, miocardiopatia hipertrófica, arritmia cardíaca, hipovolemia (desidratação, ruptura de gravidez ectópica, ruptura de aneurisma aórtico), evento do SNC (p. ex., hemorragia subaracnóidea), embolia pulmonar e reflexo vasovagal (frequentemente devido a fatores desencadeantes situacionais ou emocionais). A avaliação realizada em ambiente hospitalar só pode determinar a etiologia da síncope em 50% dos pacientes. A ênfase está na exclusão de causas potencialmente fatais, como arritmias cardíacas, isquemia, etc.

Tontura/Vertigem

Quando o paciente se queixa de tontura, é fundamental diferenciar se ele está se referindo a uma sensação de lipotimia (ou quase síncope) *versus* vertigem, uma sensação de estar girando ou sensação anormal de movimento.

Os pacientes que relatam alterações na **propriocepção** (orientação espacial do próprio corpo) e no equilíbrio geralmente conseguem fornecer uma história dessas experiências. Pode ser que você não consiga avaliar alterações intermitentes, como aquelas secundárias a um ataque isquêmico transitório (AIT). Entretanto, muitos pacientes, incluindo os que apresentam AVE, vertigem postural, *overdose*, dissecção de artéria vertebral e anormalidades eletrolíticas, ainda podem estar assintomáticos quando você efetuar a avaliação.

A vertigem é um sintoma e origina-se no SNC ou em órgãos vestibulares. A vertigem central pode ser causada por

AVE hemorrágico ou isquêmico, concussão, tumores, infecção, enxaqueca, esclerose múltipla, ingestão ou inalação de substâncias tóxicas, síndrome de Wernicke-Korsakoff ou lesão do núcleo do oitavo nervo craniano no tronco encefálico. A vertigem periférica é causada por um distúrbio do sistema vestibular ou do oitavo nervo craniano.

Um paciente com vertigem tem sensação de desequilíbrio ou dificuldade em manter postura ereta e pode queixar-se de sensação de embriaguez ou de a sala estar girando em torno dele. O paciente pode apresentar náusea ou vômitos. A vertigem pode ter início abrupto, e o paciente também pode queixar-se de zumbido ou ruído nas orelhas. É importante perguntar a respeito de história de AVE, fibrilação atrial e hipertensão, visto que tais condições podem sugerir vertigem relacionada com AVE. O paciente pode apresentar diminuição do nível de consciência (NC), ou os olhos podem mover-se lateralmente para a frente e para trás, uma condição conhecida como "nistagmo". O nistagmo pode ser horizontal, vertical ou rotatório e pode ou não diminuir espontaneamente. Ele pode resultar de uma lesão do cerebelo, do tronco encefálico ou de órgãos vestibulares.

Com frequência, verifica-se a ocorrência de infarto cerebelar em pacientes que apresentam vertigem com mais de 24 horas de duração, acompanhada de perda do equilíbrio e dificuldade em manter a postura, ficar de pé e caminhar. Sintomas transitórios não desencadeados por movimento podem indicar AIT. O paciente que apresenta outros deficits de nervos cranianos precisa ser avaliado à procura de problemas do tronco encefálico ou cerebelares.

A vertigem também pode ser causada por disfunção do sistema vestibular, geralmente da orelha interna. Essa condição é comumente designada *vertigem periférica*. Os sintomas podem ser mais agudos, abruptos, graves e de menor duração do que a vertigem central; com frequência, são agravados ou desencadeados pelo movimento ou pela mudança de posição da cabeça. Os episódios breves e recorrentes de vertigem associados a uma mudança de posição, que desaparecem com a cessação do movimento, sugerem vertigem posicional benigna. Os pacientes podem preferir olhar para um lado ou outro durante o transporte e podem não querer virar-se para você a fim de responder suas perguntas, visto que isso exacerba os sintomas.

Convulsão

Pode ser que consiga obter uma história de pacientes que sofreram uma convulsão se o estado mental deles tiver melhorado o suficiente. Todavia, geralmente no período pós-ictal imediato, você irá depender de pessoas que testemunharam o evento para obter informações. A convulsão pode ser generalizada (envolvendo perda de consciência), associada a movimentos tônico-clônicos, incontinência urinária e fecal e mordedura da língua, ou pode ser uma convulsão focal que afete apenas uma parte do corpo, sem perda de consciência, mas com possível redução da consciência.

Durante a investigação na cena, você poderá encontrar medicamentos anticonvulsivantes ou uma pulseira de alerta médico. Além da epilepsia, é importante considerar que essa convulsão pode ter sido precipitada por outras condições, como traumatismo craniencefálico, AVE, meningite, intoxicação ou abstinência de substâncias ou exposição a toxinas.

Cefaleia

A cefaleia pode ser um sintoma ambíguo e complicado. Contanto que não haja perda de consciência, o que pode ocorrer com o AVE isquêmico ou a hemorragia intracraniana, o paciente provavelmente será capaz de descrever os sintomas. Preste atenção especial à descrição do paciente sobre o início, a natureza e a localização da dor. Essa informação pode ser útil para identificar etiologias específicas, como arterite temporal e enxaqueca.

Observe quaisquer sintomas associados, como alterações visuais – por exemplo, ocorrem alterações visuais ipsilaterais (no mesmo lado do corpo em que ocorre a cefaleia) na arterite temporal. Os pacientes com enxaqueca podem apresentar fotofobia (sensibilidade à luz) e fonofobia (sensibilidade ao som) e também podem ver clarões de luz. Os pacientes que sofreram traumatismo e que se queixam de cefaleia podem ter hematoma subdural ou epidural ou dissecção de artéria vertebral. A cefaleia intensa de início súbito, com ou sem vômitos, pode indicar hemorragia subaracnóidea. História de comorbidades (problemas clínicos coexistentes), como hipertensão e anormalidades vasculares, indica sangramento ou aneurisma. História de uso de substâncias por via intravenosa (IV) ou assepsia inadequada dos locais de acesso IV antes de seu uso pode sugerir abscesso epidural. Por fim, esteja atento para anormalidades dos sinais vitais, incluindo a febre, que pode indicar meningite.

Ataxia/Distúrbio da Marcha

A **ataxia** refere-se à perda de controle muscular e coordenação, causando instabilidade do tronco, marcha instável, movimentos oculares anormais ou dificuldade com a precisão dos movimentos dos membros, como movimentos para encontrar uma distância ou movimentos alternados rápidos. Isso pode ser devido a uma disfunção cerebral, frequentemente do cerebelo, a alguma patologia da medula espinal, dos nervos periféricos ou da orelha interna, ou à fraqueza muscular. O paciente ou um familiar podem relatar que ele não consegue andar normalmente, e podem ser observados os seguintes achados:

- O paciente tem dificuldade em coordenar os movimentos
- Diplopia ou movimentos oculares irregulares
- Sente-se fraco ou instável (perde o equilíbrio ou quase cai) ao caminhar ou permanecer de pé

Além disso, pode-se observar a presença de sintomas associados, como incontinência ou alteração do estado mental (como ocorre na hidrocefalia de pressão normal) ou náusea, vômitos e alterações visuais (como as que podem ocorrer no AVE da circulação posterior). As causas de ataxia estão resumidas na Tabela 5-1.

Tabela 5-1 Causas de Ataxia		
Distúrbio da Marcha	**Descrição**	**Diagnóstico Diferencial**
Marcha de base ampla	O indivíduo anda com uma distância anormalmente grande entre os pés, o que aumenta a estabilidade O paciente pode hesitar, congelar, cambalear ou ser incapaz de andar em linha reta	Intoxicação alcoólica aguda Atrofia cerebelar causada por abuso crônico de álcool Neuropatia periférica diabética Acidente vascular encefálico (AVE) Ingestão de medicamentos anticonvulsivantes, como a fenitoína Hidrocefalia de pressão normal Pressão intracraniana elevada
Marcha propulsiva (festinante)	Postura recurvada e rígida, com a cabeça e o pescoço inclinados para a frente Marcha arrastada Frequentemente acompanhada por incontinência urinária	Doença de Parkinson avançada Intoxicação por monóxido de carbono Exposição crônica a manganês (em indivíduos que manipulam pesticidas, em soldadores e em mineiros) Ingestão de determinados medicamentos, como antipsicóticos
Marcha espástica	Caracterizada por rigidez e arrastamento dos pés Causada por contração muscular unilateral prolongada	AVE Insuficiência hepática Traumatismo ou tumor medular Abscesso ou tumor cerebral Traumatismo cranioencefálico
Marcha em tesoura	Postura agachada, com flexão das pernas nos quadris e nos joelhos Os joelhos e as coxas roçam um com o outro em um movimento semelhante a uma tesoura quando o paciente anda O paciente dá passos deliberados, curtos e lentos O paciente pode andar na ponta dos pés ou na planta dos pés	AVE Insuficiência hepática Compressão medular Tumor torácico ou lombar Esclerose múltipla Paralisia cerebral
Marcha em estepagem	Caracterizada por queda do pé; o pé pende, fazendo os dedos arrastarem pelo chão quando o indivíduo anda	Síndrome de Guillain-Barré Herniação de disco lombar Traumatismo de nervo fibular

Déficit Neurológico Focal

O *déficit neurológico focal* refere-se a qualquer perda localizada da função neurológica, como fraqueza ou dormência em parte de um membro ou em todo ele, ou em um lado da face. A não ser que o paciente tenha uma lesão neurológica associada que prejudique a fala, uma condição conhecida como **afasia expressiva**, ele provavelmente será capaz de descrever o início do déficit. O AVE é uma etiologia de déficits neurológicos focais em que o tempo é particularmente importante. A história pode revelar uma doença precedente (p. ex., síndrome de Guillain-Barré) ou um distúrbio neurológico crônico (p. ex., doença degenerativa neuromuscular [doença de Lou Gehrig], esclerose múltipla ou *miastenia gravis*). Lembre-se de perguntar sobre a função intestinal e vesical, visto que geralmente a incontinência acompanha a fraqueza dos membros inferiores na síndrome da cauda equina. Observe qualquer mudança na capacidade do paciente de compreender ou seguir as instruções. Esse déficit pode indicar AVE, intoxicação, anormalidade eletrolítica ou encefalopatia hepática.

Avaliação Primária

A avaliação primária inclui uma avaliação da via aérea, da respiração e da circulação do paciente, bem como a implementação de intervenções para os riscos imediatos à vida. É preciso verificar os níveis de glicemia em *todo paciente* com alguma alteração do estado mental ou do comportamento, mesmo se outra causa for aparentemente óbvia.

Nível de Consciência

Se o paciente tiver diminuição do NC, a via aérea também pode estar comprometida. Na maioria dos casos, um paciente que consegue falar tem via aérea permeável. Entretanto, qualquer distúrbio neurológico capaz de comprometer o estado mental pode progredir rapidamente, de modo que o paciente pode se tornar incapaz de manter uma via aérea pérvia. Quando o indivíduo se torna inconsciente, a língua ou as secreções podem causar obstrução da via aérea. Preste atenção a qualquer ronco, murmúrio ou estridor e assegure que haja fluxo de ar adequado. Manter a via aérea aberta é de importância máxima. Pode ser necessário realizar intervenções, como aspiração, posicionamento do paciente, inserção de uma cânula oral ou nasofaríngea e intubação ou colocação de um adjunto de via aérea avançado.

Via Aérea e Respiração

A avaliação da frequência, da profundidade e do padrão respiratório do paciente também pode revelar a causa subjacente do estado mental alterado. A acidose, o AVE, a doença metabólica e outras condições patológicas causam alterações nos padrões respiratórios. A hipoventilação pode indicar depressão do SNC, que poderia ser atribuída a *overdose* de substâncias, AVE ou edema intracraniano. Se possível, obtenha uma medida basal da saturação de oxigênio (com o paciente respirando ar ambiente) antes de fornecer assistência. Entretanto, em caso de desconforto respiratório, não atrase o tratamento só mente para obter uma leitura basal. Forneça oxigênio e suporte ventilatório para manter uma saturação de oxigênio de pelo menos 94%. Monitore a resposta do paciente à oxigenação e à ventilação. A adequação da ventilação (ventilação-minuto) é mais bem avaliada pela determinação da pressão arterial parcial de dióxido de carbono ($PaCO_2$) no sangue. Em campo e em outros ambientes de emergência, é possível obter um valor aproximado da $PaCO_2$ pela medida do $ETCO_2$. A meta deve ser a manutenção de um $ETCO_2$ em 30 a 40 mmHg (o $ETCO_2$ é cerca de 5 mmHg mais baixo do que a PCO_2 sérica), a não ser que haja um motivo bem definido para fazer de outro modo, como estabelecer uma meta de um valor mais baixo de $ETCO_2$ em pacientes com acidose metabólica ou sinais clínicos de herniação cerebral. Em pacientes intubados, em particular, há forte tendência de os profissionais de saúde hiperventilarem o paciente, o que está diretamente correlacionado com aumento da lesão cerebral devido à redução da perfusão cerebral.

Circulação/Perfusão

Nesse componente da avaliação primária, a primeira medida é assegurar que o paciente tenha um pulso palpável. À medida que a pressão arterial cai, em geral os pulsos são perdidos inicialmente na parte distal dos membros (radial e pedioso), em seguida, mais proximalmente (femoral e antecubital) e, por último, o carotídeo. Pode-se avaliar a força do pulso e também verificar outros sinais de perfusão adequada, incluindo enchimento capilar, coloração da pele e temperatura. O estado mental é geralmente o melhor indicador de perfusão adequada. Entretanto, neste capítulo, pressupõe-se que esteja anormal, de modo que a sua avaliação não é útil.

A avaliação da frequência e do ritmo do pulso também pode ajudar a definir a causa do estado mental alterado. As arritmias primárias, como fibrilação atrial com resposta ventricular rápida, as taquiarritmias e as bradiarritmias, podem causar hipoperfusão diretamente. A taquicardia (frequência cardíaca rápida) pode ser sinal de infecção, elevação da temperatura, estado pós-ictal (pós convulsão), abstinência ou intoxicação por uso de substâncias ou hipovolemia (baixo volume de sangue). A bradicardia pode sugerir herniação cerebral, hipotermia ou intoxicação por fármacos ou substâncias. Um pulso irregular deve levá-lo a considerar a possibilidade de arritmia cardíaca, que pode ser desencadeada por síndrome coronariana aguda, distúrbio eletrolítico, acidose, hipóxia ou ingestão de substância tóxica.

Apesar de se depender muito da pressão arterial para determinar a causa do estado mental alterado, e do fato que ela deva ser obtida como parte de seu exame, é importante não utilizar esse parâmetro isoladamente para confirmar uma perfusão adequada. Você deve confiar em todas as manifestações de perfusão, conforme descrito anteriormente.

▼ Primeira Impressão

Quando você está tentando determinar se o paciente tem algum problema neurológico, procure alterações óbvias e sutis que possam indicar a presença de doença. Observe o entorno. Estar atento irá ajudá-lo a manter-se seguro e poderá sugerir um diagnóstico. A área está limpa e arrumada, ou suja e desorganizada? Há qualquer evidência de que o paciente seja vítima de negligência ou abuso? Peça a seu parceiro que investigue os armários e a geladeira para ver se há comida suficiente (solicite a permissão de um familiar, se necessário). Se não houver, ou se a comida disponível tiver aparência estragada, a condição do paciente pode ser atribuída à desnutrição ou a anormalidades eletrolíticas. Procure insulina ou agentes hipoglicemiantes orais. Existem embalagens de comprimidos vazias ou quase vazias espalhadas pelo chão? Há medicamentos com prazo vencido? Se houver, uma *overdose* acidental ou intencional pode ser responsável pelo estado mental alterado do paciente. Quem é o cuidador do paciente, caso ele não viva de forma independente ou seja menor de idade? Esteja atento para objetos no ambiente do paciente (p. ex., cilindro de oxigênio ou acessórios para uso de substâncias) que possam ajudá-lo a formular um diagnóstico diferencial. Verifique se há qualquer coisa fora do lugar no ambiente. O telefone está no chão, como se o paciente tivesse tentado ligar para o número de emergência mas tivesse deixado o aparelho cair antes de fazê-lo? Isso pode ser uma pista para considerar a possibilidade de AVE como diagnóstico potencial.

Apresentações com Risco à Vida

Hipoglicemia

Um paciente com hipoglicemia frequentemente apresenta confusão e comportamento anormal, mas também pode parecer deprimido, apático ou com compreensão lenta. Pode ter fraqueza ou convulsão focal, ou pode estar totalmente não responsivo. Achados cutâneos incluem palidez e diaforese. Se o paciente estiver acordado o suficiente para deglutir sem risco de aspiração, pode-se administrar alguma forma de glicose oral. Quando o paciente apresenta NC diminuído, deve-se administrar dextrose IV de acordo com o protocolo local. Se o paciente estiver inconsciente, ou se houver qualquer demora ou dificuldade na determinação da glicemia, é preferível administrar dextrose IV a aguardar até que se possa medir a glicemia. Quando acesso IV não está disponível, o glucagon por injeção intramuscular (IM) deve ser considerado. Infelizmente, o custo atual do glucagon resultou na sua remoção da lista de medicamentos de muitos serviços de atendimento pré-hospitalar.

Hipoventilação ("narcose por CO_2")

Um paciente necessita de assistência ventilatória se estiver inconsciente ou se o esforço respiratório estiver comprometido, o que pode ser devido a AVE, *overdose* acidental ou intencional de medicamentos, traumatismo ou evento clínico. Quando a ventilação está comprometida, a $Paco_2$ aumenta e alcança níveis perigosos, causando confusão, sonolência, tremores e **convulsões**. Essa condição é conhecida como "narcose por CO_2", e leva à morte se não for instituída uma assistência ventilatória. Isso é muitas vezes esquecido durante a avaliação inicial. Essa assistência pode ser proporcionada com um dispositivo de bolsa-válvula-máscara ou equipamentos avançados de permeabilização de via aérea ou por meio de intubação do paciente. Inicialmente, a frequência ventilatória pode ser ligeiramente superior a normal para reduzir o nível de $Paco_2$ rapidamente. Alguns podem aumentar o volume para resolver esse problema, mas a condição do paciente deve ser monitorada cuidadosamente para evitar alcalose. A capnografia rápida é essencial tanto para estabelecer o diagnóstico quanto para definir o tratamento.

Hipóxia

A hipóxia grave pode levar à confusão e à redução do estado mental, de modo que a medição da saturação de oxigênio é um componente fundamental na avaliação de todo paciente com estado mental alterado. A hipoventilação que leva à hipóxia também pode estar associada à depressão da consciência. Há necessidade de oxigênio suplementar se o valor de Spo_2 for < 94%, e deve-se proporcionar ventilação assistida se o paciente apresentar hipoventilação (mais bem determinada pela medição de $ETCO_2$). Os profissionais de saúde devem estar atentos para várias situações nas quais a Spo_2 não é acurada. Talvez a mais comum delas esteja relacionada com a intoxicação por monóxido de carbono (CO), em que as leituras da oximetria de pulso revelam que a hemoglobina ligada ao CO é oxigenada. A metemoglobinemia, que é causada por determinados fármacos, como benzocaína, também resulta em leitura ligeiramente mais alta do que a verdadeira, com leitura característica de 85% nos casos graves. Por fim, o cianeto pode bloquear a utilização do oxigênio em nível celular, apesar do nível sanguíneo totalmente saturado.

Hipoperfusão com Isquemia Cerebral

Muitas condições clínicas agudas, traumatismo significativo e determinados tipos de medicamentos podem causar hipoperfusão, levando à isquemia cerebral (falta de fluxo sanguíneo para o cérebro). A causa do choque deve ser rapidamente identificada, e o tratamento específico deve ser implementado, quando possível. O Capítulo 4 fornece uma discussão aprofundada do que fazer em casos de choque.

Hipertensão Intracraniana

A elevação da **pressão intracraniana (PIC)** pode comprometer acentuadamente a perfusão para o cérebro, particularmente com elevações agudas significativas. A elevação da PIC pode ser causada por efeito de massa, conforme observado na hemorragia aguda ou no edema, ou por disfunção de uma derivação ventriculoperitoneal. Se a pressão se tornar excessivamente alta, pode ocorrer herniação do cérebro na base do crânio ou através do forame magno. Com frequência, essa condição caracteriza-se por pupila dilatada unilateral e perda da consciência e está associada a uma alta taxa de mortalidade.

O tratamento da hipertensão Intracraniana com hiperventilação deve ser feito com muito cuidado e somente após autorização médica. A hiperventilação diminui a quantidade de CO_2 dissolvido no sangue, o que leva à vasoconstrição cerebral. A vasoconstrição diminui o volume de sangue no cérebro, reduzindo a PIC. Entretanto, a vasoconstrição também diminui o fluxo sanguíneo. É difícil, se não impossível, prever o efeito final sobre a perfusão, de modo que é necessário monitorar rigorosamente o estado neurológico do paciente. Para decidir se é apropriado realizar a hiperventilação, siga os protocolos locais em cenários clínicos com risco de vida. Em situações potencialmente fatais com herniação, a hiperventilação leve a moderada pode estar indicada como medida em curto prazo. É preciso manter oxigenação adequada e perfusão sistêmica ($ETCO_2$ de cerca de 30 mmHg [mas não inferior a 25 mmHg]).

▼ Avaliação Detalhada
Anamnese

Os pacientes com estado mental alterado podem não ser capazes de fornecer uma história clara ou de entender o profissional que está prestando cuidados médicos. É útil ter outros familiares por perto, se possível, para obter informações adicionais que possam ser úteis. Se o paciente for capaz de fornecer alguns dados da história, ela deve ser obtida o mais rápido possível, visto que o seu estado mental pode deteriorar dentro de apenas alguns minutos. Se você estiver trabalhando com um parceiro, muitas vezes a anamnese e o exame físico podem ser realizados de modo simultâneo.

Ao tratar um paciente com estado mental alterado, é importante obter informações de testemunhas e observadores que possam ser úteis para descrever o estado mental inicial do paciente e quaisquer alterações recentes. Pergunte sobre o grau de alteração e procure saber quando o paciente foi visto agindo normalmente (ou aparentou estar agindo dentro da normalidade) pela última vez. Reúna quaisquer outros indícios sobre a causa da alteração do estado mental, como informações sobre o esquema medicamentoso do paciente, a pressão arterial e qualquer traumatismo recente que possa ter sofrido. Pergunte/busque quaisquer sinais de movimentos corporais anormais, odores, fala ou automatismos.

OPQRST e SAMPLER

Utilizando as mnemônicas OPQRST e SAMPLER, é possível seguir uma sequência lógica para se obter uma história clínica detalhada. Converse diretamente com o paciente quando o estado neurológico permitir. Pergunte a ele o que está errado e deixe que descreva suas preocupações de maneira aberta. Os pacientes podem fornecer pistas valiosas sobre a história, as quais irão ajudar a formular o diagnóstico diferencial. Uma adolescente pode revelar que está com febre e pescoço rígido. Um homem idoso pode admitir ter tomado a medicação errada por engano. Por outro lado, se o paciente tiver dificuldade de falar, um AVE ou outro problema clínico grave passa a constituir uma possibilidade mais forte.

Avaliação Secundária

Assim que a vítima for estabilizada e que todas as medidas iniciais forem adotadas, formule uma impressão geral inicial e desenvolva uma lista de prováveis diagnósticos diferenciais. Antes de realizar a avaliação secundária e o exame físico detalhado, procure ter uma ideia do grau de desconforto do paciente, levando em consideração os achados de sua avaliação geral, bem como os sinais vitais, os resultados dos níveis séricos de glicose e as leituras da oximetria de pulso. Decida se o paciente precisa ser transportado imediatamente ao hospital ou se você pode dispor de mais tempo para fazer uma avaliação na cena. Tendo em vista que os pacientes com estado mental alterado tendem a ficar instáveis e podem descompensar rapidamente, grande parte de sua avaliação e exame pode ser realizada a caminho do hospital. Mantenha-se atento para lesões traumáticas e quaisquer informações que possam ser úteis para o diagnóstico, como visões, sons e odores incomuns. Observe a postura do paciente e quaisquer indícios na aparência visual que possam sugerir causas do problema.

A avaliação secundária tem por objetivo ajudar a obter um conjunto mais completo de diagnósticos diferenciais, que possam, então, ser descartados ou mantidos com a ajuda de um raciocínio clínico apropriado. Documente a história da queixa e os problemas relacionados, faça uma linha do tempo indicando quando começou cada um dos sintomas do paciente e faça uma lista dos fatores de exacerbação.

Durante o exame físico, identifique quaisquer lesões ou outras anormalidades no estado físico do paciente e realize um exame neurológico o mais completo possível. Durante o seu contato inicial com o paciente, você terá concluído sua avaliação do NC, da capacidade de falar e da orientação geral do paciente; entretanto, outras funções neurológicas devem ser testadas, incluindo a presença ou a ausência da função dos nervos cranianos, da função motora dos membros superiores e inferiores e da sensibilidade e da força desses membros. Documente a presença de incontinência e, se o paciente for capaz de andar, verifique se a marcha é normal.

Exames Diagnósticos

Os tipos de instrumentos diagnósticos em uma ambulância ou em um helicóptero são limitados, porém aqueles de que você dispõe, juntamente com uma cuidadosa observação, muitas vezes permitem identificar condições críticas e passíveis de tratamento. A maneira mais fácil e mais amplamente utilizada de avaliação é a mnemônica AVDN, que classifica o NC do paciente como alerta, responsivo a estímulos verbais, responsivo a estímulos dolorosos ou não responsivo a estímulos. A escala de coma de Glasgow é outro instrumento utilizado para avaliar o NC e o estado mental (Tabela 5-2). O escore

Tabela 5-2 Escala de Coma de Glasgow		
Resposta	**Adulto**	**Pediátrica (< 5 anos)**
Abertura dos olhos	4. Espontânea 3. Com estímulo verbal 2. Com estímulo doloroso 1. Nenhuma resposta	4. Espontânea 3. Em resposta ao grito/voz 2. Com estímulo doloroso 1. Nenhuma resposta
Verbal	5. Orientado 4. Desorientado 3. Palavras inadequadas 2. Sons incompreensíveis 1. Nenhuma resposta	5. Sorriso, fala/interação apropriada para a idade 4. Chora – porém consolável; palavras/interações inapropriadas 3. Difícil de consolar 2. Inquieto e inconsolável 1. Nenhuma resposta
Motora	6. Obedece 5. Localiza a dor 4. Afasta-se da dor 3. Decorticação 2. Descerebração 1. Nenhuma resposta	6. Espontânea 5. Localiza a dor 4. Afasta-se da dor 3. Decorticação 2. Descerebração 1. Nenhuma resposta

Tabela 5-3 Interpretação dos Escores da Escala de Coma de Glasgow			
Escore	Gravidade	Tratamento	Instituição
13-15	Leve	Garantir oxigenação, glicemia e temperatura adequadas para promover o funcionamento adequado do sistema nervoso	Escolha do paciente ou da família
9-12	Moderada	Avaliação detalhada da via aérea Observar a ocorrência de diminuição da consciência	Instituição apropriada mais próxima
8 ou menos	Crítica	Pode haver necessidade de controle da via aérea/ventilação Diminuir o tempo na cena	Instituição apropriada mais próxima

obtido baseia-se em três respostas: abertura ocular, resposta motora e resposta verbal (Tabela 5-3). Esse instrumento é frequentemente utilizado para avaliar a lesão cerebral em pacientes com traumatismo craniencefálico. Só é validado como um meio de avaliação padronizada do estado de consciência em pacientes com trauma, mas também alcançou uso generalizado em pacientes clínicos.

Conforme assinalado anteriormente, os sinais vitais, incluindo a temperatura (quando possível), a glicemia sanguínea, a saturação de oxigênio e a medida do dióxido de carbono expirado devem ser obtidos e documentados, e, então, deve-se administrar o tratamento apropriado. Deve-se realizar monitoramento cardíaco e, quando indicado, eletrocardiograma (ECG) de 12 derivações. Alguns exames de sangue podem ser realizados utilizando um dispositivo portátil. Além disso, alguns serviços podem ser equipados com ultrassonografia portátil.

As mnemônicas nos quadros de Recapitulação podem ajudá-lo a formular um diagnóstico diferencial com base na história, no exame físico e nos achados laboratoriais.

RECAPITULAÇÃO

Avaliação de Alterações Agudas do Estado Mental: SMASHED

- **S** **S**ubstratos (pode incluir hiperglicemia, hipoglicemia e tiamina), **s**epse
- **M** **M**eningite e outras infecções do SNC, doença **m**ental
- **A** **Á**lcool (intoxicação ou abstinência)
- **S** convulsão (**s**eizure) (ativa ou pós-ictal), **e**stimulantes (agentes anticolinérgicos, alucinógenos, cocaína)
- **H** **H**iper (hipertireoidismo, hipertermia, hipercarbia), **h**ipo (hipotensão, hipotireoidismo, hipóxia)
- **E** **E**letrólitos (hipernatremia, hiponatremia, hipercalcemia), **e**ncefalopatia (hepática, urêmica, hipertensiva, outras)
- **D** **D**rogas ou medicamentos (qualquer tipo)

RECAPITULAÇÃO

Causas de Diminuição do Nível de Consciência: AEIOU-TIPS

- **A** **Á**lcool, **a**nafilaxia, infarto **a**gudo do miocárdio
- **E** **E**pilepsia, distúrbios **e**ndócrinos, desequilíbrio **e**letrolítico
- **I** **I**nsulina (glicose)
- **O** **O**piáceos
- **U** **U**remia
- **T** **T**raumatismo
- **I** **I**ntracraniano (tumor, hemorragia ou hipertensão)
- **P** Intoxicação, envenenamento (**p**oisoning)
- **S** Convulsão (**s**eizure), AVE (**s**troke), síncope

RECAPITULAÇÃO

Avaliação Inicial do Estado Mental Alterado: SNOT

Lembre-se dessa mnemônica ao realizar uma avaliação inicial no contexto pré-hospitalar:

- **S** Açúcar (glicemia), AVE, convulsão (**s**ugar, **s**troke, **s**eizure)
- **N** **N**arcose (CO_2, opiáceos)
- **O** **O**xigênio
- **T** **T**rauma, **t**oxinas, **t**emperatura

Nota: essa lista não é uma avaliação abrangente de todas as causas possíveis de alteração do estado mental.

▼ Refinar o Diagnóstico Diferencial

Os componentes das avaliações primária e secundária irão ajudar a refinar os diagnósticos diferenciais e a determinar a gravidade da condição do paciente. Trate quaisquer eventos que possam ameaçar a vida à medida que forem aparecendo durante o processo de avaliação. Lembre-se de que a maioria ou condições, incluindo distúrbios neurológicos, são causadas, em sua maioria, por mais de um fator. As condições específicas descritas adiante irão fornecer uma abordagem para ajudar a formular o diagnóstico diferencial e a reconhecer os achados essenciais.

▼ Avaliação Contínua

O manejo de pacientes com suspeita de disfunção neurológica deve ser feito de maneira sistemática. Durante a avaliação contínua, proceda a uma revisão da avaliação primária dos sinais vitais, da apresentação/queixa principal do paciente e de qualquer tratamento que você tenha administrado, incluindo oxigênio. Como em todos os casos, deve-se monitorar a via aérea, a ventilação e a circulação. Manter a oxigenação do paciente (94% de saturação de oxigênio é o nível mínimo aceitável em pacientes com AVE sem oxigênio suplementar). Pacientes com estado mental alterado recebendo oxigenoterapia devem ter monitoramento por capnografia para medir a eficácia da ventilação. Verifique a presença de hipoglicemia, que pode simular muitos distúrbios neurológicos, e, mesmo se não houver necessidade de fluidos IV, obtenha acesso IV com fechamento de soro fisiológico para o caso de o paciente descompensar. Se houver qualquer suspeita de o paciente ter sofrido lesão traumática, proteja a coluna cervical com restrição de movimento espinal.

Uma atitude profissional calma e acolhedora é de suma importância, visto que em geral o paciente está amedrontado. Uma função fisiológica considerada natural pelo paciente pode não estar adequada ou pode não estar mais funcionando. Além disso, o paciente pode estar confuso ou agressivo física ou verbalmente. Assuma uma atitude serena e tranquilizadora o tempo todo.

Sua equipe deve decidir qual é o melhor hospital para tratar o paciente. Você pode selecionar um centro de AVE, um centro de traumatologia ou outro centro que ofereça atendimento especializado avançado. Se a condição do paciente for potencialmente fatal, ele deve ser transportado para a instituição mais próxima, onde a equipe médica poderá estabilizar o paciente e transferi-lo para cuidados mais definitivos, se necessário. Se for tomada a decisão de não transportar o paciente para o hospital mais próximo, o destino deverá ser escolhido com base nos protocolos locais, nas respectivas capacidades de cada hospital e nas necessidades médicas do paciente. O controle médico *online* pode ser um recurso para orientação adicional, se necessário.

Diagnósticos Específicos

Acidente Vascular Encefálico (AVE)

O **acidente vascular encefálico (AVE)**, algumas vezes denominado *derrame cerebral* ou *acidente vascular cerebral (AVC)*, é uma lesão que ocorre quando o fluxo sanguíneo para o encéfalo é obstruído ou interrompido, causando a morte das células. De acordo com a National Stroke Association, o termo "acidente" está sendo revisto pela comunidade médica, visto que o AVE é considerado um evento evitável, e não um acidente.

Os AVEs são classificados em isquêmicos ou hemorrágicos, como mostra a **Figura 5-6**. Ocorre **AVE isquêmico** quando um trombo ou êmbolo causa obstrução de um vaso, diminuindo o fluxo de sangue para o encéfalo. Um **trombo** é um coágulo de sangue ou uma placa de colesterol que se forma em uma artéria, causando obstrução do fluxo sanguíneo. Um **êmbolo** é um coágulo ou placa que se forma em outro local no sistema circulatório, se rompe e provoca obstrução do fluxo sanguíneo quando se aloja em uma artéria menor. Raramente, um êmbolo pode ser composto por gordura proveniente de um osso fraturado ou de uma bolha de ar introduzida durante terapia IV, cirurgia, ocorrência de traumatismo ou doença descompressiva grave. O AVE isquêmico é muito mais comum do que o **AVE hemorrágico**, que ocorre quando um vaso doente ou lesionado sofre ruptura.

Os AVEs tipicamente têm quatro características principais. Os sintomas costumam ter início súbito, que pode ser obtido com uma boa anamnese focada na doença atual. Em segundo lugar, existem sinais e sintomas de comprometimento neurológico, que podem ser elucidados com o exame físico. Terceiro, AVEs são diferentes de **ataques isquêmicos transitórios (AIT)**, já que os déficits presentes no AIT tendem a se resolver em 24 horas enquanto déficits do AVE duram pelo menos 24 horas. No entanto, para fins de diagnóstico rápido de AVE, pacientes com suspeita de AIT devem ser examinados e tratados da mesma forma que os pacientes com suspeita de AVE, devido à sobreposição significativa dos sintomas. Além disso, os pacientes com AIT comumente evoluem para AVE, com a incapacidade resultante que é inerente ao distúrbio. A quarta característica do AVE é que a causa subjacente é secundária a obstrução de um vaso sanguíneo, e os sinais e sintomas do AVE refletem a área cerebral irrigada por este determinado vaso.

Fisiopatologia

Durante um AVE isquêmico, o fluxo de sangue para determinada parte do encéfalo é interrompido, e ocorre isquemia do encéfalo (ver Figura 5-6B). A isquemia refere-se a um fluxo sanguíneo insuficiente para determinado órgão ou tecido – nesse caso, o encéfalo –, causando perfusão (oxigênio que chega aos tecidos) inadequada. Em seguida, ocorrem morte dos neurônios e infarto cerebral (morte tecidual). O fluxo sanguíneo cerebral pode estar diminuído por uma obstrução direta por êmbolo ou trombo, ou por uma diminuição global do fluxo

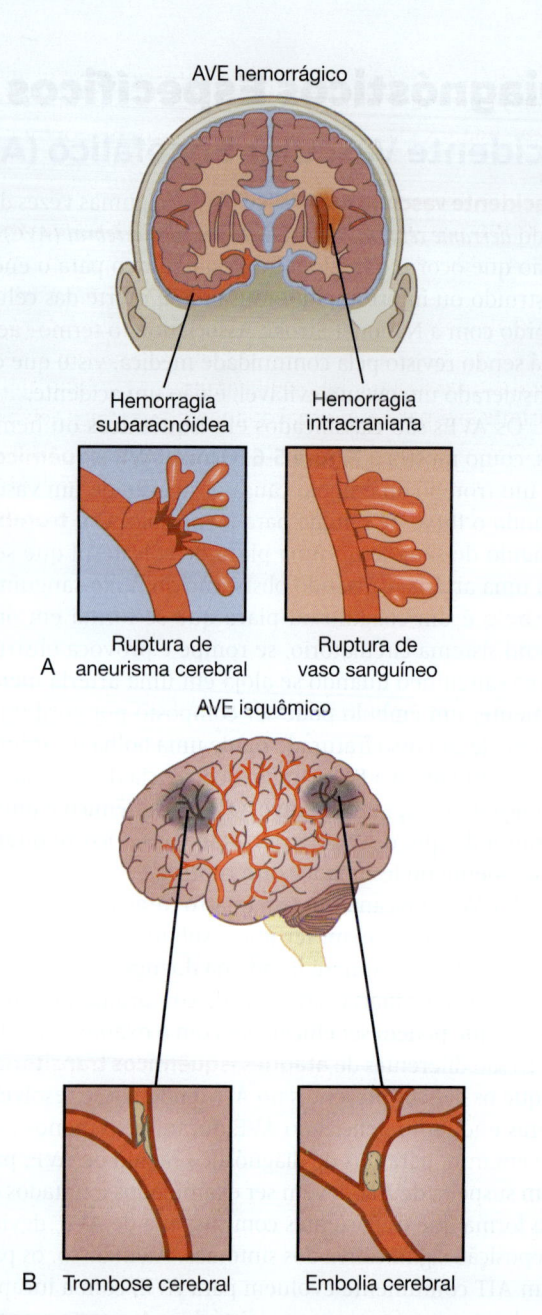

Figura 5-6 Causas de AVE. **A.** O AVE hemorrágico resulta de sangramento causado por hemorragia intracerebral ou hemorragia subaracnóidea, geralmente em consequência de ruptura de aneurisma cerebral. **B.** O AVE isquêmico resulta do bloqueio de um vaso sanguíneo causado por trombose cerebral ou embolia cerebral.

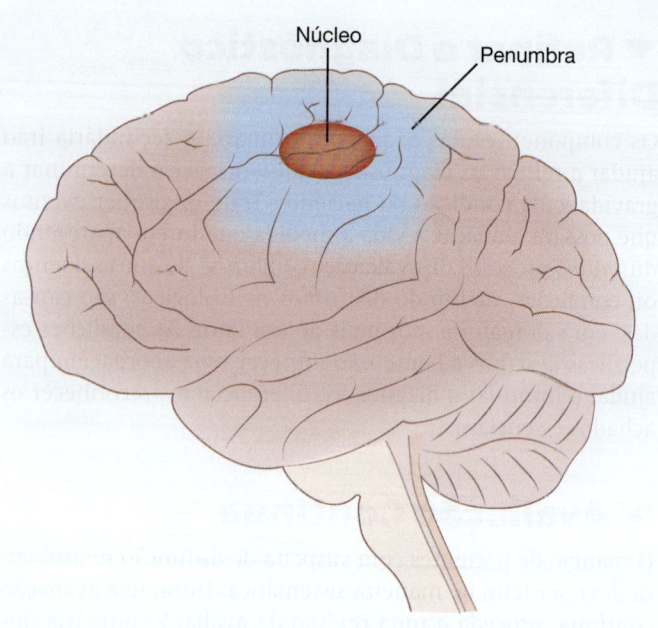

Figura 5-7 Após um AVE trombótico, uma área isquêmica – penumbra – circunda a área infartada. A isquemia é potencialmente reversível com rápido diagnóstico e tratamento.

sanguíneo cerebral, que pode ocorrer em pacientes com aumento da PIC ou em estado de má perfusão por choque.

Um coágulo sanguíneo ou êmbolo pode surgir do coração ou de seus vasos e circular até os vasos menores do encéfalo. Os locais mais comuns de AVE trombótico incluem os ramos das artérias cerebrais, o polígono arterial do cérebro (polígono de Willis) e a circulação posterior. Quando a falta de perfusão para uma parte do encéfalo provoca infarto, a região é circundada por uma área de isquemia potencialmente reversível chamada de penumbra (**Figura 5-7**). O objetivo do tratamento é reverter ou interromper a isquemia a fim de evitar uma maior lesão do tecido cerebral e permitir a oxigenação da área cerebral afetada, que pode salvar a área de penumbra e preservar algumas funções neurológicas. O reconhecimento rápido dos sintomas do AVE, que é o objetivo deste curso, pode ajudar a facilitar o tratamento rápido.

Os AVEs na artéria cerebral média geralmente provocam **hemiparesia**, ou fraqueza unilateral, no lado corporal oposto ao do AVE (**Figura 5-8**). Com frequência, os pacientes demonstram preferência do olhar para o lado da lesão. Se a lesão isquêmica ocorrer no hemisfério dominante, o paciente pode apresentar afasia receptiva ou expressiva. Um AVE no hemisfério não dominante pode causar negligência ou desatenção para um lado do corpo. Em geral, a fraqueza é mais pronunciada no braço e na face do que no membro inferior. Um AVE na distribuição da artéria cerebral anterior pode causar alteração do estado mental e comprometimento do julgamento, fraqueza no lado oposto (maior na perna do que no braço) e incontinência urinária.

A oclusão da artéria cerebral posterior compromete os processos do pensamento, obnubila a memória e causa déficits do campo visual. Por fim, as oclusões da artéria vertebral e basilar podem causar vertigem, síncope, ataxia e disfunção de nervos cranianos, incluindo nistagmo, visão dupla e dificuldade na deglutição. Por essa razão, o AVE deve estar sempre no diagnóstico diferencial do paciente que apresenta tontura.

Os pacientes com aterosclerose podem apresentar fluxo sanguíneo turbulento, o que aumenta o risco de formação de coágulos sanguíneos e adesão das plaquetas dentro das artérias. Além disso, os pacientes que apresentam distúrbios do sangue, como anemia falciforme, deficiência de proteína C e policitemia (um distúrbio hereditário caracterizado por quantidade abundante de hemácias circulantes) também exibem propriedades do sangue que aumentam o risco de AVE.

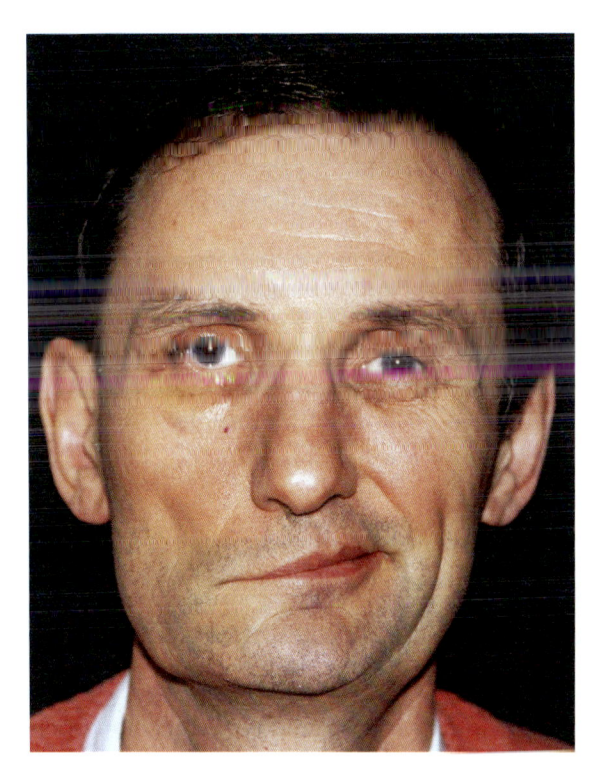

Figura 5-8 Queda facial.
Dr. R Maraazi/Science Source.

Sinais e Sintomas

Qualquer paciente que apresente déficit neurológico agudo deve ser avaliado quanto à possibilidade de AVE, seja o déficit focal, como uma perda da força ou sensação em determinada região do corpo, seja difuso, como alteração do estado mental. Saiba que 85% dos pacientes terão um AVE do tipo isquêmico. O AVE pode se manifestar com sintomas muito leves e inespecíficos ou sintomas que coloquem em risco a vida. Algo tão leve como a dormência de um membro, tontura, visual turva ou diminuição de força de um braço pode ser sintoma de um AVE. Não acredite que um AVE de artéria cerebral média com hemiparesia e queda facial seja o único tipo de AVE avaliado pelas equipes do serviço de emergência.

Um paciente que está sofrendo um AVE habitualmente apresenta início súbito de fraqueza significativa em um lado da face, em um braço ou uma perna, ou em todo um lado do corpo. Pode ocorrer também declínio súbito ou perda da consciência. O paciente pode perder a visão em um ou em ambos os olhos e apresentar náusea ou vômitos, cefaleia ou dificuldades na fala. Essa dificuldade da fala pode assumir a forma de **disartria** ou afasia expressiva ou receptiva.

Os sintomas de AVE podem ocorrer isoladamente; entretanto, em geral os pacientes exibem uma série de sintomas. A apresentação do AVE pode ser sutil ou drástica. Pode ocorrer AVE até mesmo durante o sono, e o paciente não percebe nenhum sintoma até acordar. Algumas vezes, os sintomas são incapacitantes, e o paciente é incapaz de usar o telefone ou procurar outra ajuda, devido à alteração do estado mental, à afasia ou à **hemiplegia** (paralisia em um lado do corpo).

Aqui, um aspecto muito importante consiste em diferenciar o momento em que o paciente foi visto pela última vez agindo normalmente do momento em que os sintomas foram descobertos. Se o paciente estiver sentado com um familiar e subitamente não conseguir falar ou apresentar fraqueza aguda em um lado do corpo (ou outros sintomas de AVE), a hora da descoberta dos sintomas e a hora em que ele foi visto normal pela última vez são a mesma. Se o paciente foi deitar-se na noite anterior e estava agindo normalmente, mas acordou pela manhã com sintomas de AVE, a hora em que ele foi visto pela última vez agindo normalmente foi a noite anterior. O mesmo aplica-se ao paciente que parecia normal quando um familiar deixou a casa, porém já estava exibindo sintomas de AVE quando o familiar voltou poucas horas depois. A hora em que o paciente é visto agindo normalmente pela última vez é antes de o familiar sair de casa, e não o momento de sua chegada. Essa é uma distinção de importância crucial, visto que o limite de tempo para a administração do ativador do plasminogênio tecidual (TPA, do inglês *tissue plasminogen activator*) baseia-se em quando o paciente foi visto normal pela última vez. Além disso, se um paciente sofreu AVE no passado, é importante saber o seu estado funcional basal e seu estado mental. No hospital, o paciente provavelmente será submetido à tomografia computadorizada (TC) e à ressonância magnética (RM), e o médico irá decidir se é necessário administrar um agente trombolítico. Os principais achados incluem:

- Fraqueza unilateral
- Distúrbio da fala
- Vertigem ou perda de equilíbrio
- Estado mental alterado

Diagnóstico Diferencial

É difícil, no campo, diferenciar entre um tipo de AVE e outro, porém, é possível descartar rapidamente a possibilidade de algumas outras causas de estado mental alterado. Por exemplo, um episódio hipoglicêmico pode simular um AVE. Por esse motivo, é preciso verificar os níveis de glicemia em qualquer paciente que manifeste alteração do estado mental ou fraqueza. Os sintomas de lesão cerebral traumática também podem assemelhar-se aos do AVE. As enxaquecas ou equivalentes à enxaqueca, as anormalidades eletrolíticas, as infecções do LCS, como encefalite e meningite, as doenças desmielinizantes do sistema nervoso, como a esclerose múltipla ou a síndrome de Guillain-Barré, e determinados transtornos psiquiátricos também apresentam sintomas semelhantes aos do AVE, mas o estabelecimento desses diagnósticos irá exigir exames adicionais realizados no hospital.

Outros diagnósticos diferenciais a serem considerados incluem intoxicação aguda por álcool ou outras substâncias, paralisia de Bell, abscesso ou outra infecção, *delirium*, amnésia, dissecção da artéria carótida ou da artéria vertebral, sangramento intracraniano atribuído ao traumatismo e estado pós-ictal após uma convulsão.

O AIT simula um AVE, porém observa-se resolução dos sintomas dentro de 24 horas, com resolução da maior parte em 1 hora. De acordo com a National Stroke Association, cerca de 10% desses pacientes irão sofrer AVE em 90 dias, e cerca de 50% deles, em 2 dias. O AIT é um sinal de alerta que não deve ser ignorado. Entretanto, o AIT precede apenas 1 em cada 8 casos de AVE. Portanto, o AVE ocorre sem aviso para a maioria das pessoas.

Tratamento

A prioridade imediata no contexto pré-hospitalar é considerar a possibilidade de AVE e transportar o paciente a um centro de AVE o mais rapidamente possível se você acreditar que ele está sofrendo ou sofreu um AVE. Uma escala de avaliação do AVE irá ajudá-lo a determinar a presença de AVE e indicará se há necessidade de transporte até um **centro de AVE**:

- A escala de AVE de Cincinnati (*Cincinnati Stroke Scale*) compara a queda facial e do braço em cada lado do corpo e também considera a presença de fala arrastada.
- A escala pré-hospitalar para AVE de Los Angeles (*Los Angeles Prehospital Stroke Screen*) mede o sorriso ou a expressão facial, a preensão da mão e a fraqueza do braço em cada lado do corpo, bem como determinados fatores da anamnese como idade, presença de distúrbio convulsivo, duração dos sintomas, medida da glicemia e deambulação em condição basal.
- A escala para acidente vascular encefálico do National Institutes of Health (*National Institutes of Health Stroke Scale*) é uma ferramenta para avaliação mais detalhada dos déficits neurológicos e neuromotores em pacientes com AVE (Tabela 5-4). Além disso, permite que os enfermeiros do hospital acompanhem a evolução do paciente.

Tabela 5-4 Escala de Acidente Vascular Encefálico do National Institutes of Health

Instruções	Definição da Escala
1a. Nível de Consciência (NC): o examinador deve escolher uma resposta se uma avaliação completa for prejudicada por obstáculos como tubo endotraqueal, barreiras de linguagem ou traumatismo/curativo orotraqueal.	0 = **Alerta**; responde com entusiasmo 1 = **Não alerta, porém acorda** com estimulação leve 2 = **Não alerta**; necessita de estimulação repetida para responder 3 = **Responde** apenas com reflexos motores ou autonômicos ou sem qualquer tipo de resposta, com flacidez e arreflexia
1b. Questões de NC: pergunta-se ao paciente o mês atual e a sua idade; a resposta deve ser correta – não há crédito parcial para respostas aproximadas.	0 = **Responde** corretamente a ambas as perguntas 1 = **Responde** corretamente a uma pergunta 2 = **Não responde** a nenhuma pergunta corretamente
1c. Comandos de NC: o paciente é solicitado a abrir e fechar os olhos e, em seguida, a apertar e soltar a mão não parética; substitua por outro comando de um único passo se ele não puder utilizar as mãos.	0 = **Realiza** corretamente ambas as tarefas 1 = **Realiza** corretamente uma tarefa 2 = **Não realiza** corretamente nenhuma tarefa
2. Melhor Olhar Conjugado: apenas os movimentos oculares horizontais serão testados; os movimentos oculares voluntários ou reflexos (oculocefálicos) serão pontuados, porém a prova calórica não é realizada.	0 = **Normal** 1 = **Paralisia parcial** do olhar conjugado; o olhar é anormal em um ou em ambos os olhos 2 = **Desvio forçado ou paresia total** do olhar conjugado não compensado pela manobra oculocefálica
3. Visual: os campos visuais (quadrantes superior e inferior) são testados por confrontação, utilizando a contagem de dedos ou ameaça visual, conforme apropriado	0 = Sem perda visual 1 = Hemianopsia parcial 2 = Hemianopsia completa 3 = Hemianopsia bilateral (cegueira)
4. Paralisia Facial: peça – ou utilize gestos para encorajar – ao paciente para mostrar os dentes ou levantar as sobrancelhas e fechar os olhos.	0 = **Normal**, movimentos simétricos 1 = **Paralisia menor** (assimetria no sorriso) 2 = **Paralisia parcial** (paralisia facial inferior total ou quase total) 3 = **Paralisia completa** de um ou de ambos os lados
5. Membro Superior – Motor: o braço é colocado na posição apropriada: extensão dos braços (palmas para baixo) a 90 graus (se sentado) ou a 45 graus (se em decúbito dorsal); a queda do braço é pontuada se ela ocorrer antes de 10 segundos. **5a.** Braço esquerdo **5b.** Braço direito	0 = **Sem queda**; mantém o braço na posição por 10 segundos 1 = **Queda**; o braço mantém-se na posição, porém cai antes de completar os 10 segundos 2 = **Algum esforço contra a gravidade**; o braço não consegue alcançar ou manter a posição, cai na cama, com algum esforço contra a gravidade 3 = **Nenhum esforço contra a gravidade**; o braço cai 4 = **Nenhum movimento** NT = **Amputação** ou fusão articular

Instruções	Definição da Escala
6. Membro Inferior – Motor: a perna é colocada na posição apropriada: extensão a 30 graus (sempre testada na posição de decúbito dorsal); a queda é pontuada se a perna cair antes de 5 segundos. **6a.** Perna esquerda **6b.** Perna direita	**0 = Sem queda;** mantém a perna na posição durante todo o período de 5 segundos **1 = Queda;** a perna cai quase no fim do período de 5 segundos, porém não toca a cama **2 = Algum esforço contra a gravidade;** a perna cai na cama ao fim de 5 segundos, demonstra algum esforço contra a gravidade **3 = Nenhum esforço contra a gravidade;** a perna cai imediatamente na cama **4 = Nenhum movimento** **NT = Amputação** ou fusão articular
7. Ataxia de Membros: os testes dedo-nariz e calcanhar-joelho são realizados em ambos os lados com os olhos abertos.	**0 = Ausente** **1 = Presente em um membro** **2 = Presente em dois membros** **NT = Amputação** ou fusão articular
8. Sensibilidade: sensibilidade ou reação facial à picada de alfinete quando testado, ou resposta de retirada ao estímulo doloroso no paciente obnubilado ou afásico.	**0 = Normal;** sem queda de sensibilidade **1 = Perda de sensibilidade leve a moderada;** sente a picada menos agudamente ou não tem sensibilidade no lado afetado; ou há perda da dor superficial com a picada, porém percebe que está sendo tocado **2 = Perda da sensibilidade grave ou total;** o paciente não percebe que está sendo tocado na face, no braço e na perna
9. Melhor Linguagem: pede-se ao paciente que descreva o que está acontecendo na imagem, cite o nome dos itens em uma lista de identificação e leia uma lista de frases; a compreensão é julgada a partir dessas respostas, bem como a partir de todos os comandos dados no exame neurológico geral precedente.	**0 = Sem afasia;** normal **1 = Afasia leve a moderada;** alguma perda óbvia de fluência ou facilidade de compreensão, sem limitação significativa das ideias **2 = Afasia grave;** toda comunicação ocorre por meio de expressões fragmentadas; grande necessidade de inferência, questionamento e adivinhação por parte do ouvinte **3 = Mutismo, afasia global;** nenhuma fala ou compreensão auditiva úteis
10. Disartria: deve-se obter uma amostra adequada da fala pedindo-se ao paciente para ler ou repetir palavras de uma lista.	**0 = Normal** **1 = Disartria leve a moderada;** o paciente fala algumas palavras de modo arrastado; pode ser entendido com alguma dificuldade **2 = Disartria grave;** a fala do paciente é tão arrastada que chega a ser ininteligível; ou tem mutismo/anartria **NT = Intubado** ou com outra barreira física
11. Extinção e Desatenção (Anteriormente Negligência): a informação suficiente para a identificação de negligência pode ter sido obtida durante os testes anteriores; se o paciente tiver perda visual grave impedindo o teste de estimulação visual dupla simultânea e os estímulos cutâneos forem normais, a pontuação é normal	**0 = Nenhuma anormalidade** **1 = Desatenção visual, tátil, auditiva, espacial ou pessoal** ou extinção à estimulação bilateral simultânea em uma das modalidades sensoriais **2 = Profunda hemidesatenção ou extinção para mais de uma modalidade;** não reconhece a própria mão ou orienta-se somente para um lado do espaço

Use os itens da escala de AVE na ordem apresentada aqui. Registre a sua avaliação em cada categoria após cada exame da subescala. Não volte atrás nem modifique as pontuações. Siga as instruções fornecidas para cada uma das técnicas de exame. As pontuações devem refletir o que o paciente consegue fazer, e não aquilo que o médico pensa que ele seja capaz de fazer. O médico deve registrar as respostas enquanto administra o exame, trabalhando rapidamente. Exceto quando indicado, o paciente não deve ser auxiliado (i.e., solicitar repetidamente que o paciente faça um esforço especial).

Modificada de National Institute of Neurological Disorders and Stroke at the National Institutes of Health: NIH stroke scale. 2003. www.ninds.nih.gov

- A mnemônica FFFT é uma rápida ferramenta de identificação para reconhecer vítimas de AVE. O primeiro F refere-se à queda facial; o segundo, à fraqueza do braço; o terceiro, à dificuldade da fala; e o T, ao tempo. O treinamento em serviços de emergência inclui essa mnemônica desde 1998.
- A avaliação de AVE do MEND está sendo usada nos Estados Unidos em muitos Estados. MEND é um acrônimo para o exame *Miami Emergency Neurologic Deficit* e proporciona uma avaliação mais detalhada do que a escala de Cincinnati.

Muitas das escalas de AVE têm um bom desempenho na identificação de lesões das áreas irrigadas pela artéria cerebral média. Existem AVEs que afetam outras áreas cerebrais irrigadas por outras artérias, e os sintomas clínicos podem ser difíceis de distinguir. AVEs da circulação posterior podem apresentar alterações visuais isoladas. O teste cerebelar de equilíbrio pode ser difícil de realizar em ambiente pré-hospitalar. O paciente esfregar uma perna na outra enquanto está em decúbito dorsal pode ajudar na distinção de um AVE posterior.

Além disso, novas modalidades de tratamento foram desenvolvidas para AVEs por oclusão de grandes vasos (OGV), devido a coágulos que se desenvolveram nos vasos proximais maiores antes de se ramificarem distalmente em vasos menores. Pacientes que se apresentam com OGV tipicamente têm isquemia em uma área extensa do cérebro, com déficits neurológicos significativos ao exame físico. Técnicas intervencionistas, envolvendo a remoção do coágulo diretamente da artéria ou a injeção de trombolíticos diretamente no sítio do coágulo, estão se tornando mais comuns para pacientes desses grupos. Essas técnicas especializadas estão sendo realizadas em determinados centros médicos (mais comumente em centros avançados de AVE) e não são viáveis na maioria dos centros primários de AVE. Existem várias ferramentas de triagem, além das ferramentas para AVE mencionadas anteriormente, que podem auxiliar na identificação de pacientes com OGV e facilitar o encaminhamento ao destino apropriado. Algumas dessas escalas de triagem incluem VAN, RACE, LEGS, LAMS e CPSSS. Aprenda a utilizar as escalas aprovadas pelos protocolos locais ou pela orientação médica local para realizar a triagem de OGV em pacientes com suspeita de AVE.

Atualmente, não há um consenso sobre qual ferramenta de triagem para OGV é melhor ou mais confiável para uso no pré-hospitalar. À medida que pesquisas e dados adicionais são avaliados, faremos alterações nas recomendações. Além disso, novos tipos de certificações de centro de AVE estão se desenvolvendo, como os centros de AVE com capacidade de realizar trombectomia. É essencial para os gestores dos serviços de emergência participarem no desenvolvimento de sistemas regionais de AVE, além do envolvimento dos profissionais de saúde e socorristas. Hoje, há muita discussão e controvérsia sobre qual é a instituição mais adequada para transportar um paciente com AVE.

Avalie a via aérea, a ventilação e a circulação, intervindo se houver necessidade. Verifique o nível de glicemia do paciente e corrija, se necessário, de acordo com o protocolo. Administre oxigênio suplementar se a saturação de oxigênio do paciente cair abaixo de 94%. No hospital, os pacientes tratados com agentes fibrinolíticos dentro de 3 horas após a última vez em que definitivamente agiram normalmente (e não a hora em que foram encontrados com déficits) tendem a apresentar melhora da função neurológica e menor taxa de mortalidade. Evidências recentes sugerem aumentar o tempo da janela para o tratamento fibrinolítico para 4,5 horas em determinados pacientes. Outras intervenções disponíveis em alguns centros para a remoção ou a dissolução de coágulos incluem dispositivos mecânicos e agentes fibrinolíticos intra-arteriais direcionados, que frequentemente podem ser realizadas além da janela de 3 a 4,5 horas para a terapia IV. Uma nova pesquisa mostrou melhores resultados com intervenções intra-arteriais, particularmente em pacientes com OGV, se iniciadas em até 24 horas após o início dos sintomas. Independentemente, o tempo de início dos sintomas é importante para determinar as opções de tratamento para o paciente e é um aspecto importante da anamnese.

Os pacientes devem ser mantidos em posição confortável, posição de Fowler baixa ou decúbito dorsal com elevação da cabeça em 30° se houver suspeita de AVE isquêmico. Regule a pressão arterial do paciente para manter uma **pressão arterial média (PAM)** de pelo menos 60 mmHg, o que irá possibilitar o fluxo sanguíneo cerebral. Não abaixe a pressão arterial do paciente durante a avaliação inicial, pois isso pode realmente aumentar o tamanho da isquemia e, consequentemente, a área de lesão do paciente. A temperatura do paciente deve ser reduzida se estiver acima do normal, visto que a hipertermia acelera a lesão cerebral isquêmica. Podem ser administrados medicamentos anticonvulsivantes, conforme orientação pelo controle médico ou protocolo local.

Os pacientes com suspeita de AVE devem ser transportados até um centro de AVE. Para aqueles com sintomas de menos de 3 horas de duração, em geral é melhor transportá-los até a unidade de AVE primária mais próxima. Entretanto, os pacientes que apresentam sintomas agudos de maior duração ou que não são elegíveis para terapia fibrinolítica periférica podem ser mais bem atendidos com transporte até um centro de AVE abrangente ou hospital onde poderão ser realizadas intervenções intravasculares adicionais. *A triagem local e os protocolos de transporte devem ajudar na escolha do destino do paciente nessas circunstâncias.* Os pacientes que apresentam cefaleia intensa ou lesão intracerebral conhecida (p. ex., tumor, malformação arteriovenosa ou aneurisma) podem ser transportados para um hospital com recursos neurocirúrgicos para os casos em que se verifique a presença de AVE hemorrágico e o paciente necessite de cirurgia de emergência.

Dissecção da Artéria Carótida

As artérias carótidas internas fornecem sangue oxigenado ao cérebro. A dissecção da artéria carótida começa com uma laceração na túnica mais interna da artéria. O sangue circulante entra na laceração, dissecando (separando) rapidamente as túnicas íntima e média. Esse processo mecânico comprime o lúmen (o espaço interno oco) da artéria, de modo que o sangue não consegue mais circular por ela, desencadeando um AVE isquêmico.

A dissecção da artéria carótida constitui uma causa incomum de AVE isquêmico (ver Figura 5-6B). Esse tipo de AVE pode ocorrer em qualquer faixa etária, porém tende a aparecer com mais frequência em indivíduos com menos de 50 anos de idade. A dissecção da artéria carótida representa cerca de 25% de todos os AVEs que ocorrem em adolescentes e adultos jovens, acometendo-os frequentemente enquanto estão praticando atividade física. Homens e mulheres são afetados com frequência aproximadamente igual.

Fisiopatologia

A laceração inicial da túnica íntima da parede arterial pode ser atribuída a uma lesão traumática, doença do tecido conectivo, hipertensão, aterosclerose ou algum outro processo patológico. Além disso, a túnica externa enfraquecida da artéria doente ou lesionada pode começar a fazer uma protuberância, formando um aneurisma capaz de causar estenose (estreitamento) da artéria. Em raros casos, a artéria sofre ruptura. Entretanto, o aneurisma da carótida e a dissecção da carótida são considerados processos patológicos distintos.

A dissecção da artéria carótida interna pode ocorrer dentro ou fora do crânio. A dissecção extracraniana ocorre com mais frequência, visto que o crânio tende a absorver a força de qualquer impacto traumático. Com frequência, são necessários exames de imagem sofisticados para estabelecer esse diagnóstico, visto que os sinais e sintomas dessa condição são ambíguos.

Sinais e Sintomas

Os pacientes com dissecção da artéria carótida podem queixar-se de cefaleia unilateral, dor no pescoço ou na face e também podem relatar lesão traumática recente. Você pode perceber uma síndrome de Horner no lado afetado, caracterizada por ptose (queda) da pálpebra, miose (pupila contraída) e anidrose facial (falta de transpiração). Em geral, a síndrome resulta de compressão unilateral de nervo simpático, em consequência de tumor, traumatismo ou distúrbios vasculares.

O paciente pode apresentar a condição depois de uma atividade física ou de um evento normalmente inócuo, como tossir ou espirrar. A dor, geralmente localizada na cabeça, nas costas ou na face, muitas vezes constitui o sintoma inicial de uma dissecção não traumática espontânea. A cefaleia é descrita como constante, intensa e unilateral. Pode ocorrer perda transitória da visão, e o paciente pode relatar diminuição do paladar. Os achados físicos podem incluir hemiparesia, epistaxe massiva, hematoma no pescoço, traumatismo da coluna cervical, sopro cervical ou paralisia de nervo craniano. Os principais achados incluem:

- Dor unilateral na cabeça ou no pescoço
- Alterações visuais
- Constrição da pupila, particularmente unilateral

Diagnóstico Diferencial

O diagnóstico diferencial para a dissecção de artéria carótida inclui traumatismo do pescoço, outras causas de AVE (hemorrágico ou isquêmico), hemorragia subaracnóidea, intoxicação ou toxicidade, AIT, anormalidade eletrolítica, cefaleia, fratura de coluna cervical, lesão de quase enforcamento, dissecção de artéria vertebral e oclusão de artéria ou veia retiniana.

Tratamento

Se a dissecção foi precedida de traumatismo, imobilize a coluna do paciente. Forneça cuidados de suporte e proceda ao monitoramento da via aérea, da respiração e da circulação. No setor de emergência, a pressão arterial deve ser regulada, e o médico pode escolher anticoagulação ou uma intervenção cirúrgica/neurorradiológica com base nos achados da RM ou da angiografia.

O paciente deve ser transportado para um hospital que tenha recursos neurológicos e vasculares e que seja capaz de realizar intervenções radiológicas.

Hemorragia Intracerebral

O termo *hemorragia intracerebral* é utilizado como sinônimo de *acidente vascular encefálico hemorrágico* (ver Figura 5-6A). Em um AVE hemorrágico, pequenas artérias se rompem e sangram diretamente no tecido cerebral, em vez de um espaço ou potencial espaço como o subaracnóideo, subdural ou epidural (Figura 5-9). A hemorragia intracerebral responde por 10 à 15% de todos os casos de AVE e está associada a uma maior

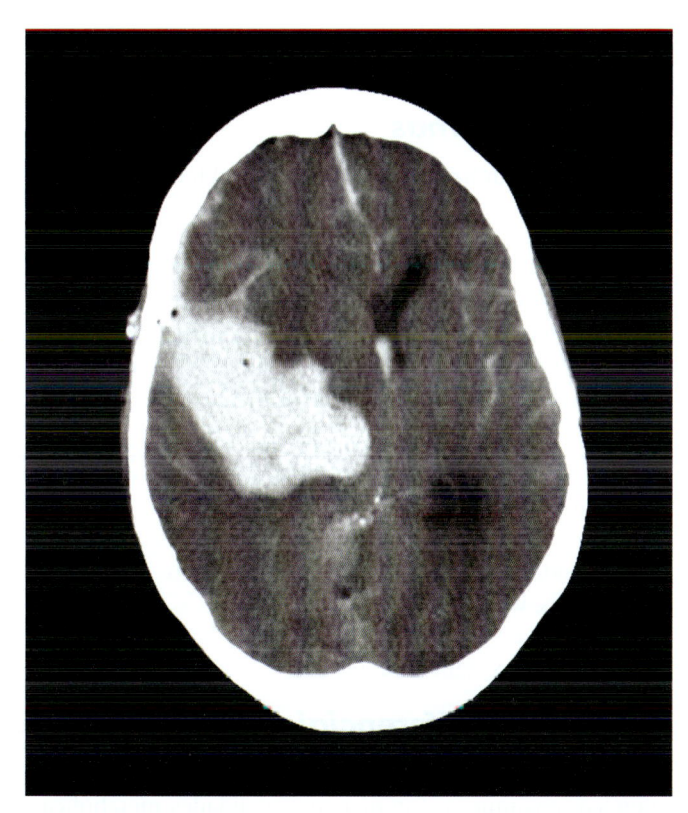

Figura 5-9 Ressonância magnética (RM) de uma hemorragia intracerebral.
© Du Cane Medical Imaging Ltd/Science Source.

probabilidade de mortalidade do que o AVE isquêmico. A taxa de mortalidade durante o primeiro mês após esse tipo de AVE varia de 40 a 80%. Entretanto, cerca da metade de todas as mortes ocorre dentro de 48 horas após a apresentação. Apenas 20% dos pacientes com hemorragia intracraniana recuperam independência funcional total.

Determinadas condições fazem o indivíduo correr maior risco de hemorragia intracerebral: anticoagulantes, hipertensão, aterosclerose e uso substâncias estimulantes, como cocaína, catinonas sintéticas (sais de banho) ou metanfetamina.

Fisiopatologia

Um cenário ideal para a ocorrência de hemorragia intracraniana é quando pequenas artérias intracerebrais – isto é, artérias dentro do encéfalo, e não em sua superfície – sofrem dano por processos patológicos, como hipertensão e aterosclerose. Em pacientes que sofreram AVE anterior, o tecido vascular pode estar mais fraco e mais friável, podendo sangrar com mais facilidade. O tabagismo também pode enfraquecer os vasos sanguíneos. Na verdade, fumantes com pressão arterial sistólica acima de 150 mmHg têm probabilidade nove vezes maior de sofrer AVE hemorrágico do que não fumantes.

Com mais frequência, ocorre sangramento no tálamo, no putame, no cerebelo ou no tronco encefálico. O tecido cerebral além da área imediata do sangramento pode ser lesionado pela pressão produzida pelo efeito de massa da própria hemorragia. Esse efeito de massa aumenta a pressão intracraniana, o que pode causar sintomas como náusea, vômitos, alteração do estado mental, coma, depressão respiratória e/ou morte.

Sinais e Sintomas

Um paciente com hemorragia intracerebral tende a apresentar alteração do estado mental. As queixas frequentes incluem cefaleia, náusea e vômitos. O paciente pode sofrer convulsão, com ou sem hipertensão pronunciada. Entretanto, no contexto pré-hospitalar é muito difícil distinguir entre hemorragia intracraniana e AVE isquêmico. Essa determinação deverá ser realizada na chegada ao serviço de emergência por meio de TC do encéfalo. Os principais achados incluem:

- Alteração dos sinais vitais (hipertensão, pulso e respiração)
- Alteração do NC
- Rigidez de nuca ou cefaleia
- Déficit neurológico focal (fraqueza, preferência do olhar)
- Dificuldade na marcha, controle motor fino
- Náuseas, vômitos
- Tontura ou vertigem
- Movimentos oculares anormais

Diagnóstico Diferencial

O diagnóstico diferencial de AVE hemorrágico inclui AVE isquêmico, enxaqueca, tumor e anormalidades metabólicas. O vômito pode ser de origem gastrintestinal, mas também pode sugerir elevação da PIC, como a que ocorre na hemorragia intracerebral. Um AIT também pode simular a apresentação de sangramento intracraniano.

Tratamento

A medida mais importante a ser tomada quando houver suspeita de AVE hemorrágico é transportar o paciente o mais rápido possível. Reconheça os sinais e sintomas de AVE e controle qualquer dificuldade que possa surgir com a via aérea, a ventilação ou a circulação. Os pacientes que não apresentam via aérea permeável ou que exibem sinais de disfunção respiratória, incluindo apneia, necessitam de intervenção. O protocolo pode exigir que você utilize uma escala de AVE ou faça perguntas específicas a respeito de anticoagulação e problemas hemorrágicos. O tratamento de problemas potencialmente fatais deve ter prioridade sobre a obtenção de informações.

Muitos pacientes com sangramento intracerebral também apresentam hipertensão. Em geral, a pressão arterial não será tratada no campo, a não ser que seja especificado de outro modo pelo protocolo ou pelo controle médico. Entretanto, você deve reduzir ao máximo os estímulos passíveis de elevar ainda mais a PIC do paciente. Monitore o paciente, estabeleça um acesso IV e verifique o nível de glicemia, visto que a hipoglicemia pode simular sintomas de AVE e foi associada a resultados ruins em pacientes com AVE. O tratamento de náusea e vômitos via administração medicamentosa pode ajudar a prevenir outros aumentos da PIC.

Os pacientes com sangramento intracraniano podem apresentar alterações no ECG ou convulsões. O hospital que irá receber o paciente deverá realizar uma TC imediatamente. Outros exames de imagem possíveis incluem angiografia por TC, TC de perfusão e RM (incluindo angiografia e venografia por RM). Os pacientes em uso de anticoagulantes ou que são hipocoaguláveis por outras causas podem ser tratados com várias modalidades diferentes. A vitamina K, concentrado de complexos de protrombina, o plasma fresco congelado ou o fator VIIa recombinante podem ser administrados na tentativa de limitar a hemorragia. A pressão arterial pode ser rigorosamente controlada pela mesma razão. Pode ser necessária uma consulta neurocirúrgica de emergência.

Os pacientes com suspeita de AVE hemorrágico devem ser transportados a um centro de AVE com recursos neurocirúrgicos.

Hemorragia Subaracnóidea

Ocorre hemorragia subaracnóidea (HSA) quando artérias na superfície do encéfalo sangram para dentro do espaço subaracnóideo, a área situada entre a pia-máter e a aracnoide-máter. Com frequência, o sangue penetra nos ventrículos, causando irritação. O volume de sangue também pode causar um desvio de massa. Esse tipo de sangramento pode ser desencadeado por traumatismo, como acidente automobilístico. Entretanto, com mais frequência, ocorre quando um aneurisma cerebral ou uma malformação arteriovenosa sofrem ruptura (ver Figura 5-6A).

Fisiopatologia

Um aneurisma cerebral é uma bolsa que se desenvolve na parede enfraquecida de um vaso doente ou danificado. Uma malformação arteriovenosa é um defeito genético de desenvolvimento do sistema vascular, em que determinadas artérias se conectam diretamente com veias em vez de fazê-lo com um leito capilar, criando, assim, um emaranhado de vasos que podem sofrer ruptura. Entretanto, qualquer parte do cérebro que tenha tumor, trombose ou malformação de vaso sanguíneo pode sangrar. A hipertensão não controlada e os aneurismas congênitos podem ser fatores predisponentes. Os pacientes que apresentam determinadas doenças sistêmicas, como síndrome de Ehlers-Danlos, síndrome de Marfan, anomalias da aorta ou doença renal policística, também podem correr risco aumentado de hemorragia subaracnóidea. Os pacientes com déficits da parede dos vasos, devido a idade, hipertensão, tabagismo ou aterosclerose, também correm risco.

Sinais e Sintomas

Deve-se suspeitar de HSA em qualquer paciente que descreva a ocorrência súbita de cefaleia intensa que surge como cefaleia em trovoada. Os pacientes devem ser questionados especificamente sobre quanto tempo levou desde o início da dor até o momento que ela teve intensidade máxima. Tempos mais curtos (segundos a minutos) são mais sugestivos de HSA. Pode ter ocorrido perda da consciência se a PIC transitoriamente excedeu a pressão de perfusão cerebral. Cerca de 50% dos pacientes que apresentam sangramento subaracnóideo têm pressão arterial elevada. O sangramento da artéria cerebral média pode causar convulsões, déficits motores, náusea e vômitos, rigidez de nuca, dor nas costas, fotofobia e alterações visuais. Como o sangramento geralmente ocorre no espaço subaracnóideo, e não no parênquima cerebral, os sinais neurológicos focais são menos comuns que na hemorragia intracerebral. Pode haver achados de nervos cranianos, mais frequentemente paralisia do nervo oculomotor, fazendo o olho afetado se deslocar para baixo e para fora. A diplopia é uma queixa frequente se a paralisia do nervo estiver presente, e os pacientes podem ser questionados sobre a visão dupla. O início da dor durante atividade física ou atividade sexual também aumenta a suspeita de HSA.

Cerca de 30 a 50% dos pacientes apresentam hemorragia sentinela, isto é, uma pequena quantidade de sangramento no espaço subaracnóideo. Com frequência, a cefaleia exibe as mesmas características de uma HSA maior, particularmente o início súbito e a dor percebida como pior do que o habitual. Entretanto, pode-se observar melhora com bastante rapidez, e pode não haver nenhum déficit neurológico ou sintoma evidente. É de suma importância reconhecer essas pequenas quantidades iniciais de sangramento como sinal antecipatório de uma hemorragia maior subsequente e, com frequência, catastrófica. Existem cinco graus de hemorragia:

- *Grau 1*. Cefaleia leve, com ou sem irritação meníngea
- *Grau 2*. Cefaleia intensa e exame não focal, com ou sem alteração da pupila
- *Grau 3*. Alteração leve no exame neurológico
- *Grau 4*. Nível de consciência deprimido ou déficit focal
- *Grau 5*. Paciente comatoso, com ou sem postura

Os principais achados incluem:

- Início súbito de cefaleia intensa
- Fraqueza (focal) ou negligência
- Estado mental alterado
- Náuseas/vômitos
- Alterações visuais, diplopia ou nistagmo
- Rigidez de nuca com cefaleia associada

Diagnóstico Diferencial

O diagnóstico diferencial da HSA deve incluir qualquer ocorrência patológica que possa levar a cefaleia, náusea e vômitos, perda de consciência e alteração do estado mental, incluindo AVE, enxaqueca, tumor, infecção, uso de medicamentos, *overdose* e traumatismo.

Tratamento

No tratamento pré-hospitalar, o suporte da via aérea, da respiração e da circulação do paciente é de importância máxima. Se possível, o paciente não deve ser sedado durante o transporte. Obtenha um acesso IV e prepare-se para proteger a via aérea se o paciente exibir qualquer alteração aguda no estado mental ou na consciência. Em geral, não se recomenda o controle da pressão arterial no campo, porém, deve-se minimizar qualquer estímulo passível de aumentar a PIC do paciente.

No hospital, será realizada uma TC e, talvez, uma RM ou angiografia cerebral para localizar a origem do sangramento. Um paciente sem sangramento óbvio nos exames de imagem iniciais pode ser submetido a uma punção lombar à procura de sangue no LCS ou de alterações compatíveis com sangue em degradação no LCS (xantocromia), que geralmente é observado dentro de 12 horas após o início do sangramento.

Triagem apropriada e transporte do paciente a um hospital com recursos de TC e suporte neurocirúrgico são de suma importância.

Hematoma Subdural

O hematoma subdural é um acúmulo de sangue entre a dura-máter e aracnoide-máter (**Figura 5-10**). O hematoma pode ser agudo, subagudo ou crônico. O período agudo é medido desde o momento de ocorrência da lesão até o terceiro dia. O período subagudo estende-se do terceiro dia até cerca de 2 semanas após a lesão, e a fase crônica começa de dentro de 2 a 3 semanas após a lesão. A hemorragia subdural está associada a uma taxa de mortalidade de cerca de 20% e, em geral, ocorre em pacientes com mais de 60 anos de idade.

Fisiopatologia

Na maioria dos casos, a hemorragia subdural é causada por laceração das veias comunicantes entre o córtex cerebral e os seios venosos. É geralmente precipitado por traumatismo

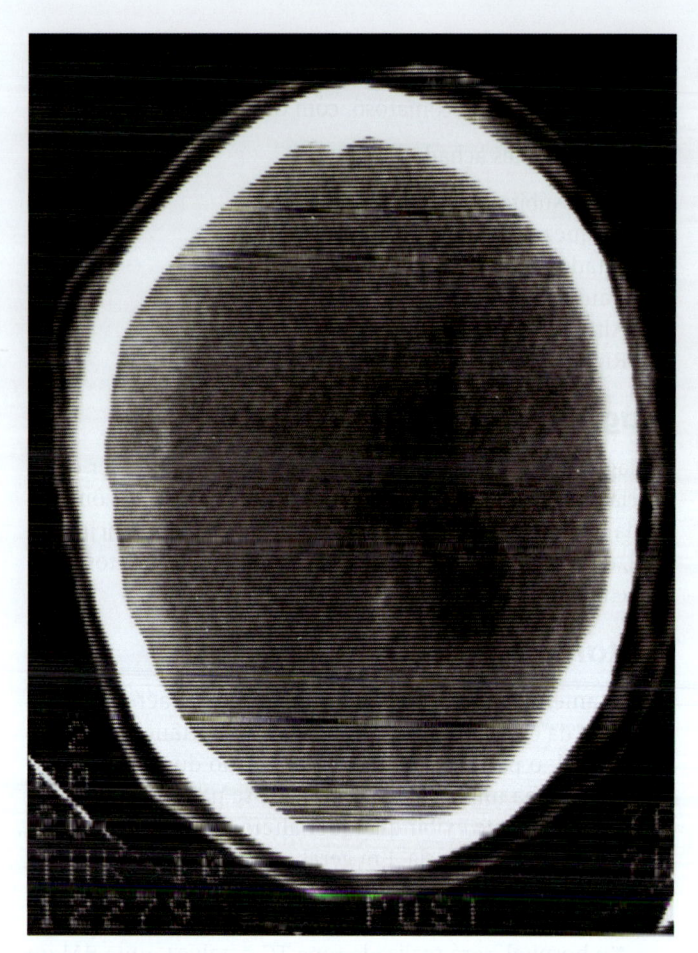

Figura 5-10 Tomografia computadorizada (TC) de um hematoma subdural.
Cortesia de Peter T. Pons, MD, FACEP.

por causa da atrofia cerebral, pacientes com histórico de consumo crônico de grandes quantidades de bebidas alcoólicas têm um risco similar. Como há um aumento do espaço intracraniano vazio, a hemorragia pode ser menos sintomática, e os sinais e sintomas focais ou coma pode não aparecer por horas a dias após a lesão. Esses pacientes devem ser transportados para avaliar um hematoma oculto.

Sinais e Sintomas

Após a ocorrência de traumatismo craniencefálico contuso, o paciente pode apresentar hematoma subdural, frequentemente acompanhado de perda de consciência ou amnésia do evento. O paciente pode estar assintomático, ou pode exibir alterações da personalidade, sinais de elevação da PIC (cefaleia, alterações visuais, náusea ou vômitos), hemiparesia ou hemiplegia. Os pacientes com anormalidades da coagulação, como hemofilia, e aqueles que usam medicamentos anticoagulantes podem desenvolver hematoma subdural após a ocorrência de traumatismo mínimo, assim como os alcoolistas e os idosos. Em alguns pacientes, não há história de trauma. Os principais achados incluem:

- Dor de cabeça
- Perda de consciência ou alteração do NC
- Fraqueza focal ou generalizada
- História ou sinais de traumatismo

Diagnóstico Diferencial

O diagnóstico diferencial para o hematoma subdural é igual ao de qualquer outra hemorragia intracraniana, infecções como meningite ou AVE isquêmico. Uma neoplasia intracraniana também pode ter apresentação semelhante.

Tratamento

Avalie o paciente no contexto pré-hospitalar para determinar a ocorrência de qualquer alteração do estado mental. Déficits neurológicos focais podem constituir sinal de hematoma subdural. Verifique o nível de glicemia do paciente e corrija-o, se houver necessidade. Se o paciente apresentar alteração do NC ou comprometimento da via aérea, tome as medidas necessárias para a sua correção. Se houver evidência de traumatismo externo, alerte o médico quanto à possibilidade de lesão associada e utilize os procedimentos adequados para proteger a coluna cervical. Devido ao potencial de agravamento do estado mental, observe cuidadosamente o aparecimento de quaisquer sinais de confusão crescente ou comprometimento da via aérea.

O paciente deve ser transportado para um centro de traumatologia ou, se não for possível, para um hospital com suporte neurocirúrgico disponível.

Hematoma Epidural

O hematoma epidural é um acúmulo de sangue entre a lâmina interna do crânio e a dura-máter, a mais externa das meninges (**Figura 5-11**). Essa condição é geralmente causada por traumatismo das artérias do espaço epidural e, portanto, leva a um

direto ou desaceleração aguda. Em seguida, o sangue coagula no espaço subdural. Na fase subaguda de um sangramento subdural, o sangue coagulado pode liquefazer e afinar. Na fase crônica, o sangue desintegra-se, e o líquido seroso permanece no espaço subdural.

O fenômeno da lesão de golpe-contragolpe pode levar à formação de hematoma subdural. O golpe, ou pancada, provoca traumatismo do encéfalo diretamente sob a área do crânio que absorve a força direta do impacto. Depois do impacto, o cérebro recua dentro do compartimento fechado do crânio e sofre lesão em seu lado oposto (contragolpe) quando sofre rebote contra o crânio. Isso pode causar sangramento ou dano neurológico em ambos os lados do cérebro e produzir achados separados – porém distintos – no exame físico e nos exames de imagem do cérebro.

Os indivíduos idosos podem apresentar menor volume cerebral, em virtude do processo de envelhecimento, e correm maior risco de laceração das veias comunicantes entre o crânio e o cérebro durante qualquer tipo de lesão traumática ou de desaceleração, levando à ocorrência de sangramento subdural. Como existe maior espaço intracraniano vazio, a hemorragia também pode ser menos sintomática. Além disso,

CAPÍTULO 5 Distúrbios Neurológicos

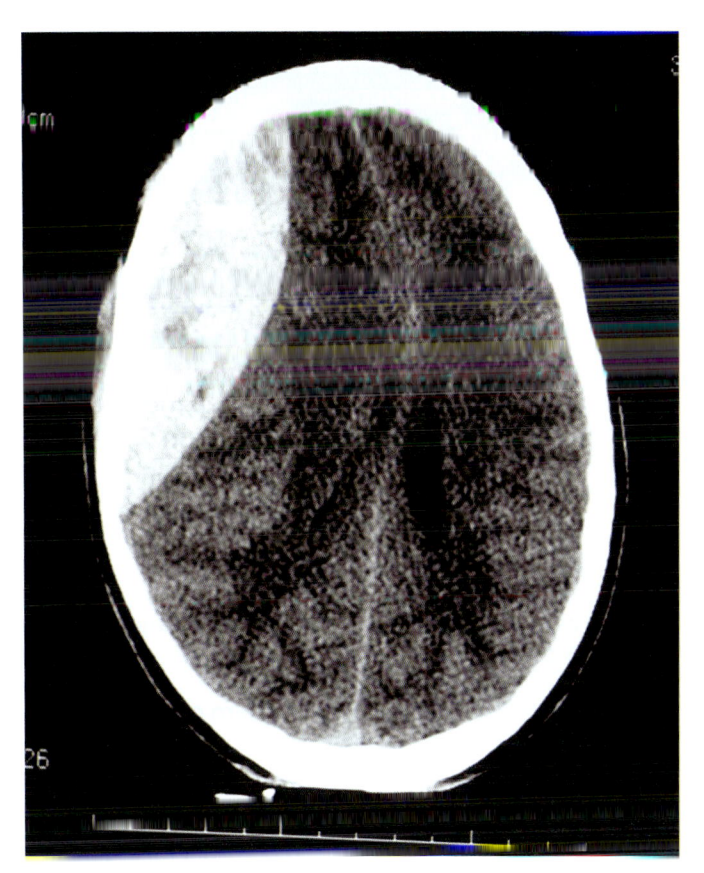

Figura 5-11 TC de um hematoma epidural.
Cortesia de Peter T. Pons, MD, FACEP.

efeito de massa de alta pressão. Com frequência, ocorre fratura de crânio associada, em geral na área da artéria meníngea média na face temporal do crânio. A descompressão cirúrgica imediata é necessária para pacientes com disfunção neurológica significativa. A probabilidade de recuperação está diretamente relacionada com a condição neurológica pré-operatória do paciente. Normalmente, o trauma é a única etiologia de um hematoma epidural; ele foi incluído no livro do AMLS para que o texto esteja completo em relação aos tipos de sangramento cerebral.

Fisiopatologia

Cerca de 80% dos hematomas epidurais estão localizados na região temporoparietal sobre a artéria meníngea média ou seus ramos. A condição é geralmente precipitada por traumatismo direto da cabeça. Os hematomas epidurais nas regiões frontal e occipital respondem por cerca de 10% dos hematomas epidurais. Na maioria das vezes, o sangramento é arterial; todavia, em um terço dos pacientes, resulta de lesão venosa. O sangramento venoso ocorre quase exclusivamente com fraturas cranianas com depressão, e o hematoma resultante tende a ser menor e mais benigno.

A pressão associada ao sangramento epidural arterial pode resultar em desvio da linha média e herniação do cérebro. A compressão do terceiro nervo craniano pode causar hemiparesia contralateral e dilatação pupilar ipsilateral.

Embora os hematomas epidurais alcancem o seu tamanho máximo com rapidez na maioria dos casos, em cerca de 10% dos pacientes o tamanho do hematoma aumenta durante as primeiras 24 horas após a lesão.

Sinais e Sintomas

O paciente pode ou não perder a consciência depois do traumatismo, ou pode perdê-la e, em seguida, acordar (o denominado intervalo lúcido) por um período de tempo até ficar novamente obnubilado ou não responsivo. Durante o intervalo lúcido, o paciente pode sentir-se bem e agir normalmente e pode até querer recusar o tratamento. É preciso ter cuidado especial para explicar que esse período pode preceder o início dos sintomas. O paciente pode descompensar depois da recusa.

O paciente pode queixar-se de cefaleia intensa e apresentar vômitos ou convulsões. A elevação da PIC pode causar a **tríade de Cushing**: hipertensão sistólica, bradicardia e padrão respiratório irregular. Esse paciente não é responsivo, e essa reação é uma indicação de morte iminente.

Pupila dilatada, fixa ou com resposta lenta no mesmo lado da lesão pode indicar herniação, devido à PIC elevada. Os sintomas clássicos de herniação crescente consistem em coma, pupilas fixas e dilatadas e postura de descerebração. Hemiplegia pode estar presente. Os principais achados incluem:

- Traumatismo
- Estado mental alterado
- Náuseas/vômitos
- Tontura/fraqueza generalizada
- Alteração no NC
- Pupila dilatada unilateral
- Tríade de Cushing

Diagnóstico Diferencial

O diagnóstico diferencial para hematoma epidural inclui outros tipos de hemorragia intracraniana, lesão axonal difusa e concussão.

Tratamento

Em todos os pacientes com suspeita de hematoma epidural, estabeleça uma via IV, administre oxigênio e coloque o paciente em um monitor cardíaco. Não administre líquidos, a não ser que a pressão arterial do paciente esteja baixa e, nesse caso, apenas em pequenos *bolus*. Mantenha a saturação de oxigênio acima de 94% e verifique os sinais vitais com frequência. Tome as devidas precauções para proteger a coluna cervical, conforme indicado. Se o paciente apresentar redução do NC, proteja a via aérea e tome medidas para assegurar a estabilidade hemodinâmica.

Alguns estudos de pacientes com lesão craniencefálica associaram aumento da taxa de mortalidade à intubação pré-hospitalar, o que se tornou um assunto de intenso debate na comunidade de serviços de emergência. A melhor recomendação atual é que os profissionais mantenham alto nível de competência na intervenção avançada da via aérea por meio de treinamento contínuo e procedimentos de garantia de qualidade. A ventilação efetiva com bolsa-válvula-máscara é uma habilidade que todos os profissionais precisam ter, e pode constituir uma opção para uma via aérea difícil em lugar da intubação endotraqueal.

No setor de emergência, o paciente será avaliado de acordo com o protocolo de traumatologia, e, em geral, realiza-se uma TC. Outras condutas incluem consulta neurocirúrgica e controle da PIC. Podem-se administrar fenitoína ou outros anticonvulsivantes para reduzir a incidência de convulsões precoces, porém, isso não irá impedir o desenvolvimento de um transtorno convulsivo no futuro.

Pacientes com suspeita de hematoma epidural deve ser levado a um centro de trauma com neurocirurgia, uma vez que a cirurgia imediata é de suma importância para essa condição.

Tumores

Um tumor cerebral ou neoplasia intracraniana consiste em uma proliferação inapropriada de células, formando uma massa que invade e comprime o tecido parenquimatoso sadio adjacente. Os tumores são classificados em primários ou metastáticos e benignos ou malignos. O termo *primário* significa que o tumor se origina no cérebro. Um tumor metastático surge quando células migram a partir de um tumor em outra parte do corpo, como melanoma cutâneo ou câncer de pulmão, seguem o seu trajeto pela corrente sanguínea e começam a crescer no cérebro. As lesões malignas primárias são responsáveis por cerca da metade de todos os tumores intracranianos e tendem a ser agressivas, invasivas e potencialmente fatais. Os tumores benignos primários tendem a crescer mais lentamente e são menos agressivos, porém, ainda podem ser potencialmente fatais quando surgem em áreas vitais, como o tronco encefálico.

Muitas vezes, os tumores são classificados de acordo com o tipo de célula, como meningioma ou glioma. No entanto, o tratamento pré-hospitalar é o mesmo, independentemente do tipo de célula.

Fisiopatologia

Os tumores cerebrais podem causar lesão das vias neurais por efeito de massa ou por infiltração do tecido cerebral normal. Os tumores que surgem próximo ao terceiro e quarto ventrículos podem causar obstrução do fluxo de LCS, provocando hidrocefalia. Os vasos sanguíneos que se formam para sustentar os tumores podem romper a BHE e causar edema ou podem sofrer ruptura, resultando em hemorragia.

Sinais e Sintomas

Os sinais e sintomas de um tumor cerebral são inespecíficos. O paciente pode apresentar cefaleia, alteração do estado mental, náusea, vômitos, fraqueza, alterações da marcha ou até mudanças sutis do comportamento. Também é possível a ocorrência de convulsões focais, alterações visuais, déficits da fala e anormalidades sensoriais. O paciente pode não perceber os sintomas, mesmo quando o tumor cresce e alcança um tamanho bastante grande. Entretanto, frequentemente procura tratamento quando surge uma mudança aguda nos sintomas. Essa mudança pode ser precipitada por obstrução do fluxo do LCS ou hemorragia.

Os achados principais podem diferir dependendo da localização do tumor (Tabela 5-5). Os sinais e sintomas considerados graves incluem:

- Fraqueza focal
- Alterações visuais
- Tontura/vertigem
- Náuseas/vômitos

Diagnóstico Diferencial

O diagnóstico diferencial para os tumores cerebrais inclui infecção, AVE e sangramento intracraniano.

Tratamento

Proceda aos cuidados de suporte, com base nos sintomas do paciente. O edema, a hidrocefalia, a hemorragia intracraniana, o infarto hipofisário, o infarto do parênquima (geralmente causado por compressão dos vasos sanguíneos) e as convulsões podem causar deterioração abrupta no paciente. Esteja preparado para intervir caso ocorram súbita diminuição do NC ou convulsão.

Os pacientes com suspeita de tumor cerebral devem ser transportados até um hospital com suporte oncológico e neurocirúrgico.

Hipertensão Intracraniana Idiopática

A hipertensão intracraniana idiopática era anteriormente conhecida como "pseudotumor cerebral" ou "falso tumor",

Tabela 5-5 Principais Achados dos Tumores Cerebrais por Localização

Localização do Tumor	Principais Achados
Lobo frontal	Desinibição comportamental Perda de memória Diminuição do estado de alerta Diminuição do olfato
Lobo temporal	Alterações emocionais Perturbações comportamentais
Hipófise	Alterações visuais Impotência Alterações do ciclo menstrual
Lobo occipital	Déficits do campo visual
Tronco cerebral ou cerebelo	Paralisia dos nervos cranianos Coordenação reduzida Nistagmo Déficits sensoriais em qualquer lado do corpo

visto que seus sintomas simulam os de um tumor cerebral. A condição caracteriza-se pela reabsorção deficiente de LCS a partir do espaço subaracnoideo. A hipertensão intracraniana idiopática afeta predominantemente mulheres obesas nos anos reprodutivos. O papiledema, ou edema do nervo óptico, constitui o problema mais preocupante e deve-se à elevação crônica da pressão intracraniana. O papiledema leva à atrofia progressiva do nervo óptico e à cegueira.

Fisiopatologia

A causa da hipertensão intracraniana idiopática, como o próprio nome sugere, permanece obscura. Em alguns estudos, foi constatada diminuição da drenagem de LCS para dentro do seio venoso dural. Outros sugerem que o aumento do fluxo sanguíneo impede a capacidade do cérebro de drenar o LCS.

Sinais e Sintomas

A elevação da PIC pode levar o paciente a procurar assistência médica devido à ocorrência de cefaleias, que são inespecíficas e que tendem a variar quanto ao tipo, à localização e à frequência. Outros sintomas incluem zumbido pulsátil nas orelhas e diplopia (visão dupla) horizontal. Raramente, o paciente pode apresentar dor que irradia para os braços. Os indivíduos afetados podem apresentar hipotensão ortostática após inclinar o corpo e levantar-se novamente, causando episódios de síncope. O papiledema pode levar ao escurecimento intermitente ou à perda da visão em um ou em ambos os olhos. O paciente pode ter perda progressiva da visão periférica, que geralmente começa no quadrante nasal inferior e, em seguida, passa para o campo visual central, seguida de perda da visão de cores. Os principais achados incluem:

- Dor de cabeça
- Distúrbio visual e papiledema
- Mulheres obesas e jovens

Diagnóstico Diferencial

O diagnóstico diferencial para a hipertensão intracraniana idiopática inclui meningite asséptica, doença de Lyme, tumores vasculares como meningioma, malformação arteriovenosa, AVE, hidrocefalia, abscesso intracraniano, sangramento intracraniano, enxaqueca e lúpus.

Tratamento

Existem poucas medidas para o paciente no cenário pré-hospitalar. Em geral, os cuidados pré-hospitalares são apenas de suporte.

No hospital, pode ser necessário realizar teste de acuidade visual, exame oftalmológico direto, punção lombar e exames de imagem. Amostras de sangue e de LCS precisam ser examinadas para descartar os diagnósticos diferenciais. O paciente pode receber medicação, e pode haver necessidade de drenagem do LCS por punção lombar ou cuidados cirúrgicos, incluindo colocação ou ajuste de uma derivação intracraniana.

Abscesso Cerebral

O abscesso cerebral é uma infecção que começa quando um microrganismo oriundo de um local distante do SNC atravessa a BHE e penetra no cérebro. Inicialmente, ocorre inflamação, que se transforma em acúmulo de pus ao redor do qual geralmente se forma uma cápsula bem vascularizada.

Fisiopatologia

Determinadas bactérias (*Streptococcus*, *Pseudomonas*, *Bacteroides*) entram geralmente pelos seios da face, pela boca, pela orelha média ou pelo mastoide (área localizada atrás da orelha) por meio de veias que drenam diretamente no cérebro a partir desses locais. Outras bactérias (*Staphylococcus*, *Streptococcus*, *Klebsiella*, *Escherichia*, *Pseudomonas*) propagam-se habitualmente pelos vasos sanguíneos a partir de locais distantes. A disseminação direta por traumatismo penetrante ou por procedimentos cirúrgicos também pode constituir fonte de infecção bacteriana (*Staphylococcus*, *Clostridium*, *Pseudomonas*) no cérebro. Acrescente o histórico de cirurgias, traumas, utilização de cateteres de demora, e infecção de ouvido na história da doença atual. Cerca de um quarto dos abscessos não tem origem definida. Os pacientes com comprometimento do sistema imune, usuários de drogas IV, portadores de próteses valvares ou usuários crônicos de esteroides, bem como vítimas de quase afogamento e pacientes submetidos a procedimentos dentários extensos, correm risco de desenvolver abscessos cerebrais causados por disseminação bacteriana.

Sinais e Sintomas

Um paciente portador de abscesso cerebral queixa-se mais frequentemente de cefaleia. Pode haver déficit neurológico focal compatível com o local de infecção. Raramente, observa-se a tríade de cefaleia, febre e déficit neurológico focal. A ocorrência de convulsões, alteração do estado mental, náusea ou vômitos e rigidez de nuca também pode indicar abscesso cerebral. O súbito agravamento da cefaleia pode indicar ruptura do abscesso no LCS. Os pacientes imunocomprometidos, devido a medicamentos ou à presença de doença subjacente, como síndrome da imunodeficiência adquirida (Aids), correm risco particular de apresentar abscesso cerebral. A imunossupressão se tornou mais comum, especialmente com o desenvolvimento de vários agentes imunomoduladores para doenças como doença de Crohn, colite ulcerativa, e artrite reumatoide, entre outras condições. O índice de suspeição deve ser maior nessa população de pacientes. Os principais achados incluem:

- Febre
- Alteração do estado mental, como confusão ou diminuição do NC
- Rigidez de nuca/meningismo
- Cefaleia
- Náuseas/vômitos
- Déficit focal compatível com a localização do abscesso

Diagnóstico Diferencial

Além da ampla variedade de infecções bacterianas que precisam ser consideradas, o diagnóstico diferencial de abscesso cerebral deve incluir cefaleia, hipertensão, sangramento intracraniano, infecção fúngica e tumor.

Tratamento

Os abscessos cerebrais oferecem risco à vida. Entretanto, com o reconhecimento precoce e intervenção, houve declínio nas taxas de morbidade e mortalidade. Proceda aos cuidados de suporte do paciente. Monitore a via aérea, a ventilação e a circulação, administre oxigênio e realize hidratação IV. Se o paciente sofrer convulsão ou descompensar, esteja preparado para realizar as intervenções apropriadas. Embora esses pacientes corram risco de morrer em consequência do efeito de massa do abscesso, da interferência na função cerebral e da sepse, isso raramente ocorre de modo agudo. Todavia, o abscesso pode sofrer ruptura ou causar sangramento no cérebro, e o estado do paciente pode sofrer deterioração rapidamente.

No hospital, serão realizados exames laboratoriais e radiológicos e, possivelmente, uma punção lombar, e serão administrados antibióticos.

Encefalite

A encefalite é uma inflamação geral do cérebro, que provoca disfunção cerebral focal ou difusa. Esse distúrbio apresenta sinais e sintomas semelhantes aos da meningite, incluindo letargia e cefaleia. A característica fundamental que distingue a encefalite é o fato de ela geralmente causar alguma alteração da função cerebral – desorientação, alteração do comportamento, déficits motores ou sensitivos –, enquanto isso não ocorre na meningite. Entretanto, tenha em mente que os pacientes podem apresentar ambas as condições ao mesmo tempo.

Fisiopatologia

A encefalite é mais frequentemente uma infecção viral que provoca dano ao parênquima cerebral. Um vírus pode entrar no corpo por meio de muitos vetores diferentes. Alguns vírus são transmitidos por humanos, outros são transportados por mosquitos ou carrapatos, e outros ainda são transmitidos por mordidas de animais. Um vírus comum responsável é o herpes-vírus simples tipo 1, mais comumente conhecido como causador do herpes labial. Os pacientes com sistema imune comprometido têm mais tendência a contrair determinados vírus, como o citomegalovírus e o vírus da varicela-zóster. Este último vírus, também conhecido como "herpes-zóster", permanece dormente nos gânglios nervosos sensitivos após uma infecção inicial (varicela) e é reativado em determinadas circunstâncias que permanecem obscuras, causando herpes-zóster. É preciso considerar raiva caso tenha ocorrido exposição potencial, como mordida de animal ou contato com um morcego. Os fatores geográficos também contribuem, com risco de encefalite de Saint Louis em indivíduos na América do Norte e risco de encefalite japonesa nos indivíduos asiáticos.

Em geral, o vírus replica-se fora do SNC e penetra pela corrente sanguínea ou por uma via neural. Quando o vírus penetra no cérebro e entra nas células neurais, essas começam a sofrer disfunção. Ocorrem hemorragia, inflamação e congestão perivascular, com mais frequência na substância cinzenta.

A encefalite pós-infecciosa é um distúrbio imune, em que a resposta imune do hospedeiro ataca o tecido cerebral após uma infecção viral. Essa condição é difícil de distinguir clinicamente de uma infecção viral aguda por ocasião de sua apresentação inicial.

Sinais e Sintomas

A evolução da encefalite varia amplamente entre pacientes. Na maioria das vezes, a intensidade e a gravidade da apresentação correlacionam-se com o prognóstico. Em geral, o paciente relata história de infecção por vírus compatível com resfriado comum ou gripe como sintoma inicial. Pode incluir febre, cefaleia, náusea e vômitos, mialgia ou letargia. O paciente também pode apresentar alterações do comportamento ou da personalidade, diminuição do nível de alerta ou alteração do estado mental, rigidez de nuca, fotofobia, letargia, convulsões generalizadas ou focais, confusão ou amnésia ou paralisia flácida. No caso de encefalite associada a um dos vírus que causam varicela, sarampo, caxumba, herpes labial ou Epstein-Barr, o paciente pode apresentar exantema cutâneo, linfadenopatia ou aumento glandular. Devido ao efeito da infecção sobre o SNC, o paciente pode estar agitado ou violento. Lembre-se de que qualquer paciente com sintomas psiquiátricos pode apresentar problema clínico subjacente. Os lactentes podem apresentar lesões cutâneas, oculares ou na boca, exantema, diminuição do estado de alerta, irritabilidade aumentada, convulsões, alimentação deficiente ou sintomas semelhantes ao choque. A infecção pelo vírus da imunodeficiência humana (HIV) pode predispor os pacientes a encefalopatia secundária à toxoplasmose. Os principais achados incluem:

- Febre
- Alteração do estado mental, como confusão ou diminuição do NC
- Dor de cabeça

Diagnóstico Diferencial

O diagnóstico diferencial para a encefalite inclui infecções bacterianas, virais, fúngicas e por protozoários, doença autoimune reativa e doenças e condições não infecciosas passíveis de causar encefalopatia, como insuficiência renal, insuficiência hepática, doenças autoimunes crônicas, convulsões, hemorragia/edema cerebral, anormalidades eletrolíticas, intoxicação, AVE, sífilis, traumatismo e abscesso cerebral.

Tratamento

A taxa de mortalidade da encefalite é de até 75%, e os privilegiados o suficiente para sobreviver apresentam, com frequência, incapacidades motoras ou mentais duradouras. No caso da encefalite por raiva, acredita-se que a taxa de mortalidade esteja próximo de 100%.

Os pacientes com encefalite podem descompensar rapidamente, de modo que você precisa estar pronto para controlar a via aérea e proceder ao suporte de reanimação da pressão arterial. Os pacientes que sofrem convulsão ou que estão em estado epiléptico devem ser tratados de acordo com o protocolo local. Em geral, os medicamentos antivirais são administrados no setor de emergência logo no início do curso do tratamento. Os sinais de hidrocefalia e elevação da PIC geralmente são tratados no início de modo conservador e, em seguida, com métodos mais agressivos, incluindo diurese, manitol e corticosteroides e colocação de dreno ventricular externo.

Se houver suspeita de que um paciente tem encefalite, proteja-se com o uso de máscara, avental e luvas para prevenir a transmissão de partículas pelo ar. Como acontece com qualquer paciente que possa ter uma doença infecciosa, o profissional de atendimento pré-hospitalar deve praticar as precauções estritas de isolamento de sangue e líquidos corporais e deve usar máscara o tempo todo. Para maior segurança, o paciente também deve utilizar máscara.

No hospital, o paciente será submetido a uma série de exames de sangue, exame radiológico e outros exames de imagem e análise do LCS, incluindo sorologias virais. Pode-se realizar biópsia cerebral.

Meningite

A meningite é uma inflamação das meninges, as membranas que circundam o cérebro e a medula espinal. Por conseguinte, o LCS também irá exibir sinais de infecção e inflamação. A meningite apresenta muitas causas infecciosas e não infecciosas diferentes; porém a meningite aguda que oferece risco à vida é frequentemente uma infecção bacteriana.

Fisiopatologia

Em geral, ocorre meningite bacteriana quando bactérias migram da corrente sanguínea para o LCS. Se não houver nenhuma fonte óbvia de infecção, presume-se geralmente que a invasão do LCS tenha sido causada por bactérias que colonizam a nasofaringe. Em alguns casos, as bactérias podem disseminar-se a partir de estruturas contíguas (p. ex., seios nasais, nasofaringe) que estejam infectadas ou que tenham sofrido ruptura por traumatismo ou instrumentação cirúrgica. Mais uma vez, esses fatores podem ser importantes pistas para o diagnóstico diferencial.

Uma vez no LCS, a ausência de anticorpos e leucócitos possibilita a proliferação de bactérias. A presença de componentes bacterianos no LCS torna a BHE mais permeável, possibilitando a entrada de toxinas. Com a multiplicação das bactérias, as células inflamatórias respondem, mudando a contagem de células, o pH e a composição de lactato, proteína e glicose do LCS. Pode ocorrer elevação da PIC com o desenvolvimento da inflamação, causando oclusão da drenagem do LCS.

Em determinado ponto, a pressão dentro e ao redor do cérebro reverte o fluxo do LCS. Esse desenvolvimento está associado à maior deterioração do estado mental. O dano contínuo ao cérebro desencadeia vasospasmo, trombose e choque séptico, e, em geral, o paciente morre em consequência de lesão isquêmica difusa.

A meningite em recém-nascidos e lactentes é geralmente causada por estreptococos do grupo B ou por *Escherichia coli*. Em crianças com mais de 1 ano de idade, *Streptococcus pneumoniae* e *Neisseria meningitidis* tornam-se cada vez mais comuns. Essas bactérias também são mais frequentes na meningite do adulto. *Haemophilus Influenzae* tipo B, que no passado era a causa mais prevalente de meningite em crianças, raramente é observado desde o advento da imunização contra esse microrganismo; todavia, existem alguns casos causados por diferentes subtipos de *Haemophilus* em crianças e adultos. Outras bactérias causadoras de meningite em adultos incluem *Listeria monocytogenes* (particularmente no indivíduo idoso), *Staphylococcus aureus*, vários outros estreptococos e espécies Gram-negativas. Observa-se um espectro diferente de bactérias na meningite que ocorre após procedimentos neurocirúrgicos; esse espectro abrange vários estafilococos, estreptococos e bastonetes Gram-negativos, incluindo *Pseudomonas* e *Aeromonas*.

Sinais e Sintomas

Os pacientes com meningite bacteriana aguda podem descompensar rapidamente e exigir cuidados de emergência e antibióticos. Os sintomas clássicos de meningite consistem em cefaleia, rigidez de nuca (resistência à flexão/extensão do pescoço), febre e calafrios e fotofobia. A infecção também pode causar convulsões, alteração do estado mental, confusão, coma e morte. Em geral, a condição é precipitada por uma doença da via aérea superior.

Quase 25% dos pacientes com meningite bacteriana apresentam quadro agudo dentro de 24 horas após o início dos sintomas. A maioria dos pacientes com meningite viral apresenta sintomas que se desenvolvem lentamente no decorrer de 1 semana. Os pacientes que têm febre e cefaleia devem ser examinados quanto à rigidez de nuca ou ao desconforto com a flexão do pescoço, ao sinal de Kernig (positivo quando a perna é flexionada no quadril e no joelho, e a extensão subsequente do joelho é dolorosa, levando à resistência e à flexão do tronco) e ao sinal de Brudzinski (flexão involuntária das pernas em resposta à flexão do pescoço; **Figura 5-12**).

Com frequência, observa-se alteração do estado mental, que pode variar desde irritabilidade ou confusão até coma. Devido ao efeito da infecção sobre o SNC, o paciente pode estar agitado ou violento. Lembre-se de que qualquer paciente com sintomas psiquiátricos pode apresentar problema clínico subjacente, e o diagnóstico psiquiátrico deve ser de exclusão, uma vez que as causas orgânicas foram avaliadas. Os lactentes podem apresentar fontanela protuberante, diminuição do tônus e irritabilidade paradoxal (permanece calmo quando deixado sozinho e chora quando levado ao colo). Deve-se considerar a possibilidade de meningite em adultos em idade mais avançada e em crianças pequenas, particularmente indivíduos com diabetes, insuficiência renal ou fibrose cística. Os pacientes com supressão do sistema imune, os que vivem em condições de aglomeração (p. ex., recrutas militares, presidiários e

Tratamento

Certifique-se de que a via aérea, a ventilação e a circulação do paciente tenham sido estabilizadas, e administre líquidos IV para tratar o choque ou a hipotensão. Tendo em vista que os pacientes com meningite correm alto risco de sofrer convulsões, tome as devidas precauções anticonvulsivantes e administre o tratamento de acordo com o protocolo. Se o paciente apresentar alteração do estado mental, considere a proteção da via aérea. Quando o paciente está alerta e pode encontrar-se em um estágio inicial de meningite, proceda a um monitoramento rigoroso, administre oxigênio, estabeleça um acesso IV e transporte-o rapidamente para o setor de emergência. Um paciente com meningite pode descompensar a caminho do hospital, de modo que você deve estar preparado para controlar a via aérea e a ventilação e para tratar as convulsões, caso ocorram.

Os pacientes com suspeita de meningite podem ser tratados na maioria dos setores de emergência. Se o paciente tiver menos de 14 anos de idade, considere transportá-lo para um hospital pediátrico se estiver a uma distância razoável. No setor de emergência, o paciente será estabilizado, e poderá ser obtida uma TC do crânio para descartar a possibilidade de AVE e hemorragia. Em geral, os exames irão incluir punção lombar para avaliação do LCS. Se houver suspeita de meningite bacteriana, o paciente irá receber antibióticos IV. O paciente também pode receber corticosteroides.

Hidrocefalia de Pressão Normal

A hidrocefalia de pressão normal caracteriza-se por volume excessivo de LCS nos ventrículos, porém com pressão normal do LCS quando determinada por punção lombar. A tríade clássica de sintomas consiste em incontinência urinária, marcha anormal e transtorno cognitivo, que frequentemente são reversíveis.

Fisiopatologia

O paciente com hidrocefalia de pressão normal apresenta aumento do volume de LCS nos ventrículos. Acredita-se que o excesso de LCS exerça pressão sobre as fibras nervosas que saem do córtex cerebral, levando aos achados clínicos. Em geral, acredita-se que o acúmulo de LCS seja devido a uma absorção inadequada através da membrana aracnóidea para dentro dos seios da dura-máter.

Sinais e Sintomas

O paciente com hidrocefalia de pressão normal em geral apresenta a tríade incontinência urinária, distúrbio da marcha e comprometimento cognitivo. O paciente tende a apresentar marcha arrastada com pernas abertas e geralmente tem dificuldade em dar o primeiro passo, de modo muito semelhante ao paciente com doença de Parkinson. Observa-se a ocorrência de incontinência urinária e, nos estágios iniciais, o paciente pode apresentar urgência urinária e polaciúria. Na maioria dos casos, o comprometimento cognitivo consiste em apatia, lentidão psicomotora, diminuição da atenção e incapacidade de concentração. Os principais achados incluem:

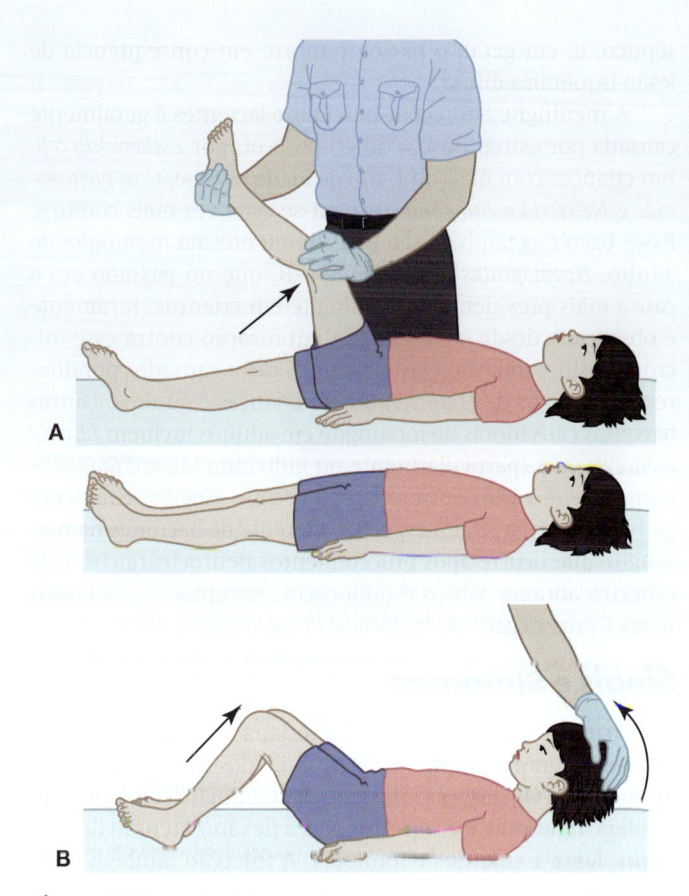

Figura 5-12 A. Sinal de Kernig. A irritação meníngea resulta na incapacidade de extensão da perna com o quadril em flexão. **B.** Sinal de Brudzinski. A irritação meníngea resulta em flexão involuntária dos joelhos com a flexão da cabeça em direção ao tórax.

residentes universitários), os pacientes submetidos à esplenectomia, os pacientes alcoolistas ou com outra doença hepática cirrótica, os pacientes submetidos à quimioterapia, os usuários de drogas IV e aqueles que foram expostos a outras pessoas com meningite correm alto risco de contrair a doença.

Se houver suspeita de que o paciente apresenta meningite, você deve proteger-se utilizando precauções contra gotículas, incluindo máscara, avental e luvas, para prevenir a transmissão de partículas pelo ar. A exposição potencial da equipe a pacientes deve ser relatada imediatamente a um supervisor ou ao departamento de saúde ocupacional. São necessários antibióticos profiláticos se houver alta probabilidade de um profissional de saúde ter sido exposto à meningite bacteriana por meningococos (*N. meningitidis*). Não se indica a profilaxia para meningite causada por outros microrganismos. Os principais achados incluem:

- Febre
- Alteração do estado mental, particularmente confusão ou diminuição do NC
- Meningismo (tríade de rigidez de nuca, fotofobia e cefaleia)

Diagnóstico Diferencial

O diagnóstico diferencial para a meningite inclui abscesso ou tumor cerebral, encefalite, *delirium tremens*, sangramento e AVE.

- Alteração da marcha
- Incontinência urinária
- Estado mental alterado

Diagnóstico Diferencial

O diagnóstico diferencial para a hidrocefalia de pressão normal inclui a doença de Alzheimer e outras causas de demência, AVE, doença de Parkinson, anormalidades eletrolíticas, toxicidade e elevação idiopática da PIC.

Tratamento

Na cena e durante o transporte, forneça suporte físico e emocional ao paciente. Uma vez estabelecido o diagnóstico por meio de exames radiológicos e laboratoriais no hospital, pode ser necessária a retirada de LCS, e uma derivação é colocada para possibilitar o desvio do LCS de modo a diminuir o volume e a pressão.

O monitoramento cuidadoso e a documentação dos sinais vitais, os dados da história e os achados do exame físico serão úteis para a equipe do setor de emergência na instituição de destino. Em geral, não há necessidade de intervenções de emergência, porém permaneça atento caso o paciente sofra uma convulsão.

Transporte o paciente até um hospital que ofereça suporte neurocirúrgico.

Trombose Venosa Cerebral

A trombose venosa cerebral (TVC) é um coágulo sanguíneo que se forma nas veias e nos seios da dura-máter do cérebro. A condição, antes considerada rara visto que só podia ser diagnosticada na necrópsia, demonstrou ser mais comum do que se acreditava previamente com o uso das técnicas de imagem avançadas. A TVC afeta as mulheres mais frequentemente do que os homens e tende a ocorrer no início da idade adulta ou na meia-idade.

Fisiopatologia

Em geral, a TVC ocorre em indivíduos com fator de risco subjacente, como estado hipercoagulável (tendência anormalmente aumentada a formar coágulos sanguíneos, que pode ser observada durante a gravidez e com o uso de contraceptivos orais), infecção facial ou dos seios nasais e traumatismo craniencefálico. O sangue coagulado pode estar em uma área localizada ou envolver grandes áreas do sistema venoso. A TVC pode levar à formação de edema cerebral e/ou à elevação da pressão intracraniana e, por conseguinte, resulta em disfunção neurológica global ou focal.

Sinais e Sintomas

A queixa principal mais comum, que ocorre em 90% dos pacientes com TVC, é a cefaleia, que inicialmente pode ser localizada e, em seguida, mais difusa à medida que a condição progride. Foi relatada a ocorrência de cefaleia primária em trovoada. Os efeitos locais sobre o cérebro podem resultar em sintomas semelhantes aos do AVE, enquanto a elevação da PIC leva a efeitos mais generalizados e a distúrbios visuais. Pode-se observar a ocorrência de paralisias de nervos cranianos com trombose do seio cavernoso. Com frequência, observa-se a presença de náusea e vômitos, e podem ocorrer convulsões. Outros sintomas podem incluir hemiparesia, afasia, ataxia (alteração da marcha), tontura, zumbido, diplopia (visão dupla) e fraqueza facial. Os principais achados incluem:

- Dor de cabeça
- Náuseas/vômitos
- Alterações visuais
- Zumbido

Diagnóstico Diferencial

O diagnóstico diferencial para a trombose venosa inclui AVE agudo, traumatismo craniencefálico, hipertensão intracraniana idiopática, paralisia de nervos, convulsão, infecção e lúpus.

Tratamento

Proceda aos cuidados de suporte a caminho do hospital. À semelhança do AVE, é preciso assegurar via aérea pérvia e ventilação adequada. Para evitar a aspiração se o paciente tiver alteração do estado mental ou hemiplegia, não forneça nada para comer ou beber. Os líquidos podem ser administrados por via IV e pode-se instituir oxigênio suplementar. Trate as convulsões de acordo com o protocolo. No hospital, o paciente habitualmente será submetido à TC ou à RM, e será descartada a possibilidade de processos infecciosos. Exames laboratoriais, incluindo punção lombar, podem ser realizados, e o paciente pode receber anticoagulantes para prevenir qualquer coagulação adicional.

Como os pacientes com coágulos sanguíneos nos seios venosos frequentemente recebem agentes trombolíticos utilizando um microcateter cirurgicamente colocado, recomenda-se radiologia intervencionista ou suporte neurocirúrgico no hospital.

Encefalopatia Hipertensiva e Hipertensão Maligna

As emergências hipertensivas envolvem dano ao cérebro, aos rins ou ao coração no contexto de hipertensão grave. A *encefalopatia hipertensiva* descreve os sintomas neurológicos associados à pressão arterial extremamente alta; a *hipertensão maligna* compreende a ocorrência de hemorragia retiniana e papiledema. Em geral, esses sintomas são reversíveis quando a pressão arterial é reduzida.

Os pacientes com encefalopatia hipertensiva já apresentam, em sua maioria, uma história de hipertensão. Para aqueles que não estão incluídos nesse grupo, a anamnese pode exigir perguntas especificamente direcionadas para identificar a causa da pressão arterial elevada, incluindo o uso de fármacos.

Fisiopatologia

Nos pacientes sadios, a autorregulação cerebral preserva o fluxo sanguíneo cerebral em estado de equilíbrio dinâmico por meio de uma faixa de pressão arterial média, cerca de 50 a 150 mmHg. Em pacientes cronicamente hipertensos, a faixa de autorregulação efetiva é desviada para uma faixa mais alta, de modo a possibilitar proteção na presença de pressões arteriais mais elevadas. Quando ocorre elevação drástica da pressão arterial, a autorregulação cerebral é superada, resultando em aumento da pressão nos vasos intracranianos, dano vascular e comprometimento da BHE. Esses eventos levam ao extravasamento de líquido capilar e consequente edema cerebral. No olho, a PIC elevada pode causar hemorragias retinianas e levar ao edema do nervo óptico, denominado *papiledema*.

Sinais e Sintomas

O paciente pode apresentar cefaleia, confusão, distúrbios visuais, convulsão, náusea e vômitos. Esteja atento para a ocorrência de outros danos a órgãos-alvo como dissecção da aorta, insuficiência cardíaca congestiva, angina, palpitações, papiledema ou hematúria (presença de sangue na urina).

Os principais achados incluem:

- Hipertensão
- Dor de cabeça
- Náuscas/vômitos
- Alterações visuais
- Alteração do estado mental ou déficits neurológicos focais

Diagnóstico Diferencial

Um paciente que apresente sintomas compatíveis com encefalopatia hipertensiva também pode ser portador de doença renal, feocromocitoma ou pré-eclâmpsia ou eclâmpsia (em gestantes). O paciente pode ter ingerido um alimento ou medicamento específico que tenha causado elevação da pressão arterial, ou pode estar em abstinência de agentes anti-hipertensivos ou álcool. No entanto, a hipertensão pode ser efeito de outros processos patológicos, em vez de uma causa de sintomas. Deve-se considerar também a possibilidade de sangramento cerebral, traumatismo ou AVE como parte do diagnóstico diferencial.

Tratamento

Administre oxigênio suplementar e providencie um acesso IV. Em geral, as intervenções específicas para reduzir a pressão arterial só se justificam se a pressão arterial sistólica estiver acima de 220 mmHg ou se a pressão arterial diastólica estiver acima de 120 mmHg. Os medicamentos comumente utilizados para essa finalidade incluem *bolus* IV de labetalol e hidralazina, gotejamento IV de nitroprusseto, nicardipino e nitroglicerina e administração oral de clonidina. Na maioria dos serviços de emergência, a única medicação disponível é a nitroglicerina sublingual (SL), embora alguns atualmente disponham de inibidores da enzima conversora da angiotensina (IECAs), como captopril, para administração SL, e enalapril, que é administrado por via IV. Lembre-se de ter cautela ao iniciar os medicamentos anti-hipertensivos, visto que uma redução rápida da pressão arterial pode causar complicações graves, como AVE isquêmico ou infarto do miocárdio. A pressão arterial não deve ser reduzida agudamente em mais de 25%, com pressão arterial diastólica de 100 mmHg como meta razoável dentro de 6 horas.

Tendo em vista que os pacientes agudamente hipertensos podem sofrer hemorragia intracraniana súbita e perder a consciência ou podem ser incapazes de proteger sua própria via aérea, esteja preparado para tomar as medidas adequadas se houver perda da via aérea.

Encefalopatia de Wernicke e Síndrome de Korsakoff

A encefalopatia de Wernicke e a síndrome de Korsakoff são consideradas como estágios diferentes do mesmo processo patológico, em que a primeira evolui para a segunda. A deficiência aguda de tiamina, ou vitamina B_1, pode causar o distúrbio conhecido como **encefalopatia de Wernicke**, que se caracteriza por uma tríade de sintomas: confusão aguda, ataxia e **oftalmoplegia** (função anormal dos músculos oculares). Entretanto, apenas um terço dos pacientes afetados demonstra todos os três elementos da tríade.

A **síndrome de Korsakoff** é o termo utilizado para descrever os sintomas nos estágios finais da doença, particularmente perda da memória. A síndrome é frequentemente observada em alcoolistas, mas pode ocorrer em qualquer paciente que tenha desnutrição, como aqueles em hemodiálise prolongada e pacientes com Aids. A idade média por ocasião do diagnóstico da síndrome é de cerca de 50 anos. No entanto, a síndrome pode ocorrer em pacientes mais jovens portadores de distúrbios metabólicos, que recebem nutrição parenteral ou que apresentam dieta deficiente em tiamina ou outras vitaminas.

Fisiopatologia

A tiamina desempenha um papel fundamental no metabolismo dos carboidratos. Se houver quantidade insuficiente de tiamina disponível, esses sistemas celulares deixam de funcionar, levando a suprimento inadequado de energia utilizável e morte celular subsequente. Os sistemas afetados de modo mais crítico são aqueles que apresentam rápida renovação devido às necessidades metabólicas elevadas, como o cérebro. A produção de energia diminui e ocorre dano neuronal, causando edema celular e maior lesão do sistema nervoso.

Sinais e Sintomas

Deve-se considerar o diagnóstico de encefalopatia de Wernicke em qualquer paciente que tenha evidências de abuso de álcool ou desnutrição e sintomas agudos de confusão, disfunção ocular e transtorno da memória. Os problemas oculares mais comumente observados incluem nistagmo, paralisias bilaterais do músculo reto lateral e olhar desconjugado. Em geral, não se observa a ocorrência de cegueira.

A encefalopatia pode manifestar-se na forma de confusão global, apatia, agitação ou desatenção. Raramente, são observadas alterações significativas do estado mental, como coma ou baixo NC. Cerca de 80% dos pacientes apresentam alguma neuropatia periférica. A deficiência de tiamina também pode causar hipotensão, náusea e instabilidade da temperatura. Os lactentes podem apresentar constipação, agitação, vômitos, diarreia, anorexia, distúrbios oculares ou alteração do estado mental, incluindo convulsões e perda de consciência. Os principais achados incluem:

- Fraqueza ascendente e periférica, que migra para cima e para dentro
- Achados mistos dos neurônios motores superior e inferior

Diagnóstico Diferencial

O diagnóstico diferencial inclui intoxicação por álcool ou substância ilícita, *delirium*, demência, AVE, psicose, traumatismo cranioencefálico fechado, encefalopatia secundária à insuficiência hepática e estado pós-ictal.

Tratamento

No hospital, o paciente será submetido a uma série de possíveis exames laboratoriais e radiológicos, como exames de sangue, determinação dos eletrólitos, punção lombar, gasometria arterial e TC e RM para avaliar os diagnósticos diferenciais.

O foco deve ser direcionado para a estabilização da via aérea, garantindo a oxigenação e mantendo o controle da pressão arterial e do volume. Se houver suspeita da condição, deve-se iniciar reposição empírica de tiamina. A tiamina pode ser administrada por via oral; entretanto, para assegurar a sua absorção, é frequentemente administrada por via IV ou IM. A dose inicial de tiamina é, nos casos típicos, de 100 mg; todavia, com o passar do tempo, podem ser necessários até 500 mg para reverter a encefalopatia.

Alguns médicos demonstraram preocupação em relação à administração de dextrose antes da tiamina se os pacientes estiverem em estado de deficiência de tiamina. Há receio de que a glicose exacerbe a encefalopatia. Entretanto, esse efeito só é observado em pacientes que recebem glicose por longo prazo, sem administração concomitante de tiamina. É seguro administrar a glicose isoladamente no contexto pré-hospitalar para eventos hipoglicêmicos, mesmo se não houver disponibilidade imediata de tiamina.

Deve-se administrar tiamina e glicose a pacientes que apresentam alteração do estado mental se houver probabilidade de diagnóstico de encefalopatia de Wernicke. Anteriormente, essa terapia era administrada empiricamente no ambiente pré-hospitalar e no departamento de emergência. Atualmente, é raramente administrada no pré-hospitalar, e em geral, em uma porcentagem muito pequena de pacientes no departamento de emergência. Não é preciso tomar nenhuma decisão sobre transporte especial. O paciente pode ser levado a qualquer hospital; entretanto, as crianças devem ser transportadas até um centro pediátrico especializado, se disponível.

Enxaqueca

As enxaquecas são intensas e recorrentes, acompanhadas de sintomas neurológicos incapacitantes, como transtornos cognitivos, distúrbios visuais, tontura, náuseas e vômitos. A cefaleia pode ser unilateral ou bilateral. Com frequência, a enxaqueca começa na infância e torna-se mais frequente durante a adolescência. Cerca de 80% dos pacientes apresentam a sua primeira crise de enxaqueca antes dos 30 anos de idade, e as cefaleias tendem a ser menos frequentes depois dos 30 anos. Os fatores desencadeantes comuns da enxaqueca são:

- Estresse
- Doença
- Atividade física
- Mudanças no padrão de sono
- Grandes altitudes e outras alterações da pressão barométrica
- Pular refeições
- Uso de determinados medicamentos (como contraceptivos orais)
- Ingestão de cafeína, álcool e determinados alimentos
- Exposição a luzes fortes, ruídos altos ou odores desagradáveis

Fisiopatologia

A fisiopatologia da enxaqueca não está totalmente elucidada. Pesquisas recentes mostraram que os **neurotransmissores** no cérebro, como a serotonina e a dopamina, estimulam uma cascata inflamatória que provoca vasodilatação, a qual é responsável pela dor. Alguns dos sintomas associados à enxaqueca, como náusea e vômitos, também estão relacionados com a ativação do receptor de dopamina. Muitos antagonistas da dopamina demonstraram ser clinicamente efetivos no tratamento da enxaqueca.

Sinais e Sintomas

A enxaqueca pode ser sinalizada ou acompanhada de uma aura, que consiste em tontura, zumbido, percepção de clarões de luz ou linhas em zigue-zague no campo visual. Com frequência, a cefaleia é descrita como pulsátil e unilateral e acompanhada de fotofobia e/ou fonofobia, embora uma ampla variedade de sintomas neurológicos tenha sido associada ou atribuída à síndrome da enxaqueca. Os subtipos de enxaqueca incluem a enxaqueca retiniana (escotomas ou cegueira transitória), a enxaqueca hemiplégica (que pode levar a uma fraqueza permanente com infarto cerebral) e a enxaqueca do tronco encefálico (associada a vertigem, disartria, zumbido, diplopia ou ataxia). Em geral, a enxaqueca dura 4 a 72 horas, e o paciente frequentemente prefere ficar em um quarto escuro e silencioso e pode, inicialmente, tentar tratar a cefaleia com medicação de venda livre. Os principais achados incluem:

- Dor de cabeça
- Fotofobia
- Náuseas/vômitos
- Hipersensibilidade a sons ou odores
- História de enxaqueca

Diagnóstico Diferencial

O diagnóstico diferencial das enxaquecas inclui outras cefaleias primárias (como em salvas ou tensional), infecções (como meningite e sinusite), arterite temporal, e AVE isquêmico ou hemorrágico ou sangramento. Além disso, a elevação da PIC em consequência de tumor cerebral, hipertensão intracraniana idiopática, aneurisma com extravasamento ou abstinência de opiáceos também podem causar cefaleias que se assemelham à enxaqueca. Dado o amplo diagnóstico diferencial para enxaqueca, deve-se ter cuidado para não presumir que as cefaleias com sintomas neurológicos associados são "apenas" enxaqueca, sem avaliação e testes adicionais. Em outras palavras, uma enxaqueca "atípica" ou um "subtipo" de enxaqueca, conforme descrito acima, só deve ser diagnosticada após outros diagnósticos preocupantes, como AVE agudo, serem excluídos.

Tratamento

Embora os pacientes possam parecer desconfortáveis, a sua condição é geralmente estável. Analgesia com opioides não é indicada. O tratamento com antieméticos pode ajudar a quebrar o ciclo e a intensidade da enxaqueca, bem como tratar a náusea concomitante. Os líquidos IV podem ser úteis se o paciente tiver vomitado.

Pacientes com história de enxaqueca podem confundir um AVE ou outra condição emergencial com uma enxaqueca particularmente intensa ou complexa. Esteja atento para súbitas alterações do estado neurológico se uma dessas outras condições estiver presente.

Tendo em vista que o diagnóstico diferencial inclui AVE e hemorragia intracraniana, transporte o paciente até uma instituição que possa tratar dessas condições clínicas. O paciente pode preferir ser transportado sem luzes ou sirenes ligadas ou com os olhos fechados ou cobertos, visto que podem estar extremamente sensíveis à luz e ao som. Em geral, apenas o cuidado de suporte é necessário durante o transporte.

Arterite Temporal

A arterite temporal, também conhecida como "arterite de células gigantes", é uma inflamação das artérias temporais, que causa dor latejante ou em queimação na área das têmporas, frequentemente acompanhada de dificuldade na deglutição ou na mastigação, distúrbios visuais e outros sintomas. Outras artérias também podem estar inflamadas. A condição tende a afetar adultos com 50 anos de idade ou mais, particularmente mulheres na faixa dos 70 anos.

Fisiopatologia

A fisiopatologia exata da arterite temporal não é conhecida. Alguns pesquisadores especulam sobre tratar-se de causa infecciosa, porém isso nunca foi comprovado. Outra hipótese implica resposta autoimune capaz de estimular a proliferação de células T nas paredes arteriais.

Sinais e Sintomas

Em geral, o paciente relata a ocorrência de cefaleia e hipersensibilidade do couro cabeludo na área da artéria temporal. A cefaleia é de início agudo, porém acomete apenas um lado da cabeça. Além disso, o paciente geralmente apresenta claudicação mandibular e área edemaciada na região temporal, dificuldade na deglutição, rouquidão e tosse. Também é comum a ocorrência de febre. Uma complicação frequente e muito problemática é a ocorrência de distúrbio visual no olho ipsilateral. Algumas vezes, o paciente queixa-se de perda auditiva ou vertigem. Outros sinais e sintomas incluem diaforese, anorexia (perda de apetite) acompanhada de perda de peso, mialgias, fadiga, fraqueza, aftas e sangramento gengival. Os principais achados incluem:

- Cefaleia (geralmente unilateral e temporal)
- Sensibilidade temporal do couro cabeludo e/ou eritema
- Alterações visuais (geralmente em um olho)
- Indivíduo idoso

Diagnóstico Diferencial

O diagnóstico diferencial para a arterite temporal inclui outras doenças reumáticas inflamatórias, neoplasias malignas, enxaqueca, tumor e infecção.

Tratamento

Forneça cuidados de suporte. Ao chegar à instituição de destino, o paciente pode ser submetido a uma bateria de exames, incluindo exames de sangue, exames radiológicos e biópsia da artéria temporal. Os pacientes com suspeita de arterite temporal geralmente recebem prescrição de corticosteroides para reduzir a inflamação vascular.

Convulsões

Uma **crise epiléptica** refere-se à ocorrência transitória de atividade neuronal excessiva ou sincrônica anormal no córtex cerebral, que pode causar perda ou alteração da consciência, convulsões ou tremores, incontinência, alterações comportamentais, mudanças subjetivas na percepção (paladar, odor, medos) e outros sintomas.

As convulsões constituem uma manifestação inespecífica comum de lesão e doença neurológica e podem ocorrer como condição primária ou secundariamente a uma anormalidade subjacente. Podem ser causadas por febre, infecção, ingestão/abstinência de substâncias, lesão neurológica aguda (p. ex., AVE, traumatismo), alterações estruturais (p. ex., tumor cerebral, doenças degenerativas), complicações da gravidez, distúrbios metabólicos, desequilíbrios eletrolíticos e condições congênitas. As convulsões (convulsões reflexas) também podem ser causadas por luzes intermitentes, certos padrões visuais ou até escovação dos dentes. Quase 70% de todos os casos de convulsões não têm causa conhecida (idiopáticos).

Mulheres com história de convulsões podem ter a frequência e a gravidade das convulsões exacerbadas simplesmente devido a alterações hormonais menstruais (epilepsia catamenial). Outros fatores desencadeantes em indivíduos com história de convulsões incluem não tomar corretamente a medicação, substituir um medicamento de nome comercial por um genérico, privação de sono/fadiga, estresse/doença e até desidratação.

A epilepsia é uma condição em que uma anormalidade persistente no cérebro leva a crises recorrentes; pode ser uma anormalidade estrutural congênita ou adquirida, metabólica ou genética. As convulsões devido a anormalidades transitórias, como hiponatremia, não são consideradas como epilepsia.

As convulsões podem ser classificadas em generalizadas ou focais. Uma crise generalizada envolve rapidamente ambos os hemisférios cerebrais e está associada à perda de consciência. Uma crise focal envolve apenas ou principalmente um hemisfério cerebral, de modo que a consciência é geralmente mantida, porém pode haver alterações do estado mental, da responsividade ou do comportamento. As convulsões generalizadas são subdivididas em crises de ausência, atônicas, tônicas, clônicas e tônico-clônicas. A classificação das convulsões focais é discutida posteriormente.

Fisiopatologia

Acredita-se que as crises epilépticas ocorram quando existe desequilíbrio entre as forças excitatórias e inibitórias dentro do cérebro, e a balança pende a favor das forças excitatórias. Pesquisadores acreditam que as crises sejam causadas por diminuição do ácido gama-aminobutírico (GABA), um neurotransmissor inibitório presente no córtex cerebral, ou por aumento do glutamato, um neurotransmissor excitatório. Os benzodiazepínicos, que são comumente usados para interromper a atividade convulsiva ativa, aumentam a liberação de GABA e, portanto, inibem a atividade neuronal.

As convulsões apresentam três fases distintas: pré-ictal, ictal e pós-ictal. Dependendo do tipo de crise, nem todas as fases são observadas. Alguns pacientes podem até mesmo apresentar um sintoma várias horas ou dias antes de uma crise, alertando-os de que ela deverá ocorrer. A fase pré-ictal refere-se ao período que antecede imediatamente a atividade convulsiva observável e pode incluir aura ou sinal de alerta de crise iminente. A aura consiste em uma crise focal muito pequena, de apenas alguns segundos ou minutos de duração. Embora os fármacos anticonvulsivantes possam obscurecer ou alterar a aura, os pacientes podem queixar-se de fraqueza, calor ou frio ou sensações epigástricas anormais imediatamente antes da convulsão. Outros descrevem a aura como uma sensação súbita de medo, com dificuldade em falar ou entender a fala, cefaleia, ouvindo sons e sentindo odores desagradáveis que não existem, sensação de formigamento da língua ou alucinações visuais. A fase ictal refere-se à atividade convulsiva efetiva, quando se observa a ocorrência transitória de atividade neuronal excessiva ou sincrônica anormal no córtex cerebral, que pode ser registrada no eletrencefalograma (EEG). As várias manifestações clínicas observáveis estão relacionadas com a localização da atividade elétrica anormal. A fase pós-ictal ocorre imediatamente após a fase ictal, quando a atividade convulsiva diminui, e é considerada como o período de recuperação após a convulsão. Alguns pacientes recuperam-se imediatamente, enquanto outros podem levar vários minutos a horas para sentir-se normais, dependendo do tipo de convulsão, de sua duração e da localização da atividade dentro do cérebro.

Os pacientes podem ter consciência da crise ou podem despertar após a sua ocorrência, sem saber o que aconteceu. As crises generalizadas envolvem perda completa da consciência, o que geralmente não ocorre com as crises focais. Durante uma crise generalizada, o paciente não consegue falar, comunicar-se ou realizar atividades intencionais. Depois de uma crise tônico-clônica generalizada, a fase pós-ictal é mais grave e pode manifestar-se como amnésia, confusão, fadiga ou coma.

As maioria das convulsões, incluindo as crises tônico-clônicas generalizadas, termina antes de 2 minutos, sendo prolongadas por até 5 minutos ou mais em uma pequena porcentagem delas. Em geral, uma única crise de curta duração não é um evento que oferece risco à vida. Entretanto, uma crise prolongada, denominada estado de mal epiléptico (discutido adiante neste capítulo), é uma emergência médica e neurológica potencialmente fatal, que exige diagnóstico e tratamento imediatos.

Sinais e Sintomas

Com mais frequência, um familiar ou expectador irá chamar o serviço de emergência para o atendimento de uma pessoa que está apresentando atividade convulsiva ou atuando de maneira confusa, ou que está desorientada ou andando sem rumo. As pessoas podem acionar o serviço de emergência quando acreditam que estão prestes a sofrer uma convulsão. Durante muitos anos, as crises foram classificadas em generalizadas ou parciais. Entretanto, em 2010, a comissão da International League Against Epilepsy (ILAE) publicou uma classificação revisada, que foi atualizada novamente em 2017 (**Tabela 5-6**), que manteve o termo *crise generalizada*, mas que substituiu o termo *parcial* por *focal*, acrescentou o início desconhecido e trocou subtipos de crises focais com as subcategorias de motoras e não motoras, perceptivas e disperceptivas.

De acordo com a classificação da ILAE de 2010, as crises generalizadas originam-se em algum ponto dentro de redes de distribuição bilateral e envolvem-nas rapidamente. As crises generalizadas começam com perda de consciência, que pode ser breve ou extensa, mas que continua até a fase pós-ictal.

Existem múltiplos subtipos de crises generalizadas. A forma tônico-clônica tende a começar como tônica (flexão ou extensão da cabeça, do tronco ou dos membros); em seguida, torna-se clônica (espasmo motor rítmico dos membros ou do pescoço) e, então, desaparece quando o paciente entra na fase pós-ictal. Outras formas de crise generalizada incluem crises tônicas apenas, crises clônicas apenas, espasmo mioclônico, crises atônicas e crises de ausência.

Durante uma crise generalizada, o paciente pode apresentar obstrução da via aérea ou pode não respirar adequadamente. O profissional de saúde deve estar preparado para manter a via aérea e dar assistência à ventilação.

De acordo com a ILAE, as crises focais originam-se dentro de redes limitadas a um hemisfério, que podem estar localizadas distintamente ou exibir uma distribuição mais ampla. As crises focais constituem o tipo mais comum de convulsão apresentado por indivíduos com epilepsia e duram, em geral, apenas 1 a 3 minutos. Existem dois subtipos de crises focais:

Tabela 5-6 Classificação das Convulsões*
Início Generalizado
Motora - Tônico-clônicas (em qualquer combinação) - Atônica - Espasmos epilépticos - Mioclônica atônica - Mioclônica tônico-clônica - Clônica - Tônica - Mioclônica
Não motora (de ausência) - Típica - Atípica - Mioclônica - Mioclonia palpebral
Início Focal
Início motor - Automatismos - Atônica - Clônica - Espasmos epilépticos - Hipercinética - Mioclônica - Tônica
Início não motor - Autonômica - Comportamento aprisionado - Cognitiva - Emocional - Sensorial
Início Desconhecido
Motora - Tonico-clônica - Espasmos epilépticos **Não motora** - Comportamento aprisionado

Fisher RS, Cross JH, French JA, et al: Operational classification of seizure types by the International League Against Epilepsy: Position Paper of the ILAE Commission for Classification and Terminology. *Epilepsia*. 58(4): 522-530, 2017.

- *Crise focal com manutenção da consciência e da percepção.* Em geral, essa crise começa e permanece dentro de uma área muito pequena e definida de um hemisfério, levando a anormalidades que podem ser identificadas como provenientes dessa área do cérebro. Por exemplo, uma crise que começa e permanece dentro da área motora direita do córtex cerebral pode causar movimento rítmico do braço, da perna ou da face do lado esquerdo. O paciente geralmente está acordado e consciente da atividade convulsiva o tempo todo. Se o paciente estiver inconsciente ou com estado mental alterado, considere e investigue outras causas de diminuição da consciência.
- *Crise focal com comprometimento da consciência, da percepção ou da responsividade.* Essa crise (anteriormente chamada crise parcial complexa) também ocorre em apenas um hemisfério, porém, envolve geralmente uma área maior ou todo o hemisfério. Os pacientes permanecem conscientes, mas não percebem o seu ambiente ou situações perigosas e não são capazes de identificar amigos. Podem sentar e ficar quietos e apresentar automatismos, ou podem começar a gritar, tirar as roupas ou até mesmo andar no meio trânsito. A equipe do serviço de emergência deve ser extremamente cuidadosa ao aproximar-se e cuidar de pacientes que apresentam crises focais. Sabe-se que pacientes com esse tipo de crise são agressivos e podem resistir violentamente a qualquer contato ou contenção física. Muitos indivíduos com esse distúrbio (com crise parcial complexa, na antiga terminologia) já ficaram machucados enquanto a equipe do serviço de emergência e responsáveis pela aplicação da lei tentaram dominá-los, pois acreditaram que estivessem intoxicados por substância, intencionalmente agressivos e resistentes a seus comandos. Isso levou a processos judiciais pela violação dos direitos legais do indivíduo listados no American's With Disability Act. Muitos pacientes com essa doença utilizam acessórios de identificação médica para identificá-los como portadores de distúrbio convulsivo. Em geral, não há necessidade de nenhum tratamento médico, visto que a crise irá corrigir-se dentro de poucos minutos.

"Observar, manter o controle e não usar contenção" é a maneira mais fácil de tratar uma pessoa com crise focal. É preciso aproximar-se do paciente com cautela e falar calmamente. Mais uma vez, evite desencadear qualquer comportamento violento ao evitar ao máximo o contato físico. Fale com testemunhas para ouvir suas observações. A mudança do estado normal para a situação atual foi lenta ou rápida? As crises focais surgem rapidamente, e, se forem observadas, geralmente há uma rápida mudança do comportamento normal. O tipo de mudança do comportamento difere da mudança lenta causada por substâncias ou álcool. Entretanto, uma pessoa ainda pode estar intoxicada por substância e apresentar ao mesmo tempo uma atividade convulsiva focal. Documente qualquer percepção alterada relatada, olhar fixo, confusão, incapacidade de responder, resmungos, explosões emocionais, automatismos e/ou andar sem rumo. Com o término da crise, o paciente costuma relaxar, e o seu nível de consciência e percepção retorna. O paciente pode estar cansado ou permanecer confuso por mais 15 minutos e pode não voltar a ter pleno funcionamento durante várias horas.

Embora a consciência seja mantida durante uma crise focal, ela pode evoluir para a perda de consciência e crise generalizada. Os principais achados de uma crise focal incluem:

- Estado mental alterado
- Movimentos rítmicos focais ou generalizados e descontrolados

- Olhar perdido no espaço ou ataque de queda, tremor das pálpebras
- Grunhidos, repetição de palavras ou frases, riso, gritos, choro
- Tira a roupa, anda no meio do trânsito, anda sem rumo
- Automatismos
- Estado pós-ictal descrito pela família, pelos amigos ou pelos cuidadores

O estado de mal epiléptico (EME) é definido como convulsões de 5 minutos ou mais de duração ou episódios recorrentes de convulsões a intervalos de 5 minutos, sem retorno ao estado neurológico basal pré-convulsivo. O EME é ainda classificado em tipos convulsivo e não convulsivo, com base na presença de movimentos tônicos e/ou clônicos dos membros. O EME é uma emergência médica e neurológica potencialmente fatal, que exige diagnóstico e tratamento imediatos. Durante o EME, pode ocorrer depleção do suprimento de glicose e oxigênio do cérebro. Podem ocorrer hipóxia sistêmica, hipercarbia, acidose, alterações da pressão arterial, hipertermia, edema pulmonar neurogênico e rabdomiólise. Depois de 30 minutos de EME, ocorrem alterações patológicas no cérebro e, após 60 minutos, os neurônios começam a morrer.

O EME não convulsivo (EMENC) é definido como alteração do estado mental de seu nível basal de pelo menos 30 a 60 minutos de duração, associado a descargas ictais contínuas ou quase contínuas no EEG. Esse tipo de crise ocorre frequentemente após lesão cerebral traumática aguda e tem sido relatado em 8 a 20% dos pacientes em estado crítico. O diagnóstico e o tratamento tardios do EMENC podem levar ao aumento da mortalidade.

O EMENC pode ocorrer na forma de ausência, crise focal ou ser apenas observado no EEG. Por esse motivo, se não houver nenhuma melhora no nível de consciência ou percepção depois de um período pós-ictal de 5 a 10 minutos, a equipe do serviço de emergência deve considerar a possibilidade de o paciente estar com EMENC e tratá-lo de acordo com o protocolo e/ou entrar em contato com o controle médico.

Uma crise psicogênica não epiléptica (CPNE), anteriormente chamada de pseudoconvulsão, pode assemelhar-se à atividade da crise generalizada com movimentos motores anormais e alteração do estado mental, porém não é causada por atividade neuronal anormal. Acredita-se que a CPNE ocorra principalmente devido a causas emocionais ou relacionadas com estresse. Sem monitoramento do EEG, é quase impossível estabelecer o diagnóstico de CPNE, de modo que constitui a condição mais comum diagnosticada incorretamente como epilepsia. É também possível que um paciente tenha um distúrbio convulsivo diagnosticado por EEG e também exiba CPNE em outros momentos. Entretanto, suspender o tratamento e o medicamento anticonvulsivante, acreditando que o seu paciente esteja "simulando uma crise", pode ser perigoso e não é recomendado. Trate uma convulsão presumida de acordo com o protocolo local e/ou por orientação do médico da central de regulação.

A CPNE não deve afetar o bulbo nem a respiração do paciente, visto que não é causada por uma crise generalizada ou por descargas elétricas anormais. Em geral, o paciente continua respirando. O uso de capnografia para monitorar a respiração do paciente e o estado do CO_2 constitui excelente instrumento de avaliação para ajudar a diferenciar uma atividade de tipo convulsivo.

Diagnóstico Diferencial

O diagnóstico diferencial para a convulsão inclui AVE, hipoglicemia, hipertermia, enxaqueca, amnésia, hemorragia, tumor, anormalidade metabólica, distúrbios do sono, distúrbios do movimento, CPNE e transtornos psiquiátricos ou por uso de substâncias. Além disso, parada cardíaca, sintomas vasovagais e administração de etomidato frequentemente se apresentam como espasmos mioclônicos, que muitas vezes são confundidos com atividade convulsiva.

Tratamento

A oxigenação, a ventilação e a proteção contra lesões constituem as intervenções mais importantes no cenário pré-hospitalar. Proteja o paciente de lesões ao providenciar um acolchoamento ou ao remover objetos perigosos. Administre oxigênio por *blow-by* a lactentes e/ou cânula a todos os outros pacientes. As máscaras de oxigênio fixadas ao paciente devem ser usadas com cautela, devido à possibilidade de vômitos e aspiração. Considere a colocação de uma via aérea nasal. Forneça assistência ventilatória se a frequência respiratória ou o esforço ventilatório forem inadequados, ou se o paciente apresentar hipóxia. Obtenha acesso IV se a crise for prolongada ou após a crise durante o transporte, de modo que outra crise possa ser tratada. Os níveis de glicemia devem ser verificados em todos os pacientes, e deve-se administrar dextrose, quando necessário. Se for observada a ocorrência de hipertermia, inicie as medidas de controle da temperatura, porém não deixe o paciente tremer de frio. A colocação do paciente em decúbito lateral ou na posição de recuperação ajuda a proteger a via aérea da aspiração. À semelhança de qualquer paciente com via aérea não controlada, nunca administre um medicamento anticonvulsivante oral ao paciente com crise ativa.

Deve-se considerar a ocorrência de EME em pacientes com atividade convulsiva por mais de 5 minutos, e esses casos devem ser tratados agressivamente com benzodiazepínico para interromper a crise. Se a tentativa de iniciar a administração por via IV não for bem sucedida ou for tardia, considere outras vias para a administração inicial da medicação, incluindo IM, intranasal (IN), intraóssea (IO) e retal. A via de administração escolhida deve ser baseada no benzodiazepínico específico utilizado. O profissional de saúde deve conhecer as características dos fármacos específicos disponíveis, como o diazepam, que não deve ser administrado por via IM. No ensaio RAMPART (Rapid Anticonvulsant Medicaion Prior to Arrival Trial) foi constatado que o midazolam IM e o lorazepam IV eram igualmente seguros e efetivos em adultos. Foi também constatado que a administração IN de benzodiazepínicos específicos, como o midazolam, constitui uma maneira segura e efetiva de tratar crises repetidas agudas em crianças e adultos. Outra via frequentemente usada por pais e profissionais que cuidam de lactentes é a administração retal de gel de diazepam para lactentes e crianças pequenas. Como todos os benzodiazepínicos podem causar depressão respiratória, a equipe do SE deve procurar saber os medicamentos ou tratamentos administrados ao paciente antes de sua chegada.

Se a administração de doses adequadas e repetidas de benzodiazepínicos não for efetiva na interrupção da atividade convulsiva, deve-se administrar agentes de segunda linha, como levetiracetam, fenitoína e fenobarbital. Normalmente, esses medicamentos não estão disponíveis no serviço de atendimento terrestre, mas podem estar disponíveis em unidades de transporte aéreo e de cuidados críticos. Shrestha, Joshi, Chhetri, Karn e Acharya (2015) encontraram evidências que a cetamina pode ser efetiva no controle do EME, especialmente quando não responde ao uso de fenobarbital. O último recurso consiste na administração de agentes anestésicos gerais, incluindo propofol. Durante o estado pós-ictal, o melhor tratamento consiste em cuidados de suporte. Pacientes na fase pós-ictal provavelmente estão confusos, inquietos e, talvez, agressivos ou violentos. Tranquilize-os e procure explicar o que aconteceu. Se o paciente estiver em público, considere a necessidade de privacidade e a possibilidade de incontinência e roupas abertas ou rasgadas. Nem todos os pacientes adultos que sofrem uma crise fora do hospital precisam ser transportados ao hospital para avaliação. Se o paciente na fase pós-ictal estiver recuperando o nível de consciência, alguns sistemas de serviços de emergência permitem que a equipe permaneça na cena por até 15 minutos para monitorar o retorno do comportamento do paciente a seu estado basal. Se o paciente estiver na maioridade, voltar a seu estado de consciência, estiver totalmente orientado e com estado mental normal e for considerado como capaz de compreender e aceitar os riscos de não ir ao hospital para avaliação, ele tem o direito de recusar ser transportado. No melhor dos casos, o paciente está sob cuidados médicos atuais para o tratamento do distúrbio convulsivo, está tomando os seus medicamentos e tem um plano de ação para a possível ocorrência de uma crise "inesperada". A equipe do serviço de emergência deve incentivar o paciente a entrar em contato com o seu médico para informá-lo desse episódio convulsivo. Devido a diversos fatores (p. ex., doença, exercício, dieta, etc.), é possível que o fármaco antiepiléptico (FAE) prescrito não esteja mais em nível terapêutico e precise ser ajustado. Em todos os casos, protocolos locais dos serviços de atendimento pré-hospitalar podem ditar quais pacientes deveriam ser transportados a um departamento de emergência para estabilização e reavaliação da crise convulsiva.

Os pacientes que sofrem crise convulsiva pela primeira vez devem ser sempre transportados para um hospital para avaliação. Uma situação semelhante é observada nos casos em que a convulsão se deve a traumatismo, ocorreu uma possível aspiração ou a crise convulsiva ocorreu na água, o paciente é idoso ou diabético, a mulher está grávida, a convulsão teve duração de mais de 5 minutos ou ocorreu em série ou quando, durante a fase pós-ictal, não há nenhuma melhora evidente do nível de consciência em 5 a 10 minutos. Quando se acredita que a crise tenha sido precipitada por traumatismo, devido ao NC diminuído, recomenda-se o transporte para um centro de traumatologia ou hospital com recursos cirúrgicos.

As convulsões febris são convulsões produzidas por febre em crianças de 6 meses a 3 anos de idade e são particularmente comuns em crianças de 1 a 3 anos. Cerca de 1 em cada 25 crianças terá pelo menos uma convulsão febril. As convulsões febris são, em sua grande maioria, inócuas. A maioria tem duração de apenas alguns segundos a 15 minutos, e a maior parte tem duração de menos de 2 minutos. Não há evidências de que as convulsões febris de curta duração possam causar lesão cerebral, embora certas crianças que sofrem convulsões febris apresentem risco aumentado de desenvolver epilepsia. Como a criança não respira durante a crise, a coloração da pele pode ficar escura ou cianótica. Essa observação, juntamente com a atividade convulsiva, pode ser muito assustadora para os pais e observadores que nunca testemunharam uma convulsão antes.

O socorrista deve ter em mente de que uma crise considerada como causada principalmente por hipertermia (p. ex., doença, infecção) pode ser causada por outro distúrbio (p. ex., hipoglicemia, traumatismo, exposição a substâncias), de modo que é importante considerar e avaliar outras patologias passíveis de causar convulsão. Os níveis de glicemia devem ser sempre verificados e tratados adequadamente. Durante a sua avaliação, investigue a história clínica e outros familiares e procure sinais na cena. Durante o exame físico, examine cuidadosamente a pele à procura de sinais relacionados com doença contagiosa (p. ex., erupção petequial) e evidências de traumatismo. Avalie quaisquer anormalidades neurológicas focais e considere a possibilidade de intoxicação ou desequilíbrio eletrolítico em consequência de vômitos/diarreia.

Não deixe a criança tremer e gerar mais calor. Medidas de resfriamento e administração de antipiréticos podem fazer a criança febril sentir-se mais confortável; entretanto, nos estudos realizados, não foi constatado que essas medidas diminuem a ocorrência inicial ou a recidiva das convulsões febris. Mantenha a via aérea, administre oxigênio e monitore a melhora contínua da criança.

Se a crise teve duração de mais de 5 minutos, considere a possibilidade de estado de mal epiléptico febril (EMEF) e trate de modo agressivo, de acordo com o protocolo. O EMEF raramente cessa de modo espontâneo, é bastante resistente aos medicamentos e, até mesmo com tratamento, persiste por um período de tempo significativo. Administre benzodiazepínicos por vias IM, IN, IO ou retal se não for capaz de iniciar a administração IV ou se houver probabilidade de demora em iniciar a administração IV. Mantenha o controle da via aérea e da ventilação. Monitore a saturação de oxigênio e a capnografia. O tratamento precoce e agressivo resulta em menor duração total da crise. Entre em contato com o controle médico se o EMEF persistir após o tratamento inicial.

Em geral, todos os pacientes pediátricos que tiveram convulsão devem ser transportados pela equipe do suporte avançado de vida (ALS) ao setor de emergência do hospital para avaliação. A maioria das crianças que apresentam convulsão febril não precisa ser hospitalizada. Entretanto, se a convulsão for prolongada ou acompanhada de infecção grave, ou se não for possível determinar a origem da infecção, um médico pode recomendar que a criança seja hospitalizada para observação.

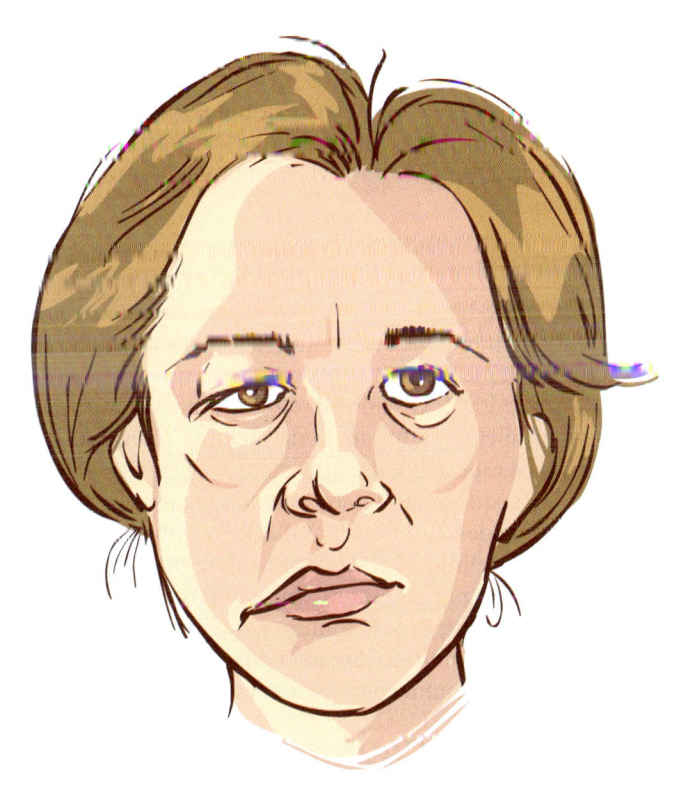

Figura 5-13 Um paciente com paralisia de Bell pode apresentar fraqueza ou paralisia em um dos lados da face, frequentemente com dificuldade em fechar o olho do lado afetado, levando o paciente a acreditar que está tendo um AVE.
© corbac40/Shutterstock.

Paralisia de Bell

A paralisia de Bell é uma paralisia facial unilateral de início abrupto e causa incerta. Trata-se de uma das neuropatias cranianas mais comuns, mas que pode assustar o paciente por simular um AVE. A paralisia de Bell responde por cerca da metade dos casos de paralisia periférica do nervo facial, enquanto a outra metade está associada a etiologias específicas.

Fisiopatologia

A paralisia de Bell refere-se a uma fraqueza facial unilateral, devido à disfunção do sétimo nervo craniano, em oposição ao núcleo do nervo, que se localiza no tronco encefálico. Em geral, ocorrem inflamação e edema da bainha do nervo no local onde ele atravessa o osso temporal. Por definição, quando a etiologia não é conhecida, a condição é denominada *paralisia de Bell*, e há cada vez mais evidências de causas específicas, mais notavelmente infecção, em particular devido ao herpes simples, a uma variedade de outros vírus e à doença de Lyme (neuroborreliose).

Sinais e Sintomas

Um paciente com paralisia de Bell geralmente chama o serviço de emergência ou procura o departamento de emergência após apresentar fraqueza facial, que leva o indivíduo a acreditar que sofreu um AVE. Alguns pacientes apresentam dor na região mastoide ou na orelha externa, diminuição das lágrimas do olho do lado afetado e alteração do paladar.

Ao exame, pode haver fraqueza ou paralisia de toda a face no lado afetado, e o olho pode não fechar por completo nesse lado (**Figura 5-13**). Se você observar atentamente, poderá ver que o olho do lado afetado rola para cima e para dentro. Os sinais faciais de um AVE diferem apenas pelo fato de a metade inferior da face apresentar fraqueza, enquanto a fronte e a pálpebra superior mantêm a sua função motora normal. Em alguns pacientes, isso pode ser difícil de diferenciar, de modo que, nesses casos, o paciente deve ser tratado como tendo sofrido um AVE até que se comprove o contrário. Os principais achados incluem:

- Fraqueza unilateral em todo um lado da face
- Ausência de fraqueza no braço ou na perna
- Dificuldade para fechar os olhos

Diagnóstico Diferencial

A paralisia do nervo facial possui uma variedade de causas potenciais, além da paralisia de Bell. Elas incluem doença de Lyme, herpes-zóster, infecção aguda por HIV, tumor e otite média. É importante descartar a possibilidade de uma causa do SNC, como AVE. Um indivíduo que sofreu AVE geralmente apresenta algumas rugas na fronte.

Tratamento

O tratamento da paralisia de Bell no contexto pré-hospitalar consiste principalmente em providenciar o transporte do paciente, proporcionar suporte aos sinais vitais e oferecer apoio emocional. Como o fechamento da pálpebra está comprometido no lado afetado, você deverá proteger o olho afetado com um tapa-olho ou uma gaze levemente fixada sobre o olho para mantê-lo fechado. A aplicação periódica de pequena quantidade de soro fisiológico no olho ou sobre a gaze para mantê-lo hidratado também é uma opção aceitável. No setor de emergência, após descartar a possibilidade de outras etiologias anteriormente mencionadas, pode-se prescrever corticosteroides e agentes antivirais, com acompanhamento neurológico para testes adicionais e observação.

A paralisia de Bell não é potencialmente fatal e, em geral, é autolimitada; por esse motivo, o transporte de emergência não é necessariamente indicado. Porém, se houver qualquer dúvida quanto à possibilidade de AVE agudo, o paciente deve ser transportado com urgência ao centro de AVE mais próximo.

Abscesso Epidural Espinal

O abscesso epidural espinal é uma condição em que há material infeccioso purulento presente no espaço entre a coluna vertebral e a camada dural da medula espinal. Isso pode causar compressão da medula espinal e das raízes nervosas, causando paralisias, fraqueza, dor e perda funcional. Os abscessos geralmente se apresentam com febre, mas a ausência da febre não deve excluir o diagnóstico. Esse diagnóstico muitas vezes não é considerado, mesmo que seja uma causa potencial de incapacidade permanente grave. O bom socorrista relaciona as características desse diagnóstico com os achados da anamnese e do exame físico e pode potencialmente prevenir uma incapacidade permanente se o abcesso for identificado a tempo de permitir a intervenção antimicrobiana e cirúrgica apropriada.

Fisiopatologia

A medula espinal ocupa o canal medular, e como o cérebro, é coberta por uma camada protetora (a dura-máter). O abcesso epidural espinal se desenvolve quando há uma infecção adjacente à medula espinal ou ao canal medular. Isso pode ocorrer na presença de celulite na região dorsal, discite, osteomielite vertebral ou mesmo independentemente dessas condições. À medida que o material purulento se acumula no espaço epidural, entre os ossos da coluna vertebral e a medula espinal, ocorre a compressão. Isso pode comprometer diretamente a própria medula, os nervos espinais e o suprimento sanguíneo da medula espinal. Pode causar danos compressivos diretos à medula, bem como infarto da medula espinal.

Os fatores de risco para o desenvolvimento de abcessos incluem qualquer forma de imunocomprometimento, como uso crônico de álcool, diabetes melito, HIV/Aids, câncer, quimioterapia, uso crônico de corticosteroides e quaisquer meios farmacológicos de imunossupressão, que podem incluir agentes imunossupressores conhecidos para pacientes transplantados. Também devem ser considerados outros agentes, particularmente os imunomoduladores usados para o tratamento da artrite reumatoide e da doença de Crohn. Além disso, pacientes com histórico de trauma medular recente, cirurgia ou instrumentação da medula (incluindo injeções, anestesia epidural ou punção lombar) uso de drogas IV, cateteres de demora, septicemia/bacteriemia, celulites sobrejacentes ou osteomielite vertebral também são de alto risco.

Sinais e Sintomas

Dado que os abcessos podem se formar em vários locais e não são necessariamente contíguos, os pacientes podem ter dor em vários locais da coluna vertebral. Os pacientes geralmente apresentam sintomas do tipo infeccioso, como mal-estar generalizado, febre, arrepios, calafrios e cefaleia. Aqueles com doença mais progressiva e compressão medular podem apresentar sinais e sintomas de comprometimento neurológico com fraqueza, dormência, parestesias e paraparesia ou paraplegia rapidamente progressiva. Incontinências fecal e urinária podem ou não estar presentes, dependendo do nível da lesão compressiva. Os principais achados incluem:

- Dor nas costas, presente em vários locais na coluna
- Déficit neurológico (fraqueza, formigamento, dormência, paraparesia)
- Manipulação recente da coluna (anestesia epidural, injeções, cirurgia)
- Imunocomprometimento ou uso de drogas IV

Diagnóstico Diferencial

Os diagnósticos diferenciais incluem tumor, hematoma, síndrome de Guillain-Barré, mielite, infarto medular, síndrome da medula espinal, meningite, trauma e outras lesões compressivas.

Tratamento

O tratamento pré-hospitalar de um abscesso epidural espinal é predominantemente de suporte. Os pacientes que atendem os critérios de sepse devem ser tratados de acordo com o protocolo de sepse local. O controle da dor é importante, com ênfase em estabelecer uma meta de melhora realista com o paciente. Isso é especialmente importante em usuários crônicos de opioides, que podem não responder a doses padrão de analgésicos opioides. A melhor estratégia diagnóstica é a RM, e o tratamento definitivo geralmente é cirúrgico. Os pacientes devem ser transportados para um hospital com capacidade neurocirúrgica e com RM. É comum ignorar sintomas vagos ou inespecíficos. Lembre-se de que os abcessos epidurais normalmente se apresentam com queixas vagas e inespecíficas.

Síndrome da Cauda Equina

A síndrome da cauda equina é um distúrbio em que as raízes nervosas que saem da extremidade da medula espinal na região lombar inferior e na região sacral da coluna ficam comprimidas, causando dor, fraqueza ou paralisia dos membros inferiores, retenção e incontinência vesical e intestinal e perda da função sexual. Essa síndrome é uma condição emergente, e a intervenção cirúrgica é necessária para evitar perda permanente de função.

Fisiopatologia

Anatomicamente, a cauda equina assemelha-se à cauda de um cavalo. É formada pelas raízes nervosas distais à extremidade da medula espinal entre T12 e L2. A síndrome da cauda equina pode ser causada por qualquer compressão das raízes nervosas, incluindo compressão provocada por traumatismo, hérnia de disco, tumores e outras lesões da medula espinal, bem como estenose da coluna (estreitamento do canal medular). As raízes nervosas na parte lombar da medula espinal são suscetíveis à lesão, visto que carecem de revestimento bem desenvolvido, ou epineuro, que pode protegê-las contra lesão por distensão e compressão.

Sinais e Sintomas

O paciente afetado pela síndrome da cauda equina pode apresentar dor lombar, ciática em um dos lados ou, algumas vezes, bilateralmente, distúrbios sensoriais em sela na área do períneo e disfunção intestinal ou vesical. Pode-se verificar também a presença de alterações motoras e sensitivas variáveis nos membros inferiores causadas pela compressão das raízes nervosas, e os reflexos dos membros inferiores podem estar diminuídos ou ausentes. A dor lombar constitui a queixa mais comum. Se o paciente não relatar voluntariamente história de incontinência ou retenção urinária ou intestinal ou de fraqueza, dormência e formigamento nos membros inferiores, lembre-se de perguntar sobre isso. Uma anamnese detalhada é a chave para fazer o diagnóstico, e discrição e confidencialidade podem ser necessárias para elucidar dados importantes do histórico. Os principais achados incluem:

- Dor lombar, frequentemente com irradiação para as pernas
- Incontinência ou retenção intestinal ou vesical
- Manipulação recente da coluna (como durante punção lombar ou cirurgia)
- Traumatismo

Diagnóstico Diferencial

O diagnóstico diferencial inclui dor lombar atribuível a traumatismo e outras causas, tumor, síndrome de Guillain-Barré, compressão da medula espinal, anormalidades metabólicas e outros distúrbios de nervos.

Tratamento

O cuidado pré-hospitalar é principalmente de suporte, incluindo controle da dor, se necessário. Embora a intervenção pré-hospitalar geralmente não seja necessária e a síndrome da cauda equina não seja fatal, o comprometimento neurológico pode ser permanente se não for tratado com cirurgia de emergência. Portanto, na presença de suspeita de síndrome da cauda equina ou dor lombar indiferenciada, o transporte para um departamento de emergência deve ser recomendado. Ao chegar na emergência, vários exames de imagem (radiografia, TC ou RM) podem ser realizados e são mais diagnósticos.

Um paciente com suspeita de síndrome de cauda equina pode exigir imobilização da coluna para transporte, se houver alguma causa traumática subjacente passível de ser agravada com o movimento.

Doença Neuromuscular Degenerativa

A doença neuromuscular degenerativa é conhecida nos Estados Unidos como **doença de Lou Gehrig** ou **esclerose lateral amiotrófica (ELA)**. A doença caracteriza-se por degeneração dos neurônios motores superiores e inferiores, causando enfraquecimento ou atrofia dos músculos voluntários. Em geral, os pacientes morrem dentro de 3 a 5 anos após o diagnóstico, que costuma ser estabelecido entre 40 a 60 anos de idade. Os homens são mais afetados do que as mulheres.

Fisiopatologia

A doença neuromuscular degenerativa não tem nenhuma causa isolada conhecida. Recentemente, os cientistas identificaram uma mutação em um gene que controla a síntese proteica e a função sináptica de neurônios motores em alguns pacientes. Entretanto, essa explicação responde por apenas uma pequena porcentagem de casos de doença neuromuscular degenerativa. A toxicidade do glutamato, a disfunção mitocondrial e a autoimunidade podem desempenhar um papel na ELA, porém os pesquisadores ainda procuram descobrir precisamente como isso ocorre.

Sinais e Sintomas

Os achados do neurônio motor superior em pacientes com doença neuromuscular degenerativa incluem espasticidade e hiper-reflexia. Os achados motores inferiores incluem fraqueza, ataxia e fasciculações. A morte é atribuível à fraqueza dos músculos respiratórios e à pneumonia por aspiração. As complicações médicas da imobilidade contribuem para a morbidade e a mortalidade de pacientes com esse distúrbio.

O paciente pode procurar assistência médica aguda devido à ocorrência de fraqueza nos membros, dificuldade em falar e deglutir, distúrbios visuais e espasticidade dos membros. Em geral, os problemas motores manifestam-se da periferia para dentro, começando com queda do punho, perda da destreza dos dedos das mãos, queda do pé e fasciculações da língua. Pode haver falta de controle das emoções, e isso pode fazer o paciente reagir de modo exagerado a eventos ou comentários tristes ou engraçados. Ocorrem disfunções oculares, sensitivas e autonômicas tardiamente na doença, em geral em pacientes que necessitam de suporte ventilatório. Com frequência, a fraqueza é assimétrica e começa nos braços ou nas pernas. Ocorre dificuldade na mastigação e na deglutição em uma fase tardia da doença. Os principais achados incluem:

- Fraqueza ascendente e periférica, que migra para cima e para dentro
- Achados mistos dos neurônios motores superior e inferior

Diagnóstico Diferencial

O diagnóstico diferencial deve incluir síndrome de Guillain-Barré, esclerose múltipla, *miastenia gravis*, tumor da medula espinal e AVE.

Tratamento

O cuidado pré-hospitalar requer o transporte do paciente e o suporte da via aérea, da respiração, da circulação e dos sinais vitais. Administre oxigênio e líquidos para a fraqueza generalizada, de acordo com o protocolo.

No hospital, o paciente será submetido a uma bateria de exames, incluindo consultas neurológicas e estudos de condução nervosa. O cuidado é principalmente sintomático, e o apoio emocional deve estar disponível para o paciente e a sua família. O testamento vital ou a ordem de não reanimação do paciente devem ser seguidos. É comum a ocorrência de complicações, como pneumonia ou outras infecções, trombose venosa profunda ou problemas respiratórios. Esses problemas devem ser tratados de acordo com o protocolo.

Os pacientes com doença neuromuscular degenerativa podem descompensar devido à fraqueza extrema dos músculos respiratórios, e é preciso tomar medidas corretivas. O manejo da via aérea pode ser necessário.

O paciente deve ser transportado até o hospital, onde será cuidado por um neurologista, particularmente se a condição for crônica.

Síndrome de Guillain-Barré

A *síndrome de Guillain-Barré* refere-se a um grupo de polineuropatias imunomediadas agudas, distúrbios desmielinizantes que provocam fraqueza, dormência ou paralisia em todo o corpo. A incidência da síndrome de Guillain-Barré é de 1 a 3 por 100 mil indivíduos nos Estados Unidos. Embora possa ocorrer em qualquer idade, é habitualmente encontrada em adultos jovens e idosos. A condição afeta igualmente homens e mulheres.

Fisiopatologia

Acredita-se que a síndrome de Guillain-Barré represente uma resposta autoimune a uma infecção recente ou a diversos tipos diferentes de problemas clínicos. Pesquisadores acreditam que o corpo produza anticorpos contra os nervos periféricos, em particular os axônios, que se tornam desmielinizados, resultando em fraqueza motora e, em alguns casos, em perda sensorial. Em geral, a recuperação está associada a um breve período de remielinização. Constatou-se que muitos pacientes com síndrome de Guillain-Barré são soropositivos para *Campylobacter jejuni*.

Sinais e Sintomas

Com frequência, o paciente com síndrome de Guillain-Barré apresenta inicialmente fraqueza muscular dos membros inferiores, sobretudo nas coxas. Em geral, a fraqueza aparece poucas semanas depois de uma doença respiratória ou gastrintestinal. Durante o curso de algumas horas a dias, a fraqueza pode progredir e acometer os braços e os músculos do tórax, os músculos faciais e os músculos respiratórios. Cerca de 12 dias depois do início, os pacientes estarão, em sua maioria, no estágio mais grave e, em seguida, começam a melhorar gradualmente durante os próximos meses.

Muitos pacientes com síndrome de Guillain-Barré necessitam de ventilação mecânica durante a doença para compensar a fraqueza dos músculos respiratórios. Em muitos casos, o paciente não consegue ficar de pé ou andar, embora se sinta forte. A ausência de reflexos tendíneos profundos constitui um indicador relativamente forte de síndrome de Guillain-Barré. Além disso, o paciente pode apresentar parestesias inicialmente nos pés e, em seguida, nas mãos. A dor, que pode ocorrer com movimentos mínimos, é mais intensa nos ombros, nas costas, nas nádegas e nas coxas. O paciente pode sofrer perda da capacidade de sentir vibrações, perda da propriocepção e do toque e disfunção autonômica pronunciada, incluindo ampla variação nos sinais vitais, na frequência cardíaca e na pressão arterial. O paciente também pode ter retenção urinária, constipação intestinal, rubor facial, hipersalivação, anidrose e pupilas tônicas. Os principais achados incluem:

- Fraqueza simétrica e progressiva das pernas, dos braços, da face e do tronco
- Arreflexia (ausência de reflexos)
- Doença precedente

Diagnóstico Diferencial

O diagnóstico diferencial da síndrome de Guillain-Barré é o mesmo de uma infecção ou lesão da medula espinal. Anormalidades eletrolíticas, como hiperpotassemia ou hipopotassemia, podem causar fraqueza. Infecções como meningite, encefalite e botulismo, bem como infecções transmitidas por carrapatos, também simulam essa doença. Nos estágios iniciais, a síndrome de Guillain-Barré também pode ser confundida com esclerose múltipla, *miastenia gravis*, ingestão tóxica de álcool, metais pesados ou organofosforados, diabetes e neuropatia por HIV.

Tratamento

No contexto pré-hospitalar, o manejo da via aérea, da respiração e da circulação, a administração de oxigênio e a ventilação assistida (se necessário) são de suma importância. Outros tratamentos pré-hospitalares incluem obtenção de acesso IV e monitoramento cardíaco. Se o paciente apresentar disfunção autonômica, a hipertensão é mais bem tratada com agentes de ação curta; a bradicardia sintomática é mais bem tratada com atropina, e a hipotensão geralmente responde a fluidos IV. Pode haver necessidade de marca-passo cardíaco temporário se o paciente tiver bloqueio cardíaco de segundo ou de terceiro grau.

Como se trata de uma doença rapidamente progressiva, é importante reconhecer a probabilidade de descompensação do paciente. Proceda ao controle e à manutenção da via aérea, se necessário.

Psicose Aguda

O paciente com psicose aguda apresenta transtornos no pensamento, no comportamento e na percepção, mas não na orientação. Pode apresentar delírios, alucinações, problemas da fala, embotamento afetivo, isolamento e apatia.

Fisiopatologia

A psicose está principalmente associada a anormalidades na química e no desenvolvimento cerebral. A genética pode desempenhar um papel no desenvolvimento da psicose; porém acredita-se que os fatores desencadeantes sejam estressores psicossociais. Acredita-se que a hiperatividade dos receptores de dopamina no cérebro, os quais são bloqueados por agentes antipsicóticos, possam causar as alucinações e os delírios ativos que caracterizam a psicose aguda. A diminuição da atividade do córtex pré-frontal do cérebro relacionada com a transmissão da serotonina pode estar associada a sintomas como embotamento afetivo e retraimento social.

Sinais e Sintomas

Cerca de 50% dos pacientes apresentam psicose de início agudo. O paciente pode passar por um período de agravamento da saúde mental antes de ocorrer o surto agudo. Em geral, esse período caracteriza-se por declínio do funcionamento no lar, no trabalho e em público. Alguns pacientes com problemas psicóticos agudos procuram assistência médica devido a reações medicamentosas, como hipotensão, boca seca, sedação e dificuldade em urinar ou na atividade sexual. Outros pacientes podem não ter tomado os medicamentos prescritos para a psicose por algum período de tempo. Os principais achados incluem:

- Agitação e alterações comportamentais
- Conteúdo do pensamento anormal, frequentemente com delírios e/ou alucinações
- Humor lábil

Diagnóstico Diferencial

O diagnóstico diferencial para psicose aguda inclui *delirium* por outra causa clínica ou induzida por substâncias, depressão, transtorno do pânico, intoxicação, tumor cerebral e infecção.

Tratamento

A sua segurança e a do paciente são de importância máxima quando se trata uma pessoa com problemas psicóticos. O paciente pode necessitar de sedação química, contenção física ou escolta policial, dependendo do protocolo local. Monitore os sinais vitais do paciente, se possível, e forneça apoio emocional. Caso o paciente fique clinicamente instável, inicie o tratamento adequado de acordo com o protocolo.

Tendo em vista que um problema clínico pode ser responsável pela alteração do estado mental do paciente, deve-se verificar o nível de glicemia e fazer uma avaliação de lesão traumática. Os sinais vitais, incluindo a oximetria de pulso, devem ser cuidadosamente avaliados e tratados, se necessário. Além disso, deve-se obter história detalhada dos eventos precipitantes para avaliar a possibilidade de envenenamento, intoxicação e ingestão inadequada ou acidental de medicamentos.

Depressão Aguda/Tentativa de Suicídio

Ocorre suicídio quando uma pessoa deliberadamente põe fim à própria vida. Há tentativa de suicídio quando a pessoa tenta cometer suicídio, porém não tem sucesso. De acordo com o National Institute of Mental Health, para cada pessoa que comete suicídio, são feitas 12 a 25 tentativas. Entre adolescentes, possivelmente até 200 tentativas são feitas para cada suicídio. Pode-se tentar suicídio de muitas maneiras, e é preciso fornecer cuidados de emergência com base no dano autoinfligido cometido pela pessoa.

Embora pactos suicidas entre adolescentes e outros suicídios sensacionalistas dominem as notícias sobre esse tópico, a taxa de suicídio entre indivíduos idosos é bem mais alta que a dos adolescentes, principalmente porque os indivíduos idosos selecionam meios mais letais para pôr fim à própria vida. De acordo com o Institute on Aging, as armas de fogo, o enforcamento e a intoxicação (incluindo superdosagem de agentes tóxicos), nessa ordem, constituem o primeiro, o segundo e o terceiro métodos de suicídio mais comuns escolhidos por adultos a partir dos 65 anos de idade. Cerca de 1 em 4 tentativas de suicídio nessa faixa etária tem sucesso. Os homens brancos com 80 anos de idade ou mais correm maior risco de suicídio do que pessoas de qualquer outra faixa etária, gênero ou grupo étnico.

Entretanto, a taxa de suicídio tem aumentado de maneira constante entre adultos de 35 a 64 anos de idade e atualmente é quase igual à taxa observada entre adultos em idade mais avançada. De acordo com o Centers for Disease Control and Prevention (CDC), o suicídio é a décima principal causa de morte nos Estados Unidos em todas as idades, e a segunda causa de morte entre 15 e 34 anos. Os homens correm um risco muito mais alto do que as mulheres, e suas tentativas têm sucesso com muito mais frequência, visto que eles tendem a escolher métodos mais letais. Os grupos étnicos com maior risco são nativo-americanos, nativos do Alasca e indivíduos brancos não hispânicos.

O CDC relatou 47.173 suicídios nos Estados Unidos em 2018, um aumento de 8.809 casos desde 2010. As metas do tratamento consistem em estabilizar o paciente, identificar qualquer condição clínica subjacente, avaliar o estado de saúde mental e realizar encaminhamentos apropriados.

Fisiopatologia

A fisiopatologia da depressão é multifatorial, porém acredita-se que envolva alterações nos neurotransmissores do sistema límbico. Níveis anormais de serotonina, norepinefrina e dopamina foram todos investigados como possíveis causas de depressão. Histórico familiar de depressão é frequentemente um achado, inclusive entre aqueles que tentam o suicídio. Uso de álcool e outras substâncias também constituem fatores de risco para depressão, ou uma comorbidade, uma vez que o paciente que sofre de depressão pode se "automedicar" com álcool ou outras substâncias. Os fatores de estresse emocional, como abuso físico ou sexual, suicídio de um familiar imediato, violência ou divórcio na família, prisão e tentativas anteriores de suicídio também podem acompanhar ou precipitar a depressão ou os pensamentos suicidas.

Sinais e Sintomas

A depressão pode manifestar-se de várias maneiras. Alguns pacientes isolam-se, outros parecem agitados. O comportamento alimentar e os padrões de sono são afetados. O paciente pode sentir-se fatigado, desanimado, desamparado ou inútil e não tem mais prazer em atividades que antes apreciava. Pode ficar esquecido, sofrer alterações no apetite ou no peso e apresentar sintomas físicos que não têm nenhuma causa óbvia. O paciente pode ter redução das funções normais, como raciocínio e fala, e, com frequência, apresenta dificuldade de concentração. Nos casos graves de depressão, o paciente pode chegar ao profissional de saúde quando tenta suicídio.

Os principais achados incluem:

- Embotamento ou depressão afetiva
- História de depressão/ideação suicida
- Traumatismo (como cortar-se ou estrangular-se)
- Ingestão de substância tóxica

Diagnóstico Diferencial

O diagnóstico diferencial para depressão inclui intoxicação por substâncias, ansiedade, abuso ou violência, anormalidades eletrolíticas, cefaleia, psicose, infecção, tumor e outros estressores.

Tratamento

Inicie as intervenções de suporte, permanecendo atento para um declínio do NC, particularmente se houver suspeita de *overdose* de substâncias ou tentativa de suicídio. Nesses casos, a prioridade máxima consiste em controle da via aérea, da respiração e da circulação. Administre o tratamento de acordo com o método usado pelo paciente para tentar cometer suicídio. Por exemplo, tome cuidado com a coluna se a pessoa tentou enforcar-se ou pular a partir de um lugar alto, administre oxigênio para a intoxicação por monóxido de carbono e utilize materiais adequados para traumatismo em pacientes com traumatismo penetrante ou contuso. Observe a ocorrência de estridor nos casos de enforcamento, lesão por desaceleração nos saltos de altura e anormalidades eletrolíticas e do ritmo nos casos de ingestões. Para intoxicações potenciais, monitore o ritmo cardíaco do paciente e observe a presença de alargamento do QRS no ECG.

Toda tentativa de suicídio deve ser levada a sério. Não se deve deixar o paciente sozinho em momento algum. É importante trancar as portas traseiras da ambulância e certificar-se de que o paciente não tenha acesso fácil a objetos potencialmente letais na ambulância.

O paciente deve ser transportado até um hospital com serviços de psiquiatria, a não ser que haja problemas clínicos ou de traumatismo, ou de acordo com as diretrizes locais. Não se deve deixar que esses pacientes recusem o transporte, visto que eles geralmente não têm capacidade mental para tomar essas decisões. Em alguns casos, a polícia ou um terceiro podem decidir iniciar o processo de internação compulsória, de modo a garantir plena autoridade legal de transporte do paciente contra a vontade dele.

Transtorno do Pânico

O transtorno do pânico é um fenômeno angustiante para os pacientes. O diagnóstico é uma tarefa desafiadora, visto que deve ser estabelecido descartando a possibilidade de outros distúrbios graves. A asma, a arritmia, a pneumonia, a doença pulmonar obstrutiva crônica, o pneumotórax, a embolia pulmonar e a pericardite são todas condições que podem simular o transtorno do pânico. Lembre-se de considerar também os distúrbios hormonais, como crise tireotóxica, feocromocitoma e hipoglicemia.

A prevalência do transtorno de pânico na população dos Estados Unidos é estimada em 1 a 5%, e o transtorno é cerca de duas vezes mais prevalente nas mulheres do que nos homens. Pode ocorrer com outra doença psiquiátrica, como transtorno da personalidade, esquizofrenia ou agorafobia.

Fisiopatologia

A causa subjacente do transtorno de pânico é psiquiátrica, isto é, consiste em um distúrbio funcional do cérebro relacionado com desequilíbrio da estimulação neuronal e liberação e captação de neurotransmissores. Trata-se de uma variante da ansiedade, caracterizada por início súbito de medo intenso (infundado).

Sinais e Sintomas

Pode-se obter história pessoal ou familiar de episódios semelhantes. O abuso de substâncias, particularmente de metanfetamina, cocaína, PCP, *ecstasy* e LSD, pode exacerbar os sintomas e a frequência de ocorrência do transtorno. O transtorno de pânico também pode ser exacerbado por medicamentos de venda livre, como cafeína, estimulantes e produtos para perda de peso. Os principais achados incluem:

- Início súbito de medo ou ansiedade sem outra causa clínica
- Palpitações
- Tremores
- Dispneia
- Sensação de opressão
- Dor ou desconforto torácicos
- Tonturas
- Sensação de desfalecimento
- Calafrios ou ondas de calor
- Medo de morrer

Diagnóstico Diferencial

Muitos sintomas são semelhantes aos da doença cardiovascular, como infarto do miocárdio e embolia pulmonar. Descarte a possibilidade de síndrome coronariana aguda antes de estreitar o diagnóstico para um ataque de pânico. Em geral, a exclusão de outras condições médicas não pode e não deve ser feita no ambiente pré-hospitalar sem a disponibilidade de testes diagnósticos e um período prolongado de observação.

Tratamento

O exame físico pode revelar apenas taquicardia e ansiedade. O paciente pode hiperventilar, porém não acentuadamente. A avaliação é direcionada para descartar a possibilidade de doença potencialmente fatal. O tratamento é apenas sintomático. O tratamento costumava incluir fazer o paciente respirar dentro de um saco de papel para limitar a quantidade de dióxido de carbono removido do corpo. No entanto, esse procedimento não é mais recomendado, devido ao potencial de retenção de CO_2 em quantidades excessivas em pacientes que tentam soprá-lo por completo, conforme observado na cetoacidose diabética (CAD) ou na acidose metabólica. Não deve ser necessário oxigênio suplementar, porém a observação de queda na saturação de oxigênio sugere a necessidade de investigar outros diagnósticos.

Integrando as Informações

O paciente com alterações do estado mental ou alterações neurológicas agudas frequentemente representa um desafio para os profissionais de saúde. Quando a função mental de um indivíduo está alterada, é difícil obter uma história acurada e realizar um exame confiável, de modo que você precisa estar particularmente atento e ser perspicaz na procura de pistas diagnósticas e na interpretação das informações obtidas. Após avaliar a via aérea, a ventilação e a circulação do paciente quanto à presença de riscos à vida, é muito importante examinar o paciente à procura de condições fundamentais passíveis de rápida identificação e controle. A mnemônica SNOT pode ajudá-lo nessa tarefa. Uma vez concluído o rastreamento dessas ameaças, guiado pela principal queixa do paciente, deve-se efetuar uma avaliação mais detalhada, utilizando as mnemônicas OPQRST e SAMPLE para obter a história. A avaliação secundária deve ser conduzida, e deve-se estabelecer um diagnóstico diferencial. Esse processo sequencial permite priorizar os exames complementares e as intervenções de tratamento e, no contexto pré-hospitalar, determinar o transporte e o destino mais apropriados. Uma reavaliação repetida até que os cuidados sejam transferidos para a instituição de destino é particularmente importante em pacientes com condições neurológicas agudas e estado mental alterado.

SOLUÇÃO DO CENÁRIO

- Após garantir que a paciente tenha via aérea permeável, esteja respirando adequadamente e tenha perfusão adequada, você deve obter os sinais vitais. A avaliação completa deve incluir exame das pupilas, da visão (incluindo visão periférica) e dos movimentos extraoculares. Pergunte se ela tem fotofobia. Observe a presença de qualquer vermelhidão, edema ou hipersensibilidade na área temporal. Verifique a simetria da face. Ausculte as artérias carótidas à procura de sopros. Determine se ela apresenta qualquer rigidez de nuca. Examine os pulsos, a função sensorial e a força motora dos membros. Obtenha história adicional para estabelecer se a paciente sofreu algum traumatismo. Examine as medicações para obter pistas sobre a história clínica pregressa. Realize uma escala de AVE. Considere outros exames complementares, com base nos seus achados. É preciso verificar a glicemia em *qualquer paciente* com alguma alteração do estado mental ou do comportamento, mesmo se outra causa for aparentemente óbvia.
- O diagnóstico diferencial para essa paciente pode incluir AVE, hemorragia intracraniana, arterite temporal, meningite e enxaqueca.

RESUMO

- Os distúrbios neurológicos podem ser graves, visto que os reflexos deprimidos deixam a via aérea e outros sistemas corporais vulneráveis.
- O sistema nervoso central possui duas estruturas principais: o encéfalo e a medula espinal, que são responsáveis por 98% de todos os tecidos neurais do corpo.
- Cada porção do encéfalo é responsável por funções específicas. O lobo occipital recebe e armazena imagens. O lobo temporal possibilita a linguagem e a fala. O lobo frontal controla o movimento voluntário. O lobo parietal possibilita a percepção das sensações de toque e dor. O diencéfalo filtra as informações desnecessárias do córtex cerebral. O mesencéfalo ajuda a regular o nível de consciência. O tronco encefálico regula a pressão arterial, a frequência do pulso e a frequência e o padrão respiratórios. O hipotálamo e a hipófise controlam a liberação de epinefrina e norepinefrina do sistema endócrino. O cerebelo possibilita o controle inconsciente da atividade motora complexa.
- A via de avaliação AMLS pode ser utilizada para avaliar a probabilidade dos diagnósticos diferenciais com base na apresentação/queixa principal do paciente.
- É de importância fundamental determinar quando o paciente foi visto pela última vez atuando normalmente, visto que o tempo decorrido até o início dos sintomas irá determinar os tratamentos disponíveis.
- Os achados do exame neurológico irão ajudar a refinar os diagnósticos diferenciais.
- Diversos processos mórbidos podem causar disfunção neurológica, incluindo câncer, condições degenerativas, anormalidades de desenvolvimento, doenças infecciosas e distúrbios vasculares.
- Acredita-se que as doenças neurológicas sejam, em sua maioria, multifatoriais – isto é, diversos fatores combinam-se para induzir vulnerabilidade a determinado processo mórbido.
- Os cuidados de suporte físico e emocional são vitais na cena e durante o transporte do paciente até a instituição.

Termos-chave

acidente vascular cerebral Outro termo para *acidente vascular encefálico*.

acidente vascular encefálico (AVE) Algumas vezes denominado *derrame cerebral, acidente vascular cerebral* ou *acidente cerebrovascular*, é uma lesão que ocorre quando o fluxo sanguíneo para uma parte do encéfalo é obstruído ou interrompido, ou quando o sangramento provoca dano às células encefálicas em consequência do aumento de pressão.

AVE hemorrágico Lesão do cérebro em consequência de sangramento no tecido cerebral (intracerebral) ou no espaço subaracnóideo, geralmente devido a ruptura de aneurisma ou malformação arteriovenosa.

AVE isquêmico AVE que ocorre quando um trombo ou êmbolo causa obstrução de um vaso, diminuindo o fluxo sanguíneo para parte do cérebro.

afasia expressiva Incapacidade de falar as palavras pretendidas, devido à disfunção do centro cerebral da fala (área de Broca) no lobo frontal esquerdo (deve ser diferenciada da disartria).

alteração do estado mental Qualquer diminuição do nível normal de consciência, alteração do pensamento ou do comportamento que não é normal para determinado paciente.

ataque isquêmico transitório (AIT) As vezes referido como um "mini" AVE, o AIT é uma condição de fluxo sanguíneo baixo ou interrompido para uma parte do cérebro, causando isquemia transitória com sintomas semelhantes a um AVE que regridem espontaneamente num período de 24 horas. O AIT é considerado um sinal de alerta de um AVE iminente.

ataxia Perda da coordenação do controle muscular, que pode levar a distúrbio da marcha ou perda da destreza dos membros. Pode ter muitas causas, incluindo disfunção de nervos periféricos, da medula espinal ou do encéfalo, frequentemente do cerebelo, que controla a coordenação.

barreira hematencefálica (BHE) Mecanismo de filtração dos capilares que transportam o sangue até o tecido do encéfalo e da medula espinal, bloqueando a passagem de determinadas substâncias.

centro de AVE A Joint Commission, a partir de janeiro de 2019, reconhece quatro níveis de designação de centros de AVE: hospital de pronto atendimento ao AVE agudo, centro primário de AVE, centro abrangente de AVE, e centro de AVE com capacidade de trombectomia. Um centro abrangente de AVE possui o maior nível de designação como centro de AVE e oferece, além dos serviços de um centro de AVE primário, os seguintes recursos: (1) disponibilidade de técnicas de imagem avançadas, incluindo RM/ARM, ATC, angiografia por subtração digital (ASD) e Doppler transcraniano (DTC), (2) disponibilidade de profissionais treinados em neurologia vascular, neurocirurgia e procedimentos endovasculares, (3) disponibilidade de profissionais 24 horas por dia, exames de imagem, centro cirúrgico e recursos endovasculares, (4) UTI/UTI e recursos de neurociência e (5) experiência e competência no tratamento de pacientes com grandes AVEs isquêmicos, hemorragia intracerebral e hemorragia subaracnóidea.

convulsões As manifestações clínicas visuais de uma crise epiléptica.

crise epiléptica Ocorrência transitória de atividade neuronal excessiva ou sincrônica anormal no córtex cerebral do encéfalo, podendo causar perda ou alteração da consciência, convulsões ou tremores, incontinência, alterações comportamentais, alterações subjetivas na percepção (paladar, olfato, medos) e outros sintomas.

disartria Fala truncada (porém, das palavras pretendidas), devido à disfunção de nervos cranianos (deve ser diferenciada da afasia expressiva e receptiva).

doença de Lou Gehrig *Ver* esclerose lateral amiotrófica (ELA).

encefalopatia de Wernicke Distúrbio frequentemente causado pela deficiência de tiamina (vitamina B_1) e caracterizado por uma tríade de sintomas: confusão aguda, ataxia e oftalmoplegia.

esclerose lateral amiotrófica (ELA) Doença caracterizada por degeneração dos neurônios motores superiores e inferiores, causando enfraquecimento ou atrofia dos músculos voluntários. Também conhecida como doença de Lou Gehrig.

hemiparesia Fraqueza unilateral, que geralmente ocorre no lado oposto do corpo ao lado afetado por AVE.

hemiplegia Paralisia ou fraqueza grave em um lado do corpo.

líquido cerebrospinal (LCS) Líquido transparente e ligeiramente amarelado presente no espaço subaracnóideo ao redor do encéfalo e da medula espinal.

neurotransmissores Substâncias químicas liberadas na terminação de uma fibra nervosa na chegada de um impulso nervoso (potencial de ação) e que, por meio de sua difusão através da sinapse ou da junção, induz a transferência do impulso para outra fibra nervosa, para uma fibra muscular ou para alguma outra estrutura.

oftalmoplegia Função anormal dos músculos oculares.

pressão arterial média (PAM) Pressão média nas artérias de um paciente durante um ciclo cardíaco, um indicador de perfusão dos órgãos vitais; para calcular a PAM, duplicar o valor da pressão arterial diastólica e acrescentar a soma à pressão arterial sistólica e, em seguida, dividir por 3.

pressão de perfusão cerebral (PPC) Representa o gradiente de pressão que impulsiona o fluxo sanguíneo cerebral (FSC) e, portanto, o fornecimento de oxigênio e transporte de metabólitos; é a diferença entre a pressão arterial média (PAM) e a pressão intracraniana (PIC). PPC = PAM − PIC.

pressão intracraniana (PIC) É medida pela pressão hidrostática do líquido cerebrospinal. Edema cerebral, drenagem inadequada do líquido cerebrospinal (hidrocefalia), tumor e hemorragia intracraniana podem aumentar a PIC. Se a PIC aumenta significativamente, a perfusão cerebral pode ser prejudicada e as estruturas cerebrais podem herniar, causando comprometimento neurológico grave e morte.

propriocepção Função sensorial que proporciona consciência da localização de uma parte do corpo em relação ao restante do corpo.

síndrome de Korsakoff Condição crônica e irreversível que envolve disfunção cognitiva, particularmente perda da memória, devido à deficiência prolongada de tiamina.

trombo Um coágulo que se forma em um vaso sanguíneo e causa obstrução onde se forma.

tríade de Cushing Hipertensão, bradicardia e respirações rápidas, profundas ou irregulares.

êmbolo Partícula que percorre o sistema circulatório e provoca obstrução do fluxo sanguíneo quando se aloja em uma artéria de menor calibre. Um coágulo sanguíneo constitui o tipo mais comum de êmbolo, mas também podem ocorrer êmbolos de gordura (após uma fratura de osso longo), ateroscleróticos e de ar (em mergulhos).

Bibliografia

American Academy of Orthopaedic Surgeons: *Nancy Caroline's emergency care in the streets*, ed 8. Burlington, MA, 2018, Jones & Bartlett Learning.

American Brain Tumor Association: *About brain tumors. A primer for patients and caregivers*. Des Plaines, IL, 2009, The Association. https://www.abta.org/wp-content/uploads/2018/03/about-brain-tumors-a-primer-1.pdf modified January 2015.

Arzimanoglu A, Blast T, Jaume C, et al., eds.: Prolonged epileptic seizures: Identification and rescue treatment strategies, *Educational Journal of the International League Against Epilepsy*. Suppl 1(Oct), 2014.

Baslet G: Treatment of psychogenic nonepileptic seizures: Updated review and findings from a mindfulness-based intervention case, *Neuroscience*. December 2, 2014.

Berg AT, Berkovic SF, Brodie MJ, et al.: Revised terminology and concepts for organization of seizures and epilepsies: Report of the ILAE Commission on Classification and Terminology, 2005–2009, *Epilepsia*. 51(4):676, 2010.

Borris DJ, Bertram EH, J: Ketamine controls prolonged status epilepticus, *Epilepsy Res*. 42(2-3):117–122, 2000.

Brandt J, Puente A: Update on psychogenic nonepileptic seizures: Special Reports, Cognitive Behavioral Therapy, Neuropsychiatry, Psychopharmacology, Psychotherapy, Somatoform Disorder. *Psychiatric Times* February 27, 2015.

Buck ML. Intranasal administration of benzodiazepines for the treatment of acute repetitive seizures in children, *Pediatr Pharm*. 19(10), 2013.

Centers for Disease Control and Prevention: *Suicide: Facts at a glance*. 2015. www.cdc.gov/violenceprevention/pdf/suicide-datasheet-a.pdf

Coma. In: Simon RP, Aminoff MJ, Greenberg DA. eds. *Clinical Neurology*, ed 10. New York, NY, 2018, McGraw-Hill. http://accessmedicine.mhmedical.com/Content.aspx?bookid=2274&sectionid=176231696

Devinsky O, Cilio MR, Cross H, et al.: Cannabidiol: Pharmacology and potential therapeutic role in epilepsy and other neuropsychiatric disorders, *Epilepsia*. 55(6):791–802, 2014.

England MJ, Liverman CT, Schultz AM, et al., eds.: *Epilepsy across the spectrum: Promoting health and understanding*. Washington, DC, 2012, Institute of Medicine (US) Committee on the Public Health Dimensions of the Epilepsies, National Academies Press (US).

Hackam DG, Kapral MK, Wang JT, et al.: Most stroke patients do not get a warning: A population-based cohort study, *Neurology*. 73:1074, 2009.

Headache & Facial Pain. In: Simon RP, Aminoff MJ, Greenberg DA. eds. *Clinical Neurology*, ed 10. New York, NY, 2018, McGraw-Hill. http://accessmedicine.mhmedical.com/Content.aspx?bookid=2274&sectionid=176232577.

Hedegaard H, Curtin SC, Warner M: Suicide Mortality in the United States, 1999–2017. Centers for Disease Control and Prevention. NCHS Data Brief No. 330, November 2018. https://www.cdc.gov/nchs/products/databriefs/db330.htm

Hills D: The psychological and social impact of epilepsy, *Neurology Asia* 12(Suppl 1):10–12, 2007.

Kapur J: Prehospital treatment of status epilepticus with benzodiazepines is effective and safe. *Epilepsy Curr*. 2(4):121–124, 2002.

Klein P, Tyrlikova I, Mathews GC: Dietary treatment in adults with refractory epilepsy: A review, *Neurology*. Nov 18;83(21):1978-1985, 2014.

Laccheo I, Sonmezturk H, Bhatt AB, et al.: Non-convulsive status epilepticus and non-convulsive seizures in neurological ICU patients. *Neurocrit Care*. 22(2):202–211, 2015.

Lee J, Huh L, Korn P, et al.: Guidelines for the management of convulsive status epilepticus in infants and children, *BCMJ*. 53(6):279–285, 2011.

Motor Disorders. In: Simon RP, Aminoff MJ, Greenberg DA. eds. *Clinical Neurology*, ed 10. New York, NY, 2018, McGraw-Hill. http://accessmedicine.mhmedical.com/content.aspx?bookid=2274&sectionid=176233445

National Stroke Association: *National Stroke Association's complete guide to stroke*, Centennial, CO, 2003, The Association.

National Stroke Association: *What is TIA?* https://www.stroke.org/understand-stroke/what-is-stroke/what-is-tia/

Pearce JMS: Meningitis, meninges, meninx, *Eur Neurol*. 60:165, 2008. http://content.karger.com/ProdukteDB/produkte.asp?Doi=145337.doi:10.1159/000145337.

Piscopo K, Linari RN, Cooney J, Glauheen C: Suicidal thoughts and behavior among adults: Results from the 2015 National Survey on Drug Use and Health. Substance Abuse and Mental Health Services Administration. September 2016. https://www.samhsa.gov/data/sites/default/files/NSDUH-DR-FFR3-2015/NSDUH-DR-FFR3-2015.pdf

Ruoff G, Urban G: *Standards of care for headache diagnosis and treatment*, Chicago, IL, 2004, National Headache Foundation. https://headaches.org/2007/11/19/standards-of-care-for-headache-diagnosis-and-treatment/

Ryvlin P, Nashef L, Lhatoo SD, et al.: Incidence and mechanisms of cardiorespiratory arrests in epilepsy monitoring units (MORTEMUS): A retrospective study, *Lancet Neurol.* 12(10):966–977, 2013.

Seinfeld S, Shinnar S, Sun S, et al.: Emergency management of febrile status epilepticus: Results of the FEBSTAT study. *Epilepsia.* 55(3):388–395, 2014.

Shrestha GS, Joshi P, Chhetri S, et al.: Intravenous ketamine for treatment of super-refractory convulsive status epilepticus with septic shock: A report of two cases. *Indian J Crit Care Med.* 2015;19(5):283–285.

Silbergleit R, Durkalski V, Lowenstein D, et al.: Intramuscular versus intravenous therapy for prehospital status epilepticus, *NEJM.* 366(7):591–600, 2012.

Silbergleit R, Lowenstein D, Durkalski V, et al.: Neurological Emergency Treatment Trials (NETT) Investigators. RAMPART (Rapid Anticonvulsant Medication Prior to Arrival Trial): a double-blind randomized clinical trial of the efficacy of intramuscular midazolam versus intravenous lorazepam in the prehospital treatment of status epilepticus by paramedics, *Epilepsia.* 52(11;Suppl 8):45–47, 2011.

Stroke. In: Simon RP, Aminoff MJ, Greenberg DA. eds. *Clinical Neurology*, ed 10. New York, NY, 2018, McGraw-Hill.

Theodore W, Spencer S, Wiebe S, et al.: Epilepsy in North America: A report prepared under the auspices of the Global Campaign against Epilepsy, the International Bureau for Epilepsy, the International League Against Epilepsy, and the World Health Organization. ILEA Report, *Epilepsia.* 1–23, 2006.

Thurman DJ, Hesdorffer DC, French JA: Sudden unexpected death in epilepsy: Assessing the public health burden, *Epilepsia.* 55:1–7, 2014.

Vespa PM, McArthur DL, Xu Y, et al.: Nonconvulsive seizures after traumatic brain injury are associated with hippocampal atrophy, *Neurology.* 75(9):792, 2010.

Warden CR, Zibulewsky J, Mace S, et al.: Evaluation and management of febrile seizures in the out-of-hospital and emergency department settings, *Ann Emerg Med.* (Feb)41:2, 2003.

Questões de Revisão do Capítulo

1. A hipocarbia causa:
    a. diminuição da perfusão cerebral.
    b. aumento da perfusão cerebral.
    c. vasodilatação.
    d. hipotensão.

2. Transições entre sono e vigília, conexão do sistema nervoso simpático ao parassimpático por meio da hipófise e conexão sensorial entre a medula espinal e o córtex são funções do:
    a. cerebelo.
    b. mesencéfalo.
    c. diencéfalo.
    d. mielencéfalo.

3. Você está cuidando de um homem de 36 anos que foi violento com os policiais e está apresentando alucinações auditivas. O paciente aparenta estar agitado e hiperestimulado. Uma vez que a polícia restringiu o paciente, qual das seguintes alternativas deve ser incluída no tratamento?
    a. Conter o paciente quimicamente com benzodiazepínicos até que ele não esteja mais respondendo.
    b. Colocar o paciente de bruços na maca, tratar com cetamina e monitorar a temperatura central para hipertermia.
    c. Solicitar aos policiais para algemar o paciente, transportar ele no veículo policial e seguir na ambulância.
    d. Manter o paciente em posição supina, administrar sedação e monitorar o ritmo cardíaco.

4. A perda do controle muscular, instabilidade, ou marcha instável é conhecida como:
   a. ataxia.
   b. afasia.
   c. amnésia.
   d. anorexia.

5. Um homem de 32 anos de idade queixa-se de cefaleia e tontura. Ele está caminhando com um andar cambaleante, e relata que teve início agora. A pressão arterial é de 148/72 mmHg, o pulso, de 92 batimentos/minuto; e a frequência respiratória, de 20 respirações/minuto. Ele apresenta olhar fixo na direção da orelha direita. Qual sinal ou sintoma leva à suspeita de hemorragia intracerebral mais firmemente do que de enxaqueca como causa dessa emergência?
   a. Olhar anormal
   b. Pressão arterial
   c. Idade do paciente
   d. Tontura e vômito

6. Você está cuidando de uma mulher de 42 anos que relata fraqueza e tontura antes de desmaiar. A paciente agora abre os olhos e emite sons incompreensíveis ao estímulo doloroso. Você nota ela fletindo as mão em direção ao tórax. A escala de coma de Glasgow da paciente é de:
   a. 6.
   b. 7.
   c. 8.
   d. 9.

7. Você está cuidando de uma mulher de 48 anos com dificuldade para falar há 1 hora antes da sua chegada. Os familiares da paciente estão preocupados e solicitam que ela seja encaminhada ao hospital. A paciente não relata nenhum sintoma atual, ao mesmo tempo disse ter apresentado dificuldades para andar. A suspeita é de:
   a. AVE hemorrágico.
   b. ataque isquêmico transitório.
   c. pressão intracraniana elevada.
   d. *overdose* de medicamentos.

8. Emoções e sentimentos são controlados por qual lobo cerebral?
   a. Temporal
   b. Occipital
   c. Parietal
   d. Frontal

9. Você está cuidando de um paciente com suspeita de AVE isquêmico. Você deve transportar o paciente com a cabeça elevada a:
   a. 30 graus.
   b. 45 graus.
   c. 60 graus.
   d. 90 graus.

10. Você está cuidando de um adolescente de 16 anos que relata dor de cabeça, perda visual e dor do lado direito do pescoço. A paciente relata início dos sintomas após a prática de futebol, mas nega qualquer lesão traumática. Você nota que o paciente tem a pupila direita contraída. A suspeita é de:
    a. lesão cerebral traumática.
    b. síndrome de herniação.
    c. dissecção da artéria carótida.
    d. concussão de golpe-contragolpe.

CAPÍTULO 6

Distúrbios Abdominais

O desconforto abdominal pode ter origem em qualquer sistema do corpo humano. A gravidade de determinada doença pode variar desde inócua até extremamente grave, mas as possibilidades de tratamento para o atendimento do paciente em campo são limitadas. Para o diagnóstico e o tratamento do desconforto abdominal, você precisará utilize todas as suas habilidades de socorrista. É fundamental identificar pacientes em estado crítico o mais rápido possível. Os pacientes com queixas abdominais exibem ampla variedade de sinais e sintomas. Formular um diagnóstico diferencial amplo e, em seguida, chegar a uma hipótese diagnóstica são tarefas desafiadoras até mesmo para o médico mais experiente. Este capítulo irá ampliar o seu conhecimento prático, examinando as pistas que contribuem para o estabelecimento de um diagnóstico acurado, e irá começar com uma revisão do sistema gastrintestinal e das funções dos órgãos digestórios. Serão discutidos os sinais, sintomas e o tratamento de diversos distúrbios abdominais que tendem a ser observados com mais frequência no atendimento em campo. Por fim, são descritas as causas comuns de desconforto abdominal que têm a sua origem em outros sistemas de órgãos além do gastrintestinal.

OBJETIVOS DE APRENDIZADO

Ao término deste capítulo, você será capaz de:

- Descrever a anatomia e a fisiologia dos seguintes sistemas na medida em que se relacionam com distúrbios abdominais: sistemas cardiovascular, respiratório, gastrintestinal, urogenital, reprodutivo, neurológico e endócrino.
- Listar maneiras efetivas de se obter a história utilizando a mnemônica SAMPLER e determinar como essas informações irão afetar os cuidados com o paciente.
- Correlacionar o achado de dor conforme sua relação com o desconforto abdominal, com base na localização, na irradiação e no tipo – visceral ou somática –, utilizando a mnemônica OPQRST.
- Aplicar a via de avaliação AMLS para ajudar a formular um diagnóstico diferencial, utilizando um raciocínio clínico judicioso e tomando decisões clínicas avançadas ao cuidar de pacientes que apresentam desconforto abdominal.
- Examinar pacientes quanto a condições potencialmente fatais durante as avaliações primária, secundária e contínua.
- Aplicar as modalidades de tratamento adequadas para o manejo, o monitoramento e o cuidado contínuo dos pacientes com desconforto/distúrbios abdominais.

CENÁRIO

Você é enviado a um bar local para atender uma paciente. Quando chega ao local, você vê uma mulher de 40 anos no chão, curvada em posição fetal. Há vômito volumoso e amarelado ao lado da paciente, com respingos na parede próxima. A história clínica inclui doença falciforme, hipertensão e colesterol elevado. O garçom e outros fregueses chamam-na pelo nome e dizem que ela não estava bem esta noite, mas que ela odeia faltar

(continua)

> **CENÁRIO (CONTINUAÇÃO)**
>
> um dia. A paciente lhe diz: "esta é a pior dor que eu já senti". Enquanto você a vira até a posição de decúbito dorsal, ela geme alto e segura o abdome. Os sinais vitais incluem pressão arterial de 98/50 mmHg, pulso de 124 batimentos/minuto e frequência respiratória de 24 respirações/minuto. Você percebe que a paciente está pálida, e pequenas gotas de suor brotam de sua testa.
>
> - Quais diagnósticos diferenciais você está considerando com base nas informações de que dispõe?
> - De quais informações adicionais você necessitará para refinar o diagnóstico diferencial?
> - Quais as medidas iniciais que você deve tomar enquanto prossegue em sua avaliação?

A dor abdominal continua sendo uma das razões citadas com mais frequência para procurar assistência médica. Em 2012, um relatório do Centers for Disease Control and Prevention dos Estados Unidos constatou que as queixas abdominais eram superadas apenas pela dor torácica em pacientes com 15 anos de idade ou mais. Em indivíduos com menos de 15 anos, as queixas abdominais são menos frequentes. Tendo em vista a anatomia e a fisiologia diversificadas do sistema **gastrintestinal (GI)**, as causas dos sinais e sintomas abdominais são extremamente variadas e difíceis de diagnosticar em campo.

Anatomia e Fisiologia

O trato GI une os órgãos envolvidos na quebra de alimentos, no processamento de nutrientes e na eliminação de resíduos. Ele começa na boca, segue pelo esôfago, passa pela cavidade torácica até o abdome e termina no reto, na cintura pélvica. Ao longo desse extenso trajeto, inúmeros problemas podem surgir. As queixas dos pacientes são frequentemente inespecíficas, de modo que estabelecer um diagnóstico pode ser uma tarefa desafiadora, mesmo com a disponibilidade de instrumentos diagnósticos avançados.

Trato Gastrintestinal Alto

O sistema GI começa na boca com a língua e as glândulas salivares (**Figura 6-1**). O processo de digestão tem início com a mastigação, que é o processo pelo qual os dentes e a saliva fragmentam os alimentos sólidos, de modo a facilitar sua passagem para o esôfago. O alimento passa da boca para o esôfago, um órgão muscular oco, posterior à traqueia, que

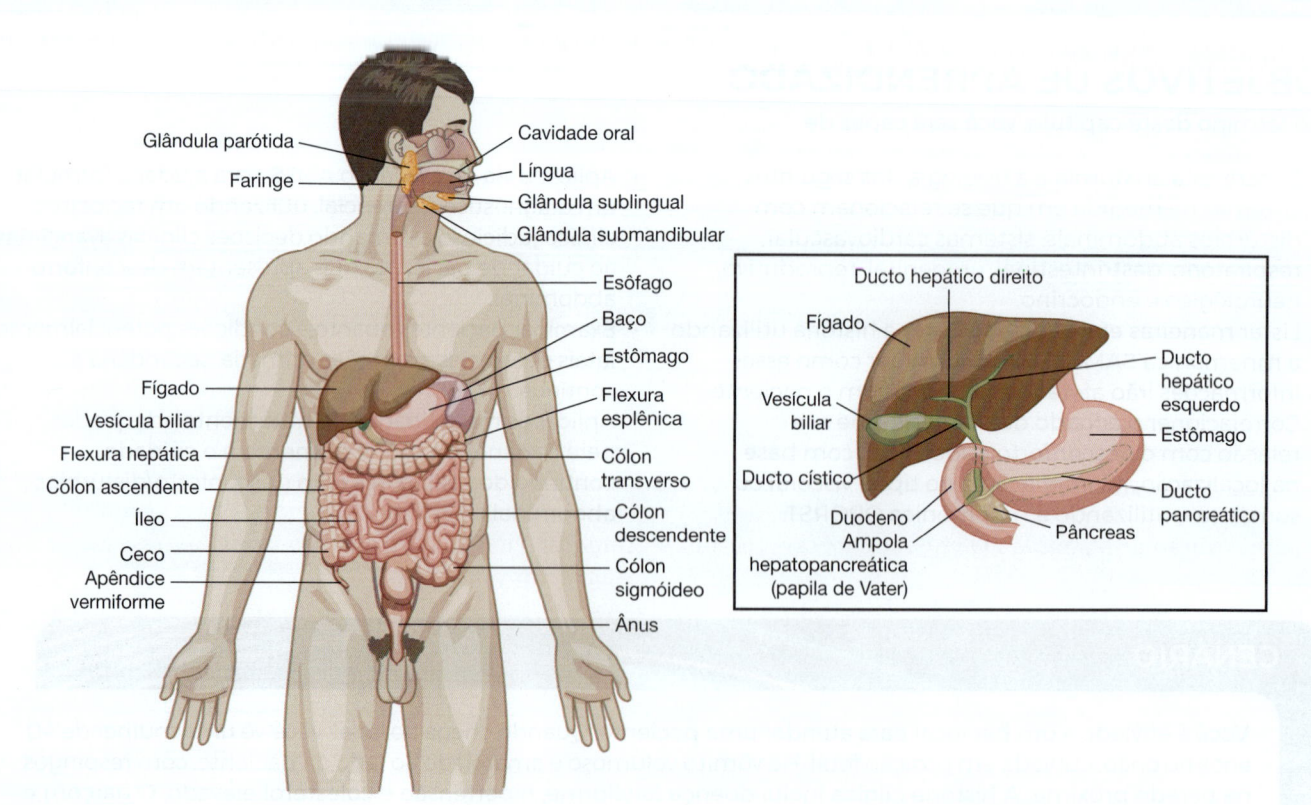

Figura 6-1 Órgãos digestórios.

segue distalmente através do tórax, progride pelo diafragma e termina no estômago. A parede muscular do esôfago propele o alimento que se encontra na boca em direção ao estômago. Como o esôfago não tem uma estrutura rígida, ele é facilmente comprimível. No fim do esôfago, encontra-se o esfíncter esofágico inferior, uma faixa muscular que impede o refluxo do conteúdo gástrico do estômago para dentro do esôfago.

O estômago situa-se inferiormente ao diafragma, exatamente abaixo do lobo esquerdo do fígado, e é protegido pela caixa torácica. Quando vazio, o estômago apresenta inúmeras pregas que possibilitam a sua expansão para acomodar 1 a 1,5 litro de alimentos e líquidos. O estômago possui três camadas de musculo liso, que aumentam a sua expansão e o processamento do alimento. Glândulas dentro do estômago produzem enzimas digestivas para auxiliar na digestão e proteger o corpo de microrganismos potencialmente prejudiciais que entram com o alimento. A velocidade com que o estômago esvazia o seu conteúdo no trato digestório baixo, conhecida como "velocidade de esvaziamento gástrico", depende do tipo e da quantidade de alimento ingerido e de outros fatores, como a idade, medicações em uso e a condição clínica do indivíduo.

Trato Gastrintestinal Baixo

A digestão continua quando o alimento passa do estômago para o intestino delgado, a primeira estrutura do trato GI baixo. Quando distendido, o intestino delgado tem cerca de 7 metros de comprimento; entretanto, no corpo, ele está enrolado em alças apertadas dentro da cavidade abdominal relativamente pequena. As três partes do intestino delgado são o duodeno, o jejuno e o íleo. O duodeno estende-se a partir do estômago. Com apenas 30 cm de comprimento, o duodeno é a porção mais curta do intestino delgado. Ele recebe o conteúdo gástrico semilíquido e parcialmente digerido, ou quimo, bem como as secreções exócrinas provenientes do fígado e do pâncreas. O jejuno mede cerca de 2,4 metros de comprimento e é responsável pela maior parte da digestão química e da absorção dos nutrientes. O íleo é a parte final do intestino delgado e a mais longa, com 3,9 metros. É também responsável pela absorção dos nutrientes. O intestino grosso é composto por ceco, cólon e reto. O ceco é uma bolsa que recebe os produtos da digestão provenientes do intestino delgado. O apêndice vermiforme está ligado ao ceco. O intestino grosso é principalmente responsável pela reabsorção de água e pela absorção de vitaminas. O reto é responsável pela expulsão das fezes.

Órgãos Acessórios

Fígado

O fígado se encontra, na sua maior parte, no quadrante superior direito da cavidade abdominal, distalmente ao diafragma. As funções específicas do fígado são amplas, incluindo a produção de bile e a regulação metabólica e hematológica.

Tabela 6-1 Funções do Fígado

Metabólicas	Hematológicas	Outras Funções Importantes
Extração dos nutrientes do sangue	Remoção das hemácias velhas ou lesionadas	Secreção de bile
Extração de toxinas do sangue	Síntese de proteínas plasmáticas, incluindo albumina	Absorção e degradação de hormônios
Remoção e armazenamento de nutrientes em excesso, como a glicose	Síntese de fatores de coagulação	
Manutenção de níveis normais de glicemia por meio de glicogênese, glicogenólise e gliconeogênese		
Armazenamento de vitaminas, incluindo vitamina A, vitamina D, vitamina B_{12} e vitamina K		

O fígado desempenha mais de 200 funções no corpo, várias das quais estão listadas na Tabela 6-1.

O fígado é um órgão pesado e denso, que pesa cerca de 1,5 kg. É dividido em lobos direito e esquerdo, que são compostos por lóbulos, isto é, massas de células que constituem as unidades estruturais básicas do fígado. O órgão contém cerca de 100 mil lóbulos. Trata-se de um órgão extremamente vascularizado. De fato, por ser o maior reservatório de sangue do corpo, até mesmo uma pequena laceração pode causar uma grande perda de sangue.

Vesícula biliar

A vesícula biliar é um órgão em formato de pera alojado embaixo do fígado. Sua função consiste em modificar e armazenar a bile. A precipitação excessiva de sais biliares pode levar à formação de cálculos biliares, que podem provocar dor. A principal função da bile é auxiliar na digestão e absorção de gorduras e vitaminas lipossolúveis.

Pâncreas

O pâncreas situa-se posteriormente ao estômago, entre a primeira parte do duodeno e o baço, na área mesoepigástrica. O ducto pancreático une-se ao ducto colédoco e desemboca no duodeno. Atua na digestão como órgão exócrino, secretando enzimas digestivas, bicarbonato, eletrólitos e água. O pâncreas também desempenha função endócrina que não está diretamente envolvida na digestão, consistindo na secreção de:

- Glucagon, para elevar os níveis de glicose
- Insulina, para promover o movimento de glicose para dentro dos tecidos
- Somatostatina, para regular outras células endócrinas das ilhotas pancreáticas

Funções do Sistema Gastrintestinal

Para processar ou digerir efetivamente os nutrientes, são necessárias quatro funções intactas do sistema GI — motilidade, secreção, digestão e absorção. Essas funções exigem complexa interação entre o sistema nervoso, o sistema endócrino, o sistema musculoesquelético e o sistema cardiovascular.

Motilidade

O alimento avança ao longo do trato GI por um processo denominado *motilidade*. Esse processo também mistura os componentes alimentares e reduz o tamanho das partículas, de modo que o alimento possa ser digerido, e os nutrientes, absorvidos. Para que esse processo seja bem-sucedido, é necessário que ocorra uma resposta muscular estruturada e coordenada, conhecida como "peristalse". O sistema neurológico – especificamente, os sistemas nervosos simpático e parassimpático – coordena esse esforço.

O nervo vago, que constitui parte do sistema nervoso parassimpático, inerva o trato GI até o cólon transverso. Esse nervo desempenha papel fundamental no esvaziamento gástrico ao afetar a motilidade do trato GI, controlando a contração e a dilatação dos esfíncteres e do músculo liso. Além disso, o nervo vago desempenha função secretora e ajuda na estimulação do vômito. Com frequência, ocorre bradicardia quando o indivíduo apresenta vômitos, visto que o nervo vago também ajuda a regular a frequência cardíaca. O nervo pélvico estimula o cólon descendente, o cólon sigmóideo, o reto e o canal anal. Os nervos vago e pélvico inervam o músculo estriado do terço superior do esôfago e o esfíncter anal externo.

O sistema nervoso simpático concentra-se nos principais gânglios (celíaco, mesentérico superior, mesentérico inferior e hipogástrico) e nas células secretoras e endócrinas.

Secreção

O trato digestório é revestido por células que secretam líquidos que auxiliam na motilidade e na digestão. Essas células secretam até 9 litros de água, ácidos, tampões, eletrólitos e enzimas no decorrer de um período de 24 horas. A maior parte desse líquido sofre reabsorção; entretanto, quando ocorre diarreia intensa ou prolongada, pode haver perda significativa de líquido, podendo levar à desidratação e ao choque.

Digestão

Digestão é o processo de decomposição do alimento em seus componentes, de modo que sejam utilizados na nutrição do corpo, em nível celular. A digestão envolve a degradação mecânica e química dos alimentos que ingerimos.

Absorção

O intestino delgado constitui o principal local de absorção de líquidos e nutrientes, enquanto o intestino grosso é o principal local de absorção de água e sais.

Dor

A queixa GI mais comum é dor abdominal. Apesar da frequência da queixa, ou talvez devido a ela, a determinação de sua causa pode representar um desafio até mesmo para um socorrista experiente. Com frequência, a queixa de dor abdominal é vaga e mal definida. Para obter do paciente as informações necessárias e chegar a um diagnóstico, você precisa conhecer a fisiopatologia do sistema GI e saber como obter uma história e realizar uma avaliação de maneira tranquilizadora e acolhedora. Tendo em vista que um diagnóstico acurado nem sempre é imediatamente evidente, os pacientes podem sentir-se frustrados e desacreditados. Estabelecer um ambiente de confiança pode permitir a obtenção das informações necessárias, incluindo os fatores precipitantes e uma descrição de sintomas adicionais passíveis de indicar um diagnóstico provável.

Os indivíduos muito jovens e os idosos podem ter dificuldade em explicar a dor aos médicos. Ambos têm uma percepção diferente da dor e também a localizam de modo diferente. Os pacientes idosos podem ficar confusos sobre o verdadeiro local de origem da dor e, com frequência, vivem com dor crônica, o que pode afetar a sua percepção. Os pacientes pediátricos identificam muito mal o local exato da dor e podem ter dificuldade para verbalizá-la.

Um fator que complica o diagnóstico de dor abdominal é que a percepção de desconforto varia amplamente, dependendo da causa e do nível de tolerância de cada paciente. Além disso, a dor abdominal frequentemente evolui com o passar do tempo, tornando-se mais bem definida à medida que o processo patológico progride. A dor abdominal pode ser classificada em três categorias: dor visceral, dor parietal e dor referida.

Dor Visceral

Ocorre **dor visceral** quando as paredes dos órgãos ocos estão distendidas, ativando, dessa maneira, os receptores de estiramento. Esse tipo de dor caracteriza-se por uma dor profunda e persistente, que varia de leve a intolerável. É geralmente descrita como dor em cólica, em queimação e em roedura.

É difícil localizar a dor visceral, visto que os órgãos abdominais transmitem sinais de dor para ambos os lados da medula espinal, entretanto, ela é em geral sentida nas regiões epigástrica, periumbilical ou suprapúbica. A dor visceral epigástrica provém caracteristicamente do estômago, da vesícula biliar, do fígado, do duodeno ou do pâncreas. A dor periumbilical tende a estar relacionada com o apêndice, o intestino delgado ou o ceco, enquanto a dor suprapúbica provém dos rins, dos ureteres, da bexiga, do cólon, do útero ou dos ovários (**Figura 6-2**).

O paciente pode ter dificuldade em encontrar uma posição confortável, então se movimenta com frequência ou precisa ser mudado de posição durante o transporte. Dependendo da causa, podem ocorrer sudorese, náusea, vômitos, inquietação ou palidez. A **Tabela 6-2** fornece um pequeno número de possíveis diagnósticos diferenciais para desconforto abdominal em pacientes com náusea e vômitos.

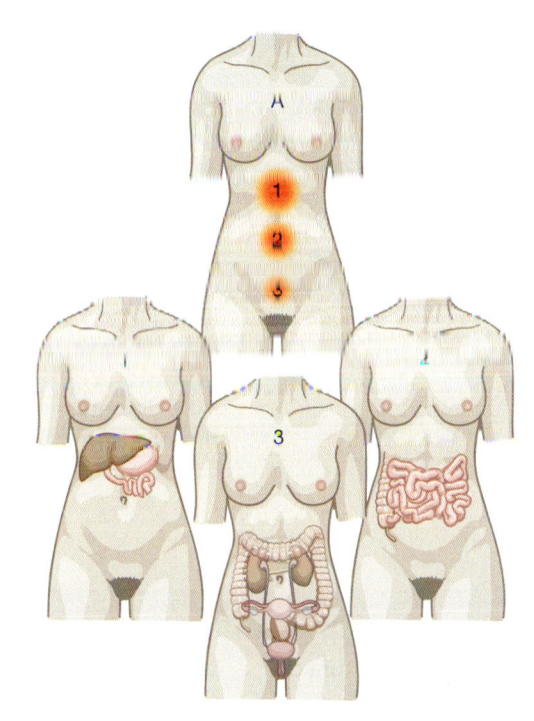

Figura 6-2 Localização da dor visceral. A dor que se origina das áreas dos órgãos indicadas em 1, 2 e 3 é sentida no epigástrio, na parte média do abdome e no hipogástrio, respectivamente, conforme ilustrado em A.

Tabela 6-2 Diagnóstico Diferencial do Desconforto Abdominal com Náusea e Vômitos

Diagnóstico	Definição	Causas/Fatores Contribuintes	Sinais e Sintomas	Testes Diagnósticos	Tratamento
Neurológicos					
Hemorragia intracerebral	Sangramento no tecido encefálico	Traumatismo, AVE, hipertensão, tabagismo, abuso de álcool	Hemiparesia, hemiplegia, náusea, cefaleia, nível de consciência alterado, tríade de Cushing	ATC, hemograma completo, testes de coagulação, eletrólitos, glicose	Manter a via aérea. Estabelecer acesso IV. Realizar ECG de 12 derivações.
Meningite	Infecção bacteriana, viral ou fúngica das meninges	–	Febre alta, cefaleia, rigidez de nuca, convulsões. Assemelha-se à gripe. A bacteriana costuma progredir rapidamente ao longo de 1 dia; formas virais podem progredir ao longo de vários dias	Hemograma completo, eletrólitos, hemoculturas, punção lombar	Manter a via aérea. Administrar oxigênio. Realizar ECG de 12 derivações. Estabelecer acesso IV. Administrar fluidos isotônicos. Administrar antibióticos se a infecção for bacteriana. Administrar antivirais se a infecção for viral.

(continua)

Tabela 6-2 Diagnóstico Diferencial do Desconforto Abdominal com Náusea e Vômitos (*continuação*)

Diagnóstico	Definição	Causas/Fatores Contribuintes	Sinais e Sintomas	Testes Diagnósticos	Tratamento
Cardíaco					
IAM	Necrose do músculo cardíaco	Doença arterial coronariana, tabagismo, colesterol elevado, história de IAM, diabetes, hipertensão	Dor torácica, mesoepigástrica, nas costas e no pescoço. Náusea. Dificuldade na respiração	ECG de 12 derivações, radiografia, hemograma completo, testes de coagulação, eletrólitos, troponina	Administrar oxigênio. Estabelecer acesso IV. Administrar nitroglicerina, ácido acetilsalicílico, antiplaquetários e anticoagulantes. ICP será realizada na instituição de destino.
Gastrintestinais					
Síndrome de Boerhaave	Ruptura do esôfago	Vômitos explosivos, tosse, convulsões, parto, estado asmático	Dor no tórax, no pescoço, nas costas ou no abdome. Dificuldade na respiração, taquicardia, hematêmese, febre, enfisema subcutâneo	Hemograma completo, testes de coagulação, tipagem e prova cruzada. Radiografia de tórax, TC de tórax/abdome/pelve	Tratar o comprometimento da via aérea, a hipóxia e o choque. A cirurgia será realizada na instituição de destino.
Laceração de Mallory-Weiss	Lacerações longitudinais na mucosa do esôfago, causando sangramento	Vômitos intensos e prolongados, sangramento	Vômitos intensos e prolongados. Sangramento	Broncoscopia, hemograma completo, testes de coagulação, tipagem e prova cruzada	Tratar o comprometimento da via aérea e o choque, administrar oxigênio e obter acesso IV. A lavagem gástrica e, possivelmente, a cirurgia serão realizadas na instituição de destino.
Hemorragia GI alta	Sangramento proximal à junção do duodeno com o jejuno	Hematêmese (vômito de sangue vermelho-vivo ou semelhante à borra de café), abuso de álcool, uso de AINEs, doença hepática, varizes	Dor abdominal. Vômitos ou fezes de cor vermelha ou cor de café	Radiografias de tórax e abdome, angiografia. Hemograma completo, testes de coagulação, tipagem e prova cruzada, etc. Endoscopia	Administrar oxigênio. Titular para saturação > 94%. Realizar ECG de 12 derivações. Estabelecer acesso IV. Monitorar a capnografia em forma de onda contínua para verificar se há hipoperfusão. Tratar o choque. Administrar componentes do sangue.

Diagnóstico	Definição	Causas/Fatores Contribuintes	Sinais e Sintomas	Testes Diagnósticos	Tratamento
Isquemia intestinal (geralmente uma doença)	Necrose do trato GI	Fibrilação atrial, hipercoagulabilidade, doença vascular periférica grave, cirurgia recente, choque	Dor abdominal (muitas vezes desproporcional à sensibilidade), taquicardia, hipotensão, febre, inquietação	Hemograma completo, testes de coagulação, eletrólitos, tipagem e prova cruzada. Angiotomografia de abdome e pelve	Administrar oxigênio. Titular o oxigênio para 94 a 99% de saturação (idosos ou aqueles com outra patologia vascular). Realizar ECG de 12 derivações. Estabelecer acesso IV. Tratar o choque.
Endócrino					
Cetoacidose diabética	Hiperglicemia, cetose e acidose	Diabetes melito, particularmente do tipo 1; porém, pode ocorrer em pacientes com diabetes tipo 2 que estejam doentes	Náusea, vômitos, polidipsia, poliúria, dor abdominal, acidose metabólica	Glicemia, eletrólitos séricos, gasometria arterial, hemograma completo	Administrar oxigênio. Titular saturação para > 94%. Estabelecer acesso IV. Monitorar continuamente a onda de capnografia. Administrar fluidos isotônicos e insulina, conforme indicado.

AVE, acidente vascular encefálico; TC, tomografia computadorizada; ECG, eletrocardiograma; GI, gastrintestinal; IV, intravenoso; IAM infarto agudo do miocárdio; ICP, intervenção coronariana percutânea.

Dor Somática (Parietal)

A **dor somática (parietal)** é causada pela irritação das fibras nervosas do peritônio parietal ou de outros tecidos profundos, como os do sistema musculoesquelético. É mais fácil identificar a origem da dor somática do que a da dor visceral. Os achados físicos incluem dor aguda, distinta e localizada, acompanhada de hipersensibilidade à palpação, defesa muscular da área afetada e hipersensibilidade de rebote.

Em geral, a dor somática surge posteriormente no processo patológico. Como o peritônio parietal circunda os órgãos acometidos, é necessário mais tempo para que as estruturas afetadas fiquem irritadas e dolorosas. Os gânglios das raízes dorsais da medula espinal ativam a dor peritoneal, de modo que a dor em geral está localizada do mesmo lado e no mesmo dermátomo do órgão afetado. Os dermátomos representam a relação entre o nervo espinal e a parte do corpo que ele inerva (**Figura 6-3**).

Dor Referida

Quando a dor está localizada em uma área diferente do local de sua origem, é designada como **dor referida**. Em outras palavras, a dor é "encaminhada" de seu local de origem para outro local. A sobreposição das vias neurais é responsável por esse fenômeno. Por exemplo, a colecistite é acompanhada de dor referida com frequência, em que o paciente habitualmente sente dor na área escapular direita. O sinal de Kehr aparece quando a dor de uma ruptura esplênica é referida na ponta do ombro esquerdo. É também comum no infarto agudo do miocárdio, em que a dor é referida para o pescoço, a mandíbula ou o braço.

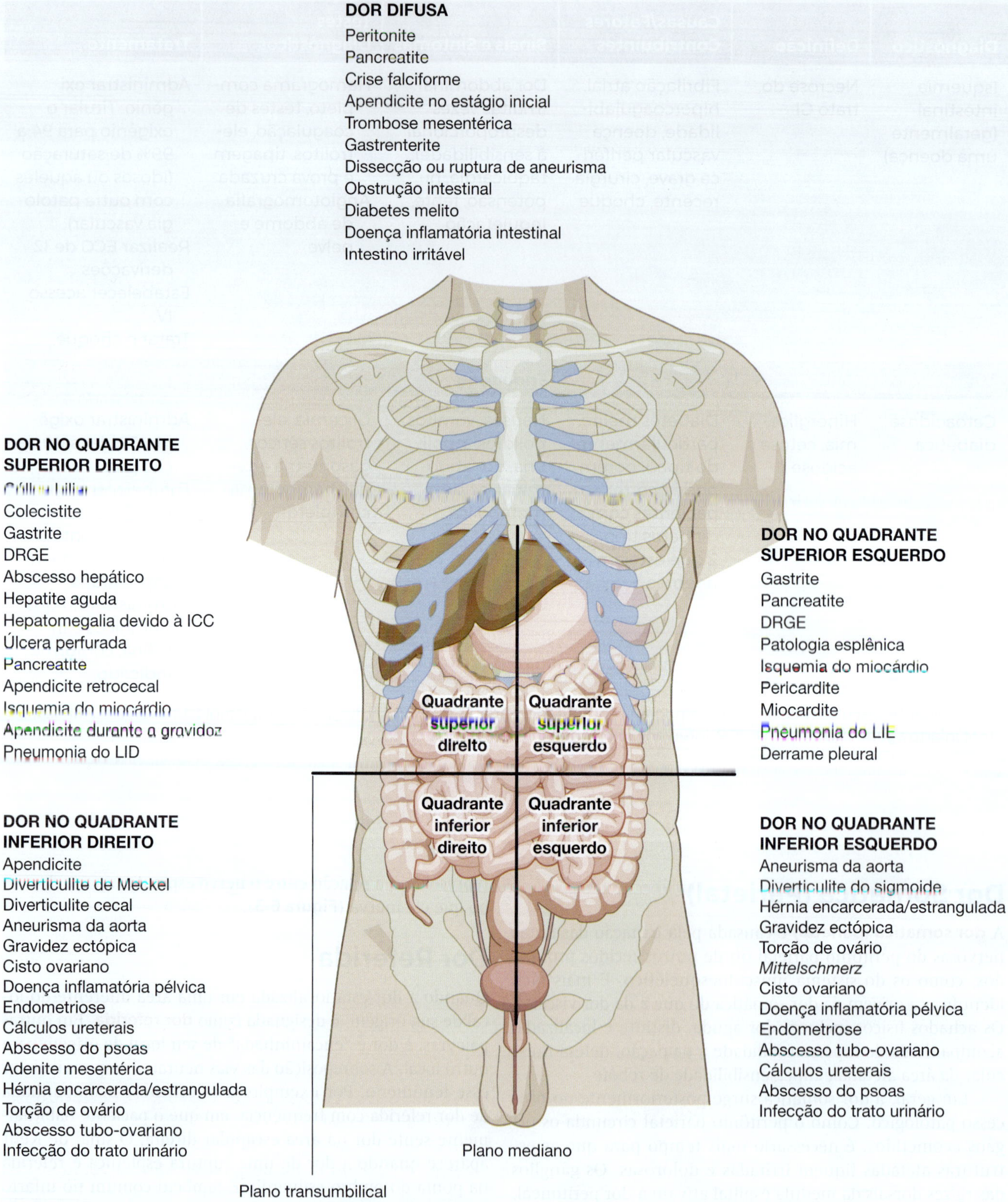

DOR DIFUSA
Peritonite
Pancreatite
Crise falciforme
Apendicite no estágio inicial
Trombose mesentérica
Gastrenterite
Dissecção ou ruptura de aneurisma
Obstrução intestinal
Diabetes melito
Doença inflamatória intestinal
Intestino irritável

DOR NO QUADRANTE SUPERIOR DIREITO
Cólica biliar
Colecistite
Gastrite
DRGE
Abscesso hepático
Hepatite aguda
Hepatomegalia devido à ICC
Úlcera perfurada
Pancreatite
Apendicite retrocecal
Isquemia do miocárdio
Apendicite durante a gravidez
Pneumonia do LID

DOR NO QUADRANTE SUPERIOR ESQUERDO
Gastrite
Pancreatite
DRGE
Patologia esplênica
Isquemia do miocárdio
Pericardite
Miocardite
Pneumonia do LIE
Derrame pleural

DOR NO QUADRANTE INFERIOR DIREITO
Apendicite
Diverticulite de Meckel
Diverticulite cecal
Aneurisma da aorta
Gravidez ectópica
Cisto ovariano
Doença inflamatória pélvica
Endometriose
Cálculos ureterais
Abscesso do psoas
Adenite mesentérica
Hérnia encarcerada/estrangulada
Torção de ovário
Abscesso tubo-ovariano
Infecção do trato urinário

DOR NO QUADRANTE INFERIOR ESQUERDO
Aneurisma da aorta
Diverticulite do sigmoide
Hérnia encarcerada/estrangulada
Gravidez ectópica
Torção de ovário
Mittelschmerz
Cisto ovariano
Doença inflamatória pélvica
Endometriose
Abscesso tubo-ovariano
Cálculos ureterais
Abscesso do psoas
Infecção do trato urinário

Quadrante superior direito
Quadrante superior esquerdo
Quadrante inferior direito
Quadrante inferior esquerdo
Plano mediano
Plano transumbilical

Figura 6-3 Diagnóstico diferencial da dor abdominal aguda. DRGE, doença do refluxo gastresofágico; ICC, insuficiência cardíaca congestiva; LID, lobo inferior direito; LIE, lobo inferior esquerdo.

De Marx JA, Hockberger RS, Walls RM, et al.: *Rosen's emergency medicine*, ed 7, St Louis, 2009, Mosby.

Via de Avaliação
AMLS ▶▶▶▶

▼ Observações Iniciais

Considerações de Segurança da Cena

A sua impressão no atendimento em campo começa quando recebe as informações relacionadas a uma queixa abdominal. Diversos pacientes com queixa GI ao mesmo tempo não é uma ocorrência comum. Quando chegar à cena, você será capaz de determinar se a sua impressão está de acordo com suas observações iniciais. Uma chamada a um prédio empresarial onde vários pacientes estão se queixando de dor abdominal, por exemplo, deve levá-lo a considerar uma situação na qual foi liberado algum agente químico ou biológico.

Siga as precauções-padrão. Sangue, vômitos e fezes são produtos perigosos associados a doenças abdominais e exigem o uso de equipamento de proteção individual para que você se proteja da exposição a fluidos corporais. Além de luvas, aventais e máscaras, os seguintes equipamentos são fundamentais para fornecer uma boa higiene ao paciente enquanto você mantém a sua segurança pessoal:

- Proteção ocular
- Toalhas e panos de limpeza
- Roupas de cama adicionais
- Absorventes higiênicos
- Saco de vômitos (preferencialmente) ou bacia
- Bacia descartável
- Sacos para agentes biológicos perigosos
- Água para irrigação

A limpeza e a manutenção adequadas dos equipamentos e dos uniformes sujos durante uma chamada são fundamentais para garantir a saúde da equipe do serviço de emergência e do paciente.

Trate imediatamente qualquer emergência potencialmente fatal aparente. A principal ameaça à vida do paciente associada ao desconforto abdominal é o choque causado por hemorragia, desidratação ou sepse, como nas seguintes circunstâncias:

- Sangramento interno devido a ruptura de aneurisma, hemorragia GI ou gravidez ectópica
- Desidratação causada por vômitos ou diarreia em decorrência de uma ampla variedade de causas
- Sepse secundária a condições como ruptura de apêndice ou perfuração intestinal, bacteriemia por cateter vesical de demora ou pielonefrite

Se não houver nenhum risco à vida, concentre a sua avaliação na identificação da apresentação/queixa principal.

Apresentação/Queixa Principal

A **Tabela 6-3** fornece um resumo dos sinais e sintomas associados a uma variedade de distúrbios abdominais críticos, emergenciais e não emergenciais. Reúna as pistas obtidas durante a sua avaliação e combine-as de modo a elaborar um diagnóstico diferencial.

Avaliação Primária

Suas principais metas consistem em manter o ABC (via aérea, respiração, circulação, de *airway, breathing, circulation*) e tratar a hipoperfusão. Após ter cuidado da via aérea, da respiração e da circulação, comece a diminuir a sua lista de possíveis diagnósticos e continue a sua avaliação. A apresentação do paciente irá determinar suas próximas ações. Se tiver os recursos para realizar uma avaliação mais detalhada enquanto estabiliza a condição do paciente, faça isso; porém não se deve realizar uma avaliação adicional antes de se obter a estabilização do ABC do paciente.

Nível de Consciência

A observação do nível de consciência (NC) do paciente pode ajudar a estimar a gravidade do problema. Os pacientes que apresentam confusão, palidez e diaforese podem estar em estado crítico. A dor faz alguns pacientes começarem a andar de um lado para outro e a demonstrar outros sinais de agitação. Muitas queixas GI estão associadas a dor e hemorragia, podendo diminuir o NC do paciente. Alguém que está falando com você está fornecendo uma informação fisiológica básica. Falar significa que a pessoa tem uma via aérea aberta. Para falar, o paciente também precisa estar respirando, precisa ter uma pressão arterial adequada para manter a atividade cerebral e um nível de glicemia suficiente.

Via Aérea e Respiração

A permeabilidade da via aérea torna-se mais pertinente em um paciente com problemas abdominais. Um paciente que está apresentando vômitos tem maior probabilidade de aspiração. Proceda a uma inspeção cuidadosa da via aérea à procura de corpos estranhos. Remova ou aspire o material que está causando obstrução. Observe qualquer odor diferente que venha da boca. Os pacientes que apresentam obstrução intestinal extremamente avançada podem ter hálito com odor de fezes. Considere o posicionamento do paciente; a cabeceira da cama deve ser elevada se o paciente não estiver hipotenso.

A respiração raramente é afetada por problemas GI. Se for encontrado algum problema respiratório, este em geral resulta de uma complicação grave. Após assegurar uma via aérea limpa, sua capacidade de oxigenar e ventilar o paciente não será dificultada.

Circulação/Perfusão

A avaliação do sistema circulatório é fundamental para entender o impacto da doença GI sobre o corpo. Como em todos os pacientes, examine a cor da pele, a temperatura e a umidade. Observe quaisquer achados que possam indicar choque. Determine a frequência do pulso do paciente, sua força, regularidade e simetria. Verifique os pulsos periféricos e faça uma comparação com os pulsos centrais.

Tabela 6-3 Distúrbios Críticos, Emergenciais e Não Emergenciais com Sinais e Sintomas Abdominais

Distúrbio	Sinais e Sintomas	Distúrbio	Sinais e Sintomas
Críticos		**Emergenciais**	
Gastrintestinais		*Gastrintestinais*	
Síndrome de Boerhaave (ruptura de esôfago)	Dor, náuseas/vômitos, sangramento	Perfuração intestinal	Dor, náuseas/vômitos, constipação
Isquemia intestinal	Dor, náuseas/vômitos, diarreia	Víscera perfurada	Dor, náuseas/vômitos, sangramento
Isquemia mesentérica	Dor, náuseas/vômitos, diarreia	Pancreatite	Dor, náuseas/vômitos
Hemorragia gastrintestinal	Dor, náuseas/vômitos, sangramento	Ruptura de apêndice	Dor, náuseas/vômitos, febre
Insuficiência hepática fulminante	Dor, náuseas/vômitos, icterícia	Doença de Crohn	Dor, náuseas/vômitos
Colangite (infecção do trato biliar)	Dor, náuseas/vômitos, icterícia	Colite ulcerativa	Dor, náuseas/vômitos, diarreia
Neurológicos		Colelitíase	Dor, frequentemente pós-prandial, náuseas/vômitos
Sangramento intracerebral	Náuseas/vômitos	Laceração de Mallory-Weiss (pequena laceração esofágica)	Dor, náuseas/vômitos, sangramento
Meningite	Náuseas/vômitos	*Neurológico*	
Cardiovasculares		Tumor do sistema nervoso central	Náuseas/vômitos
Infarto agudo do miocárdio	Dor, náuseas/vômitos	*Endócrino*	
Síndrome de Budd-Chiari (obstrução das veias hepáticas)	Dor, náuseas/vômitos, icterícia	Insuficiência suprarrenal	Dor, náuseas/vômitos, diarreia
Insuficiência cardíaca congestiva grave	Icterícia	*Reprodutivo*	
Obstrução por aneurisma de aorta	Icterícia	Hiperêmese gravídica	Náuseas/vômitos extremos
Endócrino		*Urogenital*	
Cetoacidose diabética	Dor, náuseas/vômitos	Torção testicular	Dor, náuseas/vômitos
Reprodutivos		**Não Emergenciais**	
Pré-eclâmpsia/síndrome HELLP	Icterícia, náuseas/vômitos, dor no QSD	*Gastrintestinais*	
Descolamento prematuro da placenta	Dor, sangramento vaginal	Hepatite	Dor, náuseas/vômitos, diarreia, icterícia
Placenta prévia	Sangramento vaginal	Gastrenterite	Dor, náuseas/vômitos, diarreia
Imunológico		Síndrome do intestino irritável	Dor, náuseas/vômitos, constipação, diarreia
Anafilaxia	Dor, vômitos, diarreia	Diverticulite/diverticulose	Dor, sangramento, constipação, diarreia
Emergenciais		Doença inflamatória intestinal	Dor, náuseas/vômitos, sangramento, diarreia
Gastrintestinais			
Obstrução pilórica	Dor, náuseas/vômitos		
Obstrução intestinal	Dor, náuseas/vômitos, constipação, diarreia		

QSD, quadrante superior direito.

Muitos distúrbios GI envolvem dor ou hemorragia. À medida que o volume sanguíneo do paciente começa a diminuir, o corpo efetua compensação por meio da liberação de catecolaminas (epinefrina e norepinefrina) para produzir vasoconstrição periférica, aumentar a frequência cardíaca e a força da contração do ventrículo esquerdo. A dor estimula respostas corporais semelhantes. Ambos os problemas podem fazer o paciente apresentar taquicardia, diminuição dos pulsos periféricos, sudorese e pele pálida, fria e pegajosa.

Quando você examina pacientes à procura de sangue interno visível, não é raro encontrar grandes quantidades de sangue. Registre a quantidade de sangue perdido; os pacientes frequentemente exageram o volume de sangue perdido.

▼ Primeira Impressão

No atendimento em campo, é fundamental determinar se a condição do paciente é potencialmente fatal, o que é constatado pela presença de sinais vitais anormais ou desconforto respiratório. Os pacientes que apresentam qualquer uma dessas alterações precisam ser tratados e transportados rapidamente até uma instituição apropriada.

A lista a seguir fornece uma revisão da abordagem das queixas abdominais com risco à vida após certificar-se da segurança da cena e do uso de equipamentos de proteção individual:

- Estabilize a via aérea, quando necessário, utilizando as técnicas de suporte básico à vida apropriadas. Mantenha a saturação de oxigênio do paciente > 94% pela administração de oxigênio suplementar por meio de um recurso apropriado (p. ex., cânula nasal ou máscara não reinalante) ou assistência ventilatória, conforme necessário.
- Instale um monitor cardíaco (de acordo com o seu nível de treinamento) e considere a realização de um eletrocardiograma (ECG) de 12 derivações, quando apropriado.
- Controle a hemorragia evidente.
- Obtenha acesso IV e administre fluidos cristaloides. Tenha cautela, visto que a administração agressiva de fluidos pode diluir a concentração das hemácias e impedir a formação de coágulo se houver sangramento. A pressão arterial deve ser mantida em um nível forte o suficiente para possibilitar a perfusão dos órgãos vitais. Utilize uma pressão sistólica alvo de 80 a 90 mmHg. Utilize o nível de consciência como estimativa para avaliar se a perfusão está adequada.
- Administre medicamentos de acordo com o protocolo local. A analgesia é apropriada na maioria dos casos, apesar de crenças anteriores ao contrário.
- Monitore o paciente rigorosamente e proceda a uma reavaliação frequente para determinar sua resposta.
- Esteja preparado para administrar hemoderivados se o paciente exibir evidências de sangramento descontrolado ou incapacidade de manter perfusão adequada.

Se a situação não for de risco de vida quando você encontrar o paciente, examine atentamente o local onde ele se encontra. A postura corporal ou a posição do paciente podem fornecer dicas sobre o que aconteceu. O paciente esteve acamado por vários dias? O paciente estava no trabalho quando uma súbita crise de dor fez ele se contorcer? Observe o ambiente à procura de pistas sobre a duração e o grau da doença apresentada pelo paciente.

O odor é um dos aspectos de sua primeira impressão do paciente com desconforto abdominal. Observe o odor do quarto. Com frequência, há evacuação de fezes de odor fétido nesses distúrbios. Examine também as condições de vida do paciente. Essa informação pode ajudá-lo a determinar se o problema é crônico ou agudo e pode sugerir se a emergência do paciente limita-se ao sistema GI.

Muitos pacientes com queixas GI apresentam problemas clínicos de longa duração, de modo que as informações obtidas podem ajudá-lo a formular um diagnóstico diferencial inicial.

▼ Avaliação Detalhada

Anamnese

OPQRST e SAMPLER

Uma anamnese acurada e detalhada é fundamental para qualquer paciente, porém é particularmente importante quando estamos cuidando de pacientes com queixa GI. A obtenção de informações úteis pode representar uma tarefa desafiadora, mas ter em mente as mnemônicas SAMPLER e OPQRST irá ajudar a lembrar das perguntas corretas a serem formuladas. Demonstrar paciência e ter interesse sincero em relação ao paciente irá melhorar sua comunicação com ele. A **Tabela 6-4** aponta o envolvimento dos sistemas de órgãos em pacientes com desconforto abdominal. A **Tabela 6-5** fornece uma lista de sinais clínicos associados a distúrbios abdominais específicos. À medida que você coleta o histórico do paciente, qualquer reclamação abdominal também deve levá-lo a perguntar sobre apetite, hábito intestinal, sintomas urinários, incluindo quantidade e frequência, histórico menstrual e estado de gravidez e a qualquer secreção de órgãos reprodutivos.

Avaliação Secundária

Avaliação da Dor

Na avaliação de queixas GI, o exame do paciente precisa incluir uma avaliação detalhada da dor. Com frequência, a dor abdominal é difusa e difícil de classificar, e a documentação metódica poderá ajudar a refinar o diagnóstico. A tarefa inicial consiste em identificar a origem da dor e determinar os locais de dor referida (ver Figura 6-2; **Figura 6-4**). Saber o momento do início da dor irá ajudá-lo a avaliar a evolução dela, o que poderá indicar a gravidade da doença. Esteja atento para quaisquer sinais que em geral acompanham a dor, como vômitos.

Documente a dor utilizando as próprias palavras do paciente, visto que podem ser mais reveladoras do que as

Tabela 6-4 Considerações sobre Sistemas Específicos para a Avaliação de Queixas Abdominais	
Sistema	Anamnese, Diagnóstico Diferencial e Outras Considerações da Avaliação
Neurológico	Perguntar sobre acidentes ou traumatismos recentes, particularmente se o paciente apresentar alteração do nível de consciência ou náusea e vômitos.
Respiratório	Investigar qualquer evidência de problemas respiratórios. A pneumonia pode estar associada a desconforto abdominal superior. As rupturas do esôfago podem manifestar-se com sinais e sintomas respiratórios.
Cardiovascular	A indigestão e o desconforto abdominal superior devem levar a uma avaliação do paciente para síndrome coronariana aguda.
Gastrintestinal, urogenital e reprodutivo	Investigar qualquer história de doença aguda ou crônica. Perguntar sobre quaisquer mudanças no padrão alimentar ou nos hábitos intestinais ou urinários que possam sugerir um diagnóstico. A ocorrência de corrimento vaginal, sangramento e alterações menstruais sugere processos patológicos específicos.
Musculoesquelético e pele	Observar a pele à procura de palidez, icterícia, uremia e outras alterações que possam sugerir a causa da dor abdominal. Procurar quaisquer cicatrizes, ostomias ou dispositivos externos (como drenos, sondas e bombas) que possam indicar a causa dos sintomas abdominais do paciente.
Endócrino, metabólico e fatores ambientais	Obter uma história clínica pregressa. Avaliar o nível de glicemia. Avaliar a capnografia (anormal na cetoacidose diabética). Avaliar a cena ou solicitar ao paciente, à família e a observadores que a descrevam detalhadamente se você for incapaz de observar as condições às quais o paciente estava submetido.
Doença infecciosa e hematológico	A história do paciente, um odor fétido e a presença de cateter de Foley ou de outro dreno invasivo podem indicar um processo infeccioso. Medir a temperatura do paciente para verificar se ele está com febre. Avaliar a capnografia (anormal na sepse). Avaliar o paciente à procura de lesão intestinal, que está associada a peritonite e, possivelmente, sepse. Analisar os resultados laboratoriais que podem ser úteis para estabelecer um diagnóstico hematológico, como contagem de leucócitos, hemoglobina e hematócrito, tempo de protrombina e tempo de tromboplastina parcial.
Toxicologia (nuclear, biológica e química)	Investigar problemas relacionados com algum tipo de exposição. Muitas síndromes tóxicas possuem um componente gastrintestinal. Estar familiarizado com uma variedade de síndromes tóxicas e manter alto índice de suspeita irão impedir que elas passem despercebidas e não sejam incluídas em seu diagnóstico laboratorial.

palavras utilizadas por um profissional de saúde. Faça perguntas abertas: com que a sua dor se parece? Você consegue descrevê-la? Incentive respostas sinceras, que podem variar desde "isso dói" até "parece que estou sendo retalhado em pedaços". Se a pessoa não for capaz de descrever a dor, sugira algumas descrições úteis. Pergunte se a dor é aguda, dilacerante, quente, em queimação, surda. Pergunte quais atividades ou movimentos pioram ou aliviam a dor, anotando quaisquer remédios caseiros ou medidas que foram tentadas, mesmo que não tenham sido eficazes.

O uso de uma escala de avaliação da dor permite que você possa comparar a dor do paciente com o passar do tempo. As pessoas exibem níveis amplamente diferentes de tolerância à dor, dependendo das normas culturais e dos limiares de dor do próprio indivíduo. Por conseguinte, o melhor uso de uma escala de dor não é para determinar a sua intensidade – que é, em grande parte, subjetiva –, mas para detectar qualquer melhora ou tendência a piorar. Solicite frequentemente que o paciente reavalie a dor, tendo o cuidado de documentar a resposta, e confie nas declarações dele sobre os sintomas relatados.

Tabela 6-5 Sinais Clínicos Associados a Distúrbios Abdominais Específicos

Sinal	Descrição	Diagnóstico Diferencial
Hematêmese	Presença de sangue no vômito	Hemorragia GI alta
Vômito com aspecto de borra de café	Vômito de sangue parcialmente digerido	Hemorragia GI alta
Vômito fétido	Vômito de odor fétido com odor de excremento	Obstrução intestinal
Hematoquezia	Eliminação de sangue vivo pelo reto	Hemorragia GI baixa
Melena	Fezes pretas e alcatroadas que contêm sangue digerido	Hemorragia GI alta
Sangue oculto nas fezes	Identificação laboratorial de sangue nas fezes que não é visto a olho nu	Hemorragia GI alta ou baixa
Fezes brancas	Fezes brancas semelhantes a giz	Doença do fígado ou da vesícula biliar
Hematúria	Presença de sangue na urina	Infecção vesical Doença renal Traumatismo

GI, gastrintestinal.

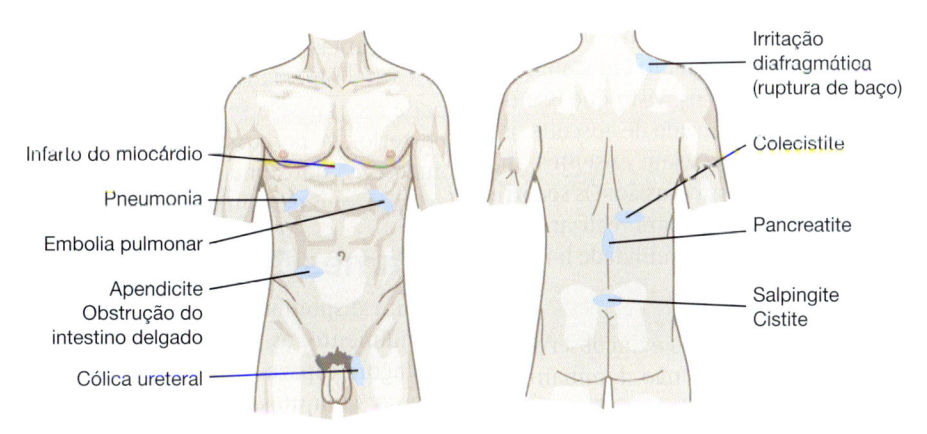

Figura 6-4 Padrões de dor referida. A dor ou o desconforto nessas áreas frequentemente fornecem pistas sobre processos mórbidos subjacentes.

Frente: Infarto do miocárdio, Pneumonia, Embolia pulmonar, Apendicite, Obstrução do intestino delgado, Cólica ureteral.

Costas: Irritação diafragmática (ruptura de baço), Colecistite, Pancreatite, Salpingite, Cistite.

Avaliação Física

A análise dos sinais vitais do paciente é de importância crítica para estabelecer um diagnóstico seguro. Por exemplo, a febre indica a possível presença de infecção; em geral, uma temperatura de 38 °C ou mais é considerada significativa. Entretanto, essa regra não se aplica a indivíduos idosos ou a pacientes com comprometimento do sistema imune. Nesses pacientes, pode haver uma infecção grave mesmo na presença de temperatura corporal normal. A temperatura abaixo de 36 °C também é um achado significativo. Pressão arterial baixa e frequência cardíaca rápida podem indicar hipovolemia. A frequência cardíaca pode acelerar à medida que a temperatura corporal sobe, exceto em pacientes que usam betabloqueadores, visto que esses fármacos reduzem a frequência cardíaca.

Uma elevação da frequência respiratória pode constituir um sinal de alerta que indica a presença de doença grave, como pneumonia, infarto agudo do miocárdio, sepse, acidose metabólica ou hipoperfusão.

Realize um exame físico completo e sistemático. O exame, porém, pode ser uma experiência difícil para o paciente. Ninguém gosta de ser palpado e espetado, e o desconforto ou a sensação desagradável são intensificados pela ansiedade frequentemente associada a uma doença ou lesão. Um paciente que já está se sentindo desconfortável pode ficar preocupado com a possibilidade de o exame ser doloroso. Preparar o paciente, explicando-lhe o procedimento inicialmente, pode diminuir as incertezas e melhorar a cooperação.

O exame físico inclui inspeção, ausculta, percussão e palpação.

Inspeção

O exame do abdome sempre deve começar pela inspeção, visto que qualquer palpação pode alterar a aparência geral do abdome e provocar dor, e qualquer palpação posterior poderá ser dificultada pela ocorrência de defesa muscular. Examine se há distensão, pulsação, equimoses, assimetria, gravidez, cicatrizes, massas ou qualquer aspecto incomum.

Ausculta

A ausculta é a segunda etapa do exame físico geral. Ela deve ser realizada antes da palpação, já que palpar o abdome antes de auscultá-lo pode alterar os achados, aumentando artificialmente os ruídos intestinais. Se o tempo e as circunstâncias permitirem, ausculte cada quadrante do abdome durante cerca de 30 segundos. Os ruídos normais do intestino assemelham-se à água gorgolejando. Sem experiência, é difícil dizer se esses sons são normais ou anormais. Ruídos intestinais hiperativos podem indicar a presença de gastrenterite ou obstrução na parte inicial do intestino. Os sons intestinais hipoativos ou ausentes em um quadrante podem indicar íleo. Entretanto, pode ser impossível ouvir os sons abdominais em um ambiente ruidoso, como a parte traseira de uma ambulância. Para efetuar uma avaliação minuciosa dos sons intestinais, é necessário um período de ausculta prolongado de até 5 minutos em cada quadrante. Entretanto, utiliza-se frequentemente um tempo reduzido no atendimento em campo, ou os sons simplesmente não são auscultados, visto que isso não é prático. Se for utilizado um tempo reduzido de ausculta, isso não significa que os sons intestinais estejam ausentes, mas apenas que eles não foram ouvidos nessa ocasião. Os socorristas não devem estender o tempo na cena para realizar a ausculta, pois esse componente do exame tem utilidade limitada.

Percussão

Essa etapa é mais bem realizada com prática e um observador/supervisor habilidoso. Coloque sua mão não dominante no abdome e bata com os dedos da mão dominante (**Figura 6-5**). A percussão do abdome indica se determinadas áreas contêm mais gás ou líquido. As bordas dos órgãos e a presença de massas também podem ser determinadas com o uso da percussão. Antes de realizar qualquer palpação ou percussão do abdome, certifique-se de que o paciente está compreendendo o que você está fazendo. O procedimento será mais facilmente tolerado e produzirá menos ansiedade se você começar pelo lado não afetado e, em seguida, passar para as áreas de desconforto. Faz-se a percussão do abdome delicadamente em todos os quadrantes para avaliar a distribuição de timpanismo (som oco) e macicez. O timpanismo geralmente predomina devido ao ar no trato GI. Dor e sensibilidade presentes com a percussão devem ser observadas. À semelhança da ausculta, a percussão requer prática.

Palpação

É importante que o paciente esteja relaxado durante a palpação, visto que a rigidez e a defesa muscular do abdome provocadas pela ansiedade podem tornar os achados menos

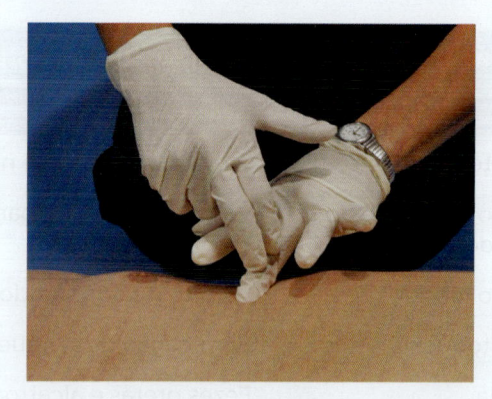

Figura 6-5 Percussão abdominal.

confiáveis. Incentive o paciente a relaxar. Durante a palpação de cada quadrante, observe a reação no rosto do paciente e pergunte como ele se sente. No melhor dos casos, o paciente estará distraído, e você poderá observar os sinais de desconforto. Caretas ou lágrimas podem revelar mais do que queixas verbais. Procure obter diferenças na dor antes, durante e depois da palpação. A dor que aparece quando a pressão é retirada, conhecida como "hipersensibilidade de rebote", é um sinal clássico de irritação peritoneal, porém ocorre em até 25% dos pacientes com queixas abdominais inespecíficas. Em algumas áreas, os médicos podem ser desencorajados a provocar hipersensibilidade de rebote, visto que o paciente pode recusar-se a ser submetido a uma avaliação abdominal posterior. A percussão do calcanhar ou a tosse podem produzir uma dor semelhante. Todas essas atividades abalam ou estimulam o peritônio irritado e podem ajudar a isolar a dor.

Exames Diagnósticos

Com a disponibilidade de exames laboratoriais no local de atendimento, os profissionais de atendimento pré-hospitalar são agora capazes de obter achados laboratoriais na cena em apenas 3 minutos. Se houver comprometimento da função do sistema GI, a capacidade de eliminar resíduos também estará afetada. Os níveis de sódio e de potássio, em particular, podem ser afetados rapidamente e precisam ser monitorados. Os socorristas podem testar esses níveis na própria ambulância com analisadores de sangue portáteis. O achado de desequilíbrios químicos fornece aos socorristas as informações necessárias para instituir cuidados preventivos. Os parâmetros laboratoriais frequentemente medidos em pacientes com queixas abdominais estão resumidos na **Tabela 6-6**. A **Tabela 6-7** fornece um resumo dos exames radiológicos realizados para o diagnóstico de distúrbios abdominais.

No hospital, testes laboratoriais específicos realizados incluem hemograma completo, perfil metabólico abrangente, tipagem sanguínea e prova cruzada. Os exames de imagem consistem em tomografia computadorizada (TC) e, possivelmente, endoscopia. Todavia, para o paciente em estado crítico, a prioridade é a reanimação.

A ultrassonografia à beira do leito (POCUS) é uma ferramenta que é comumente utilizada em ambiente pré-hospitalar.

Tabela 6-6 Exames Laboratoriais para o Diagnóstico de Queixas Abdominais

Componente ou Parâmetro	Valores Normais	Interpretação	Indicações
Glicose	70-110 mg/dL	Valores acima do nível normal indicam CAD, uso de esteroides, estresse. Valores abaixo do nível normal indicam diminuição das reservas, aumento da insulina.	
Hemoglobina/hematócrito	Hb em homens: 14-18 g/dL (8,7-11,2 mmol/L) Hb em mulheres: 12-16 g/dL (7,4-9,9 mmol/L) Ht em homens: 42-52% (0,42-0,52) Ht em mulheres: 37-47% (0,37-0,47)	Abaixo do nível normal indica perda de sangue, degradação das hemácias (anemia falciforme) ou diminuição da produção (anemia de doença crônica). Valores acima do nível normal indicam perda de plasma, desidratação.	Todos os tipos de choque
Hemoglobina gástrica/nas fezes	Negativo	Valor positivo indica hemorragia GI	Suspeita de hemorragia GI
Ácido láctico	Venoso: 5-20 mg/dL (0,6-2,2 mmol/L)	Valor acima do nível normal indica hipoperfusão tecidual e acidose.	Todos os tipos de choque
Hemograma completo	Contagem total de leucócitos 5.000-10.000/mm^3 (5-10 × 10^9/L)	Contagem de leucócitos acima dos valores normais indica sepse. Níveis reduzidos podem ser vistos em doenças autoimunes, desnutrição, certas infecções.	Mais importante no choque séptico
Gasometria arterial	pH 7,35-7,45	Valores acima do pH normal indicam alcalose. Valores abaixo do pH normal indicam acidose, comprometimento da perfusão.	Todos os tipos de choque
	Paco$_2$ 35-45 mmHg Pao$_2$ 80-100 mmHg	Valores abaixo do nível normal de O$_2$ indicam hipóxia.	
	HCO$_3$ 21-28 mEq/L	Valores abaixo do nível normal de HCO$_3$ indicam acidose metabólica.	
Eletrólitos séricos	Na 136-145 mEq/L (136-145 mmol/L) K 3,5-5 mEq/L (3,5-5 mmol/L)	Valores abaixo do nível normal de Na podem ocorrer na diurese osmótica. Valores abaixo do nível normal de Na podem ocorrer na desidratação. Valores abaixo do nível normal de K são comuns na presença de vômitos, diarreia, uso de diuréticos. Valores acima do nível normal de K são comuns na acidose, CAD. Valores acima ou abaixo do nível normal de K podem estar associados a um ECG anormal.	Todos os tipos de choque
Função renal	Nitrogênio ureico sanguíneo 10-20 mg/dL (3,6-7,1 mmol/L Creatinina (44-97 μmol/L) M: 0,5-1,1 mg/dL H: 0,6-1,2 mg/dL	Valores de ureia acima do normal indicam desidratação grave, choque, sepse, hemorragia GI alta. Valores da creatinina sérica acima do normal indicam comprometimento da função renal.	Todos os tipos de choque

(*continua*)

Tabela 6-6 Exames Laboratoriais para o Diagnóstico de Queixas Abdominais (*continuação*)			
Componente ou Parâmetro	**Valores Normais**	**Interpretação**	**Indicações**
Lipase	Adultos com menos de 60 anos: 10-140 U/L Adultos com mais de 60 anos: 18-180 U/L	Níveis elevados podem ser causados por doenças do pâncreas e da vesícula biliar, doença renal crônica, problemas intestinais, doença ulcerosa péptica, doença hepática, abuso de álcool ou de substâncias.	
Hemoculturas/ uroculturas	Negativas	Resultado positivo indica infecção.	Choque séptico
Bilirrubina	Total: 0,3 mg/dL (5,1-17 µmol/L) Indireta: 0,2-0,8 mg/dL (3,4-12 µmol/L) Direta: 0,1-0,3 mg/dL (1,7-5,1 µmol/L)	Valores acima do nível normal indicam disfunção hepática e icterícia, cálculos biliares, metástases hepáticas, transfusão de grande volume, hepatite, sepse, cirrose, anemia falciforme. Também podem ser causados por determinados fármacos, como alopurinol, esteroides anabolizantes, dextrana, diuréticos e muitos outros.	Choque séptico
Fosfatase alcalina	50-120 unidades/L	Valores acima do nível normal podem indicar cirrose, obstrução biliar, tumor hepático, hiperparatireoidismo. Valores abaixo do nível normal podem indicar hipotireoidismo, desnutrição, anemia perniciosa, doença celíaca, hipofosfatemia.	–
Amilase	25-80 unidades/L	Valores acima do nível normal podem indicar pancreatite, úlcera péptica penetrante ou perfurada, necrose ou perfuração intestinal, colecistite aguda, gravidez ectópica, CAD, obstrução duodenal. Normalmente não medido devido a falsas elevações causadas pela amilase salivar; foi substituído por lipase.	–
Amônia	15-45 µg/dL (11-32 µmol/L)	Valores acima do nível normal indicam doença hepatocelular, síndrome de Reye, hipertensão portal, hemorragia ou obstrução GI com doença hepática leve, encefalopatia hepática ou coma, distúrbio metabólico genético; com insuficiência hepática, pode ocorrer alteração do estado mental, que frequentemente é diagnosticada de modo incorreto como hipoglicemia ou evento cerebral agudo.	Estado mental alterado

CAD, cetoacidose diabética; GI, gastrintestinal; Hb, hemoglobina; HCO_3, bicarbonato; Ht, hematócrito; K, potássio; Na, sódio; $PaCO_2$, pressão arterial parcial de dióxido de carbono; PaO_2, pressão arterial parcial de oxigênio.

Tabela 6-7 Exames de Imagem para o Diagnóstico de Distúrbios Abdominais			
Exame	**Descrição**	**Indicações**	**Vantagens e Desvantagens**
Radiografia	A radiografia de abdome em posição ortostática revela níveis hidroaéreos e ar livre. A radiografia de abdome em decúbito dorsal detecta a presença de líquido ou sangue no peritônio ou de gás no intestino.	Primeiro exame normalmente realizado. Pode revelar a presença de ar livre, obstrução do intestino delgado, isquemia intestinal e corpos estranhos.	Baixo custo Fácil de realizar Causa desconforto mínimo

Exame	Descrição	Indicações	Vantagens e Desvantagens
Tomografia computadorizada (TC)	Imagens de órgãos sólidos para a detecção de cicatrizes, tumores, cânceres com metástases.	Primeiro exame realizado para suspeita de diverticulite, pancreatite, cálculo renal, apendicite, aneurisma de aorta, traumatismo fechado e cisto pancreático.	Diferentemente da radiografia, pode-se obter uma boa imagem qualquer que seja o nível de ar ou de gás no intestino. Exame rápido Causa desconforto mínimo Em alguns hospitais, não está disponível 24 horas por dia.
Angiografia por tomografia computadorizada (ATC)	Imagens das estruturas vasculares	Primeiro teste realizado para aneurisma de aorta abdominal, dissecção aórtica, isquemia mesentérica.	Exame rápido
Ultrassonografia	Reflete e refrata as ondas sonoras à medida que alcançam o líquido, o ar e os tecidos sólidos no corpo, possibilitando a obtenção de imagens de órgãos, tecidos e cavidades corporais.	Primeiro exame realizado para dor no quadrante superior direito. Pode detectar a presença de colelitíase, colecistite, massas pancreáticas e dilatação dos ductos biliares. Utilizada em casos de traumatismo, quando há suspeita de lesão abdominal.	Exame não invasivo e de baixo custo Pode ser realizado à cabeceira do paciente A leitura acurada depende da habilidade do operador. Em alguns hospitais, não está disponível 24 horas por dia.

As duas barreiras para a implementação generalizada dessa tecnologia são o custo do equipamento e a disponibilidade de treinamento. O exame pode ser usado para avaliar as causas da dor abdominal, como aneurisma da aorta abdominal e ruptura da gravidez ectópica. A regra principal no pré-hospitalar deve ser auxiliar na reanimação. A ultrassonografia portátil teve maior adoção no transporte de cuidados intensivos.

▼ Refinar o Diagnóstico Diferencial

Os componentes das avaliações primária e secundária irão ajudar a refinar o diagnóstico diferencial e a determinar a gravidade da condição do paciente. Trate quaisquer eventos que possam ameaçar a vida à medida que forem aparecendo durante o processo de avaliação. Lembre-se de que as doenças ou condições são, em sua maioria, causadas por mais de um fator. As condições específicas descritas adiante e na Tabela 6-8 fornecem uma abordagem para ajudar a determinar o diagnóstico diferencial e a reconhecer achados fundamentais.

▼ Avaliação Contínua

Monitore o paciente à procura de quaisquer alterações na sua condição. O monitoramento de rotina deve incluir frequência cardíaca, ECG, pressão arterial, frequência respiratória e oximetria de pulso. Se o paciente apresentar hemorragia GI, é necessário continuar a avaliação à procura de sinais de choque. Documente a resposta do paciente ao tratamento.

A escolha do método adequado de transporte para um paciente com queixa GI pode ser complicada. Em primeiro lugar, você precisa decidir se o paciente está em estado crítico e determinar quais tipos de transporte podem ser tolerados por ele. As mudanças de altitude durante o voo podem causar dor intensa, a não ser que a pressão seja aliviada. O sistema GI contém grande quantidade de ar. Em circunstâncias normais, a pressão do sistema GI é igual à pressão do meio externo. Normalmente, um paciente clínico pode ser transportado com segurança por meio de aeronaves médicas de asa fixa e rotativa. Lembre-se, na altitude os gases se expandem e podem causar desconforto ou complicações para problemas relacionados ao trato GI. A maioria das aeronaves e helicópteros pressurizados pode transportar com segurança esses pacientes.

Em um paciente que foi submetido à cirurgia abdominal recentemente e está sendo transportado por ar em grande altitude, utilize uma sonda gástrica para aliviar a pressão. Esvazie qualquer bolsa de ostomia e proceda a um rigoroso monitoramento do paciente, de modo que a nova bolsa não sofra ruptura devido ao acúmulo excessivo de gás. Ver Capítulo 1 para uma discussão detalhada sobre o transporte e as condições de segurança no transporte aéreo.

Tabela 6-8 Diagnóstico Diferencial dos Distúrbios Abdominais com Apresentação Emergencial

Distúrbio	Causas	História	Achados	Tratamento Pré-hospitalar	Exames/ Tratamento Hospitalares
Isquemia mesentérica	Infarto agudo do miocárdio, cardiopatia valvar, arritmia, doença vascular periférica, hipercoagulabilidade, uso de contraceptivos orais, dissecção da aorta, traumatismo, tabagismo, diabetes, hipercolesterolemia	Início agudo de dor intensa na parte média do abdome, náusea, vômitos e diarreia	Dor intensa na porção média do abdome, náusea, vômitos, diarreia Dor desproporcional à hipersensibilidade	Administrar oxigênio Colocar o paciente na posição de conforto Estabelecer acesso IV Sem administração/ingestão oral Administrar analgesia conforme necessário	ATC Avaliação cirúrgica
Obstrução intestinal	Pode ser causada por fezes, corpo estranho, intussuscepção, aderências, pólipos, volvo, tumores, colite ulcerativa ou diverticulite	Início abrupto: suspeita de obstrução do intestino delgado Início no decorrer de 1-2 dias: suspeita de obstrução distal História de obstrução intestinal, cirurgia de abdome, câncer, radioterapia, quimioterapia, hérnia ou doença abdominal	Dor abdominal em cólica, constipação intestinal, diarreia, incapacidade de eliminar flatos, distensão do abdome Sons intestinais ausentes ou agudos	Colocar o paciente na posição de conforto Estabelecer acesso IV Sem administração/ingestão oral Administrar analgesia conforme necessário	Exames laboratoriais Radiografia e TC para determinar a localização e a extensão da obstrução
Víscera perfurada	Doença ulcerosa péptica, divertículos, traumatismo, uso de AINEs, idade avançada, uso de álcool	Início agudo de dor epigástrica Vômitos	Dor epigástrica, vômitos, febre, choque, sepse Elevação da contagem de leucócitos e da amilase	Colocar o paciente na posição de conforto Estabelecer acesso IV Sem administração/ingestão oral Administrar analgesia conforme necessário	Exames laboratoriais Radiografia e TC para determinar a localização e a extensão da perfuração
Pancreatite aguda	Álcool, colelitíase, traumatismo, infecção, inflamação, hipertrigliceridemia	Consumo de álcool, uso de determinados fármacos e substâncias de abuso, traumatismo recente, colelitíase	Dor mesoepigástrica, febre baixa, náusea, vômito, irradiação para o dorso	Colocar o paciente na posição de conforto Estabelecer acesso IV Sem administração/ingestão oral Administrar analgesia conforme necessário	Níveis de lipase TC de abdome/pelve
Ruptura de apêndice	Obstrução, infecção	Inicialmente, o paciente sente dor difusa, especificamente na área umbilical Posteriormente, a dor se estabelece no quadrante inferior direito ou na parte inferior das costas	Náusea, vômitos, febre, sinal de Rovsing positivo	Colocar o paciente na posição de conforto Estabelecer acesso IV Sem administração/ingestão oral Administrar analgesia conforme necessário	Exames laboratoriais, TC/ultrassonografia, antibióticos e avaliação cirúrgica

TC, tomografia computadorizada; ATC, angiografia por tomografia computadorizada; IV, intravenoso.

Causas Gastrintestinais de Distúrbios Abdominais

Hemorragia Gastrintestinal Alta ou Esofágica

Fisiopatologia

O sangramento do trato GI é um sintoma de uma doença, e não a própria doença. A hemorragia GI alta aguda afeta 50 a 150 indivíduos em cada 100 mil habitantes, resultando em 250 mil internações por ano. Os homens e os indivíduos idosos correm risco muito mais alto. A hemorragia GI baixa é menos comum de modo global, porém apresenta incidência mais alta entre mulheres. Há diversas causas possíveis de hemorragia GI alta. Os fatores que aumentam o risco de mortalidade incluem instabilidade hemodinâmica, hematêmese ou hematoquezia repetidas, incapacidade de remover o sangue apesar da lavagem gástrica, idade acima dos 60 anos e presença de doença em outro sistema, como doença cardiovascular ou pulmonar.

Sinais e Sintomas

Cada uma das diversas condições que podem provocar sangramento GI tem seu próprio padrão de progressão da doença. Por exemplo, a doença diverticular esofágica tem início bastante gradual, e a síndrome de Mallory-Weiss (uma pequena laceração parcial do esôfago) apresenta início súbito. Muitos pacientes relatam a ocorrência de sangramento, porém outros exibem sinais e sintomas iniciais mais ambíguos, como taquicardia, síncope, hipotensão, angina, fraqueza, confusão ou parada cardíaca. Uma boa anamnese pode constituir a única maneira de estabelecer a causa dessas queixas (ver Tabela 6-3).

Diagnóstico Diferencial

Para refinar o diagnóstico, além da obtenção da história clínica pregressa do paciente e de achado de outros eventos possíveis de dor abdominal, identifique os medicamentos que o paciente está tomando. É preciso verificar se o sangramento provém de uma condição aguda ou crônica. O sangramento e a dor começaram de maneira súbita ou tiveram início tardio? A hemorragia GI de início agudo caracteriza-se por sangramento súbito massivo e sinais de choque hipovolêmico. A hemorragia crônica é mais comum em pacientes idosos e naqueles com distúrbios crônicos, como insuficiência renal. A fadiga e a fraqueza esgotam gradualmente o paciente, e há sangue nas fezes. Se o sangramento durar muito tempo, podem surgir sinais evidentes de anemia. Existem várias perguntas específicas para as queixas de hemorragia GI, incluindo: como foi o início do sangramento? Foi gradual ou súbito? Há algo que melhore ou agrave o sangramento? Houve algo que provocou aumento – por exemplo, vômitos? Qual é o aspecto do sangramento? Qual é a cor? Qual é a quantidade do sangramento? De onde vem o sangramento? Faça perguntas ao paciente sobre a ocorrência de sangramentos GI alto e baixo. Por exemplo, você pode perguntar: o sangramento está piorando ou melhorando? Há quanto tempo você está apresentando esses sintomas? São contínuos ou intermitentes?". Mesmo que o paciente não se queixe de dor, a mnemônica OPQRST é útil.

Tratamento

O tratamento da hemorragia GI consiste em várias diretrizes de manejo gerais. A reanimação com fluidos é comum. Na maioria dos pacientes, mesmo aqueles com sinais vitais estáveis, é prudente estabelecer um acesso IV e reanimar o paciente com fluidos. Hemoderivados e/ou soluções cristaloides balanceadas podem ser apropriados.

Doença Ulcerosa Péptica

Fisiopatologia

A doença ulcerosa péptica afeta cerca de 5 milhões de pessoas nos Estados Unidos e constitui a causa mais comum de hemorragia GI, representando cerca de 60% dos casos. Foi constatado que *Helicobacter pylori* foi a causa de 60 a 70% dos casos de úlcera péptica no decorrer da última década, de modo que a úlcera péptica não é mais considerada uma doença crônica.

As úlceras duodenais, gástricas e de estoma constituem tipos de doença ulcerosa péptica. Como a mucosa gástrica secreta ácido clorídrico e pepsinogênio, o estômago é um ambiente ácido. Essa acidez é necessária para a digestão

---

HEMORRAGIA GI E ÁCIDO TRANEXÂMICO

Muitos distúrbios hemorrágicos GI podem se beneficiar dos métodos modernos de reanimação. Choque hemorrágico é choque hemorrágico. A dependência de cristaloides e vasopressores no passado para fontes de sangramento GI provavelmente não é o melhor método. Embora não seja aprovado especificamente para hemorragia GI, o ácido tranexâmico (TXA) tem sido usado com eficácia para combater o sangramento em pacientes com choque hemorrágico. Estudos iniciais demonstraram benefícios em relação à mortalidade com TXA e hemorragia GI. Ensaios controlados randomizados em andamento ajudarão a elucidar o manejo apropriado em um futuro próximo. Além disso, o uso de sangue total no campo pré-hospitalar está ganhando popularidade, embora os desafios de logística atualmente impeçam seu uso generalizado. Condições com hemorragia GI moderada a grave podem se beneficiar de sangue total, concentrado de hemácias, plasma, entre outros. De fato, instituições que atualmente usam sangue total relataram mais utilização em causas médicas de choque hemorrágico do que em pacientes com trauma.

adequada das proteínas. A secreção de bicarbonato de sódio no duodeno mantém um equilíbrio delicado. Ocorre formação de úlceras pépticas quando esse equilíbrio é perturbado, deixando o ambiente ácido predominar. Alguns dos fatores que podem irritar ou contribuir para a formação de úlceras incluem anti-inflamatórios não esteroides (AINEs), tabagismo, ingestão excessiva de álcool e estresse.

Sinais e Sintomas

O sangramento na doença ulcerosa péptica pode ser intenso. O paciente pode exibir sinais de choque, palidez, hipotensão e taquicardia, que devem ser rapidamente documentados e tratados. Os pacientes irão apresentar uma sequência clássica de dor no estômago, que desaparece ou diminui imediatamente após a ingestão de alimento e, em seguida, reaparece dentro de 2 a 3 horas. A dor é descrita como dor em queimação. É comum a ocorrência de náusea, vômitos, eructação e pirose. Se a erosão for grave, pode ocorrer sangramento gástrico, resultando em hematêmese e melena. Em casos raros, há perfuração da úlcera (a úlcera digere o revestimento do estômago ou do intestino), causando dor intensa e abdome rígido, semelhante a uma tábua. O edema do tecido ulcerado pode causar obstrução aguda.

Diagnóstico Diferencial

A história clínica pregressa do paciente é importante para estreitar os diagnósticos possíveis. Pergunte sobre úlceras prévias, se a dor da úlcera ocorre antes ou depois da ingestão de alimentos, se o paciente ingere álcool regularmente e sobre episódios prévios de sangramento. As respostas do paciente irão ajudar a avaliar acuradamente o grau e a perda de sangue e a preparar o tratamento de qualquer hipotensão que esteja presente.

Tratamento

Uma vez estabilizada a condição do paciente, administre inibidores da bomba de prótons (IBPs) se o paciente ainda não estiver tomando esses fármacos. Há controvérsias sobre se os IBPs são ou não eficazes como tratamento de emergência e terapias de estabilização. Para uso de longo prazo e pós-reanimação, não há dúvidas quanto ao seu benefício. Os IBPs diminuem o sangramento ao reduzir a quantidade de ácido no estômago. Esses medicamentos podem ser administrados na forma de *bolus* IV, seguido de gotejamento IV. Para um tratamento mais crônico, além dos IBPs, o paciente deve evitar o uso de AINEs, visto que a inibição das prostaglandinas pode causar úlceras gástricas e duodenais ao dificultar o fluxo sanguíneo para a submucosa, minimizando a secreção de muco, bicarbonato e ácido gástrico. Os pacientes também devem evitar ácido acetilsalicílico, cafeína e consumo de álcool. Foi constatado que o tratamento da infecção documentada por *H. pylori* com antibióticos promove a cicatrização e diminui a probabilidade de recidiva, enquanto o tabagismo exacerba a doença e retarda o tempo de cicatrização. Para tratar a infecção por *H. pylori*, pode ser necessária uma combinação de antibióticos. Os fármacos antiulcerosos são utilizados para suprimir a secreção de ácido e formar uma barreira sobre a úlcera. Esses medicamentos estão resumidos na Tabela 6-9.

Tabela 6-9 Fármacos Antiulcerosos

Agentes Antissecretores	Fármacos Específicos	Mecanismo de Ação
Antagonistas dos receptores H_2	Cimetidina Famotidina Nizatidina Ranitidina	Suprimem a secreção ácida ao bloquear os receptores H_2 nas células parietais
Inibidores da bomba de prótons	Esomeprazol Lansoprazol Omeprazol Pantoprazol Rabeprazol	Suprimem a secreção ácida ao inibir a H,K-ATPase
Antagonistas muscarínicos	Pirenzepina	Suprimem a secreção ácida ao bloquear os receptores colinérgicos muscarínicos
Protetores da mucosa	Sucralfato	Formam uma barreira sobre a úlcera

H,K-ATPase, hidrogênio, potássio, adenosina trifosfatase; H_2, histamina 2.

Gastrite e Esofagite Erosivas

Fisiopatologia

A gastrite e a esofagite erosivas, como o próprio nome sugere, resultam da erosão e da inflamação da mucosa gástrica e esofágica. A condição pode ter início agudo ou crônico, e há várias possíveis causas. As causas inespecíficas incluem consumo de álcool, AINEs, agentes corrosivos e exposição à radiação. Em geral, a gastrite e a esofagite erosivas causam menos sangramento do que a doença ulcerosa péptica, e a condição é autolimitada.

Sinais e Sintomas

Os principais sinais e sintomas consistem em indigestão, pirose, dispepsia e eructação. Alguns pacientes também apresentam náuseas e vômitos. A gravidade dos sintomas não indica a gravidade das lesões de modo acurado.

Diagnóstico Diferencial

O estabelecimento de um diagnóstico em campo é normalmente difícil, devido aos inúmeros sinais e sintomas.

Tratamento

Pouco pode ser feito para essa condição no contexto pré-hospitalar. Mantenha a via aérea, a respiração e a circulação e forneça medidas de conforto, como posicionamento adequado, analgésicos e **antieméticos**. Se o paciente não tiver sangramento ativo, a administração de uma mistura de lidocaína viscosa e um antiácido pode proporcionar algum alívio. Para cuidados em longo prazo, como na doença ulcerosa péptica, o paciente pode ser tratado com IBPs e deve ser aconselhado a evitar o uso de ácido acetilsalicílico, AINEs, cafeína e álcool.

Varizes Gástricas e Esofágicas

Fisiopatologia

As varizes esofágicas e gástricas são veias que se tornaram dilatadas em consequência de pressão crescente que provoca dano às veias e enfraquece suas estruturas. As varizes surgem quando o fluxo sanguíneo pelo fígado encontra resistência (hipertensão portal). Isso leva ao fluxo retrógrado de sangue nas veias da parede do esôfago, causando dilatação dos vasos. A hipertensão portal, que mais frequentemente está associada ao consumo excessivo e crônico de álcool, constitui a causa mais comum de aumento da pressão. Em geral, as varizes são assintomáticas até sofrerem ruptura e sangramento, causando perda massiva de sangue. Os pacientes com varizes que já apresentaram sangramento têm probabilidade de 70% de sangrar novamente. Quando ocorre sangramento pela segunda vez, 30% dos casos resultam em morte.

Sinais e Sintomas

O paciente com varizes esofágicas e gástricas exibe sinais de doença hepática, incluindo fadiga, perda de peso, icterícia, anorexia, abdome edemaciado, prurido, dor abdominal, náusea e vômitos. O processo patológico é gradual, levando meses a anos para alcançar um estado de desconforto extremo.

Diagnóstico Diferencial

O diagnóstico diferencial pode incluir doença ulcerosa péptica, a não ser que as varizes sofram ruptura e o paciente relate um início súbito de desconforto na garganta, que é mais definitivo. Também podem ocorrer disfagia grave, vômito de sangue vermelho-vivo, hipotensão e sinais de choque.

Tratamento

No ambiente pré-hospitalar, trate o paciente de acordo com as diretrizes gerais, como qualquer distúrbio hemorrágico GI. A avaliação acurada do grau de perda de sangue é de importância crítica. Esteja preparado para o paciente com instabilidade hemodinâmica, que necessita de reanimação de volume e aspiração agressiva da via aérea. Se o NC do paciente começar a diminuir, considere a proteção da via aérea para evitar a aspiração.

Se a hemorragia estiver descontrolada, pode-se realizar um tamponamento com balão no hospital, utilizando uma sonda de Sengstaken-Blakemore para aplicar pressão diretamente sobre as varizes hemorrágicas. Trata-se de uma solução temporária, que exige monitoramento frequente. A pressão dentro dos dois balões precisa ser mantida em níveis adequados, de modo a aplicar a quantidade adequada de pressão sobre as varizes. Uma pressão de 0,5 a 1,4 kg é aplicada à sonda conectando-a a um capacete colocado na cabeça do paciente. Uma aspiração intermitente e baixa é conectada aos acessos gástrico e esofágico (**Figura 6-6**). O paciente precisa ser intubado antes da realização desse procedimento. Se houver necessidade de transportar o paciente para outra instituição, são necessárias precauções especiais para protegê-lo de mudanças da pressão barométrica em altitudes mais altas ou durante o voo. Normalmente, os balões são esvaziados dentro de 24 horas para diminuir o risco de necrose; todavia, em certas ocasiões, são mantidos no local por até 72 horas. Essa técnica raramente é utilizada.

Pode-se realizar uma endoscopia para injetar um agente esclerosante (uma solução irritante forte) para promover a formação de coágulos, procedimento conhecido como "escleroterapia". Pode-se administrar octreotida, porém a sua eficácia no tratamento do sangramento de varizes é limitada.

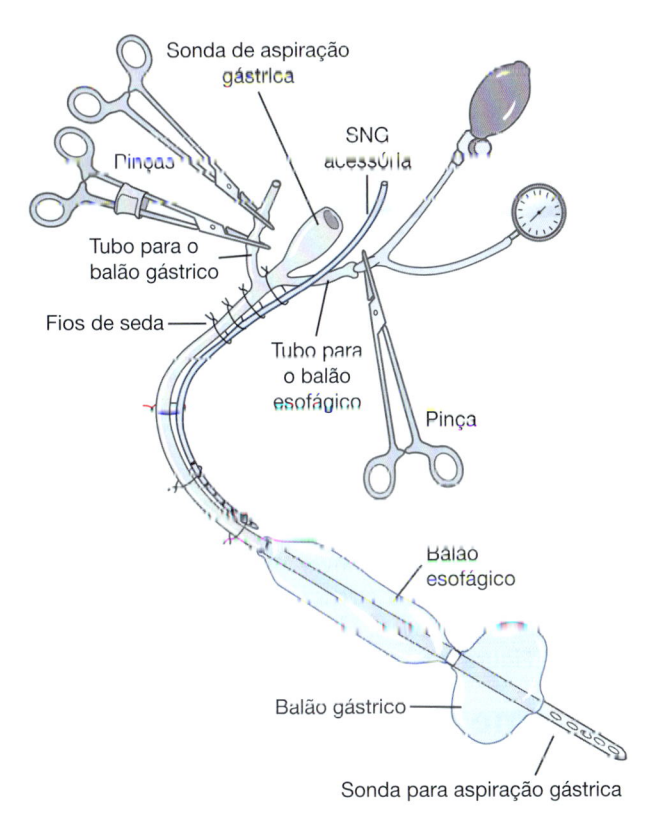

Figura 6-6 Sonda de Sengstaken-Blakemore modificada. Observe a sonda nasogástrica (SNG) acessória para a aspiração de secreções acima do balão esofágico, e duas pinças (uma delas presa com esparadrapo) para impedir a descompressão inadvertida do balão gástrico.

Este artigo foi publicado em *Sabiston textbook of surgery: the biological basis of modern surgical practice*, ed 18, Townsend CM, Beauchamp RD, Evers BM, et al, Copyright Saunders 2007.

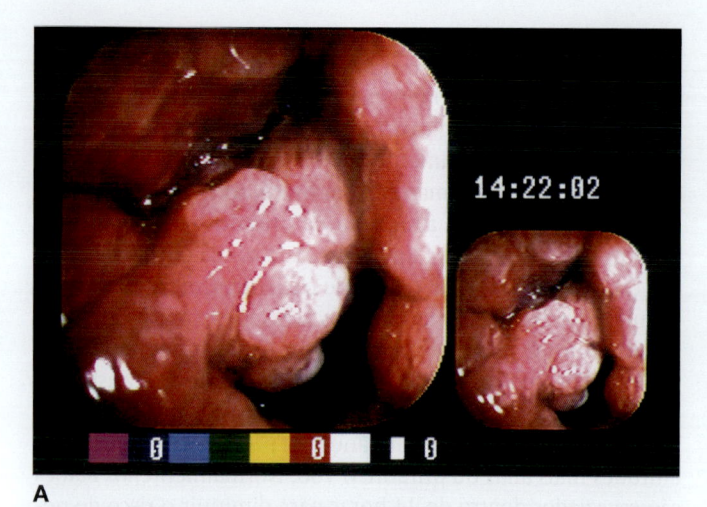

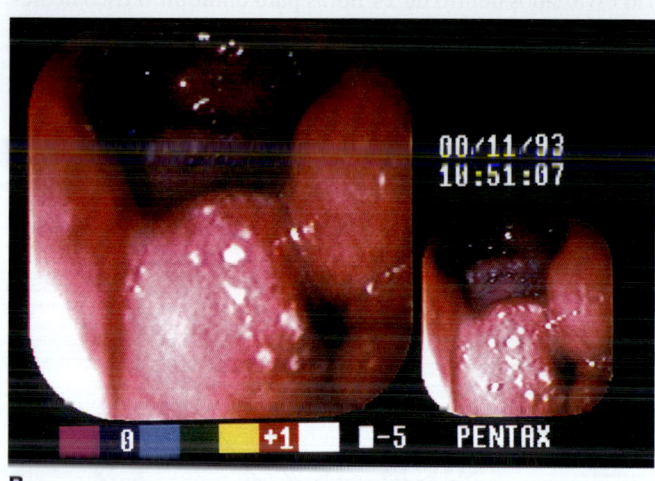

Figura 6-7 Vista endoscópica de úlceras relacionadas à ligadura de varizes. **A.** A junção gastresofágica é observada em vista retrofletida após a ligadura de múltiplas varizes gástricas, que se assemelham a pólipos. **B.** A endoscopia alta no mesmo paciente, realizada 4 semanas depois, demonstra múltiplas úlceras nos locais da ligadura prévia.
© CAVALLINI JAMES/BSIP SA/Alamy Stcok Photo.

A infusão de vasopressina é outra opção farmacológica. Uma opção alternativa para promover a formação de coágulos é a ligadura utilizando faixas elásticas sobre as varizes. As varizes assemelham-se a pólipos, e a ligadura pode impedir o seu sangramento (**Figura 6-7**).

Síndrome de Mallory-Weiss

Fisiopatologia

A síndrome de Mallory-Weiss é um tipo especial de distúrbio esofágico, em que pode ocorrer hemorragia grave em consequência de lacerações longitudinais da mucosa na junção gastresofágica, principalmente no nível do estômago. Vômitos intensos e prolongados podem causar essas lacerações, que, em seguida, levam ao sangramento arterial. A síndrome de Mallory-Weiss afeta ambos os sexos igualmente. Tende a ocorrer em indivíduos idosos e em crianças de mais idade. A taxa de mortalidade é de menos de 10%.

Sinais e Sintomas

Essa síndrome pode variar quanto à gravidade, de leve e autolimitada até grave e potencialmente fatal. Nos casos graves, mais vômitos são desencadeados com a deglutição do sangue. O vômito geralmente precede o início do sangramento; ocorre hematêmese em 85% dos pacientes com síndrome de Mallory-Weiss. O uso de ácido acetilsalicílico, o consumo excessivo de álcool e a bulimia (transtorno alimentar associado a episódios de ingestão alimentar compulsiva seguida de vômitos autoinduzidos) também estão associados à síndrome.

Diagnóstico Diferencial

O diagnóstico diferencial inclui varizes esofágicas e gástricas e síndrome de Boerhaave.

Tratamento

O tratamento básico é de suporte, visto que o sangramento em geral sofre resolução espontânea. No hospital, a lavagem gástrica pode ser realizada até que o sangramento cessar. Se o sangramento continuar, pode ser necessária a realização de endoscopia. Se o paciente ainda apresentar náuseas ou vômitos, deve-se considerar o uso de antieméticos.

Víscera Perfurada

Fisiopatologia

A perfuração ou ruptura de vísceras constitui uma situação de emergência. Com frequência, ocorre quando uma úlcera duodenal perfura a serosa (a camada mais externa do intestino). Quando o conteúdo intestinal se espalha pela cavidade abdominal, ocorre peritonite. À medida que aumenta o tempo decorrido entre a perfuração e o diagnóstico, a taxa de mortalidade aumenta. A ruptura do intestino grosso, do intestino delgado, de divertículos colônicos ou da vesícula biliar é possível, porém constitui um evento raro. Os fatores de risco incluem idade avançada, doença diverticular, uso de AINEs e história de doença ulcerosa péptica.

Sinais e Sintomas

Em geral, a perfuração causa dor epigástrica de início agudo; entretanto, os pacientes idosos podem não apresentar dor significativa. A dor pode ser difusa, com defesa muscular e hipersensibilidade de rebote. O abdome rígido constitui um sinal tardio. Cerca de metade dos pacientes apresenta vômito. A febre baixa, que é atribuída à peritonite, também pode constituir um sinal tardio. Os sons intestinais estão diminuídos, a taquicardia é comum, e pode haver desenvolvimento de choque com sangramento massivo e sepse.

Diagnóstico Diferencial

Os diagnósticos diferenciais incluem apendicite e isquemia mesentérica, que serão discutidas adiante.

Tratamento

A obtenção de acesso IV e o suporte da via aérea, da respiração e da circulação são essenciais nos cuidados pré-hospitalares.

No setor de emergência, devem-se realizar exames laboratoriais e de imagem pré-operatórios. Pode-se observar uma contagem elevada de leucócitos, devido à peritonite. Em 70 a 80% dos pacientes, uma radiografia em posição ortostática irá revelar a presença de ar livre se houver perfuração de úlcera. A TC irá fornecer mais informações sobre a extensão da perfuração.

Síndrome de Boerhaave

Fisiopatologia

A síndrome de Boerhaave refere-se a uma ruptura do esôfago, em consequência de hiperêmese gravídica, parto, tosse violenta, convulsões, estado asmático, levantamento de peso, certos distúrbios neurológicos ou vômitos explosivos após o consumo excessivo de alimentos e bebidas.

Sinais e Sintomas

Em geral, o paciente apresenta dor difusa, intensa e perturbadora no tórax, no pescoço, nas costas e no abdome, bem como dificuldade para respirar, taquicardia, vômito de sangue e febre. Se a ruptura ocorrer no pescoço, pode haver enfisema subcutâneo.

Diagnóstico Diferencial

Os diagnósticos diferenciais podem incluir laceração de Mallory-Weiss, infarto agudo do miocárdio e doença ulcerosa péptica.

Tratamento

Forneça oxigênio e transporte rapidamente o paciente ao hospital. A taxa de mortalidade alcança até 50% sem intervenção cirúrgica precoce.

Pancreatite Aguda

Fisiopatologia

O diabetes melito constitui o distúrbio mais comum relacionado com o pâncreas, mas a pancreatite também é comum. A pancreatite aguda é um processo inflamatório em que a ativação prematura das enzimas pancreáticas faz o pâncreas começar a se autodigerir, resultando em dor e necrose à medida que a inflamação se dissemina. Em mais de 90% dos casos, acredita-se que a doença seja causada por colelitíase ou abuso de álcool. A pancreatite alcoólica é mais comum em homens entre 35 e 45 anos. Os setores de emergência urbanos tendem a estar mais familiarizados com essa condição. A hipertrigliceridemia e certos medicamentos, como amiodarona (um antiarrítmico), carbamazepina (um anticonvulsivante), metronidazol (um antifúngico) e quinolonas (uma classe de antibióticos), também podem causar pancreatite.

Sinais e Sintomas

O paciente com pancreatite tem dor abdominal epigástrica intensa e constante, que irradia para as costas. Comer geralmente não a exacerba. O sinal de Cullen, uma equimose periumbilical, e o sinal de Gray Turner, uma equimose nos flancos, podem estar presentes na forma hemorrágica da doença. Outros sintomas podem incluir febre baixa, náusea e vômitos. Pode-se observar o desenvolvimento de resposta inflamatória sistêmica, levando ao choque e à falência múltipla de órgãos.

Diagnóstico Diferencial

Pode-se estabelecer um diagnóstico definitivo apenas por meio de exame patológico. A TC e os níveis séricos de amilase e lipase podem ajudar no diagnóstico. A lipase é mais sensível e específica do que a amilase; o nível de lipase é mais específico para o pâncreas e permanece elevado por vários dias.

Tratamento

Trate os pacientes com suspeita de pancreatite por meio de estabelecimento de acesso IV, restrição de ingestão de alimentos e bebidas, reanimação com fluidos e administração de analgésicos e antieméticos. As complicações podem incluir hemorragia ou necrose pancreáticas. O tratamento da pancreatite crônica é semelhante e, em geral, é de suporte.

Gastroparesia

A **gastroparesia**, também denominada esvaziamento gástrico tardio, é uma condição clínica que consiste em paresia (paralisia parcial) do estômago, resultando na permanência do alimento no estômago por um período de tempo anormalmente longo. Em condições normais, o estômago contrai-se para impelir o alimento no intestino delgado para digestão adicional. Essas contrações são controladas pelo nervo vago. Pode ocorrer gastroparesia quando o nervo vago é lesionado, e os músculos do estômago e do intestino não funcionam de modo adequado. Então, o alimento move-se lentamente ou deixa de ser propelido pelo trato digestório. Pode ocorrer gastroparesia transitória em qualquer tipo de doença aguda, em consequência de determinados tratamentos para o câncer ou uso de outros fármacos afetando a ação digestiva ou devido a padrões alimentares anormais. A gastroparesia acomete um número desproporcional de mulheres. Uma explicação possível para esse achado é o fato de as mulheres apresentarem um tempo de esvaziamento gástrico inerentemente mais lento que os homens. Foi sugerida uma ligação hormonal, visto que os sintomas de gastroparesia tendem a agravar-se na semana que antecede a menstruação, quando os níveis de progesterona estão mais elevados. Nenhuma das teorias foi definitivamente comprovada.

A gastroparesia é frequentemente causada por neuropatia autonômica, que pode ocorrer em indivíduos com diabetes melito tipo 1 ou tipo 2. De fato, o diabetes melito já foi considerado como a causa mais comum de gastroparesia, visto que os níveis elevados de glicemia podem induzir alterações químicas nos nervos. O nervo vago sofre lesão dentro de vários anos de níveis elevados de glicemia ou transporte insuficiente de glicose para dentro das células, resultando em gastroparesia. Outras causas possíveis incluem anorexia nervosa e bulimia nervosa. A gastroparesia também foi associada a doenças do tecido conectivo, como esclerodermia e síndrome de Ehlers-Danlos, bem como a condições neurológicas, como a doença de Parkinson. Além disso, pode ocorrer como parte de um distúrbio mitocondrial.

A gastroparesia crônica pode ser causada por outros tipos de dano ao nervo vago, como cirurgia abdominal. O tabagismo intenso também constitui uma causa plausível, visto que o fumo de cigarros provoca danos ao revestimento do estômago.

A gastroparesia idiopática (i.e., sem causa conhecida) é responsável por um terço de todos os casos crônicos. Acredita-se que muitos desses casos ocorrem devido a uma resposta autoimune deflagrada por uma infecção viral aguda. A gastrenterite viral, a mononucleose e outras doenças foram associadas sem base científica ao início da condição, porém nenhum estudo sistêmico forneceu uma prova dessa ligação.

A gastroparesia também pode estar associada à hipocloridria e pode ser causada pela deficiência de cloreto, sódio e/ou zinco, visto que esses minerais são necessários para que o estômago possa produzir níveis adequados de ácido gástrico para o esvaziamento adequado de uma refeição.

Sinais e Sintomas

Os sintomas mais comuns de gastroparesia consistem em náusea crônica, vômitos (particularmente de alimento não digerido) e dor abdominal. Outros sintomas incluem palpitações, pirose, distensão abdominal, níveis de glicemia erráticos, perda do apetite, refluxo gastresofágico, espasmos da parede gástrica, perda de peso e desnutrição. A náusea matinal também pode indicar gastroparesia. Pode não haver vômitos em todos os casos, visto que esses indivíduos podem ajustar a sua dieta de modo a incluir apenas pequenas quantidades de alimento.

Diagnóstico Diferencial

A gastroparesia pode ser diagnosticada com exames como radiografia e cintilografia de esvaziamento gástrico. A definição clínica de gastroparesia baseia-se exclusivamente no tempo de esvaziamento gástrico (e não em outros sintomas), e a intensidade dos sintomas não se correlaciona necessariamente com a gravidade da gastroparesia. Alguns pacientes com gastroparesia apresentam um tubo de jejunostomia ou neuroestimuladores gástricos implantados ("marca-passos gástricos").

Tratamento

Para tratar um paciente com gastroparesia, estabeleça acesso IV, administre analgésicos e antieméticos e transporte o paciente até o hospital em uma posição confortável.

Apendicite

Fisiopatologia

Em geral, a apendicite é causada por infecção ou por acúmulo de líquido no apêndice. À medida que o apêndice se distende e torna-se inflamado, pode sofrer ruptura, espalhando toxinas no abdome e desencadeando peritonite. As bactérias também podem entrar na corrente sanguínea, causando sepse. Mesmo se o apêndice não sofrer ruptura, a gangrena é uma possibilidade e constitui uma emergência cirúrgica. Apesar da incidência de 7% na população geral, não existe nenhuma maneira de prever quando haverá desenvolvimento de apendicite, embora a condição seja mais comum em indivíduos de 20 a 40 anos.

Sinais e Sintomas

Os pacientes com apendicite apresentam dor localizada no quadrante inferior direito ou na porção inferior direita das costas. A dor começa classicamente na região periumbilical e, em seguida, torna-se mais localizada no quadrante inferior direito, à medida que ocorre agravamento da inflamação. Outros sinais e sintomas incluem febre, náusea e vômitos e sinal do psoas positivo, que é bastante específico da apendicite. Para avaliar esse sinal, coloque o paciente em decúbito lateral esquerdo, estenda a perna direita e force-a para trás. A exacerbação da dor no quadrante inferior direito constitui um sinal do psoas positivo. A apresentação da apendicite pode ser anormal em crianças pequenas, indivíduos idosos, gestantes e pacientes com vírus da imunodeficiência humana/síndrome da imunodeficiência adquirida (HIV/Aids), que correm maior risco de complicações. Nas crianças pequenas, o início da apendicite pode ser tardio e inespecífico. Um diagnóstico incorreto é comum, devido às limitações na comunicação com pacientes pré-verbais e devido à apresentação atípica. Como seria de esperar, o diagnóstico incorreto está associado ao aumento no risco de perfuração. Em pacientes com mais de 70 anos, a taxa de diagnóstico incorreto pode alcançar 50%, e a ruptura precoce é comum. A apendicite constitui a causa mais comum de dor abdominal extrauterina durante a gravidez, e deve-se suspeitar de sua presença quando a gestante apresentar queixas GI. Os pacientes com HIV/Aids apresentam os mesmos sintomas que outros pacientes, porém correm risco muito mais alto de complicações. Além disso, esses pacientes também tendem a demorar mais para procurar tratamento para a apendicite, devido à frequência de outros problemas GI.

Diagnóstico Diferencial

O diagnóstico diferencial de apendicite é difícil, visto que os sinais e sintomas podem ser atribuídos a várias condições. A pancreatite, a doença de Crohn e a endometriose geralmente apresentam sintomas semelhantes. Na instituição de destino, um diagnóstico definitivo será estabelecido por meio de ultrassonografia ou TC. Serão realizados exames laboratoriais, como hemograma completo e exame de urina. A TC é o exame de maior utilidade, visto que ela também pode revelar um diagnóstico alternativo se o paciente não tiver apendicite. Com efeito, foi constatado que o uso da TC reduz o número de apendicectomias desnecessárias em mulheres. Entretanto, a presença de útero gravídico torna difícil o diagnóstico de apendicite. Para evitar a exposição à radiação com a TC, a ultrassonografia ou a ressonância magnética (RM) podem ajudar no diagnóstico. Se a apendicite for confirmada, a cirurgia para a retirada do apêndice tem sido o tratamento tradicional. A literatura recente mostrou que alguns casos podem responder a antibióticos IV sem intervenção cirúrgica.

Tratamento

Para tratar um paciente com suspeita de apendicite, estabeleça acesso IV e fluidos, administre analgésicos e antieméticos e transporte o paciente até o hospital em uma posição confortável.

Isquemia Mesentérica

Fisiopatologia

A isquemia mesentérica é causada pela oclusão da artéria ou da veia mesentérica. Em geral, os sintomas consistem em início agudo de náuseas, vômitos, diarreia e dor intensa na parte média do abdome, que parece desproporcional à hipersensibilidade abdominal e aos achados físicos. A condição é mais comum em pacientes idosos e naqueles com história de fibrilação atrial, infarto do miocárdio, doença cardíaca valvar ou doença vascular periférica. Tabagismo, hipertensão e hipercolesterolemia também são fatores de risco para isquemia mesentérica. O uso de contraceptivos orais, a hipercoagulabilidade, a dissecção de aorta e a ocorrência de traumatismo também podem precipitar um evento isquêmico. Trata-se de uma condição rara, porém grave, com taxa de mortalidade entre 60 e 100%.

Sinais e Sintomas

Dependendo da causa exata da dor abdominal, ela pode ter início gradual ou súbito. A localização da dor tende a ser mal definida e é intensa. Também é comum a ocorrência de náusea, vômitos e diarreia. Pode-se observar a presença de sangue nas fezes.

Diagnóstico Diferencial

É difícil estabelecer o diagnóstico da doença. Sua apresentação principal inclui dor abdominal intensa com apenas sensibilidade abdominal leve ou mínima. É necessário obter-se uma história minuciosa. Nenhum exame laboratorial é diagnóstico, mas a presença de níveis séricos elevados de lactato pode auxiliar no diagnóstico clínico. Os achados radiológicos anormais constituem um sinal tardio. Deve-se suspeitar de isquemia mesentérica em pacientes com outros fatores de risco e nenhuma outra causa para a dor abdominal.

Tratamento

A isquemia mesentérica pode progredir para infarto se não for identificada precocemente, e resultar em gangrena intestinal, perfuração e morte. O tratamento para esses pacientes exige o seu rápido transporte. Monitore o paciente rigorosamente, verificando os sinais vitais à procura de evidências de sepse. Na presença de choque, deve-se iniciar a reanimação com fluidos. Pode-se indicar o uso de analgésicos. O tratamento hospitalar irá incluir exames de imagem (angiografia ou angiotomografia) e administração de antibióticos. Dependendo da causa, cirurgia, anticoagulantes ou vasodilatador serão utilizados.

Obstrução Intestinal

Fisiopatologia

A obstrução intestinal é uma condição emergencial em que a passagem do conteúdo intestinal é obstruída por fezes, corpo estranho ou processo mecânico. A pressão crescente no intestino proximal à obstrução diminui o fluxo sanguíneo, resultando em septicemia e necrose intestinal. A taxa de mortalidade aumenta acentuadamente quando ocorre desenvolvimento de choque. Os pacientes com história de obstrução intestinal, cirurgia abdominal, doença abdominal recente, câncer, radioterapia, quimioterapia ou hérnia correm maior risco de apresentar obstrução intestinal.

Sinais e Sintomas

Os pacientes com obstrução intestinal apresentam náusea, vômitos e dor abdominal. Além disso, podem não conseguir eliminar flatos (gases intestinais) e podem apresentar constipação intestinal ou distensão abdominal. A peristalse natural do intestino continua apesar da obstrução, causando dor intermitente que o paciente pode descrever como cólica ou como uma sensação de "nó". As causas mecânicas de obstrução do intestino delgado consistem em intussuscepção, aderências, pólipos, volvo e tumores. O **volvo** gástrico, uma condição na qual o estômago sofre uma rotação de mais de 180 graus, é um evento raro que foi documentado em apenas 400 casos nos Estados Unidos. Essa torção fecha o estômago em ambas as extremidades, bloqueando o fluxo de sangue e a passagem de líquidos e alimentos. A condição caracteriza-se pelo início agudo de dor abdominal, vômitos intensos e choque. O paciente pode morrer se não for feita uma intervenção em tempo hábil.

A **intussuscepção** ocorre quando uma porção do intestino invagina-se dentro de uma porção adjacente do intestino, obstruindo a passagem do conteúdo intestinal e diminuindo o fluxo sanguíneo para a área. A intussuscepção é responsável por 7% de todos os casos de obstrução intestinal. A condição é mais comum em crianças do que em adultos. Cerca de 80% dos casos de intussuscepção em adultos ocorrem no intestino delgado.

A obstrução do intestino grosso é menos comum que a do intestino delgado, devido ao maior diâmetro do cólon. Quando essa obstrução se desenvolve, geralmente é causada por câncer, impactação fecal, colite ulcerativa, volvo de sigmoide ou cecal, diverticulite ou intussuscepção.

Qualquer queixa abdominal deve levar a fazer perguntas ao paciente sobre o apetite e os hábitos intestinais durante a anamnese. Em um paciente com obstrução, a ausculta do intestino irá revelar ausência de sons ou sons agudos. A ausculta dos sons pode ser difícil, visto que o som pode ser referido de uma parte do abdome para outra, de modo que é preciso auscultar cada quadrante por vários minutos. A percussão pode revelar um som oco. A palpação pode provocar dor, e um abdome firme e distendido indica obstrução grave.

Diagnóstico Diferencial

É impossível estabelecer um diagnóstico definitivo de obstrução intestinal em campo, mas você ainda pode tratar o paciente caso suspeite dessa condição.

Tratamento

Comece tratando de quaisquer ameaças à vida, depois estabeleça o acesso IV e administre medicamentos para náusea e dor de acordo com o protocolo local. O paciente não pode ingerir líquidos e/ou alimentos por via oral, visto que poderá ser necessária uma cirurgia imediata. Transporte o paciente em uma posição confortável.

No setor de emergência, serão realizadas uma TC ou radiografias de tórax e abdome em posição ereta e em decúbito para confirmar a obstrução. São realizados hemograma completo e determinação dos eletrólitos. Contagem elevada de leucócitos pode indicar isquemia e necrose intestinal iminente. Pode-se colocar uma sonda nasogástrica para retirar o excesso de pressão enquanto se aguarda a intervenção cirúrgica.

Síndrome Compartimental Abdominal

Fisiopatologia

A síndrome compartimental abdominal é causada por elevação grave da pressão hidrostática dentro da cavidade abdominal e é uma apresentação crítica para pacientes com desconforto abdominal. Essa condição é rara, mas deve ser detectada o mais cedo possível.

Sinais e Sintomas

O paciente pode apresentar abdome tenso, hipersensível e distendido, desconforto respiratório, acidose metabólica, declínio do débito urinário e diminuição do débito cardíaco. A queda do débito cardíaco ocorre à medida que a pressão aumenta no abdome, restringindo o retorno venoso ao coração.

A condição é mais comum entre pacientes com traumatismo, mas também pode ser observada em pacientes clínicos. Como esses sinais e sintomas frequentemente estão associados a outros eventos críticos, como hipovolemia, a síndrome compartimental pode passar despercebida. É fundamental estar atento para essa possibilidade. A condição pode ser agravada se forem colocados equipamentos sobre o abdome do paciente durante o transporte.

Diagnóstico Diferencial

O diagnóstico diferencial pode incluir apendicite, insuficiência cardíaca congestiva, isquemia mesentérica e obstrução urinária.

Tratamento

O tratamento dessa condição em campo limita-se a afrouxar as roupas que estejam apertando o paciente, evitar a administração excessiva de fluidos e, possivelmente, administrar diuréticos. No setor de emergência, a remoção de fluido pode descomprimir o abdome. Frequentemente, é necessária intervenção cirúrgica para descompressão.

Gastrenterite Aguda

Fisiopatologia

A gastrenterite aguda, que constitui a segunda principal causa de doença nos Estados Unidos, caracteriza-se por diarreia aquosa, náusea, vômitos, dor abdominal leve e febre baixa. A gastrenterite aguda pode ser causada por vários vírus. Em geral, esses agentes entram no corpo por via fecal-oral por meio de água ou alimentos contaminados. O norovírus é responsável pela maioria dos casos de gastrenterite viral aguda em adultos, enquanto o rotavírus provoca a mesma condição em crianças. Vários parasitas podem ser contraídos ao nadar em águas contaminadas. A gastrenterite viral é facilmente transmitida e pode causar grandes surtos, que geralmente são esporádicos e tendem a aparecer nos meses de inverno.

Sinais e Sintomas

Dependendo do organismo envolvido, os pacientes podem começar a apresentar desconforto GI e diarreia dentro de várias horas ou dias após o contato com água ou alimentos contaminados. A doença pode seguir seu curso em 2 a 3 dias ou continuar por várias semanas.

Os pacientes podem apresentar vários tipos de diarreia: grandes evacuações ou evacuação pequena e frequente de fezes líquidas. A diarreia pode conter sangue e/ou pus e pode ter odor fétido ou ser inodora. A cólica abdominal é frequente, devido ao hiperperistaltismo. Observa-se também a presença de náusea, vômitos, febre e anorexia.

Se a diarreia continuar, ocorrem desidratação e instabilidade hemodinâmica. À medida que o volume de líquido perdido aumenta, a probabilidade de desequilíbrio do potássio e do sódio também aumenta. Observe a ocorrência de alterações no nível de consciência ou outros sinais profundos de choque, que claramente indicam perda crítica de volume.

Diagnóstico Diferencial

Os possíveis diagnósticos incluem apendicite e intoxicação alimentar.

Tratamento

O tratamento é sintomático e consiste na administração de antieméticos e reposição de fluidos IV.

Sepse

A dor abdominal não é uma apresentação típica da sepse, mas alguns pacientes apresentam náusea e vômitos. A sepse é discutida mais detalhadamente no Capítulo 4, que aborda o choque, e no Capítulo 12, sobre sepse.

Distúrbios Abdominais Relacionados com Doença Hepática

Icterícia

A presença de bilirrubina excessiva na corrente sanguínea, que dá à pele, às membranas mucosas e aos olhos uma cor amarela distinta, é chamada de icterícia. A icterícia frequentemente está associada a doença hepática, como hepatite ou câncer hepático, e provoca fadiga, febre, anorexia e confusão. A bilirrubina, que deve ser eliminada do corpo, precisa ser conjugada pelo fígado. Quando a bilirrubina não conjugada em excesso atravessa a barreira hematencefálica, podem ocorrer encefalopatia e morte. A obstrução dos ductos biliares (por tumor ou cálculos) pode levar ao acúmulo de bilirrubina conjugada, sendo outra causa de icterícia. A icterícia é frequentemente associada a bebês prematuros devido à insuficiência da depuração da bilirrubina; essa é normalmente uma condição benigna.

Sinais e Sintomas

Os pacientes com icterícia podem ser assintomáticos ou podem exibir ampla variedade de sintomas, dependendo da causa subjacente, desde sintomas leves a potencialmente fatais. Os pacientes com doença aguda podem apresentar febre, calafrios, dor abdominal e sintomas do tipo gripal. A história do paciente pode incluir trauma recente, transfusão de sangue, doença viral, uso crônico de álcool, *overdose* ou uso crônico de paracetamol e outros medicamentos, hepatite, gravidez, malignidade ou encefalopatia. A perda de peso e o prurido também são comuns. O exame físico pode revelar dor abdominal com palpação no quadrante superior direito, fígado de tamanho aumentado e ascite.

Diagnóstico Diferencial

Durante os estágios iniciais da doença hepática, os pacientes podem ser diagnosticados com influenza ou gastrenterite. Os exames complementares no hospital incluem TC ou ultrassonografia e exames laboratoriais, como hemograma completo, nível sérico de bilirrubina, fosfatase alcalina, tempo de protrombina/tempo de tromboplastina parcial (TP/TTP), amilase sérica, nível de amônia, teste de gravidez e rastreamento toxicológico. A encefalopatia hepática é uma forma específica de doença hepática que se apresenta com níveis elevados de amônia e estado mental alterado. O asterixis (*flapping*, discutido abaixo) está presente. Esses pacientes ficarão confusos e muitas vezes tentarão recusar o transporte. É essencial determinar a capacidade de decisão médica desses pacientes.

Tratamento

O tratamento da doença hepática é, em grande parte, de suporte. Siga as diretrizes gerais de tratamento para pacientes com problemas GI.

Hepatite

Fisiopatologia

Hepatite significa simplesmente uma inflamação do fígado. Apesar de seu nome simples, a etiologia da hepatite costuma ser complexa. As causas incluem infecções virais, bacterianas, fúngicas e parasitárias, exposição a substâncias tóxicas, reações adversas a fármacos e distúrbios imunológicos.

O álcool constitui uma das substâncias tóxicas que pode causar doença hepática grave e hepatite, visto que o fígado é responsável pela degradação do álcool. O abuso crônico de álcool leva a doença hepática, desnutrição, acúmulo de metabólitos tóxicos e alteração das enzimas. Acredita-se que a interação desses mecanismos cause hepatite, embora os pesquisadores ainda não tenham elucidado exatamente como isso ocorre.

A *overdose* de paracetamol é uma das causas mais comuns de lesão hepática aguda.

Os vírus estão entre as causas mais frequentes de hepatite. A hepatite viral é classificada em tipo A, tipo B ou tipo C. Embora a incidência de todos os tipos esteja declinando, essas doenças infecciosas ainda representam ameaça. A progressão da hepatite leva à insuficiência hepática fulminante.

Hepatite A

O vírus da hepatite A (HAV) é normalmente transmitido de pessoa para pessoa pela via fecal-oral. O vírus prolifera em áreas com saneamento precário, particularmente em cozinhas com condições sanitárias precárias. A exposição ao HAV é disseminada. De fato, em algumas regiões do mundo, 100% da população já foi exposta. Nos Estados Unidos, a taxa de exposição alcança 50%. Entretanto, apenas alguns dos indivíduos expostos tornam-se efetivamente doentes. Pode-se administrar uma vacina para prevenção do HAV. A hepatite A não é uma doença crônica.

Hepatite B

Em pessoas infectadas, o vírus da hepatite B (HBV) é mais prevalente no sangue, na secreção de feridas e no sêmen e fluido vaginal, mas pode ser encontrado na maioria das secreções corporais, incluindo saliva, fezes, lágrimas e urina. O vírus geralmente é disseminado por meio de exposição a sangue infectado ou atividade sexual. As taxas mais elevadas são observadas, portanto, entre usuários de drogas IV e homens que fazem sexo com homens. Historicamente, as transfusões de sangue eram causa frequente de HBV, porém o rastreamento cuidadoso dos componentes do sangue praticamente eliminou o risco de exposição. Diferentemente do HAV, uma vez infectado pelo HBV o indivíduo será sempre portador e sempre poderá transmitir a doença. Uma vacina contra o HBV, necessária para a maioria dos profissionais de saúde, levou a uma redução significativa na disseminação desse vírus.

Hepatite C

A hepatite C tem uma prevalência de cerca de 3 milhões de pessoas nos Estados Unidos e está ligada a transfusões de sangue, práticas inseguras de compartilhamento de agulhas e exposição acidental de profissionais de saúde ao sangue de pacientes infectados. A causa da infecção não é identificada em 40 a 57% dos casos. Muitos casos persistem na forma crônica.

Insuficiência Hepática Fulminante

Ocorre **insuficiência hepática fulminante** quando a hepatite progride para necrose hepática (morte das células do fígado). A necrose hepática extensa é irreversível e só pode ser tratada com transplante de fígado. As hepatites B e C são mais frequentemente responsáveis, porém, a intoxicação por fármacos (*overdose* de paracetamol) e os distúrbios metabólicos também podem constituir a causa. Os resultados das provas de função hepática estarão elevados.

Sinais e Sintomas

Os sintomas de hepatite variam, porém tendem a ser inespecíficos. Incluem mal-estar, febre e anorexia, seguidos de náusea, vômitos, dor abdominal, diarreia e icterícia posteriormente na evolução da doença. Os sintomas clássicos de insuficiência hepática fulminante incluem anorexia, vômitos, icterícia, dor abdominal e asterixis ou *flapping*. O mecanismo que causa asterixis não é conhecido. Para verificar a sua presença, peça ao paciente que estenda os braços, flexione os punhos e afaste os dedos e, então, observe a ocorrência de *flapping*.

Diagnóstico Diferencial

Os possíveis diagnósticos diferenciais incluem doença ulcerosa péptica, cálculos biliares, colecistite e obstrução do intestino delgado.

Tratamento

O tratamento é apenas de suporte. No caso de *overdose* de paracetamol, se o paciente for atendido logo após a ingestão, pode-se administrar um antídoto de *N*-acetilcisteína com excelentes resultados. A hora da ingestão do paracetamol é fundamental para determinar se o paciente irá preencher os critérios de tratamento. Primeiro, mantenha a via aérea, a respiração e a circulação do paciente, e em seguida, estabeleça o acesso IV e administre antieméticos e analgésicos conforme necessário.

Distúrbios Abdominais Associados a Condições Inflamatórias

Síndrome do Intestino Irritável

Fisiopatologia

A síndrome do intestino irritável (SII) é um distúrbio crônico que afeta 10 a 15% da população dos Estados Unidos. Apesar de não oferecer risco à vida, a síndrome provoca dor abdominal, diarreia, constipação intestinal e náusea, que podem afetar acentuadamente a qualidade de vida do indivíduo. Como os resultados dos exames laboratoriais e radiológicos são normais nos pacientes com SII, acreditava-se originalmente que o distúrbio fosse psiquiátrico. Entretanto, as pesquisas atuais de fisiologia sugerem que a condição resulta de erro na motilidade e sensibilidade do intestino. A síndrome de fato aparece com mais frequência em indivíduos com história de depressão ou ansiedade e agrava-se quando o indivíduo está sob estresse. A condição também parece ser predominante entre mulheres.

Sinais e Sintomas

A SII é uma condição crônica. Em geral, as apresentações pré-hospitalares irão envolver exacerbação da condição. O paciente pode ser inicialmente atendido com dor ou desconforto abdominal. Essa dor é aliviada com evacuação. Quando a dor começa, em geral existe mudança na frequência e na consistência das evacuações. Os pacientes podem apresentar diarreia, constipação intestinal e distensão abdominal.

Diagnóstico Diferencial

Outros diagnósticos possíveis incluem alergias alimentares, gastrenterite, endometriose e isquemia mesentérica. A SII pode estar associada a um transtorno psiquiátrico coexistente, como depressão ou ansiedade.

Tratamento

O tratamento é principalmente de suporte. Avalie o humor e os pensamentos do paciente. Seja compassivo. Se for observada a presença de depressão e/ou ideação suicida, trate de acordo. Pode haver necessidade de analgesia. Um diagnóstico confirmado pode indicar modificação da dieta, terapia comportamental e cuidados de suporte.

Doença Diverticular

A doença diverticular caracteriza-se por pequenos apêndices saculiformes, denominados *divertículos*, que se formam quando o revestimento do cólon sofre herniação através da parede mucosa. A doença diverticular pode ser atribuída à falta de fibras na dieta moderna. Os pesquisadores acreditam que a formação de fezes menores contendo poucas fibras eleva a pressão no cólon, com consequente formação de pequenas dilatações nas áreas enfraquecidas da parede intestinal. A doença tem mais tendência a acometer indivíduos com mais de 30 anos de idade do que adultos mais jovens. A presença de divertículos é designada como diverticulose.

Sinais e Sintomas

A diverticulose é frequentemente assintomática. Quando o distúrbio provoca sintomas, eles consistem em distensão abdominal, cólica e alterações dos hábitos intestinais. A diverticulite surge quando os divertículos se tornam infectados, provocando sangramento, dor persistente no quadrante inferior esquerdo, hipersensibilidade difusa, vômitos e distensão abdominal. Os pacientes podem apresentar diarreia ou constipação intestinal. Abcessos e perfuração podem se formar em casos mais graves.

Diagnóstico Diferencial

O diagnóstico diferencial pode incluir apendicite, obstrução intestinal, isquemia mesentérica e doença inflamatória intestinal.

Tratamento

O tratamento é direcionado principalmente para que o paciente possa sentir-se confortável. As complicações potenciais incluem perfuração intestinal e consequente sepse. O paciente deve ser monitorado rigorosamente para assegurar que não há infecção grave. Os pacientes podem necessitar de grandes quantidades de fluidos e/ou vasopressores para manter a pressão arterial. O tratamento hospitalar irá incluir antibióticos, repouso do trato GI pela administração de dieta líquida ao paciente e, possivelmente, cirurgia. Os pacientes com diverticulite grave podem necessitar de colectomia cirúrgica ou drenagem de abscesso.

Colecistite e Distúrbios do Trato Biliar

Fisiopatologia

Os distúrbios do trato biliar constituem um grupo de condições que envolvem inflamação da vesícula biliar. Colangite (inflamação dos dutos biliares), colelitíase (cálculos biliares) e colecistite são doenças que afetam a vesícula biliar, uma estrutura que produz bile para ajudar na digestão de gorduras e nutrientes lipossolúveis. A colangite é uma inflamação dos ductos biliares e, normalmente, um processo infeccioso grave. Na colelitíase, os níveis elevados de colesterol que não podem ser convertidos pelos ácidos biliares levam à formação de cálculos biliares. Essa condição é mais prevalente entre indivíduos idosos e mulheres, bem como em indivíduos com obesidade mórbida, nos que perderam peso rapidamente, em indivíduos com predisposição familiar ao distúrbio e nos que tomaram determinados fármacos. A colecistite é a inflamação aguda da vesícula biliar, geralmente devido à obstrução completa do ducto biliar causada por cálculos biliares, estenose ou malignidade.

Sinais e Sintomas

Os cálculos biliares são assintomáticos em alguns indivíduos. Em outros, provocam dor intensa no quadrante superior direito, algumas vezes referida ao ombro direito, acompanhada de náusea e vômitos. Essa dor, denominada *cólica biliar*, é caracteristicamente cíclica e tende a agravar-se com a ingestão de alimentos gordurosos. Por definição, a dor diminui horas após o início.

Os sinais e sintomas da colecistite consistem em dor persistente no quadrante superior direito, náusea, vômitos e febre. O sinal de Murphy também pode ser observado e pode ser desencadeado por uma pressão firme exercida para cima no quadrante superior direito, pedindo ao paciente que faça uma inspiração profunda. A interrupção da inspiração devido à dor constitui um achado positivo. A condição é tratada de modo urgente com antibióticos e colecistectomia (retirada da vesícula biliar).

A colangite apresenta os mesmos sintomas da colecistite, porém com icterícia. Haverá desenvolvimento de sepse se a condição não for tratada.

Diagnóstico Diferencial

Os diagnósticos diferenciais incluem apendicite, isquemia mesentérica, aneurisma da aorta abdominal e doença ulcerosa péptica.

Tratamento

O tratamento pré-hospitalar tem por objetivo manter o paciente confortável. A cólica biliar pode ser tratada com colecistectomia eletiva ambulatorial. O tratamento da colangite concentra-se na manutenção da estabilidade hemodinâmica, no controle da dor e das náuseas, na administração de antibióticos e na descompressão do trato biliar.

Colite Ulcerativa

Fisiopatologia

A colite é uma ulcerativa é uma doença autoimune que causa a inflamação do cólon. A inflamação é generalizada e não ocorre em placas, como no caso da doença de Crohn. Nessa condição, a inflamação causa sangramento da mucosa do cólon e, com o tempo, pode causar afinamento e protuberância da parede do cólon. A condição afeta apenas a porção do intestino grosso do trato GI.

Sinais e Sintomas

O início da condição é habitualmente gradual, com diarreia sanguinolenta, hematoquezia e dor abdominal leve a intensa. Outros sinais e sintomas podem consistir em dor articular e lesões cutâneas. Esses efeitos sustentam a ideia de um componente autoimune para a doença. Os pacientes também podem apresentar febre, fadiga e perda do apetite em consequência da infecção.

Diagnóstico Diferencial

Os diagnósticos diferenciais podem incluir gastrenterite, doença de Crohn e síndrome do intestino irritável.

Tratamento

O tratamento de pacientes com colite ulcerativa é principalmente de suporte. Determine o grau de instabilidade hemodinâmica. Investigue a presença de sinais de choque. Caso a diarreia e o sangramento tenham causado perda de volume suficiente para tornar a condição do paciente instável, administre fluidos para restaurar o equilíbrio de volume próximo do normal. Os pacientes frequentemente são tratados com prednisona em longo prazo ou outra terapia imunossupressora. As complicações incluem sangramento grave e megacólon tóxico.

Doença de Crohn

Fisiopatologia

A doença de Crohn assemelha-se à colite ulcerativa; entretanto todo o trato GI pode ser acometido. A principal parte do trato GI que tende a ser afetada é o íleo, que é a última porção do intestino delgado até unir-se ao intestino grosso. Existem várias teorias quanto à etiologia, embora nenhuma causa definitiva tenha sido identificada. Independentemente da etiologia, o resultado consiste em uma série de ataques do trato GI pelo sistema imune. Essa atividade dos leucócitos provoca dano a todas as camadas e a uma porção do trato GI envolvido. Com mais frequência, o resultado consiste em uma porção cicatrizada, estreitada, rígida e enfraquecida do intestino delgado. Essa placa de lesão é encontrada entre áreas normais do intestino. O estreitamento pode causar obstrução intestinal.

Sinais e Sintomas

Um aspecto importante na doença de Crohn e na colite ulcerativa é a presença de sinais e sintomas fora do sistema GI. Essa evidência ajuda a sustentar a teoria de que um componente autoimune atua na doença. Os pacientes com doença de Crohn apresentam dor abdominal crônica, frequentemente no quadrante inferior direito. Essa dor corresponde à localização do íleo. Além disso, pode-se verificar a presença de sangramento retal, perda de peso, diarreia, artrite, problemas cutâneos e febre. O sangramento tende a ocorrer em pequenas quantidades durante um longo período de tempo. A hemorragia aguda e grave é rara, porém ocorre sangramento crônico, levando ao desenvolvimento de anemia e hipotensão. A doença de Crohn pode ser complicada pelo desenvolvimento de fístulas e obstruções intestinais. Os pacientes costumam ter episódios recorrentes de sinais e sintomas leves a graves.

Diagnóstico Diferencial

É difícil estabelecer a distinção entre doença de Crohn e colite ulcerativa. Os exames laboratoriais e de imagem podem ajudar a estreitar o diagnóstico.

Tratamento

Os pacientes podem necessitar de reanimação com fluidos na presença de diarreia e hemorragia crônica. Em geral, é necessário controlar a náusea e a dor.

Causas Neurológicas de Distúrbios Abdominais

Vários mecanismos não diretamente relacionados com um diagnóstico GI podem causar náusea e vômitos. Esses mecanismos incluem queixas neurológicas, como enxaqueca, tumores e elevação da pressão intracraniana. Se houver suspeita desse tipo de diagnóstico, deve-se realizar uma avaliação neurológica mais detalhada. A Tabela 6-10 fornece uma lista das causas neurológicas de desconforto abdominal. Além disso, o Capítulo 5 contém informações detalhadas sobre as queixas neurológicas.

Sangramento Intracerebral

Embora o sangramento intracerebral não provoque dor abdominal, você deve considerá-lo quando o paciente apresentar náusea e vômitos. Nos casos de início agudo de náusea e vômitos, você deve realizar uma avaliação adicional para confirmar ou eliminar esse diagnóstico. Uma história recente de traumatismo craniencefálico, hemiparesia, hemiplegia e dificuldade para falar ou deglutir, particularmente quando acompanhada de fatores de risco, como hipertensão ou idade avançada, aumenta a probabilidade de sangramento intracerebral. Ver o Capítulo 5 para mais informações.

Meningite

A meningite é uma infecção bacteriana, viral ou fúngica das meninges do encéfalo. Embora a meningite não seja um distúrbio GI, você deve considerar esse diagnóstico quando o paciente apresentar náusea ou vômitos. A meningite bacteriana apresenta taxa de mortalidade de 25 a 50%, é altamente contagiosa e exige tratamento antibiótico agressivo. A meningite viral necessita de cuidados de suporte. É de importância crítica usar equipamento de proteção individual, incluindo máscara, visto que é praticamente impossível saber, no contexto pré-hospitalar, que tipo de meningite o paciente pode ter. Ver o Capítulo 5 para mais informações.

Vertigem

A vertigem é uma tontura associada a uma variedade de condições – traumatismo, infecção e sangramento intracraniano, entre outras. Embora não seja uma doença abdominal, a

Tabela 6-10 Causas Neurológicas de Desconforto Abdominal

	Descrição	Sintomas	Tratamento
Enxaqueca	Cefaleia recorrente, algumas vezes acompanhada de aura Duração de 3-72 horas	Cefaleia latejante ou aguda unilateral ou bilateral Fotofobia Náusea e vômitos	Fornecer cuidados de suporte. Diminuir as luzes da ambulância. Estabelecer acesso IV. Administrar antieméticos. Aplicar bolsas aquecidas ou de gelo.
Tumor do sistema nervoso central	Tumor primário: começa no encéfalo Tumor secundário: dissemina-se a partir de outro local canceroso Mais comum entre indivíduos com mais de 65 anos de idade, indivíduos que foram submetidos à radioterapia da cabeça e nos tabagistas ou indivíduos HIV-positivo	Cefaleias intensas e recorrentes Náusea e vômitos Tontura e falta de coordenação Alterações visuais Convulsões	Fornecer cuidados de suporte para diminuir a náusea e os vômitos, aliviar a dor e prevenir ou controlar as convulsões.
Pressão intracraniana elevada	Pode ser causada por obstrução ou pelo aumento do líquido cerebrospinal nos ventrículos	Dor de cabeça Fotofobia Distúrbios da visão Náusea e vômitos Convulsões	Cuidar para que o paciente fique confortável Elevar a cabeceira da cama em 30 graus. Administrar antieméticos e anticonvulsivantes.

vertigem pode causar náusea e vômitos, e pode ser periférica ou central. Providencie cuidados de suporte para a vertigem periférica (p. ex., labirintite, vertigem posicional paroxística benigna, neuronite vestibular). Se o paciente tiver outros sintomas neurológicos, como cefaleia ou confusão, você deve suspeitar de sangramento intracraniano. Ver o Capítulo 5 para mais informações sobre vertigem.

Causas Cardiopulmonares de Distúrbios Abdominais

Quando o desconforto abdominal é acompanhado de desconforto respiratório, é preciso considerar diagnósticos cardiopulmonares. Por exemplo, os sinais e sintomas frequentes de infarto agudo do miocárdio podem incluir dor abdominal ou epigástrica e náusea e/ou vômitos. A embolia pulmonar e a pneumonia constituem outras causas possíveis de dor abdominal com dispneia. Considere a realização de um ECG de 12 derivações se suspeitar que os sinais e sintomas do paciente possuem causa cardiopulmonar.

Aneurisma da Aorta Abdominal

O aneurisma da aorta abdominal é uma dilatação de parte da aorta, causada pelo enfraquecimento da parede vascular. Essas protuberâncias da parede arterial em geral começam pequenas e aumentam de tamanho no decorrer de vários meses a anos. A maior parte desses aneurismas não sofre ruptura, nem extravasamento ou dissecção. Menos da metade dos pacientes com aneurisma da aorta abdominal apresenta a tríade clássica de sintomas: hipotensão, dor abdominal ou nas costas e massa abdominal pulsátil. Lembre-se de considerar esse diagnóstico em pacientes com síncope ou com qualquer um dos sintomas da tríade.

Devido ao grande tamanho da aorta, a ruptura provoca perda massiva de sangue, e a sobrevida depende principalmente da capacidade de o corpo controlar espontaneamente o sangramento. Qualquer paciente com suspeita de ruptura de aneurisma da aorta abdominal deve ser tratado como um paciente crítico. Pode haver necessidade de reanimação com fluidos. Transporte para um hospital com capacidade imediata para cirurgia de emergência. Considere o transporte imediato do paciente para o centro cirúrgico se houver certeza de ruptura de aneurisma. Se o paciente tiver mais de 50 anos e apresentar queixas de dor abdominal ou nas costas, deve-se considerar a possibilidade de aneurisma abdominal, mesmo na ausência de hipotensão ou de massa pulsátil. Considere a realização de uma ultrassonografia à beira do leito como primeiro instrumento de avaliação, seguida de TC, se necessário. Um paciente estável pode ser submetido à TC, visto que a ultrassonografia nem sempre consegue detectar um extravasamento retroperitoneal ou uma ruptura. Lembre-se de que, mesmo com um paciente em condição estável, a deterioração pode ocorrer a qualquer momento. Até mesmo os pacientes que foram submetidos a reparo correm risco de ruptura de aneurisma. Ver o Capítulo 3 para mais informações sobre aneurismas de aorta.

Síndrome Coronariana Aguda

O infarto agudo do miocárdio pode ser acompanhado de dor mesoepigástrica e náusea, simulando uma queixa abdominal, como doença ulcerosa péptica ou gastrite. Como pode ser difícil distinguir entre causas GI e as cardíacas, examine o paciente à procura de síndrome coronariana aguda e inicie os cuidados, quando apropriado. Revise o Capítulo 3 para o diagnóstico e o tratamento da síndrome coronariana aguda e do infarto agudo do miocárdio.

Embolia Pulmonar

À semelhança da síndrome coronariana aguda, deve-se suspeitar de embolia pulmonar em pacientes que apresentam dor na parte superior do abdome. A embolia pulmonar é uma condição potencialmente fatal, que ocorre quando um trombo (um coágulo sanguíneo, uma placa de colesterol ou uma bolha de ar) segue o seu percurso pela corrente sanguínea e aloja-se em uma artéria pulmonar. A área do pulmão perfundida por essa parte da artéria pulmonar deixa de receber sangue oxigenado, causando dor e dispneia.

Deve-se suspeitar de embolia pulmonar em pacientes com fraturas de quadril ou de ossos longos, indivíduos sedentários ou que recentemente fizeram viagem longa de avião ou de carro, nos tabagistas, nas usuárias de contraceptivos orais, nos indivíduos que apresentam história de trombose venosa profunda ou câncer e em mulheres grávidas ou que recentemente estiveram grávidas. Ver o Capítulo 2 para mais informações sobre embolia pulmonar.

Síndrome de Budd-Chiari

A síndrome de Budd-Chiari é um distúrbio cardiovascular extremamente raro, que resulta da oclusão das principais veias hepáticas ou da veia cava inferior. A trombose venosa que caracteriza essa síndrome pode resultar de doença hematológica, coagulopatia, gravidez, uso de contraceptivos orais, traumatismo abdominal ou distúrbio congênito. Os sinais e sintomas incluem insuficiência hepática fulminante aguda ou crônica, dor abdominal emergente, hepatomegalia, ascite e icterícia. O diagnóstico é habitualmente estabelecido pela ultrassonografia. O tratamento selecionado depende da causa da oclusão, mas em geral são administrados anticoagulantes e tratamento de suporte.

Pneumonia Lobar

Em alguns pacientes, a pneumonia lobar provoca dor na parte superior do abdome. A dor tende a ser mais focal do que na broncopneumonia, que causa inflamação de todo o pulmão. A pneumonia lobar costuma ser acompanhada de febre, dor torácica e desconforto respiratório. O Capítulo 2 descreve a pneumonia de modo mais detalhado.

Causas Urogenitais de Distúrbios Abdominais

Descolamento Prematuro da Placenta

Fisiopatologia

Durante a segunda metade da gestação, aproximadamente 4% das mulheres apresentam sangramento vaginal. O sangramento durante o segundo trimestre indica sofrimento fetal iminente e deve ser considerado uma emergência. O descolamento prematuro da placenta, isto é, a separação prematura entre a placenta e a parede uterina, é responsável por aproximadamente 30% de todos os casos de sangramento durante a segunda metade da gravidez. Em geral, o descolamento é precipitado por trauma, hipertensão materna ou pré-eclâmpsia. Outros fatores de risco incluem pacientes com menos de 20 anos de idade, idade materna avançada, multiparidade, história de tabagismo, abortamento espontâneo prévio, descolamento prematuro da placenta prévia ou uso de cocaína.

Sinais e Sintomas

O descolamento prematuro da placenta deve ser considerado em pacientes com sangramento vaginal, contrações, dor uterina, hipersensibilidade abdominal e diminuição dos movimentos fetais. A maioria (80%) das pacientes com descolamento prematuro da placenta relata a ocorrência de sangramento vaginal. O sangue geralmente tem cor escura. Nos casos de pequeno descolamento, o sangramento pode não ser percebido até o parto. O volume de sangue perdido pode variar desde uma quantidade mínima até um volume potencialmente fatal. Nessas pacientes, a condição pode progredir para um estado instável em um curto período de tempo. Ocorre sofrimento ou morte fetal em aproximadamente 15% das pacientes.

Diagnóstico Diferencial

Os possíveis diagnósticos incluem apendicite, placenta prévia, pré-eclâmpsia, trabalho de parto prematuro e gravidez ectópica.

Tratamento

A avaliação deve incluir investigação à procura de sangramento vaginal, contrações e hipersensibilidade uterina e avaliação da altura do fundo uterino e dos sons do coração fetal. Os sons cardíacos do feto podem estar ausentes ou podem variar desde bradicardia fetal até desacelerações. A variabilidade em curto prazo também pode estar diminuída se houver comprometimento fetal. Os exames vaginais não devem ser realizados até que a ultrassonografia possa descartar a possibilidade de placenta prévia. O tratamento depende da gravidade da perda de sangue. As seguintes medidas podem ser indicadas: oxigênio, suporte com fluidos com dois acessos IV de grande calibre, administração de sangue e administração de globulina anti-Rh se a paciente for Rh-negativo.

Placenta Prévia
Fisiopatologia

Em algumas gestações, a placenta implanta-se sobre o orifício (abertura) cervical. Essa anomalia constitui uma das principais causas de sangramento vaginal no segundo e terceiro trimestres. Pode ser identificada no início da gravidez, mas pode sofrer resolução à medida que o útero se expande. Entretanto, a paciente corre risco de sangramento significativo se a condição não desaparecer, e a placenta causa obstrução completa do colo do útero. A ultrassonografia é utilizada para localizar a placenta. Idade materna avançada, multiparidade e história de tabagismo e cesariana prévia podem predispor uma mulher à placenta prévia.

Sinais e Sintomas

Em geral, a paciente apresenta sangramento vermelho-vivo. O sangramento em geral é indolor, mas algumas pacientes (20%) também irão apresentar irritabilidade uterina. Muitas pacientes apresentam episódio inicial de sangramento que cessa espontaneamente, e, então, têm episódios adicionais de sangramento posteriormente durante a gestação.

Diagnóstico Diferencial

Os possíveis diagnósticos incluem descolamento prematuro da placenta, coagulopatia intravascular disseminada e trabalho de parto prematuro.

Tratamento

Além de monitorar o sangramento da paciente, monitore os sinais e sintomas de choque, o tônus uterino (geralmente mole e indolor) e os sons cardíacos do feto. Não realize exame vaginal nem retal. O exame com espéculo pode desencadear hemorragia se a condição estiver presente. Avalie a presença de coagulopatia intravascular disseminada, visto que a morte materna com placenta prévia está associada à perda de sangue ou à coagulopatia intravascular disseminada. Os cuidados são direcionados para o suporte do estado hemodinâmico da paciente, incluindo oxigênio, dois acessos IV de grande calibre e administração de fluidos e sangue, quando necessário.

Pré-eclâmpsia/Síndrome HELLP
Fisiopatologia

A pré-eclâmpsia com síndrome HELLP (hemólise; enzimas hepáticas elevadas [elevated liver enzymes]; e baixa contagem de plaquetas [low platelet count]) é uma complicação não rara e potencialmente fatal da gravidez, que se acredita ser uma variante ou complicação da pré-eclâmpsia. A pré-eclâmpsia, que ocorre em 6 a 8% das gestações, caracteriza-se por hipertensão e presença de proteínas na urina. O risco de pré-eclâmpsia é maior em mulheres com menos de 20 anos e naquelas com primeira gravidez ou gestações múltiplas, diabetes gestacional, obesidade ou história familiar de hipertensão gestacional. Em geral, a hipertensão gestacional desaparece dentro de 6 semanas após o parto. A síndrome HELLP e a pré-eclâmpsia ocorrem habitualmente durante o último trimestre de gravidez ou pouco depois do parto. A pré-eclâmpsia pode progredir para eclâmpsia com envolvimento do sistema nervoso central, incluindo estado mental alterado e convulsões.

A síndrome HELLP é considerada por alguns especialistas como uma forma grave e rara de pré-eclâmpsia; outros sugerem que pode ser uma síndrome independente. A causa precisa da síndrome HELLP ainda não foi estabelecida. A síndrome HELLP é uma doença multissistêmica, que resulta em vasospasmo, formação de trombos e problemas de coagulação. Com frequência, é diagnosticada de modo incorreto ou identificada posteriormente no curso da síndrome, de modo que é de suma importância estar atento aos sinais e sintomas. Em geral, a síndrome HELLP ocorre antes do parto, mas também pode surgir no período pós-parto (cerca de um terço dos casos ocorre depois do parto). Sem tratamento, a síndrome HELLP pode levar à insuficiência materna de órgãos-alvo, bem como à morte fetal.

Sinais e Sintomas

Os principais sintomas de pré-eclâmpsia consistem em dor no quadrante superior direito, dor mesoepigástrica, náusea, vômitos e distúrbios visuais. As pacientes também devem ser monitoradas à procura de hiper-reflexia ou clônus. Ocorrem convulsões na eclâmpsia.

A maioria das pacientes com síndrome HELLP queixa-se geralmente de mal-estar ou fadiga, dor abdominal – particularmente no quadrante superior –, náusea, vômitos e cefaleia. A chave para a identificação consiste em uma contagem baixa de plaquetas. A elevação de D-dímeros também pode ajudar a identificar a síndrome HELLP.

Diagnóstico Diferencial

O diagnóstico de pré-eclâmpsia pode ser difícil no campo, particularmente quando não há disponibilidade de leituras prévias da pressão arterial. Você deverá basear-se na história minuciosa e em exames para refinar o diagnóstico.

Tratamento

O tratamento pré-hospitalar é de suporte e tem como objetivo o controle da pressão arterial, a reposição de líquidos, a reposição de componentes do sangue e o monitoramento à procura de desenvolvimento de coagulopatia intravascular disseminada. As intervenções farmacológicas podem incluir corticosteroides (para o desenvolvimento dos pulmões do feto), sulfato de magnésio e hidralazina ou labetalol (para o tratamento da hipertensão). É possível que seja necessário induzir o parto para proteger tanto o feto quanto a mãe. Transporte a paciente grávida em decúbito lateral esquerdo para prevenir a compressão da veia cava pelo útero gravídico.

Gravidez Ectópica
Fisiopatologia

A gravidez ectópica é a implantação do óvulo fecundado fora do útero. O local característico de implantação na gravidez ectópica é a tuba uterina, mas o óvulo também pode implantar-se na cavidade abdominal ou em outro local. Se o óvulo fecundado implantar-se na tuba uterina, ela começa a distender-se com o crescimento do embrião, causando dor e sangramento, que pode ser interno ou vaginal. A ruptura pode levar a hemorragia com risco de vida, portanto o reconhecimento precoce é fundamental.

Os fatores de risco para gravidez ectópica incluem presença de cicatriz ou inflamação da pelve em consequência de cirurgias ou gravidez ectópica prévias, doença inflamatória pélvica, ligadura das tubas uterinas e colocação de dispositivo intrauterino. Como os sintomas se tornam aparentes dentro de 5 a 10 semanas após a implantação, muitas mulheres ainda não sabem que estão grávidas.

Sinais e Sintomas

Considere a possibilidade de gravidez ectópica em toda mulher de idade fértil que apresente sangramento vaginal, com ou sem dor abdominal. A síncope é um sinal de apresentação comum. O sangramento pode ser intenso, especialmente depois de uma ruptura ectópica, colocando a paciente em risco de choque.

Diagnóstico Diferencial

Os possíveis diagnósticos incluem apendicite, placenta prévia e complicações de abortamento.

Tratamento

Suas metas iniciais para essa paciente consistem em assegurar a proteção da via aérea e da respiração e obter acesso IV. No setor de emergência, será obtido exame de urina ou teste de gravidez para determinar se a paciente está grávida. Se a gravidez for confirmada, deve-se quantificar a β-hCG (gonadotrofina coriônica humana) para ajudar a definir o estágio da gestação. O nível de β-hCG aumenta à medida que a gravidez avança nas fases iniciais. A etapa seguinte consiste na realização de ultrassonografia transvaginal para determinar se a gravidez é uterina ou extrauterina. Se for confirmada, será necessário realizar consulta obstétrica.

Hiperêmese

A hiperêmese ocorre no início da gravidez, geralmente no primeiro trimestre, e pode resultar em desidratação e desequilíbrio hidreletrolítico. A hiperêmese é definida por perda de peso, metabolismo de inanição e cetose prolongada. Uma vez descartada a possibilidade de outras causas de vômito, o tratamento consiste em reanimação com fluidos, reposição eletrolítica e antieméticos. Um fenômeno relativamente novo de hiperêmese é observado com a ingestão crônica ou aumentada de maconha. O tratamento costuma ser realizado com antieméticos.

Pielonefrite

A pielonefrite é uma infecção bacteriana dos rins. Ela pode ser aguda ou crônica, e é mais frequentemente causada por bactérias da bexiga que ascendem pelos ureteres para infectar os rins. Os sintomas consistem em dor no flanco (lateral), febre, tremores, algumas vezes urina de odor fétido, necessidade frequente e urgente de urinar e mal-estar generalizado. A percussão suave sobre o rim com o punho cerrado produz hipersensibilidade. O diagnóstico é estabelecido por meio de exame de urina, que revela a presença de leucócitos e bactérias na urina. Em geral, observa-se também aumento no número de leucócitos circulantes no sangue. O tratamento consiste em fluidos IV, antipiréticos, medicamentos para alívio da dor e uso de antibióticos apropriados.

Insuficiência Renal

Fisiopatologia

A insuficiência renal é em geral classificada em aguda ou crônica. Na insuficiência renal aguda, os rins param de funcionar de repente, e rapidamente começa a ocorrer acúmulo dos produtos de degradação. Se a condição não for corrigida, ela evolui para insuficiência renal crônica.

Insuficiência Renal Aguda

A insuficiência renal aguda tem três fases: a fase oligúrica, a fase diurética e a fase de recuperação. Essas fases estão resumidas na Tabela 6-11. Pode ocorrer por causas pré-renais, intrínsecas ou pós-renais. Na insuficiência pré-renal, os rins respondem a uma perfusão inadequada por meio da retenção de líquidos, o que retarda a taxa de filtração glomerular e estimula a reabsorção de sódio e de água. Em geral, esse processo é reversível se for detectado dentro de 24 horas após o início. As causas mais comuns de insuficiência pré-renal são hipovolemia, hipotensão e insuficiência cardíaca descompensada.

A insuficiência renal aguda intrínseca é comumente causada por doença autoimune, hipertensão crônica descontrolada ou diabetes melito. Metais pesados, venenos e medicamentos nefrotóxicos também podem ser responsáveis pela insuficiência renal aguda intrínseca. Em certas condições, uma emergência por calor ou uma lesão por esmagamento podem levar à rabdomiólise, em que a mioglobina liberada pelos músculos lesionados provoca obstrução da porção tubular dos néfrons, causando dano permanente se não for detectada precocemente. A mioglobina presente na urina produz coloração de chá, podendo constituir um indício precoce.

A insuficiência pós-renal ocorre quando há obstrução do fluxo de urina, causando fluxo retrógrado de urina para dentro dos ureteres e dos rins, com consequente dilatação dos rins. Esse processo compromete a função renal e, por fim, causa necrose. Se não houver resolução do fluxo retrógrado, poderá ocorrer insuficiência renal crônica. Retenção urinária prolongada ou obstrução ureteral bilateral por fibrose retroperitoneal são causas potenciais dessa condição.

Insuficiência Renal Crônica

A insuficiência renal crônica é a perda permanente da função renal. O limiar para essa perturbação metabólica é alcançado quando 80% dos estimados 1 milhão de néfrons no rim sofrem lesão ou destruição. Nesse estágio, a diálise ou o transplante de rim são necessários para a sobrevivência do paciente. Ao cuidar de um paciente com insuficiência renal crônica, você precisa saber como a doença é em geral tratada e estar

Tabela 6-11 Fases da Insuficiência Renal Aguda

Fase	Descrição e Características	Tratamento
Fase oligúrica	Geralmente tem duração de 10-20 dias, com diminuição do débito urinário em 50-400 mL/dia Perda de proteína Hiponatremia Hiperpotassemia Acidose metabólica	Monitorar o ECG à procura de ondas T apiculadas e alargamento do QRS (hiperpotassemia). Solicitar a determinação laboratorial do potássio, visto que pode haver níveis letais Estar preparado para administrar bicarbonato de sódio e cálcio até que a diálise possa ser iniciada. Também pode haver desenvolvimento de ICC, de modo que é preciso monitorar à procura de sinais de insuficiência cardíaca esquerda e direita.
Fase diurética	Ocorre quando o débito urinário excede 500 mL em 24 horas Provoca perda de sódio e de potássio na urina Pode causar hipovolemia, visto que o paciente pode perder até 3.000 mL em 24 horas por meio de diurese	Substituir e monitorar eletrólitos/líquidos conforme necessário.
Fase de recuperação	Pode durar semanas a meses	Evitar uma sobrecarga de líquidos. Monitorar rigorosamente o equilíbrio hidroeletrolítico.

ECG, eletrocardiograma; ICC, insuficiência cardíaca congestiva.

atento para as complicações associadas à doença e ao seu tratamento, particularmente a diálise.

Sinais e Sintomas

O paciente com queixas renais pode apresentar alterações dos hábitos urinários, edema, exantema/prurido, náusea, vômitos, dispneia, desconforto torácico ou síndrome coronariana aguda. É importante lembrar que muitos pacientes renais são portadores de diabetes, de modo que os sintomas coronarianos podem estar mascarados ou ser silenciosos. Inicialmente, os pacientes com insuficiência renal podem ser assintomáticos.

Diagnóstico Diferencial

A doença renal pode exibir uma variedade de apresentações, incluindo obstrução urinária e sintomas coronarianos, dependendo do estágio da doença e da etiologia. O diagnóstico de insuficiência renal é estabelecido pelos exames laboratoriais, que medem a ureia sérica, a creatinina e a taxa de filtração glomerular, e pelos exames radiológicos.

Tratamento

Os pacientes com insuficiência renal com frequência apresentam náusea e vômitos. Deve-se realizar uma avaliação imediatamente para identificar quaisquer sintomas potencialmente fatais. Os sinais de alerta incluem alteração do nível de consciência, sinais de insuficiência cardíaca congestiva, arritmia e desequilíbrio eletrolítico.

Se você for chamado para atender um paciente com insuficiência renal aguda, precisa saber como identificar as complicações mais graves dessa condição: o edema pulmonar e a hiperpotassemia. O tratamento agressivo da causa da insuficiência renal aguda – hemorragia, sepse, insuficiência cardíaca congestiva ou choque de qualquer tipo – constitui a melhor maneira de interromper a insuficiência renal aguda pré-renal no atendimento em campo. Se não for tratada de modo adequado, a insuficiência pré-renal irá evoluir para insuficiência renal crônica, na qual o próprio tecido renal está danificado.

Os pacientes com insuficiência renal crônica são alguns dos pacientes mais desafiadores que você irá encontrar. Em geral, esses pacientes apresentam múltiplos problemas clínicos, muitos dos quais são peculiares da insuficiência renal crônica e da doença renal em estágio terminal. A história clínica é frequentemente extensa, com inúmeras comorbidades. É impossível descrever todas as apresentações que você poderá encontrar nesses pacientes. Na insuficiência renal crônica, os desequilíbrios hídricos podem levar à hipertensão, ao edema pulmonar ou à hipotensão. A sobrecarga vascular causada pela retenção de líquidos e de sódio pode ser responsável pela hipertensão ou pela insuficiência cardíaca congestiva. Tenha cautela ao administrar fluidos e, em pacientes com hipertensão, considere a administração de diuréticos não poupadores de potássio, inibidores da enzima conversora da angiotensina (IECAs) ou vasodilatadores periféricos.

Alguns mitos e conceitos equivocados a respeito de pacientes com insuficiência renal incluem:

- *Administração de fluidos*. Os líquidos não devem ser suspensos no paciente com insuficiência renal que necessite de reanimação com fluidos; entretanto, consulte o controle médico antes de iniciar a reanimação agressiva com fluidos. Os pacientes hipovolêmicos ou hipotensos devem receber um *bolus* de fluido quando indicado. Tenha cuidado para limitar a administração de fluidos a pacientes que não necessitam de líquidos. Em geral, é difícil obter acesso IV em pacientes com insuficiência renal. Se um acesso IV estiver indicado, o procedimento não deve ser adiado simplesmente pelo fato de o paciente ter insuficiência renal.

- *Administração de diuréticos.* Alguns pacientes com insuficiência renal terminal continuam exibindo algum grau de função renal residual. Podem manter até 20% da função renal normal, de modo que um paciente com edema pulmonar poderá responder a uma grande dose de um diurético de alça, como a furosemida. Os pacientes serão capazes de dizer se ainda estão produzindo urina, o que irá indicar se os diuréticos serão efetivos em aumentar o débito urinário. Os pacientes com insuficiência renal frequentemente necessitam de grandes doses de diuréticos, de modo que é importante consultar o controle médico, se necessário. Além de diminuir o volume de líquido por meio de um aumento na excreção renal, a furosemida também causa venodilatação e tem efeito terapêutico secundário sobre a sobrecarga hídrica.
- *Analgesia.* A dor não é suficientemente tratada em 75% da população com insuficiência renal e, apesar disso, a administração de medicamentos para alívio da dor em pacientes renais é extremamente controversa. A codeína, a meperidina, o propoxifeno e a morfina são excretados pelos rins. Os metabólitos acumulam-se nos pacientes com doença renal crônica e podem causar neurotoxicidade. De acordo com a Organização Mundial de Saúde (OMS), o analgésico de preferência é a fentanila, pois ela se mostrou segura e eficaz em pacientes com doença renal crônica. A hidromorfona também pode ser utilizada, porém com cautela. A OMS não recomenda a utilização de codeína, meperidina, propoxifeno e morfina. Outras opiniões dizem que, em situação de emergência (p. ex., edema pulmonar, infarto agudo do miocárdio), é seguro administrar morfina. Na dúvida, sempre consulte o controle médico.

Quando for examinar e avaliar o paciente em diálise, as seguintes informações podem ser cruciais para o seu tratamento.

- Todos os pacientes em diálise necessitam de cuidados especiais no que diz respeito a qualquer medicação, devido à alteração da farmacocinética e farmacodinâmica e ao maior potencial de reações adversas. Esses pacientes correm alto risco de problemas relacionados com medicamentos.
- Lembre-se de realizar um ECG de 12 derivações e iniciar o monitoramento cardíaco. Se houver suspeita de infarto agudo do miocárdio ou se o paciente apresentar extrassístoles ventriculares, administre oxigênio. Pode-se indicar a administração de fluidos e medicamentos antianginosos. A administração de antiarrítmicos também pode ser necessária. Consulte o controle médico quando for administrar medicamentos a pacientes renais, devido à complexidade dos desequilíbrios hidreletrolíticos desses pacientes e ao potencial para comprometimento multissistêmico.
- Não negligencie a possibilidade de hiperpotassemia, que constitui risco à vida. Ela pode desenvolver-se rapidamente no paciente renal, e a fraqueza pode constituir o único sinal ou sintoma presente. Os pacientes podem permanecer assintomáticos até a ocorrência de arritmia fatal. O monitoramento cardíaco e os exames laboratoriais precoces irão ajudar a identificar essa complicação em tempo hábil para tratá-la. Se você suspeitar de hiperpotassemia, devem ser administrados cálcio, insulina, salbutamol, furosemida e poliestireno sódico. O gliconato de cálcio protege o miocárdio, a insulina e o salbutamol transferem o potássio para as células, a furosemida aumenta a excreção renal de potássio e o poliestireno sódico remove o potássio do intestino. Se houver acidose, pode-se utilizar também bicarbonato de sódio. A hiperpotassemia é discutida de modo mais detalhado no Capítulo 7. Pode-se identificar a presença de acidose resultante de desequilíbrio eletrolítico, hipoperfusão ou complicações diabéticas se o paciente exibir alteração do nível de consciência, respiração de Kussmaul ou valores anormais da gasometria arterial. O tratamento pode incluir suporte da ventilação, administração de fluidos e, talvez, administração de bicarbonato de sódio para tratar o desequilíbrio eletrolítico.
- A administração de anticoagulantes durante a diálise pode causar hemorragia. Esse sangramento é complicado pela anemia causada pela redução da secreção de eritropoietina, com consequente diminuição na produção das hemácias. Você precisa ter elevado índice de suspeita para a presença de sangramento se o paciente tiver dispneia ou angina. A perda de sangue pode ser óbvia, como no traumatismo de um local de acesso vascular, ou pode não ser tão evidente, como no paciente com perda oculta de sangue devido a hemorragia GI. As prioridades pré-hospitalares devem consistir em controlar o sangramento (incluindo o uso apropriado de torniquete), assegurar oxigenação adequada e fornecer suporte com fluidos.
- O início súbito de dispneia, desconforto respiratório, dor torácica, cianose e hipotensão indica embolia gasosa. Se esse quadro clínico tornar-se evidente durante a diálise, administre oxigênio em alto fluxo e coloque o paciente em decúbito lateral esquerdo. Mantenha o acesso IV e esteja preparado para suporte da pressão arterial. Considere a colocação do paciente em posição de Trendelenburg modificada. Essa posição é utilizada para reter o ar no ventrículo direito.
- A síndrome do desequilíbrio constitui um problema neurológico que os pacientes algumas vezes apresentam durante ou imediatamente após a hemodiálise. Os pesquisadores acreditam que a síndrome seja causada pelo edema cerebral que se desenvolve quando a ureia sérica é reduzida muito rapidamente. Nos casos leves, o paciente pode queixar-se de cefaleia, inquietação, náusea, espasmos musculares e fadiga. Nos casos graves, os sinais e sintomas

incluem hipertensão, confusão, convulsões e coma. O evento pode ser fatal. Todavia, na maioria dos casos, o episódio é autolimitado e irá desaparecer no decorrer de algumas horas. Se o paciente tiver uma convulsão, considere a administração de anticonvulsivantes. A prevenção é a prioridade nesses pacientes. A síndrome do desequilíbrio pode ser evitada por meio da redução da velocidade de remoção da ureia do corpo durante a hemodiálise.

Os exames laboratoriais hospitalares que indicam a função renal incluem ureia e creatinina séricas. Se um desses níveis estiver elevado, o paciente deve ser avaliado quanto à presença de insuficiência renal. A relação normal entre ureia e creatinina sérica é inferior a 15:1. Uma relação superior a 20:1 sugere que a insuficiência tem uma causa pré-renal. Uma relação inferior a 15:1 indica insuficiência renal intrínseca.

Cálculos Renais

Fisiopatologia

Os cálculos renais formam-se em consequência de anormalidades metabólicas, principalmente acúmulo de cálcio. Os indivíduos que correm maior risco são homens, indivíduos com história familiar de cálculos renais, indivíduos que abusam de laxantes e pacientes com hiperparatireoidismo primário, doença de Crohn, acidose tubular renal ou infecção recorrente do trato urinário.

Embora a obstrução renal completa por cálculos renais seja uma anomalia, ela é possível e pode precipitar hidronefrose grave, levando à lesão do rim envolvido. O tamanho e a localização do cálculo determinam a possibilidade de sua passagem pelo ureter.

Sinais e Sintomas

Em geral, os pacientes apresentam dor surda e constante no flanco que irradia para o abdome, pontuada por crises agudas de cólica durante o hiperperistaltismo do músculo liso do ureter. Os pacientes muitas vezes sentem a necessidade de caminhar, dobrando-se e torcendo-se na tentativa de aliviar a dor. Pode-se verificar a presença de náusea, vômitos e hematúria. A febre indica uma infecção, porém é um achado pouco frequente.

Diagnóstico Diferencial

O diagnóstico diferencial pode incluir apendicite, cálculos biliares, doença inflamatória intestinal, obstrução intestinal e aneurisma de aorta abdominal.

Tratamento

O tratamento pré-hospitalar é de suporte. Transporte o paciente em uma posição confortável, obtenha acesso IV e administre medicamentos para a dor e antieméticos. No hospital, deverá ser solicitado um exame de urina para pesquisa de sangue na urina. Os níveis de ureia e creatinina no sangue serão verificados, e será realizada uma TC ou uma ultrassonografia. Esses pacientes podem precisar de quantidades significativas de medicamentos parenterais para o alívio da dor. O cetorolaco IV alivia o processo de dor mediado pela prostaglandina. A literatura recente aborda o uso de lidocaína IV; sua eficácia não está bem estabelecida, porém pode ser uma outra opção não opioide.

Causas Endócrinas de Distúrbios Abdominais

Cetoacidose Diabética

A cetoacidose diabética é uma complicação do diabetes melito que oferece risco à vida. Com frequência, caracteriza-se por náusea, vômitos e dor abdominal, além de poliúria, polidipsia, hiperglicemia, polifagia e acidose metabólica. Embora a cetoacidose diabética possa desenvolver-se em indivíduos com diabetes melito tipo 2, particularmente na presença de infecção, a condição é muito mais característica do diabetes melito tipo 1. Mais informações podem ser obtidas no Capítulo 7. Outras causas endócrinas de desconforto abdominal também são consideradas no Capítulo 7.

Considerações Especiais

Dispositivos Médicos de Uso Domiciliar

Com os avanços da tecnologia médica, os profissionais de saúde pré-hospitalares estão encontrando no ambiente domiciliar uma maior variedade de dispositivos médicos utilizados por pacientes com distúrbios abdominais. Os dispositivos que você mais provavelmente encontrará são os seguintes:

- *Sondas nasogástrica e nasoenteral para alimentação.* Os tubos de alimentação nasogástrica e nasointestinal são tipicamente tubos flexíveis de pequeno diâmetro que vão do nariz ao estômago ou intestinos. São utilizados para a ingestão de alimentos ou a administração de líquidos em pacientes que não conseguem consumir quantidades suficientes de alimentos ou de água por via oral e são também usados para a infusão de medicamentos. Os pacientes que utilizam esses dispositivos podem incluir aqueles com história de câncer, cirurgia de derivação gástrica ou acidente vascular encefálico. Podem ocorrer muitas complicações, incluindo as seguintes:
  - A sonda pode se deslocar, causando aspiração de líquido nos pulmões. Uma sonda deslocada pode efetivamente entrar nos pulmões. Suspeite dessas situações se o paciente começar a tossir ou sufocar, não for capaz de falar ou se aparecerem bolhas de ar quando a extremidade proximal da sonda for colocada em água.
  - As paredes da sonda são geralmente finas, e um pequeno vazamento pode surgir facilmente.

- Pode ocorrer oclusão se a sonda não for irrigada o suficiente após a administração de alimento ou medicamentos.
- Caso ocorra qualquer anormalidade, o uso da sonda deve ser interrompido.

- *Sondas transabdominais para alimentação.* As sondas transabdominais para alimentação são tubos colocados cirurgicamente que proporcionam uma via para alimentação direta dentro do estômago (sonda de gastrostomia; **Figura 6-8** e **Figura 6-9**), do jejuno (sonda de jejunostomia) ou ambos (sonda de gastrojejunostomia). São utilizadas quando é necessário administrar alimentos, líquidos ou medicamentos por um período de tempo mais longo do que seria apropriado para uma sonda nasal.

  As sondas transabdominais para alimentação são frequentemente usadas em pacientes com dificuldade de deglutição, atresia do esôfago, queimaduras ou estenoses esofágicas, má absorção crônica ou grave atraso do crescimento. Potenciais complicações incluem as seguintes:
  - O local do estoma pode tornar-se infectado. Verifique se há drenagem no local e vermelhidão e inflamação na pele circundante.
  - Pode ocorrer vazamento a partir do estoma se a sonda for muito pequena.
  - Podem ocorrer oclusão ou deslocamento da sonda de alimentação.

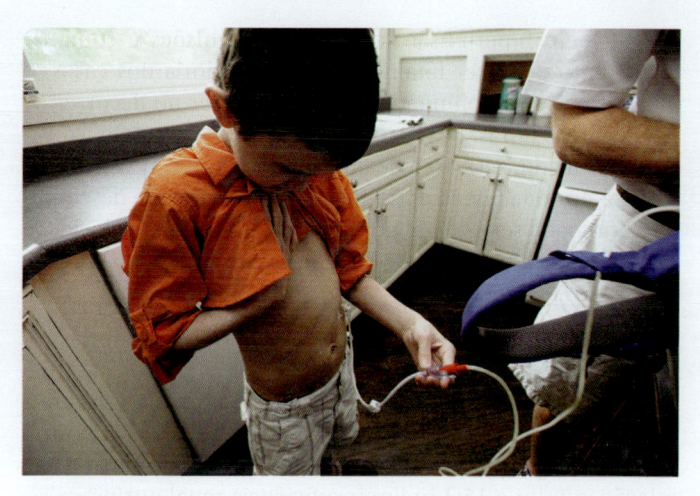

Figura 6-9 Botão de gastrostomia.
© Sara Caldwell/ZUMA Press/Corbis

  - O paciente pode desenvolver peritonite ou perfuração gástrica ou colônica.
  - Se qualquer anormalidade for aparente, a alimentação deve ser interrompida.

- *Ostomia intestinal.* A ostomia intestinal é uma abertura cirurgicamente criada para a eliminação dos resíduos do intestino. Essa abertura pode ser colocada temporária ou permanentemente em pacientes com anormalidades intestinais congênitas, câncer, doença de Crohn grave, colite ulcerativa ou traumatismo abdominal. Qualquer parte do intestino pode ser redirecionada através da parede abdominal. Se a abertura intestinal estiver mais próxima ao estômago no íleo, o paciente provavelmente apresenta diarreia, visto que não pode haver formação de fezes. Para a coleta dos resíduos, coloca-se uma bolsa sobre a ostomia, que precisa ser esvaziada com regularidade, de modo a minimizar a degradação tecidual causada pelo contato prolongado com as fezes. Esta mucosa deve ser tipicamente rosada e deve brilhar. Se estiver escura ou cianótica, é um sinal preocupante.

- *Dispositivos de acesso para hemodiálise.* A hemodiálise é o processo pelo qual o sangue do paciente passa por uma máquina, denominada *dialisador*, para remover os produtos de degradação e estabilizar o equilíbrio hidreletrolítico do paciente. São utilizados vários locais e dispositivos para obter o acesso vascular, de modo que o sangue pode ser limpo e devolvido ao corpo durante a diálise, incluindo os seguintes:
  - Um enxerto é uma conexão cirúrgica entre uma artéria e uma veia usando um tubo sintético ou um vaso sanguíneo cadavérico.
  - Uma fístula é uma conexão cirúrgica direta entre uma artéria e uma veia.
  - Um cateter colocado na veia subclávia ou outra veia central também pode ser utilizado para obter o acesso vascular.
  - Um acesso em formato de botão (Hemasite) pode ser colocado no local de entrada.

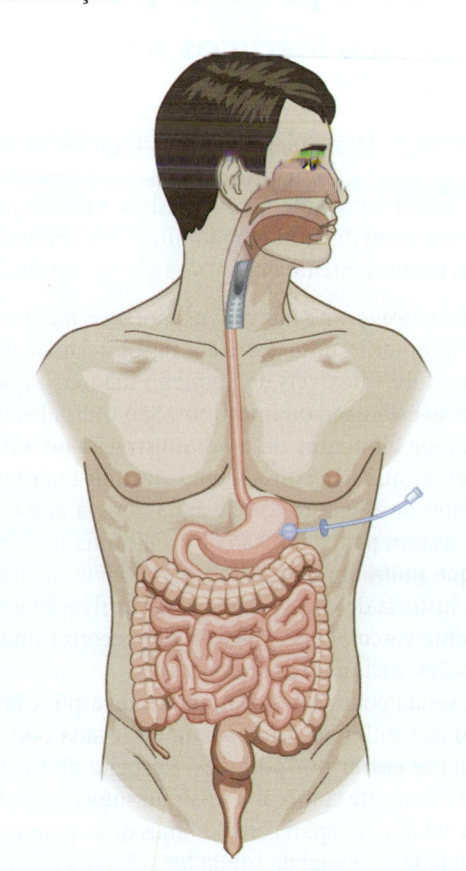

Figura 6-8 Uma sonda de gastrostomia é colocada cirurgicamente no estômago através da parede abdominal.
© Nucleus Medical Media/Visuals Unlimited/Corbis

Procure a ocorrência de frêmito ou sopro para verificar a permeabilidade de um enxerto ou fístula, que se encontra geralmente no braço, mas que também pode estar localizada na perna. É importante não medir a pressão arterial ou tentar obter um acesso IV em uma extremidade com enxerto ou fístula.

- *Dispositivos de acesso para diálise peritoneal.* Um dispositivo de acesso para diálise peritoneal é um cateter colocado através da parede abdominal na cavidade peritoneal que permite que os fluidos sejam infundidos e drenados para fora do abdome. Esse processo remove os produtos de degradação e estabiliza temporariamente o equilíbrio hidreletrolítico.

Pacientes Idosos

Os cuidados à população idosa representam um desafio especial para os profissionais de atendimento pré-hospitalar. Devido a diminuição das reservas cardíaca e pulmonar, alteração da motilidade gástrica e nutrição inadequada, os pacientes idosos podem adoecer mais rapidamente e podem ser mais vulneráveis a determinadas condições, como aneurisma de aorta abdominal, colite isquêmica, pancreatite, colecistite e obstrução do intestino grosso.

Muitas queixas abdominais que se tornam mais comuns com a idade avançada apresentam sintomas ambíguos. De fato, o diagnóstico de dor abdominal em pacientes com mais de 50 anos tem taxa de acurácia inferior a 50%. Essa taxa cai para menos de 30% em pacientes com mais de 80 anos. Outro fator que complica o diagnóstico é o fato de muitos medicamentos frequentemente prescritos a indivíduos idosos podem mascarar sinais de doença crítica. Por fim, a realização de uma anamnese confiável e completa pode ser complicada por problemas de memória, demência, comprometimento auditivo ou ansiedade.

Pacientes Bariátricos

A obesidade mórbida é definida por um índice de massa corporal (IMC) de 40 ou mais ou também por um sobrepeso de 45 kg ou mais. Essa condição tornou-se mais prevalente nos Estados Unidos. Nesses pacientes, o exame abdominal pode representar um grande desafio. Dispõem-se de opções cirúrgicas para facilitar a perda de peso em pacientes com obesidade mórbida. Os procedimentos restritivos reduzem o tamanho do estômago ou a circunferência do intestino. Por exemplo, a banda gástrica diminui a quantidade de alimento que o paciente pode consumir ao diminuir o tamanho da abertura do esôfago para o estômago. Algumas vezes, essas bandas são ajustáveis, permitindo que o cirurgião bariátrico aumente ou reduza a capacidade do estômago, quando indicado. Outra opção é a cirurgia de derivação gástrica, em que o alimento é desviado do estômago e da parte superior do intestino delgado por meio de uma bolsa com o tamanho aproximado de um ovo. Diferentemente da banda gástrica, esse procedimento não é reversível.

Os problemas que os médicos encontram nos pacientes bariátricos dependem do momento em que os procedimentos foram realizados. Como em todas as cirurgias, ambas as técnicas estão associadas a um risco de complicações, incluindo infecção, sangramento, dor abdominal, hérnia abdominal e trombose venosa profunda dos membros inferiores em consequência da inatividade durante a recuperação da cirurgia. As complicações potenciais específicas para pacientes que passaram por cirurgia bariátrica incluem úlceras, obstrução intestinal e síndrome do intestino curto, que causa diarreia, desequilíbrio eletrolítico e desnutrição, especialmente se o paciente não tomar as vitaminas conforme recomendado. Essas complicações são contínuas e não estão apenas associadas à cirurgia em si. Normalmente, os pacientes com história de cirurgia bariátrica e dor abdominal devem ser transportados e avaliados no pronto-socorro.

Pacientes Obstétricas

Ao examinar uma mulher em idade fértil que apresenta queixa abdominal, considere a possibilidade de gravidez até que se comprove o contrário. Muitas complicações da gravidez podem ser confundidas com queixas abdominais, e essas últimas podem ser exacerbadas pela gravidez. Tenha em mente medicamentos administrados para tratar os sintomas abdominais podem ser prejudiciais ao feto.

Ao atender uma paciente grávida, lembre-se de que a sobrevivência dos dois pacientes depende da manutenção de uma perfusão adequada. À medida que cresce, o feto exerce pressão crescente sobre os órgãos internos, o diafragma e as veias cavas. Devido ao aumento do débito cardíaco e à expansão do volume intravascular durante a gravidez, os sinais de hipoperfusão podem ser tardios. Durante a segunda metade da gestação, a paciente deve ser cuidadosamente posicionada, de modo a evitar o desenvolvimento de hipotensão em consequência da compressão das veias cavas. Incline a paciente em seu lado esquerdo durante o transporte. Considere o transporte para uma instituição que atenda pacientes obstétricas de alto risco, quando apropriado.

Integrando as Informações

A avaliação do paciente com desconforto abdominal começa com a observação inicial para determinar se ele está enfermo ou não. Deixe essa impressão inicial dizer se é necessário intervir imediatamente ou proceder a uma avaliação mais detalhada. Em primeiro lugar, avalie o paciente à procura de um diagnóstico crítico ou de emergência e, em seguida, considere as condições menos ameaçadoras. A regra geral consiste em considerar o diagnóstico mais comum ou provável e trabalhar em direção aos diagnósticos menos comuns. Para confirmar ou descartar as condições incluídas no diagnóstico diferencial, utilize ferramentas como as mnemônicas SAMPLER e OPQRST, os achados do exame físico e os resultados dos exames laboratoriais. Se o paciente ficar instável, tenha sempre como prioridade o suporte da via aérea, da respiração e da circulação. Uma vez estabilizado o paciente, volte à sua avaliação. Como as causas possíveis de desconforto abdominal são diversas, é importante ter em mente que talvez você não seja capaz de estabelecer um diagnóstico definitivo no atendimento em campo. Para muitos pacientes com desconforto abdominal, a melhor estratégia consiste em fornecer cuidados de suporte, controlar os sinais e sintomas e providenciar um rápido transporte.

SOLUÇÃO DO CENÁRIO

- Existem muitas causas possíveis para a dor abdominal dessa paciente. Ela ainda está em idade fértil, de modo que é possível que ela tenha algum problema ginecológico, como gravidez ectópica. Ela também está na faixa etária na qual geralmente a colecistite ocorre. Se ela consome bebidas alcoólicas com frequência, ela poderia ter pancreatite. É também possível que ela esteja tendo uma crise falciforme, ou que tenha uma úlcera.
- Para estreitar o diagnóstico diferencial, será necessário completar a história pregressa, bem como a história da doença atual. Realize um exame físico do abdome. Avalie a saturação de oxigênio. Considere a realização de um ECG de 12 derivações. Palpe à procura de hipersensibilidade, massas, defesa muscular ou massa pulsátil.
- A paciente apresenta sinais de choque iminente. É necessário administrar oxigênio. Esteja preparado para aspirar a via aérea da paciente caso ela vomite novamente. Obtenha acesso vascular e administre fluidos IV. Considere a administração de medicamentos para a náusea ou a dor se a pressão arterial melhorar. Transporte a paciente para o hospital apropriado mais próximo para exames complementares adicionais e intervenção definitiva.

RESUMO

- As causas do desconforto abdominal são inúmeras e parecem ser assustadoras quando você tenta estabelecer um diagnóstico.
- Em primeiro lugar, identifique os riscos à vida e, em seguida, prossiga para o estabelecimento de um diagnóstico conforme possível conforme o tempo e a condição do paciente.
- A apresentação, a história, o exame físico e os resultados laboratoriais do paciente serão a chave para se estabelecer um diagnóstico acurado de desconforto abdominal.
- O abdome contém diversos sistemas, cada um dos quais – isoladamente ou em combinação – poderá ser responsável pelo desconforto abdominal.
- O desconforto abdominal pode estar associado a outros sintomas principais, como náusea, vômitos, constipação intestinal, diarreia, hemorragia GI, icterícia e sangramento vaginal. Considerar esses sintomas/queixas principais pode ajudar a identificar o diagnóstico.
- O estabelecimento de um diagnóstico não deve ter maior prioridade do que a intervenção em um paciente com desconforto abdominal.

Termos-chave

antiemético Substância que impede ou alivia a náusea e os vômitos.

dor referida Dor sentida em um local diferente do órgão ou da parte do corpo lesionado ou acometido.

dor somática (parietal) Dor geralmente bem localizada causada pela irritação das fibras nervosas no peritônio parietal ou em outros tecidos profundos (p. ex., sistema musculoesquelético). Os achados físicos incluem dor aguda, distinta e localizada, acompanhada de hipersensibilidade à palpação, defesa muscular da área afetada e hipersensibilidade de rebote.

dor visceral Dor mal localizada que ocorre quando as paredes dos órgãos ocos são distendidas, ativando, assim, os receptores de estiramento. Esse tipo de dor caracteriza-se por dor profunda e persistente, que varia de leve a intolerável e geralmente descrita como dor em cólica, em queimação e em roedura.

gastrintestinal (GI) Que pertence aos órgãos do trato GI. O trato GI liga os órgãos envolvidos no consumo, no processamento e na eliminação dos nutrientes. Começa na boca, segue pelo esôfago, passa pela cavidade torácica até o abdome e termina no reto, na cintura pélvica.

gastroparesia Condição médica que consiste em paresia (paralisia parcial) do estômago, resultando em retenção do alimento no estômago por um tempo anormalmente longo.

hematoquezia Passagem de sangue vivo pelo reto.

hematêmese Vômito de sangue vermelho-vivo, indicando hemorragia GI alta.

insuficiência hepática fulminante Condição rara que ocorre quando a hepatite progride para necrose hepática (morte das células hepáticas); os sintomas clássicos consistem em anorexia, vômitos, icterícia, dor abdominal e asterixis (flapping).

intussuscepção Prolapso de um segmento do intestino dentro do lúmen de outro segmento. Esse tipo de obstrução intestinal pode envolver segmentos do intestino delgado, do cólon ou do íleo terminal e do ceco.

melena Fezes anormais, pretas e alcatroadas, que possuem odor distinto e contêm sangue digerido.

volvo Condição em que um segmento do trato GI se torce, bloqueando o fluxo de sangue e a passagem do conteúdo intraluminal. Ocorre mais comumente nas regiões do ceco e do sigmoide no intestino grosso, mas pode envolver o estômago.

víscera Um órgão encerrado em uma cavidade corporal. Normalmente usado para se referir a órgãos ocos, como esôfago, estômago e intestinos.

Bibliografia

Aehlert B: *Paramedic practice today: Above and beyond*, St. Louis, MO, 2009, Mosby.

American Academy of Orthopaedic Surgeons: *Nancy Caroline's emergency care in the streets*, ed 8. Burlington, MA, 2018, Jones & Bartlett Learning.

Bakker, R. *Placenta previa*. https://emedicine.medscape.com/article/262063-overview, updated January 08, 2018.

Becker S, Dietrich TR, McDevitt MJ, et al.: *Advanced skills: Providing expert care for the acutely ill*. Springhouse, PA, 1994, Springhouse.

Bucurescu G: *Neurologic manifestations of uremic encephalopathy*. http://www.medscapecrm.com/article/1135651-overview. Updated: Sep 17, 2018

Carale J, Azer A, Mekaroonkamol P: *Portal hypertension*. http://emedicine.medscape.com/article/175248-overview. Updated Nov. 30, 2017.

Dean M: Opioids in renal failure and dialysis patients. *J Pain Symptom Manage*. 28:497–504, 2004.

Deering SH: *Abruptio placentae*. http://emedicine.medscape.com/article/252810-overview, updated November 30, 2018.

Gould BE: *Pathophysiology for health care professionals*, ed 3. Philadelphia, PA, 2006, Saunders.

Hamilton GC: *Emergency medicine: An approach to clinical problem-solving*, ed 2. Philadelphia, PA, 2003, Saunders.

Haram K, Svendsen E, Abildgaard U. The HELLP syndrome: clinical issues and management: a review. *BMC Pregnancy Childbirth*. 9:8, 2009. doi: 10.1186/1471-2393-9-8.

Holander-Rodriguez JC, Calvert JF Jr: Hyperkalemia. *Am Fam Physician*. 73:283–290, 2006.

Holleran RS: *Air and surface patient transport: Principles and practice*, ed 3. St. Louis, MO, 2003, Mosby.

Johnson LR, Byrne JH: *Essential medical physiology*, ed 3. Boston, MA, 2003, Elsevier Academic Press.

Krause R: Dialysis complications of chronic renal failure. http://emedicine.medscape.com/article/777957-media, updated September 28, 2015.

Lehne RA. *Pharmacology for nursing care*, ed 6. St. Louis, MO, 2007, Saunders.

Mayo Clinic Staff. *Acute kidney failure*. https://www.mayoclinic.org/diseases-conditions/kidney-failure/symptoms-causes/syc-20369048

McCance KL, Huether SE: *Pathophysiology: The biologic basis for disease in adults and children*, ed 6. St. Louis, MO, 2009, Mosby.

Mosby: *Mosby's dictionary of medicine, nursing & health professions*, ed 8. St. Louis, MO, 2009, Mosby.

National Institute of Diabetes and Digestive and Kidney Diseases: *Anemia in chronic kidney disease*. https://www.niddk.nih.gov/health-information/kidney-disease/anemia

Padden MO: HELLP syndrome: Recognition and perinatal management. *Am Fam Physician*. 30:829–836, 1999.

Paula R: *Abdominal compartment syndrome: Differential diagnosis & workup*. http://emedicine.medscape.com/article/829008-diagnosis, updated February 23, 2009.

Pitts SR, Niska RW, Xu J, et al: *National hospital ambulatory medical care survey: 2006 emergency department summary*, National health statistics reports No. 7. Hyattsville, MD, 2008, National Center for Health Statistics.

Rosen P, Marx JA, Hockberger RS, et al: *Rosen's emergency medicine: Concepts and clinical practice*, ed 6. St. Louis, MO, 2006, Mosby.

Sanders M: *Mosby's paramedic textbook*, rev ed 3. St. Louis, MO, 2007, Mosby.

Silen W, Cope Z: *Cope's early diagnosis of the acute abdomen*. Oxford, 2000, Oxford University Press.

Song L-M, Wong KS: *Mallory-Weiss tear*. http://emedicine.medscape.com/article/187134-overview, updated April 16, 2008.

Taylor MB: *Gastrointestinal emergencies*, ed 2. Baltimore, MD, 1997, Williams & Wilkins.

Wagner J, McKinney WP, Carpenter JL: Does this patient have appendicitis? *JAMA*. 276:1589, 1996.

Wakim-Fleming J: Liver disease in pregnancy. In: Carey WD, ed. *Cleveland clinic: current clinical medicine*, ed 2. Philadelphia, PA, 2010, Elsevier Saunders.

Wingfield WE. *ACE-SAT: The paramedical certification examinations self-assessment test*. 2008, New Mexico. The ResQ Shop Publishers.

Questões de Revisão do Capítulo

1. O maior reservatório de sangue do corpo é o:
   a. cérebro.
   b. baço.
   c. coração.
   d. fígado.

2. Qual dos órgãos a seguir modifica e armazena a bile?
   a. Apêndice
   b. Vesícula biliar
   c. Fígado
   d. Pâncreas

3. O diagnóstico de dor abdominal em pacientes pediátricos talvez seja difícil por que eles:
   a. não apresentam nervos desenvolvidos no abdome.
   b. vivem com dores crônicas que afetam sua percepção.
   c. ficam confusos sobre onde está a dor.
   d. não conseguem dizer a localização exata da dor.

4. Você está cuidando de um paciente que descreve sua dor como cólicas e ardor. Isso é característico de:
   a. dor parietal.
   b. dor somática.
   c. dor visceral.
   d. dor neurogênica.

5. Você está cuidando de um paciente que descreve sua dor como em facada e reclama de dor à palpação. Isso é característico de:
   a. dor parietal.
   b. dor referida.
   c. dor visceral.
   d. dor neurogênica.

6. Você está cuidando de um paciente que está reclamando do sinal de Kehr. A suspeita é de:
   a. esplenite.
   b. hepatite.
   c. apendicite.
   d. colecistite.

7. Você está cuidando de uma mulher de 36 anos que está sofrendo com náuseas, vômitos e dor mesoepigástrica intensa. A sua avaliação física revela equimose ao redor do umbigo e nos flancos. Você suspeita de qual dos diagnósticos a seguir?
   a. Pancreatite
   b. Hepatite
   c. Nefrite
   d. Indigestão

8. Você está cuidando de um paciente que está sofrendo de náuseas, vômitos e diarreia aquosa. Os sinais vitais incluem pressão arterial de 108/70 mmHg, frequência de pulso de 102 batimentos/minuto, frequência respiratória de 16 respirações/minuto, $SatO_2$ de 98% e temperatura de 37,7 °C. O que seu paciente parece estar sofrendo?
   a. Hepatite crônica
   b. Gastrenterite aguda
   c. Obstrução intestinal
   d. Pancreatite

9. Você está cuidando de uma paciente que relata que sofre de uma doença autoimune na qual o íleo é atacado pelo sistema imunológico, o que leva a camadas rígidas, estreitas e com cicatrizes do trato GI. Você suspeita de qual dos diagnósticos a seguir?
   a. Doença obstrutiva intestinal
   b. Doença de Crohn
   c. Sinal de Grey-Turner
   d. Síndrome de Mallory-Weiss

10. Você está cuidando de uma mulher de 68 anos que está sofrendo de tontura e síncope. Os sinais vitais são: pressão arterial de 160/102 mmHg, frequência cardíaca de 88 batimentos/minuto, frequência respiratória de 24 respirações/minuto e $SatO_2$ de 94%. A paciente relata história de colesterol alto e hipertensão não tratada. Você suspeita de:
    a. colite ulcerativa.
    b. tumor do sistema nervoso central.
    c. doença obstrutiva intestinal.
    d. aneurisma da aorta abdominal.

CAPÍTULO 7

Distúrbios Endócrinos e Metabólicos

Este capítulo irá fornecer uma compreensão fundamental sobre os distúrbios endócrinos e metabólicos. Você irá aprender a integrar os seus conhecimentos de anatomia, fisiologia e fisiopatologia com a via de avaliação AMLS, de modo a formular diagnósticos diferenciais para condições potencialmente fatais, críticas/emergenciais e não emergenciais. Também aprenderá a implementar e adaptar estratégias de tratamento para uma variedade de distúrbios endócrinos e metabólicos nos ambientes pré-hospitalar e hospitalar.

OBJETIVOS DE APRENDIZADO

Ao término deste capítulo, você será capaz de:

- Descrever a anatomia, a fisiologia e a fisiopatologia dos distúrbios endócrinos comuns.
- Delinear as estratégias de avaliação primária, secundária e contínua dos pacientes com distúrbio endócrino, utilizando a via de avaliação AMLS.
- Identificar a apresentação/queixa principal de uma ampla variedade de distúrbios endócrinos.
- Listar e ser capaz de reconhecer os sinais e sintomas dos desequilíbrios acidobásicos, dos distúrbios eletrolíticos e dos distúrbios endócrinos.
- Formular diagnósticos provisórios com base nos achados de avaliação para uma variedade de distúrbios endócrinos.
- Listar as causas, as técnicas diagnósticas e as estratégias de tratamento das doenças do metabolismo da glicose e dos distúrbios da tireoide, das paratireoides e das glândulas suprarrenais.
- Utilizar habilidades de raciocínio clínico para formular e refinar o diagnóstico diferencial com base em uma avaliação secundária minuciosa e sistemática do paciente com distúrbio endócrino.
- Implementar planos de tratamento efetivos, consistentes com os achados de avaliação, e determinar se é necessário continuar o tratamento, com base na sua avaliação contínua.
- Descrever os processos fisiopatológicos responsáveis pelos distúrbios eletrolíticos e do equilíbrio acidobásico, explicar suas causas e discutir as modalidades comuns utilizadas no seu tratamento.
- Comparar e assinalar os achados normais e anormais do eletrocardiograma (ECG) no paciente com distúrbio eletrolítico.

CENÁRIO

Você está atendendo uma mulher de 58 anos de idade com queixa de fadiga e fraqueza intensas. Ela tem história de diabetes melito tipo 2, polimialgia reumática, hipertensão e insuficiência cardíaca. Os medicamentos que ela toma incluem metformina, prednisona, lisinopril, furosemida e digoxina. Os sinais vitais incluem pressão arterial de 88/52 mmHg, pulso de 58 batimentos/minuto; e frequência respiratória de 20 respirações/minuto.

- Com base nas informações disponíveis, quais diagnósticos diferenciais você está considerando?
- Quais informações adicionais serão necessárias para estreitar o seu diagnóstico diferencial?
- Quais as medidas iniciais que você deve tomar enquanto prossegue em sua avaliação?

O sistema endócrino regula os processos metabólicos do corpo. As principais funções das glândulas endócrinas incluem:

- Regulação do metabolismo
- Regulação da reprodução
- Controle do equilíbrio do líquido extracelular e dos eletrólitos (sódio, potássio, cálcio e fosfato)
- Manutenção de um ambiente interno ideal, como a regulação da glicemia
- Estimulação do crescimento e do desenvolvimento durante a infância e a adolescência

Realizar a avaliação do sistema endócrino de um paciente é uma tarefa desafiadora, visto que a localização da maioria dessas glândulas (com exceção da glândula tireoide e dos testículos) torna impossível a sua inspeção, palpação, percussão ou ausculta. Também é difícil avaliar esse sistema devido aos diferentes efeitos que os hormônios exercem sobre vários sistemas em todo o corpo. A avaliação da função endócrina depende da obtenção de dados e do reconhecimento do padrão subjacente de um distúrbio endócrino.

Anatomia e Fisiologia

As glândulas são órgãos que produzem e secretam substâncias químicas, podendo ser endócrinas ou exócrinas. As glândulas exócrinas secretam substâncias químicas na superfície externa do corpo (i.e., suor e lágrimas) ou dentro de uma cavidade (i.e., saliva e enzimas pancreáticas digestivas). As glândulas endócrinas secretam hormônios químicos na corrente sanguínea. Essas substâncias químicas seguem o seu percurso para vários tecidos, sobre os quais atuam e onde sinalizam e afetam células-alvo que possuem receptores apropriados. Em seguida, podem atuar sobre essas células, produzindo uma função celular específica. A rede de glândulas endócrinas que secretam hormônios em todo o corpo é coletivamente designada como sistema endócrino.

Os principais componentes do sistema endócrino são a hipófise, a glândula tireoide, as glândulas paratireoides, as glândulas suprarrenais, o pâncreas (glândula tanto exócrina quanto endócrina) e os órgãos reprodutores (ovários nas mulheres e testículos nos homens) (**Figura 7-1**). Os hormônios liberados por essas glândulas regulam a homeostase, a reprodução, o crescimento, o desenvolvimento e o metabolismo, transmitindo mensagens diretamente para receptores que estão localizados em seus respectivos órgãos-alvo. Um complexo sistema de alças de retroalimentação atua em conjunto para manter o equilíbrio nos níveis de todos os hormônios. Os níveis de secreção hormonal podem ser regulados por mecanismos de retroalimentação positiva ou negativa. Níveis elevados de determinado hormônio irão inibir a secreção, enquanto níveis diminuídos de determinado hormônio irão estimulá-la. A hipófise (**Figura 7-2**) é frequentemente designada como *glândula-mestre*, visto que suas secreções coordenam a atividade das outras glândulas endócrinas. O hipotálamo, que está localizado diretamente acima da hipófise, é a parte do encéfalo responsável pelo monitoramento das condições corporais e pela manutenção da homeostase do organismo. O hipotálamo contém vários centros de controle para as funções orgânicas e as emoções. Trata-se do principal elo entre o sistema endócrino e o sistema nervoso.

Para ilustrar a natureza interdependente das funções das glândulas endócrinas e as alças de retroalimentação que

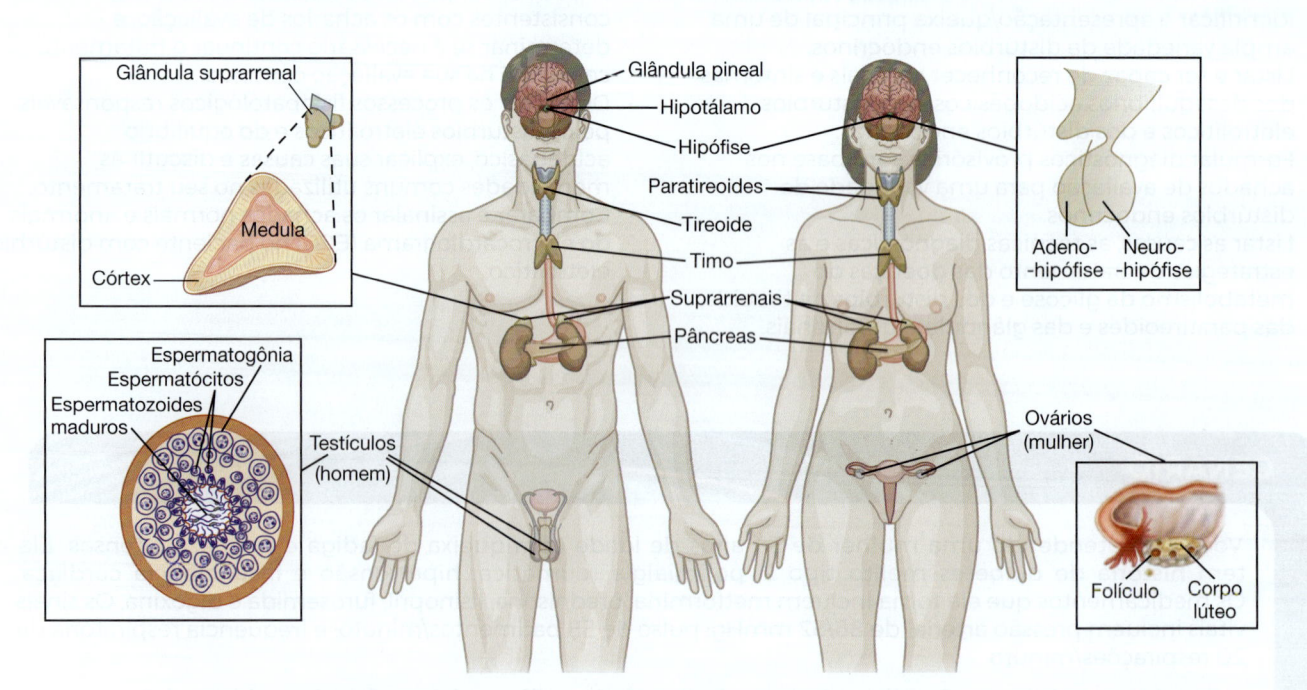

Figura 7-1 O sistema endócrino utiliza as várias glândulas do sistema para enviar mensagens químicas aos sistemas de órgãos distribuídos pelo corpo.

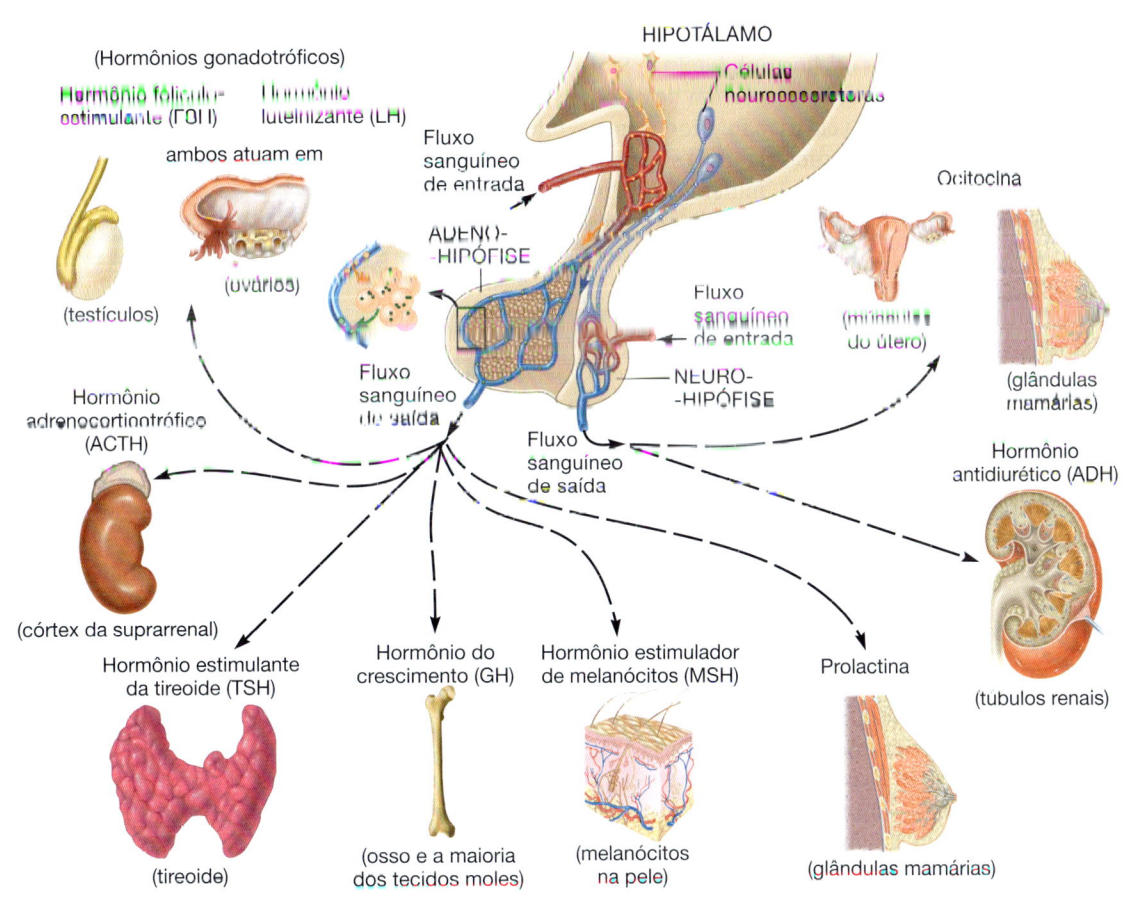

Figura 7-2 A hipófise secreta hormônios a partir de suas duas regiões: a adeno-hipófise (lobo anterior) e a neuro-hipófise (lobo posterior).

atuam para manter a homeostase, examinaremos a regulação complexa da glândula tireoide. A glândula tireoide localiza-se na parte anterior do pescoço, no nível situado entre a quinta vértebra cervical e a primeira vértebra torácica abaixo da laringe. Situa-se abaixo da cartilagem rígida palpável na parte anterior do pescoço. Seus dois lobos estendem-se de cada lado da linha média, unidos por um estreito istmo. Histologicamente, a glândula tireoide é composta por células secretoras, células foliculares e células C (células parafoliculares). Os hormônios secretados pela tireoide (tri iodotironina [T_3] e tiroxina [T_4]) afetam muitos tecidos e órgãos no corpo humano, incluindo o coração, os sistemas musculoesquelético e nervoso e o tecido adiposo. O hormônio liberador de tireotrofina (TRH, do inglês *thyrotropin-releasing hormone*), que é secretado pelo hipotálamo, provoca a liberação do hormônio estimulante da tireoide (TSH [do inglês *thyroid stimulating hormone*] ou tireotrofina) pela hipófise. Em seguida, o TSH segue o seu percurso e ativa receptores na glândula tireoide, desencadeando uma cascata bioquímica que resulta na secreção de T_3 e de T_4 pelas células foliculares da glândula tireoide. T_3 e T_4 são transportados pela corrente sanguínea para agir em muitos tecidos, mas também inibem a síntese de TRH no hipotálamo, fechando a alça de retroalimentação. À semelhança de muitas substâncias no corpo, os hormônios tireoidianos estão em grande parte ligados a proteínas carreadoras enquanto circulam na corrente sanguínea. Os termos "T_3 livre" e "T_4 livre" referem-se aos hormônios tireoidianos que se encontram na circulação, mas que não estão ligados às proteínas. Apenas esses hormônios livres são capazes de atuar sobre os tecidos-alvo. A secreção de TSH também pode ser inibida por vários fatores, como estresse, glicocorticoides e calor. Células parafoliculares, que existem em menor número do que células foliculares, são responsáveis por secretar o hormônio calcitonina, que controla o metabolismo do cálcio. A regulação da calcitonina depende mais dos níveis séricos de cálcio do que de um processo de retroalimentação.

As glândulas paratireoides situam-se posteriormente à glândula tireoide e são compostas por três tipos de células, desempenhando, cada um deles, uma função específica. As células principais são responsáveis pela produção do paratormônio (PTH), que estimula a produção de vitamina D ativa nos rins, favorece a reabsorção de cálcio pelos túbulos renais e inibe a reabsorção de fosfato nos rins. O PTH também libera cálcio dos ossos para aumentar os níveis de cálcio. A presença de baixa concentração de cálcio estimula a secreção de PTH, enquanto o aumento do cálcio inibe a produção e a liberação de PTH.

No ápice de cada rim, encontra-se uma glândula suprarrenal triangular de cerca de 4 cm de altura por 7,5 cm de comprimento. Essas duas glândulas têm localização retroperitoneal e lateral à veia cava inferior e à aorta abdominal. Seus suprimentos sanguíneos arterial e venoso derivam de ramos superiores e inferiores da aorta e da veia cava inferior, respectivamente. O córtex, ou superfície, de cada glândula suprarrenal secreta glicocorticoides, como o cortisol, mineralocorticoides, como a aldosterona, e hormônios sexuais suplementares. A medula, ou corpo, de cada glândula suprarrenal produz epinefrina e norepinefrina.

O hipotálamo secreta o fator liberador de corticotrofina (CRF, do inglês *corticotropin-releasing factor*), que estimula a hipófise a produzir o hormônio adrenocorticotrófico (ACTH, do inglês *adrenocorticotropic hormone*) e o hormônio estimulador de melanócitos (MSH, do inglês *melanocyte-stimulating hormone*). A glândula suprarrenal responde ao ACTH por meio da produção de cortisol e aldosterona. Uma vez produzida uma quantidade suficiente de cortisol pelas glândulas suprarrenais, o hipotálamo inibe automaticamente a produção de ACTH e de MSH.

Metabolismo e Controle da Glicose

A glicose constitui um combustível vital para os processos metabólicos fundamentais dos órgãos, particularmente aqueles controlados pelo sistema nervoso central (SNC). O SNC depende, em particular, do metabolismo da glicose e possui relativa intolerância a mudanças nos níveis de glicemia. Isso explica por que, por exemplo, os episódios agudos de hipoglicemia se manifestam como alterações do estado mental, e os episódios persistentes de hipoglicemia podem levar a dano cerebral irreversível.

A sobrevivência das células depende da preservação de uma concentração sérica equilibrada de glicose. Em circunstâncias normais, o organismo é capaz de manter o nível sérico de glicose dentro da faixa relativamente estreita de 70 a 150 mg/dL (3,9 a 8,3 mmol/L) antes e depois das refeições. Esse controle resulta essencialmente dos três processos metabólicos seguintes:

- *Absorção gastrintestinal (GI)*: absorção direta da glicose pelo intestino
- *Glicogenólise*: produção de glicose a partir da degradação do glicogênio no fígado
- *Gliconeogênese*: formação de nova glicose a partir de precursores, incluindo piruvato, glicerol, lactato e aminoácidos

A manutenção da concentração sérica normal de glicose é assegurada pela complexa interação de hormônios, fatores neurais (autonômicos) e humorais (circulantes ou hormonais) e mediadores reguladores. Quando o nível de glicose no sangue é insuficiente, as células α do pâncreas liberam glucagon, que aumenta a produção de glicose por meio da gliconeogênese. A liberação de glucagon também pode ser desencadeada pelo exercício, por traumatismo e por infecção. Esses mecanismos aumentam os níveis de glicose em questão de minutos, porém fazem isso apenas de modo transitório. A epinefrina e a norepinefrina aumentam os níveis de glicose ainda mais rapidamente, promovendo a gliconeogênese e a glicogenólise hepática. A insulina, que é secretada pelas células das ilhotas pancreáticas, é essencial para a utilização eficiente da glicose pelas células e também promove a entrada de glicose nas células.

Via de Avaliação
AMLS ▶▶▶▶

▼ Observações Iniciais

Considerações de Segurança da Cena

Todos os perigos potenciais devem ser avaliados, e as precauções-padrão devem ser seguidas. A observação da cena pode fornecer pistas importantes acerca da doença subjacente apresentada pelo paciente. Procure medicamentos em cima das cômodas, dentro da geladeira (no caso de insulina) e dentro do armário de medicamentos no banheiro. Tome nota de qualquer bomba de insulina ou outro dispositivo médico que possam estar presentes. Leve qualquer embalagem de medicamento para o hospital com o paciente.

Apresentação/Queixa Principal

Investigue a apresentação/queixa principal do paciente. Considere os sinais e sintomas apresentados pelo paciente. Lembre-se de que os distúrbios endócrinos exibem sinais e sintomas que indicam comprometimento na secreção ou na produção de hormônios. Em muitos distúrbios endócrinos e alteração da função metabólica, os pacientes podem apresentar inquietação, agitação e redução da capacidade de concentração. Em pacientes com alteração do estado mental, verifique a existência de pulseira ou colar de identificação médica que possam indicar condições conhecidas. Nos pacientes que não reagem, é necessário avaliar imediatamente a via aérea, a respiração e a circulação (ABC, de *airway, breathing, circulation*).

Avaliação Primária

A avaliação primária começa com o ABC. Trate imediatamente quaisquer ameaças à vida.

Nível de Consciência

Um paciente que está apresentando emergência endócrina com frequência estará com intenso desconforto. A sua posição poderá fornecer uma indicação da gravidade da condição. O paciente que não reage se encontra em estado crítico e pode estar sofrendo uma crise endócrina, como hipoglicemia ou hiperglicemia.

Via Aérea e Respiração

Os pacientes com emergências endócrinas podem apresentar vários níveis de ventilação. Você deve avaliar imediatamente o esforço respiratório do paciente. O aumento do trabalho respiratório, a frequência respiratória anormal e a presença de hipoxia podem indicar a necessidade de administração de oxigênio. Esteja atento para padrões respiratórios anormais, como respirações de Kussmaul, que frequentemente são observados em pacientes que estão apresentando um episódio de cetoacidose diabética. Trata-se de um dos mecanismos compensatórios do organismo para eliminar o excesso de ácido produzido nessa condição, aumentando tanto a frequência respiratória quanto o volume (uma compensação respiratória da acidose metabólica).

Circulação/Perfusão

Examine a coloração, a umidade e a temperatura da pele do paciente e obtenha a pressão arterial. Um paciente com pele pálida, fria e úmida pode estar em choque ou pode apresentar hipoglicemia, enquanto um paciente com pele quente e seca pode ter febre ou hiperglicemia. O paciente com crise hipoglicêmica irá apresentar pulso rápido e fraco. Como as emergências endócrinas podem afetar os sistemas de compensação do organismo, pode ser necessária a administração intravenosa (IV) de hemoderivado para reposição.

▼ Primeira Impressão

O aspecto difícil da avaliação de pacientes com emergências endócrinas é o fato de que seus problemas tendem a afetar muitos sistemas de órgãos, e a gravidade de sua apresentação varia acentuadamente. Muitos desses pacientes já têm o problema há algum tempo e já podem estar recebendo tratamento com seu médico ou especialista. Esses pacientes ou seus familiares provavelmente irão fornecer uma história de problema endócrino. Essas informações, juntamente com os sinais e sintomas comuns associados a cada emergência endócrina descrita neste capítulo, devem ajudar a determinar as possíveis causas do problema atual e a formular um diagnóstico diferencial inicial.

▼ Avaliação Detalhada

Anamnese

Uma anamnese completa é de importância crítica na identificação das emergências endócrinas. Nas emergências diabéticas, em particular, a história familiar pode fornecer informações pertinentes. Verificar que outros membros da família apresentam história de diabetes constitui uma importante pista e irá ajudar no diagnóstico diferencial.

OPQRST e SAMPLER

Utilizando as mnemônicas OPQRST e SAMPLER, é possível seguir uma sequência lógica para se obter uma história clínica detalhada. Procure quaisquer sinais que possam ajudar a confirmar os sintomas relatados pelo paciente. Outros sintomas que podem ser observados incluem polifagia, poliúria e polidipsia em pacientes com diabetes não diagnosticado ou inadequadamente controlado. No hipertireoidismo e na tireotoxicose, podem ocorrer taquicardia, extrassístoles ventriculares (ESVs), extrassístoles atriais (ESAs) e outras arritmias atriais.

É possível que a condição do paciente tenha sido diagnosticada antes de sua chegada. O paciente pode fornecer uma quantidade significativa de informações relacionadas à saúde. Documente todos os medicamentos em uso atual e verifique se o paciente estava aderindo ao tratamento. Muitas vezes, os medicamentos fornecem outra pista para a condição do paciente.

Pergunte às mulheres em idade fértil sobre a data da última menstruação, visto que algumas pacientes com hipotireoidismo podem ter história de menstruações escassas ou ausentes. Uma história de diabetes gestacional também é importante, visto que aumenta o risco de desenvolvimento de diabetes na mulher após a gravidez.

Avaliação Secundária

Comece o exame pela aparência e pela posição na qual o paciente é encontrado. Deve-se observar também a ocorrência de atividade convulsiva e postura de decorticação ou descerebração. Quando presentes, ambos constituem sinais de doença grave.

Seu exame físico deve ser orientado para a identificação do maior número possível de achados atípicos. A menos que o paciente tenha tido uma emergência endócrina que causou algum tipo de traumatismo, em geral não há necessidade de fazer avaliação específica para traumatismo. Como sempre, o exame completo deve ser realizado após o controle de quaisquer riscos à vida.

Quando verificar os sinais vitais do paciente, investigue a possível combinação de hipertensão e bradicardia, que sugere aumento da pressão intracraniana.

A avaliação secundária irá revelar anormalidades mais específicas que irão ajudar a definir o tratamento. Por exemplo, se a pele do paciente estiver fria e pegajosa, isso pode indicar choque ou hipoglicemia grave, como em consequência da reação à insulina e da resposta do organismo à liberação de catecolaminas. Pele fria e seca pode indicar *overdose* de sedativos ou intoxicação por álcool. Pele quente e seca sugere hiperglicemia, febre ou, possivelmente, intermação. As metas da avaliação secundária são duplas. Em primeiro lugar, deve-se determinar com precisão o nível de consciência do paciente, de modo que avaliações posteriores possam revelar prontamente se a condição do paciente está melhorando ou deteriorando. Em segundo lugar, se o paciente estiver em coma, você precisa investigar pistas que possam determinar a causa.

Exames Diagnósticos

Nos pacientes com diabetes, obtenha inicialmente amostras de sangue, visto que a administração pré-hospitalar de glicose ou outros medicamentos irá modificar, de maneira significativa, a composição bioquímica de amostras subsequentes de sangue. Deve-se administrar soro fisiológico IV a pacientes com alteração do estado mental. Avalie imediatamente o nível de glicemia do paciente e inicie o tratamento se a leitura for inferior a 60 mg/dL e se for constatada alteração do estado mental. Administre 12,5 a 25 g de dextrose, visto que essa dose irá reverter a maioria dos casos de hipoglicemia.

▼ Refinar o Diagnóstico Diferencial

Os componentes das avaliações primária e secundária irão ajudar a refinar o diagnóstico diferencial e a determinar a gravidade da condição do paciente. Trate quaisquer eventos que possam ameaçar a vida à medida que forem aparecendo durante o processo de avaliação. Lembre-se de que as doenças ou condições, incluindo os distúrbios endócrinos, são causadas, em sua maioria, por mais de um fator. As condições específicas descritas adiante irão fornecer uma abordagem para ajudar a formular o diagnóstico diferencial e a reconhecer os achados essenciais.

▼ Avaliação Contínua

Um aspecto importante no atendimento a pacientes é considerar suas necessidades emocionais. Os distúrbios endócrinos podem ser condições estressantes para o paciente. Seja sempre empático e esteja atento às necessidades do paciente. Verifique com frequência os sinais vitais e o nível de consciência nos pacientes instáveis e pelo menos a cada 15 minutos nos pacientes estáveis. Todo paciente deve ter pelo menos dois registros de sinais vitais documentados.

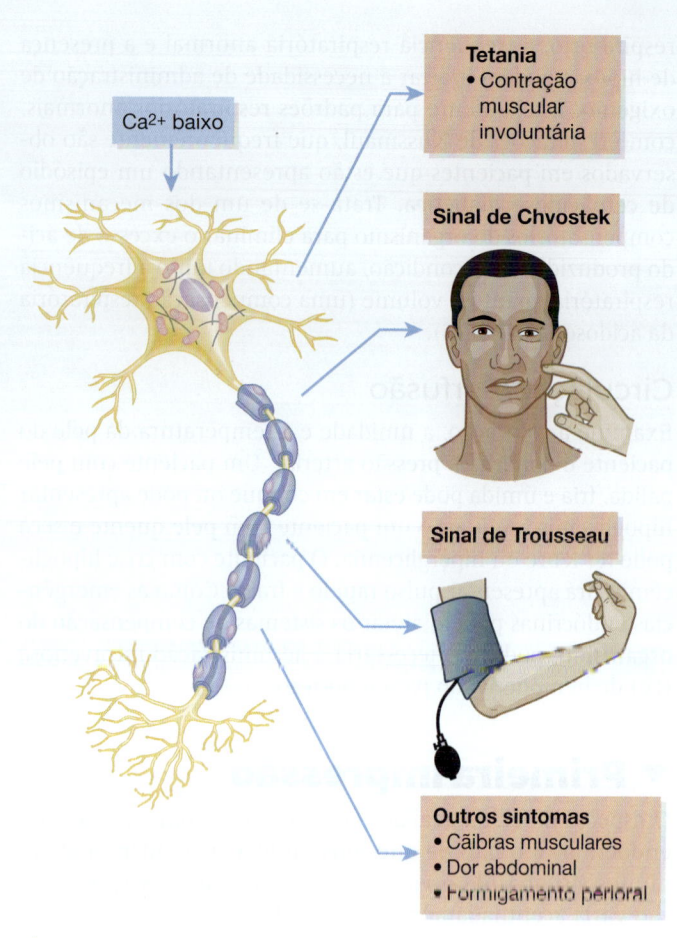

Figura 7-3 Sinais e sintomas de hipocalcemia.

Distúrbios das Glândulas Paratireoides, Tireoide e Suprarrenais

Hipoparatireoidismo

O hipoparatireoidismo é uma condição rara, caracterizada por baixos níveis séricos de PTH ou por resistência à sua ação. Entre as várias causas, destacam-se as doenças congênitas, autoimunes e adquiridas. Independentemente da etiologia, a característica básica dessa condição consiste em hipocalcemia, que será discutida adiante.

Fisiopatologia

A causa mais comum do hipoparatireoidismo adquirido consiste em lesão iatrogênica ou retirada inadvertida das glândulas durante uma tireoidectomia. A lesão (p. ex., durante a dissecção do pescoço) pode ser transitória ou permanente.

Sinais e Sintomas

Os pacientes com hipoparatireoidismo agudo queixam-se de espasmos musculares, parestesias e tetania. O paciente pode até mesmo apresentar convulsões. Esses sinais e sintomas são diretamente causados pela hipocalcemia (**Figura 7-3**).

Diagnóstico Diferencial

No contexto pré-hospitalar, não há exames laboratoriais imediatamente disponíveis para confirmar o diagnóstico de hipoparatireoidismo, de modo que é necessário ter elevado índice de suspeita com base na história e nos achados do exame físico. Uma cirurgia recente da região anterior do pescoço constitui um fator de risco para o hipoparatireoidismo iatrogênico.

Você deve estar familiarizado com o sinal de Trousseau (**Figura 7-4**) e o sinal de Chvostek (**Figura 7-5**), visto que ambos irão ajudar a detectar a irritabilidade muscular causada pela hipocalcemia. Para obter sinal de Trousseau positivo, coloque o manguito do esfigmomanômetro ao redor do braço do paciente, insufle até 30 mmHg acima da pressão arterial sistólica e mantenha-o assim por 3 minutos. Isso irá induzir um espasmo dos músculos da mão e do antebraço. Ocorrem flexão do punho e das articulações metacarpofalangeanas, extensão das articulações interfalangeanas distais e proximais e adução dos dedos da mão. Você pode desencadear um sinal de Chvostek positivo por meio da percussão do nervo facial contra a mandíbula, exatamente anterior à orelha, o que provoca

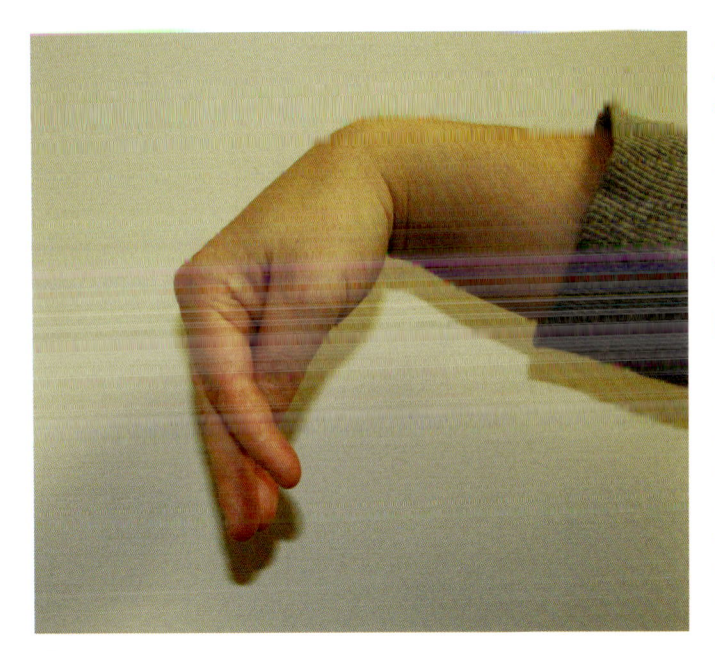

Figura 7-4 Sinal de Trousseau.

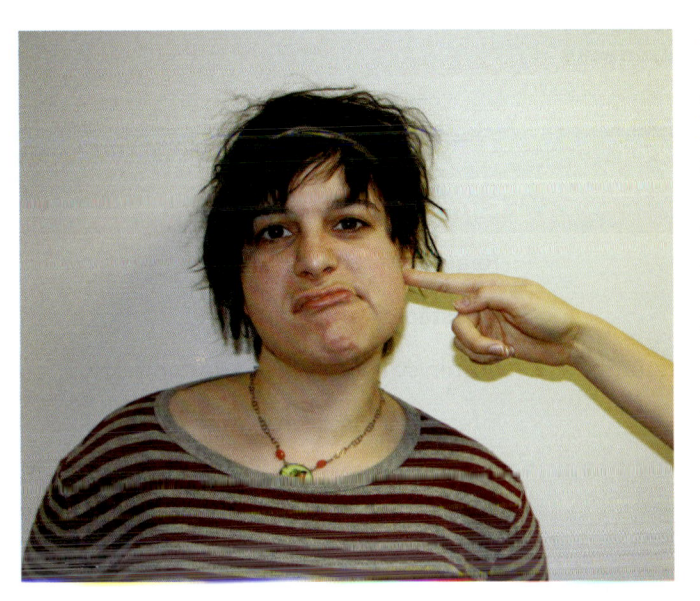

Figura 7-5 Sinal de Chvostek.

espasmo dos músculos da face. Entretanto, esse sinal não é tão sensível quanto o sinal de Trousseau.

Outro instrumento disponível é o eletrocardiograma (ECG). Nos pacientes com hipocalcemia, o intervalo QT estará prolongado (**Figura 7-6**).

Tratamento

Como em qualquer situação de emergência, você precisa avaliar e estabilizar a via aérea, a respiração/ventilação e o estado hemodinâmico do paciente. Obtenha acesso IV e institua o tratamento de suporte. Se o paciente apresentar convulsões, administre benzodiazepínicos. Se tiver uma forte suspeita clínica ou o exame laboratorial confirmar a presença de hipocalcemia, pode-se administrar cálcio IV ao paciente. Em situações de emergência, administre cloreto de cálcio ou gliconato de cálcio, 0,5 a 1 g IV em *bolus*. Em situações não emergenciais, administre cloreto de cálcio em solução a 10%, 500 a 1.000 mg IV, por 5-10 minutos, ou gliconato de cálcio em solução a 10%, 1.500 a 3.000 mg IV, diluído em soro fisiológico ou 5% dextrose em água (D_5W), ao longo de 2 a 5 minutos.

Hipertireoidismo

A hiperatividade da glândula tireoide, ou hipertireoidismo, é um distúrbio comum, que leva a um estado hipermetabólico denominado **tireotoxicose**. A **crise tireotóxica** (ou tempestade tireoidiana), em contrapartida, é uma complicação mais rara do hipertireoidismo e ocorre em apenas 1 a 2% dos pacientes. No entanto, é uma condição que oferece risco à vida, caracterizada por instabilidade hemodinâmica, alteração do estado mental, disfunção GI e febre.

Fisiopatologia

A doença de Graves, também conhecida como *bócio tóxico difuso*, constitui a forma mais comum de hipertireoidismo. Trata-se de um distúrbio autoimune, em que os anticorpos que simulam o papel do TSH produzem aumento na secreção dos hormônios tireoidianos. Esse distúrbio acomete, com mais frequência, mulheres de meia-idade, mas pode ocorrer em qualquer faixa etária e também pode afetar homens. Outras causas de hipertireoidismo incluem intoxicação aguda por hormônios tireoidianos exógenos e, menos comumente, uso de fármacos com alto conteúdo de iodo, como amiodarona ou meio de contraste iodado IV, que podem precipitar a liberação súbita de hormônios tireoidianos em excesso em indivíduos suscetíveis. Nos casos de destruição autoimune da glândula, pode ocorrer hipertireoidismo temporário precedendo o hipotireoidismo mais crônico.

Ocorre crise tireotóxica quando o organismo é submetido a estresse em consequência de emergência diabética, reação adversa a fármacos ou algum estressor fisiológico grave, como uma infecção. Deve-se suspeitar de crise tireotóxica se o paciente apresentar descompensação cardíaca após o uso de amiodarona, um agente antiarrítmico rico em iodo. Outros fatores que desencadeiam a crise tireotóxica estão resumidos na **Tabela 7-1**.

Sinais e Sintomas

A apresentação clínica característica de um paciente com hipertireoidismo consiste em apreensão, agitação, nervosismo, palpitações e perda de peso de até 18 kg em poucos meses. Intolerância ao calor e sudorese excessiva causadas pelo estado hipermetabólico são sintomas frequentes.

Um exame físico completo irá revelar sinais e sintomas de tireotoxicose, incluindo a exoftalmia, que é característica da condição (**Figura 7-7**). Outros sinais e sintomas de hipertireoidismo incluem:

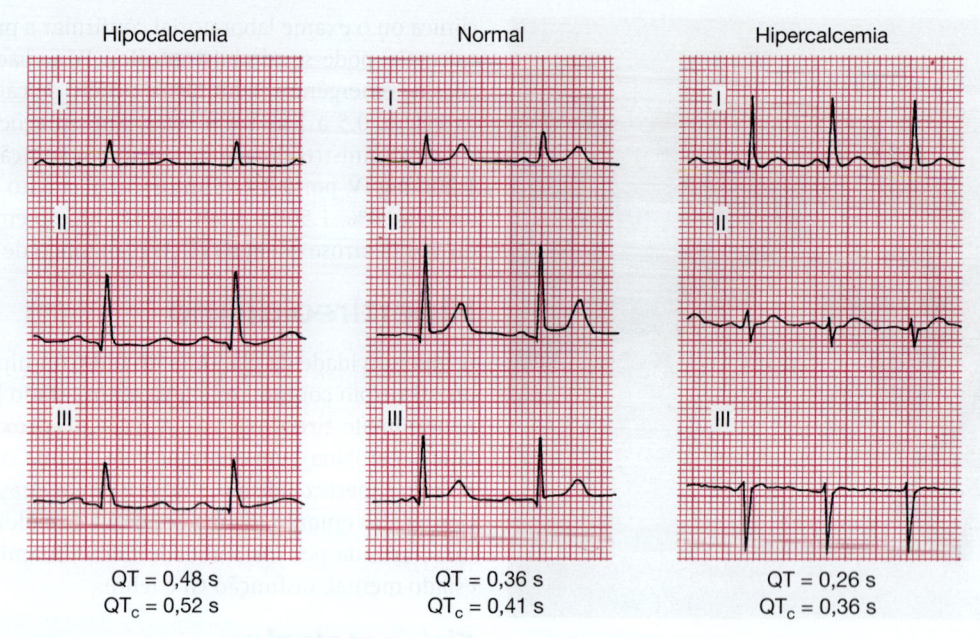

Hipocalcemia	Normal	Hipercalcemia
QT = 0,48 s QT$_c$ = 0,52 s	QT = 0,36 s QT$_c$ = 0,41 s	QT = 0,26 s QT$_c$ = 0,36 s

Figura 7-6 A hipocalcemia prolonga o intervalo QT ao alongar o segmento ST. A hipercalcemia diminui o intervalo QT ao encurtar o segmento ST, de modo que a onda T parece surgir diretamente a partir do fim do complexo QRS.

Goldberger A: *Clinical electrocardiography: A simplified approach*, 9th edition, St. Louis, MO, © 2017, Mosby, p. 110 (Figure 11.7).

Tabela 7-1 Fatores Desencadeadores da Crise Tireotóxica

Clínicos	Endócrinos	Farmacológicos
Doença infecciosa	Hipoglicemia	Terapia com iodo
Isquemia cardíaca	Cetoacidose diabética	Ingestão de amiodarona
Queimaduras graves	Estado hiperosmolar não cetótico	Administração de meio de contraste
Tromboembolismo		Interações medicamentosas
Cirurgia de grande porte		
Traumatismo		

- Dispneia
- Desorientação
- Dor abdominal
- Diarreia
- Dor torácica
- Aumento da glândula tireoide (bócio palpável)
- Insuficiência cardíaca de alto débito
- Febre
- Interações medicamentosas
- Estado mental alterado
- Icterícia
- Fraqueza

A tireotoxicose apática é uma forma rara de tireotoxicose observada apenas em indivíduos idosos. Nessa condição, os sintomas característicos do hipertireoidismo estão ausentes. O paciente está letárgico, com expressão apática, desenvolve bócio e apresenta perda de peso.

Diagnóstico Diferencial

No contexto pré-hospitalar, não existem exames laboratoriais imediatamente disponíveis para confirmar a presença de hipertireoidismo ou de crise tireotóxica, de modo que é preciso ter elevado índice de suspeita com base na história e nos achados do exame físico. Você pode começar a estabilizar o paciente e iniciar o tratamento precoce apenas baseado em seu julgamento clínico.

No hospital, o exame mais rápido e de maior utilidade para o diagnóstico de hipertireoidismo é a determinação do

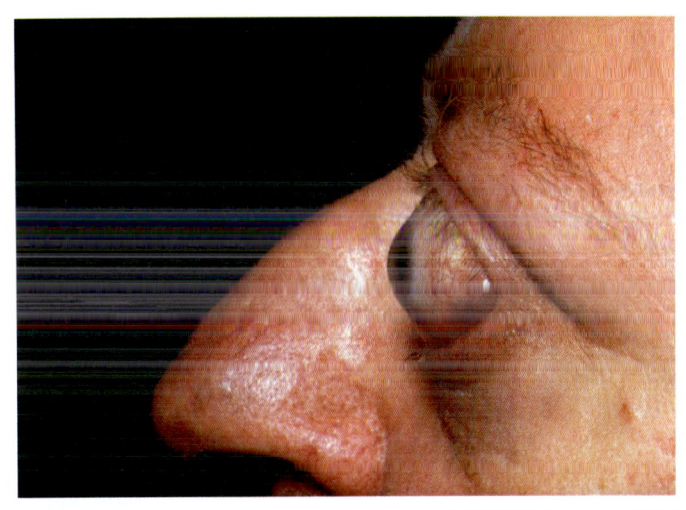

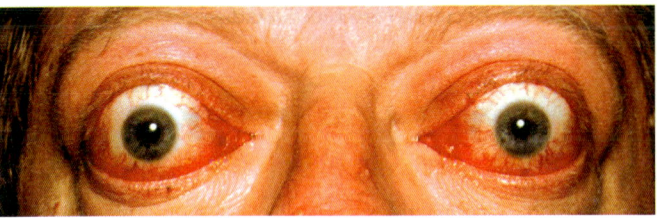

Figura 7-7 Pessoa com hipertireoidismo. O olhar fixo com olhos arregalados, causado pela hiperatividade do sistema nervoso simpático, constitui uma característica desse distúrbio. O acúmulo de tecido conectivo frouxo atrás dos globos oculares também contribui para a aparência protuberante dos olhos.

A. © Science Photo Library/Science Source; B: ©SPL/Science Source.

nível sérico de TSH. Se o nível de TSH estiver baixo e o paciente apresentar sinais e sintomas clínicos de hipertireoidismo, o exame é essencialmente diagnóstico. Para confirmar esse diagnóstico presuntivo, podem ser obtidos os níveis dos hormônios tireoidianos, geralmente T_4 e T_3. Os exames de imagem e a biópsia podem ajudar a determinar a etiologia específica do distúrbio.

Como parte do diagnóstico diferencial, considere a possibilidade de acidente vascular encefálico (AVE), emergências diabéticas, insuficiência cardíaca congestiva (ICC), ingestão tóxica (particularmente ingestão de agente simpaticomimético) e sepse.

Tratamento

A distinção entre os vários estados hipermetabólicos induzidos por distúrbios da tireoide é fundamental para fornecer um cuidado de ótima qualidade ao paciente. Esses estados incluem o hipertireoidismo subagudo (crônico), o hipertireoidismo grave agudo e a sua complicação mais crítica, a crise tireotóxica. Quando você está cuidando de um paciente com hipertireoidismo crônico, em geral ele necessita apenas de cuidados de suporte e tratamento precoce dos sintomas. Se for detectada a presença de hipertireoidismo grave ou crise tireotóxica, é indispensável estabilizar a condição do paciente. Como em qualquer emergência aguda, comece com o ABC.

Pacientes que apresentam hipertireoidismo grave ou crise tireotóxica podem exibir alteração do estado mental, progredindo para o coma.

Com frequência, o paciente com crise tireotóxica apresenta desidratação moderada a grave, devido à ocorrência de diarreia e sudorese excessivas. Para uma hidratação agressiva, obtenha dois acessos IV periféricos no início do tratamento. Embora a hidratação agressiva seja indicada, é preciso tomar cuidado para evitar induzir edema pulmonar agudo, visto que esses pacientes podem apresentar instabilidade cardíaca.

O paciente com hipertireoidismo tem propensão a apresentar arritmias, como taquicardia sinusal, fibrilação atrial, *flutter* atrial e ESVs. Por esse motivo, você deve iniciar o monitoramento cardíaco contínuo assim que suspeitar desse diagnóstico.

Os pacientes com crise tireotóxica podem apresentar febre associada ao próprio processo fisiopatológico ou à infecção que precipitou o distúrbio. Avalie a temperatura corporal e trate a hiperpirexia da crise tireotóxica com paracetamol. *Não* use ácido acetilsalicílico, visto que ele está associado à diminuição da ligação dos hormônios tireoidianos às suas proteínas carreadoras e, consequentemente, a níveis aumentados de T_3 e T_4 livres ou não ligados, que irão exacerbar os sintomas.

As metas do tratamento farmacológico no contexto pré-hospitalar consistem em bloquear a hiperatividade adrenérgica periférica que os hormônios tireoidianos provocam (taquicardia, febre, ansiedade e tremores) e em inibir a conversão da T_4 em T_3 nos tecidos periféricos. Ambos os objetivos podem ser alcançados por meio da administração de betabloqueadores. Betabloqueadores só devem ser administrados sob supervisão direta do controle médico. O fármaco de escolha é o propranolol, na dose de 1 mg IV a cada 10 minutos, até um total de 10 mg IV ou até a resolução dos sintomas. O propranolol está contraindicado para pacientes com asma brônquica, doença pulmonar obstrutiva crônica (DPOC), bloqueios atrioventriculares, hipersensibilidade e insuficiência cardíaca grave. Um paciente com crise tireotóxica e insuficiência cardíaca concomitante tem mais tendência a apresentar insuficiência cardíaca de alto débito. Essa condição não é considerada uma contraindicação para o uso de propranolol, a não ser que o paciente também tenha miocardiopatia significativa com disfunção sistólica. Pode-se administrar uma terapia adjuvante com corticosteroides – 100 mg de hidrocortisona IV ou 10 mg de dexametasona IV – para reduzir a velocidade de conversão da T_4 em T_3. Novamente, isso só deve ser feito sob supervisão direta do controle médico.

Hipotireoidismo

O hipotireoidismo é uma disfunção endócrina caracterizada por redução ou ausência de secreção dos hormônios tireoidianos. Nos Estados Unidos, a incidência é de 4,6 a 5,8%, porém metade dos pacientes com esse distúrbio é assintomática. O hipotireoidismo é mais comum entre mulheres brancas de 40 a 50 anos de idade. Está altamente associado a condições autoimunes.

Fisiopatologia

A secreção deficiente de hormônio tireoidiano é classificada como hipotireoidismo primário ou hipotireoidismo secundário. As causas de cada uma dessas categorias estão resumidas na **Tabela 7-2**. O hipotireoidismo primário envolve uma lesão direta da tireoide, causada por um distúrbio autoimune ou por uma reação adversa a fármacos. Os pacientes que foram submetidos à tireoidectomia cirúrgica ou à ablação por radiofrequência (utilizando radiação para diminuir a quantidade de tecido glandular funcional) para tratamento de um estado de hipertireoidismo podem exibir consequente hipotireoidismo. No hipotireoidismo secundário, a lesão do hipotálamo ou da hipófise leva à diminuição da estimulação da glândula tireoide (especificamente, uma redução na produção e na liberação de TSH). O hipotireoidismo clínico resulta em diversas complicações, incluindo hipóxia, hipotermia, hipoglicemia, sepse e narcose.

Sinais e Sintomas

O hipotireoidismo possui efeito deletério sobre muitos sistemas corporais, incluindo os sistemas tegumentar, metabólico, nervoso e cardiovascular. A pele do paciente com essa condição é fria, seca e de coloração amarelada. Em geral, o paciente apresenta sobrancelhas finas, pele e cabelos grossos, acentuada intolerância a temperaturas frias e alterações neurológicas, como estado mental alterado, ataxia e relaxamento tardio dos reflexos tendíneos profundos. Quando o hipotireoidismo se torna crônico e extremo, ele pode evoluir para uma condição potencialmente fatal, denominada **coma mixedematoso** (**Figura 7-8**), que se caracteriza por hipotensão, bradicardia, hipoglicemia e baixos níveis séricos de sódio (hiponatremia). Os fatores que precipitam o coma mixedematoso incluem:

- Infecção pulmonar
- Exposição ao frio
- Insuficiência cardíaca
- AVE

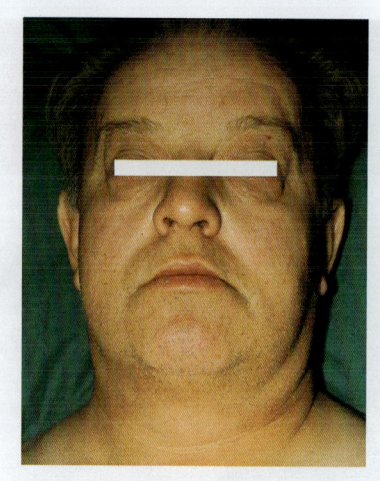

Figura 7-8 Acúmulos localizados de material mucinoso no pescoço de um paciente com hipotireoidismo.

- Sangramento GI
- Traumatismo
- Estresse
- Hipóxia
- Distúrbios eletrolíticos
- Baixos níveis séricos de glicose

Diagnóstico Diferencial

No contexto pré-hospitalar, não há exames laboratoriais imediatamente disponíveis para confirmar o hipotireoidismo ou o coma mixedematoso. A história e os achados do exame físico irão sugerir o diagnóstico. A estabilização e o tratamento precoce devem ser iniciados com base apenas no julgamento clínico.

No hospital, os níveis de TSH estarão acima de 10 μU/mL (ou 10 mU/L). Além disso, pode-se solicitar a determinação da tiroxina livre (T_4 livre) para avaliar níveis anormais de proteínas capazes, por sua vez, de afetar o nível de T_4. A presença de nível de T_4 abaixo de 0,8 ng/dL (10 pmol/L) indica que a glândula tireoide não está produzindo níveis adequados do hormônio. Pode-se realizar uma ultrassonografia para revelar o tamanho, o formato e a posição da glândula tireoide e para identificar a presença de cistos ou tumores passíveis de contribuir para a disfunção da tireoide.

Tratamento

Você deve ser capaz de diferenciar os vários estados hipometabólicos induzidos pelos distúrbios da tireoide: o hipotireoidismo, o hipotireoidismo grave e sua complicação mais crítica, o coma mixedematoso. Os pacientes com hipotireoidismo necessitam de cuidados de suporte e de tratamento precoce dos sintomas. Deve-se ter alto índice de suspeita para esse distúrbio. Se for detectada a presença de hipotireoidismo grave ou de coma mixedematoso no ambiente pré-hospitalar, é imprescindível estabilizar o paciente e providenciar o transporte imediato a uma instituição com recursos adequados para fornecer um tratamento definitivo.

Tabela 7-2 Causas do Hipotireoidismo

Primário	Secundário
Hipotireoidismo autoimune	Infiltração sarcoide
Hipotireoidismo hereditário	Massa hipofisária
Radioterapia	
Deficiência de iodo	
Uso de lítio	
Uso de medicamentos antitireoidianos	
Idiopático	

Como em qualquer emergência aguda, comece com o ABC. Os pacientes com hipotireoidismo, à semelhança daqueles com hipertireoidismo agudo e crise tireotóxica, podem exibir evidências de alteração do estado mental ou estado comatoso. Pode haver necessidade de manejo da via aérea e suporte ventilatório. É preciso dispensar atenção particular para examinar o paciente quanto à possibilidade de insuficiência cardíaca. Obtenha acesso IV periférico precocemente durante os cuidados pré-hospitalares para realizar uma hidratação conservadora.

Se o paciente apresentar alteração do estado mental, determine o nível sérico de glicose. Se o valor obtido for inferior a 60 mg/dL (3,3 mmol/L), administre dextrose IV.

O paciente com hipotireoidismo tende a apresentar arritmias cardíacas, sobretudo bradicardia, de modo que você deve iniciar um monitoramento cardíaco contínuo tão logo seja possível. Todavia, tenha em mente que o tratamento-padrão para a bradicardia pode ser ineficaz até que tenha sido realizada a reposição do hormônio tireoidiano.

O paciente em coma mixedematoso pode apresentar hipotermia em consequência do próprio processo fisiopatológico ou devido a uma infecção. Avalie sempre a temperatura corporal e trate a hipotermia com cobertores e outras técnicas de aquecimento. Transporte rapidamente o paciente a um hospital bem equipado para o tratamento definitivo, que pode consistir em 0,25 mcg de L-tri-iodotironina IV; 100 mg de hidrocortisona IV a cada 8 horas; e, subsequentemente, terapia de reposição oral diária se a condição mostrar-se irreversível.

Insuficiência Suprarrenal Crônica

A insuficiência suprarrenal – isto é, a incapacidade do córtex da suprarrenal de produzir quantidade suficiente de cortisol – é classificada como primária, secundária ou terciária, dependendo de a lesão do córtex ser direta ou indireta. A insuficiência suprarrenal primária, conhecida como **doença de Addison**, é um distúrbio metabólico e endócrino causado por uma lesão direta do córtex da suprarrenal ou por disfunção do córtex da suprarrenal. Trata-se de uma doença crônica com início lento. Praticamente qualquer condição capaz de causar lesão direta do córtex da suprarrenal pode provocar insuficiência suprarrenal primária, incluindo doenças autoimunes, hemorragia suprarrenal e doenças infecciosas, como a síndrome de imunodeficiência adquirida (Aids), a tuberculose e a meningococemia.

Fisiopatologia

Conforme assinalado anteriormente, o córtex da suprarrenal produz os hormônios corticosteroides – aldosterona e cortisol. A aldosterona é responsável pela manutenção dos níveis séricos de sódio e de potássio em equilíbrio. Quando o organismo sofre qualquer tipo de estresse – traumatismo, infecção, isquemia cardíaca ou doença grave, entre outros –, as glândulas suprarrenais podem se tornar incapazes de produzir quantidades suficientes de hormônios corticosteroides para suprir as demandas do corpo, desencadeando uma exacerbação aguda da doença de Addison.

Na insuficiência suprarrenal secundária, embora o próprio córtex esteja intacto, ele não recebe um sinal para produzir cortisol, visto que a hipófise não libera o ACTH, que normalmente estimula o córtex da suprarrenal – por conseguinte, a insuficiência suprarrenal encontra-se em uma etapa posterior. A insuficiência suprarrenal terciária (terceiro nível), em que a incapacidade da hipófise de liberar o ACTH resulta de um distúrbio do hipotálamo, é ainda menos direta.

Na insuficiência suprarrenal primária, os pacientes podem desenvolver hiperpigmentação da pele devido à produção excessiva de MSH. Essa produção excessiva decorre do fato de o MSH e o ACTH serem produzidos a partir da mesma proteína precursora (pró-opiomelanocortina) na hipófise. O MSH estimula os melanócitos na pele a produzir o pigmento cutâneo, a melanina. As insuficiências suprarrenais secundária e terciária não estão associadas à hiperpigmentação da pele, visto que envolvem baixos níveis de MSH.

Sinais e Sintomas

A apresentação clínica de um paciente com doença de Addison é compatível com os distúrbios endócrinos e eletrolíticos produzidos pela doença. O paciente apresenta fadiga e fraqueza crônicas, perda de apetite e consequente perda de peso e hiperpigmentação da pele e das mucosas, devido à produção excessiva de MSH (**Figura 7-9**). O paciente irá apresentar distúrbios eletrolíticos associados à hiponatremia, à hiperpotassemia e à hipotensão e também pode ter distúrbios GI, como dor abdominal, náusea, vômitos e diarreia. *Delirium* e estado mental alterado também foram identificados como sintomas associados à doença de Addison. Além disso, pacientes com esse processo de doença reconhecidamente se sentem melhor com suas medicações, sentem que estão "curados" e, então, interrompem as medicações, o que resulta em exacerbação de uma crise suprarrenal aguda.

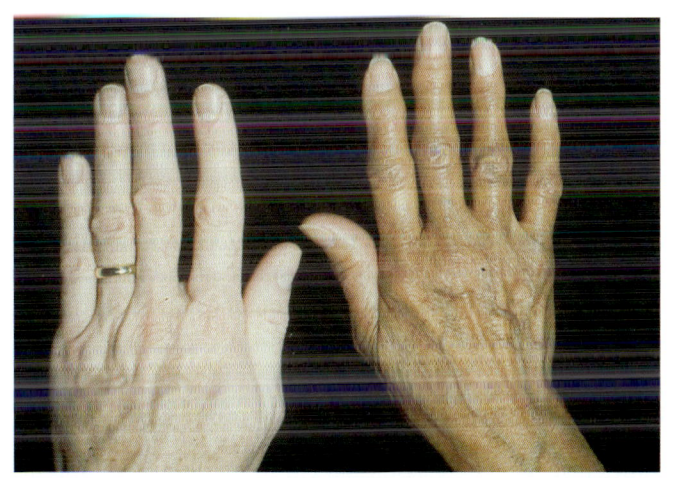

Figura 7-9 A mão de um paciente com doença de Addison (à direita) em comparação com uma mão de uma pessoa sadia (à esquerda).

Diagnóstico Diferencial

No contexto pré-hospitalar, não se dispõe de instrumentos diagnósticos para a insuficiência suprarrenal crônica. É importante solicitar ao paciente os resultados de exames laboratoriais antigos que possam estar facilmente disponíveis. Os achados de resultados anormais dos eletrólitos em exames antigos, que se correlacionam com a apresentação clínica atual do paciente, como acidose metabólica, hiponatremia, hiperpotassemia e hipoglicemia, fornecem um sinal de alerta. O diagnóstico definitivo dessa condição é estabelecido pela determinação dos níveis séricos basais de cortisol e, em seguida, pela realização de um teste de estimulação, no qual se administra ACTH sintético (denominado *cosintropina*). Se o nível de cortisol não aumentar logo em seguida, o paciente pode ser diagnosticado como portador de insuficiência suprarrenal primária.

Tratamento

O tratamento pré-hospitalar de uma exacerbação aguda da doença de Addison, conhecida como "crise addisoniana", limita-se aos cuidados de suporte. Se o paciente apresentar taquicardia e hipotensão, administre 20 mL/kg de soro fisiológico em *bolus*. A reavaliação contínua do estado hemodinâmico do paciente, a administração precoce de hidrocortisona (100 a 300 mg IV ou conforme determinado pelo protocolo do serviço de emergência e ordens do controle médico) para suplementar a função deficiente da suprarrenal e o rápido transporte do paciente ao setor de emergência são de suma importância no tratamento dessa condição. Proceda à correção da hipoglicemia, bem como ao tratamento clínico sintomático da náusea e dos vômitos.

No hospital, serão realizados exames complementares para identificar anormalidades eletrolíticas, como hiponatremia e hiperpotassemia. É comum hematócrito elevado. O tratamento consiste em correção das anormalidades eletrolíticas, restauração do equilíbrio metabólico (p. ex., com reposição dos glicocorticoides) e reposição de volume na hipovolemia.

Insuficiência Suprarrenal Aguda

A insuficiência suprarrenal aguda é uma condição em que as necessidades corporais de glicocorticoides e de mineralocorticoides ultrapassam a liberação desses hormônios pelas glândulas suprarrenais. A causa mais comum consiste na interrupção abrupta da terapia farmacológica com esteroides após uso prolongado. Além disso, pode ocorrer quando um paciente não recebe uma dose ajustada em períodos de estresse, como durante uma doença ou após uma cirurgia de grande porte ou traumatismo.

Fisiopatologia

À semelhança da insuficiência suprarrenal crônica, a insuficiência aguda é classificada em primária, secundária ou terciária, dependendo da glândula endócrina que apresenta disfunção. A *insuficiência suprarrenal primária* refere-se à disfunção das glândulas suprarrenais, a *insuficiência suprarrenal secundária* refere-se à disfunção da hipófise e a *insuficiência terciária* está ligada à disfunção do hipotálamo.

Sinais e Sintomas

O quadro clínico da insuficiência suprarrenal aguda consiste em náusea, vômitos, desidratação, dor abdominal e fraqueza. As pistas fornecidas pela história, como pele bronzeada em um paciente que nega qualquer exposição ao sol, podem indicar insuficiência suprarrenal crônica. Questione o paciente sobre mudanças recentes dos medicamentos que podem ter precipitado os sintomas. Quando a insuficiência suprarrenal é acompanhada de hipotensão, o distúrbio é denominado **crise suprarrenal** e constitui uma verdadeira emergência com risco à vida.

Diagnóstico Diferencial

O diagnóstico dessa condição no ambiente pré-hospitalar pode representar um desafio. Não se dispõe de nenhum exame laboratorial confirmatório e definitivo no atendimento em campo, e a apresentação da insuficiência suprarrenal aguda pode ser facilmente confundida com condições mais comuns, como os distúrbios GI. Como socorrista, você precisa utilizar os instrumentos disponíveis para obter evidências indiretas de uma patologia da suprarrenal. Investigue a presença de hipoglicemia com glicosímetro e procure evidências de hiperpotassemia ao ECG. Faça uma avaliação à procura de sinais e sintomas de outras anormalidades, como anemia, hiponatremia e acidose metabólica. Achados clássicos incluem uma combinação de hiponatremia, hiperpotassemia e hipoglicemia.

Os sinais vitais também fornecem indícios importantes. Por exemplo, a hipotensão que não responde adequadamente à administração de líquidos IV é observada na crise suprarrenal. A confirmação diagnóstica pode ser obtida no setor de emergência, utilizando o teste de estimulação com cosintropina.

Tratamento

Como em qualquer emergência com risco à vida, avalie em primeiro lugar a capacidade de o paciente manter a via aérea, a respiração e a circulação. Em caso de hipotensão, é necessário proceder a uma reanimação imediata com soro fisiológico. Administre dextrose se houver hipoglicemia. Trate o déficit de glicocorticoides com hidrocortisona, na dose de 100 a 300 mg IV, que precisa ser administrada sob orientação médica em alguns sistemas. Se o teste de estimulação com cosintropina for realizado em um momento posterior, a dexametasona, na dose de 4 mg IV, é preferível à hidrocortisona, visto que essa última pode levar a um resultado falso-positivo. Transporte rapidamente o paciente ao setor de emergência para tratamento definitivo.

Hiperadrenalismo

O hiperadrenalismo, ou síndrome de Cushing, é a condição clínica causada pela exposição prolongada a níveis séricos circulantes excessivos de glicocorticoides, sobretudo de cortisol,

CAPÍTULO 7 Distúrbios Endócrinos e Metabólicos

em consequência de produção excessiva pelo córtex da suprarrenal. É mais comum em mulheres, especialmente de 20 a 50 anos de idade. A síndrome de Cushing pode ser provocada por um tumor da glândula suprarrenal ou da hipófise ou pelo uso prolongado de corticosteroides.

Fisiopatologia

Independentemente da etiologia, o excesso de cortisol provoca alterações características em muitos sistemas de órgãos. O metabolismo dos carboidratos, das proteínas e das gorduras está alterado, de modo que ocorre elevação do nível de glicemia. A síntese de proteínas está comprometida, de modo que as proteínas corporais são degradadas, levando à perda das fibras musculares e à fraqueza muscular. Os ossos tornam-se mais fracos e mais suscetíveis à fratura.

Sinais e Sintomas

Os pacientes com síndrome de Cushing possuem aparência distinta, caracterizada por obesidade, fácies de lua cheia (**Figura 7-10**) e outras características principais. Os sinais e sintomas que tendem a acompanhar esse distúrbio incluem:

- Fraqueza crônica
- Aumento dos pelos corporais e faciais
- Face cheia e inchada
- "Corcova de búfalo" com gordura na parte posterior do pescoço
- Obesidade corporal central
- Estrias violáceas no abdome, nas nádegas, nas mamas ou nos braços
- Atrofia dos músculos proximais
- Pele fina e frágil
- Amenorreia
- Diminuição da fertilidade ou do impulso sexual
- Diabetes melito
- Hipertensão

Diagnóstico Diferencial

Não se dispõe de exame complementar definitivo para a síndrome de Cushing no ambiente pré-hospitalar. Peça ao paciente quaisquer resultados de exames laboratoriais antigos facilmente disponíveis como parte da documentação da alta hospitalar recente. Os achados antigos dos resultados anormais dos eletrólitos que se correlacionam com a apresentação clínica atual do paciente, como alcalose metabólica, hipernatremia, hipopotassemia e hiperglicemia, devem levantar suspeita da doença.

Tratamento

Os pacientes com síndrome de Cushing frequentemente apresentam sintomas crônicos ou subagudos. O tratamento é guiado pela apresentação clínica. Os pacientes afetados podem apresentar retenção hídrica ou, devido à diurese osmótica provocada pela hiperglicemia, podem estar desidratados. Por conseguinte, a reposição hídrica deve ser determinada pelo estado volêmico. A hipertensão não exige tratamento específico, a não ser que tenha causado disfunção ou sintomas dos órgãos-alvo (p. ex., ICC, isquemia cardíaca, encefalopatia, insuficiência renal aguda). Se essa condição estiver presente, administre tratamento anti-hipertensivo. Proceda ao monitoramento rigoroso dos sinais vitais, do estado mental e do ritmo cardíaco do paciente.

Distúrbios do Metabolismo da Glicose

As emergências metabólicas representam um verdadeiro desafio diagnóstico e de tratamento para os socorristas do suporte básico de vida (BLS, do inglês *basic life support*), visto que há poucos instrumentos diagnósticos no ambiente pré-hospitalar. Muitas condições metabólicas estão associadas a sintomas inespecíficos, levando a um atraso potencial no tratamento do paciente. As seções seguintes irão discutir alguns dos princípios clínicos fundamentais que devem ser considerados para chegar rapidamente a um diagnóstico e iniciar o tratamento apropriado.

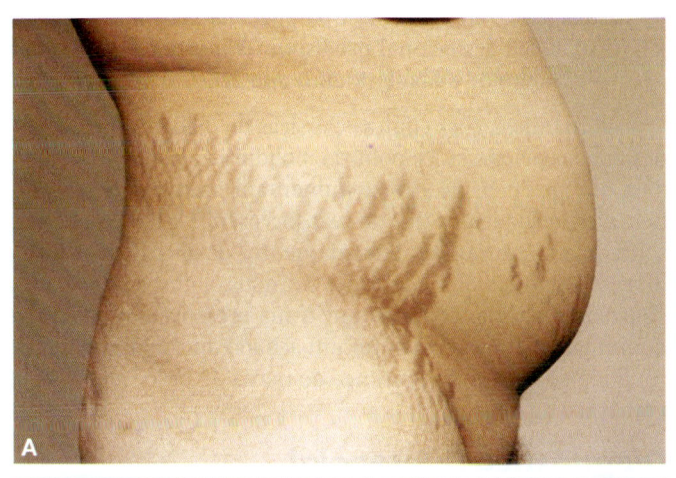

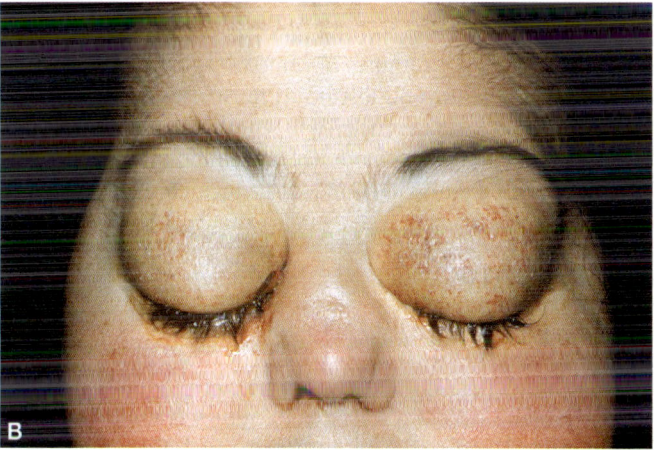

Figura 7-10 Paciente com síndrome de Cushing. **A.** Obesidade central. **B.** "Fácies de lua cheia".

© BIOPHOTO ASSOCIATES/Science Source/Getty Images.

Diabetes Melito

O diabetes é o distúrbio endócrino mais comum, e refere-se a um grupo de condições caracterizadas por hiperglicemia (níveis elevados de glicemia) em consequência de defeitos na produção de insulina, na sua ação ou em ambas. A glicose constitui uma fonte de energia vital para o organismo, porém a insulina é necessária para o transporte da glicose para o interior da célula, onde ela pode ser utilizada. A insulina atua como uma chave para abrir a membrana celular e possibilitar a entrada da glicose.

Fisiopatologia

Clinicamente, o diabetes melito manifesta-se por um nível elevado de glicose no sangue e por um desequilíbrio no metabolismo dos lipídeos e dos carboidratos. O diabetes melito não tratado resulta em hiperglicemia. Um nível plasmático de glicose aleatório > 200 mg/dL (> 11,1 mmol/L) ou um nível sérico de glicose em jejum > 140 mg/dL (> 7,7 mmol/L) preenchem o limiar para o diagnóstico de diabetes melito. A porcentagem de hemoglobina glicada (também denominada hemoglobina glicosilada ou Hb_{A1c}) é frequentemente usada como medida do controle do diabetes melito do paciente, visto que essa porcentagem se correlaciona com os níveis médios de glicemia no decorrer de um período de 3 meses. O controle cronicamente deficiente da glicose tende a causar problemas microvasculares em múltiplos sistemas de órgãos, incluindo o coração, os rins, os olhos e o sistema neurológico. Os pacientes com diabetes melito devem ser considerados de alto risco para doença coronariana e complicações por infecções.

A hipoglicemia em indivíduos com diabetes melito resulta de superdosagem inadvertida de insulina ou, com menos frequência, de agentes hipoglicemiantes orais. Como os níveis de glicose devem ser mantidos em uma faixa estreita, o diabetes é uma doença difícil de controlar. A hipoglicemia é a emergência endócrina mais comum. As emergências diabéticas representam entre 3 e 4% de todos os chamados de emergência; desses, entre 10 e 12% são problemas médicos agudos ou crônicos associados à hiperglicemia.

Raramente, os medicamentos para diabetes podem ser usados em *overdose* intencional, ressaltando a necessidade de determinação do nível de glicemia em todos os pacientes com alteração do estado mental de etiologia desconhecida. Na outra extremidade do espectro, podem ocorrer hiperglicemia não complicada, cetoacidose diabética e estado hiperosmolar hiperglicêmico não cetótico (EHHNC).

Sinais e Sintomas

A classificação atual do diabetes melito baseia-se no processo patológico subjacente relacionado com a produção de insulina e a resistência à insulina. As três principais categorias são:

- *Diabetes melito tipo 1*: caracteriza-se pela incapacidade de produzir qualquer insulina, devido à destruição das células β do pâncreas. Em geral, esse tipo de diabetes é diagnosticado durante a infância ou na adolescência e responde por 5 a 10% de todos os casos de diabetes melito. Os pacientes com diabetes melito tipo 1 geralmente necessitam da administração diária de insulina para sobreviver.
- *Diabetes melito tipo 2*: caracteriza-se por resistência celular progressiva à insulina e pela incapacidade gradual de produção de insulina pelas células β do pâncreas. O diabetes melito tipo 2 é responsável por 90 a 95% de todos os diagnósticos de diabetes, é mais comum entre indivíduos idosos e está associado à inatividade física e à obesidade. É comum que os pacientes com diabetes melito tipo 2 permaneçam assintomáticos durante anos antes de começar a exibir sinais e sintomas. Com frequência, o diabetes tipo 2 é inicialmente tratado com medicamentos hipoglicemiantes orais, mas com o tempo o tratamento com insulina pode ser necessário para manter o controle da glicose adequado. Houve aumento significativo no número de pacientes pediátricos que estão sendo diagnosticados com diabetes melito tipo 2. Os fatores contribuintes parecem ser as taxas crescentes de obesidade infantil e os níveis cada vez menores de atividade física.
- *Diabetes gestacional*: caracteriza-se por intolerância à glicose, que pode ocorrer em gestantes, tipicamente com a mesma apresentação clínica do diabetes tipo 2. Em geral, as pacientes apresentam hiperglicemia, mas não acidose. O diabetes gestacional predispõe as mulheres ao desenvolvimento de diabetes melito tipo 2.

As manifestações clínicas clássicas do diabetes melito são designadas pelos três *P*s: poliúria, polidipsia e polifagia. À medida que os níveis de glicose aumentam na corrente sanguínea, a capacidade dos rins de reabsorverem a glicose pode ser sobrepujada, causando "derramamento" de glicose na urina e diurese osmótica. Em condições normais, a glicose não é encontrada na urina, de modo que a sua presença em qualquer quantidade na urina constitui um achado anormal. Além disso, pode-se verificar a presença de perda de peso, sede, visão embaçada e fadiga.

Diagnóstico Diferencial

Embora a hiperglicemia sozinha não seja uma emergência, ela pode ser causada por tumores hormonais, agentes farmacológicos, doenças hepáticas ou distúrbios musculares. A hiperglicemia também pode ser desencadeada por um processo infeccioso, trauma ou evento coronariano. Os procedimentos diagnósticos para o diabetes melito são complexos e incluem história minuciosa, exame físico, exame de urina e exames de sangue.

Tratamento

O uso de um glicosímetro para a quantificação da glicose sérica junto ao paciente tornou-se padrão na prática dos serviços de emergência modernos. No passado, administrava-se empiricamente glicose a todos os pacientes com alteração do estado mental, sem antes quantificar o nível sérico de glicose. Posteriormente, os pesquisadores constataram que são poucos os pacientes que se beneficiavam dessa abordagem. O glicosímetro fornece resultados rápidos dos níveis de glicose à beira do leito, e o seu uso no contexto pré-hospitalar demonstrou ser seguro e acurado. De preferência, você deve medir a glicose utilizando amostras de sangue capilar, e não de sangue venoso obtido durante a obtenção de um acesso venoso, visto que esse último pode produzir leituras não acuradas. É prudente armazenar várias tiras reagentes para glicose em compartimentos herméticos com temperatura controlada no interior da ambulância de modo a garantir acurácia e confiabilidade.

Hipoglicemia

A hipoglicemia, uma complicação frequente do diabetes melito, constitui a emergência endócrina mais comum. A **hipoglicemia** é definida como nível de glicemia < 70 mg/dL (3,3 mmol/L), embora muitos protocolos de serviços de emergência utilizem um alvo mais baixo, de < 60 mg/dL. Tenha em mente que as respostas individuais aos níveis de glicemia variam e que os níveis aqui apresentados representam valores médios. Em geral, quando o nível plasmático de glicose cai abaixo de 60 mg/dL (3,3 mmol/L), observa-se a seguinte sequência de eventos em rápida sucessão:

- Primeiro, o organismo diminui a secreção de insulina em um esforço de interromper o declínio dos níveis de glicose no sangue.
- Em seguida, há aumento na secreção de hormônios contrarreguladores, principalmente epinefrina e norepinefrina.
- Por fim, os sinais e sintomas, incluindo o comprometimento da cognição, tornam-se evidentes. Quando o nível de glicose cai abaixo de 50 mg/dL (2,8 mmol/L), ocorrem alterações significativas do estado mental.

A hipoglicemia não tratada está associada a morbidade e mortalidade significativas. Para diminuir esses riscos, você deve ser capaz de reconhecer os sinais e sintomas e estar preparado para iniciar o tratamento rapidamente e de modo eficiente.

Fisiopatologia

Muitas vezes, a hipoglicemia em indivíduos com diabetes melito insulinodependente resulta da administração de insulina em excesso, do consumo de quantidades insuficientes de alimento ou de ambos. Os tecidos do SNC (incluindo o cérebro), diferentemente de outros tecidos que, em geral, podem metabolizar as gorduras ou as proteínas além do açúcar, dependem totalmente da glicose como fonte de energia. Se o nível de glicemia cai de maneira drástica, o cérebro literalmente sofrerá de inanição. Os fatores desencadeadores da hipoglicemia são apresentados na Tabela 7-3.

A hipoglicemia em pacientes sem história de diabetes melito é denominada *hipoglicemia de jejum* ou *hipoglicemia pós-prandial*. A hipoglicemia de jejum resulta habitualmente de um desequilíbrio entre a utilização e a produção de glicose. A hipoglicemia pós-prandial caracteriza-se por hiperinsulinismo alimentar e ocorre comumente em pacientes que foram submetidos a cirurgia gástrica. Diversas condições podem desencadear a hipoglicemia de jejum. Entre as mais comuns, destacam-se doença hepática grave, tumores pancreáticos (como os insulinomas), defeitos enzimáticos, superdosagem de fármacos (p. ex., insulina, sulfonilureias) e infecção grave. As características clínicas assemelham-se às da hipoglicemia diabética.

Tabela 7-3 Fatores Desencadeadores da Hipoglicemia

Ingestão Diminuída de Alimentos	Depleção de Volume
Administração de insulina exógena (hipoglicemia factícia)	Doença renal
▪ Medicamentos ▪ Agentes hipoglicemiantes orais ▪ Betabloqueadores ▪ Fármacos antimaláricos	Doença hepática
Abuso de álcool	Tumores pancreáticos

Tratamento agressivo da hiperglicemia
▪ Cetoacidose diabética
▪ Estado hiperosmolar não cetótico
▪ Glicemia não controlada
▪ Administração de doses excessivas de insulina terapêutica
	Endocrinopatia
	▪ Doença da tireoide
	  · Hipotireoidismo
	  · Hipertireoidismo
	▪ Doença das glândulas suprarrenais
	  · Doença de Addison

Desnutrição	
Ajustes dos medicamentos	
Falha da bomba de insulina	
Sepse	

Sinais e Sintomas

As manifestações clínicas da hipoglicemia em geral evoluem rapidamente. O paciente irá procurar tratamento devido a vários sinais e sintomas diretamente relacionados com a liberação dos hormônios endógenos do estresse, incluindo sudorese, taquicardia, tremores e pele pálida, fria e pegajosa. Se a hipoglicemia não for tratada, o paciente pode desenvolver alteração do estado mental e crises convulsivas generalizadas. É importante verificar o nível sérico de glicose em qualquer paciente que esteja apresentando uma crise convulsiva, de modo a descartar a possibilidade de hipoglicemia. Enquanto a definição da hipoglicemia consiste em níveis de glicose sanguínea < 70 mg/dL, o nível absoluto em que os sinais e sintomas aparecem pode ser alterado por história clínica, idade, sexo e estado geral de saúde do paciente. Por exemplo, um indivíduo idoso com história clínica complexa pode apresentar sinais de hipoglicemia grave com níveis de glicose acima de 50 mg/dL (> 2,8 mmol/L). Entretanto, um adulto jovem pode manifestar sinais de hipoglicemia grave com níveis bem inferiores a 50 mg/dL (< 2,8 mmol/L).

As manifestações clínicas da hipoglicemia são produzidas, em sua maioria, pela secreção de hormônios contrarreguladores (p. ex., epinefrina), que são secretados em resposta à baixa concentração de glicose. Os sinais e sintomas podem incluir:

- Sudorese
- Tremores
- Nervosismo
- Taquicardia
- Alteração do nível de consciência (NC) ou do comportamento
- Convulsões
- Coma

Você deve considerar a possibilidade de o paciente estar tomando algum medicamento, como um betabloqueador, cujos efeitos inicialmente mascaram os sinais de hipoglicemia. Esses pacientes podem rapidamente perder a consciência ou podem sofrer convulsão na ausência de qualquer sintoma precoce de hipoglicemia.

Diagnóstico Diferencial

Os diagnósticos diferenciais podem incluir doença de Addison, transtornos de ansiedade, choque cardiogênico, crise suprarrenal e resistência à insulina. Uma história abrangente e exame físico que levam à suspeita de hipoglicemia podem ser confirmados pela determinação dos níveis séricos de glicose. Como parte da avaliação inicial, obtenha o conjunto completo de sinais vitais.

Tratamento

O tratamento farmacológico do diabetes melito ressalta a necessidade de um controle estrito da glicose plasmática, o que significa levar o nível de glicemia até o valor mais próximo da normalidade (não diabético) possível de ser alcançado com segurança, utilizando injeções subcutâneas de insulina, agentes anti-hiperglicêmicos orais ou uma combinação de ambos. O controle estrito ajuda a diminuir os riscos de complicações em longo prazo, como insuficiência renal ou doença cardíaca. Entretanto, os pacientes que recebem esses medicamentos correm risco aumentado de episódios de hipoglicemia. Para evitar outras complicações, como convulsões ou lesão cerebral permanente, comece imediatamente a administração de glicose quando o paciente apresentar hipoglicemia sintomática. A opção mais simples é fornecer glicose oral na forma de pequeno lanche, bebida contendo açúcar ou gel de açúcar. Essa opção sempre deve ser considerada em pacientes acordados e alertas com capacidade de deglutir. Para pacientes com alteração do estado mental ou que não podem deglutir com segurança devido ao risco de aspiração, a administração de 50 mL de solução de dextrose a 50% ($D_{50}W$) tem sido o padrão, mas essa opção tem perdido a força pois uma concentração tão elevada de glicose pode ter graves complicações (como extravasamento ou infiltração). Recentemente, os serviços de emergência começaram a utilizar a solução de dextrose a 10% ($D_{10}W$). Os estudos realizados constataram não haver nenhuma diferença no tempo necessário para que um paciente com hipoglicemia readquira a consciência quando as duas soluções são comparadas. Quando se administra $D_{10}W$ os pacientes podem receber uma quantidade consideravelmente menor de glicose, enquanto obtêm a mesma resposta terapêutica e têm menos probabilidade de apresentar níveis elevados de glicose após o tratamento.

Se a obtenção rápida de um acesso IV for difícil, a administração intramuscular (IM) de glucagon pode constituir uma alternativa efetiva. Entretanto, o glucagon pode não funcionar em pacientes com doença crônica que apresentam depleção das reservas de glicogênio (p. ex., pacientes com alcoolismo e doença hepática crônica). O tempo de recuperação com o glucagon é significativamente maior do que com a dextrose IV, e o glucagon pode causar efeitos colaterais, como náusea e vômitos. Se for utilizado, a dose-padrão é de 1 a 2 mg IM. Os preços atuais do glucagon podem ser proibitivos para sua utilização na maioria dos serviços de emergência.

O manejo da hipoglicemia em pacientes não diabéticos assemelha-se ao tratamento dessa condição em pacientes com diabetes. Entretanto, a hipoglicemia nos pacientes não diabéticos pode sofrer recidiva, particularmente naqueles com *overdose* de substâncias. Esses pacientes podem necessitar de mais de uma dose de dextrose ou até mesmo de infusão contínua.

Os pacientes podem recusar o transporte para o hospital após tratamento bem-sucedido da hipoglicemia pelo serviço pré-hospitalar. Embora existam alguns estudos que sustentam essa prática, é preciso ter cuidado extremo quando o paciente está tomando medicamentos anti-hiperglicêmicos de ação longa (insulina ou medicamentos orais) devido ao risco de hipoglicemia recorrente. Na verdade, em certos pacientes, a recusa do transporte sem consulta ao controle médico não é recomendada. Tais pacientes podem incluir indivíduos menores de idade, pessoas recebendo medicação hipoglicemiante, pessoas incapazes de tolerar alimentos, e pessoas que vivem sozinhas. Além disso, deve-se proceder a uma cuidadosa investigação da causa do episódio hipoglicêmico. Alguns pacientes podem ter uma causa evidente, como mudança no esquema dos medicamentos ou falta de ingestão oral, que pode ser controlada. Episódios inexplicados de hipoglicemia podem constituir a primeira manifestação de outras condições que estão aumentando as necessidades metabólicas do organismo (i.e., infecção, traumatismo).

Cetoacidose Diabética

A **cetoacidose diabética (CAD)** é uma emergência endócrina aguda, em que a deficiência de insulina e o nível excessivo de glucagon se combinam para produzir um estado hiperglicêmico, acidótico e com depleção de volume. Com frequência, a condição está associada a desequilíbrios eletrolíticos. A CAD caracteriza-se por concentração plasmática de glicose > 350 mg/dL (> 19,4 mmol/L), produção de cetonas, nível sérico de bicarbonato < 15 mEq/L e acidose metabólica com *anion gap*. A taxa de mortalidade na CAD varia de 9 a 14%.

Fisiopatologia

A CAD pode ser desencadeada por determinados estressores metabólicos, como infecção, infarto agudo do miocárdio, traumatismo e, algumas vezes, gravidez. O fator desencadeante comum entre essas condições é, com frequência, a interrupção do esquema de insulina de um indivíduo com diabetes melito. A falta de insulina impede a entrada de glicose nas células e, em consequência, elas ficam privadas de glicose para o metabolismo celular e recorrem a outras fontes de energia, como a gordura. Como resultado, a glicose começa a acumular-se na corrente sanguínea.

O transbordamento da glicose para dentro dos túbulos renais arrasta com ela água, sódio, potássio, magnésio e outros íons na urina, provocando diurese osmótica significativa. Essa diurese, associada a vômitos, causa depleção de volume, desequilíbrio eletrolítico e, consequentemente, choque. Essas alterações osmóticas são responsáveis, em grande parte, pelo declínio do estado mental do paciente com CAD e são particularmente perigosas em crianças. A característica clínica fundamental da CAD é a acidose metabólica, que será discutida adiante. Fisiologicamente, o organismo procura compensar e eliminar os ácidos através de uma respiração mais rápida e mais profunda (respiração de Kussmaul) e pelo consumo de mais bicarbonato. A acidose estimula o deslocamento do potássio para a corrente sanguínea, e ele é eliminado pela diurese osmótica que ocorre nos rins. Esse processo resulta em pseudo-hiperpotassemia ou nível de potássio sanguíneo inicialmente elevado, que rapidamente passa para a hipopotassemia com o tratamento da CAD.

Sinais e Sintomas

Os pacientes com CAD estão desidratados e têm aparência doente. Em geral, relatam a ocorrência de polidipsia, polifagia e poliúria. Os pacientes com CAD grave apresentam alteração do estado mental durante o exame inicial. É provável que seja observada a presença de taquicardia, respiração rápida e alterações ortostáticas. Além disso, o nível de dióxido de carbono expirado ($ETCO_2$) estará baixo, refletindo a acidose metabólica e a alcalose respiratória compensatória presentes na CAD. Os sinais e sintomas incluem:

- Náusea e vômitos
- Dor abdominal (particularmente comum em crianças)
- Taquipneia/hiperpneia
- Hálito frutado
- Fadiga e fraqueza
- Aumento da diurese
- Alteração no NC
- Hipotensão ortostática
- Arritmia cardíaca
- Convulsões
- Choque hemodinâmico nos casos graves

Diagnóstico Diferencial

Diversas condições exibem semelhança clínica com a CAD, e pode ser difícil diferenciá-las no atendimento em campo sem os exames complementares realizados no hospital. As condições que produzem acidose, como a sepse, podem simular a CAD. O jejum prolongado em uma gestante no terceiro trimestre ou lactante que não está se alimentando adequadamente também pode assemelhar-se à CAD. Os indivíduos com abuso de álcool podem ter hálito com frutado e frequência respiratória rápida, devido à cetoacidose alcoólica. Lembre-se de que a respiração rápida deve levantar a suspeita de que o organismo está procurando compensar a acidose metabólica. É de crucial importância verificar o nível de glicemia do paciente para tentar estreitar o diagnóstico diferencial.

Se você suspeitar de CAD, realize um ECG de 12 derivações. As informações que ele fornece podem mudar a sua estratégia de tratamento (p. ex., se o ECG revelar infarto do miocárdio). Além disso, as emergências diabéticas são frequentemente acompanhadas de anormalidades eletrolíticas, e um ECG de 12 derivações pode revelar alterações problemáticas. Embora existam muitas condições que possam assemelhar-se à CAD, em muitos casos, as etapas iniciais de tratamento são as mesmas.

Tratamento

Os pacientes com CAD grave encontram-se em estado crítico e necessitam de tratamento imediato. O paciente com alteração do NC pode estar vomitando ativamente, correndo risco de aspiração. Se a intubação for necessária para proteger a via aérea, lembre-se de que os pacientes com CAD respiram rapidamente para compensar a acidose metabólica. Por conseguinte, se esse paciente for intubado, deve-se manter a hiperventilação para impedir a deterioração do estado acidobásico. Inicie a reanimação agressiva com fluidos, utilizando solução salina a 0,9% administrada por dois acessos periféricos. Os adultos com CAD habitualmente necessitam de 3 a 6 L de fluidos durante a reanimação inicial. As crianças podem apresentar déficits hídricos semelhantes, mas precisam ser tratadas com muito mais cautela para evitar complicações graves em decorrência de rápidos deslocamentos de eletrólitos. Monitore rigorosamente os pacientes com CAD, visto que a sua condição pode descompensar rapidamente. Os pacientes com história de insuficiência cardíaca podem apresentar sobrecarga hídrica facilmente; por conseguinte, seja cauteloso ao administrar fluidos IV. Considere as causas subjacentes de CAD, como infarto do miocárdio, e forneça tratamento adequado.

A insulinoterapia constitui a base do tratamento da CAD, juntamente com reanimação com fluidos e correção dos eletrólitos. Todavia, em geral, a insulina não é administrada no ambiente pré-hospitalar. Os serviços de emergência que transportam pacientes que recebem infusões de insulina (i.e., serviços de transferência de uma instituição para outra) devem ter um protocolo para orientar o tratamento desses pacientes durante o transporte. Você deve ser capaz de reconhecer os efeitos colaterais potenciais e comuns da terapia contínua com insulina. Por exemplo, a insulina em altas doses está associada à hipoglicemia e à hipopotassemia iatrogênica. Essas alterações são causadas pelo deslocamento da glicose e do potássio para dentro das células após a administração de insulina. Embora, no início, os pacientes com CAD pareçam ter hiperpotassemia, isso se deve apenas ao deslocamento temporário do potássio das células para a corrente sanguínea provocado pela acidose. Em geral, esses pacientes apresentam deficiência corporal total de potássio. Os níveis anormais de potássio podem resultar em arritmias cardíacas potencialmente fatais, de modo que você deve confirmar o nível mais recente de potássio do paciente antes do transporte.

As principais considerações relativas ao tratamento de pacientes com CAD ou EHHNC incluem:

- Se o paciente estiver intubado, mantenha a hiperventilação para evitar um agravamento da acidose. Essa é uma das etapas mais importantes no manejo de pacientes críticos com CAD. Se esses pacientes não forem hiperventilados com monitoração da $ETCO_2$, eles talvez não consigam compensar a acidose e podem morrer rapidamente devido ao manejo incorreto.
- Proceda à reidratação do paciente. Poderá ser necessário administrar rapidamente 1 a 2 L de soro fisiológico. Monitore regularmente os níveis de glicose, visto que a reanimação com fluidos irá diminuir os níveis de glicose.
- Avalie o ECG quanto a sinais de hiperpotassemia (ondas T apiculadas, complexos QRS alargados, perda das ondas P, bradicardia ou morfologia de onda senoidal) e trate adequadamente.
- Nos pacientes pediátricos, inicie a reanimação com fluidos administrando 20 mL/kg. Outros fluidos só devem ser administrados após consulta com um especialista ou após orientação do controle médico *online*.
- Antieméticos são necessários com frequência.

Nos transportes longos de pacientes que recebem cuidados críticos, considere o seguinte tratamento:

- Mudar a solução IV para D_5W em solução salina a 0,45% quando os níveis de glicose caírem abaixo de 300 mg/dL (< 16,6 mmol/L).
- Quando indicado, proceda à correção dos eletrólitos, utilizando as seguintes diretrizes:
    - *Potássio*. Se o nível de potássio estiver baixo, certifique-se em primeiro lugar de que a função renal do paciente seja adequada e, em seguida, adicione 20 a 40 mEq/L de cloreto de potássio para cada litro de fluido administrado.
    - *Magnésio*. Se o nível de magnésio estiver baixo, proceda à correção do nível com 1 a 2 g de sulfato de magnésio nos primeiros 2 L de fluido administrado.
    - *Acidose*. Se o pH cair abaixo de 7, proceda à correção por meio da adição de 44 a 88 mEq/L de bicarbonato de sódio ao primeiro litro de fluido IV administrado.
    - *Complicações*. Tenha em mente as possíveis complicações das infusões de insulina, como hipopotassemia e hipoglicemia.
- Lembre-se de que o monitoramento constante é fundamental. Trate as causas subjacentes, quando possível, e transporte o paciente até um hospital com unidade de tratamento intensivo (UTI).

Uma importante consideração no tratamento da CAD está relacionada com a administração de fluidos a pacientes pediátricos. Os rápidos desvios nos equilíbrios eletrolíticos provocam edema cerebral potencialmente fatal em uma pequena porcentagem de crianças com CAD. Apesar de ainda não haver uma resposta definitiva sobre os fatores de risco específicos para o desenvolvimento do edema cerebral, as diretrizes de consenso recomendam uma mensuração do volume de fluidos na reanimação do paciente pediátrico com CAD. Embora esses pacientes quase certamente apresentem depleção de volume, eles raramente estão em choque hipovolêmico, e o *bolus* inicial não deve ultrapassar 10 a 20 mL/kg durante 1 a 2 horas, a não ser que haja instabilidade hemodinâmica. A pesquisa atual questiona essa preocupação, mas ela não foi definitivamente esclarecida conforme o conhecimento atual.

Complicações do tratamento da CAD

O tratamento da CAD é difícil e complexo e exige a participação de um grupo multidisciplinar de profissionais médicos. Mesmo assim, pode-se observar o desenvolvimento de complicações. Cinco complicações graves aumentam a morbidade e a mortalidade associadas à CAD:

- *Hipopotassemia*: pode ocorrer em consequência da reposição inadequada de potássio durante o tratamento, visto que o tratamento agressivo com insulina desloca o potássio para dentro das células.
- *Hipoglicemia*: pode ser atribuída ao tratamento agressivo e à falta de acompanhamento rigoroso da glicose. É importante começar a administração de D_5W quando os níveis de glicose caem abaixo de 300 mg/dL.
- *Sobrecarga hídrica*: pode ser causada por reanimação agressiva com fluidos em pacientes com ICC.
- *Alcalose*: pode ser causada por um tratamento muito agressivo com bicarbonato. A alcalose pode complicar ainda mais o desequilíbrio eletrolítico, especificamente ao aumentar as necessidades de potássio, visto que este é deslocado para dentro das células.
- *Edema cerebral*: trata-se da complicação mais temida do tratamento da CAD e ocorre em consequência de rápidos desvios osmolares. Em geral, o edema cerebral aparece dentro de 6 a 10 horas após o início da terapia e está associado a uma taxa de mortalidade de 90%. Você deve suspeitar dessa complicação em um paciente que se torna comatoso após reversão da acidose durante o tratamento da CAD.

Estado Hiperosmolar Hiperglicêmico Não Cetótico

O **estado hiperosmolar hiperglicêmico não cetótico (EHHNC)** é uma emergência diabética grave, e está associado a uma taxa de mortalidade de 10 a 50%. Pode ser que você não consiga diferenciar a CAD do EHHNC no atendimento em campo; entretanto, deve-se suspeitar de sua presença com base na história do paciente, nos níveis extremamente elevados de glicose e na ausência de baixo valor de $ETCO_2$. O EHHNC é mais comum em pacientes com diabetes melito tipo 2 e é desencadeado pelos mesmos fatores estressores que provocam CAD. A condição caracteriza-se por:

- Concentração plasmática elevada de glicose, frequentemente acima de 600 mg/dL (> 33,3 mmol/L)
- Ausência de produção de cetonas
- Aumento da osmolalidade sérica, geralmente > 315 mOsm/kg

O EHHNC está associado à desidratação significativa e ao declínio do estado mental. Em certas ocasiões, progride para o coma completo. Diferentemente da CAD, a acidose e cetose estão ausentes na maioria dos casos, de modo que não haverá diminuição no valor de $ETCO_2$. É importante reconhecer que outros fatores, como sepse subjacente ou disfunção respiratória, ainda podem alterar o $ETCO_2$.

Fisiopatologia

A fisiopatologia do EHHNC é complexa, porém assemelha-se à da CAD. Em geral, a condição não surge subitamente, evoluindo no decorrer de um período de vários dias. O período de tempo varia, dependendo do estado geral de saúde do paciente. O EHHNC normalmente ocorre em indivíduos idosos e em pacientes debilitados por comorbidades. À semelhança da CAD, a característica essencial consiste em diminuição da ação da insulina, o que desencadeia um conjunto de mecanismos contrarreguladores que aumentam os níveis séricos de glicose. Com a diminuição da ação da insulina, a gliconeogênese (produção corporal interna de glicose), a glicogenólise (liberação de glicose armazenada na forma de glicogênio) e a captação diminuída de glicose na periferia começam a predominar. Em seguida, a hiperglicemia arrasta o líquido para dentro do espaço extracelular, provocando diurese osmótica, que, por sua vez, causa hipotensão e déficit de volume. No início, os pacientes são capazes de manter o volume intravascular com a ingestão constante de líquidos; entretanto a diurese acaba dominando o sistema. Tenha em mente que outras condições, como a sepse, podem causar depleção adicional de volume. As causas comuns de EHHNC incluem:

- Traumatismo
- Fármacos
- Infarto agudo do miocárdio
- Síndrome de Cushing
- Sepse
- AVE
- Diálise
- Lesão no SNC (p. ex., hematoma subdural)
- Hemorragia
- Gravidez

Sinais e Sintomas

Em geral, os pacientes com EHHNC estão agudamente enfermos, com acentuada depleção de volume, estado mental alterado, náusea, vômitos, dor abdominal, taquipneia e taquicardia. É comum que esses pacientes tenham déficit hídrico de 25%. Além disso, podem exibir déficits neurológicos focais e convulsões ou sinais de AVE. Os sinais e sintomas do EHHNC incluem:

- Febre
- Desidratação
- Vômitos e dor abdominal
- Hipotensão
- Taquicardia
- Respiração rápida
- Sede, poliúria ou oligúria, polidipsia
- Crises convulsivas focais
- Alteração no NC
- Déficits neurológicos focais

Diagnóstico Diferencial

Muitas condições apresentam sinais e sintomas semelhantes aos da CAD (ver discussão anterior) e do EHHNC. Na maioria dos casos, a intervenção inicial será semelhante para todas essas possíveis doenças; entretanto, esteja atento para condições subjacentes urgentes, que podem causar CAD e EHHNC, como infarto agudo do miocárdio e sepse.

Para diferenciar o EHHNC da CAD, lembre-se de que o primeiro é habitualmente acompanhado de diminuição mais profunda do estado mental. Além disso, o $ETCO_2$ pode ajudar a distinguir a presença ou ausência de acidose metabólica. Os sinais e sintomas do EHHNC podem causar confusão, visto que podem ser semelhantes aos da hipoglicemia. Se não for possível avaliar rapidamente o nível de glicemia, deve-se pressupor a presença de hipoglicemia até que se comprove o contrário.

Tratamento

O tratamento inicial de um paciente com EHHNC é igual ao de um paciente com CAD. Tome medidas imediatas para estabilizar a via aérea, a respiração e a circulação. O paciente pode apresentar depleção significativa de volume; comece imediatamente a reanimação com fluidos IV. O fluido de escolha inicial é um cristaloide isotônico ou uma solução salina a 0,9%. Pode ser necessário administrar doses iniciais em *bolus* para estabilizar o paciente hemodinamicamente. Entretanto, tenha cautela se o paciente tiver comorbidades, como ICC. Lembre-se de que a administração isolada de fluidos irá corrigir grande parte da hiperglicemia. As controvérsias quanto ao tratamento da CAD também se aplicam ao EHHNC. Por exemplo, a rápida correção da osmolalidade sérica pode predispor os pacientes – particularmente as crianças – ao desenvolvimento de edema cerebral.

Distúrbios Acidobásicos

Conforme discutido anteriormente, os distúrbios endócrinos envolvem a produção excessiva ou deficiente de determinados hormônios. Por outro lado, os distúrbios do equilíbrio acidobásico afetam a capacidade de o organismo processar determinados nutrientes e vitaminas.

Equilíbrio Acidobásico

O organismo necessita de um delicado equilíbrio, ou homeostase, para o seu bom funcionamento. Os líquidos, os eletrólitos e o pH desempenham papéis de importância crucial na manutenção da homeostase. A estabilidade acidobásica é crucial para sustentar a vida e manter a saúde. O equilíbrio acidobásico é obtido por meio de vários sistemas-tampão e mecanismos compensatórios. Os líquidos corporais, os rins e os pulmões desempenham papel central na manutenção desse equilíbrio. O equilíbrio acidobásico é medido com base no pH (a concentração de hidrogênio) e está associado a uma margem de segurança estreita (o pH sérico varia de 7,35 a 7,45). Os distúrbios do equilíbrio acidobásico podem variar quanto à gravidade, com base no grau de alteração do pH. Um pH abaixo de 7,35 constitui acidose. Por outro lado, um valor de pH acima de 7,45 indica alcalose. Essas alterações do pH são classificadas de acordo com a causa primária, que pode ser metabólica ou respiratória. Pode ocorrer morte se o pH sérico cair abaixo de 6,8 ou aumentar acima de 7,8. Podem ocorrer alterações em consequência de várias condições, incluindo infecções, insuficiência de órgãos ou traumatismo. Em muitos casos, as flutuações do equilíbrio acidobásico podem causar efeitos mais negativos do que a condição etiológica; por conseguinte, o desequilíbrio acidobásico resultante é muitas vezes corrigido antes do tratamento da condição subjacente.

Os desequilíbrios do pH podem ser compensados por dois sistemas de órgãos — os sistemas renal e respiratório. Se a causa do desequilíbrio tem a sua origem em um desses sistemas, o outro sistema terá que atuar como mecanismo compensatório primário; o sistema não será capaz de resolver seu próprio problema. Assim, se a origem do problema está nos pulmões, ele será solucionado pelos rins. Se o problema tiver a sua origem fora dos pulmões, os pulmões deverão resolvê-lo (Tabela 7-4).

Tampões

Os tampões são substâncias químicas que se combinam com um ácido ou uma base para resistir às alterações do pH. O tamponamento é uma reação imediata para neutralizar as variações do pH até que se estabeleça uma compensação mais prolongada. O corpo dispõe de quatro mecanismos-tampão principais: o sistema de bicarbonato-ácido carbônico, o sistema de fosfato, o sistema de hemoglobina e o sistema de proteínas.

Regulação Respiratória

O sistema respiratório corrige os desvios do pH ao modificar a quantidade de dióxido de carbono expirado (excreção de ácido). A respiração acelerada irá resultar na excreção de mais dióxido de carbono, diminuindo, assim, a acidez. A diminuição da frequência respiratória irá resultar na excreção de menos dióxido de carbono, aumentando a acidez. Os quimiorreceptores que detectam alterações do pH desencadeiam essa alteração no padrão respiratório. A única maneira pela qual os pulmões conseguem remover ácido é pela eliminação de dióxido de carbono proveniente do ácido carbônico – os pulmões não têm a capacidade de remover outros ácidos. O sistema respiratório também é um mecanismo que tem a capacidade de responder rapidamente aos desequilíbrios do pH, porém a sua ação rápida é de curta duração. O sistema respiratório produz a sua resposta compensatória máxima em 12 a 24 horas, porém só pode manter as alterações no padrão respiratório por um tempo limitado antes de entrar em estado de fadiga. Um paciente não pode hiperventilar por muito tempo.

Regulação Renal

O sistema renal constitui o mecanismo mais lento de reação às alterações do pH, levando horas a dias para produzir o seu efeito de tamponamento; todavia, é o de maior duração. A resposta dos rins consiste em alterar a excreção ou a retenção de hidrogênio (ácido) ou bicarbonato (base). O sistema renal atua para equilibrar os níveis de pH por meio da remoção permanente de hidrogênio do corpo. Além disso, os rins são capazes de reabsorver ácidos ou bases e de produzir bicarbonato para corrigir alterações do pH.

Compensação

Para manter a homeostase, o corpo toma medidas para compensar as alterações do pH. O corpo nunca compensa em excesso: o pH é ajustado de modo a permanecer exatamente dentro da faixa normal. A causa do desequilíbrio frequentemente

Tabela 7-4 Distúrbios Acidobásicos

Distúrbio Acidobásico	pH	Pressão Parcial de Dióxido de Carbono (Pco$_2$)	Bicarbonato (HCO$_3^-$)	Resposta Corporal Compensatória	Tempo
Acidose metabólica	Diminuído	Diminuída	Diminuído	Compensação respiratória com hiperventilação e Pco$_2$ diminuída	Imediato
Acidose respiratória	Diminuído	Aumentada	Aumentado ou neutro	Rins compensam ao reter HCO$_3^-$	Tardio
Alcalose metabólica	Aumentado	Aumentada	Aumentado	Compensação respiratória com hipoventilação e Pco$_2$ aumentada	Imediato
Alcalose respiratória	Aumentado	Diminuída	Diminuído ou neutro	Rins compensam ao perder HCO$_3^-$	Tardio

determina a alteração compensatória. Por exemplo, quando o pH se torna muito ácido, devido à presença de doença pulmonar que limita a troca gasosa (p. ex., enfisema), o sistema renal entra em ação para compensar o problema, liberando mais bicarbonato e excretando mais hidrogênio. Se uma doença pulmonar estiver aumentando a excreção de dióxido de carbono (p. ex., hiperventilação), isso irá aumentar o pH, e os rins irão compensar com a diminuição da produção de bicarbonato e da excreção de hidrogênio. Por outro lado, se o problema tiver a sua origem fora dos pulmões, ele pode ser compensado pelos pulmões. Por exemplo, se uma condição aumentar a perda de um ácido (p. ex., vômitos), os pulmões irão diminuir a frequência respiratória e a profundidade da respiração para reter mais dióxido de carbono. Se uma condição aumentar a perda de uma base (p. ex., diarreia), os pulmões irão aumentar a frequência respiratória e a profundidade das respirações para excretar mais dióxido de carbono. Quando os rins e os pulmões não conseguem restaurar o pH dentro da faixa normal, as atividades celulares são afetadas, resultando em estados patológicos. Existem várias fórmulas matemáticas para calcular os níveis esperados de resposta compensatória e ajudar a determinar se uma condição é aguda ou crônica.

Acidose Respiratória

A acidose respiratória é um dos problemas acidobásicos mais comuns encontrados no contexto pré-hospitalar. A acidose respiratória caracteriza-se pelo declínio do pH em consequência da retenção de CO_2. A hipoventilação é o exemplo clássico de um problema clínico que leva à retenção de CO_2. A acidose respiratória pode ser classificada em aguda ou crônica. A única maneira de distinguir esses dois estados consiste em determinar se o organismo começou a reter bicarbonato para compensar a acidose, e isso só é possível por meio de análises laboratoriais e das tendências dos níveis ao longo do tempo. Durante a fase aguda, o nível sérico de bicarbonato está normal. Quando o organismo começa a reter bicarbonato, ele faz a transição para o estado crônico.

Fisiopatologia

Qualquer distúrbio que leve à hipoventilação (p. ex., problemas pulmonares primários, obstrução da via aérea, doenças que deprimem o impulso respiratório) irá causar acidose respiratória. Os fatores precipitantes de acidose respiratória estão resumidos na **Tabela 7-5**.

Sinais e Sintomas

Você poderá encontrar diferentes cenários clínicos, dependendo da gravidade dos problemas primários. Os sinais e sintomas comuns consistem em fraqueza, dificuldade para respirar e alteração do NC. A observação do NC é de importância crítica quando se avalia um paciente com suspeita de acidose respiratória, visto que ele pode indicar a gravidade do processo e sinalizar a necessidade de via aérea avançada. Por exemplo, em um paciente com DPOC que apresenta diminuição do estado mental, é muito provável que um nível elevado de CO_2 seja o fator responsável pela alteração do NC. Esse paciente corre maior risco de complicações, como aspiração, e, portanto, necessita de intervenção mais agressiva.

Tabela 7-5 Fatores Precipitantes da Acidose Respiratória

Aguda	Crônica
Depressão Farmacológica do SNC	**Doença Pulmonar**
■ Narcóticos	■ Bronquite crônica
■ Benzodiazepínicos	■ DPOC
■ Abuso de álcool	■ Fibrose pulmonar
■ Toxicidade por gama-hidroxibutirato (GHB)	
Doença Pulmonar	**Doença Neuromuscular**
■ Edema intersticial	■ Distrofia muscular
■ Pneumonia	■ *Miastenia gravis*
Problemas da Via Aérea	**Obesidade**
■ Corpo estranho	■ Apneia do sono
■ Aspiração	
■ Broncospasmo	
■ Apneia	
Hipoventilação	
■ Pneumotórax	
■ Tórax instável	
■ *Miastenia gravis*	
■ Síndrome de Guillain-Barré	
■ Distúrbios primários do SNC	
■ Lesão cerebral	

DPOC, doença pulmonar obstrutiva crônica; SNC, sistema nervoso central.

Diagnóstico Diferencial

Muitas condições podem causar hipoventilação e/ou comprometimento da troca gasosa, resultando em acidose respiratória (ver Tabela 7-4).

Tratamento

Deve-se utilizar o equipamento-padrão de monitoramento, de acordo com o seu nível de atendimento, incluindo monitor de ECG, Spo_2 e $ETCO_2$. A determinação do $ETCO_2$ é uma medida aproximada da pressão arterial parcial de CO_2 ($Paco_2$) e, em geral, é considerada acurada na faixa de 5 a 10 mmHg. Após a avaliação inicial e a estabilização do ABC do paciente, o tratamento deve concentrar-se na correção da ventilação-minuto, de modo a diminuir os níveis de CO_2 e, assim, corrigir a acidose. Dependendo da etiologia, você pode efetuar essa correção por meio de assistência ventilatória ou intervenção farmacológica. A assistência ventilatória pode incluir desde posicionamento da via aérea até ventilação com bolsa-válvula-máscara associada a cânula nasofaríngea ou orofaríngea, pressão positiva contínua na via aérea (CPAP, do inglês *continuous positive airway pressure*) ou pressão positiva da via aérea com dois níveis (BiPAP, do inglês *bilevel positive airway pressure*) ou intubação endotraqueal com suporte ventilatório. A intervenção farmacológica, como a administração de naloxona, pode reverter a depressão respiratória em pacientes cuja hipoventilação pode ser atribuída aos efeitos tóxicos da *overdose* de opiáceos. O salbutamol, o ipratrópio e outros medicamentos podem melhorar a hipoventilação em pacientes com DPOC.

Todos os pacientes hipóxicos devem ser tratados com oxigênio suplementar; no entanto, deve-se ter cuidado com a correção agressiva dos números da oximetria de pulso em pacientes que sofrem de DPOC ou enfisema. Em pacientes com elevação crônica dos níveis de CO_2 (i.e., pacientes com DPOC e retenção crônica de CO_2), pode haver mudança da dependência do impulso respiratório hipercárbico normal para o impulso hipóxico, e esses casos precisam ser monitorados quanto à diminuição do esforço respiratório quando se administra oxigênio suplementar. Ver Capítulo 2 para uma discussão sobre os impulsos hipercárbico e hipóxico.

Alcalose Respiratória

Um aumento da ventilação-minuto constitui a causa da alcalose respiratória, que se caracteriza por redução da P_{CO_2} e aumento do pH. A única maneira de diferenciar a alcalose respiratória aguda da crônica consiste em determinar o nível sérico de bicarbonato. Um paciente com alcalose respiratória aguda irá apresentar nível sérico normal de bicarbonato. Entretanto, um paciente com alcalose respiratória crônica irá exibir redução do nível sérico de bicarbonato.

Fisiopatologia

A alcalose respiratória é geralmente considerada como um mecanismo compensatório secundário para um problema metabólico primário; todavia, ela também pode constituir um distúrbio primário. Algumas causas de alcalose respiratória primária incluem superdosagem de ácido acetilsalicílico, reação de ansiedade e embolia pulmonar. Em certas ocasiões, pode constituir uma resposta fisiológica normal. O exemplo clássico é a alcalemia da gravidez, em que o pH varia de 7,46 a 7,5. Essa condição é principalmente de origem respiratória e caracteriza-se por uma P_{CO_2} de 31 a 35 mmHg. Os fatores precipitantes da alcalose respiratória estão relacionados na **Tabela 7-6**.

Sinais e Sintomas

A apresentação clínica do paciente depende de a alcalose respiratória ser crônica ou aguda. Os sinais e sintomas são, em sua maioria, inespecíficos e estão relacionados com queixas periféricas ou do SNC, como parestesias na face ou nos lábios, desorientação, tontura e dores ou cãibras musculares.

Diagnóstico Diferencial

O diagnóstico de alcalose respiratória pode não ser óbvio, visto que alguns de seus sinais e sintomas são quase idênticos aos de certas emergências eletrolíticas, como hipocalcemia. A anamnese e o exame físico abrangentes irão fornecer pistas sobre a causa subjacente da alcalose respiratória, que podem orientar suas estratégias de tratamento. Tenha cuidado para não omitir as causas toxicológicas com risco à vida, como a superdosagem de ácido acetilsalicílico.

Tratamento

Administre oxigênio imediatamente a pacientes com hipoxemia e tome as medidas necessárias para a estabilização e

Tabela 7-6 Fatores Precipitantes da Alcalose Respiratória

Pulmonares
■ Embolia pulmonar
■ Pneumonia (bacteriana ou viral)
■ Edema pulmonar agudo
■ Atelectasia
■ Hiperventilação assistida

Infecções
■ Septicemia

Induzida por Fármacos e Substâncias
■ Vasopressores
■ Tiroxina
■ Intoxicação por ácido acetilsalicílico ou cafeína

Hipóxia
■ Desequilíbrio de ventilação-perfusão
■ Mudanças de altitude
■ Anemia grave

Hiperventilação
■ Histeria/ansiedade
■ Transtornos psicogênicos
■ Tumor do sistema nervoso central
■ Acidente vascular encefálico

Distúrbios Metabólicos e Eletrolíticos
■ Insuficiência hepática
■ Encefalopatia
■ Hiponatremia

o suporte da via aérea, da respiração e da circulação. Para a hiperventilação causada por ansiedade, utilize técnicas de *coaching* para acalmar o paciente. Oriente o a respirar com lábios franzidos. Para evitar precipitar hipóxia, não utilize saco de papel nem máscara não reinalante sem uma fonte de oxigênio.

Acidose Metabólica

A acidose metabólica é causada por uma deficiência de íons bicarbonato (base) e por um excesso de íons hidrogênio (ácido). No estado agudo, a resposta fisiológica do organismo consiste em hiperventilação e compensação por meio da redução da $Paco_2$. Esse estado é algumas vezes designado como "saída do CO_2". O estado crônico é alcançado quando o estado renal começa a reabsorver o bicarbonato em um esforço de compensar a acidose metabólica.

Fisiopatologia

A acidose metabólica é produzida por três mecanismos: diminuição da excreção renal de ácidos, aumento da produção ou da ingestão de ácidos e perda dos mecanismos tampões do organismo.

Sinais e Sintomas

As manifestações clínicas da acidose metabólica estão diretamente relacionadas com a gravidade do problema metabólico. A maioria dos pacientes apresenta náusea, vômitos, dor abdominal, padrão respiratório rápido e profundo (respiração de Kussmaul) e, nos casos mais graves, alteração do NC e choque.

Diagnóstico Diferencial

A acidose metabólica é classificada em acidose sem *anion gap* ou acidose com *anion gap*. O *anion gap* (AG) é calculado utilizando-se a seguinte fórmula:

$$AG = Na^+ - (Cl^- + HCO_3^-)$$

Essa informação fornece ao profissional de saúde uma estimativa dos ânions não medidos no plasma. Um AG de 12 a 15 é considerado normal. Um AG elevado indica condições passíveis de causar acidose. A mnemônica CAT MUDPILES pode ajudá-lo a lembrar-se dos fatores precipitantes da acidose metabólica com AG elevado. A mnemônica F-USED CARS irá ajudá-lo a lembrar-se das causas da acidose metabólica com AG normal.

Os profissionais que fornecem cuidados podem não ter acesso às informações laboratoriais necessárias para calcular o AG. Por conseguinte, as decisões relativas ao tratamento são frequentemente tomadas com base no julgamento clínico criterioso, na história minuciosa e nos achados do exame físico. O profissional do serviço de transporte com cuidados especiais que realiza a transferência inter-hospitalar pode obter os valores laboratoriais para calcular o AG e ajustar o diagnóstico diferencial de acordo. A capnometria também pode fornecer informações fundamentais. Em um paciente com taquipneia e Pco_2 baixa, deve-se suspeitar de acidose metabólica ou de alcalose respiratória primária, conforme discutido anteriormente.

Quando um paciente apresenta sinais clínicos de acidose, é preciso considerar as cinco seguintes condições:

- *Cetoacidose diabética*. Conforme discutido anteriormente neste capítulo, a CAD é causada pelo uso inadequado de insulina, em consequência de adesão inadequada ou aumento das necessidades. Algumas vezes, os pacientes com diabetes melito necessitam de doses mais altas de insulina durante períodos de infecção, após traumatismo ou em outras circunstâncias que aumentam as demandas metabólicas. A CAD desenvolve-se quando a utilização da glicose está prejudicada e os ácidos graxos são metabolizados, levando à formação de corpos cetônicos, que produzem íons hidrogênio. Se a produção de ácidos ultrapassar a capacidade do sistema tampão do organismo, ocorrerá desenvolvimento de acidose.
- *Insuficiência renal*. Os rins são vitais para a manutenção do equilíbrio acidobásico ideal. A maioria dos pacientes com insuficiência renal apresenta uremia, visto que os rins são incapazes de secretar subprodutos ácidos. Os túbulos renais têm a responsabilidade de eliminar os íons hidrogênio. Essa função está diretamente relacionada com a taxa de filtração dos rins, conhecida como taxa de filtração glomerular (TFG). Qualquer patologia capaz de alterar esse processo irá aumentar a concentração de íons hidrogênio, particularmente na forma de sulfato de hidrogênio (HSO_4) e de hidrogênio fosfato (HPO), aumentando o AG. Os pacientes com insuficiência renal crônica irão exibir algum grau de acidose com AG, porém o AG raramente ultrapassa 25. Entretanto, os pacientes com insuficiência renal aguda apresentam, com mais frequência, acidose hiperclorêmica sem AG.
- *Acidose láctica*. O ácido láctico é produzido, em grande parte, quando um número significativo de células do corpo sofre perfusão inadequada. A hipoperfusão desloca o metabolismo celular aeróbico (com oxigênio) para anaeróbico (sem oxigênio). O metabolismo anaeróbico produz ácido láctico como o produto final mais importante. Essa reação ocorre em condições clínicas urgentes associadas à hipoperfusão (p. ex., sepse, isquemia, estados de esforço físico extremo, convulsões prolongadas, choque circulatório). Ocorre acidose láctica quando o ácido láctico se acumula em quantidades que ultrapassam a capacidade de tamponamento do organismo.
- *Ingestão de toxinas*. Os metabólitos tóxicos que causam acidose metabólica podem ser um subproduto da ingestão de toxinas, como ácido acetilsalicílico (AAS), etilenoglicol, metanol e isoniazida. Os pacientes com acidose metabólica induzida por toxinas exibem algum grau de compensação respiratória. A toxina precisa ser identificada o mais rápido possível, visto que pode haver um antídoto disponível para evitar mais efeitos adversos.

- *Cetoacidose alcoólica*. É causada pela interrupção abrupta do consumo de alimentos depois de um período prolongado de ingestão de quantidade considerável de álcool. O problema principal – o acúmulo de cetoácidos – é precipitado por desidratação, desequilíbrio hormonal e desnutrição crônica. Embora a condição tenha apresentação semelhante à da CAD, os níveis de glicemia estão normais ou baixos. Os pacientes com cetoacidose alcoólica frequentemente apresentam distúrbios acidobásicos mistos associados a vômitos que acompanham a abstinência de álcool.

RECAPITULAÇÃO
CAT MUDPILES

Mnemônica para os fatores precipitantes da acidose metabólica com *anion gap* elevado

C	Intoxicação por **m**onóxido de **c**arbono ou **c**ianeto
A	Intoxicação por **á**lcool ou cetoacidose **a**lcoólica
T	Exposição ao **t**olueno
M	Exposição ao **m**etanol
U	**U**remia
D	Cetoacidose **d**iabética
P	Ingestão de **p**araldeído
I	**I**ntoxicação por **i**soniazida ou ferro (*iron*)
L	Acidose **l**áctica
E	Intoxicação por **e**tilenoglicol
S	Intoxicação por **s**alicilato (AAS, ácido acetilsalicílico)

RECAPITULAÇÃO
F-USED CARS

Mnemônica para os fatores precipitantes da acidose metabólica com *anion gap* normal

F	**F**ístulas pancreáticas
U	Fístulas **u**reteroentéricas
S	Administração de **s**olução salina (normal a 0,9%)
E	Disfunção **e**ndócrina
D	**D**iarreia
C	Ingestão de inibidores da anidrase **c**arbônica
A	**A**rginina, lisina (nutrição parenteral)
R	Acidose tubular **r**enal
S	Ingestão de **e**spironolactona (diurético)

Tratamento

A maioria dos pacientes com acidose metabólica necessita de reanimação volêmica significativa. Obtenha rapidamente um acesso intravascular para reposição de volume. Estabilize a via aérea, a respiração e a circulação com oxigênio, quando apropriado, e assegure ventilação adequada. Nos pacientes com história de insuficiência renal ou ICC, tenha cautela para evitar a ocorrência de edema pulmonar quando administrar fluidos IV. Se o paciente necessitar de suporte ventilatório, mantenha a hiperventilação. Os pacientes com acidose metabólica apresentam hiperventilação como mecanismo compensatório respiratório, e, se forem sedados ou paralisados para intubação, haverá agravamento da acidose metabólica. Inicie os tratamentos adjuvantes com base na etiologia primária. Por exemplo, pode-se iniciar a administração de insulina em pacientes com acidose metabólica com AG elevado devido à CAD.

O uso de bicarbonato de sódio pode ser necessário em determinadas condições que provocam acidose metabólica aguda; porém, a sua administração pode ser acompanhada de complicações, incluindo hipocalcemia, sobrecarga de volume, acidose do SNC, hipopotassemia e comprometimento do fornecimento de oxigênio. Apesar da controvérsia acerca de seu uso, a administração rápida de bicarbonato de sódio pode ser útil no tratamento de determinadas condições com risco à vida. Os profissionais de saúde utilizam os valores da gasometria arterial e dos eletrólitos plasmáticos para orientar a sua decisão sobre a administração de bicarbonato. Embora seja pouco provável que essas informações estejam disponíveis no ambiente pré-hospitalar, justifica-se a administração de bicarbonato nas seguintes circunstâncias.

- Parada cardíaca causada por acidose associada à hiperpotassemia (p. ex., com visualização de uma fístula AV)
- *Overdose* de antidepressivos tricíclicos (ECG revela alargamento do complexo QRS > 0,10 s)
- Hiperpotassemia (diagnóstico presuntivo estabelecido com base na história e nos achados do ECG)

Alcalose Metabólica

A alcalose metabólica é produzida por doenças que elevam o nível sérico de bicarbonato ou que reduzem o nível de hidrogênio no corpo, como as que causam perda de volume, de potássio e de cloreto.

Fisiopatologia

A alcalose metabólica ocorre por meio de um de dois mecanismos: o organismo retém bicarbonato em resposta à perda de hidrogênio e cloreto, ou a presença de comprometimento renal impede a excreção de bicarbonato. A **Tabela 7-7** fornece uma lista de condições específicas que podem precipitar alcalose metabólica.

Sinais e Sintomas

Os sinais e sintomas comuns em pacientes que apresentam alcalose metabólica consistem em anorexia, náusea, vômitos,

Tabela 7-7 Fatores Precipitantes da Alcalose Metabólica

Alcalose Metabólica Que Responde à Reposição Volêmica	Alcalose Metabólica Que Não Responde à Reposição Volêmica
Depleção de volume ▪ Vômitos ▪ Aspiração nasogástrica ▪ Uso de diuréticos ▪ Baixa ingestão de cloreto	Excesso de mineralocorticoide Ingestão exógena ▪ Fumo de mascar ▪ Alcaçuz Aldosteronismo primário Síndrome de Cushing Síndrome de Bartter

confusão, hipotensão, parestesia e fraqueza. Uma avaliação detalhada pode revelar o uso de antiácidos (p. ex., bicarbonatos de sódio e de cálcio), de diuréticos de alça, como tiazídicos, e de corticosteroides. É comum a ocorrência de doenças clínicas subjacentes, como síndrome de Cushing e doença renal.

O paciente apresenta respiração lenta e superficial. As alterações do ECG, com ondas T deprimidas que se fundem com ondas P, indicam hipocalcemia e hipopotassemia. Observa-se também a presença de hipotensão. Muitos pacientes apresentam espasmos musculares e perda dos reflexos, dormência e formigamento dos membros; deve-se realizar um exame neurológico completo. A gasometria arterial revela pH do sangue acima de 7,45 e concentração elevada de HCO_3^-. Se ocorrer compensação respiratória, o nível de Pa_{CO_2} pode ultrapassar 45 mmHg.

Diagnóstico Diferencial

Para estabelecer o diagnóstico definitivo de alcalose metabólica, você precisa conhecer o nível sérico de bicarbonato e o nível de CO_2 no sangue arterial. Uma elevação nos níveis séricos de bicarbonato pode representar uma resposta compensatória renal à acidose respiratória crônica. Essa informação só pode ser obtida por meio de gasometria arterial.

Tratamento

O tratamento da alcalose metabólica é direcionado para a correção da causa subjacente. É fundamental que se obtenha uma história abrangente e se realize um exame físico. A administração de fluidos IV é essencial se a depleção de volume for a causa primária. As soluções isotônicas constituem os líquidos de escolha. Pode ser necessário corrigir a hipopotassemia com reposição de potássio.

Distúrbios Mistos

Com frequência, os pacientes apresentam distúrbios acidobásicos mistos, cujo diagnóstico pode ser difícil até para um médico emergencista ou intensivista experiente. Os distúrbios mistos são identificados com base na história clínica associada à gasometria arterial. Sua impressão clínica inicial sobre a saúde do indivíduo, isto é, se está ou não doente, é particularmente importante. Como sempre, tome as providências necessárias imediatas para suporte da via aérea, da respiração e da circulação.

Distúrbios Eletrolíticos

Os desequilíbrios eletrolíticos são achados comuns em pacientes com emergências clínicas. A existência de um equilíbrio eletrolítico satisfatório é fundamental para que as células possam realizar suas funções. Em geral, os distúrbios eletrolíticos não podem ser diagnosticados exclusivamente com base no exame clínico, e a obtenção de uma história detalhada e a realização de exames podem apontar para o diagnóstico provável. Os distúrbios eletrolíticos graves podem ser fatais. Os pacientes apresentam, em sua maioria, apenas queixas inespecíficas, até que apareçam manifestações que ofereçam risco à vida. Na seção seguinte, são discutidos os problemas eletrolíticos mais importantes que tendem a ser encontrados no atendimento em campo.

Hiponatremia

O sódio é o eletrólito mais importante na manutenção do equilíbrio hídrico do organismo. Por ser o principal cátion do líquido extracelular, o sódio, juntamente com o cloreto e o bicarbonato, regula as forças osmóticas (o fluxo de água para dentro e para fora das células). O equilíbrio hídrico é mantido por meio de regulação hormonal controlada pelo encéfalo e pelos rins.

A *hiponatremia* é definida como a concentração sérica de sódio inferior a 135 mEq/L. Para orientar o tratamento, a hiponatremia é classificada em três categorias, dependendo do estado de volume:

- A hiponatremia hipervolêmica ocorre quando há retenção de quantidade excessiva de água em relação à quantidade de sódio. Classicamente, a condição ocorre em um paciente com distúrbio edematoso, como ICC. Pode também ser observada em pacientes que apresentam ingestão excessiva de água, como na polidipsia psicogênica, ou quando grandes quantidades de água são ingeridas de modo intencional durante um curto período de tempo.
- A hiponatremia hipovolêmica é causada pela perda de água e de sódio, com maior grau de perda de sódio em comparação com a quantidade de perda de água. Os fatores precipitantes comuns incluem vômitos, diarreia, problemas GI, sondas nasogástricas e líquidos no terceiro espaço. A formação do terceiro espaço (movimento de água intravascular e intracelular para os espaços intersticiais) é um fenômeno que pode ocorrer em pacientes com queimaduras, pancreatite e sepse, bem como naqueles em uso de determinados medicamentos, como diuréticos.

- A hiponatremia euvolêmica ocorre quando a osmolalidade do soro está baixa, apesar da presença de urina concentrada.

Sinais e Sintomas

A apresentação clínica da hiponatremia depende da velocidade de redução das concentrações de sódio. Os pacientes que apresentam rápida queda dos níveis séricos de sódio frequentemente começam a exibir sintomas na presença de níveis em torno de 125 a 130 mEq/L; entretanto, um paciente com hiponatremia crônica pode tolerar nível abaixo de 120 mEq/L sem sintomas.

Os sinais e sintomas de hiponatremia estão relacionados, em sua maioria, com manifestações do SNC, como agitação, alucinações, fraqueza, letargia e convulsões. Além disso, podem ocorrer dor abdominal, cólicas e cefaleia. Os pacientes com hiponatremia grave parecem estar muito doentes e podem ter crises convulsivas ou exibir alteração do estado mental.

Os eventos atléticos, como maratonas e triatlos, podem desencadear hiponatremia induzida por exercício. Embora os mecanismos que causam esse fenômeno não estejam totalmente elucidados, a elevação persistente dos níveis de vasopressina e a diminuição da função glomerular na desidratação induzida por sudorese podem estar envolvidas. A hiponatremia induzida por exercício pode causar perda da coordenação, edema pulmonar e alterações da pressão intracraniana, resultando em convulsões e coma.

Os pacientes com níveis de glicose muito elevados (ou níveis excessivos de lipídeos ou proteínas no sangue) irão exibir pseudo-hiponatremia, com nível de sódio medido que se apresenta bastante baixo. A determinação desse baixo valor de sódio precisa ser corrigida utilizando uma fórmula para averiguar o verdadeiro nível de sódio.

Diagnóstico Diferencial

O diagnóstico diferencial da hiponatremia, bem como a identificação da causa subjacente, é frequentemente complexo e pode ser uma tarefa difícil até para especialistas no hospital. No ambiente pré-hospitalar, a história e o exame físico devem ajudar a orientar quanto à possibilidade de hiponatremia.

Tratamento

Com base na história e no exame físico, tente determinar se o paciente pode estar apresentando hiponatremia, assim como a causa primária mais provável. Nos pacientes hemodinamicamente instáveis, deve-se iniciar a reanimação com cristaloides isotônicos ou soro fisiológico a 0,9%. Entretanto, todos os líquidos, sobretudo em pacientes que estão hemodinamicamente estáveis, devem ser administrados com extrema cautela a pacientes com hiponatremia. Até que o nível sérico de sódio seja conhecido e que se tenha calculado o déficit de água corporal total, a hidratação agressiva está associada ao risco de corrigir o sódio com excessiva rapidez, resultando em complicações graves (mielinólise pontina).

Raramente você terá o valor do sódio sérico para orientar o tratamento no ambiente pré-hospitalar, embora se disponha de testes laboratoriais no local de assistência em algumas circunstâncias. Como regra geral, a hiponatremia deve ser corrigida de modo extremamente lento. A velocidade recomendada de correção não deve ultrapassar 1 a 2 mEq/L por hora. A exceção a essa regra é o paciente com sintomas neurológicos graves, como estado mental alterado ou crises convulsivas. Nesses pacientes, pode ser necessária a rápida correção para aliviar os sintomas. Isso pode ser feito com um *bolus* de 100 mL de cloreto de sódio a 3% (solução hipertônica). A correção excessivamente agressiva do nível de sódio (com soro fisiológico ou solução hipertônica) pode causar complicações neurológicas graves em consequência da desmielinização osmótica.

Hipopotassemia

O potássio é responsável pelas seguintes funções vitais no organismo:

- Manutenção de um gradiente elétrico e osmótico normal em todas as células
- Facilitação da transmissão neuronal e condução do impulso cardíaco
- Atuação como mecanismo tampão nas membranas celulares para ajudar a manter a homeostase acidobásica

Os níveis séricos normais de potássio variam de 3,5 a 5 mEq/L, porém não refletem de modo acurado as reservas corporais totais desse cátion, visto que a maior parte do potássio está armazenada no interior das células. A hipopotassemia refere-se ao nível sérico anormalmente baixo de potássio, em geral < 3,5 mEq/L. A hipopotassemia é bastante comum e ocorre geralmente em consequência de ingestão diminuída ou excreção aumentada.

Sinais e Sintomas

Com frequência, a hipopotassemia inicialmente não apresenta nenhum sinal ou sintoma. À medida que progride e o nível de potássio cai abaixo de 2,5 mEq/L, os sinais e sintomas de hipopotassemia manifestam-se em múltiplos sistemas de órgãos, incluindo os sistemas neurológico, GI e cardiovascular. Os sintomas comuns incluem fraqueza, náusea, vômitos, letargia, confusão e parestesias nas extremidades.

Um paciente com hipopotassemia grave (< 2 mEq/L) terá aparência muito doente e também poderá apresentar arritmias cardíacas e paralisia muscular. As manifestações cardiovasculares frequentes consistem em palpitações, pressão arterial baixa e distúrbios elétricos cardíacos, como bloqueios cardíacos, extrassístoles ventriculares e taquicardia supraventricular. Além disso, podem ocorrer tipos fatais de arritmias, como fibrilação ventricular e assistolia (**Figura 7-11**).

Diagnóstico Diferencial

Os sinais de hipopotassemia aparentes no ECG de 12 derivações incluem ondas T achatadas, ondas U e depressão do segmento ST. As manifestações clínicas da hipopotassemia assemelham-se às da hiperpotassemia.

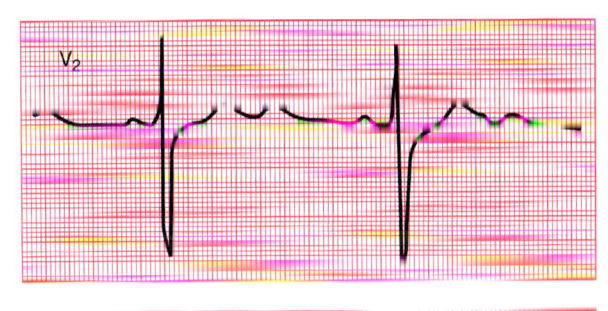

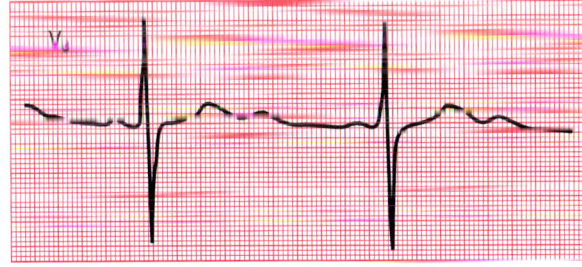

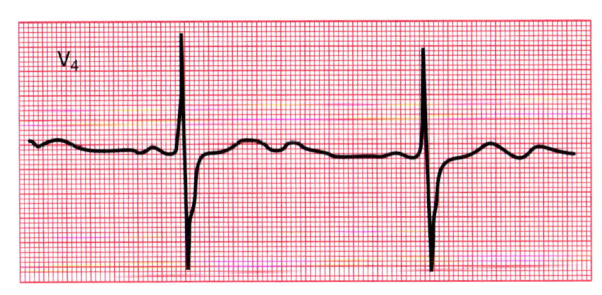

Figura 7-11 Manifestações eletrocardiográficas da hipopotassemia. A concentração sérica de potássio era de 2,2 mEq/L. O segmento ST está prolongado, principalmente devido a uma onda U após a onda T, com achatamento da onda T.

<small>Cecil's textbook of medicine, ed 23, Goldman L, Ausiello D, Copyright Saunders 2007.</small>

Tratamento

O tratamento da hipopotassemia pode exigir a administração de fluidos IV para a desidratação. A reposição oral de potássio (20 a 40 mEq por dose) é preferida à administração IV, devido aos efeitos colaterais potenciais do potássio IV. Os pacientes incapazes de efetuar reposição oral ou que estão em estado crítico irão necessitar de potássio IV administrado em velocidade de 10 a 20 mEq por hora. Os pacientes em estado crítico (aqueles com fraqueza dos músculos respiratórios) podem receber doses mais altas, que devem ser administradas por um cateter venoso central. A infusão excessivamente rápida de potássio IV pode resultar em parada cardíaca. Uma queixa comum do paciente durante a administração IV é a sensação de queimação no local da infusão, que normalmente pode ser aliviada pela redução da velocidade de infusão. A hiperpotassemia constitui uma complicação na administração de potássio, e a sua ocorrência é particularmente provável em pacientes com doença renal. Por conseguinte, é fundamental saber o estado da função renal do paciente antes da administração de potássio.

Hiperpotassemia

A hiperpotassemia, que se refere a um nível de potássio > 5,5 mEq/L, é um distúrbio eletrolítico que pode ser causado por ingestão de suplementos de potássio, insuficiência renal aguda ou crônica, transfusão de sangue, sepse, doença de Addison, acidose e síndrome do esmagamento (em consequência de rabdomiólise).

Sinais e Sintomas

A hiperpotassemia manifesta-se principalmente como disfunção neurológica e cardiovascular. O paciente pode apresentar fraqueza generalizada, caibras musculares, tetania, paralisia, ou palpitações ou arritmias cardíacas.

Diagnóstico Diferencial

No ambiente pré-hospitalar, o único exame complementar disponível para orientar o diagnóstico de hiperpotassemia é o ECG, que pode ajudar a determinar se o paciente apresenta uma arritmia associada. Classicamente, a primeira alteração detectada no ECG de um paciente com hiperpotassemia consiste no aparecimento de ondas T apiculadas. À medida que o nível sérico de potássio continua aumentando, as ondas P desaparecem, e ocorre alargamento do complexo QRS. Se a hiperpotassemia não for corrigida, o ECG irá progredir para bradicardia e, em seguida, irá terminar em um padrão de onda senoidal ou assistolia (**Figura 7-12**).

Tratamento

Avalie e trate a causa subjacente da hiperpotassemia, inicie o tratamento rápido e adequado e transporte o paciente para um hospital. O tratamento da hiperpotassemia tem as seguintes três metas:

- *Estabilização das membranas celulares e diminuição da irritabilidade cardíaca.* Mantenha o paciente com monitor cardíaco o tempo todo. Se ele apresentar sinais de hiperpotassemia no ECG, hipotensão ou arritmias, administre 5 mL de solução de cloreto de cálcio a 10%. Em muitos sistemas, isso pode exigir uma consulta com o controle médico *online*, a não ser que o paciente já esteja em parada cardíaca.
- *Deslocamento do potássio para dentro das células.* Pode-se administrar 44 mEq/L de bicarbonato de sódio IV para deslocar o potássio para dentro das células e para fora do soro. O salbutamol nebulizado, 5 a 20 mg, irá diminuir o nível sérico de potássio ao deslocá-lo para dentro das células. O salbutamol apresenta efeito geral mínimo e, portanto, deve receber prioridade mais baixa para administração. A administração combinada de 10 unidades de insulina regular e dextrose IV também produz, de modo semelhante, um deslocamento do potássio para dentro das células.
- *Eliminação do potássio do corpo.* Para ajudar a eliminar o potássio do organismo, o uso de resinas de troca constitui uma prática comum, embora sustentada por dados limitados. Pode-se utilizar uma dose oral de 20 g de

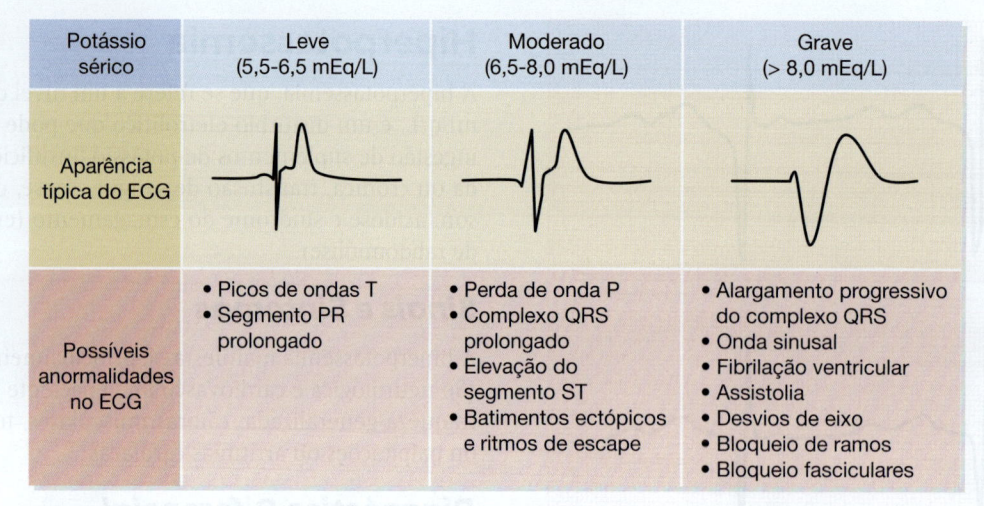

Potássio sérico	Leve (5,5-6,5 mEq/L)	Moderado (6,5-8,0 mEq/L)	Grave (> 8,0 mEq/L)
Aparência típica do ECG			
Possíveis anormalidades no ECG	• Picos de ondas T • Segmento PR prolongado	• Perda de onda P • Complexo QRS prolongado • Elevação do segmento ST • Batimentos ectópicos e ritmos de escape	• Alargamento progressivo do complexo QRS • Onda sinusal • Fibrilação ventricular • Assistolia • Desvios de eixo • Bloqueio de ramos • Bloqueio fasciculares

Figura 7-12 Achados do ECG associados à hiperpotassemia.

poliestireno sulfonato de sódio, embora essa medicação esteja sendo desfavorecida devido a efeitos adversos graves. Todavia, tenha cuidado quando for usar essas resinas de troca em um paciente cardíaco, visto que elas podem provocar sobrecarga hídrica.

Hipocalcemia

Conforme discutido anteriormente na seção sobre hipoparatireoidismo, o cálcio é essencial para diversas funções do organismo, incluindo contração muscular, transmissão neuronal, secreção hormonal, crescimento dos órgãos e respostas imunológicas e hematológicas. No adulto, a maior parte do cálcio é armazenada como componente mineral dos ossos. Ocorre hipocalcemia quando os níveis de cálcio ionizado caem abaixo de 4 mEq/L. Essa condição ocorre em consequência de perdas aumentadas ou diminuição na ingestão de cálcio. Hipocalcemia também é observada em pacientes que recebem transfusão de sangue, devido a conservantes à base de citrato encontrados em hemoderivados armazenados.

Sinais e Sintomas

Os pacientes com hipocalcemia sintomática podem apresentar crises convulsivas, hipotensão, tetania ou arritmias cardíacas.

Diagnóstico Diferencial

Além desses sinais e sintomas, dois outros sinais podem estar presentes – sinais de Trousseau (Figura 7-3) e de Chvostek (Figura 7-4) – para ajudar a estreitar os possíveis diagnósticos.

Tratamento

O tratamento da hipocalcemia é orientado principalmente pelos resultados laboratoriais; entretanto, quando se acredita que a hipocalcemia seja a causa dos sintomas do paciente, pode ser razoável iniciar o tratamento empírico. O cálcio parenteral constitui o principal tratamento para pacientes com hipocalcemia sintomática. Utilize uma das duas opções seguintes:

- 10 mL de cloreto de cálcio a 10%, que contém 360 mg de cálcio elementar
- 10 mL de gliconato de cálcio a 10%, que contém 93 mg de cálcio elementar

No adulto, a dose recomendada é de 100 a 300 mg de cálcio elementar. No paciente pediátrico, administre 0,5 a 1 mL/kg de uma solução de gliconato de cálcio a 10% durante 5 minutos. Para evitar a ocorrência de efeitos adversos significativos, é altamente recomendada a diluição em soro fisiológico ou solução de dextrose a 5%. É preciso ter cuidado para assegurar que o cateter periférico esteja funcionando adequadamente antes da administração de cálcio, visto que o seu extravasamento pode causar necrose tecidual. A administração de cálcio irá aumentar a concentração de cálcio por apenas um curto período de tempo, de modo que você pode precisar administrar doses repetidas, sobretudo durante um transporte longo ou transferência entre hospitais.

Os pacientes cujos sinais e sintomas persistem após tratamento adequado podem ter problemas eletrolíticos concomitantes, como hipomagnesemia.

Hipomagnesemia

O magnésio é o segundo cátion bivalente intracelular mais abundante do corpo humano. Trata-se de um cofator na ativação de diversas reações enzimáticas. Seus efeitos fisiológicos sobre o SNC assemelham-se aos do cálcio. O magnésio está distribuído por todo o organismo de maneira singular. Metade da quantidade total de magnésio (2.000 mEq/L) está armazenada como componente mineral dos ossos, e 40 a 50% é intracelular. Apenas 1 a 2% do magnésio no corpo encontra-se no líquido extracelular; por conseguinte, o nível sérico de magnésio reflete precariamente o conteúdo corporal total de magnésio.

A hipomagnesemia é um dos distúrbios eletrolíticos mais comuns que você verá na prática clínica. Com frequência, a hipomagnesemia acompanha condições que envolvem desnutrição, alcoolismo, desidratação, diarreia, doença renal, diurese ou inanição, e tende a coexistir com doenças que provocam hipopotassemia e hipocalcemia. O magnésio também atua como cofator na absorção de potássio. Pacientes cronicamente hipopotassêmicos podem se beneficiar da administração de magnésio.

Sinais e Sintomas

Em geral, os pacientes tornam-se sintomáticos com níveis de magnésio de 1,2 mg/dL (0,06 mmol/L) ou menos. Os sinais e sintomas comuns incluem:

- Tremores
- Hiper-reflexia
- Tetania
- Náusea ou vômitos
- Alteração do estado mental e confusão
- Convulsões
- Arritmias cardíacas, que incluem *torsades des pointes*, taquicardia ventricular polimórfica e parada cardíaca

Tratamento

Tome providências imediatas para manter a via aérea, a respiração e a circulação. É razoável iniciar a terapia de reposição com magnésio se você suspeitar de diagnóstico de hipomagnesemia. Nos pacientes sem história de problemas renais, administre uma dose de 2 g de sulfato de magnésio a 50%. Deve ser administrado com soro fisiológico ou dextrose, de preferência durante 30 a 60 minutos por grama. Todavia, em um paciente com sinais e sintomas graves, incluindo arritmias, poderá ser necessário administrar uma infusão rápida durante 5 ou 10 minutos. Não administre sulfato de magnésio na forma de *bolus*, visto que essa forma de administração está associada a efeitos colaterais graves, incluindo bradicardia, bloqueio cardíaco e hipotensão.

Rabdomiólise

A rabdomiólise refere-se a uma lesão do tecido muscular que leva à liberação de mioglobina na corrente sanguínea, causando lesão renal. Em geral, essa lesão muscular resulta de períodos prolongados de imobilização, certos problemas metabólicos ou pressão ou força de esmagamento exercida sobre o tecido. Pacientes como os com *overdose* de opioides, um indivíduo que ficou preso sob uma máquina industrial, um maratonista ou uma pessoa idosa que passou várias horas imóvel no chão após ter caído podem sofrer rabdomiólise. Independentemente da lesão específica do tecido, o resultado final de cada um desses casos consiste na liberação do conteúdo celular, à medida que as células musculares sofrem ruptura e morrem. A mioglobina, uma das principais proteínas encontradas nas células musculares esqueléticas, segue até os rins, onde provoca lesão e até mesmo insuficiência renal. Os eletrólitos que normalmente são sequestrados dentro da célula também podem ser liberados, resultando em distúrbios metabólicos que são apenas exacerbados pela lesão renal concomitante. Nos casos extremos, os pacientes podem apresentar hiperpotassemia maciça, resultando em arritmias cardíacas fatais.

Fisiopatologia

Em vez de ser um problema primário, a rabdomiólise ocorre em consequência de outro insulto. Os fatores precipitantes da rabdomiólise incluem:

- Problemas metabólicos
- Intermação e outras emergências graves relacionadas com o calor
- Traumatismo
- Lesões por esmagamento
- Abuso de substâncias
- Ingestão/*overdose* de substâncias tóxicas
- Infecções (raramente)
- Anormalidades eletrolíticas
- Muitos medicamentos também estão associados

A disfunção da bomba Na^+/K^+-ATPase possibilita o influxo descontrolado de cálcio nas células musculares esqueléticas. O aumento do conteúdo intracelular de cálcio leva à necrose celular e à liberação de mioglobina, potássio e enzimas intracelulares, como a creatinina-fosfocinase. Após a sua entrada no plasma, a mioglobina é filtrada e excretada pelos rins. A mioglobina em excesso pode ser diretamente tóxica para os túbulos renais ou pode obstruí-los, particularmente se o paciente apresentar hipovolemia ou acidose em consequência do problema primário. Se não for tratada de modo agressivo com líquidos IV, a rabdomiólise pode causar lesão renal grave e insuficiência renal.

Sinais e Sintomas

Os pacientes com rabdomiólise queixam-se de fraqueza e dor muscular difusas ou localizadas. Uma vez iniciado o processo de rabdomiólise, os pacientes podem eliminar urina de coloração escura. Se o paciente desenvolver hiperpotassemia, podem ocorrer também os sinais e sintomas já mencionados.

Diagnóstico Diferencial

A rabdomiólise é diagnosticada no setor de emergência pela detecção de mioglobinúria (presença de mioglobina, uma proteína liberada pela degradação muscular, na urina) e nível elevado de creatina-cinase no sangue. Entretanto, você deve suspeitar desse diagnóstico com base em uma história abrangente (incluindo a da condição primária) e nos achados do exame físico. No início, o paciente pode não apresentar rabdomiólise, porém uma condição emergente pode induzir o distúrbio posteriormente. A realização de um exame físico completo é fundamental para identificar as possíveis causas. Por exemplo, você poderá verificar a eliminação de urina de coloração escura ou até mesmo de cor de refrigerantes à base de cola, o que constitui um forte indicador da presença de rabdomiólise.

Tratamento

A hidratação agressiva é crucial. Devem ser administrados líquidos IV (tomando cuidado para evitar a hipotermia) em um esforço de minimizar as complicações da rabdomiólise. Além dos cuidados clínicos de rotina, considere:

- Infusão agressiva de soro fisiológico em uma fase precoce, particularmente em pacientes que sofreram traumatismo ou lesões por esmagamento. A infusão de soro fisiológico é vital no tratamento da rabdomiólise.
- Titulação das infusões de modo a obter débito urinário de 200 a 300 mL/h. Esteja atento para as complicações eletrolíticas potenciais (como hiperpotassemia com hipocalcemia) que podem desencadear arritmias cardíacas malignas. Caso ocorram, é preciso tratá-las de modo agressivo.

Tratamentos hospitalares controversos podem incluir:

- Administração de manitol para diurese osmótica.
- Iniciar uma infusão de bicarbonato para alcalinizar a urina se você já souber o diagnóstico primário do paciente (p. ex., quando estiver realizando a transferência de um paciente entre hospitais).

Integrando as Informações

Os pacientes com distúrbios endócrinos e metabólicos podem representar um dos problemas mais desafiadores enfrentados pelo profissional de saúde. As semelhanças e as diferenças na apresentação/queixa principal são algumas vezes sutis, e a sua capacidade de determinar o diagnóstico subjacente pode ser obscurecida, atrasando as intervenções apropriadas. O uso da via de avaliação AMLS ajudará a obter uma história abrangente e a realizar um exame físico dirigido. A abordagem com base na avaliação sustenta a integração de seus conhecimentos de anatomia, fisiologia e fisiopatologia para desvendar as etiologias comuns e incomuns desses diversos processos patológicos. O uso de padrões de reconhecimento pode ajudar a comparar a apresentação clínica de seu paciente com a queixa principal e formular uma hipótese diagnóstica. O esforço necessário para tornar-se proficiente na análise e na síntese das informações, de modo a cuidar desses pacientes com segurança, eficiência e eficácia, valerá a pena. Suas contribuições como membro da equipe do atendimento pré-hospitalar constituem sempre uma ligação vital para ajudar a melhorar os resultados dos pacientes.

SOLUÇÃO DO CENÁRIO

- Os diagnósticos diferenciais podem incluir desequilíbrio eletrolítico, como hipopotassemia ou hipernatremia, alcalose metabólica (relacionada com a síndrome de Cushing) ou acidose metabólica (associada ao tratamento com metformina), hiperglicemia ou hipoglicemia, intoxicação por digoxina, sepse ou insuficiência cardíaca.
- Para estreitar o diagnóstico diferencial, será necessário completar a história pregressa e atual de doenças. Realize um exame físico que inclua avaliação para desidratação, coração e bulhas cardíacas e estado mental. Os exames complementares devem incluir glicemia sanguínea, monitoramento pelo ECG e ECG de 12 derivações, SpO_2, $ETCO_2$ e exames de bioquímica do sangue, quando disponíveis.
- O paciente apresenta sinais que podem indicar choque, infecção ou desequilíbrio eletrolítico. Os sinais de choque podem ser mascarados pelo tratamento com prednisona, e a presença de digoxina irá impedir o aumento da frequência cardíaca para compensar o choque. Administre oxigênio, obtenha acesso vascular e administre líquidos IV. Continue monitorando o ECG e transporte o paciente para o hospital apropriado mais próximo.

RESUMO

- O sistema endócrino é responsável pela regulação hormonal, incluindo homeostase, reprodução, crescimento, desenvolvimento e metabolismo, e é constituído pelas glândulas hipófise, tireoide, paratireoides e suprarrenais, bem como pelo pâncreas, pelos ovários e pelos testículos.
- Os hormônios estimulam o crescimento e o desenvolvimento de todo o organismo, regulam o fluxo de água para dentro e para fora das células, ajudam na contração dos músculos, controlam a pressão arterial e o apetite, modulam o ciclo do sono e influenciam muitas outras funções.
- As glândulas endócrinas são interdependentes.
- As glândulas paratireoides são compostas por três tipos de células e são responsáveis pela produção do paratormônio (PTH), pela detecção de alterações da concentração extracelular de cálcio e pela inibição da secreção de calcitonina.

RESUMO (CONTINUAÇÃO)

- O hipoparatireoidismo caracteriza-se por baixos níveis de PTH, sendo a hipocalcemia a característica fundamental desse distúrbio.
- A glândula tireoide é composta por células secretoras, células foliculares e células C.
- O hipertireoidismo pode resultar em tireotoxicose e, potencialmente, em crise tireotóxica.
- As glândulas suprarrenais secretam glicocorticoides, mineralocorticoides e hormônios sexuais suplementares.
- A doença de Addison, ou insuficiência suprarrenal primária, é um distúrbio metabólico e endócrino causado pela lesão direta ou pela disfunção do córtex da suprarrenal.
- A insuficiência suprarrenal aguda é uma condição em que as necessidades corporais de glicocorticoides e de mineralocorticoides ultrapassam a liberação desses hormônios pelas glândulas suprarrenais.
- O hiperadrenalismo, ou síndrome de Cushing, é causado pela exposição prolongada a níveis séricos circulantes excessivos de glicocorticoides, particularmente de cortisol, em consequência da produção excessiva pelo córtex da suprarrenal.
- A glicose é um combustível vital para processos metabólicos essenciais dos órgãos, particularmente os do sistema nervoso central (SNC).
- A sobrevivência das células depende da preservação de uma concentração sérica equilibrada de glicose.
- O diabetes é o distúrbio endócrino mais comum, e a hipoglicemia, que é uma complicação frequente do tratamento do diabetes, é, portanto, a emergência endócrina mais comum.
- O diabetes melito caracteriza-se pela produção ou pela utilização deficiente de insulina, por nível elevado de glicemia e pelo metabolismo desequilibrado dos lipídeos e dos carboidratos. Sem tratamento, o diabetes melito resulta em hiperglicemia.
- A hipoglicemia entre diabéticos resulta da perturbação do delicado equilíbrio entre os fatores interdependentes da insulina de administração exógena, metabolismo da glicose e ingestão de glicose.
- A hipoglicemia pode ocorrer em pacientes que tomam apenas agentes hipoglicemiantes orais, porém deve alertar o profissional de saúde quanto à possível ocorrência de um estado fisiopatológico subjacente, como insuficiência renal de início recente.
- O diabetes tipo 1 caracteriza-se pela destruição das células β do pâncreas, o que torna o organismo incapaz de produzir a insulina necessária para o metabolismo celular.
- O diabetes tipo 2 caracteriza-se por resistência das células à insulina e falência gradual na produção de insulina pelo pâncreas.
- O diabetes gestacional é uma forma de intolerância à glicose que pode ocorrer em mulheres grávidas.
- O funcionamento celular saudável está diretamente relacionado com o equilíbrio acidobásico preciso no organismo, sendo esse equilíbrio mantido pelos rins e pelos pulmões e medido pelo pH.
- A hipoglicemia resulta em diminuição na secreção de insulina e de hormônios contrarreguladores, como a epinefrina. Os sintomas incluem comprometimento da cognição. Sem tratamento, a hipoglicemia pode levar à morbidade e à mortalidade significativas.
- A hipoglicemia em pacientes não diabéticos caracteriza-se por hiperinsulinismo alimentar, que é comumente observado em pacientes que foram submetidos à cirurgia gástrica ou em consequência de desequilíbrio entre a utilização e a produção de glicose.
- A cetoacidose diabética é uma emergência endócrina aguda, em que a deficiência de insulina e o nível excessivo de glucagon se combinam para produzir um estado hiperglicêmico, acidótico e com depleção de volume.
- O estado hiperosmolar hiperglicêmico não cetótico (EHHNC) é uma emergência diabética grave, e está associado a uma taxa de mortalidade de 10 a 50%.
- A acidose respiratória caracteriza-se pelo declínio do pH em consequência da retenção de CO_2. O aumento da ventilação por minuto constitui a causa da alcalose respiratória, que se caracteriza por redução da $Paco_2$ e por aumento do pH.
- A acidose metabólica é causada pelo acúmulo de ácidos acima da capacidade de tamponamento do organismo. As causas graves mais comuns de acidose metabólica consistem em cetoacidose diabética, insuficiência renal, acidose láctica, ingestão tóxica e cetoacidose alcoólica.
- A alcalose metabólica é produzida por doenças que elevam o nível sérico de bicarbonato ou que reduzem o nível de hidrogênio no corpo, como as que causam perda de volume, de potássio e de cloreto.
- É fundamental a existência de um equilíbrio eletrolítico saudável para a realização das funções celulares; os distúrbios eletrolíticos incluem hiponatremia, hipopotassemia, hiperpotassemia, hipocalcemia e hipomagnesemia.
- A rabdomiólise é uma lesão do músculo esquelético, caracterizada pela liberação do conteúdo das células, especificamente da mioglobina, levando potencialmente à insuficiência renal aguda e à hiperpotassemia.

Termos-chave

cetoacidose diabética (CAD) Emergência endócrina aguda causada pela falta de insulina. O distúrbio caracteriza-se por nível elevado de glicemia, produção de cetonas, acidose metabólica, desidratação, náusea, vômitos, dor abdominal e taquipneia.

coma mixedematoso Hipotireoidismo grave associado à intolerância ao frio, ao ganho de peso, à fraqueza e ao declínio do estado mental.

crise suprarrenal Emergência endócrina causada por uma deficiência dos hormônios corticosteroides produzidos pelo córtex da suprarrenal. A doença caracteriza-se por náusea, vômitos, dor abdominal, hipotensão, hiperpotassemia e hiponatremia.

crise tireotóxica (ou tempestade tireoidiana) Emergência endócrina caracterizada pela hiperfunção da glândula tireoide. Esse distúrbio está associado a febre, taquicardia, nervosismo, alteração do estado mental e instabilidade hemodinâmica.

doença de Addison Doença endócrina causada por uma deficiência dos hormônios corticosteroides produzidos pelo córtex da suprarrenal. A doença caracteriza-se por náuseas, vômitos, dor abdominal e escurecimento da pele.

estado hiperosmolar hiperglicêmico não cetótico (EHHNC) Emergência endócrina caracterizada por alta concentração plasmática de glicose, ausência de produção de cetonas e aumento da osmolalidade sérica (> 315 mOsm/kg). A síndrome provoca desidratação grave, náusea, vômitos, dor abdominal e taquipneia.

hipoglicemia Presença de concentração plasmática de glicose inferior a 70 mg/dL. Essa condição está frequentemente associada a sinais e sintomas como sudorese, pele fria, taquicardia e alteração do estado mental.

tireotoxicose Condição caracterizada por níveis elevados de hormônio tireoidiano que frequentemente levam a sinais e sintomas de taquicardia, tremor, perda de peso e insuficiência cardíaca de alto débito.

Bibliografia

American Academy of Orthopaedic Surgeons: *Nancy Caroline's emergency care in the streets*, ed 8. Burlington, MA, 2018, Jones & Bartlett Learning.

Hamilton GC, Sanders AB, Strange GR: *Emergency medicine*, ed 2. St. Louis, MO, 2003, Saunders.

Kumar G, Sng BL, Kumar S: Correlation of capillary and venous blood glucometry with laboratory determination. *Prehosp Emerg Care*. 8(4):378, 2004.

Marx JA, Hockberger RS, Walls RM: *Rosen's emergency medicine*, ed 7. St. Louis, MO, 2009, Mosby.

Mistovich JJ, Krost WS, Limmer DD: Beyond the basics: Endocrine emergencies. *EMS Mag*. 36(10):123–127, 2007.

Mistovich JJ, Krost WS, Limmer DD: Beyond the basics: Endocrine emergencies, Part II. *EMS Mag*. 36(11):66–69, 2007.

Pagan KD, Pagana TJ: *Mosby's manual of diagnostic and laboratory tests*, ed 4. St. Louis, MO, 2010, Mosby.

Sanders MJ: *Mosby's paramedic textbook*, ed 3. St. Louis, MO, 2005, Mosby.

Story L: *Pathophysiology: A practical approach*, ed 2. Burlington, MA, 2015, Jones & Bartlett Learning.

U.S. Department of Transportation National Highway Traffic Safety Administration: *EMT-paramedic national standard curriculum*. Washington, DC, 1998, The Department.

U.S. Department of Transportation National Highway Traffic Safety Administration: *National EMS education standards*, Draft 3.0. Washington, DC, 2008, The Department.

Questões de Revisão do Capítulo

1. As glândulas endócrinas:
   a. secretam hormônios químicos na corrente sanguínea.
   b. secretam substâncias químicas para fora do corpo através da pele.
   c. incluem glândulas sudoríparas.
   d. incluem lágrimas.

2. O hipotálamo é:
   a. localizado anteriormente à hipófise.
   b. responsável pelo monitoramento das condições corporais e pela manutenção da homeostase.
   c. considerado a glândula-mestre devido ao seu controle sobre outras glândulas.
   d. a principal preocupação ao tratar um paciente com doença de Addison.

3. Quando os níveis sanguíneos de cálcio estão baixos, o paratormônio trabalha para:
   a. diminuir a frequência cardíaca para reduzir a necessidade de cálcio.
   b. diminuir a produção de paratormônio.
   c. estimular os rins a absorver cálcio.
   d. liberar cálcio dos ossos.

4. Quando o nível de glicose no sangue é insuficiente:
   a. o processo de gliconeogênese desacelera.
   b. insulina é liberada do pâncreas.
   c. glucagon é liberado do pâncreas.
   d. os níveis de epinefrina estão reduzidos.

5. Você deve se preocupar com a seguinte condição em pacientes apreensivos, agitados, com palpitações cardíacas, com olhar fixo e olhos arregalados, febre e/ou descompensação cardíaca após administração de amiodarona:
   a. hipertireoidismo
   b. hipotireoidismo.
   c. insuficiência suprarrenal.
   d. síndrome de Cushing.

6. Você está atendendo um paciente com diabetes tipo 2 com estado mental alterado. Os sinais vitais incluem pressão arterial de 90/60 mmHg; pulso de 126 batimentos/minuto; frequência respiratória de 30 respirações/minuto; e SpO_2 de 96%. A leitura da capnografia é de 30 cm H_2O. O que você suspeita que está acontecendo com o paciente?
   a. Hipoglicemia
   b. Doença de Graves
   c. Cetoacidose diabética
   d. Estado hiperosmolar hiperglicêmico não cetótico

7. Um paciente sofrendo de uma exacerbação de DPOC provavelmente está em:
   a. alcalose respiratória
   b. acidose respiratória.
   c. alcalose metabólica.
   d. acidose metabólica.

8. Você está atendendo um paciente que sofre de cetoacidose diabética. O tratamento deve incluir qual das seguintes medidas?
   a. Ventilação com pressão positiva a 20 respirações por minuto
   b. Administrar bicarbonato, 1 mEq/kg
   c. Administrar 500 mL de soro fisiológico
   d. Injeção subcutânea de 15 unidades de insulina

9. Você é chamado até uma clínica para transportar um homem de 55 anos de idade que está sofrendo com nível de potássio de 6,2 mEq/L. Seu tratamento deve incluir:
   a. bolus de soro fisiológico, administração de insulina e infusão de dopamina.
   b. monitoramento cardíaco, cloreto de cálcio, e administração de bicarbonato de sódio.
   c. bolus de cloreto de cálcio, monitoramento cardíaco e administração de insulina.
   d. infusão de potássio, nebulização com salbutamol e infusão de dextrose a 50%.

10. Você está atendendo um paciente com rigidez muscular intensa após completar um triatlo. O paciente ligou para o serviço de emergência porque sua urina estava muito escura. Você deve suspeitar de:
    a. Hipocalcemia
    b. Rabdomiólise
    c. Hipopotassemia
    d. Desidratação

CAPÍTULO 8

Doenças Infecciosas

Como profissional de saúde, diariamente você tem contato com pacientes que podem apresentar uma ampla variedade de doenças infecciosas, algumas delas contagiosas. Eles podem ou não saber que são portadores de alguma doença transmissível, podem apresentar nível de consciência alterado que prejudique a comunicação ou podem optar por não revelar essas informações. Este capítulo irá lhe proporcionar uma maior experiência no reconhecimento e na compreensão da natureza e transmissão das doenças infecciosas. Também serão revisadas as práticas de segurança e as precauções-padrão, e serão discutidos os principais sinais, sintomas e tratamentos de diversas doenças infecciosas.

OBJETIVOS DE APRENDIZADO

Ao término deste capítulo, você será capaz de:

- Definir a terminologia específica associada às doenças infecciosas.
- Explicar como profissionais de saúde e o público em geral são protegidos de doenças transmissíveis e infecciosas por meio de normas desenvolvidas por órgãos federais, estaduais e municipais.
- Delinear as estratégias de avaliação primária, secundária e contínua para o paciente com doença infecciosa, utilizando a via de avaliação AMLS.
- Identificar os elos na cadeia de infecção e descrever como as bactérias, fungos, parasitas e vírus provocam doenças.
- Explicar como a exposição a um patógeno pode evoluir para uma infecção e descrever a resposta de cada um dos órgãos envolvidos.
- Identificar e discutir a epidemiologia, a fisiopatologia, os métodos de transmissão, as manifestações clínicas e os protocolos e estratégias de tratamento e prevenção das doenças infecciosas mais comuns, doenças transmitidas pelo sangue, doenças entéricas (intestinais), causadas por parasitas, zoonoses (transmitidas por animais), transmitidas por vetores, infecção por organismos multirresistentes, doenças transmissíveis da infância e emergentes.
- Explicar a justificativa para o uso dos vários tipos de equipamentos de proteção individual e descrever a desinfecção adequada dos diversos equipamentos utilizados nos cuidados do paciente.
- Descrever as responsabilidades do profissional de saúde na prevenção de doenças infecciosas transmissíveis e na manutenção da confidencialidade das informações do paciente.
- Formular hipóteses diagnósticas com base nos achados da avaliação em uma variedade de doenças infecciosas.
- Identificar e analisar o protocolo local para notificação compulsória das doenças transmissíveis.

CENÁRIO

Os socorristas são enviados para atender uma ocorrência em uma rodoviária, onde uma mulher de 56 anos está se queixando de pressão torácica, dispneia e fraqueza generalizada. Ela está na frente da rodoviária, sentada na calçada e com as costas apoiadas no prédio. Ela relata que está em um abrigo para mulheres, há alguns quarteirões dali, há cerca de 2 meses. Ela conta que vem se sentindo progressivamente pior nas últimas 2 semanas, e esta noite teve que sair do abrigo em busca de ar fresco. Ela se comunica com frases completas e tosse repetidas vezes. Durante a anamnese, a paciente começa a tossir forçosamente, ficando visivelmente dispneica e com respirações superficiais com frequência de 40/minuto. A paciente começa a se queixar de tontura e aumento significativo da dor torácica.

Dados da avaliação:

- Pressão arterial: 104/64 mmHg
- Frequência cardíaca: 106 batimentos/minuto
- Respiração: superficial, 40 respirações/minuto
- SpO_2 em ar ambiente: 94%
- SAMPLER
  - Dor torácica, dispneia, tosse produtiva, piora da sensação de fraqueza nas últimas 2 semanas
  - Alergias: IECAs, penicilina e tasneira
  - Medicamentos: associação de dolutegravir + abacavir + lamivudina, metoprolol, duloxetina, metadona
  - Passado médico: HIV, hipertensão arterial, abuso de drogas IV, adesão ao regime de metadona há 3 meses, depressão, lombalgia crônica
  - Consumiu uma pequena janta no abrigo há 2 horas
  - Paciente relata piora dois sintomas nas últimas 2 semanas; exacerbação dos sintomas ao esforço mínimo. Relata ter sentido que não conseguiria caminhar de volta até o abrigo. A piora da pressão no tórax a fez ligar para o serviço de emergência.
  - Fatores de risco: moradora de rua, HIV, história de abuso de drogas IV
- Com base nessas informações, quais diagnósticos diferenciais você poderia considerar?
- Quais informações adicionais da história e do exame físico são necessárias para refinar seu diagnóstico diferencial?
- Quais as medidas iniciais que você deve tomar enquanto prossegue na avaliação?
- Como você pode diminuir o risco de adquirir alguma infecção se for exposto a sangue ou líquidos corporais durante esse atendimento?

A incidência de doenças infecciosas e transmissíveis vem aumentando em virtude da globalização e reemergência de doenças que se acreditava estarem erradicadas. Os profissionais de saúde devem se manter atentos para eventuais riscos de transmissão de doença ao avaliar pacientes e seus cenários de atendimento. Ao responder a uma chamada de emergência, a equipe do serviço de emergência geralmente chega a um ambiente não controlado. A transmissão de uma doença contagiosa é mais provável em pessoas com vulnerabilidade social. Os profissionais de saúde podem não perceber que o paciente apresenta um quadro infeccioso, de modo que é de suma importância fazer uma avaliação de risco toda vez que forem atender. As informações recebidas previamente ao despacho da viatura podem oferecer dicas acerca da presença de doenças transmissíveis, de forma que a equipe esteja paramentada adequadamente.

Deve-se ter o cuidado, contudo, com a obrigação de prestar o melhor atendimento possível a todos que necessitarem. Com um conhecimento dos fundamentos dos processos patológicos e do ciclo de transmissão dos organismos infecciosos, e observando as precauções-padrão, universais e relacionadas à transmissão, os profissionais podem administrar cuidados sem correr riscos desnecessários.

Doenças Infecciosas e Transmissíveis

As **doenças infecciosas** são causadas por microrganismos patogênicos, como bactérias, vírus, fungos e parasitas e, raramente, cadeias de proteínas chamadas príons. A maioria das doenças infecciosas, como o resfriado comum ou as gastrenterites virais, não é potencialmente fatal em pacientes saudáveis. As **doenças transmissíveis** são um subgrupo das doenças infecciosas transmitidas diretamente de pessoa a pessoa; tais doenças são um risco potencial aos socorristas. Nem todas as doenças infecciosas são transmitidas diretamente de uma pessoa a outra. As doenças infecciosas são transmitidas por diversos mecanismos específicos:

- *Transmissão por contato*. O contato direto com uma pessoa infectada pode ser breve, como ao tocar um paciente. Acredita-se que a maioria dos casos de transmissão do resfriado comum ocorra por contato direto casual. Infecções como a sífilis e a gonorreia são transmitidas principalmente por meio do contato sexual direto. O contato direto também inclui punção por agulha contaminada ou outro instrumento perfurocortante ou pela transfusão de componentes do sangue contaminados. O contato indireto ocorre ao tocar ou manipular um objeto contaminado pelo agente infeccioso ou mesmo ao entrar em contato com uma pessoa que está contaminada ou com suas excreções. Quando ocorre transmissão indireta, o microrganismo sobrevive por um breve período de tempo fora do hospedeiro humano.
- *Transmissão por gotículas*. A transmissão de uma doença contagiosa por gotículas ocorre quando as gotículas de uma pessoa infectada, que podem percorrer uma distância de 1 a 2 metros, são disseminadas durante um contato interpessoal próximo: beijar, abraçar ou tocar na pessoa, compartilhar utensílios de comer ou beber ou falar com alguém dentro de uma distância próxima. Diferentemente da transmissão pelo ar, as partículas transmitidas via gotículas são maiores e não percorrem grandes distâncias. As partículas pesadas não são aerossolizadas, de forma que elas não podem permanecer suspensas no ar por longos período de tempo. A exposição a uma doença transmissível por meio de gotículas é definida como contato direto com as secreções oronasais de um paciente, e pode ocorrer, por exemplo, durante a realização de ventilação boca a boca não protegida, aspiração ou respingo de secreções durante a intubação orotraqueal sem uso de protetor facial.
- *Transmissão pelo ar*. Uma forma de transmissão comum de doenças pulmonares contagiosas ocorre durante a inalação de patógenos transportados pelo ar. As partículas infecciosas podem permanecer suspensas no ar por longos períodos de tempo e podem ser carreadas para novos locais distantes de sua fonte. Os pacientes com comprometimento do sistema imune e os que vivem ou trabalham em áreas densamente povoadas correm maior risco de adquirir esse tipo de doença. Os profissionais de saúde precisam manter permanente vigilância para o potencial risco desse tipo de doença, utilizar equipamento de proteção individual (EPI) e sistemas de ventilação (i.e., ambientes com pressão negativa).
- *Transmissão por vetores*. Um vetor é um organismo que abriga patógenos que são inócuos para ele, mas que causam doença no hospedeiro humano. Por exemplo, um mosquito infectado pelo vírus do Nilo Ocidental pode transmitir a doença ao picar uma pessoa suscetível.

O controle da infecção concentra-se sempre na identificação precoce por meio de avaliação competente. Socorristas são obrigados a se proteger adequadamente contra cada um dos tipos de transmissão de doenças infecciosas. Quando estiver tratando pacientes com patologias transmissíveis, deve-se considerar sempre o impacto do processo não apenas no paciente infectado, mas também na comunidade. O risco de transmissão pode ser limitado por meio das seguintes precauções:

- Receber imunizações/vacinas.
- Utilizar EPI compatível com os sinais e sintomas e o mecanismo de transmissão da doença infecciosa.
- Notificar e fazer o acompanhamento médico após a exposição.
- Compreender a progressão típica da doença e o manejo de suporte recomendado para as condições do paciente.

Agentes Infecciosos

Bactérias

As bactérias são microrganismos unicelulares que vivem na água, no interior do corpo humano, na matéria orgânica e em superfícies inorgânicas ou objetos (fômites). Os antibióticos são efetivos na maioria dos casos de infecções bacterianas, embora se tenha cada vez mais problemas com a resistência aos antibióticos. As bactérias aeróbicas, como as que causam a tuberculose e a peste, só podem sobreviver na presença de oxigênio. Por outro lado, as bactérias anaeróbicas, como cepas de *Clostridium*, que causam botulismo e tétano, realizam as suas funções celulares na ausência de oxigênio.

A maioria das bactérias é surpreendentemente exigente e necessita de condições específicas para seu crescimento, reprodução e desenvolvimento. Por exemplo, determinadas bactérias se desenvolvem apenas dentro de uma estreita faixa de temperatura e com determinados nutrientes.

Vírus

Os vírus, um dos menores agentes causadores de doenças, devem crescer e multiplicar-se dentro das células vivas de um hospedeiro. Os vírus podem causar doenças de menor importância, como o resfriado comum, ou doenças graves, incluindo a síndrome da imunodeficiência adquirida (Aids) e a varíola.

O tratamento da maioria das doenças virais requer apenas cuidado de suporte. Em geral, os vírus não são suscetíveis ao uso de antibióticos. Existem medicamentos antivirais, e vacinas estão sendo desenvolvidas com o objetivo de prevenir as infecções virais mais letais ou para minimizar a gravidade dos sintomas ou reduzir a duração da doença.

Fungos

Os fungos são microrganismos semelhantes a vegetais, e a maioria não é patogênica. Leveduras, bolores, mofo e cogumelos são tipos de fungos. Os de particular importância para os seres humanos e as doenças que provocam são:

- Dermatófitos (infecções cutâneas, como a *tinea corporis*)
- *Aspergillus* spp. (aspergilose pulmonar e infecções da orelha externa, dos seios nasais e do tecido subcutâneo)
- *Blastomyces dermatitidis* (blastomicose, que provoca abscessos da pele e do tecido subcutâneo)
- *Histoplasma capsulatum* (histoplasmose)
- *Candida* spp. (candidíase vaginal e candidíase oral, também conhecida como *sapinho*)

Foram desenvolvidos agentes antifúngicos para o tratamento da maioria dessas infecções.

Parasitas

Os parasitas constituem uma causa comum de enfermidade em locais onde as condições sanitárias são precárias, geralmente nos países em desenvolvimento, embora ainda sejam encontrados casos nos países desenvolvidos. Ao contrário dos vírus, os parasitas são organismos vivos. À semelhança dos vírus, porém, eles precisam ter um hospedeiro vivo para sobreviver e reproduzir-se. Os parasitas vivem no interior ou no exterior de seu hospedeiro e se alimentam dele ou consomem parte do suprimento de nutrientes à sua custa.

Dependendo do parasita, a irritação e a infecção podem ser tópicas ou sistêmicas. O tratamento utiliza agentes que irão aliviar os sintomas da eventual irritação, bem como erradicar os ovos em desenvolvimento e os parasitas vivos. Podem ser prescritos anti-histamínicos para o alívio da urticária. Os inseticidas, inibidores da acetilcolinesterase, ovicidas e pediculicidas podem ser efetivos.

Tabela 8-1 Componentes do Processo Infeccioso

Estágio	Início	Término
Período latente	Com a invasão	Quando o agente pode ser eliminado
Período de incubação	Com a invasão	Quando começa o processo patológico
Período de transmissibilidade	Quando termina o período latente	Prossegue enquanto o agente está presente e pode ser transmitido para outras pessoas
Período de doença	Após o período de incubação	Duração variável

Estágios do Processo Infeccioso

A progressão da doença varia acentuadamente, dependendo da carga parasitária (i.e., do número de microrganismos presentes), da **virulência** do organismo e da suscetibilidade do hospedeiro. Diversas condições precisam existir para que ocorra a infecção.

Um conceito fundamental está no fato de a exposição a um determinado patógeno não ser necessariamente equivalente à infecção; significa simplesmente que o patógeno entrou em contato com o hospedeiro. A ocorrência de infecção depende dos fatores anteriormente descritos. A profilaxia pós-exposição também pode diminuir a probabilidade de infecção, embora o caso da hepatite C seja uma exceção a essa regra.

As doenças transmissíveis apresentam estágios, ou períodos, que identificam o processo infeccioso: período latente, de incubação, de transmissibilidade e de doença (**Tabela 8-1**).

Período Latente

O período latente começa quando o patógeno entra no corpo ao invadir as camadas mais externas de defesa do hospedeiro, como a pele ou as secreções mucosas ácidas. Durante esse período, a infecção não é transmissível, e o indivíduo é assintomático. Esse período pode ser prolongado, estendendo-se por vários meses ou anos, ou pode ser curto, durando apenas um único dia. O período latente não é o mesmo que infecção latente ou doença latente. Uma infecção latente é uma infecção transmissível, porém inativa, que pode se tornar sintomática em algum momento. Uma doença é considerada latente nos períodos de diminuição de sinais e sintomas entre períodos de exacerbação. A família dos herpes-vírus é um exemplo de patógenos que frequentemente entram em período de latência. Durante esse estágio, os sintomas desaparecem, mas reaparecem nos períodos de reativação.

Período de Incubação

O período de incubação é o intervalo que se estende entre a exposição ao patógeno e o aparecimento de sintomas. À semelhança do estágio latente, a extensão do período de incubação varia de um microrganismo para outro, podendo durar horas a anos. A diferença é que, durante o período de incubação, o patógeno reproduz-se no hospedeiro, mobilizando o sistema imune do hospedeiro para produzir anticorpos específicos contra a doença. Nesse estágio, pode ocorrer soroconversão, o que significa que os anticorpos alcançam um nível detectável e que o sangue do indivíduo infectado começa a ter resultado positivo nos testes que determinam a exposição ao patógeno. Depois da infecção, pode haver uma janela durante a qual não há nenhum anticorpo específico contra a doença detectável no sangue.

Período de Transmissibilidade

O estágio latente é seguido de um período de transmissibilidade. Esse estágio dura enquanto o agente permanecer no corpo, podendo ser transmitido para outras pessoas. A duração desse período varia e depende da virulência, do número de microrganismos que são transmitidos, do modo de transporte e da resistência do hospedeiro. A idade e o estado de saúde geral do indivíduo antes da exposição afetam a suscetibilidade e os fatores de risco de adquirir a doença infecciosa.

Período de Doença

O período de incubação é seguido de um período de doença. Sua duração depende de cada patógeno. Esse estágio pode ser assintomático ou pode produzir sintomas óbvios, como lesões cutâneas ou tosse. O corpo pode finalmente ser capaz de destruir o patógeno e, portanto, de eliminar a doença. Entretanto, alguns patógenos resistentes não podem ser eliminados de seu novo ambiente, apesar dos melhores esforços do sistema imune nesse sentido. Esses patógenos podem permanecer dormentes por certo período de tempo, causando infecção latente; porém, certos patógenos, como o vírus da imunodeficiência humana (HIV) e os herpes-vírus, permanecem indefinidamente no corpo após a ocorrência da infecção.

Regulamentos de Saúde Pública e Vigilância Sanitária

Os sistemas de saúde pública e a vigilância sanitária são responsáveis por assegurar a saúde geral da população por meio da educação, da redução e da vigilância de doenças, do saneamento e do controle da poluição. Um importante segmento da saúde pública é a **epidemiologia**, o ramo da medicina relacionado com o estudo das causas, da distribuição e do controle das doenças em uma população. A epidemiologia aplicada também ajuda os agentes de saúde pública a prevenir ou identificar e controlar tendências na disseminação de doenças infecciosas.

A atuação da saúde pública é um processo multifacetado que consiste em:

- Instituição de medidas preventivas, como estabelecimento de programas de imunização.
- Supervisão de questões ambientais relacionadas com a saúde, como assegurar a higiene dos alimentos, do ar e da água.
- Realização de iniciativas educacionais, como programas de abandono do tabagismo e redução da obesidade.

Órgãos e Departamentos

Em nível local, órgãos incluindo corpos de bombeiros, serviços de atendimento pré-hospitalar, secretarias de saúde, instituições de cuidados da saúde e laboratórios representam a primeira linha de defesa na vigilância de doenças, na identificação de surtos e no planejamento em pandemias. Os órgãos locais também apoiam os esforços para redução da incidência e para prevenção da disseminação de doenças infecciosas ao coletar e compartilhar dados relacionados com doenças e lesões; ao organizá-los de acordo com regiões geográficas, raça, idade, orientação sexual e etnia; e ao implementar iniciativas prioritárias, como educação da comunidade.

Em nível internacional, a Organização Mundial da Saúde (OMS) – subordinada à Organização das Nações Unidas (ONU) – coordena esforços globais para prevenção de doenças, desenvolvendo lideranças para enfrentamento de problemas médicos globais, bem como suporte técnico e logístico para pesquisa em saúde. A OMS também estabelece padrões com base em tendências de saúde. Muitos países têm seus próprios órgãos que monitoram a incidência de doenças infecciosas e fornecem padrões de cuidados. Departamentos regionais e locais também podem estar envolvidos. Nos Estados Unidos, o Centers for Disease Control and Prevention (CDC) fornece essas diretrizes, juntamente com outros órgãos, como o Department of Health and Human Services (HHS) e a Occupational Safety and Health Administration (OSHA) do Department of Labor.

Requisitos Específicos dos Estados Unidos

Nos Estados Unidos, as iniciativas de saúde e segurança públicas em nível nacional são executadas principalmente pelo HHS. Os seguintes órgãos operam sob a sua supervisão:

- O CDC em Atlanta, Georgia, é o principal órgão responsável pelo rastreamento e pela prevenção da morbidade e da mortalidade associadas às doenças infecciosas. Trata-se do serviço de epidemiologia de maior destaque na comunidade médica internacional. O CDC monitora dados nacionais sobre doenças infecciosas e distribui essas informações a todos os profissionais de saúde e à comunidade pela internet (www.cdc.gov), bem como em publicações como *Morbidity and Mortality Weekly Report* (*MMWR*) e *Emerging Infectious Diseases*.
- O Office of the Surgeon General supervisiona o Public Health Service (PHS) dos Estados Unidos e lidera atividades de redução de risco, como promoção de vacinação em crianças e preparo do público a ataques bioterroristas, e lida com eventuais disparidades nos índices de doenças infecciosas, além do acesso ao tratamento de populações de diferentes raças, etnias e condições socioeconômicas.
- A Food and Drug Administration (FDA) é responsável por garantir a segurança dos fármacos adquiridos com prescrição e de venda livre e dos aparelhos médicos, incluindo os associados à transmissão de doenças infecciosas, como cateteres de demora.

Além disso, a Federal Emergency Management Agency (FEMA) do Department of Homeland Security trabalha com o CDC, o Office of the Surgeon General e outros órgãos para coordenar o preparo emergencial em caso de furacões, terremotos e outros desastres naturais que favoreçam o aparecimento de surtos de diversas doenças. As doenças infecciosas estão associadas a enchentes, rupturas de tubulações de esgoto e aglomerações de pessoas em abrigos.

Padrões, Diretrizes e Estatutos

A OSHA supervisiona a adesão, a aplicação, a inspeção, o rastreamento e a notificação relacionados com práticas de controle de infecção nos locais de trabalho. Esse órgão estabelece diretrizes para a prevenção de **patógenos transmitidos pelo sangue** e pelo ar e desenvolve protocolos pós-exposição para uso nos ambientes de trabalho. O padrão 1910.120 da OSHA especifica que é necessária a disponibilidade de EPI em determinados ambientes de trabalho e determina como os funcionários precisam ser orientados acerca de seu uso para que se protejam dos riscos a que eventualmente podem ser expostos durante o trabalho.

Um dos regulamentos mais importantes da OSHA para profissionais de saúde é o 29 CFR 1910.1030, destinado a reduzir o número de **incidentes de exposição**, definidos como a transmissão de patógenos transportados pelo sangue por meio de contato **parenteral** com sangue ou outros materiais potencialmente infecciosos e de contato com os olhos, a boca ou outras mucosas ou a pele não intacta durante o desempenho das atividades profissionais.

O Ryan White Care Act, aprovado pelo congresso norte-americano em 1990 e reintegrado em setembro de 2009, constitui a Parte G da lei. Ele contém uma disposição que exige que cada órgão de resposta emergencial tenha um agente responsável e previamente designado, que será notificado em caso de exposição. Esse agente atua como intermediário entre o funcionário exposto e a instituição médica, assegurando que a notificação seja feita, assim como a realização de exames necessários e relatórios dos resultados.

Esquema de Imunização

O CDC recomenda um esquema de imunização. A **Figura 8-1** apresenta o esquema de imunização para indivíduos adultos adaptado de 2018. Em outubro de 2018, a FDA aprovou o uso de dose suplementar da vacina nonavalente recombinante contra o papilomavírus humano (HPV), expandindo sua aplicação para mulheres de 27 a 45 anos.

Protocolo-padrão da OSHA para Patógenos Transmitidos pelo Sangue

O protocolo-padrão da OSHA para patógenos transmitidos pelo sangue (29 CFR 1910. 1030) e para o uso de equipamento de proteção individual (29 CFR 1910 subparte I) requer que os empregadores protejam seus funcionários contra a exposição ocupacional a agentes infecciosos. Tal padrão se aplica quando trabalhadores têm exposição ocupacional a sangue humano ou outros materiais potencialmente infecciosos.

Desde 1991, quando a OSHA divulgou pela primeira vez o seu protocolo para proteger os profissionais de saúde da exposição ao sangue, o foco das atividades regulamentadoras e legislativas tem sido a implementação dessas medidas de controle, incluindo a remoção dos riscos perfurocortantes pelo desenvolvimento de controles por engenharia.

O protocolo para patógenos transmitidos pelo sangue e o CDC recomendam que as precauções-padrão incluam o uso de EPI, como luvas, aventais, máscara e proteção ocular.

CAPÍTULO 8   Doenças Infecciosas   **319**

Imunização Recomendada para Adultos por Grupo Etário nos Estados Unidos, 2019

Vacina	19-21 anos	22-26 anos	27-49 anos	50-64 anos	≥65 anos
Influenza inativada (IIV) ou Influenza recombinante (RIV)			1 dose anualmente		
Influenza viva atenuada (LAIV)			1 dose anualmente		
Tétano, difteria, pertússis (Tdap ou Td)			1 dose de Tdap, então Td de reforço a cada 10 anos		
Sarampo, caxumba, rubéola (MMR)		1 ou 2 doses dependendo da indicação (para nascidos em 1957 ou depois)			
Varicela (VAR)	2 doses (para nascidos em 1980 ou depois)				
Zóster recombinante (RZV) (preferida)				2 doses	
Zóster viva (ZVL)				1 dose	1 dose
Papilomavírus humano (HPV) Feminina	2 ou 3 doses dependendo da idade na vacinação inicial				
Papilomavírus humano (HPV) Masculina	2 ou 3 doses dependendo da idade na vacinação inicial				
Pneumocócica conjugada (PCV13)					1 dose
Pneumocócica polissacarídica (PPSV23)		1 ou 2 doses dependendo da indicação			1 dose
Hepatite A (HepA)		2 ou 3 doses dependendo da vacina			
Hepatite B (HepB)		2 ou 3 doses dependendo da vacina			
Meningocócica A, C, W, Y (MenACWY)		1 ou 2 doses dependendo da indicação, então reforço a cada 5 anos caso ainda haja ver risco			
Meningocócica B (MenB)		2 ou 3 doses dependendo da vacina e da indicação			
Haemophilus influenzae tipo b (Hib)		1 ou 3 doses dependendo da indicação			

Figura 8-1 Calendário de vacinação de adultos.

Recommended Adult Immunization Schedule for ages 19 years or older, Centers of Disease Control and Prevention. Retirado de https://www.cdc.gov/vaccines/schedules/downloads/adult/adult-combined-schedule.pdf

Imunização Recomendada para Adultos por Condição Médica e Outras Indicações nos Estados Unidos, 2019

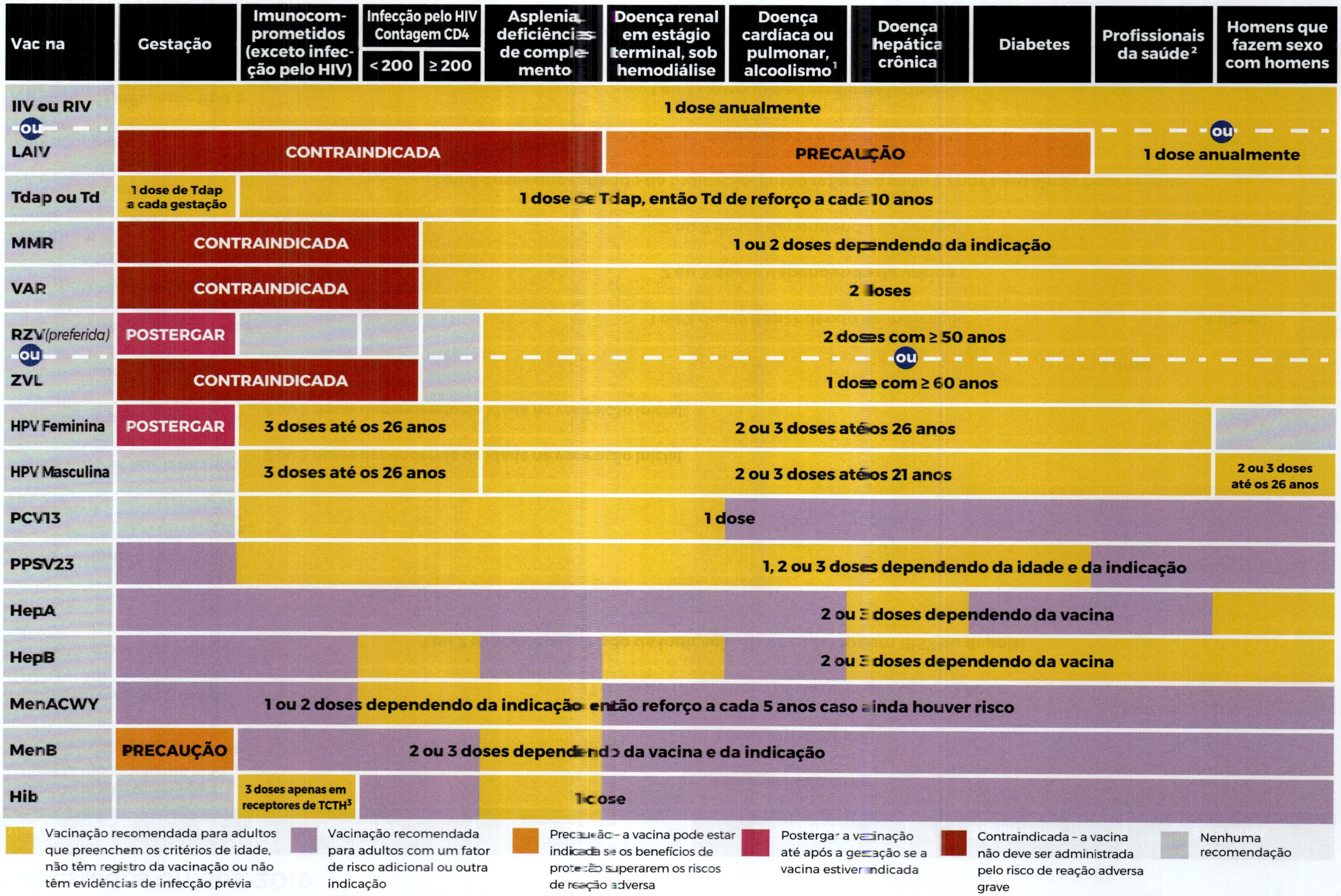

Vacina	Gestação	Imunocomprometidos (exceto infecção pelo HIV)	Infecção pelo HIV Contagem CD4 < 200	Infecção pelo HIV Contagem CD4 ≥ 200	Asplenia, deficiências de complemento[1]	Doença renal em estágio terminal, sob hemodiálise	Doença cardíaca ou pulmonar, alcoolismo[1]	Doença hepática crônica	Diabetes	Profissionais da saúde[2]	Homens que fazem sexo com homens
IIV ou RIV					1 dose anualmente						
LAIV		CONTRAINDICADA					PRECAUÇÃO			1 dose anualmente	
Tdap ou Td	1 dose de Tdap a cada gestação				1 dose de Tdap, então Td de reforço a cada 10 anos						
MMR	CONTRAINDICADA	CONTRAINDICADA			1 ou 2 doses dependendo da indicação						
VAR	CONTRAINDICADA	CONTRAINDICADA			2 doses						
RZV (preferida)	POSTERGAR				2 doses com ≥ 50 anos						
ZVL	CONTRAINDICADA	CONTRAINDICADA			1 dose com ≥ 60 anos						
HPV Feminina	POSTERGAR	3 doses até os 26 anos			2 ou 3 doses até os 26 anos						
HPV Masculina		3 doses até os 26 anos			2 ou 3 doses até os 21 anos						2 ou 3 doses até os 26 anos
PCV13					1 dose						
PPSV23					1, 2 ou 3 doses dependendo da idade e da indicação						
HepA					2 ou 3 doses dependendo da vacina						
HepB					2 ou 3 doses dependendo da vacina						
MenACWY		1 ou 2 doses dependendo da indicação então reforço a cada 5 anos caso ainda houver risco									
MenB	PRECAUÇÃO	2 ou 3 doses dependendo da vacina e da indicação									
Hib		3 doses apenas em receptores de TCTH[3]			1 dose						

Legenda:
- Vacinação recomendada para adultos que preenchem os critérios de idade, não têm registro da vacinação ou não têm evidências de infecção prévia
- Vacinação recomendada para adultos com um fator de risco adicional ou outra indicação
- Precaução – a vacina pode estar indicada se os benefícios de proteção superarem os riscos de reação adversa
- Postergar a vacinação até após a gestação se a vacina estiver indicada
- Contraindicada – a vacina não deve ser administrada pelo risco de reação adversa grave
- Nenhuma recomendação

1. A precaução para LAIV não se aplica ao alcoolismo. 2. Ver notas para vacinação contra influenza; hepatite B; sarampo, caxumba e rubéola; e varicela. 3. Transplante de células-tronco hematopoiéticas

Figura 8-1 (continuação)

Tabela 8-2 Elementos de um Plano de Controle de Exposição

- Política de manutenção e vigilância da saúde
- Indicação de um agente de saúde designado para atuar como intermediário entre determinado órgão e as instituições médicas
- Identificação das atividades profissionais em que há risco de exposição a patógenos
- Política de uso de EPIs e sua disponibilidade para profissionais da saúde
- Procedimento para identificação e avaliação de exposições e estratégias para aconselhamento, assistência médica e documentação pós-exposição (conforme exigidoo pela Ryan White Emergency Response Notification Act, Part G)
- Plano efetivo para descontaminação da equipe e desinfecção e armazenamento dos equipamentos
- Educação sobre as vias de transmissão de doenças, procedimentos de limpeza e desinfecção, uso de EPIs e imunização
- Etapas para seguir os regulamentos relativos aos resíduos médicos
- Estratégias para monitoramento dessas ações
- Registro de protocolos e procedimentos

Desde 1991, nos Estados Unidos, cada unidade de corpo de bombeiros/equipe de resgate precisa formular um plano de atuação e prevenção desse tipo de ocorrência. Os planos de controle para eventual exposição estão resumidos na **Tabela 8-2**.

Controle de Infecções

Precauções-padrão

Empregadores e funcionários devem estar familiarizados com as seguintes abordagens de controle de infecção e saber quais precauções foram elaboradas para proteção da exposição a sangue e fluidos corporais:

- Precauções Universais: recomendada na década de 1980, essa abordagem trata o sangue e todos os líquidos corporais como se estivesse sabidamente infectados.
- **Precauções-padrão**: introduzida em 1996 pelo CDC no documento *Guidelines for Isolation Precautions in Hospitals*, essa abordagem ao controle de infecções acrescentou mais detalhes às precauções universais. As precauções-padrão incluem higiene das mãos, uso de certos tipos ou níveis de EPI com base na exposição antecipada, práticas seguras para injeções e manejo seguro de equipamentos e ambientes contaminados.
- Precauções baseadas na transmissão: controles adicionais para interromper a transmissão por contato, gotículas ou pelo ar. Essas precauções são utilizadas com base no que se conhece ou suspeita do paciente.

Além do uso de EPI, outras práticas seguras de trabalho podem ajudar a proteger as mucosas e pele infectada da exposição. Essas práticas são manter as mãos – que podem estar **contaminadas** – com luvas ou sem, afastadas da boca, do nariz, dos olhos ou da face, e posicionar os pacientes de modo que gotículas e respingos diretos não alcancem o seu rosto. A escolha cuidadosa do EPI antes do contato direto com o paciente irá lhe ajudar a evitar a necessidade de fazer ajustes no EPI, reduzindo a probabilidade de contaminação da face ou das mucosas durante o seu uso, além da possibilidade de contaminação das luvas antes que você tenha contato com o paciente. Em locais onde a necessidade de se realizar reanimação seja imprevisível, máscaras boca a boca, com válvulas unidirecionais e outros equipamentos de ventilação propiciam uma alternativa para a realização da respiração boca a boca de forma segura, evitando-se a exposição de seu nariz e boca às secreções orais e respiratórias do paciente durante o procedimento.

Lesões por Agulhas

Nos Estados Unidos, o Needlestick Safety and Prevention Act, promulgado em novembro de 2000, autorizou a OSHA a revisar o seu protocolo-padrão para patógenos transmitidos pelo sangue de modo a exigir mais explicitamente o uso de dispositivos de segurança para descarte de materiais perfurocortantes.

Após uma exposição a ferimento por agulha, o risco de infecção depende do patógeno envolvido, da imunidade do profissional, da gravidade da lesão causada pela agulha, da quantidade de vírus circulante no paciente e da disponibilidade e do uso de profilaxia pós-exposição adequada.

Nos Estados Unidos, a promulgação do Needlestick Safety and Prevention Act de 2000 levou ao desenvolvimento de novos equipamentos mais seguros, incluindo agulhas de cateter intravenoso (IV) com reencape automático, tubos IV sem agulhas e bisturis e seringas com dispositivos de segurança. Nos Estados Unidos, a OSHA exige que os recipientes de descarte de materiais perfurocortantes e outros materiais sejam de fácil acesso em seus locais de utilização.

Prevenção de Lesões Perfurocortantes

Lesões perfurocortantes foram associadas à transmissão dos vírus da hepatite B e C (HBV, HCV) e do HIV a profissionais de saúde. A prevenção de ocorrências com objetos perfurocortantes sempre foi um tópico importante das precauções-padrão. Agulhas e outros materiais perfurocortantes precisam ser manipulados de modo seguro, prevenindo a ocorrência de qualquer tipo de lesão no usuário e em outras pessoas que possam manipular esses materiais durante ou após o procedimento.

Limpeza do Equipamento

Descontamine os equipamentos infectados de acordo com as diretrizes do CDC.

Considerações Especiais

Os pacientes com infecção por *Staphylococcus aureus* resistente à meticilina (SARM) e por *Enterococcus* resistente à vancomicina (ERV) podem estar protegidos pelo Americans with Disabilities Act, sendo importante ter sensibilidade quanto ao uso desnecessário de EPI, que pode ser considerado discriminatório.

Os membros dos diversos serviços devem ser atualizados anualmente acerca das novas informações sobre doenças, tecnologia, modificação dos equipamentos, taxas locais de exposição e número de transmissões de doenças infecciosas e contatos com tuberculose (TB) no ano anterior. Essa informação serve para avaliar o risco dentro de uma perspectiva mais adequada. O risco de transmissão de doenças existe, mas é mais baixo quando os profissionais adotam as medidas adequadas de proteção. A OSHA enquadrou essas exigências de redução dos riscos e de educação como uma questão que todos os profissionais de saúde têm o direito de saber.

Responsabilidades dos Profissionais de Saúde

Os empregadores devem estabelecer políticas e procedimentos específicos para proteger a equipe de trabalho durante a realização de suas atividades. Entretanto, os empregados e voluntários também devem contribuir para a sua própria proteção. As responsabilidades de proteção específicas dos profissionais de saúde incluem:

- Ter plena compreensão da necessidade de participação em programas de vacinação/imunização
- Participar de programas de educação e treinamento necessários
- Usar os EPIs adequadamente
- Notificar os casos de exposição imediatamente
- Aderir de forma plena ao plano de controle de exposição do serviço

Higienização das Mãos

A melhor maneira de prevenir a transmissão de agentes infecciosos continua sendo a mais básica: a higienização efetiva das mãos. Como nenhuma barreira é 100% efetiva, as mãos devem ser lavadas antes e depois do atendimento de cada paciente e após a retirada das luvas. Podem ser utilizados produtos antimicrobianos à base de álcool quando não houver nenhuma contaminação visível ou na ausência de sabão convencional e água.

Equipamento de Proteção Individual

Dispositivos de barreira oferecem uma segunda linha de defesa ao bloquear a entrada de patógenos. Esses dispositivos incluem luvas, aventais, máscaras, óculos protetores, caixas de recolhimento de material perfurocortante e dispositivos de segurança nas agulhas. As luvas reduzem a contaminação das mãos, mas não impedem a ocorrência de lesões penetrantes por agulhas ou outros objetos perfurocortantes. Os aventais evitam respingos nas roupas e o contato da pele com líquidos corporais durante a realização de procedimentos e atendimento. Máscaras, protetores faciais e óculos reduzem a possibilidade de contaminação das mucosas dos olhos, do nariz e da boca.

A escolha dos EPI deve ser feita de acordo com a tarefa a ser realizada (Tabela 8-3). É necessário seguir os protocolos, políticas e procedimentos locais.

Procedimentos de Limpeza e Descontaminação

Descontamine os equipamentos infectados de acordo com as diretrizes publicadas e com as regras locais. A **descontaminação** dos equipamentos deve ser realizada em locais próprios para esse tipo de serviço. Esses locais devem ter sistema de ventilação e drenagem adequado. Profissionais de saúde devem sempre usar luvas, avental – caso o uniforme possa ser contaminado – e óculos protetores ou máscara facial se houver possibilidade de se respingar ou espirrar sangue ou outros materiais potencialmente infecciosos durante a descontaminação do equipamento.

Comece a descontaminação removendo a sujeira e os resíduos visíveis com sabão e grande quantidade de água, então desinfete conforme necessário. É importante seguir as recomendações do fabricante para cada equipamento, de modo a não se perder a garantia.

Procedimentos Pós-exposição

Caso você sofra exposição a uma doença transmissível ou infecciosa durante o trabalho, notifique imediatamente o incidente a seu supervisor, de acordo com o protocolo local. O cuidado com o paciente deve prosseguir de forma normal, com lavagem das mãos e descarte adequado de itens contaminados.

Epidemia e Pandemia

Uma doença **endêmica** é aquela que está presente na comunidade de forma constante ao longo do tempo, como o herpes e a catapora.

Uma **epidemia** é um surto de determinada doença em que muitas pessoas de uma comunidade ou região são infectadas, seja porque essa doença foi trazida para a comunidade a partir de uma fonte externa, como um viajante infectado, ou porque o patógeno (neste caso, uma bactéria ou vírus) sofreu mutação, de forma que agora consiga escapar do sistema imune ou tenha adquirido maior virulência. Algumas epidemias ocorrem quando uma doença totalmente nova aparece, como foi o caso do HIV e da síndrome respiratória aguda grave (SRAG). Outras começam quando uma versão modificada de uma doença antiga reaparece, como foi o caso das cepas H1N1 e H5N1.

Uma **pandemia**, como a pandemia devastadora que ocorreu em 1918 causada pela influenza, é uma epidemia

Tabela 8-3 Exemplos de Equipamentos de Proteção Individual Recomendados para Uso de Profissionais em Ambiente Pré-hospitalar para a Transmissão do HIV* e do HBV

Tarefa ou Atividade	Luvas Descartáveis	Avental	Máscara	Óculos Protetores
Controle de sangramento arterial	Sim	Sim	Sim	Sim
Controle de hemorragia com sangramento mínimo	Sim	Não	Não	Não
Parto de emergência	Sim	Sim	Sim, se houver possibilidade de respingos	Sim, se houver possibilidade de respingos
Coleta de sangue	Em certas ocasiões†	Não	Não	Não
Estabelecimento de acesso intravenoso	Sim	Não	Não	Não
Intubação endotraqueal, via aérea supraglótica	Sim	Não	Não, a menos que haja possibilidade de respingos	Não, a menos que haja possibilidade de respingos
Aspiração oral/nasal, desobstrução manual da via aérea	Sim§	Não	Não, a menos que haja possibilidade de respingos	Não, a menos que haja possibilidade de respingos
Manipulação e limpeza de instrumentos com contaminação microbiana	Sim	Não, a menos que haja sujidade	Não	Não
Aferição da pressão arterial	Não	Não	Não	Não
Aferição da temperatura	Não	Não	Não	Não
Fazer uma injeção	Sim	Não	Não	Não

HBV, vírus da hepatite B; HIV, vírus da imunodeficiência humana.

*Os exemplos fornecidos nesta tabela baseiam-se no uso das precauções universais, comumente designadas como precauções-padrão. As precauções universais destinam-se a suplementar, e não a substituir, as recomendações para controle rotineiro de infecções, como higienização das mãos e uso de luvas para prevenção da contaminação microbiana das mãos (p. ex., contato com urina ou fezes).

†Você deve usar luvas para realizar tarefas nas quais você pode prever a possibilidade de contato das mãos com sangue ou outros materiais biológicos.

§Embora não seja claramente necessário na prevenção da transmissão do HIV ou do HBV, a não ser na presença de sangue, recomenda-se o uso de luvas para prevenir a transmissão de outros agentes (p. ex., herpes simples).

Department of Health and Human Services (NIOSH), Centers for Disease Control and Prevention, Guidelines for Prevention of Transmission of HIV and HBV to Health Care and Public-Safety Workers, Morbid Mortal Weekly Rep (MMWR), Vol 38, No. S-6, June 23, 1989. http://wonder.cdc.gov/wonder/prevguid/p0000114/p0000114.asp.

que toma uma grande parte do globo. Como é de se esperar durante uma pandemia, em geral há altas taxas de mortalidade resultantes. À semelhança da epidemia, uma pandemia pode surgir a partir de uma doença antiga, como a varíola ou a peste bubônica, ou em consequência do desenvolvimento de uma nova doença ou de uma nova forma de uma doença antiga.

Se a fonte da pandemia for um novo patógeno virulento ou uma mutação de um antigo, espera-se que número muito restrito de pessoas (se houver) tenha anticorpos que as tornem resistentes à doença. Em consequência, as taxas de infectados e de mortalidade podem ser catastróficas, a não ser que estratégias de prevenção efetivas sejam rapidamente desenvolvidas e implementadas. Embora a imunização constitua frequentemente uma estratégia efetiva de prevenção, o desenvolvimento de uma vacina com garantia de segurança e eficácia nos seres humanos pode demandar longo tempo. O propósito da vacinação é induzir uma resposta imune protetora e duradoura capaz de prevenir a ocorrência da doença no indivíduo saudável. Atualmente, diversos avanços tecnológicos possibilitam um tempo menor para o desenvolvimento, fabricação e distribuição de novas vacinas.

Via de Avaliação AMLS ▶▶▶▶

▼ Observações Iniciais

O processo de avaliação AMLS para um determinado paciente com suspeita de doença infecciosa baseia-se em uma abordagem detalhada e abrangente ao diagnóstico e tratamento das emergências clínicas associadas.

Considerações de Segurança da Cena

Na avaliação de qualquer paciente, os profissionais de saúde devem manter um olhar atento para o risco de transmissão de alguma doença infecciosa, não apenas do paciente para o profissional de saúde, como também do profissional para o paciente. As precauções-padrão adequadas devem ser seguidas, visando reduzir ao máximo o risco de transmissão de doença por meio da seleção de EPI adequados e de outras estratégias de controle de infecção.

Apresentação/Queixa Principal

Quando você começar a avaliar um paciente, o local e a cena, observe as características e a gravidade dos sinais e sintomas apresentados com foco na busca por um processo infeccioso. As queixas mais típicas consistem em febre, náusea, tosse, exantema, dor torácica tipo pleurítica e dificuldade para respirar. É essencial saber reconhecer a apresentação/queixa principal de uma variedade de doenças infecciosas, além de saber como elas são tratadas ou prevenidas. Como descrito nas seções a seguir, para isso devem-se explorar os sinais e sintomas, exames diagnósticos estratégias de avaliação e tratamento para as doenças infecciosas mais prováveis de serem encontradas no ambiente pré-hospitalar.

Avaliação Primária

Inicialmente, faça uma avaliação dos possíveis riscos de exposição e faça uso das precauções-padrão adequadas. Na sequência, o socorrista deve avaliar e tratar quaisquer ameaças à vida imediatas, incluindo garantir patência da via aérea, um padrão respiratório eficiente e perfusão adequada.

▼ Impressão Inicial

Observe a aparência do paciente. Concentre-se em quaisquer condições potencialmente fatais. Formule os diagnósticos diferenciais possíveis com base na apresentação/queixa principal com enfoque nas condições com risco à vida e nas mais comuns.

▼ Avaliação Detalhada

Anamnese

Os diagnósticos diferenciais e hipóteses diagnósticas subsequentes devem ser refinados com base nos seguintes itens:

- História clínica atual e pregressa, utilizando as mnemônicas OPQRST e SAMPLER
- Exame físico dirigido
- Interpretação dos achados diagnósticos

OPQRST e SAMPLER

A mnemônica OPQRST ajuda a elaborar a hipótese diagnóstica principal do paciente. Realize a anamnese utilizando a mnemônica SAMPLER, com atenção especial aos medicamentos em uso, aos eventos que podem ter contribuído para o problema atual, a quadros de infecções ou exposições recentes e a qualquer viagem recentemente feita. Fatores de risco como comprometimento do sistema imune, idade, comorbidades ou uso de dispositivos de longa permanência também devem ser considerados durante essa parte da anamnese.

Avaliação Secundária

A avaliação secundária de um paciente com suspeita de doença infecciosa deve ser realizada de modo muito semelhante à de qualquer outro paciente clínico. Os sinais vitais devem ser obtidos para se determinar a estabilidade do paciente. Realize um exame completo da cabeça aos pés, conforme descrito detalhadamente no Capítulo 1, de modo a avaliar o funcionamento dos diversos órgãos e sistemas.

Exames Diagnósticos

O raciocínio clínico e a resposta do paciente ao tratamento devem orientá-lo na escolha dos melhores exames laboratoriais ou de imagem a serem solicitados e que serão úteis na confirmação ou exclusão de possíveis processos de doença infecciosa, estabelecendo-se um diagnóstico definitivo.

▼ Refinar o Diagnóstico Diferencial

Durante sua avaliação, você irá trabalhar continuamente no sentido de incluir ou excluir determinadas condições clínicas na sua lista de diagnósticos diferenciais. Mantenha a sua mente aberta à medida que estiver reunindo informações do paciente, modificando o diagnóstico diferencial com base nos novos achados. Evite impressões enviesadas quando da formulação da impressão diagnóstica.

▼ Avaliação Contínua

Continue monitorando a condição do paciente. Avalie novamente os sinais vitais e os compare com os resultados esperados após a instituição do tratamento. Documente todos os seus achados a cada avaliação realizada, de modo que o prontuário seja preciso e completo para se entregar ao serviço de emergência no hospital. Lembre-se de que é fundamental relatar qualquer suspeita de infecção ou sepse à instituição de destino para que não haja demora na administração inicial de antibióticos ou outros procedimentos.

Cadeia de Infecção

Os quadros infecciosos envolvem uma cadeia de eventos por meio da qual a doença transmissível se dissemina. Os microrganismos que residem no corpo humano sem provocar doença normalmente fazem parte da flora normal e constituem uma camada de defesa do hospedeiro. A flora normal ajuda a manter o hospedeiro livre de doenças, criando condições ambientais inóspitas aos patógenos, que são microrganismos causadores de doença que dependem de um hospedeiro para suprir suas necessidades nutricionais.

Reservatório/Hospedeiro

Os patógenos podem viver e se reproduzir na superfície ou dentro dos seres humanos, em hospedeiros animais ou em outras substâncias orgânicas. Uma vez infectado, o hospedeiro humano pode exibir sinais clínicos de doença ou pode tornar-se um portador assintomático, que não tem conhecimento de sua infecção, mas que, apesar disso, é capaz de transmitir o patógeno para outra pessoa. O ciclo de vida do patógeno depende de vários fatores: características demográficas do hospedeiro (p. ex., idade), fatores genéticos, temperatura e duração de quaisquer medidas terapêuticas implementadas após o reconhecimento da infecção.

Via de Saída

É necessária uma via de saída para que o agente patogênico possa deixar um hospedeiro para invadir outro. O microrganismo pode deixar o corpo por uma única via ou por várias, como os tratos urogenital, intestinal, respiratório, a cavidade oral ou uma lesão aberta.

Transmissão

Pode ocorrer transmissão direta ou indireta por meio das vias de saída e entrada. Os modos de transmissão direta e indireta, com exemplos de cada um deles, estão listados na Tabela 8-4.

Via de Entrada

A via de entrada é o local pelo qual o agente patogênico penetra em um novo hospedeiro. O microrganismo pode ser ingerido, inalado ou injetado através da pele, ou pode atravessar uma mucosa, a placenta ou a pele não intacta. O tempo necessário para o início do processo infeccioso em um novo hospedeiro após a entrada do patógeno varia de acordo com o microrganismo e com a suscetibilidade do hospedeiro. De fato, a exposição a um agente infeccioso geralmente não provoca doença em uma pessoa saudável, visto que o sistema imune é capaz de destruí-lo antes que ele possa multiplicar-se

Tabela 8-4 Modos de Transmissão de Doenças Infecciosas

Modo	Exemplos de Formas de Contato	Exemplos de Doenças Infecciosas Associadas a Esse Modo de Transmissão
Transmissão Direta		
Tocar uma pessoa infectada	Aperto de mãos	Influenza, catapora, vírus relacionados ao frio, escabiose
Transmissão oral	Beijo	Caxumba, coqueluche, mononucleose infecciosa, herpes-vírus simples
Transmissão por gotículas	Tosse ou espirro, com inalação de partículas de muco transportadas pelo ar	Sarampo, caxumba, coqueluche, varicela, vírus sincicial respiratório, SRAG, meningite bacteriana, influenza
Contaminação fecal	Contato com a fezes	Meningite por enterovírus, hepatite A, CMV
Contato sexual	Sexo desprotegido	HIV, herpes vírus simples, clamídia, gonorreia, sífilis, HPV

(continua)

Tabela 8-4 Modos de Transmissão de Doenças Infecciosas (continuação)		
Modo	Exemplos de Formas de Contato	Exemplos de Doenças Infecciosas Associadas a Esse Modo de Transmissão
Transmissão Indireta		
Alimentos	Consumo de frutos do mar crus	Hepatite A, *Vibrio*
Material biológico	Compartilhamento de agulhas, lesões por agulha, tatuagem e piercing	HIV, hepatite B, hepatite C
	Tocar uma superfície infectada, como grades de camas	Rubéola, vírus sincicial respiratório
	Contato com fômites, como toalhas e lençóis	Escabiose
	Profissional de saúde que tenha tido contato com um paciente infectado e, em seguida, tocado outro paciente sem lavar as mãos	*Clostridium difficile*
Solo/superfícies do solo	Ferida puntiforme Contato da pele não intacta com gramado	Tétano MRSA
Ar	Limpeza de locais (porão ou celeiro) contendo fezes de roedores infectados	Hantavírus

CMV, citomegalovírus; HIV, vírus da imunodeficiência humana; HPV, papilomavírus humano; MRSA, *Staphylococcus aureus* resistente à meticilina; SRAG, síndrome respiratória aguda grave (causada por um coronavírus).

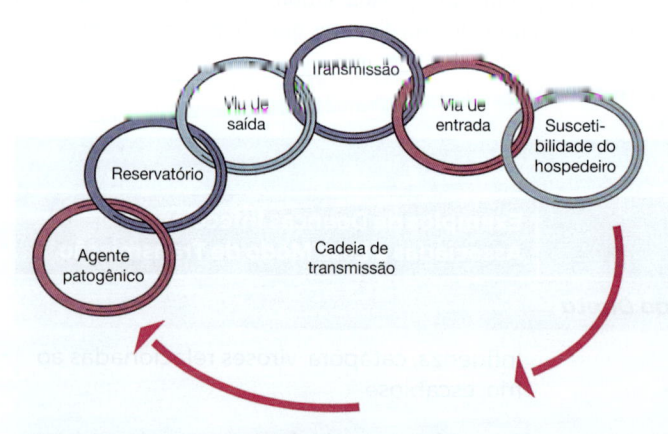

Figura 8-2 Cadeia de transmissão da infecção. A cadeia precisa estar intacta para que uma infecção possa ser transmitida de um hospedeiro para outro. A transmissão pode ser controlada pela quebra de qualquer elo da cadeia.

Tabela 8-5 Fatores que Aumentam a Suscetibilidade do Hospedeiro à Infecção

- *Idade.* Os indivíduos muito jovens e muito idosos correm maior risco de contrair doenças infecciosas.
- *Uso de fármacos.* O uso de agentes imunossupressores, esteroides ou de outros fármacos pode afetar a resposta imune.
- *Desnutrição/obesidade.* A nutrição inadequada enfraquece o sistema imune. Com frequência, a obesidade está associada a múltiplos processos patológicos crônicos e fazem o paciente correr maior risco de infecção devido ao comprometimento do sistema imune.
- *Doença crônica.* Doenças crônicas, como diabetes, doença renal e anemia falciforme, podem comprometer a função imunológica, resultando em imunodeficiência funcional.
- *Traumatismo.* Pode envolver ruptura da camada protetora da pele.
- *Tabagismo.* O tabagismo pode comprometer a função pulmonar, pois altera o mecanismo de limpeza mucociliar.

causando infecção. A duração da exposição e a quantidade de patógenos necessários para produzir uma infecção diferem para cada um deles.

Suscetibilidade do Hospedeiro

Se o hospedeiro for saudável, o sistema imune geralmente subjuga o patógeno e protege o hospedeiro da infecção (**Figura 8-2**). Contudo, certos fatores podem impedir o sistema imune de prevenir a infecção após a exposição a um patógeno, tornando algumas pessoas mais suscetíveis a infecções do que outras. Esses fatores estão resumidos na **Tabela 8-5**.

Defesas Naturais do Corpo

O corpo apresenta um grande arsenal de defesas que inibem a invasão de patógenos. A chegada de um patógeno em uma das vias de entrada desencadeia uma complexa cascata de respostas do sistema imune. Em primeiro lugar, observa-se uma resposta inflamatória inespecífica, que envolve a migração de neutrófilos e a liberação de substâncias inflamatórias na tentativa de conter e inativar o patógeno. Em seguida uma resposta mais específica é iniciada, em que os linfócitos T desenvolvem receptores para um antígeno específico do patógeno. Isso permite que as células T se fixem e ingiram o patógeno. Os linfócitos B são ativados e começam a produzir **anticorpos** (proteínas livres) que também possuem afinidade pelo antígeno específico. Assim, esses anticorpos circulantes ligam-se ao antígeno presente no patógeno, inativando-o ou permitindo sua destruição por outros mecanismos de defesa do hospedeiro. Um antígeno pode ser um componente de um patógeno, como vírus, parasita, ácaro ou componente do sangue transfundido. O **antígeno** é uma molécula que o sistema imune não reconhece como própria. O sistema imune é ativado principalmente em resposta a antígenos exógenos – aqueles introduzidos no corpo por meio de fontes externas. A capacidade do sistema imune de distinguir entre próprio e não próprio é fundamental; sem essa distinção, o corpo atacaria suas próprias células de forma indiscriminada.

Alguns clones de células T tornam-se células de memória que rapidamente produzem anticorpos específicos em caso de reexposição. Essa reação sustenta a imunidade a determinadas doenças ao eliminar antígenos específicos e destruí-los quando reaparecerem.

O corpo humano possui vários outros mecanismos protetores inespecíficos, como pele, muco e cílios, que aprisionam microrganismos (Figura 8-3). As secreções ácidas, como as do trato intestinal, inibem o crescimento de microrganismos. Diversos órgãos e sistemas possuem mecanismos ligados à imunidade (Tabela 8-6).

Resposta Fisiológica às Infecções por Sistema de Órgãos

Sistema Respiratório

O sistema respiratório pode ser infectado por uma variedade de microrganismos. Infecções respiratórias como resfriado comum, faringite, tonsilite, sinusite, laringite, epiglotite e crupe

DEFESAS NÃO IMUNOLÓGICAS DO HOSPEDEIRO

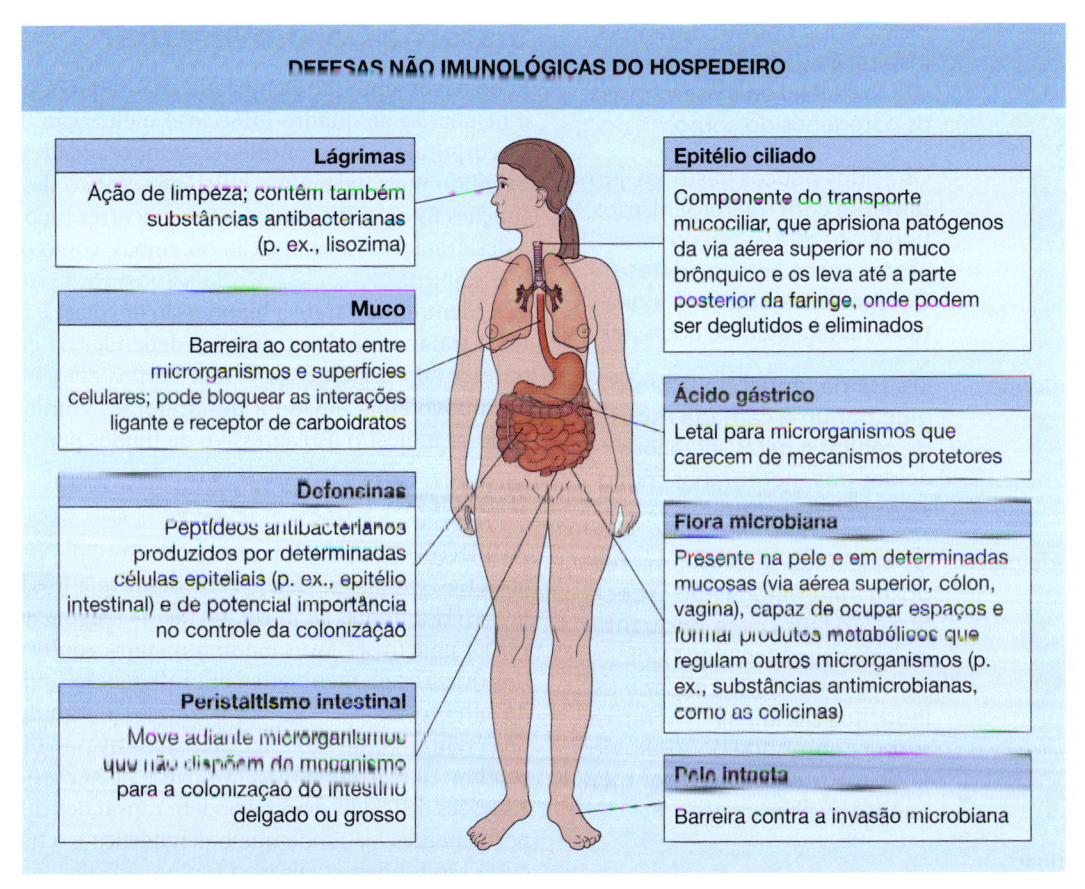

- **Lágrimas**: Ação de limpeza; contêm também substâncias antibacterianas (p. ex., lisozima)
- **Muco**: Barreira ao contato entre microrganismos e superfícies celulares; pode bloquear as interações ligante e receptor de carboidratos
- **Defensinas**: Peptídeos antibacterianos produzidos por determinadas células epiteliais (p. ex., epitélio intestinal) e de potencial importância no controle da colonização
- **Peristaltismo intestinal**: Move adiante microrganismos que não dispõem do mecanismo para a colonização do intestino delgado ou grosso
- **Epitélio ciliado**: Componente do transporte mucociliar, que aprisiona patógenos da via aérea superior no muco brônquico e os leva até a parte posterior da faringe, onde podem ser deglutidos e eliminados
- **Ácido gástrico**: Letal para microrganismos que carecem de mecanismos protetores
- **Flora microbiana**: Presente na pele e em determinadas mucosas (via aérea superior, cólon, vagina), capaz de ocupar espaços e formar produtos metabólicos que regulam outros microrganismos (p. ex., substâncias antimicrobianas, como as colicinas)
- **Pele intacta**: Barreira contra a invasão microbiana

Figura 8-3 O corpo possui vários mecanismos de defesa para prevenir quadros de infecção.

Tabela 8-6 Papel dos Sistemas Orgânicos na Imunidade	
Sistema	Papel
Sistema tegumentar	A pele intacta constitui a primeira linha de defesa do sistema imune. Os microrganismos são incapazes de atravessar a pele intacta, e as secreções normais da pele são bactericidas, matando eventuais agentes invasores. Por outro lado, a pele não intacta atua como via de entrada de patógenos.
Sistema ocular	A conjuntiva protege de duas maneiras. Primeiro, o ato de piscar remove os patógenos antes que possam entrar no olho. Segundo, o filme lacrimal diminui a concentração de microrganismos eventualmente presentes.
Sistema respiratório	Nos pulmões, a umidade da membrana mucosa e os cílios que aprisionam os microrganismos que entram durante a inspiração garantem a proteção. O reflexo da tosse expulsa os patógenos do corpo.
Trato GI	Os ácidos e sucos gástricos, juntamente com microrganismos benéficos que vivem no trato GI, atuam como linha de defesa. Os fagócitos ajudam na ingestão e na digestão de bactérias.
Sistema urogenital	O sistema urogenital é protegido por uma camada espessa de células e pelas secreções ácidas das membranas mucosas que o revestem.
Sistema imunológico	Os leucócitos iniciam uma resposta inflamatória não específica com fagocitose, enquanto os linfócitos T (células T) iniciam a imunidade celular e os linfócitos B (células B) geram a resposta humoral por meio dos anticorpos específicos contra o agente invasor.

GI, gastrintestinal.

constituem causas importantes de doença nos Estados Unidos. As infecções respiratórias agudas representam a principal causa de morte em crianças com menos de 5 anos de idade no mundo inteiro. Entretanto, o corpo humano saudável geralmente é capaz de permanecer livre de infecções graves.

As doenças da via aérea superior podem afetar nariz, garganta, seios nasais e laringe. Os sinais e sintomas de infecção respiratória superior incluem faringite, febre, calafrios, secreção nasal e dor à deglutição e ao falar. Um dos motivos mais comuns pelos quais um indivíduo procura assistência médica é a faringite, síndrome inflamatória que acomete a orofaringe, frequentemente localizada no tecido linfático e que provoca edema nas tonsilas, febre e, em certas ocasiões, otite média secundária em consequência ao bloqueio da tuba auditiva.

As infecções respiratórias inferiores incluem bronquite e pneumonia. A bronquite envolve produção de muco sem presença de febre ou inflamação do tecido pulmonar. A pneumonia, por sua vez, envolve febre e inflamação direta do tecido pulmonar, e, no exame físico, encontram-se roncos e estertores. Os campos pulmonares, em geral, estão limpos à ausculta nos casos de bronquite. Em pacientes com comprometimento imune, as infecções respiratórias podem exacerbar condições pulmonares subjacentes, podendo evoluir para quadros de maior gravidade. O tratamento deve se concentrar em suporte com oxigênio, ventilação e hidratação, além de prevenção da disseminação do patógeno.

Sistema Cardiovascular

Pode haver aumento significativo da frequência cardíaca com a instalação do quadro infeccioso e elevação da temperatura corporal. A febre aumenta as necessidades metabólicas, exigindo mais oxigênio e nutrientes para o desempenho das funções fisiológicas. Também pode ocorrer hipotensão devido a desidratação, vasodilatação ou ambas, como ocorre no choque séptico.

Identifique e trate a hipotensão imediata e agressivamente. O tratamento de escolha irá depender da etiologia. Se os pulmões do paciente estiverem limpos e você suspeitar que há hipovolemia devido a desidratação, vômito ou diarreia, pode-se indicar o uso agressivo de fluidos por via IV.

Sistema Neurológico

As infecções neurológicas podem ser causadas por vírus ou por bactérias, e a sua gravidade varia desde quadros leves até casos fatais. Os sintomas de infecção viral no sistema nervoso central (SNC) podem ser leves e autolimitados, conforme observado nos quadros de meningite com inflamação limitada do líquido cerebrospinal, ou graves e com lesão significativa do tecido cerebral, como nas encefalopatias invasão direta do tecido cerebral que acompanham a raiva e os herpes-vírus simples. As lesões de tecido cerebral podem causar déficits neurológicos permanentes, de modo que o diagnóstico e o tratamento precoces são fundamentais para um prognóstico favorável.

Sistema Urogenital

A infecção do sistema urogenital causa inflamação e sintomas específicos dos órgãos envolvidos. A infecção da bexiga cursa leva a disúria, polaciúria, hematúria ou odor fétido da urina. Quando os rins estão envolvidos, geralmente há dor nos flancos ou lombar. As infecções urinárias simples (geralmente chamadas de ITUs) são frequentes em mulheres sexualmente ativas, mas outros fatores de risco incluem diabetes e sondas de demora. A neuropatia diabética frequentemente interfere com o esvaziamento completo da bexiga, e pode haver crescimento bacteriano em caso de glicosúria.

Sistema Tegumentar

A pele atua como uma barreira contra diversos patógenos, radiação ultravioleta e perda de líquidos corporais. Ela também ajuda a regular a temperatura corporal e a manter o ambiente homeostático interno.

Feridas como queimaduras e até mesmo punções IV podem predispor o indivíduo a infecções cutâneas em consequência da ruptura da continuidade da estrutura da pele, propiciando uma via de entrada. A infecção local, como a celulite, é facilmente reconhecida e tratada. Os sinais de infecção consistem em vermelhidão, hipersensibilidade, calor, flutuação e endurecimento. A população de rua é especialmente suscetível a ectoparasitas, como escabiose, percevejos e piolhos, que podem ser diagnosticados a partir de inspeção visual e relato de prurido intenso, particularmente à noite.

Doenças Infecciosas Comuns – Respiratórias

Influenza

A influenza é uma doença respiratória aguda, causada pelos vírus da influenza A ou B, que ocorre em surtos ou mesmo de forma epidêmica, especialmente nos meses de inverno. Estima-se que 80 mil americanos tenham morrido por influenza e suas complicações na temporada de 2017-2018, de acordo com o CDC. Isso significa que foi a temporada com maior mortalidade em mais de quatro décadas (desde 1976).

Fisiopatologia/Transmissão

A transmissão primária se dá por meio de gotículas respiratórias, em geral dentro de 2 metros, e também por contato com superfícies contaminadas por gotículas. O período de incubação é de 1 a 4 dias. Uma vez dentro do corpo, o vírus ataca as células epiteliais do trato respiratório do hospedeiro, causando inflamação na traqueia e nos brônquios.

Sinais e Sintomas

Estão presentes sinais e sintomas do trato respiratório superior e inferior, como tosse não produtiva, dor de garganta e coriza, além de sintomas sistêmicos, como febre, cefaleia, mialgia e fraqueza. Os sinais físicos são poucos e podem incluir garganta inflamada; em geral, a ausculta pulmonar é limpa. Embora possa ser debilitante, a influenza em geral é autolimitada na população geral (influenza não complicada). Contudo, algumas populações de alto risco estão mais sujeitas a taxas maiores de morbimortalidade (influenza complicada).

A principal complicação é a pneumonia, que costuma se manifestar por meio da exacerbação da febre e dos sintomas respiratórios dias depois dos sintomas iniciais da influenza aguda.

Os casos considerados de alto risco para complicações da influenza são vistos na Tabela 8-7.

Diagnóstico

A maioria das instituições usa o teste rápido de antígeno contra a influenza, que leva em média 15 minutos para ser feito e apresenta sensibilidade de 53%. Durante surtos de influenza conhecidos, a maioria dos pacientes ser diagnosticada apenas de forma clínica. (Ver a seção de sinais e sintomas.)

Tabela 8-7 Pessoas com Alto Risco de Desenvolver Complicações da Influenza

Crianças < 5 anos, especialmente menor < 2 anos

Adultos ≥ 65 anos

Gestantes ou puérperas até 2 semanas

Residentes em casas de repouso/asilos

Pessoas com condições médicas, incluindo:
- Asma
- Doença pulmonar crônica (p. ex., doença pulmonar obstrutiva crônica, fibrose cística)
- Doença cardíaca (p. ex., cardiopatia congênita, insuficiência cardíaca congestiva, doença arterial coronariana)
- Distúrbios hematológicos (p. ex., anemia falciforme)
- Distúrbios endócrinos (p. ex., diabetes melito).
- Comprometimento do sistema imune por doenças (p. ex., HIV, Aids, câncer) ou medicamentos (p. ex., glicocorticoides crônicos)
- Pessoas com obesidade extrema (IMC ≥ 40)

HIV, vírus da imunodeficiência humana; Aids, síndrome da imunodeficiência adquirida; IMC, índice de massa corporal.
Adaptado de: Centers for Disease Control and Prevention. People at high risk of developing flu-related complications. www.cdc.gov/flu/about/disease/high_risk.htm (Acessado em 27 de Agosto de 2018.)

Tratamento

Todos os adultos e crianças com quadro grave (hospitalizados) ou com risco de complicações (Tabela 8-7) devem receber antivirais, preferencialmente assim que possível e dentro de 48 horas do início dos sintomas. Lembre-se que há benefício limitado no tratamento com antivirais em pacientes jovens e saudáveis com doença autolimitada.

Prevenção

A vacinação da população é uma das medidas de saúde pública de maior eficácia. A vacinação anual contra a influenza deve ser mandatória para profissionais de atendimento pré-hospitalar.

Em caso de exposição a um paciente com tosse durante surtos de influenza, devem-se usar máscaras e luvas, cuidando para evitar tocar no rosto ao avaliar o paciente. É aconselhado pedir para o paciente usar uma máscara também.

Pneumonia

A pneumonia adquirida na comunidade (PAC) é a principal causa de morbimortalidade em todo o mundo, e refere-se à inflamação aguda dos tecidos pulmonares adquirida fora do hospital. A PAC responde por aproximadamente 4,5 milhões de consultas ambulatoriais e visitas ao setor de emergência a cada ano.

A pneumonia envolve invasão do tecido pulmonar por microrganismos – virais, bacterianos ou fúngicos – com resposta inflamatória concomitante do hospedeiro que causa febre, tosse, expectoração, dispneia e dor torácica.

Os fatores de risco incluem idade, abuso do álcool e comorbidades como doença pulmonar, diabetes, insuficiência cardíaca congestiva e imunossupressão.

Sinais e Sintomas

Tosse, dispneia e dor torácica pleurítica são os sintomas mais comuns associados à PAC. Podemos ver também taquipneia, aumento do esforço respiratório e roncos e estertores pulmonares no exame físico. Calafrios, mal-estar e perda de apetite também podem estar presentes. A PAC é uma causa importante de sepse, tendo como apresentação inicial hipotensão e alteração do estado mental. Alguns desses sinais podem não ser tão evidentes na população idosa. A apresentação clínica da PAC varia amplamente, e por isso ela deve ser considerada no diagnóstico diferencial de quase todas as doenças respiratórias.

Existem outros tipos de pneumonia, como a pneumonia adquirida no hospital e a pneumonia atípica. Manifestações clínicas específicas podem ajudar a diferenciar esses quadros em campo, mas a realização de culturas e de teste de reação em cadeia da polimerase costuma ser necessária para o diagnóstico exato. A antibioticoterapia dirigida pode ser iniciada.

Vírus Sincicial Respiratório

O vírus sincicial respiratório (VSR) é a principal causa de infecções respiratórias inferiores em lactentes, idosos e imunocomprometidos. Embora o VSR também tenha sido descrito no Capítulo 2, a sua importância merece uma discussão adicional aqui. O vírus dissemina-se no ambiente hospitalar e na comunidade. No ambiente da comunidade, os surtos geralmente são observados no fim do outono, no inverno e no início da primavera.

A maioria dos adultos saudáveis recupera-se da infecção pelo VSR em 1 a 2 semanas. Nos Estados Unidos, o VSR constitui a causa mais comum de infecção do trato respiratório inferior em crianças com menos de 1 ano de idade.

Fisiopatologia/Transmissão

A transmissão do VSR ocorre por meio de contato direto com superfícies contaminadas e por gotículas transmitidas pelo ar. Olhos, nariz e boca são geralmente a via de entrada. O VSR é um vírus de dimensões maiores e que percorre uma distância de apenas 1 metro. Apesar do alcance limitado, o vírus compensa pela sua sobrevivência em fômites; por exemplo, o vírus pode ser cultivado por mais de 5 horas após ser transferido para uma superfície impermeável, como as grades da cama. O vírus tem período de incubação de 2 a 8 dias.

Sinais e Sintomas

Os sintomas do VSR consistem em febre, espirros, sibilos, tosse, diminuição do apetite e congestão nasal. A hipoxemia e a apneia são comuns em lactentes com VSR e são a principal razão para hospitalização. Nos pacientes com suspeita de VSR, deve-se investigar a história de exposição ao vírus, com avaliação da ventilação e dos sons respiratórios.

Diagnóstico Diferencial

Em geral, os exames são realizados de acordo com a sazonalidade da doença e em indivíduos que apresentam sintomas moderados a graves de comprometimento da via aérea inferior. Os exames são solicitados principalmente para crianças de 6 meses a 2 anos de idade, pacientes idosos e indivíduos com sistema imune comprometido, como os que apresentam doença pulmonar preexistente e transplantados.

Prevenção

A prevenção requer o emprego das precauções-padrão, incluindo lavagem frequente das mãos e limpeza das superfícies contaminadas.

Tuberculose

A tuberculose (TB) é causada pela bactéria *Mycobacterium tuberculosis*. Em 2017, foram relatados 9.105 casos de tuberculose ativa nos Estados Unidos.

Ao discutir essa doença, é preciso distinguir entre infecção da TB e doença da TB. *Infecção da TB*, ou TB latente, apenas significa que ocorreu exposição à TB. A pessoa exposta não apresenta doença ativa e pode nunca vir a desenvolvê-la. Um quarto da população do mundo está infectada pela TB. Os indivíduos com infecção da TB não representam uma ameaça aos demais. A *doença da TB* refere-se à doença ativa comprovada por exames laboratoriais e radiografia de tórax positiva. Indivíduos imunocomprometidos apresentam maior risco de desenvolver TB ativa.

A TB resistente a fármacos inclui os seguintes tipos:

- TB multirresistente
- TB extensamente resistente (XDR-TB)

Fisiopatologia/Transmissão

A tuberculose não é uma doença altamente transmissível. Sua transmissão ocorre pela passagem de partículas transportadas pelo ar quando uma pessoa com doença ativa e não tratada tosse. Em geral, essa exposição ocorre entre indivíduos que têm exposição próxima e frequente com o indivíduo infectado, sobretudo os que vivem na mesma casa. Para o profissional de saúde que trabalha no ambiente pré-hospitalar, essa exposição mais intensa provavelmente só ocorre se for realizar, por exemplo, uma respiração boca a boca em um paciente com TB ativa não tratada. Pacientes não transmitem mais a doença depois de 14 dias de tratamento. O período de incubação para a TB é de 4 a 12 semanas. O principal órgão acometido pela TB é o pulmão, mas pode haver infecção extrapulmonar (ossos, rins, linfonodos, etc.). A TB extrapulmonar não é transmissível.

Sinais e Sintomas

Os sinais e sintomas da TB (incluindo os tipos resistentes a fármacos) incluem tosse persistente por 2 a 3 semanas, sudorese noturna, perda de peso, hemoptise e dor torácica. Se o paciente apresentar sinais e sintomas de TB, coloque uma máscara cirúrgica no paciente para o transporte.

Diagnóstico Diferencial

O teste cutâneo PPD constitui o exame de rastreamento mais realizado para determinar ou não a exposição à TB. O teste de liberação com gamainterferona no sangue também está disponível, e tem sensibilidade semelhante ao PPD. Uma radiografia deve ser realizada caso o teste seja positivo.

A realização do teste de TB nos profissionais de saúde é determinada pela avaliação do risco existente no ambiente de trabalho. Os testes são realizados apenas em profissionais recém-contratados e naqueles que foram expostos à TB. Todavia, no ambiente pré-hospitalar, o teste anual costuma ser obrigatório.

Prevenção

Coloque uma máscara cirúrgica no paciente. Se o paciente não tolerar o uso da máscara, você deve usá-la. Durante o transporte, uma máscara N95 deve ser utilizada por todos os socorristas, e sistemas de exaustão devem estar em funcionamento. Se não forem tomadas medidas de prevenção, pode ocorrer exposição do profissional de saúde. Um socorrista com suspeita de ter sido exposto à TB deverá ser reavaliado em 8 a 10 semanas.

Superfícies contaminadas e de alta frequência de contato (p. ex., macas), além dos equipamentos médicos reutilizáveis, devem ser descontaminados com um método adequado ao final do atendimento.

Meningite

A meningite é uma inflamação das membranas que revestem o encéfalo e a medula espinal. Distinguem-se dois tipos de meningite: a viral e a bacteriana. A meningite é uma doença transmitida por gotículas. Os microrganismos bacterianos mais comuns associados à meningite são *Neisseria meningitidis*, *Haemophilus influenzae* tipo b (Hib) e *Streptococcus pneumoniae*. As meningites viral e bacteriana ocorrem no mundo inteiro. Mais de 90% dos casos de meningite têm origem viral, e a maior incidência de meningite viral ocorre no primeiro ano de vida. A meningite bacteriana por Hib e por *S. pneumoniae* pode ser prevenida por meio de vacinação. A incidência de meningite bacteriana diminuiu acentuadamente desde a implantação de programas de imunização.

A seguir, serão discutidos detalhadamente os agentes bacterianos mais frequentemente envolvidos.

Neisseria meningitidis (Meningite Meningocócica)

Neisseria meningitidis é um microrganismo Gram-negativo que faz parte da flora normal da nasofaringe em muitas pessoas. Em determinadas circunstâncias, como baixa resistência do hospedeiro, as bactérias entram na corrente sanguínea e têm acesso ao SNC, incluindo às meninges, causando meningite meningocócica. A meningite meningocócica é sazonal e tende a ocorrer no início da primavera e no outono. É observada no mundo inteiro, sobretudo na África Subsaariana. Globalmente, a meningite meningocócica é fatal em 50% dos casos se não for tratada. Nos Estados Unidos, são diagnosticados a cada ano 2.500 a 3.500 casos de infecção por *N. meningitidis*, dos quais 10 a 14% são fatais. Os indivíduos com maior risco de contrair meningite meningocócica são os lactentes e crianças de menor idade, refugiados que vivem em condições sanitárias precárias ou aglomeradas, militares, calouros universitários que estão morando em dormitórios pela primeira vez, estudantes de ensino médio e contatos próximos de indivíduos portadores da doença.

Fisiopatologia/Transmissão

A transmissão da meningite meningocócica ocorre por contato direto com gotículas de secreções oronasais de uma pessoa infectada. Esse patógeno não é transmitido pelo ar. A toxina liberada pela *N. meningitidis* se liga aos receptores das células do hospedeiro, desencadeando resposta inflamatória. A barreira hematencefálica, que normalmente protege o cérebro do sistema imune, fica comprometida na meningite meningocócica, permitindo a entrada de organismos no cérebro e nas meninges.

Sinais e Sintomas

Os sintomas clássicos da meningite meningocócica são exantema petequial que rapidamente evolui para púrpura, febre alta, cefaleia e meningismo (**Figura 8-4**). Dor nas pernas, mãos e pés frios e palidez podem indicar que a condição progrediu para choque séptico. Os sintomas neurológicos da meningite meningocócica podem surgir dentro de 48 horas após o início da doença e consistem em alteração do estado mental, crises convulsivas e coma. Lembre-se de perguntar ao paciente ou à sua família sobre o estado de vacinação. Procure quaisquer evidências de infecção anterior, como dores, exantema e sintomas de tipo gripal.

Diagnóstico Diferencial

Outras formas de meningite e hemorragia subaracnóidea.

Prevenção

Recomenda-se a vacinação para pessoas que pertencem a grupos de alto risco: pessoas de 2 a 18 anos, estudantes que vivem em dormitórios comunitários e militares. O tratamento pós-exposição consiste no uso de rifampicina via oral por 2 dias ou uma dose única via oral de ciprofloxacino. A profilaxia deve ser iniciada dentro de 24 horas após a exposição (em casos confirmados).

Meningite por Haemophilus influenzae Tipo B

H. influenzae parece ser um patógeno exclusivamente humano. Em lactentes e crianças pequenas, o Hib causa bacteriemia, pneumonia, meningite bacteriana aguda e, algumas vezes, celulite, osteomielite, epiglotite e infecções articulares.

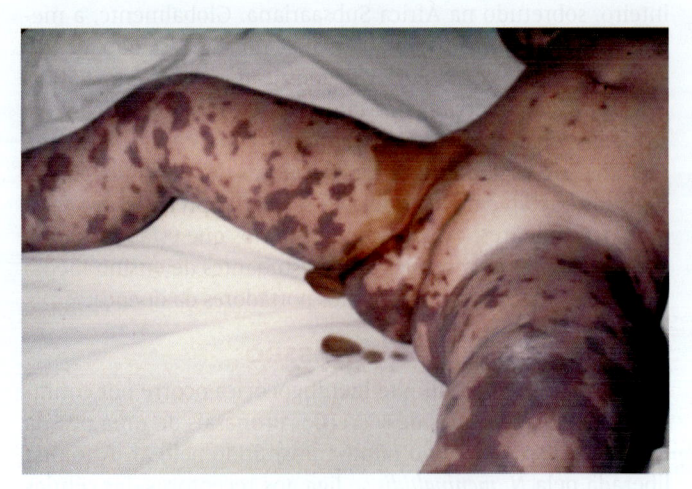

Figura 8-4 Púrpura em uma criança com meningococemia.
Cortesia de Ronald Dieckmann, MD.

Antes de 1985, quando a vacina tornou-se disponível, acreditava-se que 1 a cada 200 crianças apresentava quadro de meningite por Hib em torno dos 2 meses de idade. Por causas das altas taxas de vacinação infantil nos Estados Unidos, a meningite por *H. influenzae* é raramente vista desde 1965.

Fisiopatologia/Transmissão

O período de incubação para a meningite por Hib não é conhecido, mas acredita-se ser de 2 a 4 dias.

Sinais e Sintomas

Os sinais e sintomas da meningite por Hib assemelham-se aos de outros tipos de meningite e incluem:

- Febre
- Cefaleia intensa
- Irritabilidade e choro (comuns em bebês e crianças pequenas)
- Fontanelas abauladas
- Rigidez de nuca (não tão comum em bebês e crianças pequenas)
- Fotofobia (não tão comum em bebês e crianças pequenas)
- Cansaço, sonolência ou dificuldade para despertar
- Vômitos
- Recusa de alimentos e bebidas
- Convulsões ou crises epilépticas
- Perda da consciência

A epiglotite por Hib, uma infecção perigosa que pode acompanhar a meningite, provoca respiração ruidosa e forçada, e costuma ser diagnosticada erroneamente em crianças de 6 a 8 anos como crupe. Até 50% dos pacientes que apresentam meningite podem ter comprometimento neurológico em longo prazo.

Diagnóstico Diferencial

Outras formas de meningite.

Prevenção

As crianças são vacinadas contra Hib de forma seriada, a partir dos 2 meses de idade. São administradas doses aos 2, 4 e 6 meses, seguidas de outra dose aos 12-15 meses de idade, dependendo da vacina utilizada. Quando estiver tratando uma criança com suspeita de meningite bacteriana, sempre lave as mãos. O tratamento pós-exposição não é necessário e não é recomendado para indivíduos adultos.

Streptococcus pneumoniae (Meningite Pneumocócica)

Streptococcus pneumoniae (frequentemente denominado pneumococo) é uma bactéria que pode ser encontrada na nasofaringe da maioria das pessoas saudáveis. A presença do pneumococo na nasofaringe é conhecida como estado de *portador*. A maioria das pessoas é portadora do *S. pneumoniae* em algum momento das suas vidas. O estado de portador é mais comum em crianças pequenas e, em geral, não provoca o aparecimento de nenhuma doença.

No mundo inteiro, S. pneumoniae constitui a principal causa de meningite bacteriana, pneumonia adquirida na comunidade, bacteriemia e otite média. Foram identificados mais de 90 sorotipos de S. pneumoniae. Globalmente, em 2000, a incidência de doença pneumocócica grave em crianças com menos de 5 anos de idade foi estimada em 14,5 milhões, resultando em cerca de 826 mil mortes. Algumas populações nos Estados Unidos, incluindo nativos do Alasca, apresentam elevadas taxas de doença pneumocócica.

Fisiopatologia/Transmissão

S. pneumoniae é um patógeno exclusivamente humano disseminado de pessoa a pessoa, com transmissão por meio de gotículas respiratórias. Os portadores de S. pneumoniae, embora sejam geralmente saudáveis, podem infectar outras pessoas. Em alguns casos, o S. pneumoniae pode causar doença através de disseminação da nasofaringe para outras partes do corpo, como a orelha média (otite média), seios paranasais (sinusite) e pulmões. Ocorre meningite quando as bactérias colonizam o encéfalo e a medula espinal. Se a bactéria alcançar a corrente sanguínea, pode ocorrer bacteriemia.

Sinais e Sintomas

Sinais e sintomas de meningite pneumocócica podem incluir cefaleia, febre com calafrios, diminuição do nível de consciência, convulsão e rigidez de nuca.

Diagnóstico Diferencial

Outras formas de meningite ou encefalite.

Prevenção

Observe as precauções-padrão, incluindo lavagem das mãos. A vacina pneumocócica comprovadamente diminui a incidência da meningite pneumocócica.

Meningite viral

A forma viral da meningite é descrita de modo detalhado nas seções a seguir.

Fisiopatologia

A meningite viral é uma doença comum e relativamente leve, disseminada por contato direto com fezes e secreções nasais ou de garganta contaminadas. O período de incubação é de 2 a 10 dias. O vírus dissemina-se mais rapidamente entre crianças pequenas e indivíduos que vivem em situações de aglomeração. A incidência aumenta nos meses de verão e início do outono; é comum a ocorrência de surtos sazonais em escolas e universidades. Em sua maioria, crianças e adultos recuperam-se por completo da meningite viral dentro de 10 a 14 dias. Qualquer pessoa pode contrair a doença, porém a maioria dos indivíduos com mais de 40 anos de idade já desenvolveu imunidade contra ela.

Sinais e Sintomas

Os sinais e sintomas incluem o início súbito de cefaleia, fotossensibilidade, febre, rigidez de nuca e vômitos. Algumas cepas de meningite viral podem causar exantema, que acomete grande parte do corpo ou apenas braços e pernas. O exantema é avermelhado, plano, embora possa ser elevado em algumas áreas. Não é o mesmo tipo do exantema observado na meningite meningocócica, que se caracteriza por pequenos pontos em vermelho-vivo que cobrem a maior parte do corpo.

A apresentação clínica da meningite viral em geral é benigna. Geralmente, os pacientes apresentam febre, cefaleia, náusea e vômitos. Monitore o paciente de forma contínua para detectar alterações, incluindo o desenvolvimento de arritmias e elevação da pressão intracraniana.

Diagnóstico Diferencial

A causa mais comum de meningite não bacteriana é o enterovírus. Outras causas incluem caxumba, doença de Lyme, HIV, criptococos (especialmente nos indivíduos infectados pelo HIV), TB e sífilis.

Prevenção

A prevenção por meio de vacinação é a maneira ideal de prevenir a meningite. Siga as precauções-padrão, incluindo a lavagem minuciosa das mãos. Utilize o EPI apropriado quando estiver tratando de um paciente com suspeita de meningite viral.

Doenças Transmitidas pelo Sangue

Infecção pelo Vírus da Imunodeficiência Humana e Síndrome da Imunodeficiência Adquirida

O HIV, vírus que causa a Aids, foi identificado pela primeira vez em 1983, mas foi encontrado no ser humano em 1959. O HIV é um **retrovírus** de RNA de fita dupla que ataca o sistema imune infectando e destruindo os linfócitos CD4, reduzindo a capacidade do organismo de lutar contra infecções. Pessoas são capazes de transmitir o HIV uma vez infectadas com ele.

Fisiopatologia/Transmissão

Um indivíduo saudável possui 500 a 1.500 células CD4/mm^3; as células CD4 também são denominadas *células T auxiliares*. Esses linfócitos especializados representam um importante componente do sistema imune celular. Ocorre redução da contagem de células CD4 durante as primeiras 6 semanas após infecção pelo HIV devido à replicação descontrolada do vírus, denominada fase inicial do processo patológico. Um quadro semelhante a gripe associado é descrito como infecção primária pelo HIV. Essa fase é seguida pela mobilização de uma resposta celular e humoral à presença do HIV. Se a infecção não for tratada, o número de células CD4 começa a declinar lentamente ao longo dos anos. Ocorre soroconversão, ou seja, os anticorpos podem ser detectados no sangue geralmente nos primeiros 3 meses após a infecção primária pelo. Outros testes diagnósticos, como o RNA do HIV, podem ser detectados de 7 a 14 dias após a infecção.

A Aids constitui o estágio final da doença causada pelo HIV. Um paciente com Aids é extremamente vulnerável a inúmeras infecções oportunistas que não afetariam uma pessoa com sistema imune intacto. O período de incubação da Aids estende-se por um período compreendido entre a infecção documentada (i.e., quando a pessoa torna-se HIV-positivo) e o desenvolvimento da infecção avançada pelo HIV, sendo determinada pela contagem de células CD4 e pela presença de infecções oportunistas.

Sinais e Sintomas

A infecção primária pelo HIV é em geral assintomática, mas pode ocorrer febre, cefaleia, exantema, úlceras bucais e aumento dos linfonodos. Após a infecção primária, tem-se uma fase assintomática que pode durar anos, até que uma depleção significativa das células CD4 ocorra. Podem ocorrer mais surtos de herpes simples ou herpes-zóster durante essa fase latente. Durante a fase clinica assintomática, ocorre replicação viral disseminada e, é claro, possível transmissão.

Diagnóstico Diferencial

A infecção primária do HIV pode ser confundida com mononucleose; como a infeção avançada pelo HIV acomete todos os sistemas orgânicos, ela é incluída no diagnóstico diferencial de inúmeras condições.

Tratamento

O tratamento do HIV com agentes antirretrovirais alterou drasticamente as manifestações e a epidemia da doença.

Prevenção

O HIV é incapaz de sobreviver fora do hospedeiro humano. A transmissão ocorre principalmente durante o contato sexual ou inoculação de sangue infectado diretamente na corrente sanguínea de uma pessoa não infectada, como a que ocorre em usuários de drogas IV que compartilham agulhas. Para se proteger da infecção pelo HIV, sempre utilize luvas quando entrar em contato com pele lesionada, mucosas, sangue ou outros materiais potencialmente infecciosos. Utilize agulhas com dispositivos de segurança e protetores para olhos, nariz e boca quando for intubar um paciente ou aspirar a via aérea.

Não há necessidade de uso rotineiro de máscara. Entretanto, uma lavagem adequada das mãos constitui uma medida de grande importância para redução de risco. Caso ocorra exposição ao sangue do paciente, a instituição precisará realizar um teste rápido de HIV nesse paciente. Esse teste fornecerá resultados em menos de 1 hora. Teste rápidos são precisos.

O uso do teste rápido de HIV pós-exposição é incentivado (nos Estados Unidos, é obrigatório pela OSHA). Se o paciente testado for negativo não é necessário e nem recomendado que o profissional de saúde exposto realize o teste. Se o paciente for positivo, o profissional de saúde pode receber fármacos antirretrovirais como medida preventiva. Entretanto, como esses agentes apresentam efeitos colaterais substanciais, esse tratamento só será administrado àqueles que preencham determinados critérios de risco. O profissional de saúde exposto deve ser aconselhado sobre os riscos e os benefícios do tratamento.

A profilaxia pré-exposição, ou PreP, com uma única dose diária da associação de entricitabina e fumarato de tenofovir desoproxila, reduz drasticamente a transmissão. Essa terapia está disponível desde 2014.

Infecção pelo Vírus da Hepatite B

A hepatite B constitui um problema global. De acordo com as estimativas da OMS, 240 milhões de pessoas apresentam infecções crônicas pelo HBV. A transmissão do HBV ocorre principalmente por meio de exposição ao sangue e componentes do sangue, contato sexual e exposição perinatal. As atividades de risco para a infecção pelo HBV incluem uso de drogas IV e múltiplos contatos sexuais.

Fisiopatologia/Transmissão

As agulhas, incluindo as utilizadas para tatuagem e acupuntura, e, em certas ocasiões, outros objetos, como lâminas de barbear compartilhadas, foram associadas à transmissão do HBV. A transmissão é particularmente comum em usuários de drogas IV que compartilham agulhas.

Alguns poucos dados sugerem que o HBV pode sobreviver fora do corpo no sangue seco por até 7 dias. O período de incubação varia amplamente, de 30 a 200 dias. O período contagioso tem início várias semanas antes do aparecimento dos primeiros sintomas e pode persistir por vários anos nos portadores crônicos. Segundo estimativas, 2 a 10% de todos os indivíduos infectados pelo HBV irão tornar-se portadores crônicos.

Sinais e Sintomas

Os sinais e sintomas de infecção pelo HBV ocorrem em duas fases. Durante a primeira fase, o paciente apresenta sintomas semelhantes aos da gripe, incluindo febre, náusea, diarreia e dor abdominal. Verifica-se a presença de uma grande quantidade de vírus no sangue circulante. Durante a segunda fase, ocorre icterícia (**Figura 8-5**), as fezes tornam-se esbranquiçadas, e a coloração da urina é quase marrom. A carga viral cai, e aparecem anticorpos no sangue. Cerca de 10% dos pacientes com infecção pelo HBV tornam-se cronicamente infectados, e a doença pode progredir para insuficiência hepática ou câncer hepático.

Em ambos os estágios de infecção, a avaliação é principalmente visual, mas também depende da obtenção de uma história detalhada. Pergunte ao paciente quando os sintomas surgiram, sua natureza e localização da dor.

Diagnóstico Diferencial

Qualquer outra causa de hepatite ou insuficiência hepática deve ser considerada no diagnóstico diferencial da hepatite B.

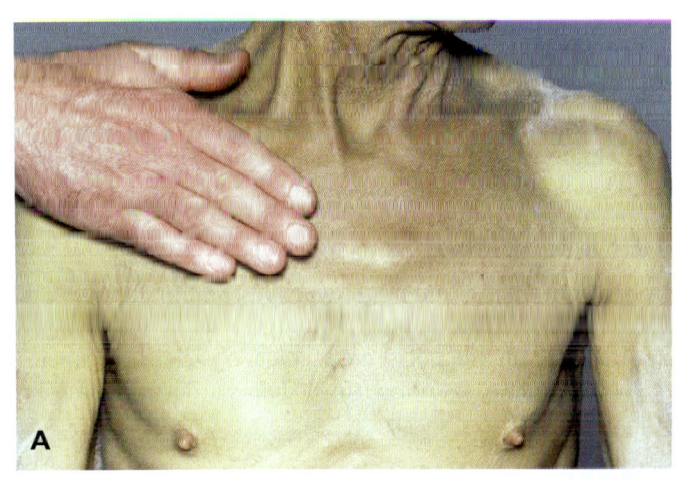

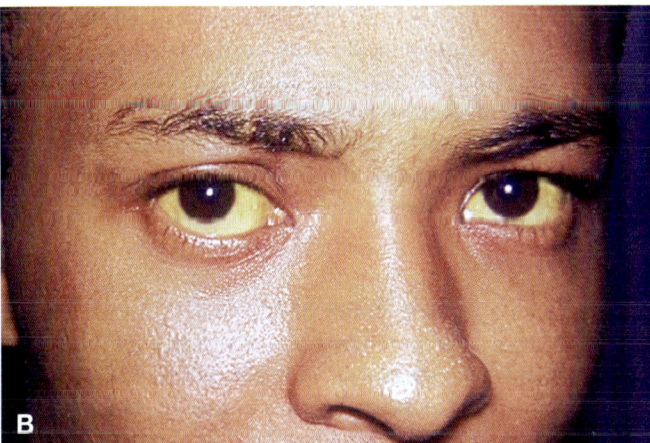

Figura 8-5 Sinais de infecção pelo HBV. **A.** Icterícia. **B.** Icterícia na esclera.
A. © SPL/Photo Researchers, Inc.; B. Cortesia do Dr. Thomas F. Sellers/Emory University/CDC.

Tratamento

Dispõe-se de tratamento farmacológico para pacientes com infecção crônica pelo HBV.

Prevenção

Os profissionais de saúde podem proteger-se da infecção pelo HBV seguindo as precauções-padrão quando precisam entrar em contato com sangue ou fluidos sanguinolentos. Todavia, a vacinação para HBV constitui o principal método de proteção para a população geral. Nos Estados Unidos, essa imunização é universal. Desde 1991, todos os recém-nascidos são vacinados dentro de 12 horas após o nascimento. A partir de 2000, a vacinação de todos os estudantes do ensino fundamental, do ensino médio e das universidades passou a ser exigida antes da matrícula. A maior parte da equipe de profissionais de saúde é vacinada desde 1982. As recomendações para a prevenção e o controle da hepatite B podem ser obtidas no site da OMS. O risco e a incidência do HBV declinaram acentuadamente nos Estados Unidos. A vacinação confere proteção permanente contra a doença, de modo que a administração de uma dose de reforço ou a realização de um teste de rotina não são mais necessárias nem recomendadas.

Infecção pelo Vírus da Hepatite C

O HCV constitui a infecção crônica mais comum transmitida pelo sangue e a principal indicação para realização de transplante de fígado nos Estados Unidos. O vírus foi identificado pela primeira vez em 1988, e testes estão disponíveis desde 1992. O HCV é um vírus de RNA de fita simples, que, de acordo com as estimativas, infecta 1,5% da população norte-americana e 3% da população mundial. Nos Estado Unidos, a incidência diminuiu em torno de 80% desde 1990.

Fisiopatologia/Transmissão

A transmissão do HCV ocorre por meio de injeção de sangue contaminado, sobretudo entre usuários de drogas IV que compartilham agulhas, mas também pode ocorrer ocasionalmente nas seguintes situações:

- Tatuagem ou *piercing*
- Picada de agulha
- Transplante de órgãos
- Transfusão de sangue ou hemoderivados
- Contato sexual

A transmissão por meio de exposição a membranas mucosas ou pele não intacta é rara. O vírus não consegue sobreviver no ambiente por um período de tempo grande o suficiente para estar associado ao risco de outro meio de transmissão que não seja o contato com sangue. O período de incubação é de 6 a 7 semanas, porém parece ser mais curto quando a exposição ocorre por meio de transfusão.

Sinais e Sintomas

Os primeiros sinais e sintomas de infecção pelo HCV são semelhantes aos do HBV, incluindo fadiga, dor abdominal e hepatomegalia. Apenas 20% dos pacientes com infecção pelo HCV apresentam sintomas associados à segunda fase da hepatite: icterícia, fezes esbranquiçadas e urina escura. Observa-se infecção crônica em cerca de 20% desses pacientes, dos quais 30% tornam-se portadores.

Diagnóstico Diferencial

Outras causas de hepatite, incluindo quadros virais e uso de medicações.

Tratamento

O tratamento da hepatite C atualmente é bem mais simples. O tratamento é baseado no genótipo do HVC e pode ser realizado em 12 semanas apenas com medicações orais; em geral, é completamente eficaz.

Prevenção

É possível reduzir o risco de contrair o HCV seguindo as precauções-padrão, incluindo lavagem das mãos quando estiver em contato com o sangue ou outros materiais potencialmente infecciosos. Notifique imediatamente qualquer exposição, para que o paciente seja rapidamente testado. Se o paciente apresentar resultado positivo para HCV, as seguintes medidas devem ser tomadas:

- Fazer um teste basal para a presença de anti-HCV no paciente.
- Realizar um teste basal no indivíduo exposto a uma fonte positiva, incluindo o teste para anticorpo anti-HCV e teste basal de alanina-aminotransferase (ALT), com teste de acompanhamento em 4 a 6 meses. O teste de RNA do HCV pode ser realizado dentro de um período de 4 a 6 semanas, se houver necessidade de diagnóstico precoce.
- Para confirmar um diagnóstico, realize teste suplementar para a presença do anti-HCV por meio de método de enzimaimunoensaio (EIA).

Atualmente, não há nenhuma medicação disponível que possa ser administrada para profilaxia pós-exposição, e ainda não foi desenvolvida uma vacina contra o HCV. Se o seu teste para HCV for positivo até 4 semanas após a exposição, o tratamento é indicado.

Doenças Entéricas (Intestinais)

Norovírus

A gastrenterite pode ser causada por bactérias, vírus, parasitas, toxinas químicas, alergias ou distúrbios imunológicos. A inflamação pode provocar hemorragia e erosão das camadas mucosas do trato gastrintestinal (GI), afetando a absorção de água e nutrientes.

A *gastrenterite aguda* é uma infecção viral que acomete estômago e intestino, produzindo cólica abdominal, vômitos e diarreia. Os norovírus constituem a causa mais comum de gastrenterite aguda, e existem cepas que provocam sintomas por 1 a 3 dias. O tratamento mais importante é a manutenção da hidratação.

O norovírus é altamente transmissível e representa um problema de saúde pública internacional. Os surtos são comuns em comunidades que vivem mais confinadas, como escolas, cruzeiros marítimos, clínicas de repouso, hospitais, hotéis e restaurantes.

Fisiopatologia/Transmissão

O norovírus, ou vírus tipo Norwalk, também conhecido como "doença do vômito no inverno", caracteriza-se por ser um vírus de RNA de fita simples não envelopado do gênero *Norovirus*. Quando o norovírus entra no corpo, ele começa a multiplicar-se no intestino delgado. O período de incubação é de 12 a 48 horas, e o vírus pode ser transmitido a partir de pessoas infectadas, água ou alimentos contaminados ou mesmo contato com superfícies contaminadas. O vírus pode ser eliminado durante várias semanas após a infecção.

Sinais e Sintomas

Os pacientes apresentam queixas GI, incluindo dor abdominal, vômitos, vômitos em jatos, diarreia e febre. Em geral, os sintomas duram 1 a 2 dias; em seguida, o paciente recupera-se por completo. Os norovírus podem ser devastadores em crianças pequenas e idosos.

Diagnóstico Diferencial

O diagnóstico é estabelecido com base nos sinais e sintomas além de dados da história clínica e coprocultura. Outras condições que podem se apresentar com quadro clínico semelhante inclui gastrite aguda, infecções pelo *Campylobacter*, doença de Crohn, alergias alimentares, infecções por *E. coli*, diverticulite e síndrome do intestino irritável.

Tratamento

O cuidado é de suporte clínico direcionado para reidratação oral ou IV. Não se recomenda o uso de agentes antimotilidade em crianças com menos de 3 anos de idade. Para crianças de mais idade e adultos, os agentes antimotilidade e antieméticos podem ser úteis na reidratação. Antibióticos não têm nenhuma utilidade no tratamento da gastrenterite causada por norovírus. Não há vacinas contra norovírus disponíveis. O norovírus pode ser contraído diversas vezes ao longo da vida.

Prevenção

As precauções-padrão, incluindo boas práticas de lavagem das mãos, podem reduzir o risco de contrair o norovírus. Verifique se o abastecimento de água é seguro e se há meios apropriados para o descarte das fezes. Ambientes, veículos e equipamentos devem ser limpos de acordo com o protocolo local. O CDC recomenda o uso de alvejante doméstico em alta concentração (5 a 25 colheres de sopa de alvejante para 4 litros de água) para desinfecção. As roupas sujas devem ser lavadas na máquina na duração máxima e secas em alta temperatura. Em ambientes mais confinados, como em cruzeiros marítimos, os pacientes devem ser isolados de forma a evitar a disseminação.

Infecção pelo Vírus da Hepatite A

O HAV, conhecido como hepatite infecciosa, constitui o tipo mais comum de hepatite nos Estados Unidos. O HAV é um vírus de RNA de fita simples encontrado nas fezes de pessoas infectadas. Esse vírus replica-se no fígado, porém geralmente não provoca dano direto ao órgão. Com frequência, a infecção pelo HAV é descrita como uma doença benigna, visto que a sua aquisição proporciona imunidade permanente.

Nos Estados Unidos, as taxas de infecção diminuíram cerca de 90% desde a disponibilização da vacina em 1995. Em 2008, foram notificados 2.585 casos nos Estados Unidos, a menor taxa já registrada nesse país. O HAV ocorre no mundo inteiro, embora a sua incidência não seja bem registrada. Surtos de hepatite A estão mais associados a populações de rua.

Fisiopatologia/Transmissão

A transmissão do HAV ocorre por via fecal-oral. Ele coloniza o trato GI e pode ser detectado no sangue 4 semanas antes do aparecimento dos sintomas. O período de incubação é de 2 a 4 semanas. O período de transmissão começa no fim do período de incubação e estende-se por alguns dias após o paciente desenvolver icterícia.

Sinais e Sintomas

Os pacientes com HAV podem inicialmente apresentar mal-estar, fadiga, anorexia, náusea, vômitos, diarreia, febre ou desconforto abdominal. Os sinais e sintomas durante a segunda fase da doença são iguais aos de qualquer outro tipo de hepatite: icterícia, urina escura e fezes esbranquiçadas.

Diagnóstico Diferencial

Para ajudar a refinar o diagnóstico, pergunte ao paciente se ele fez alguma viagem recente e investigue a possibilidade de ingestão de água ou alimentos contaminados, como mariscos ou moluscos crus. Os exames laboratoriais podem detectar a presença de anticorpos anti-HAV e de imunoglobulina M (IgM) dentro de 3 semanas após a exposição.

Tratamento

O tratamento é de suporte, com boa alimentação e administração de fluidos IV.

Prevenção

Siga as precauções-padrão, incluindo lavagem das mãos, quando estiver em contato direto com as fezes do paciente. Nos Estados Unidos, a vacinação para hepatite A é recomendada para membros da equipe da Federal Emergency Management Agency que podem trabalhar fora do país.

Infecção por Escherichia coli

Embora a maioria das cepas de *Escherichia coli* seja inócua, algumas podem causar doença, sendo transmitidas por meio de alimentos contaminados. A *E. coli* pode colonizar e infectar o gado, podendo, assim, contaminar a carne. O primeiro surto grave causado pelo subtipo O157:H7 ocorreu em um restaurante *fast-food* no estado de Washington, em 1993. Os epidemiologistas estimam que essa bactéria seja a causa de mais de 75 mil casos por ano, resultando em mais de 3 mil internações e 60 mortes. A doença acomete principalmente crianças pequenas e idosos. A doença é um problema de âmbito mundial, embora não seja bem pesquisada nos países em desenvolvimento, sendo os dados sobre a sua incidência limitados.

Fisiopatologia/Transmissão

A *E. coli* é uma bactéria Gram-negativa que pertence à família Enterobacteriaceae. Foram identificados mais de 30 sorotipos de *E. coli*. Desses, a *E. coli* O157:H7 tem sido a mais significativa nos últimos anos, por ser encontrada em carne inadequadamente cozida, redes de abastecimento de água municipais, leite, vegetais crus, bebidas não pasteurizadas, alface, produtos contaminados com esterco bovino. O microrganismo tem um período de incubação de 1 a 9 dias. A cepa de *E. coli* produtora de toxina Shiga – O157:H7 – é uma das toxinas mais potentes conhecidas para seres humanos.

Sinais e Sintomas

A infecção por *E. coli* O157:H7 começa com dor e sensibilidade abdominal, mialgia e cefaleia. Além disso, podem ocorrer vômitos, seguidos de colite hemorrágica, que se manifesta pela presença de hematoquezia. Esse estágio pode durar de 3 a 7 dias, sendo observado principalmente em indivíduos com mais de 65 anos de idade. Uma grave complicação dessa doença é a síndrome hemolítico-urêmica, condição potencialmente fatal que ocorre em cerca de 10% dos indivíduos infectados. Em consequência, a síndrome hemolítico-urêmica é atualmente reconhecida como a causa mais comum de insuficiência renal aguda em lactentes e crianças pequenas. Os adolescentes e adultos também são suscetíveis, e os indivíduos idosos frequentemente sucumbem à doença.

Diagnóstico Diferencial

Para refinar o diagnóstico, pergunte ao paciente se ele consumiu carne crua ou malcozida. Procure saber a aparência das fezes. Fezes aquosas, amarelo-esverdeadas, sanguinolentas ou contendo pus podem fornecer indícios. Verifique a presença de sinais de desidratação ou choque. O diagnóstico é estabelecido com base na coprocultura. Em 90% dos casos, a cultura de fezes sanguinolentas tem resultado positivo para *E. coli*.

Tratamento

O tratamento de suporte é oferecido, visto que os antibióticos não são efetivos contra a cepa O157:H7 de *E. coli*. Pode se indicar transfusão se o paciente desenvolver anemia grave. A diálise pode estar indicada caso ocorra insuficiência renal aguda.

Prevenção

A melhor prevenção consiste em educar sobre a necessidade da lavagem das mãos, preparo adequado de alimentos crus, preparação de alimentos cozidos e armazenamento de todos os alimentos. Recomenda-se o uso das precauções-padrão, incluindo o uso de aventais. Como sempre, siga as práticas adequadas para higienização das mãos. Ambientes, veículos e equipamentos utilizados precisam ser totalmente limpos de acordo com os protocolos locais.

Shigelose

A shigelose é uma enterite bacteriana aguda altamente infecciosa, que afeta o intestino delgado e o grosso. Somente uma pequena quantidade de bactérias – possivelmente apenas 10 a 100 microrganismos – é necessária para causar infecção. Acredita-se que a doença seja responsável por mais de 600 mil mortes por ano no mundo inteiro. A maioria das infecções e mortes ocorre em crianças com menos de 10 anos de idade.

Fisiopatologia/Transmissão

Shigella é um gênero de bacilos Gram-negativos não formadores de esporos; tem relação próxima com *E. coli* e *Salmonella*. As espécies de *Shigella* são transmitidas por via fecal-oral. Lavar as mãos de modo inadequado ou não lavar as mãos após defecar é uma forma fácil de disseminar essa infecção. O período de incubação pode ser de apenas 12 horas, mas pode estender-se por até 96 horas. Um indivíduo pode incubar a doença por até 4 semanas.

Sinais e Sintomas

As cepas de *Shigella* podem produzir três enterotoxinas diferentes, que possuem efeitos enterotóxicos, citotóxicos e neurotóxicos. Os pacientes infectados apresentam diarreia aquosa, febre, vômitos e cólicas. Pode haver necessidade de reidratação. As convulsões são uma complicação algumas vezes observada em crianças pequenas. A doença tem duração de cerca de 4 a 7 dias. Na infecção leve, o único sinal pode ser diarreia aquosa. Outros sintomas podem incluir náusea, febre alta e sensibilidade e cólicas abdominais.

Diagnóstico Diferencial

O diagnóstico é estabelecido com base na história do paciente, nos sinais e sintomas e na coprocultura.

Tratamento

O paciente irá mostrar sinais de melhora depois de 3 dias de reidratação e antibioticoterapia.

Prevenção

Seguir as precauções-padrão, incluindo boas práticas de lavagem das mãos, pode reduzir o risco de contrair a shigelose.

Verifique se o abastecimento de água é seguro e se há meios apropriados para o descarte das fezes. O uso de cloro no suprimento de água também diminui o risco.

Clostridium difficile (Colite Pseudomembranosa)

Nos Estados Unidos, as taxas de infecção por *C. difficile* triplicaram desde 2000, também com aumento da mortalidade. Cepas variantes tóxicas são agora disseminadas na América do Norte e Europa.

Essa doença é o resultado direto do uso de antibioticoterapia, que suprime a flora normal do trato GI, possibilitando o predomínio do *C. difficile*. Dessa forma, é classificada como infecção adquirida no hospital (IAH), embora também esteja associada ao uso de antibioticoterapia ambulatorial. Os ambientes de alto risco para a infecção incluem instituições de permanência curta e longa. Tem sido relatado aumento da incidência de casos em pacientes pediátricos imunocomprometidos e em mulheres no periparto que realizaram cesariana. A maior incidência continua sendo encontrada na população idosa.

Fisiopatologia/Transmissão

C. difficile é um bacilo Gram-negativo anaeróbico formador de esporos que produz duas grandes toxinas, A e B. A produção de esporos provoca contaminação massiva das superfícies do ambiente. Em consequência, as mãos não lavadas dos profissionais de saúde constituem um importante meio de transmissão de *C. difficile*.

Sinais e Sintomas

Os pacientes apresentam diarreia não sanguinolenta, mas que exibe odor fétido característico. Em cerca de 22% dos pacientes, observa-se a presença de dor abdominal e cólicas. Na presença desses sinais, pergunte se o paciente foi hospitalizado ou se recebeu antibioticoterapia recentemente. Raramente, complicações com risco à vida podem ocorrer, como o megacólon tóxico (Figura 8-6).

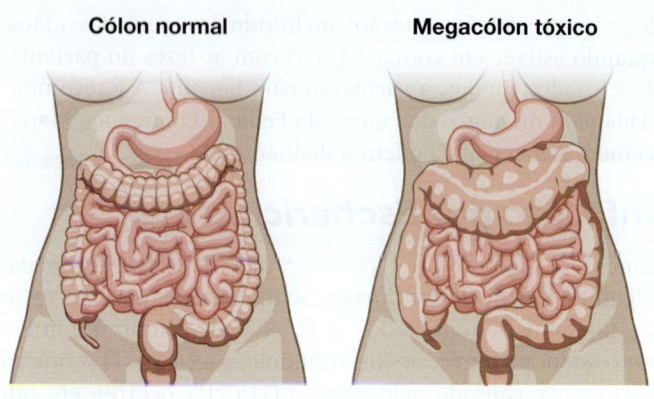

Figura 8-6 A imagem à direita mostra uma dilatação do cólon secundária a um megacólon tóxico.

Diagnóstico Diferencial

Para refinar o diagnóstico, verifique o odor das fezes e examine o paciente quanto à presença de febre.

O diagnóstico é realizado com base na anamneses detalhada, no exame físico dirigido e em um alto índice de suspeição (saber que o paciente usou antibióticos nos últimos 3 meses). Além disso, geralmente observa-se aumento na contagem de leucócitos, e o resultado positivo no exame das fezes é definitivo para o diagnóstico.

Tratamento

Em geral, é preciso interromper qualquer antibioticoterapia desnecessária e tratar com metronidazol ou vancomicina por 10 dias. Em alguns, casos, os sintomas reaparecerão em 30 dias, em geral causados por alguma cepa de *C. difficile*. O tratamento com microbiota fecal para restaurar a ecologia intestinal parece um tratamento bastante promissor.

Prevenção

Faça uso das precauções-padrão, incluindo boas práticas de lavagem das mãos com sabão, esfregando vigorosamente. Álcool em gel não destrói esporos, e seu uso não é confiável no tratamento de pacientes com diarreia. Pode-se utilizar uma solução à base de cloro para limpar os equipamentos, considerando que o *C. difficile* é um microrganismo formador de esporos. É fundamental evitar o uso desnecessário de antibióticos.

Ectoparasitas

Escabiose

A escabiose é causada pelo parasita *Sarcoptes scabiei*. A "infecção" da escabiose é, na verdade, uma infestação causada pelo parasita, não sendo vetor para a transmissão de outros agentes infecciosos.

A escabiose é um problema mundial, podendo ter efeitos devastadores se não for tratada, especialmente em países em desenvolvimento. A escabiose é mais prevalente nos países com climas tropicais, em locais de maior pobreza e aglomeração humana. Em 2010, foi estimado que, nos países em desenvolvimento, os efeitos diretos dessa infestação apenas na pele resultaram em um excesso de 1,5 milhão de anos vividos com incapacidade; houve também efeitos indiretos, como complicações renais e cardiovasculares. A escabiose pode afetar famílias e crianças, parceiros sexuais, indivíduos com doenças crônicas ou hospitalizados e pessoas que vivem em comunidades ou em estreita proximidade com outras.

Fisiopatologia/Transmissão

A transmissão da escabiose ocorre por contato direto pele a pele. Além disso, pode ocorrer quando uma pessoa não infectada entra em contato com fômites, como roupas íntimas, toalhas e lençóis. O período de incubação para pessoas sem exposição prévia é de 2 a 6 semanas. A doença é transmissível até que o agente e seus ovos tenham sido destruídos pelo tratamento. Se for tratada precocemente, são observadas poucas complicações. Se a doença persistir, podem ocorrer infecções cutâneas que levam a úlceras, sepse, complicações cardiovasculares e renais.

Sinais e Sintomas

Os sinais e sintomas da escabiose consistem em prurido noturno e presença de exantema (Figura 8-7) em qualquer uma das seguintes áreas:

- Mãos e interdígitos
- Faces flexoras dos punhos
- Pregas axilares
- Tornozelos ou dedos dos pés
- Área genital
- Nádegas
- Abdome

Diagnóstico Diferencial

O diagnóstico é estabelecido com base no exame microscópico do ácaro. São obtidas amostras com agulha ou bisturi para a retirada dos ácaros que escavaram a pele.

Tratamento

A permetrina é um tratamento tópico para a escabiose. Pode ser necessária a sua reaplicação para o tratamento efetivo em crianças. A loção de lindano pode ser prescrita como tratamento de segunda linha, porém foi relatada toxicidade desse fármaco em casos de uso excessivo.

Prevenção

A prevenção exige o uso de luvas e boas práticas de lavagem das mãos. Os lençóis devem ser lavados rotineiramente em água quente (10 minutos a 50 °C). A limpeza de rotina dos ambientes ou de equipamentos após contato com o paciente

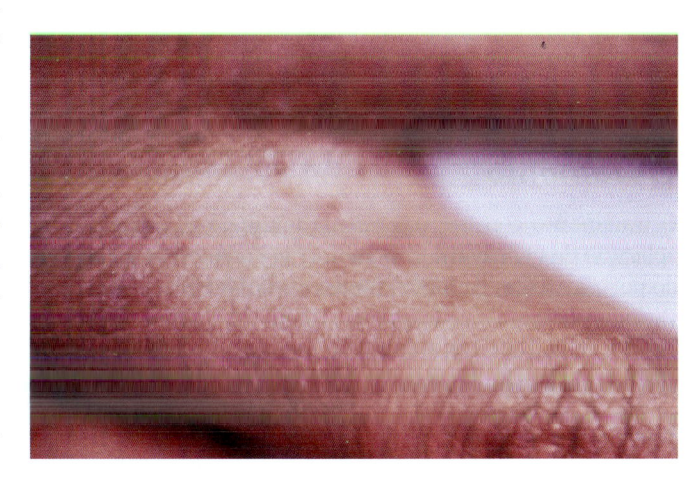

Figura 8-7 Exantema da escabiose.
Cortesia de Centers for Disease Control and Prevention.

são suficientes. Se o profissional de saúde estiver preocupado com a possibilidade de ter sido exposto, deve seguir as rotinas estabelecidas no serviço. Caso tenha sido exposto, o tratamento está indicado, e pode ser necessária a restrição de seu trabalho no cuidado de pacientes. O tratamento de todas as pessoas que moram juntas pode estar indicado, dependendo das condições de vida e do grau da infestação. Isso também se aplica a ocorrências em instituições.

Pediculose

Pediculus humanus capitis (piolho-da-cabeça), *Pediculus humanus corporis* (piolho-do-corpo, piolho-das-roupas) e *Pthirus pubis* (piolho-do-púbis) são parasitas que, à semelhança da escabiose, provocam infestação, em vez de uma verdadeira infecção. Cada tipo de piolho é diferente e infesta, em geral, diferentes partes do corpo. Os piolhos são comuns em pessoas que vivem em comunidades, que têm pouca higiene ou possuem múltiplos parceiros sexuais.

Fisiopatologia/Transmissão

A transmissão dos piolhos ocorre por contato físico. O período de incubação é de cerca de 8 a 10 dias após a eclosão dos ovos. Os piolhos são transmissíveis até que todas as lêndeas e seus ovos, incluindo os que infestam as roupas, tenham sido destruídos pelo tratamento. Os humanos constituem o único reservatório dos piolhos. Sabe-se que os piolhos do corpo transmitem doença.

Sinais e Sintomas

Os sinais e sintomas de pediculose incluem prurido leve a intenso e lêndeas visíveis aderidas aos pelos. Os piolhos-da-cabeça infestam a cabeça e o pescoço. Os piolhos-do-corpo são encontrados no corpo, porém, costumam depositar seus ovos nas roupas. Os piolhos-do-púbis são encontrados nas áreas púbica, perianal ou perineal e podem infestar cílios, sobrancelhas, axilas, couro cabeludo e outras áreas do corpo cobertas por pelos.

Diagnóstico Diferencial

O diagnóstico de pediculose é estabelecido com base na observação visual das lêndeas (ovos brancos) fixados à haste do pelo (**Figura 8-8**).

Tratamento

O tratamento consiste na retirada manual das lêndeas e na aplicação de pediculicidas. O xampu de lindano (1%) é aplicado por 7 a 10 dias para matar todas as ninfas em eclosão. Esses xampus podem ser tóxicos se não forem usados de acordo com as recomendações. Em crianças pequenas, utiliza-se solução de permetrina a 1%, que mata tanto os piolhos quanto as lêndeas.

Prevenção

A prevenção requer o uso de luvas e boas práticas de lavagem das mãos. A limpeza de rotina dos ambientes e veículos após

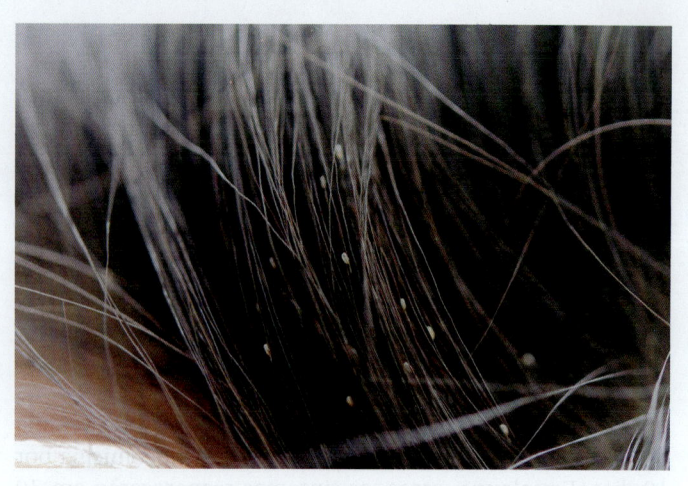

Figura 8-8 Lêndeas (ovos de piolho) podem ser visualizadas nos cabelos.
©khunkorn/Shutterstock.

contato é suficiente. Caso tenha ocorrido exposição do profissional de saúde, o tratamento pode ser instituído com solução de permetrina, e pode-se indicar a restrição nos cuidados a pacientes.

Zoonoses (Doenças Transmitidas por Animais)

Raiva

O vírus da raiva é um vírus de RNA de fita simples em formato de projétil, que alcança o SNC por meio dos nervos periféricos. A infecção provoca encefalomielite progressiva, que é quase sempre fatal. Nos Estados Unidos, a raiva é comum em animais silvestres e domesticados – gambás, guaxinins, morcegos, raposas, cães e gatos. Entretanto, programas de imunização em animais reduziram a incidência de raiva e o número de mortes atribuídas à doença atualmente é de 1 a 2 por ano. O Havaí é o único estado nos Estados Unidos cuja população animal é considerada livre de raiva. A raiva é encontrada em todos os continentes, com exceção da Antártica, sendo a maioria das mortes observada na África e na Ásia. Na maioria dos casos, a raiva ocorre em consequência de mordidas ou arranhaduras de cães. Os morcegos são responsáveis pela maior parte dos casos nas Américas. Considerando todos os países, podemos dizer que casos de morte por raiva ocorrem naqueles com recursos de saúde pública menos adequados, acesso limitado ao tratamento preventivo, número insuficiente de instituições para diagnóstico e programas de vigilância praticamente inexistentes. No mundo, em torno de 60 mil pessoas morrem anualmente de raiva, especialmente na África e na Ásia, onde a raiva canina é endêmica.

Fisiopatologia/Transmissão

A raiva é uma infecção viral aguda do SNC, que afeta principalmente animais; todavia, pode ser transmitida a seres humanos por meio da saliva contaminada pelo vírus de um animal infectado. A transmissão interpessoal nunca foi documentada. Deve-se suspeitar de infecção em todos os animais encontrados fora de seu hábitat natural, com comportamento anormal ou agressivo.

Sinais e Sintomas

Podem ocorrer dois tipos de raiva – furiosa e paralítica. Na forma furiosa, as vítimas apresentam sinais de hiperatividade, entusiasmo excessivo, ansiedade, confusão, hidrofobia e, algumas vezes, aerofobia. Um terço dos casos manifesta-se na forma de raiva paralítica. Essa forma da doença ocorre de maneira mais gradual e prolongada. Os músculos paralisam de forma gradual, a partir do local da mordida ou arranhadura. O indivíduo entra em coma, e ocorre morte. Essa forma de raiva é frequentemente diagnosticada de modo incorreto, levando à subnotificação da doença. Os primeiros sintomas são inespecíficos e consistem em febre, cefaleia e mal-estar generalizado. À medida que a doença progride, dependendo da forma, o indivíduo apresenta sintomas neurológicos, incluindo insônia, ansiedade, confusão, paralisia leve ou parcial, excitação, alucinações, agitação, hipersalivação e dificuldade na deglutição. Diferentemente da crença popular, a raiva não faz a pessoa infectada ter medo de água. Entretanto, o paciente tem aversão a beber água, visto que isso provoca espasmos agonizantes da garganta. Essa condição é denominada *hidrofobia*, um termo anteriormente usado como sinônimo de raiva. A morte pode ocorrer dentro de poucos dias após o aparecimento dos sintomas.

Diagnóstico Diferencial

Os seres humanos são muito suscetíveis à infecção pelo vírus da raiva após exposição à saliva com a mordida ou arranhadura de animal infectado. A letalidade da infecção depende de vários fatores, incluindo gravidade, localização da ferida e virulência da cepa. Para refinar o diagnóstico, pergunte ao paciente sobre qualquer história recente de contato com animais. O diagnóstico baseia-se na história, na forma de exposição e na apresentação clínica.

Tratamento

Limpe minuciosamente a área da ferida; esfregue durante pelo menos 15 minutos com água e sabão, detergente, iodo ou outra solução que mate o vírus da raiva. Inicie a vacinação contra raiva de acordo com as diretrizes atuais. Em geral, administra-se uma série de injeções intramusculares, começando no dia da lesão ou dentro de 10 dias, com uma sequência de injeções nos dias 3, 7, 14 e 28. Administra-se também imunoglobulina antirrábica concomitante à primeira dose da vacina. A dose é determinada com base no peso corporal.

Prevenção

O período de incubação do vírus da raiva varia de 9 a 30 dias. Em 1% dos casos, o período de incubação pode ser de mais de 1 ano, com um possível caso de 25 anos. A vacinação dos animais domésticos é essencial. Quando estiver tratando um paciente com suspeita de exposição à raiva, observe as precauções-padrão, incluindo uso de luvas e lavagem das mãos. A vacina da raiva está disponível em sistemas de saúde pública, porém os critérios de administração dessa vacina mudaram por causa da disponibilidade. Não recomenda-se a vacinação dos profissionais de saúde como medida preventiva.

Hantavírus

O gênero *Hantavirus* de vírus transmitidos por roedores tem distribuição mundial e causa várias doenças relacionadas ao hantavírus, como síndrome pulmonar do hantavírus e febre hemorrágica com síndrome renal. O vírus é disseminado pelo rato-veadeiro, pelo camundongo-de-patas-brancas e pelo rato-do-algodão, bem como por ratos urbanos comuns.

O hantavírus ocorre na Ásia, no oeste da Rússia, na Europa, nos Estados Unidos e nas Américas do Sul e Central. Mundialmente, são notificados cerca de 150 mil a 200 mil casos por ano. A doença foi descrita pela primeira vez na Coréia, no início da década de 1950. São observados dois picos sazonais em quase todos os surtos dessa doença: um pequeno surto aparece na primavera, e um surto mais substancial ocorre no outono. Os epidemiologistas suspeitam que esses surtos correspondam aos ciclos agrícolas e ao aumento sazonal na taxa de infestação dos roedores que são portadores da doença.

Fisiopatologia/Transmissão

A transmissão do hantavírus ocorre por inalação de aerossóis formados a partir dos dejetos de roedores. O vírus é eliminado pela urina, pelas fezes e pela saliva de roedores cronicamente infectados. Em geral, o período de incubação é 12 a 16 dias, mas pode ser de apenas 5 dias ou de até 42 dias. Embora a transmissão do hantavírus de pessoa para pessoa tenha sido relatada na Argentina e no Chile, essa doença raramente tem transmissão interpessoal, de modo que não existe nenhum período de transmissibilidade determinado.

Sinais e Sintomas

Os sinais e sintomas da febre hemorrágica com síndrome renal têm início com o aparecimento súbito de febre, com 3 a 8 dias de duração. A febre é acompanhada de cefaleia, dor abdominal, perda de apetite e vômitos. O rubor facial é característico, e, em geral, aparecem petéquias (que se limitam geralmente às axilas). A albuminúria súbita e intensa aparece perto do quarto dia de doença, constituindo um importante sinal de gravidade. O paciente pode apresentar equimose e congestão da esclera (olhos ingurgitados de sangue). Outros sintomas incluem hipotensão, choque, desconforto ou insuficiência respiratória e comprometimento ou insuficiência renal. A lesão que ocorre na medula renal é singular à hantavirose. A febre hemorrágica com síndrome renal tem taxa de mortalidade de até 15%.

A síndrome pulmonar pelo hantavírus é uma doença febril. Em sua fase inicial, caracteriza-se por sintomas do tipo gripal, incluindo febre, mialgia, cefaleia, tosse, calafrios, dores musculares, dor abdominal, diarreia e mal-estar. Na fase tardia, 4 a 10 dias após o início da síndrome, aparecem dispneia e taquipneia. Os pulmões ficam repletos de líquido, e o paciente queixa-se de sensação de aperto no tórax e de "sufocação". Pergunte ao paciente sobre uma possível exposição a excrementos de camundongos ou outros roedores se observar sintomas consistentes com o hantavírus. A síndrome pulmonar pelo hantavírus tem taxa de mortalidade de até 50%.

Diagnóstico Diferencial

O diagnóstico diferencial inclui pneumonia generalizada grave, pneumonia intersticial e pneumonia eosinofílica. O diagnóstico é confirmado pela presença de anticorpos IgM ou por título crescente de IgG ou por teste de PCR. Radiografias de tórax podem revelar infiltrado intersticial difuso.

Tratamento

Não se dispõe de nenhum tratamento específico, apenas medidas de suporte, incluindo administração de oxigênio, monitoramento do estado respiratório, manutenção do equilíbrio hidroeletrolítico e suporte da pressão arterial.

Prevenção

Siga as precauções-padrão; a hantavirose não é transmitida de pessoa para pessoa. A limpeza de rotina dos equipamentos é suficiente. Profissionais de saúde pública devem avaliar a necessidade ou não de limpar áreas com infestação de roedores.

Tétano

De acordo com o CDC, entre 2009 e 2015 foi relatado um total de 197 casos e 16 mortes decorrentes do tétano nos Estados Unidos, uma queda em relação aos 233 casos e 26 mortes relatados em 2001 a 2008. O tétano é mais comum em áreas agrícolas e em regiões subdesenvolvidas, onde o contato com excrementos de animais é comum e a imunização é inadequada. O tétano é uma doença causada pela bactéria Gram-positiva anaeróbica *Clostridium tetani*. O tétano ocorre no mundo inteiro e afeta todas as faixas etárias, sendo a maior prevalência observada em recém-nascidos e pessoas jovens. O tétano é uma das doenças-alvo do Programa Expandido de Imunização da OMS. No total, a incidência anual do tétano é de 500 mil a 1 milhão de casos. Cerca de 60% dos casos ocorrem em indivíduos com mais de 60 anos de idade. Em geral, esses casos são isolados em áreas rurais, onde o contato com excrementos de animais é comum e a imunização é inadequada. O bacilo do tétano é encontrado no intestino de equinos e de outros animais, bem como no solo contaminado. Alguns casos de tétano foram associados ao uso de drogas IV.

Fisiopatologia/Transmissão

A transmissão do tétano ocorre quando esporos entram no corpo por meio de feridas contaminadas com fezes de animais, poeira ou solo, pela injeção de drogas contaminadas ou nos recém-nascidos de partos domiciliares realizados sem procedimentos de esterilização adequados. Algumas vezes, foram descritos casos de tétano no pós-operatório ou após lesões pequenas que não foram tratadas. Acredita-se que o período de incubação seja de cerca de 14 dias a partir da exposição, porém foram relatados casos com apenas 3 dias. Um período de incubação curto está associado a um maior nível de contaminação. O tétano não tem transmissão interpessoal e, assim, não há período de transmissibilidade.

Sinais e Sintomas

Os sinais e sintomas, que resultam da neurotoxina liberada quando as bactérias começam a crescer, surgem no local da ferida e são seguidos de contrações musculares dolorosas nos músculos do pescoço e do tronco. O sinal inicial mais frequentemente visto é o espasmo da mandíbula, que impede a pessoa de abrir a boca, conhecido como *trismo*. Outro sintoma importante são os espasmos abdominais. Podem ocorrer convulsões, febre, sudorese, hipertensão e taquicardia.

Diagnóstico Diferencial

O diagnóstico do tétano é estabelecido com base nos sinais e sintomas; não foi desenvolvido nenhum exame laboratorial específico para o tétano.

Tratamento

A ferida precisa ser limpa e cirurgicamente desbridada. Pode-se prescrever um antibiótico. Qualquer um que se apresente com risco de desenvolver tétano deve ser apropriadamente vacinado, se necessário. A incidência de tétano diminui no mundo todo com a instituição de programas de imunização.

Prevenção

Utilize luvas quando entrar em contato com qualquer paciente que tenha uma ferida com drenagem de secreção. A prevenção do tétano exige vacinação durante a infância, com doses de reforço a cada 10 anos. Não há necessidade de limpeza especial do ambiente ou de equipamentos após cuidar de um paciente com tétano. Se o paciente não estiver adequadamente vacinado, o uso de imunoglobulina pode estar indicado.

Doenças Transmitidas por Vetores

Doença de Lyme

A doença de Lyme é a doença transmitida por carrapato mais frequente nos Estados Unidos. O número de casos notificados vem aumentando desde 1982, quando foi estabelecido um sistema de notificação nacional nos Estados Unidos. A doença de Lyme é encontrada no mundo inteiro, sendo a maioria dos casos observada em áreas florestais da Ásia; noroeste, centro e leste da Europa; e regionalmente nos Estados Unidos. A doença de Lyme é causada pela espiroqueta *Borrelia burgdorferi*. A doença acomete com mais frequência crianças com menos de 10 anos de idade e adultos de meia-idade.

Fisiopatologia/Transmissão

A doença de Lyme é transmitida pela picada de carrapato. Os carrapatos adultos provavelmente não transmitem a doença a humanos, visto que preferem os veados como hospedeiro. O pico da doença é observado entre junho e agosto (no Hemisfério Norte), com diminuição da incidência no início do outono. O período de incubação varia de 3 a 32 dias. A doença não tem nenhum período de transmissibilidade, visto não haver transmissão interpessoal.

Sinais e Sintomas

A doença de Lyme afeta principalmente a pele, o coração, as articulações e o sistema nervoso. Alguns pacientes são assintomáticos. Em geral, a doença é dividida em três estágios:

1. *Estágio inicial localizado*. Nesse estágio, aparece uma lesão cutânea redonda, avermelhada e ligeiramente irregular denominada *eritema migratório*, de 3 a 32 dias após a picada do carrapato. Essa lesão é descrita geralmente como "em olho de boi", consistindo em um ponto necrótico central circundado por uma área mais clara, em torno da qual aparece um anel vermelho-escuro, com eritema mais claro na periferia (**Figura 8-9**). O exantema tem mais de 5 cm de diâmetro e geralmente aparece na virilha, coxa ou axila, passando facilmente despercebido. A pele é quente ao toque, podendo haver bolhas ou crosta.
2. *Estágio inicial disseminado*. O segundo estágio pode surgir em questão de dias, caracterizando-se pela presença de lesões secundárias e sintomas de tipo gripal, como febre, calafrios, cefaleia, mal-estar e dor muscular. O paciente também pode apresentar tosse não produtiva, faringite, aumento do baço ou dos linfonodos. Pode haver comprometimento neurológico em 15 a 20% dos pacientes não tratados dentro do prazo de 8 semanas. O acometimento cardíaco, especialmente na forma de bloqueio cardíaco, ocorre em aproximadamente 10% dos pacientes não tratados.
3. *Manifestações tardias*. Na fase final da doença, que pode ocorrer dentro de dias ou anos após o início da segunda fase, é encontrado quadro de artrite em cerca de 60% dos pacientes não tratados. A dor articular pode ser intermitente, com duração de vários dias ou meses, sendo observada em cerca da metade dos pacientes. Sintomas neurológicos crônicos são incomuns.

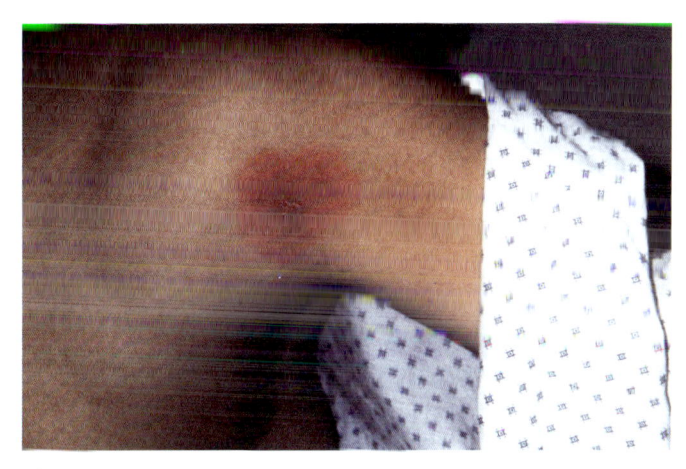

Figura 8-9 A lesão "em olho de boi" da doença de Lyme é mais comum de ser vista na virilha, coxa ou axila.
Cortesia do CDC.

Diagnóstico Diferencial

O diagnóstico da doença de Lyme costuma ser feito com base na história e no exame clínico. Em casos óbvios, nos quais o diagnóstico é feito com anamnese e exames físicos simples, o tratamento deve ser instituído sem a dosagem de anticorpos, já que os anticorpos da doença de Lyme podem levar semanas para aparecer, e um resultado negativo pode confundir o socorrista e atrasar o tratamento.

Tratamento

O paciente pode receber doxiciclina ou amoxicilina por via oral durante 10 a 21 dias. Até 20% dos pacientes, predominantemente com diagnóstico tardio e tendo recebido tratamento antibiótico, podem apresentar sintomas persistentes ou recorrentes (denominados *síndrome de doença de Lyme pós-tratamento*). Os que apresentam as formas neurológica ou cardíaca da doença podem necessitar de tratamento com fármacos IV, como ceftriaxona ou penicilina.

Prevenção

Como sempre, é importante realizar lavagem das mãos, porém a doença de Lyme não é transmitida de pessoa para pessoa. Utilize camisas de manga longa e calças compridas quando for trabalhar em áreas infestadas por carrapatos. Os repelentes como a dietiltoluamida (DEET) podem combater o carrapato, mas podem ser tóxicos e devem ser usados de forma criteriosa, particularmente em crianças pequenas. Em um ensaio controlado randomizado com pessoas de 12 de idade ou mais, uma dose única de 200 mg de doxiciclina administrada 72 horas após a retirada do carrapato foi 87% efetiva (intervalo de confiança de 95%, 25 a 98) em prevenir a doença de Lyme.

Febre do Nilo Ocidental

O vírus do Nilo Ocidental é do gênero *Flavivirus* e é comumente encontrado na África, Europa, Oriente Médio, América do Norte e no oeste da Ásia. O nome da doença provém de seu local de origem, ao longo do Rio Nilo. O vírus do Nilo Ocidental foi descoberto em Uganda, na década de 1930, mas apareceu pela primeira vez no Hemisfério Ocidental quando foi identificado na cidade de Nova Iorque, em 1999, marcando o início do maior surto de doenças transmitidas por mosquitos da história dos Estados Unidos. Outros surtos foram relatados na Rússia, em Israel e na Romênia. Na maioria dos casos, a doença é leve e sem complicações. De fato, cerca de 80% dos indivíduos infectados não sabem que adquiriram a doença.

Fisiopatologia/Transmissão

A transmissão do vírus do Nilo Ocidental ocorre quando o indivíduo é picado por um mosquito portador do vírus. Apenas cerca de 1% dos mosquitos são vetores desse patógeno. Não há transmissão interpessoal da doença. O vírus do Nilo Ocidental pode ser transmitido por doação de sangue, transplante de órgãos e lesão por picada de agulha entre funcionários de laboratórios que manipulam o vírus. O período de incubação é de 2 a 14 dias após a picada, durante o qual o vírus se multiplica nos linfonodos antes de entrar na corrente sanguínea. Em geral, os sintomas têm duração de 3 a 6 dias.

Sinais e Sintomas

Cerca de 80% dos indivíduos infectados pelo vírus são assintomáticos. Os 20% restantes apresentam sinais e sintomas leves, como febre, cefaleia, exantema e aumento dos nódulos linfáticos. Cerca de 1 em 150 pacientes irá desenvolver sinais e sintomas graves, como encefalite e meningite, que podem levar a complicações neurológicas e morte.

Diagnóstico Diferencial

A observação cuidadosa dos sinais e sintomas é fundamental para o estabelecimento do diagnóstico preliminar. Pergunte ao paciente sobre picadas recentes de mosquitos, se houver casos relatados na região. Investigue possíveis riscos de exposição, ocorridos no trabalho ou em viagem. Observe a presença de sinais e sintomas que possam sugerir a presença de meningite ou encefalite, como perda de consciência, confusão, rigidez de nuca e fraqueza muscular.

O diagnóstico laboratorial é estabelecido pela identificação de anticorpos IgM específicos pela testagem do soro ou do líquido cerebrospinal. Há imunoensaios para anticorpos IgM específicos contra o vírus do Nilo Ocidental disponíveis comercialmente e em instituições de saúde pública.

Tratamento

Deve-se oferecer tratamento de suporte para a doença. Não se dispõe de nenhum tratamento específico.

Prevenção

Utilize agulhas com dispositivo de segurança de modo a evitar contaminação por lesões perfurocortantes. Nenhum seguimento clinico em particular é recomendado após uma exposição a agulhas. Não é necessário nem recomendado fazer limpeza especial do veículo ou dos equipamentos utilizados no transporte de um paciente com suspeita de infecção pelo vírus do Nilo Ocidental.

A população pode ajudar a controlar a disseminação dessa infecção por meio de drenagem de águas paradas, uso de repelentes contra insetos e uso de blusas com mangas compridas após o pôr do sol, bem como notificação da presença de aves mortas às autoridades locais, visto que algumas aves podem ser portadoras do vírus. Essas precauções irão reduzir a possibilidade de reprodução e o risco de exposição.

Febre Maculosa das Montanhas Rochosas

A febre maculosa das Montanhas Rochosas é uma doença transmitida por carrapato causada pela *Rickettsia rickettsii*, uma pequena bactéria que cresce dentro das células de seus hospedeiros. A doença foi identificada pela primeira vez em 1896, no Vale do Snake River, em Idaho, Estados Unidos. Originalmente, recebeu o nome de *sarampo negro*. A febre maculosa das Montanhas Rochosas é uma doença de notificação compulsória nos Estados Unidos desde a década de 1920. Apesar de seu nome, a doença pode ser encontrada em quase todo o território americano, incluindo o Distrito de Colúmbia e os Estados do Atlântico Sul (Delaware, Virgínia, Virgínia Ocidental, Carolina do Norte, Carolina do Sul, Geórgia e Flórida), do Pacífico (Washington, Oregon e Califórnia) e do centro-oeste e centro-sul (Arkansas, Louisiana, Oklahoma e Texas). A infecção pela *R. rickettsii* já foi documentada na Argentina, no Brasil, na Colômbia, na Costa Rica, no México e no Panamá.

Cerca de dois terços dos casos de febre maculosa das Montanhas Rochosas ocorrem em jovens com menos de 15 anos de idade, com pico entre 5 a 9 anos. Com frequência, os indivíduos que possuem cães ou que vivem próximo a matas ou locais de grama alta também têm risco aumentado de contrair a infecção. Os nativos norte-americanos apresentam a maior incidência de febre maculosa das Montanhas Rochosas. Apenas cerca de 60% dos indivíduos com diagnóstico de febre maculosa das Montanhas Rochosas lembram-se de ter sido picados por um carrapato.

Fisiopatologia/Transmissão

Mais de 20 espécies são atualmente classificadas como do gênero *Rickettsia*, mas nem todas causam doença nos seres humanos. As riquétsias crescem no citoplasma ou nos núcleos das células do hospedeiro. Os microrganismos multiplicam-se, causando lesão ou destruição das células e extravasamento de sangue através de minúsculos orifícios nas paredes vasculares para os tecidos adjacentes. Esse mecanismo é responsável pelo aparecimento do exantema característico associado à doença. O período de incubação é de 3 a 14 dias após ocorrer a picada do carrapato. Não há transmissão interpessoal da doença.

Sinais e Sintomas

Os sintomas iniciais da febre maculosa das Montanhas Rochosas são febre, náusea, vômitos, cefaleia intensa, dor muscular e falta de apetite. Um exantema aparece 2 a 5 dias após o início da febre, com frequência na forma de pequenos pontos planos de coloração rosada e não pruriginosos (máculas) nos punhos, nos antebraços e nos tornozelos.

A febre maculosa das Montanhas Rochosas pode ser uma doença potencialmente fatal, visto que *R. rickettsii* infecta as células que revestem os vasos sanguíneos de todo o corpo. As manifestações graves dessa doença podem envolver o sistema respiratório ou renal, o SNC ou o trato GI. Os indivíduos com doença grave e que necessitam de internação podem apresentar os seguintes efeitos em longo prazo.

- Paralisia parcial dos membros inferiores
- Gangrena que leva à amputação de dedos das mãos e dos pés, braços ou pernas
- Perda auditiva
- Perda do controle intestinal ou vesical
- Distúrbios do movimento ou da fala

Diagnóstico Diferencial

O diagnóstico é estabelecido com base nos sinais e sintomas, mas pode-se realizar o ensaio de imunofluorescência indireta para detectar a presença de anticorpos IgG ou IgM. Sempre pergunte a um paciente com exantema sobre possíveis picadas de carrapatos e também verifique se ele apresenta febre.

Os anticorpos IgG são mais específicos e seguros, visto que outras infecções bacterianas também podem causar elevações nos títulos de anticorpos IgM contra riquétsias.

Tratamento

O fármaco de escolha é a doxiciclina (100 mg a cada 12 horas para adultos ou 4 mg/kg de peso corporal por dia em duas doses fracionadas para crianças com menos de 45 kg). A terapia é mantida durante pelo menos 3 dias após o término da febre ou até que haja evidências inequívocas de melhora clínica, geralmente por um ciclo total de 5 a 10 dias. A doença grave ou complicada pode exigir a realização de ciclo mais longo de tratamento.

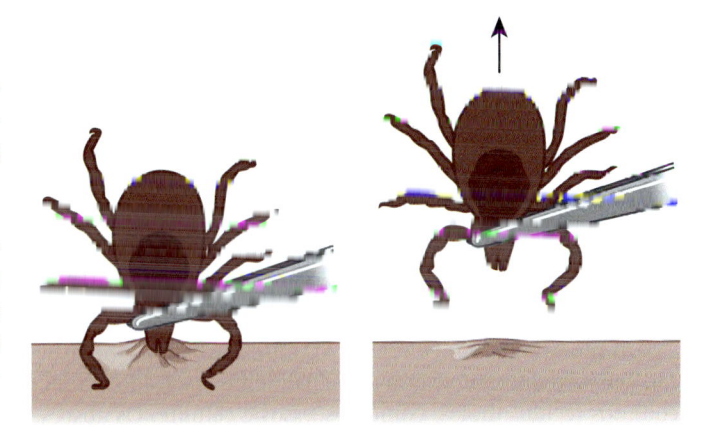

Figura 8-10 Retirada correta de carrapatos.
Cortesia do CDC.

Prevenção

A lavagem adequada das mãos é fundamental. É possível limitar o risco de contrair a doença pela redução da exposição a carrapatos. Nos indivíduos expostos, a inspeção deve ser cuidadosa e a retirada dos carrapatos que andam ou que estão fixados constituem uma maneira simples, porém eficaz, de prevenir a doença.

Quando os carrapatos são identificados, eles devem ser retirados. Os carrapatos são facilmente retirados com pinças; identifica-se a boca do carrapato para prendê-la com a pinça, sendo que ela geralmente encontra-se muito próximo à pele da pessoa ou do animal. Deve-se retirar cuidadosamente o carrapato por inteiro. A fim de evitar qualquer contaminação adicional, o corpo do carrapato não deve ser espremido (**Figura 8-10**). A área deve ser limpa e aplica-se algum tipo de antisséptico.

Infecções por Microrganismos Multirresistentes

Staphylococcus aureus Resistente à Meticilina

O *Staphylococcus aureus* resistente à meticilina (MRSA), um problema global, emergiu como um microrganismo que pode ser adquirido na comunidade (MRSA-AC), e não apenas como uma infecção associada a cuidados de saúde. Em geral, a infecção pelo MRSA afeta vários órgãos e é resistente ao uso de diversos antibióticos, incluindo nafcilina, oxacilina, cefalosporina, eritromicina e aminoglicosídeo.

Fisiopatologia

MRSA-AC e o associado a cuidados de saúde são causados por diferentes microrganismos. O MRSA-AC pode ser adquirido após contato com animais de estimação, equipamentos de ginástica contaminados, gramados e pele não intacta e falta de lavagem ou lavagem inadequada das mãos. Em 2011, um estudo do CDC demonstrou que uma melhor higiene das mãos leva à redução do número de casos de MRSA adquirido nos hospitais e de mortes hospitalares por MRSA.

Sinais e Sintomas

O paciente com MRSA pode apresentar febre, eritema, dor localizada, pequenas lesões avermelhadas ou abscessos profundos que podem até afetar ossos, articulações, valvas cardíacas e corrente sanguínea. O MRSA-AC apresenta uma constituição genética diferente e está principalmente associado a infecções dos tecidos moles, como abscessos e celulite. Os abscessos são tratados por meio de incisão e drenagem e geralmente não exigem o uso de antibióticos.

Diagnóstico Diferencial

O diagnóstico de MRSA é confirmado por meio da coloração de Gram e/ou cultura. Um teste rápido fornece resultados em 2 horas. A cultura leva de 48 a 72 horas.

Tratamento

Utilize luvas e siga as recomendações de lavagem meticulosa das mãos quando estiver em contato direto com feridas que apresentem secreção. Não se recomenda nenhum tratamento clínico após exposição ao MRSA. Medicações para o tratamento de casos graves de MRSA incluem sulfametoxazol-trimetoprima, clindamicina, vancomicina IV ou outros antibióticos por via IV.

Prevenção

O MRSA é uma bactéria de crescimento lento, que é facilmente destruída por meio de soluções de limpeza comuns. Limpe o ambiente, as viaturas e os equipamentos usados no cuidado ao paciente depois de cada uso. Tome banho de chuveiro após atividades físicas e limpe os equipamentos de ginástica antes da utilização. Cubra áreas de pele não intacta com curativo.

Enterococos Resistentes à Vancomicina

Enterococcus é um microrganismo comum que faz parte da flora normal dos tratos GI, urinário e urogenital. Esse gênero compreende mais de 400 espécies, muitas das quais são resistentes a antibióticos. Esse microrganismo adaptável desenvolve-se igualmente bem em condições de escassez ou abundância de oxigênio. Quando ele se torna resistente à vancomicina, que atualmente constitui o principal fármaco usado no tratamento da infecção por *Enterococcus*, diz-se que o paciente apresenta *Enterococcus* resistente à vancomicina (ERV). Essa infecção é principalmente adquirida no hospital.

Fisiopatologia/Transmissão

Esses organismos são encontrados no trato GI e podem estar presentes em pacientes com infecção do trato urinário ou da corrente sanguínea. Os pacientes identificados com ERV fora do ambiente hospitalar frequentemente residem em casas de repouso ou frequentam centros de hemodiálise. O ERV pode sobreviver em superfícies por longos períodos de tempo, sendo fundamental proceder limpeza minuciosa dos equipamentos usados nas instituições de saúde.

A transmissão ocorre por contato direto com superfícies ou equipamentos contaminados, ou por contato direto de uma ferida aberta ou úlcera com drenagem de secreção.

Sinais e Sintomas

Os sinais e sintomas incluem infecção de feridas, eritema, hipersensibilidade, febre ou calafrios e infecção do trato urinário (indicada por coloração ou odor incomuns da urina e dor durante a micção).

Diagnóstico Diferencial

Para refinar o diagnóstico, pergunte ao paciente sobre seu histórico médico, particularmente qualquer internação para cirurgia recente ou uso prolongado de antibiótico. O diagnóstico é estabelecido pela cultura de ferida, urina, sangue ou fezes.

Tratamento

Essa doença pode ser tratada com um antibiótico sintético, a linezolida, que pertence à classe denominada *oxazolidinonas*.

Prevenção

Siga as precauções-padrão, incluindo o uso de luvas e a lavagem adequada das mãos quando entrar em contato com secreções. É necessário o uso de avental apenas quando há possibilidade de contato com o uniforme do profissional de saúde. Limpe todas as áreas com as quais o paciente teve contato, não havendo necessidade do uso de nenhuma solução de limpeza especial. O contato direto entre uma ferida aberta ou líquidos corporais infectados por ERV deve ser notificado de acordo com as normas locais. É necessário preencher um relatório de exposição, porém não há indicação de nenhum tratamento clínico pós-exposição.

Doenças Transmissíveis da Infância

A imunização reduziu drasticamente a incidência de doenças transmissíveis em crianças e adultos, mas elas ainda ocorrem. É importante conhecer as manifestações clínicas dessas doenças e para usar o EPI adequado e implementar as intervenções apropriadas.

As vacinas contra sarampo, caxumba e rubéola (MMR) e contra sarampo, caxumba, rubéola e varicela (MMRV) utilizam cepas virais vivas atenuadas para conferir imunidade a essas doenças da infância. Inicialmente licenciada como vacina combinada em 1971, a MMR contém as formas mais seguras e mais efetivas para cada doença. As considerações relativas à administração da vacina mais apropriada são determinadas pela história de saúde do paciente e pelos fatores de saúde subjacentes. Recomenda-se a vacinação para todos os profissionais de saúde que não têm comprovação de imunidade. Entretanto, a vacinação não é recomendada para gestantes, e as mulheres em idade fértil que recebem a vacina MMR devem ser aconselhadas a não engravidar por um período de 3 meses após a administração da vacina.

Sarampo

O sarampo é uma doença causada pelo vírus do sarampo, que pode ser encontrado no sangue, na urina e nas secreções faríngeas de uma pessoa infectada. Surtos recentes de sarampo têm ocorrido, em geral associados a crianças que não foram vacinadas.

Fisiopatologia/Transmissão

O vírus do sarampo reside no muco do nariz e da garganta da pessoa infectada. Quando a pessoa espirra ou tosse, as gotículas espalham-se pelo ar. Os vírus permanecem ativos e transmissíveis nas superfícies infectadas por até 2 horas. A doença tem duração de cerca de 9 dias. Em geral, é transmitida direta ou indiretamente por meio de contato com secreções respiratórias infectadas. Nos casos graves, podem ocorrer convulsões, ou mesmo morte. As complicações graves são mais comuns em crianças com menos de 5 anos de idade e em adultos acima dos 20 anos.

Sinais e Sintomas

Um dos primeiros sinais do sarampo é a febre alta, que surge dentro de 10 a 12 dias após a exposição ao vírus. Um sinal distintivo do sarampo é a presença das manchas de Koplik (manchas branco-acinzentadas visíveis na mucosa bucal). Outros sinais e sintomas incluem diarreia, conjuntivite, tosse, coriza (congestão e secreção nasais) e exantema maculopapular. Em cerca de 20% dos casos notificados de sarampo, ocorrem complicações como otite média, pneumonia, miocardite e encefalite.

Diagnóstico Diferencial

Os testes sorológicos para o vírus e seus antígenos são úteis para a confirmação diagnóstica e o tratamento. Se um teste para IgM no sangue for positivo, devem ser obtidas culturas virais. A IgM é o primeiro anticorpo produzido como resposta imune.

Tratamento

O tratamento para o sarampo é de suporte, com ênfase na manutenção da hidratação e no uso de antibióticos para infecções associadas das orelhas, olhos ou pneumonia, se ocorrerem. Nos países em desenvolvimento, as crianças devem receber duas doses de suplementos de vitamina A com intervalo de 24 horas. Foi constatado que a administração de vitamina A diminui a mortalidade do sarampo em 50%.

Prevenção

Se você estiver cuidando de um paciente com sarampo e não for vacinado ou não for imune à doença, coloque uma máscara cirúrgica no paciente. Se não tiver certeza sobre o seu estado de imunidade, faça um teste sorológico. Se os resultados indicarem ausência de imunidade, considere vacinar-se.

Rubéola

A rubéola, ou sarampo alemão, também é causada por um vírus encontrado nas secreções respiratórias. A duração dessa doença é de cerca de 3 dias. A rubéola adquirida durante a gestação pode causar aborto espontâneo, nascimento prematuro ou lactente com baixo peso ao nascer. Se a rubéola for transmitida da mãe para o feto durante o primeiro trimestre de gestação, podem ocorrer anomalias no desenvolvimento fetal, incluindo deficiência intelectual, surdez e risco aumentado de doença cardíaca congênita e sepse durante os primeiros 6 meses de vida. Em seu conjunto, essas anomalias de desenvolvimento são conhecidas como síndrome congênita da rubéola.

Fisiopatologia/Transmissão

A transmissão ocorre por contato direto com as secreções nasofaríngeas de uma pessoa infectada – por disseminação das gotículas ou por meio de contato com o paciente ou com objetos recém-contaminados pelas secreções. A rubéola é altamente contagiosa e pode ser transmitida até 4 dias antes do aparecimento do exantema até 4 dias após a sua manifestação.

Sinais e Sintomas

Os sinais e sintomas da rubéola consistem em febre baixa, exantema e aumento dos nódulos linfáticos atrás das orelhas e na base do crânio. Os sintomas aparecem geralmente 2 a 3 semanas após a exposição.

Diagnóstico Diferencial

São realizados testes sorológicos para a identificação de anticorpos. A identificação por meio da PCR é realizada para isolar o vírus.

Tratamento

O suporte clínico é fundamental no tratamento de pacientes com rubéola.

Prevenção

Faça uso das precauções-padrão. Você pode reduzir o risco de contrair rubéola por meio das precauções respiratórias habituais, como uso de máscara cirúrgica pelo paciente. Todavia, a vacinação é fundamental para reduzir o risco de profissionais de saúde adquirirem a doença. À semelhança do sarampo, a única proteção certa contra a rubéola é a imunidade.

Caxumba

A caxumba é uma doença aguda sistêmica e transmissível causada por vírus. Ocorre mais comumente no inverno e na primavera. A pessoa que ainda não foi vacinada corre risco de adquirir a doença.

Fisiopatologia/Transmissão

O vírus da caxumba é transmitido por gotículas ou por meio de contato direto com a saliva de uma pessoa infectada. O vírus tem período de incubação de 12 a 26 dias e um período de transmissibilidade que varia de 7 a 9 dias após o início dos sintomas.

Sinais e Sintomas

A caxumba caracteriza-se por edema e hipersensibilidade das glândulas parótidas, afetando um ou ambos os lados do pescoço. O paciente também irá apresentar febre e pode ter sido exposto a outra pessoa com caxumba. A orquite (inflamação dos testículos) causada pela caxumba é raramente vista quando a infecção ocorre antes da puberdade. Das pessoas com afecção dos testículos, 30 a 50% desenvolvem algum grau de atrofia testicular. As complicações raras incluem meningite, hidrocefalia, perda da audição, síndrome de Guillain-Barré, pancreatite e miocardite.

Diagnóstico Diferencial

Deve-se efetuar uma avaliação quanto ao edema das glândulas parótidas para ajudar a determinar se o paciente pode ou não ter caxumba. Testes sorológicos não são necessariamente realizados para verificar a ocorrência de sarampo ou caxumba.

Tratamento

O tratamento é de suporte e consiste no uso de analgésicos e antipiréticos.

Prevenção

Os profissionais de saúde devem tomar precauções contra gotículas respiratórias (coloque uma máscara cirúrgica no paciente) durante seu transporte caso haja suspeita de caxumba. A vacinação é fundamental para diminuir o risco de se ter a doença entre profissionais de saúde.

Coqueluche

A bactéria Gram-negativa *Bordetella pertussis* é o microrganismo responsável pela coqueluche. Em 2012, foram identificados 48.277 casos nos EUA; em 2017, foram 18.975 casos.

Fisiopatologia/Transmissão

A coqueluche possui início insidioso e caracteriza-se por tosse irritativa. O microrganismo causador só pode sobreviver fora do sistema respiratório por um curto período de tempo. Quando consegue entrar no trato respiratório, fixa-se aos cílios, imobilizando-os. As bactérias produzem toxinas, que podem causar doença sistêmica. O período de incubação é de 7 a 10 dias, e a transmissão ocorre por meio de contato direto com secreções orais ou nasais. O principal grupo de risco é constituído de crianças e adolescentes; entretanto, foi relatado aumento na incidência entre adultos. As complicações incluem pneumonia, que é bastante comum, convulsão e raramente encefalite.

Sinais e Sintomas

Os sinais e sintomas durante o primeiro estágio da coqueluche, também conhecido como fase catarral, são febre, mal-estar, espirros e anorexia. Esse estágio tem vários dias de duração. O segundo estágio da doença, a fase de tosse paroxística, é fundamental para sua identificar a doença. O paciente pode ter 50 ou mais episódios de tosse espasmódica por dia. Ao fim de cada episódio dessa tosse, pode surgir um assobio. Nos pacientes muito jovens, a tosse pode ser seguida de episódios de apneia. Investigue a ocorrência de vômitos, baixa saturação de oxigênio, convulsões e coma. Durante o terceiro estágio – isto é, a fase convalescente –, a tosse começa a ceder, tornando-se menos frequente e menos intensa. A doença pode estender-se por várias semanas.

Diagnóstico Diferencial

São necessários exames laboratoriais para pesquisa de títulos crescentes de anticorpos para a confirmação diagnóstica.

Tratamento

O tratamento é principalmente de suporte. Indica-se o monitoramento rigoroso do estado respiratório, e deve-se iniciar suporte da ventilação, quando necessário. O tratamento é baseado na antibioticoterapia, geralmente com azitromicina, mas ele é efetivo na fase catarral, antes do diagnóstico ser confirmado.

Prevenção

A vacina contra coqueluche tornou-se disponível em 1940, e a vacinação na infância continua sendo a principal maneira de prevenir e controlar a doença. Mantenha precaução contra gotículas quando estiver cuidando de um paciente com suspeita de coqueluche. Coloque uma máscara cirúrgica ou de oxigênio no paciente e siga todas as precauções-padrão.

A vacinação pode não conferir imunidade permanente contra a coqueluche, como se acreditava anteriormente, de modo que todos os adultos devem receber uma dose de reforço de vacina contra tétano, difteria e coqueluche (Tdap). Notifique qualquer exposição o mais rápido possível para que seja administrado um ciclo de 14 dias de antibióticos pós-exposição.

Infecção pelo Vírus da Varicela-zóster

A varicela (catapora) é uma doença altamente transmissível causada pelo vírus da varicela-zóster, membro da família dos herpes-vírus. A varicela ocorre no mundo inteiro, afetando pessoas de todas as etnias, idades e ambos os sexos, mas é mais comum em crianças com menos de 10 anos de idade. Segundo estimativas, ocorrem cerca de 60 milhões de casos a cada ano em todo o mundo. A varicela é frequentemente mais leve em crianças e mais grave nos adultos. O vírus da varicela-zóster pode resultar em quadro de varicela ou de herpes-zóster.

Uma vez contraída a varicela, é improvável que adquira novamente a doença, visto se acreditar que a infecção confira imunidade permanente à maioria das pessoas. Indivíduos com comprometimento do sistema imune e expostos ao vírus são suscetíveis ao vírus independentemente de seu histórico médico, e devem ser tomadas precauções para prevenir ou modificar a evolução da doença.

Em algumas pessoas, o vírus fica retido nos gânglios das raízes nervosas dorsais espinais após o quadro da varicela, reaparecendo posteriormente durante a vida como herpes-zóster (**Figura 8-11**). A reativação do vírus pode ocorrer durante um período de estresse físico ou emocional. As lesões do herpes-zóster apresentam vírus vivos nas secreções e são extremamente dolorosas.

Fisiopatologia/Transmissão

A transmissão desse vírus pode ocorrer de duas maneiras: por meio de inalação de gotículas respiratórias transportadas pelo ar ou por contato com o líquido drenado das vesículas. Em geral, as vias de entrada são a mucosa do trato respiratório superior ou a conjuntiva. A doença apresenta vários estágios. A replicação do vírus ocorre nos linfonodos regionais dentro de 2 a 4 dias após a exposição, quando ocorre uma viremia primária (4 a 6 dias após a inoculação). Em seguida, o vírus replica-se no fígado, no baço e, possivelmente, em outros órgãos. A viremia secundária ocorre dentro de 14 a 16 dias após a exposição inicial, e caracteriza-se pela disseminação das partículas virais para a pele, causando o exantema vesicular típico. Inicialmente, o exantema aparece em áreas cobertas do corpo e se propaga para face, couro cabeludo e, algumas vezes, mucosas da boca ou dos órgãos genitais. As vesículas superficiais evoluem, transformando-se em pústulas mais profundas. No processo de cicatrização, as lesões secam e formam crostas. O período habitual de incubação da varicela-zóster é de 10 a 21 dias. O paciente é contagioso por 1 a 2 dias antes do aparecimento do exantema até todas as lesões estarem secas e com crostas.

Sinais e Sintomas

Os sintomas prodrômicos da varicela são febre, mal-estar, anorexia e cefaleia. Em seguida, aparecem bolhas ou exantema pruriginoso.

Diagnóstico Diferencial

Os pacientes devem ser avaliados quanto a sinais de superinfecção, incluindo impetigo, celulite, fascite necrosante e artrite. Em geral, não são realizados exames laboratoriais. O diagnóstico é estabelecido com base na apresentação clínica.

Tratamento

O tratamento para pacientes com varicela é sintomático. Podem ser prescritos anti-histamínicos orais ou loção para aliviar o prurido. Nas crianças, é preciso baixar a febre sem uso de ácido acetilsalicílico, de forma a evitar o risco de síndrome de Reye. As unhas dos dedos das mãos devem ser aparadas, prevenindo escoriações da pele em consequência do prurido. Podem ser prescritos agentes antivirais e corticosteroides para diminuir a duração dos sintomas. Os pacientes devem ser monitorados quanto a infecções cutâneas e pneumonia.

Prevenção

A vacinação constitui o principal método de proteção contra a varicela-zóster tanto para pacientes quanto para profissionais de saúde. Se possível, precauções devem ser tomadas contra as gotículas por meio de uso de máscara cirúrgica no paciente. Se ele não for capaz de usar a máscara, o profissional de saúde deverá utilizá-la. Use luvas quando estiver em contato direto com lesões infectadas. A limpeza de rotina do veículo, do ambiente ou de equipamentos deve ser adequada, não havendo necessidade de arejar o veículo. Havendo exposição, o profissional deve ser acompanhado, podendo o tratamento clínico pós-exposição estar indicado. Profissionais de saúde que são vacinados após uma eventual exposição podem ter que permanecer em licença de trabalho entre 10 e 28 dias após a exposição. Estudos realizados mostram alta probabilidade de transmissão (incidência de infecção de 90%) a membros da casa do paciente que ainda não tiveram a doença.

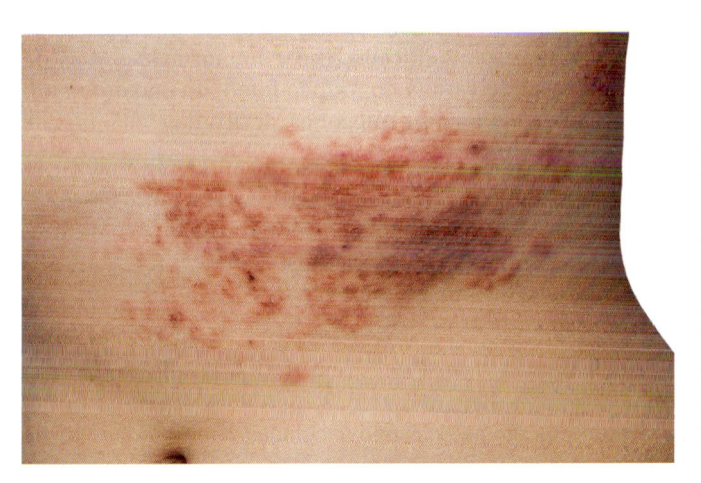

Figura 8-11 Herpes-zóster.

A vacinação pode resultar em quadro inesperado de varicela; os pacientes infectados são contagiosos.

Bioterrorismo

Antraz

O antraz é causado pelo *Bacillus anthracis*, uma bactéria Gram-positiva em formato de bastonete. Encontrado naturalmente no solo, afetando usualmente animais, o antraz já foi usado como arma biológica para terrorismo. Há quatro tipos possíveis de contaminação (cutânea, inalatória, gastrintestinal e injetável), mas este capítulo se concentrará nas três síndromes principais.

1. **Cutâneo.** O antraz cutâneo, a forma mais comum e menos letal, ocorre quando esporos do *B. anthracis* são introduzidos de forma subcutânea, em geral após um corte ou arranhadura ao ter contato com animais infectados ou produtos de animais (fezes, couro, etc.). O período de incubação varia de 1 a 7 dias, de acordo com o CDC.

   Mais de 90% das lesões cutâneas do antraz ocorrem em áreas expostas da pele, principalmente na face e membros superiores. Inicialmente, a doença aparece como um pequena pápula não dolorosa e em geral pruriginosa que, em 24 a 48 horas, cresce e desenvolve uma bolha central, seguida de erosão e, finalmente, de uma úlcera dolorosa, escura e escarificada. Uma escara com edema em sua volta é característica do antraz cutâneo.

   Além da pápula, os pacientes podem apresentar linfadenopatia, que, se estiver próximo à via aérea superior, pode comprometer a respiração. Às vezes, sintomas sistêmicos, incluindo febre, mal-estar e cefaleia, podem acompanhar a lesão cutânea. A maior parte dos casos cutâneos são curados com antibioticoterapia; contudo, sem o tratamento adequado, a mortalidade pode ser alta, de até 20%.

2. **Inalatório.** O antraz inalatório resulta da inalação de partículas contendo esporos do *B. anthracis*. Pessoas que trabalham em curtumes, matadouros ou fábricas de lã podem se contaminar com produtos como lã, pelos ou couro, que podem esconder os esporos. A infeção pode resultar da inalação de preparações de esporos feitas como armas e liberadas intencionalmente. O início dos sintomas varia amplamente – desde algumas horas até 2 meses. Durantes o episódio de bioterrorismo nos Estados Unidos em 2001, o tempo entre a exposição e os sintomas variou de 4 a 6 dias, com uma média de 4,5 dias.

   A doença apresenta duas fases. Os sintomas prodrômicos do antraz inalatório podem ser vagos e inespecíficos, o que pode dificultar a avaliação e o diagnóstico. Os sintomas iniciais, como mialgia, febre e mal-estar, podem simular uma gripe. Contudo, uma variedade de sintomas menos sugestivos da influenza podem estar presentes, como náusea, hemoptise, dispneia, odinofagia, confusão, disfagia ou dor torácica. Os sintomas prodrômicos duram em média 4 a 5 dias, e são seguidos de uma fase hiperaguda com desenvolvimento de sintomas respiratórios progressivos, incluindo dispneia grave, febre alta, cianose, hipoxemia e choque.

3. **Trato gastrintestinal.** O antraz do trato gastrintestinal apresenta-se em uma de duas formas clínicas: orofaríngea ou gastrintestinal. O *B. anthracis* foi identificado como capaz de infectar todas as regiões do trato gastrintestinal, da boca ao cólon ascendente. Os pacientes desenvolvem múltiplas lesões superficiais, que são ulcerativas com edema circundante. Em alguns casos, as lesões podem se tornar hemorrágicas, resultando em morte. A doença pode ser adquirida após o consumo de carnes malcozidas de animais infectados por antraz e tende a ocorrer grupos familiares ou em surtos localizados.

Varíola

O vírus da varíola é o agente causador da varíola, uma doença altamente infecciosa caracterizada por febre, exantema e alta taxa de mortalidade. Em 1980, a erradicação global da doença foi anunciada na 33ª Assembleia Mundial da Saúde, estabelecendo uma das maiores conquistas da medicina moderna.

Embora nenhum caso novo tenha sido notificado desde a erradicação, pesquisas sobre as vacinas e os testes diagnósticos continuam, por causa da preocupação de que a varíola seja usada como arma para o bioterrorismo.

Aspectos Clínicos

Há duas formas clínicas da doença: varíola maior e varíola menor, que é a menos comum. São quatro os tipos da varíola maior: ordinária, modificado, lisa e hemorrágica. Mais de 70% dos casos de varíola no mundo foram do tipo ordinário, que foi subdivido em três categorias, de acordo com o tipo de exantema (**Figura 8-12**):

- Exantema confluente encontrado na face e antebraços
- Exantema semiconfluente encontrado na face com exantemas distintos em outros locais
- Exantema distinto em todas as áreas envolvidas com pele normal entre as pústulas

A evolução clínica da forma ordinária foi intimamente associada ao tipo de exatema que a acompanha. Como um exemplo, em pessoas não vacinadas, a mortalidade foi de 62% para a infecção confluente, 37% para a semiconfluente e 9% para o exatema distinto. As mortes por varíola são

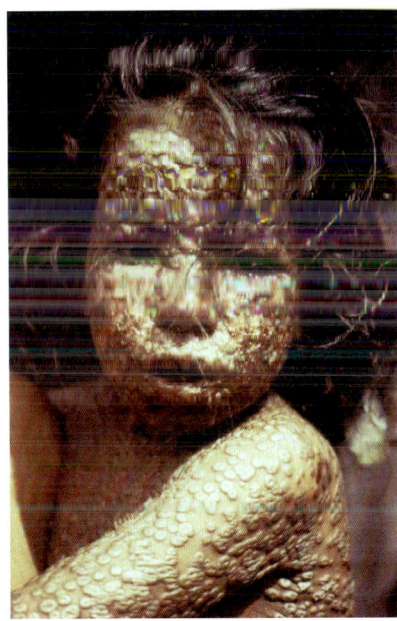

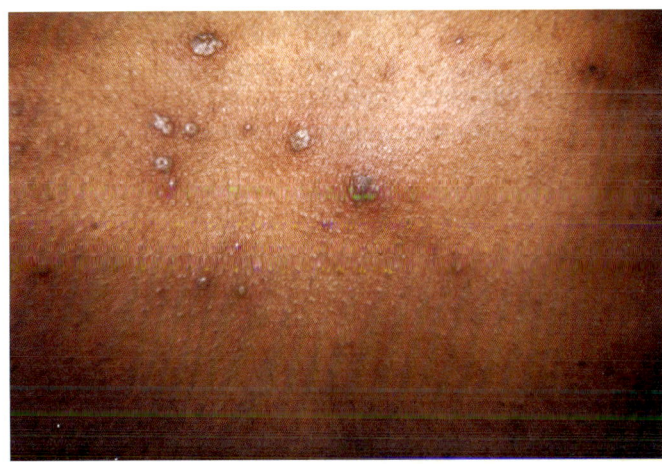

Figura 8-12 As vesículas da varíola **(A)** estão todas na mesma fase, enquanto as da catapora **(B)** estão em diferentes estágios de formação, como pápulas, vesículas e crostas.
Cortesia do CDC.

secundárias a coagulopatia, hipotensão e falência múltipla de órgãos.

Populações Especiais

Pacientes Idosos

Tendo em vista o funcionamento diminuído do sistema imune com o avanço da idade, os idosos tornam-se mais vulneráveis a quadros de infecção quando comparados a pacientes mais jovens, além de apresentarem maiores taxas de morbidade e mortalidade devido a doenças infecciosas. O envelhecimento diminui a resposta primária dos anticorpos e a imunidade celular e aumenta a suscetibilidade a infecções e distúrbios autoimunes. Os seguintes fatores aumentam o risco de infecção entre indivíduos idosos:

- Existência frequente de condições de comorbidade, como diabetes melito e doenças neurológicas
- Condições de vida inerentes a situações de vida em grupo, como clínicas de repouso
- Maior taxa de hospitalização entre essa população, o que aumenta significativamente o risco de contrair **infecção adquirida no hospital/infecção associada aos cuidados de saúde (IAH/IACS)** (anteriormente denominada **Infecção nosocomial**)
- Aumento na incidência de desnutrição, que compromete diretamente a resposta imune

A avaliação de indivíduos idosos com infecção pode ser uma tarefa desafiadora, em virtude da dificuldade de obter uma história completa e acurada e da ausência de febre em quase metade dos pacientes idosos com infecções bacterianas. O paciente idoso pode não exibir os sinais e sintomas típicos de infecção, devido a maiores dificuldades em regular a temperatura corporal e ao sistema imune deprimido ou devido a medicações que podem diminuir a resposta fisiológica. A realização de procedimentos invasivos (p. ex., terapia IV, intubação traqueal, cateterismo de Foley) frequentemente está associada a quadros de infecção. Os benefícios devem superar os riscos para a realização desses procedimentos. A pneumonia, as infecções do trato urinário e a sepse ocorrem com mais frequência em pacientes idosos, e a pneumonia constitui uma das principais causas de morte e de hospitalização nessa população.

Pacientes Bariátricos

A obesidade era anteriormente associada a indivíduos de países ricos, mas hoje constitui um problema de saúde pública universal e que atinge todas as faixas de renda. Durante uma infecção, as complicações da obesidade, como hipertensão, acidente vascular encefálico, doença cardíaca e diabetes melito, podem ter impacto sobre o sistema imune e exacerbar a doença.

Pacientes Dependentes de Tecnologia

Atualmente, muitos pacientes são tratados em domicílio e dependem do uso de tecnologia médica para o seu tratamento, conforto e sobrevivência. O cuidado desses pacientes no ambiente domiciliar está aumentando em virtude dos elevados custos hospitalares, das limitações dos planos de saúde impostas sobre a duração da internação e das metas para reduzir o risco de infecções hospitalares. As necessidades médicas desses pacientes, cuja maior parte decorre de distúrbios neuromusculares e respiratórios, incluem o uso de ventilação mecânica, cuidados com traqueostomia, administração de medicamentos IV, manutenção de sondas de alimentação, administração de oxigênio e cuidado de feridas. As úlceras de decúbito são mais prevalentes em pacientes que estão imobilizados e que apresentam algum grau de comprometimento do sistema imune, aumentando suas chances de adquirir uma infecção.

Pacientes em Cuidados Paliativos

A assistência de pacientes terminais fora do hospital vem se tornando uma opção terapêutica importante. Os cuidados paliativos podem ser prestados na casa do paciente ou em instituições de cuidados especializados. O uso de dispositivos de acesso vascular, o cateter de Foley e o comprometimento do sistema imune em consequência de tratamentos como a quimioterapia diminuem a resistência desses pacientes às infecções virais e bacterianas mais comuns. Medidas podem ser tomadas para diminuir a febre e controlar a dor, e todos os esforços devem ser empregados para promover o conforto do paciente terminal. Quando estiver cuidando desse tipo de paciente, você precisa levar em conta o desejo dos familiares e do próprio paciente ao escolher quais diretrizes para a reanimação serão tomadas. Os cuidados de suporte ou conforto são essenciais, particularmente o tratamento da dor.

Integrando as Informações

É fundamental compreender a epidemiologia e a fisiopatologia de uma variedade de doenças infecciosas para a identificação precoce da causa de uma doença. Além disso, perceber aumentos súbitos no número de casos com apresentação clínica semelhante irá ajudar você e seus colegas a identificar tendências de eventuais surtos, cuja notificação às autoridades locais, estaduais e federais pode ser necessária.

A identificação da apresentação/queixa principal, a obtenção de uma história clínica completa, a realização de exame físico específico e a avaliação das hipóteses diagnósticas irão ajudá-lo a reconhecer uma doença transmissível ou infecciosa. O reconhecimento precoce possibilita a prevenção da disseminação da doença, escolhendo-se antecipadamente o EPI adequado no contato desse paciente. A avaliação feita pela equipe de profissionais de saúde e as intervenções realizadas constituem estratégias de grande importância na prevenção da transmissão de doenças infecciosas. Entretanto, o cenário do atendimento pode ser imprevisível, e a identificação da doença pode não ser feita até que você tenha prestado todo o atendimento. Felizmente, diversas pesquisas relacionadas à identificação de doenças transmissíveis e infecciosas e ao desenvolvimento de novas vacinas, medicamentos e protocolos de tratamento continuam a ser desenvolvidas.

SOLUÇÃO DO CENÁRIO

- O diagnóstico diferencial pode incluir embolia pulmonar, infarto agudo do miocárdio, insuficiência cardíaca congestiva, edema agudo de pulmão, derrame pleural, pneumonia, lesão por inalação, tuberculose e influenza.
- Para estreitar o diagnóstico diferencial, deve-se completar a anamnese da doença atual e pregressa. Avalie a temperatura da paciente. É fundamental perguntar a ela sobre qualquer exposição recente a outros indivíduos enfermos. Pergunte sobre outras pessoas abrigadas ou funcionários do abrigo que apresentem quadro semelhante. Pergunte à paciente seu histórico relacionado à vacinação (influenza, pneumonia). Outras informações a serem obtidas incluem se a paciente tem insônia, dificuldade para dormir ou ortopneia. Qual a cor do escarro? A paciente apresenta história ou tratamento ou diagnóstico de tuberculose?
- A paciente se beneficiará de oxigênio suplementar via cânula nasal. Inicie um ECG de 12 derivações e transporte a paciente para unidade apropriada.
- Utilize as precauções-padrão com todos os pacientes. Coloque uma máscara cirúrgica na paciente. Se a paciente não puder usar máscara, use-a você. Utilize uma viatura com ventilação e exaustão. Uma máscara N95 poderá ser utilizada, mas não é obrigatória. Relate imediatamente a exposição ao profissional de saúde que irá receber o paciente na instituição de destino. Notifique o agente de saúde responsável pelo controle de infecção. Faça as notificações necessárias e acompanhe o caso. A lavagem adequada das mãos e a limpeza de qualquer equipamento contaminado são essenciais para um bom atendimento.

RESUMO

- A exposição a um agente infeccioso não significa que um indivíduo tenha adquirido a doença e possa transmiti-la a outras pessoas.
- Os EPIs proporcionam uma barreira secundária à proteção que já é oferecida pelo organismo.
- A vacinação é fundamental para a redução do risco no ambiente de cuidado de saúde.
- Os EPIs devem ser escolhidos de acordo com o conhecimento do modo de transmissão das doenças que espera encontrar.
- A meningite é, geralmente, transmitida pela inalação de gotículas e por contato direto com secreções respiratórias e nasais de uma pessoa infectada. Apenas a exposição a casos de meningite meningocócica exige o uso de antibióticos profiláticos.
- Os profissionais de saúde diminuem seu risco de exposição a doenças infecciosas por meio das precauções-padrão e lavagem das mãos.
- Os órgãos governamentais estabelecem normas e diretrizes com objetivo de reduzir o risco de infecção em profissionais de saúde e nas comunidades onde atuam.
- A compreensão da fisiopatologia, das manifestações clínicas e das estratégias de tratamento das doenças transmissíveis e infecciosas pode resultar em melhores índices de prevenção.

Termos-chave

anticorpos Imunoglobulinas produzidas por linfócitos em resposta a bactérias, vírus ou outras substâncias antigênicas.

antígenos Substâncias, geralmente proteínas, que o corpo reconhece como estranhas e que podem desencadear uma resposta imune.

contaminado Condição de ter sido sujo, manchado, tocado ou exposto de outra forma a agentes prejudiciais à saúde, tornando um objeto potencialmente perigoso para o uso pretendido ou sem as técnicas de barreira adequadas. Um exemplo é a entrada de produtos infectantes ou tóxicos em um ambiente previamente limpo ou estéril.

descontaminação Processo de retirada de material estranho, como sangue, líquidos corporais ou radioatividade; não elimina microrganismos, mas constitui uma etapa necessária antes da realização da desinfecção ou esterilização.

doenças infecciosas Doenças causadas por outro organismo vivo ou um vírus, que podem ou não ser transmissíveis para outra pessoa.

doenças transmissíveis Qualquer doença passível de ser transmitida de uma pessoa ou de um animal para outro indivíduo diretamente – por contato com excrementos ou outras secreções corporais – ou indiretamente – por meio de substâncias ou objetos inanimados, como copos, brinquedos, água, ou por vetores, como moscas, mosquitos, carrapatos ou outros insetos.

endêmica Uma doença endêmica é aquela que está presente na comunidade de forma constante ao longo do tempo, como o herpes e a varicela (catapora).

epidemia Doença que afeta um número significativamente grande de indivíduos ao mesmo tempo e que se dissemina rapidamente por um determinado segmento demográfico da população.

epidemiologia Estudo dos determinantes das doenças em populações.

incidente de exposição Condição de estar na presença ou estar sujeito a uma força ou influência (p. ex., exposição viral, exposição ao calor).

infecção adquirida no hospital/infecção associada aos cuidados de saúde (IAH/IACS) Infecção adquirida em consequência da exposição a um agente infeccioso em uma instituição de saúde, definida pela sua ocorrência pelo menos 72 horas após a hospitalização.

infecção nosocomial Ver infecção adquirida no hospital/infecção associada aos cuidados de saúde (IAH/IACS).

pandemia Doença que ocorre em grande parte da população com distribuição global.

parenteral Relacionado com o tratamento realizado por uma via outra que não o sistema digestório.

patógenos transmitidos pelo sangue Microrganismos patogênicos que são transmitidos por meio do sangue e que causam doença em seres humanos; exemplos incluem o vírus da hepatite B (HBV) e o vírus da imunodeficiência humana (HIV).

precauções-padrão Diretrizes recomendadas pelo Centers for Disease Control and Prevention (CDC) para redução do risco de transmissão de patógenos transportados pelo sangue e outros patógenos em hospitais. As precauções-padrão aplicam-se a: (1) ao sangue; (2) a todos os líquidos corporais, secreções e excreções, com exceção do suor, independentemente de conterem ou não sangue; (3) à pele não intacta; e (4) às mucosas.

retrovírus Qualquer vírus de uma família de vírus de ácido ribonucleico (RNA) contendo a enzima transcriptase reversa no vírion; exemplos incluem o vírus da imunodeficiência humana (HIV1, HIV2) e o vírus linfotrópico de células T humanas.

virulência Poder de um microrganismo de causar doença.

Bibliografia

Aehlert B: *Paramedic practice today: Above and beyond.* St. Louis, MO, 2009, Mosby.

The AIDS Institute: *Where did HIV come from?* http://www.theaidsinstitute.org/education/aids-101/where-did-hiv-come-0.

Alter MJ, Kuhnert WL, Finelli L, et al.: Guidelines for laboratory testing and result reporting of antibody to hepatitis C virus, *MMWR Recomm Rep.* 52(RR-3):1–13, 2003.

American Academy of Orthopaedic Surgeons: *Nancy Caroline's emergency care in the streets,* ed 7. Burlington, MA, 2013, Jones & Bartlett Learning.

American Academy of Pediatrics Committee on Infectious Diseases and Committee on Fetus and Newborn: Revised indications for the use of palivizumab and respiratory syncytial virus immune globulin intravenous for the prevention of respiratory syncytial virus infection, *Pediatrics.* 112(6 Pt 1):1442–1446, 2003.

Association for Professionals in Infection Control and Epidemiology, Inc: *APIC text of infection control and epidemiology.* Washington, DC, 2009, APIC.

Baeten JM et al. Antiretroviral prophylaxis for HIV prevention in heterosexual men and women. *N Engl J Med.* 367(5):399–410, 2012.

Centers for Disease Control and Prevention: 2007 Guideline for isolation precautions: Preventing transmission of infectious agents in healthcare settings. http://www.cdc.gov/hicpac/2007IP/2007isolationPrecautions.html

Centers for Disease Control and Prevention: *Chickenpox (varicella), clinical overview.* http://www.cdc.gov/chickenpox/hcp/clinical-overview.html, updated August 22, 2013.

Centers for Disease Control and Prevention: *Controlling tuberculosis in the United States.* http://www.cdc.gov/mmwr/preview/mmwrhtml/rr5412a1.htm, published 2005.

Centers for Disease Control and Prevention: *Fight the bite!* www.cdc.gov/ncidod/dvbid/westnile/index.htm.

Centers for Disease Control and Prevention: *Guidance on H1N1 influenza A.* www.cdc.gov/h1n1.

Centers for Disease Control and Prevention: *Guideline for hand hygiene in health-care settings: recommendations of the Healthcare Infection Control Practices Committee and the HICPAC/SHEA/APIC/IDSA Hand Hygiene Task Force.* 2002. http://www.cdc.gov/Handhygiene

Centers for Disease Control and Prevention: *Hantavirus.* http://www.cdc.gov/hantavirus/hps/index.html, reviewed February 6, 2013.

Centers for Disease Control and Prevention: *HPV and men—fact sheet.* http://www.cdc.gov/std/hpv/stdfact-hpv-and-men.htm, updated January 28, 2015.

Centers for Disease Control and Prevention: *HPV vaccination.* http://www.cdc.gov/vaccines/vpd-vac/hpv/default.htm, updated July 31, 2015.

Centers for Disease Control and Prevention: *Immunization schedules.* http://www.cdc.gov/vaccines/schedules/

Centers for Disease Control and Prevention: *Interim guidance on the use of influenza antiviral agents during the 2010-2011 influenza season.* http://www.cdc.ov/flu/professionals/antivirals/guidance/summary.htm

Centers for Disease Control and Prevention: *Lyme disease.* http://www.cdc.gov/lyme/, updated May 4, 2015.

Centers for Disease Control and Prevention: *The national plan to eliminate syphilis from the United States.* http://www.cdc.gov/stopsyphilis/SEEPlan2006.pdf, May 2006.

Centers for Disease Control: *Parasites: Lice.* http://www.cdc.gov/parasites/lice/, updated September 24, 2013.

Centers for Disease Control and Prevention: *Pertussis.* https://www.cdc.gov/pertussis/surv-reporting.html, updated August 7, 2017.

Centers for Disease Control and Prevention: *Rocky Mountain spotted fever (RMSF).* http://www.cdc.gov/rmsf/, updated November 21, 2013.

Centers for Disease Control and Prevention: *Rabies.* http://www.cdc.gov/rabies/

Centers for Disease Control and Prevention: *Special pathogens branch: Viral hemorrhagic fevers.* http://www.cdc.gov/Ncidod/dvrd/spb/mnpages/dispages/vhf.htm, reviewed June 19, 2013.

Centers for Disease Control and Prevention: *Syphilis & MSM (men who have sex with men)—CDC fact sheet.* http://www.cdc.gov/std/syphilis/stdfact-msm-syphilis.htm, updated December 16, 2014.

Centers for Disease Control and Prevention: Trends in tuberculosis—United States, 2008, *MMWR Morb Mortal Wkly Rep.* 58(10):249–253, 2009.

Centers for Disease Control and Prevention: *Tuberculosis: Data and Statistics.* https://www.cdc.gov/tb/statistics/default.htm

Centers for Disease Control and Prevention: *Updated U.S. public health service guidelines for the management of occupational exposures to HBC, HCV, and HIV, recommendations for postexposure prophylaxis.* 2005. http://www.cdc.gov/mmwr/preview/mmwrhtml/rr5011a1.htm

Centers for Disease Control and Prevention: *Viral hepatitis - hepatitis C information, hepatitis C FAQs for health professionals.* http://www.cdc.gov/hepatitis/HCV/HCVfaq.htm#c2, updated May 31, 2015.

Centers for Disease Control and Prevention, Division of Bacterial and Mycotic Diseases: *Streptococcus pneumoniae* disease prevention and control of meningococcal disease: Recommendations of the

Advisory Committee on Immunization Practices (ACIP). MMWR Recomm Rep. 49(RR-9):1-35, 2000.

Cohen J, Powderly WG: Infectious diseases, ed 2. St. Louis, MO, Mosby, 2004.

Cross JR, West KH: Clarifying HIPAA and disclosure of disease information. JEMS August, 2007, http://www.jems.com/article/2007/07/clarifying-hipaa-and-disclosur.html

Faulkner AE, Tiwari TSP: Chapter 16: Tetanus. Centers for Disease Control – Manual for the Surveillance of Vaccine-Preventable Diseases. Updated November 17, 2017.

Hall AJ, Lopman B: Travelers' health, Norovirus. Updated August 1, 2013. http://wwwnc.cdc.gov/travel/yellowbook/2014/chapter-3-infectious-diseases-related-to-travel/norovirus

Henderson DA: The looming threat of bioterrorism. Science. 283(5406):1279, 1999.

Inglesby TV, O'Toole T, Henderson DA, et al., Working Group on Civilian Biodefense: Anthrax as a biological weapon, 2002: updated recommendations for management. JAMA. 287(17):2236, 2002.

Institute of Medicine: Respiratory protection for healthcare workers in the workplace against novel H1N1 influenza A: A letter report. 2009. https://www.ncbi.nlm.nih.gov/books/NBK219940/

Jefferson T, Rivetti A, Di Pietrantonj C, Demicheli V: Vaccines for preventing influenza in healthy children. Cochrane Database Syst Rev. 2:CD004879, 2018.

Kretsinger K, Broder KR, Cortese MM, et al.: Preventing tetanus, diphtheria, and pertussis among adults: Use of tetanus toxoid, reduced diphtheria toxoid, and acellular pertussis vaccine; Recommendations of the Advisory Committee on Immunization Practices (ACIP) and recommendation of ACIP, MMWR Recomm Rep, 55(RR-17):1-37, December 15, 2006.

Kushel M: Hepatitis A outbreak in California – addressing the root cause. NEJM 378;3, 2018.

Lessa FC, Gould CV, McDonald LC: Current status of Clostridium difficile infection epidemiology, Clin Infect Dis. 55(suppl 2):S65–S70, 2012. http://cid.oxfordjournals.org/content/55/suppl_2/S65.full

Masarani M, Wazait H, Dinneen M: Mumps orchitis. J R Soc Med. 99(11):5730–5575, 2006.

Mast EE, Weinbaum CM, Fiore AE, et al.: A comprehensive immunization strategy to eliminate transmission of hepatitis B virus infection in the United States: Recommendations of the Advisory Committee on Immunization Practices (ACIP) part II; Immunization of adults, MMWR Morb Mortal Wkly Rep. 56(42):1114, 2007.

McCance KL, Huether SE: Pathophysiology. The biologic basis for disease in adults and children, ed 5. St. Louis, MO, 2006, Elsevier.

Memoli MJ, Athota R, Reed S, et al.: The natural history of influenza infection in the severely immunocompromised vs nonimmunocompromised hosts. Clin Infect Dis. 58(2):214, 2014.

Meningitis Research Foundation: Hib meningitis. http://www.meningitis.org/disease-info/types-causes/hib-meningitis

Monto AS, Gravenstein S, Elliott M, et al.: Clinical signs and symptoms predicting influenza infection. J Arch Intern Med. 160(21):3243, 2000.

Nadelman RB, Nowakowski J, Fish D, et al.: Prophylaxis with single-dose doxycycline for the prevention of Lyme disease after an Ixodes scapularis tick bite. N Engl J Med 345:79–84, 2001.

Needlestick Prevention Act, public law 106-430, U.S. Congress, March 2000.

Occupational Safety and Health Administration. 29 CFR 1910.1020 Medical records standard.

Occupational Safety and Health Administration: 29 CFR 1910.1300 Bloodborne Pathogens standard.

Occupational Safety and Health Administration: CPL 2-2.69, Enforcement procedures for the occupational exposure to bloodborne pathogens, Washington, DC, Occupational Safety and Health Administration, November 27, 2001.

Occupational Safety and Health Administration. OSHA's bloodborne pathogens standard. OSHA Fact Sheet. https://www.osha.gov/OshDoc/data_BloodborneFacts/bbfact01.html

Roome AJ, Hadler JL, Thomas AL, et al.: Hepatitis C virus infection among firefighters, emergency medical technicians, and paramedics—selected locations, United States, 1991–2000, MMWR Morb Mortal Wkly Rep. 49(29):660–665, 2000.

Ryan White CARE Act, S. 1793, part G, §2695, notification of possible exposure to infectious diseases, September 30, 2009—reauthorization.

Sanders MJ: Mosby's paramedic textbook, ed 3 revised. St. Louis, MO, 2007, Mosby.

Shankar SK, Mahadevan A, Dias Sapico S, et al.: Rabies viral encephalitis with proable (sic) 25-year incubation period! Ann of Indian Acad Neurol. 15(3):221–223, July–September 2012. http://www.ncbi.nlm.nih.gov/pmc/articles/PMC3424805/

Siegel JD, Rhinehart E, Jackson M, et al.: 2007 guideline for isolation precautions: Preventing transmission of infectious agents in healthcare settings. www.cdc.gov/ncidod/dhqp/pdf/guidelines/Isolation2007.pdf

Tiwari T, Murphy TV, Moran J, et al.: Recommended antimicrobial agents for treatment and postexposure prophylaxis of pertussis, MMWR Recomm Rep. 54(RR-14):1–16, 2005.

U.S. Department of Transportation National Highway Traffic Safety Administration: EMT-paramedic national standard curriculum, Washington, DC, 1998, The Department.

U.S. Department of Transportation National Highway Traffic Safety Administration: National EMS education standards, draft 3.0, Washington, DC, 2008, The Department.

U.S. Food and Drug Administration (FDA). FDA approves expanded use of Gardasil 9 to include individuals 27 through 45 years old. FDA News Release. https://www.fda.gov/NewsEvents/Newsroom/PressAnnouncements/UCM622715.htm?utm_campaign=10052018, October 5, 2018.

West KH: Infectious disease handbook for emergency care personnel, ed 3. Cincinnati, OH, 2001, ACGIH.

Workowski KA, Berman SM: Sexually transmitted diseases treatment guidelines, CDC. 2006. http://www.cdc.gov/mmwr/preview/mmwrhtml/rr5511a1.htm

World Health Organization: 10 facts on obesity. 2014. http://www.who.int/features/factfiles/obesity/en/

World Health Organization: Global alert and response (GAR): Hepatitis C. http://www.who.int/csr/disease/hepatitis/whocdscsrlyo2003/en/index4.html

World Health Organization: Global incidence and prevalence of selected curable sexually transmitted infections, 2008. Geneva, Switzerland, World Health Organization, 2012.

World Health Organization: Global tuberculosis control, WHO report. 2008. http://data.unaids.org/pub/Report/2008/who2008globaltbreport_en.pdf

World Health Organization: *Immunizations, vaccines and biologicals: Pneumococcal disease*. http://www.who.int/immunization/topics/pneumococcal_disease/en/, updated October 2011.

World Health Organization: *Immunization, vaccines and biologicals: WHO Consultation on respiratory syncytial virus (RSV) vaccine development*. http://www.who.int/immunization/research/meetings_workshops/rsv_vaccine_development/en/, March 23–24, 2015.

World Health Organization: *International travel and health: Hantavirus diseases*. http://www.who.int/ith/diseases/hantavirus/en/

World Health Organization: *International travel and health: Lyme borreliosis (Lyme disease)*, http://www.who.int/ith/diseases/lyme/en/

World Health Organization: *International travel and health: Mumps*. http://www.who.int/ith/diseases/mumps/en/

World Health Organization: *Measles, Fact sheet No 286*. http://www.who.int/mediacentre/factsheets/fs286/en/, reviewed February 2015.

World Health Organization: *Media centre: Immunization coverage*, Fact sheet 378. http://www.who.int/mediacentre/factsheets/fs378/en/, reviewed April 2015.

World Health Organization: *Media centre: Rabies*, Fact Sheet 99. http://www.who.int/mediacentre/factsheets/fs099/en/, updated September 2014.

World Health Organization: *Media centre: Tuberculosis*, Fact sheet 104. http://www.who.int/mediacentre/factsheets/fs104/en/, reviewed March 2015.

World Health Organization: *Media centre: West Nile virus*, Fact sheet 354. July 2011. http://www.who.int/mediacentre/factsheets/fs354/en/

World Health Organization: *Neglected tropical diseases: Scabies*. http://www.who.int/neglected_diseases/diseases/scabies/en/

World Health Organization. *Rabies: Epidemiology and burden of disease*. https://www.who.int/rabies/epidemiology/en/, accessed May 6, 2019.

World Health Organization: *Tetanus*. March 7, 2012. http://www.wpro.who.int/mediacentre/factsheets/fs_20120307_tetanus/en/

World Health Organization: *WHO launches guidelines for the treatment of persons with chronic hepatitis B infection*. 2012. http://www.who.int/hiv/en/

Questões de Revisão do Capítulo

1. Acredita-se que o resfriado seja transmitido por meio de:
   a. transmissão por contato.
   b. transmissão por gotículas.
   c. transmissão pelo ar.
   d. transmissão por vetores.

2. O sapinho é causado por:
   a. bactérias.
   b. vírus.
   c. fungos.
   d. parasitas.

3. Qual medida um profissional de saúde pode tomar para diminuir a probabilidade de se infectar quando está cuidando de pacientes com alguma doença transmissível?
   a. Participar de programas de vacinação/imunização.
   b. Relatar a exposição dentro de 48 horas após o incidente.
   c. Usar luvas o tempo todo.
   d. Lavar as mãos antes de cuidar do paciente.

4. O estágio onde um patógeno pode ser disseminado a outras pessoas é chamado:
   a. período latente.
   b. período de incubação.
   c. período de transmissibilidade.
   d. período de doença.

5. Qual doença a seguir é considerada endêmica?
   a. Varicela (catapora)
   b. H1N1
   c. Ebola
   d. Peste bubônica

6. Proteínas livres com afinidade por patógenos específicos são chamadas:
   a. antígenos.
   b. anticorpos.
   c. monócitos.
   d. macrófagos.

7. Uma infecção de tuberculose significa:
    a. um indivíduo que foi exposto à doença.
    b. que a doença é transmissível de pessoa a pessoa.
    c. que o indivíduo apresentará sintomas.
    d. que o tratamento agressivo da pessoa infectada é necessário.

8. Qual das doenças abaixo ocorre em dois estágios, o primeiro com sintomas do tipo gripais e o segundo como icterícia na pele e olhos? Há também vacinação disponível para essa doença.
    a. Hepatite B
    b. Hepatite C
    c. *Escherichia coli*
    d. Doença de Lyme

9. Você está atendendo uma mulher de 28 anos com dor abdominal, cefaleia e vômitos. Ela relata apresentar esses sintomas há 3 dias, e agora apresenta colite hemorrágica. Do que você suspeita?
    a. Escherichia coli
    b. Hepatite B
    c. Tuberculose
    d. *Clostridium difficile*

10. Você está atendendo um homem de 38 anos que relata ter uma lesão grande em seu braço, com aparência de olho de boi. Ele relata também apresentar febre, calafrios e dor muscular. Do que você suspeita?
    a. Escherichia coli
    b. Febre maculosa das Montanhas Rochosas
    c. Hantavírus
    d. Doença de Lyme

CAPÍTULO 9

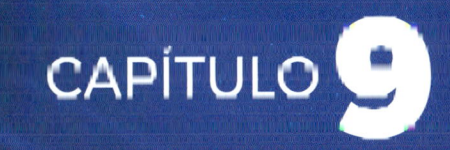

Distúrbios Relacionados ao Ambiente

Neste capítulo, são abordadas lesões causadas pela exposição ao frio e ao calor e a pressão. Há condições singulares das emergências ambientais que podem causar dano ou complicar o tratamento e as considerações de transporte. Fatores como vento, chuva, neve, umidade e temperaturas extremas irão, sem dúvidas, interferir na capacidade do organismo humano de se adaptar ao ambiente. A via de avaliação AMLS orientará o socorrista na correta tomada de decisão, auxiliando no reconhecimento e tratamento efetivo dos pacientes expostos às condições extremas do meio ambiente, nos seus mais variados cenários.

OBJETIVOS DE APRENDIZADO

Ao término deste capítulo, você será capaz de:

- Descrever a fisiopatologia, a avaliação e o tratamento das emergências ambientais.
- Elaborar possíveis diagnósticos com base nos achados da avaliação das emergências ambientais.
- Descrever as principais lesões causadas pelo frio e suas causas subjacentes.
- Descrever o processo do manejo de emergência do paciente exposto ao frio utilizando a via de avaliação AMLS.
- Descrever o espectro de doenças causadas pela exposição ao calor, incluindo os sinais e sintomas.
- Descrever o processo do manejo de emergência do paciente exposto ao calor utilizando a via de avaliação AMLS.
- Descrever afogamento, acidentes de mergulho e emergências em altitudes e explicar como se deve tratar tais vítimas.

CENÁRIO

Você está atendendo uma vítima do sexo masculino, com 30 anos de idade, que sofreu uma queda enquanto esquiava em seu trenó na neve. Ele conseguiu caminhar de volta até sua casa e tentou se aquecer com cobertores. Ao chegar na cena, você o encontra deitado no chão, consciente e com tremores generalizados. Os sinais vitais incluem pressão arterial de 80/40 mmHg; frequência cardíaca de 104 batimentos/minuto, com pulso fraco e irregular; respiração fraca e superficial, com frequência de 10 incursões por minuto.

- Como você inicia sua avaliação?
- Quais as possíveis lesões e condições clínicas que podem estar presentes? Quais informações você precisa para orientar o seu diagnóstico?
- Quais as medidas iniciais que você deve tomar enquanto prossegue em sua avaliação?

Você pode não esperar se deparar com uma vítima de emergências relacionadas ao ambiente com frequência, especialmente se trabalha em ambiente urbano. Contudo, esse tipo de emergência é mais comum do que se imagina. Fatores socioeconômicos contribuem para uma incidência surpreendentemente alta desse tipo de evento, mesmo nas cidades. Entre os anos de 1999 a 2011, por exemplo, ocorreram em média 1.301 mortes por ano nos Estados Unidos relacionadas a quadro de hipotermia. As emergências relacionadas ao ambiente (Tabela 9-1) incluem condições causadas, ou agravadas, por influência do clima, do terreno, ou por condições atmosféricas extremas, presentes tanto em grandes altitudes quanto em águas profundas. No Capítulo 10, serão abordadas as condições de envenenamento e toxicologia.

Anatomia e Fisiologia
Regulação Térmica e Distúrbios Relacionados

A maioria das emergências relacionadas ao frio ou ao calor ocorre em períodos sazonais de exposição a temperaturas extremas. Você pode associar tais situações a atividades de campo, em áreas remotas, mas esses problemas também são comuns em populações especiais de áreas urbanas, como a população de rua que não tem um abrigo ou idosos que não possuem controle ambiental apropriado em suas casas. Muitas condições médicas e medicamentos também prejudicam a capacidade do corpo de termorregular e tornam as pessoas mais suscetíveis a danos por mudanças na temperatura ambiente.

O processo pelo qual o corpo humano compensa as alterações sofridas pelas variações térmicas chama-se **termorregulação**. O corpo humano, durante o período diurno, tem uma variação de temperatura entre 36 °C e 37,5 °C, utilizando mecanismos comportamentais (evitação do desconforto térmico) e mecanismos fisiológicos para manter um controle preciso da variação dentro de aproximadamente 0,5 °C. O controle fisiológico está centrado no hipotálamo, o qual contém não apenas os mecanismos de controle (selecionando um ponto de ajuste da temperatura como um termostato), mas também os mecanismos sensoriais necessários para a detecção de mudanças da temperatura. O corpo responde a diferenças entre o ponto de ajuste da temperatura e a temperatura real por meio de hormônios e neurotransmissores que causam alterações na produção, dissipação ou retenção do calor. Por exemplo, a transpiração inicia-se quando a pele atinge a temperatura de 37 °C, crescendo rápida e progressivamente à medida que a temperatura corporal aumenta. Para se aferir a temperatura corporal pode-se utilizar as vias oral, retal, esofágica, timpânica, axilar ou pela superfície da testa, usando termômetros analógicos ou digitais. A temperatura corporal central, correspondente à temperatura do coração, cérebro, pulmões e vísceras intra-abdominais, é considerada a melhor representação da temperatura corporal real. Historicamente, a temperatura retal foi por vezes considerada a melhor representação da temperatura corporal central. Contudo, visto que a temperatura corporal geralmente está atrasada em relação à temperatura central real, a temperatura esofágica é atualmente considerada o "padrão-ouro" adotado em muitos serviços de emergência, e alguns monitores de temperatura transesofagiana já estão disponíveis no mercado.

Se a temperatura corporal cair abaixo do ponto de ajuste definido pelo hipotálamo, o corpo automaticamente desencadeia mecanismos de retenção de calor, incluindo:

- Vasoconstrição, para diminuir a perda de calor pela pele
- Cessação da transpiração
- Precipitação de tremores, para aumentar a produção de calor a partir dos músculos
- Secreção de norepinefrina, epinefrina e tiroxina, para aumentar a produção de calor

Já se a temperatura corporal aumentar acima do ponto de ajuste definido pelo hipotálamo, o corpo tenta se livrar do calor excessivo por meio da vasodilatação e da transpiração. Mesmo quando o corpo humano se encontra exposto a extremos de calor, a produção de calor por processos metabólicos básicos se mantém constante.

Tabela 9-1 Causas de Emergências Ambientais	
Condição ambiental	**Doença/Fisiopatologia Resultante**
Frio	Hipotermia, lesão causada pelo frio ("pé de trincheira", "pé de imersão"), congelamento de extremidades (geladura)
Calor	Hipertermia – este é um espectro desde desidratação leve relacionada ao calor e distúrbio eletrolítico leve até exaustão por calor (fisiologicamente indisposto, mas regulação de temperatura retida) e intermação (fisiologicamente indisposta com perda de regulação de temperatura)
Variações de pressão	Acidentes de mergulho: **barotrauma**, doença descompressiva. Doenças relacionadas à altitude: ECAE, EPAE
Submersão	Afogamento (o termo "quase-afogamento" não é mais usado)

ECAE, edema cerebral relacionado à altitude elevada; EPAE edema pulmonar relacionado à altitude elevada.

Em casos de infecção, o ponto de ajuste térmico do hipotálamo é temporariamente ajustado, fazendo a temperatura se elevar para dificultar a proliferação dos agentes patógenos invasores. Isso resulta em um aumento transitório da geração de calor, para atingir um novo ponto de ajuste. À medida que o organismo se ajusta, o paciente passa a apresentar tremores e calafrios durante a produção de calor e sudorese para atenuar o aquecimento desencadeado pela febre. Muitas substâncias e toxinas também podem acarretar alterações na temperatura corporal. Elas serão abordadas no Capítulo 10.

Via de Avaliação AMLS ▶▶▶▶

▼ Observações Iniciais

Desde a primeira impressão que você tem do seu paciente, as condições ambientais deverão ser cogitadas. Inicialmente, devem-se observar sintomas como calafrios, condições climáticas, graus de umidade e temperatura vigentes. Desde a solicitação do socorro, deve-se avaliar se é um caso clínico ou de trauma e se há indícios de exposição ao frio ou ao calor. Por exemplo, se a temperatura climática estiver elevada, ela poderá interferir em uma doença estabelecida. Lembre-se de proteger a si mesmo do frio e do calor.

Considerações de Segurança da Cena

Ao chegar no local, avaliar a segurança da cena. Considere perigos em potencial, como condições da estrada ou pavimentos extremamente aquecidos. Climas frios poderão representar risco em potencial ao paciente, especialmente se houver situações extremas como avalanches. O socorrista deverá seguir as precauções-padrão e determinar o número de vítimas na cena. Mesmo em climas quentes, é imprescindível ao socorrista usar uniformes de mangas longas para se proteger contra esguichos de sangue e outros fluidos corporais. Avalie as demandas e seus recursos locais e se há necessidade de pessoal e recursos adicionais o mais rápido possível.

Apresentação/Queixa Principal

Em situações de clima frio, a apresentação/queixa principal poderá ser somente que a vítima encontra-se com frio, ou que o clima severo esteja agravando uma condição clínica preexistente. O National Institutes of Health dos Estados Unidos iniciou uma campanha de conscientização pública acerca de todas as situações de risco. Comportamentos preventivos contribuem para minimizar os danos da hipotermia, como o dano cerebral às vítimas expostas ao frio.

Já em situações de calor extremo, a apresentação/queixa principal poderá indicar uma doença relacionada ao calor como o problema primário ou uma condição clínica ou de trauma agravada pelo calor. A vítima poderá referir sintomas ou apresentar sinais específicos, tais como diminuição do nível de consciência, cãibras musculares, náuseas, vômitos e ausência de transpiração.

Avaliação Primária
Nível de Consciência

Avalie o estado mental do paciente. O nível de consciência do paciente diminui à medida que as alterações na temperatura corporal se intensificam.

Via Aérea e Respiração

Faça uma rápida avaliação da via aérea, respiração e circulação (ABC, *airway, breathing, circulation*) do paciente identificando e tratando imediatamente qualquer situação de ameaça à vida. Em casos suspeitos de exposição ao calor ou ao frio, você deve estar atento a possíveis alterações fisiopatológicas que o paciente pode apresentar. Imediatamente, retire a vítima do local, coloque-a na ambulância, aqueça-a e tome todas as medidas que venham a minimizar a perda de calor. Forneça oxigênio aquecido e umidificado, se possível, pois isso também pode ajudar no reaquecimento.

As vítimas de calor extremo podem apresentar náuseas e vômitos. Esteja preparado para essa eventualidade, tomando medidas que protejam a via aérea. A respiração pode ser rápida por causa da temperatura central do corpo (a taquipneia é uma resposta direta ao aumento da temperatura e também é um mecanismo de resfriamento). Para aqueles pacientes que estejam com nível de consciência diminuído, pode ser necessário proteger a via aérea (cânulas faríngeas) e utilizar ventilação assistida com conjunto bolsa-válvula-máscara, de acordo com o protocolo local.

Circulação/Perfusão

Palpe os pulsos da vítima para avaliar seu estado circulatório. Lembre-se de que os pacientes que sofrem de hipotermia podem ter bradicardia extrema. Em hiper ou hipotermia mais grave, a perfusão do paciente pode estar comprometida e pode haver instabilidade hemodinâmica acentuada. Esses são sinais tardios em ambos.

Se a frequência cardíaca estiver preservada, avalie a perfusão periférica e procure eventuais focos de hemorragia. A avaliação da pele da vítima fornece pistas valiosas a respeito do problema primário e ajuda a distinguir o tipo de condição ambiental de que o paciente está sofrendo.

Uma vez que todas as medidas imediatas com o objetivo de preservar a vida forem adotadas, prossiga a um exame minucioso, identificando quaisquer lesões ou informações que possam não ter sido observadas na avaliação primária.

▼ Primeira Impressão

Assim que a vítima for estabilizada e que todas as medidas iniciais forem adotadas, formule uma impressão geral inicial e desenvolva uma lista de prováveis diagnósticos diferenciais. Ordene os diagnósticos com base na gravidade (perigo de morte, crítico e sem perigo de morte) e na probabilidade. Considere também as situações menos prováveis, ressaltando também as condições subjacentes que possam ter contribuído para a queixa principal do paciente.

▼ Avaliação Detalhada

Anamnese

Geralmente, em casos de emergências ambientais, a obtenção de uma boa história clínica pode ser difícil. Procure, contudo, obter o máximo de informações possível. Tente precisar o tempo exato em que a vítima esteve exposta ao calor ou frio. Às vezes, é necessário recorrer a familiares, acompanhantes ou outras testemunhas do evento para obter a anamnese.

OPQRST e SAMPLER

Utilizando as mnemônicas OPQRST e SAMPLER, é possível seguir uma sequência lógica para se obter uma história clínica detalhada. Se possível, identifique se o paciente tem alguma condição subjacente que possa interferir no tratamento atual. Outras informações importantes deverão ser incluídas, como medicamentos em uso e última ingestão por via oral. Investigue o que o paciente estava fazendo antes do ocorrido para melhor determinar a causa do problema. Lembre-se que pacientes geriátricos geralmente não se adaptam bem ao calor, eles transpiram menos, sentem menos sede em resposta à desidratação e apresentam aclimatação mais lenta aos extremos de temperatura. Além disso, estão mais propensos a apresentar condições crônicas, como doenças cardiovasculares. Entre as pessoas jovens e saudáveis, lactentes e crianças pequenas estão mais suscetíveis ao estresse do calor quando expostos a climas quentes.

Construa sua sequência lógica de perguntas de modo que facilite a inclusão e a exclusão de condições no seu diagnóstico diferencial.

Avaliação Secundária

Sinais Vitais

Os sinais vitais do paciente podem ser afetados pela exposição ao frio ou ao calor. Eles são um indicador confiável na avaliação da gravidade do paciente. Se as respirações estiverem fracas, comprometidas e diminuídas, o paciente apresentará hipóxia tecidual. Baixa pressão arterial e frequência cardíaca mais lenta podem indicar um quadro de hipotermia moderada a grave. Com exposição ao calor, o paciente pode desenvolver taquipneia e taquicardia. Quando doenças relacionadas ao calor agravam-se, a pressão sanguínea começa a decair, e o paciente pode desenvolver um quadro de choque. Monitore cuidadosamente os sinais vitais.

Exame Físico

Se houver tempo na ambulância, proceda a um exame físico detalhado, dando ênfase a aqueles segmentos diretamente expostos ao frio. Determine o grau dos danos sofridos. O corpo foi completamente atingido ou apenas determinados segmentos foram comprometidos? Se o paciente estiver com tremores, é porque calor está sendo produzido. Quando cessam os tremores e o paciente permanece exposto ao frio, é sinal de que a lesão é mais grave. Deve-se dar atenção especial ao estado mental e ao estado cardiovascular.

No exame físico do paciente exposto ao calor, deve-se observar atentamente o comportamento metabólico, a musculatura e o sistema cardiovascular. Examine áreas que estejam apresentando cãibras musculares. Continue monitorando o estado mental, a temperatura e umidade da pele. Realize um exame neurológico, se houver tempo para isso.

Exames Diagnósticos

Um termômetro pode ser utilizado para medir a temperatura corporal interna. Para vítimas com sinais de hipotermia, é necessário utilizar o termômetro de baixa temperatura, geralmente por via retal, ou, quando possível, por via esofágica. A oximetria de pulso pode ter a detecção prejudicada em função do comprometimento da perfusão periférica. O eletrocardiograma (ECG) pode evidenciar sinais de hipotermia, como bradicardia ou ondas de Osborne e distúrbios eletrolíticos.

▼ Refinar o Diagnóstico Diferencial

Use os dados obtidos na avaliação secundária para refinar suas hipóteses diagnósticas. Lembre-se que, no caso de lesões

---

DICAS

Medida da temperatura

Variações na temperatura medida de um paciente irão ocorrer, dependendo da localização da medição e do tipo de termômetro usado. A medição ideal da temperatura de um paciente é a temperatura corporal central.

Leituras precisas de sondas esofágicas (como as usadas em bloco cirúrgico) ou termômetros retais não são práticas no campo.

As duas melhores modalidades para uso em campo são termômetros orais eletrônicos e monitores timpânicos infravermelhos (**Figura 9-1**). Termômetros eletrônicos são comuns, baratos e muito confiáveis. Sondas descartáveis estão disponíveis para uso sublingual ou retal. Os monitores de temperatura infravermelha timpânica são relativamente baratos, além de confiáveis, não excessivamente intrusivos e eficientes.

Os termômetros de artéria temporal e os monitores de infravermelho distante são menos eficazes.

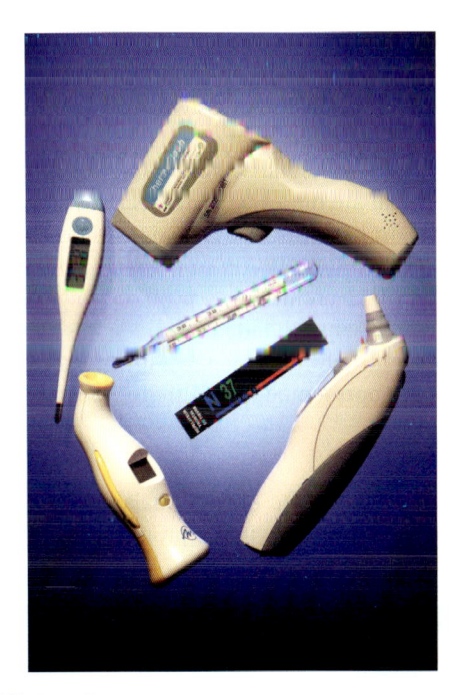

Figura 9-1 Termômetros.
© Phanie/GARO/Medical Images

provocadas pelo frio, independentemente da gravidade, é preciso procurar indicadores da condição clínica subjacente que o ajudem a planejar o tratamento.

Se ainda não estiver plenamente convencido da causa da elevação da temperatura do paciente e suspeita de uma doença relacionada ao calor, trate-o como sendo inicialmente uma intermação e contate sua base em busca de orientações médicas.

▼ Avaliação Contínua

Todos os pacientes com lesões causadas pelo frio, mesmo aqueles com grau leve de hipotermia, devem ser transportados imediatamente para avaliação e tratamento hospitalar. Conduza o paciente com cautela, evitando agravar a dor ou as lesões cutâneas. Se o paciente estiver consciente e com tremores, você pode estimular seu aquecimento movendo-o para uma área aquecida onde haja irradiação de calor para que sua temperatura corporal retorne ao normal. Continue a administração de oxigênio se aplicado durante a avaliação primária, ou considere a administração de oxigênio se o paciente estiver hipóxico (Spo$_2$ < 92%) ou apresentar sinais de dificuldade respiratória.

Se o paciente apresentar hipotermia moderada ou grave, o reaquecimento passivo é insuficiente e, portanto, o reaquecimento ativo deve ser iniciado. Isso pode ser fornecido no ambiente pré-hospitalar com a elevação da temperatura da ambulância, colocação de compressas quentes nas axilas e na virilha, uso de cobertor térmico e aquecimento de fluidos IV. O foco deve ser no aquecimento do núcleo antes das extremidades devido à preocupação com o fenômeno pós-queda que resulta do sangue periférico frio retornando à circulação central.

Vítimas de doenças relacionadas ao calor deverão ser removidas rapidamente da exposição ao calor, se já não tiverem sido removidas na avaliação primária. Reavalie a condição do paciente, checando seus sinais vitais pelo menos a cada 5 minutos e observando sinais de piora clínica. Evite induzir tremor no paciente durante o resfriamento, pois ele gera mais calor. Pacientes com intermação devem receber resfriamento imediato, incluindo imersão em banho de gelo, se disponível no local, e então transportados com esforços contínuos de resfriamento.

Doenças e Lesões Relacionadas ao Frio

A hipotermia relacionada à exposição ambiental externa ao frio é considerada hipotermia primária, enquanto a hipotermia relacionada a condições socioeconômicas (p. ex., população de rua, condição econômica insuficiente para aquecer a casa) ou a comorbidades de certas condições clínicas é considerada hipotermia secundária. As doenças relacionadas ao frio incluem lesões devido à exposição a baixas temperaturas (p. ex., congelamento e hipotermia). As lesões causadas pelo frio podem ocorrer também em climas mais quentes quando a vítima é exposta a uma situação de submersão em água. Na condição de socorrista, você também pode estar exposto a tal risco. Se, por acaso, você atuar em áreas remotas e submetidas a baixas temperaturas, deverá receber treinamento especializado para proteger a si mesmo e fornecer os cuidados apropriados.

Lesão por Congelamento (Geladura)

Lesões localizadas podem ocorrer em ambientes de temperaturas extremamente baixas, normalmente abaixo do ponto de congelamento.

A **lesão por congelamento** se caracteriza pela formação de cristais de gelo dentro dos tecidos expostos ao frio extremo. Comumente ocorre em extremidades do corpo, especialmente dedos dos pés, podendo também atingir as extremidades superiores ou outras áreas. Fatores que podem contribuir para o surgimento de lesões por congelamento são hipotermia central, exposição prolongada ao frio, exposição ao vento, roupas encharcadas, inatividade ou imobilidade, consumo de álcool, condições clínicas preexistentes e medicamentos que diminuem a perfusão periférica. As áreas do corpo com maior risco de congelamento são as extremidades, o nariz e as orelhas.

A lesão por congelamento pode ser dividida em vários estágios clínicos. O primeiro deles é a **queimadura pelo frio**, que representa a manifestação menos grave da lesão por congelamento. Para fins de tratamento, a lesão por congelamento pode ser classificada em superficial ou profunda. Porém, assim como as queimaduras, essa lesão deve ser classificada em diferentes graus *depois* do reaquecimento, pois a maioria das lesões por congelamento inicialmente parecem semelhantes (Tabela 9-2).

Tabela 9-2 Classificação da Lesão por Congelamento	
Grau	Características Após o Reaquecimento
Primeiro	Sem bolhas ou eritema; dormência e formigamento
Segundo	Bolhas de conteúdo translúcido, edema, eritema
Terceiro	Bolhas hemorrágicas, infiltração subcutânea, necrose cutânea e perda de tecido
Quarto	Perda de espessura total (osso e músculo) de tecido, necrose e deformidade

Fisiopatologia

A fisiopatologia da lesão por congelamento é complexa e envolve vários graus de comprometimento pelo frio. O grau de destruição tecidual está diretamente relacionado ao tempo de exposição ao frio extremo. A hipotermia sistêmica predispõe os pacientes a desenvolverem lesões mais graves, pois o organismo não consegue se opor às temperaturas mais frias nas extremidades. A formação de cristais de gelo nos tecidos vulneráveis desencadeia uma reação inflamatória local que culmina em morte celular. Os cristais de gelo tendem a ocupar o espaço extracelular, alterando o equilíbrio eletrolítico do local à medida que carregam água para fora das células adjacentes, o que resulta em disfunção e morte celular. Se as áreas afetadas continuarem a ser expostas ao frio, o tamanho dos cristais aumenta, o que leva à obstrução mecânica dos vasos sanguíneos locais.

Um dos pontos mais importantes na fisiopatologia do congelamento é o processo de descongelamento. Quando isso ocorre, observa-se um restabelecimento momentâneo do fluxo sanguíneo, devido à vasodilatação dos capilares. Contudo, o aporte sanguíneo decai rapidamente devido à liberação de microêmbolos pelas arteríolas e vênulas, o que desencadeia um processo de tromboembolismo e hipóxia tecidual na vasculatura local. Com a carência de nutrientes, a célula começa a morrer, liberando subprodutos do mecanismo inflamatório e eletrólitos. *O processo de descongelamento e recongelamento é mais deletério e perigoso do que a primeira lesão da exposição ao frio.*

Sinais e Sintomas

No início, as lesões por congelamento podem equivocadamente parecer inócuas, mas é importante diferenciar a lesão por congelamento da queimadura pelo frio, que é uma lesão superficial. O paciente pode queixar-se de falta de destreza e sensação de peso nas extremidades e, provavelmente, apresentar dormência e sensação de frieza na área afetada, com dor e sensibilidade mesmo a leves toques. Pode ainda haver queixas de formigamento, sensação de latejamento e dormência transitória, que rapidamente desaparecem com o reaquecimento. Isso se deve à sensibilidade dos nervos e dos vasos sanguíneos aos efeitos do frio. A anestesia completa do local afetado é sinal de alerta para uma lesão de maior gravidade.

O exame clínico inicial auxilia na avaliação da extensão e da gravidade da lesão, mas é importante ressaltar que pode levar semanas ou até meses para que as lesões teciduais mais profundas sejam perceptíveis. A coloração dos tecidos congelados será esbranquiçada ou branco-azulada, e eles estarão frios ao toque, e endurecidos se ainda congelados. A pele pode estar com a sensibilidade diminuída. Os sinais e sintomas de congelamento superficial (**Figura 9-2**) e profundo (**Figura 9-3**) são apresentados na **Tabela 9-3**.

Tratamento

No âmbito do atendimento pré-hospitalar, os cuidados visam à manutenção das funções vitais e proteção das extremidades

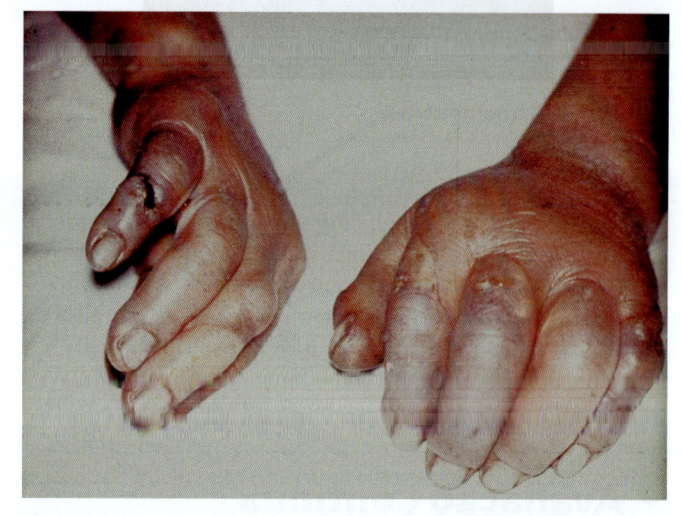

Figura 9-2 Formação de bolhas associada à exposição ao frio e congelamento.

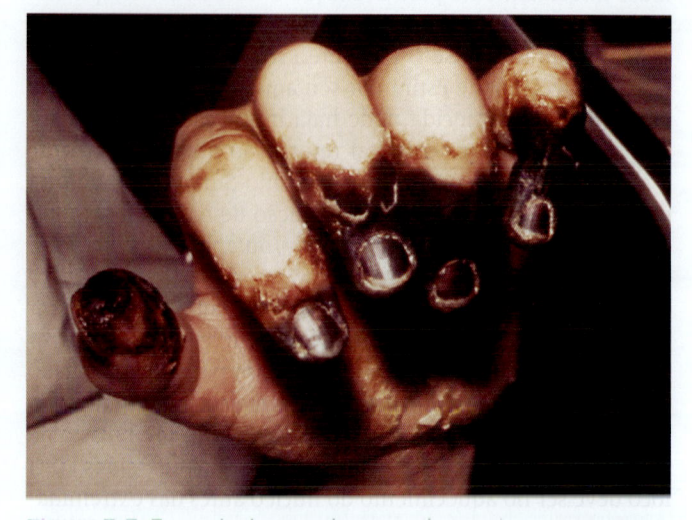

Figura 9-3 Exemplo de congelamento de terceiro e quarto graus.
Cortesia do Dr. Jack Poland/CDC.

Tabela 9-3 Comparação Entre a Apresentação Inicial das Lesões por Congelamento Superficiais e Profundas

Superficiais	Profundas
Dormência	Bolhas hemorrágicas
Parestesia (dor intensa durante o reaquecimento)	Amplitude de movimentos diminuído
Comprometimento do controle motor fino (gestos desajeitados)	Necrose, gangrena
Prurido	Área fria, cinza e manchada (após o reaquecimento)
Edema (geralmente após o reaquecimento)	Tecido endurecido (perda da elasticidade)
Frieza	

afetadas pelo frio. Procure sempre tratar primeiro a hipotermia sistêmica e eventuais traumatismos. Se as extremidades inferiores estiverem comprometidas, evite que o paciente deambule. Remova todos os acessórios e roupas que possam comprometer a circulação das extremidades, incluindo roupas frias e úmidas. Aplique calor constante com cobertores ou toalhas, mas evite usar objetos sólidos que façam contato limitado com a superfície do corpo. Fricções e massagens locais não são recomendadas e podem piorar o dano tecidual. A terapia mais adequada é o reaquecimento rápido da extremidade comprometida em água aquecida a 40 °C, durante 30 a 40 minutos. Contudo, esse tratamento não é recomendado se houver *qualquer* risco de recongelamento. O reaquecimento pode ser extremamente doloroso e frequentemente é necessária analgesia com opiáceos. Transporte o paciente para um centro apropriado. O paciente pode necessitar de vacina antitetânica, antibióticos, curativos e, em alguns casos, de amputação.

Pé de Trincheira

Fisiopatologia

O chamado "pé de trincheira" era um tipo de lesão comumente observada em soldados que permaneciam muitas horas nas trincheiras durante a Primeira Guerra Mundial. Tal condição resulta da permanência prolongada de umidade nos pés, especialmente em água fria. Acredita-se que essa exposição prolongada ao frio e à umidade provoque vasoconstrição e isquemia dos tecidos dos pés, que podem evoluir para necrose. Atualmente, essa condição pode ser observada em operários da construção civil, adeptos de caminhadas em trilhas, praticantes de esportes radicais, seguranças, pessoas em acampamentos e socorristas que atendem em desastres naturais.

Sinais e Sintomas

A sintomatologia do pé de trincheira inicia gradativamente com uma sensação de desconforto no pé acometido. Sensação de formigamento e peso podem estar presentes. O pé fica com um aspecto manchado, frio, desvitalizado e com aparência enrugada. O desconforto aumenta à medida que o membro é reaquecido, e o tecido fica avermelhado. Por fim, formam-se bolhas, e a pele pode descamar.

Tratamento

O atendimento pré-hospitalar deve priorizar a remoção da vítima do ambiente frio e úmido. É necessário controlar a dor. O tratamento de longo prazo envolve medidas rigorosas de limpeza, antibióticos em caso de infecção e manutenção dos pés aquecidos e secos.

Hipotermia Sistêmica

Define-se a **hipotermia** sistêmica como temperatura corporal interna abaixo de 35°C; trata-se de uma emergência ambiental que pode ser frequente em países com inverno rigoroso. A hipotermia é causada pela perda de calor, diminuição na produção de calor ou ambos. Tal condição pode estar relacionada a diversas causas metabólicas, traumáticas, ambientais ou infecciosas, embora as ambientais sejam mais comuns. É importante ressaltar que, na presença de determinados fatores de risco (exposição prolongada ao frio, exposição ao vento, roupas molhadas, inatividade ou imobilidade e consumo de álcool), a hipotermia poderá ocorrer em temperaturas bem acima do ponto de congelamento. A equipe do serviço de emergência precisa saber reconhecer os sinais e sintomas da hipotermia sistêmica.

Fisiopatologia

A perda de calor ocorre por meio de quatro mecanismos: radiação (perda direta do corpo para a atmosfera por emissão de energia eletromagnética), condução (perda direta da pele para outro objeto sólido, por exemplo, uma rocha fria),

---

DICAS

Reaquecimento

Não comece a reaquecer uma extremidade ferida até ter certeza de que está em um ambiente no qual o reaquecimento pode ser mantido. As temperaturas de congelamento criam vasoconstrição e levam à formação de cristais de gelo nos tecidos. Coágulos microcirculatórios também podem se formar. Se uma extremidade congelada foi parcialmente descongelada e então ocorre um novo congelamento, isso pode piorar o resultado para as extremidades do paciente. É melhor garantir que você esteja em um local onde possa descongelar e não correr o risco de congelar novamente.

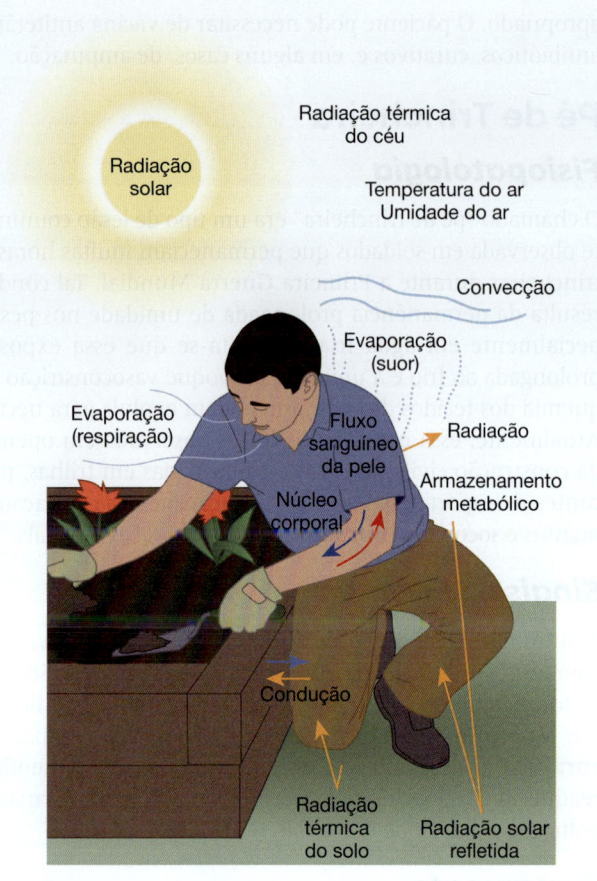

Figura 9-4 Como os humanos trocam energia térmica com o meio ambiente.

evaporação (perda através da mudança de estado de água líquida para vapor) e convecção (transferência direta de calor do corpo para o ar ou líquido em contato com o corpo) (**Figura 9-4**). Toda vez que a produção de calor pelo corpo for excedida pela perda de calor, o paciente pode desenvolver hipotermia. A fisiopatologia da hipotermia é complexa e envolve os sistemas cardiovascular, renal, neurológico e respiratório. À medida que a temperatura corporal interna diminui, cada um desses sistemas responde com o objetivo de preservar calor pelos seguintes mecanismos:

- *Vasoconstrição*. Inicialmente, ocorre vasoconstrição periférica com o objetivo de preservar a circulação nos órgãos vitais. A outra consequência é que reduz a quantidade de sangue quente nas periferias, a partir do qual o calor pode ser perdido. Depois, em casos de hipotermia grave, o fluxo sanguíneo a órgãos inteiros, como os rins, pode ser reduzido em mais de 50%, o que acarreta em comprometimento da função renal e distúrbios hidreletrolíticos.
- *Diurese*. A vasoconstrição aumenta o débito urinário. Se o paciente for encontrado submerso em água fria, a diurese será aumentada em até 3,5 vezes. O consumo de álcool também estimula a diurese.
- *Acidose respiratória*. A frequência respiratória decai, seguido por uma queda no volume minuto como resultado da diminuição do metabolismo. Isso resulta em menos perda por meio da respiração, embora não seja o principal fator. Nos casos de hipotermia grave, a retenção do CO_2 leva a quadro de acidose respiratória.
- *Taquicardia e bradicardia*. Nas fases iniciais da hipotermia, há predominância de taquicardia sinusal. Com o agravamento do quadro, surge bradicardia, secundária à diminuição da despolarização celular. Nesse tipo de bradiarritmia, a administração de atropina é ineficaz e desnecessária em virtude da diminuição geral do metabolismo.
- *Fibrilação atrial ou ventricular e assistolia*. Nos casos de hipotermia moderada a grave, arritmias ventriculares ou atriais podem se desenvolver em decorrência de alterações de condução que diminuem o potencial de repouso da membrana. À medida que a hipotermia se agrava, aumenta o risco de fibrilação ventricular e assistolia.
- *Alterações eletrocardiográficas*. Algumas alterações eletrocardiográficas são específicas dos quadros de hipotermia, e podem auxiliar o diagnóstico. A mais clássica é a chamada onda de Osborne (J), que surge entre o complexo QRS e o segmento ST (**Figura 9-5**). Geralmente, as ondas de Osborne são evidentes apenas quando a temperatura corporal atinge 33 °C. Com o agravamento da hipotermia, todos os intervalos – particularmente o intervalo QT – prolongam-se. Normalmente, essas alterações eletrocardiográficas não são fáceis de serem identificadas em decorrência dos artefatos do traçado decorrentes de tremores intensos do paciente.

Sinais e Sintomas

Toda a equipe do serviço de emergência deve sempre estar atenta aos casos de hipotermia. Em alguns casos, quando a vítima foi exposta aos fatores de risco, o diagnóstico é fácil. Em outros casos, porém, os sinais clínicos podem ser mais sutis. Sintomas inespecíficos, como calafrios, náuseas, fome, vômitos, dispneia e tontura, podem surgir precocemente.

No âmbito pré-hospitalar, a aferição rápida e acurada da temperatura corporal nem sempre é fácil de ser realizada. Os termômetros clínicos de uso comum não são eficazes na aferição de temperaturas extremamente baixas. Outros métodos, como mensuração timpânica, retal ou esofágica, também apresentam restrições com relação à acurácia e disponibilidade de equipamento. Por conta disso, o diagnóstico pré-hospitalar de hipotermia deve se basear no conjunto de sinais e sintomas e na história clínica e não apenas na medida da temperatura. A hipotermia sistêmica é classificada como leve, moderada ou grave com base na temperatura. Determinadas temperaturas internas e achados clínicos são característicos dos vários estágios da hipotermia, ainda que os sinais e sintomas sejam variados, e eles frequentemente se sobrepõem.

Hipotermia Leve

Na hipotermia leve (32 °C a 35 °C), a maioria das vítimas apresenta tremores generalizados. Outros sintomas podem estar presentes: tontura, letargia, náuseas e fraqueza. Ocorre aumento da taxa metabólica à medida que o organismo tenta

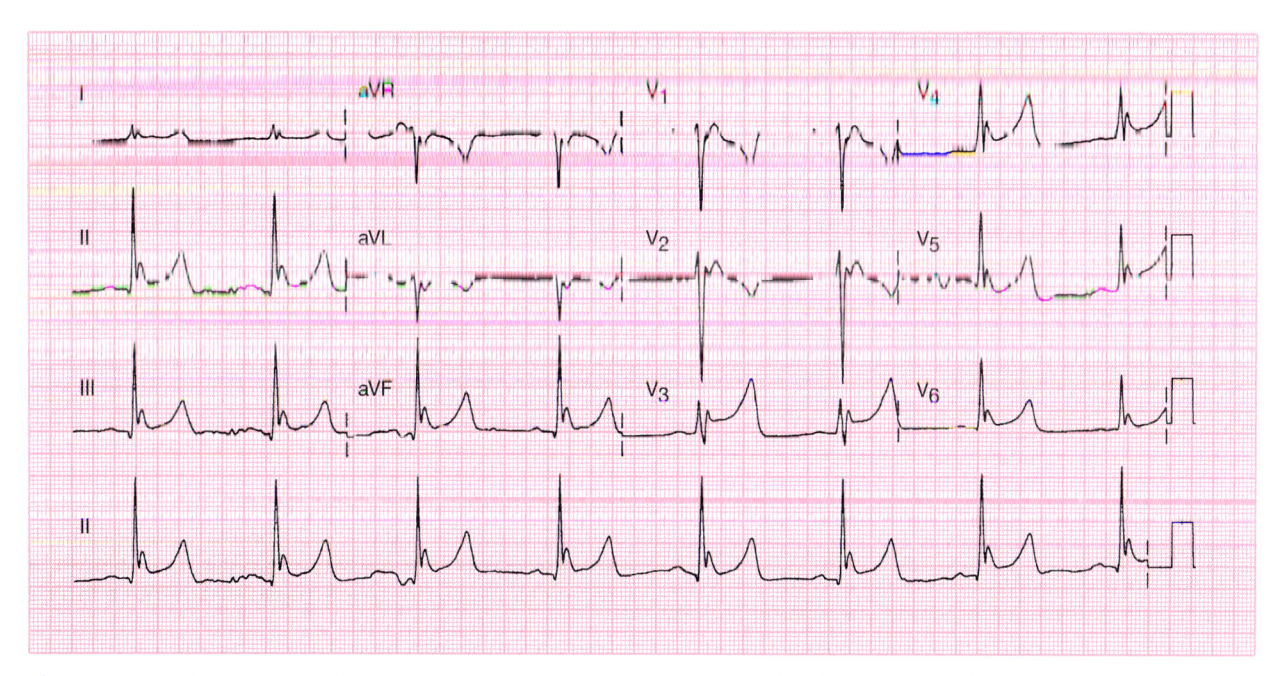

Figura 9-5 A hipotermia sistêmica está associada à presença da onda J abaulada no início do segmento ST. Essas ondas J (setas), características da hipotermia, são conhecidas como ondas de Osborne.

produzir mais calor. Sinais neurológicos mais graves, como ataxia (movimentos descoordenados), poderão advir quando se atinge temperaturas abaixo de 33 °C. Outros sinais incluem o seguinte:

- Hiperventilação
- Taquipneia
- Taquicardia

Nesse estágio, o organismo ainda está apto a restabelecer a produção de calor, uma vez cessado o estresse pelo frio, se as reservas energéticas ainda estiverem preservadas.

Hipotermia Moderada

Na hipotermia moderada (28 °C a 32 °C) sinais de deterioração clínica começam a surgir. Há diminuição nas frequências respiratória e cardíaca, além de queda do nível de consciência. Atingidos 32 °C, a vítima se torna torporosa. À medida que a temperatura se aproxima de 31 °C, o paciente perde o reflexo da piloereção (arrepio). Outros sinais e sintomas de hipotermia incluem:

- Dificuldade de raciocínio
- Fibrilação atrial
- Bradicardia, bradipneia
- Diurese (aumento do débito urinário)

Nesse estágio, o organismo apresenta possibilidades remotas de gerar calor para restabelecer a temperatura corporal.

Hipotermia Grave

Problemas cardiovasculares potencialmente fatais podem surgir nos casos de hipotermia grave (20 °C a 28 °C). Hipotensão arterial e arritmias ventriculares podem aparecer e alterações eletrocardiográficas, como a onda J, poderão ser observadas no monitor cardíaco. Normalmente, o paciente encontra-se inconsciente e suas pupilas estão dilatadas e pouco responsivas a estímulos luminosos. Nesse estágio, a parada cardíaca pode acontecer, além de o paciente estar mais propenso à fibrilação ventricular, mesmo com manipulação física mínima. Além disso, o organismo não consegue mais regular sua temperatura. Em serviços onde estiver disponível, pode ser indicado o reaquecimento formal de desvio cardiopulmonar ou ECMO (oxigenação por membrana extracorpórea). Normalmente, esse é o meio mais eficaz de reaquecer um paciente e está se tornando disponível em mais instituições.

Diagnóstico Diferencial

Outras causas de hipotermia incluem distúrbios metabólicos associados ao decréscimo da taxa de metabolismo basal, que podem estar relacionados à disfunção das glândulas tireoide, suprarrenal e da hipófise. As emergências toxicológicas também são outro motivo comum para a hipotermia.

Tratamento

A abordagem terapêutica no âmbito pré-hospitalar baseia-se na gravidade da hipotermia e pelos métodos disponíveis para o reaquecimento corporal. A prioridade é evitar maior perda de calor, retirando a vítima do cenário de exposição ao frio e remoção de quaisquer roupas úmidas. Uma vítima exposta ao frio em local remoto necessita de evacuação imediata para um local aquecido. As medidas iniciais consistem em reaquecer o paciente, evitar mais perda de calor e minimizar os riscos de complicações. O manuseio descuidado de um paciente gravemente hipotérmico, por exemplo, pode precipitar uma arritmia cardíaca.

Independentemente da gravidade da hipotermia, o socorrista deve seguir a sequência do ABC durante o atendimento: via aérea, respiração e circulação, além de remover toda a roupa fria e úmida (deve-se cortar as roupas de pacientes com hipotermia grave para evitar a movimentação excessiva) para prevenir quedas ainda maiores da temperatura corporal interna. Além disso, a maioria das vítimas de hipotermia apresenta estado hipovolêmico. Antes de administrar fluidos, aqueça-os entre 40 °C e 42 °C. Os órgãos de saúde que costumam atender vítimas de hipotermia devem ter acesso a equipamentos que aquecem fluidos.

Hipotermia Leve

A maioria dos casos de hipotermia leve (32 °C a 35 °C) se resolve com medidas simples de reaquecimento (p. ex., uso de cobertores para ajudar o paciente a manter seu próprio calor corporal). Além das instruções gerais de manejo acima mencionadas, forneça fluidos orais aquecidos (de preferência contendo açúcar) e alimentos, desde que o paciente possa engolir com segurança e não haja problemas com a via aérea. Evitar bebidas à base de cafeína, que estimulam a diurese. Da mesma forma, álcool e cigarro devem ser evitados. Se apropriado, incentive exercícios leves. Medidas de monitoramento e reavaliação constantes devem ser adotadas. Pacientes com hipotermia leve podem evoluir rapidamente para quadros hipotermia moderada ou grave.

Hipotermia Moderada

Alterações do estado mental começam a surgir em vítimas com hipotermia moderada (28 °C a 32 °C). As medidas devem ser iniciadas com a manutenção da via aérea, respiração, circulação e controle da temperatura corporal. Mantenha o paciente em decúbito dorsal e minimize os movimentos desnecessários, pois isso pode precipitar uma arritmia cardíaca. Evite o resfriamento adicional envolvendo o paciente em um envoltório hipotérmico com uma fonte de calor (p. ex., uma almofada/bolsa aquecida) contra o torso. Estabeleça o acesso IV e inicie a reanimação volêmica de preferência com fluidos aquecidos. Transporte a vítima de maneira rápida e segura para a sala de emergência para observação e reaquecimento constantes.

Hipotermia Grave

Pacientes com hipotermia grave (20 °C a 28 °C) geralmente estão inconscientes. A estabilização da via aérea, respiração e circulação são essenciais na prevenção de possíveis complicações. Se ainda houver pulso palpável, deve-se manipular o paciente com cuidado, evitando movimentos abruptos. As principais considerações do tratamento do paciente com hipotermia grave estão listados na **Tabela 9-4**.

Parada Cardíaca na Hipotermia

Se o paciente estiver em parada cardíaca, iniciar imediatamente as manobras de RCP. A prioridade é oferecer compressões torácicas de qualidade, à medida que se reaquece a vítima. Medicamentos IV e desfibrilação elétrica serão de pouca eficácia nesses casos. Medidas ativas de reaquecimento incluem o uso de cobertores térmicos, infusão de fluidos IV aquecidos e irrigação vesical. Medidas mais invasivas de reaquecimento podem incluir irrigação do tórax e cavidade peritoneal pelo tubo de toracostomia com soro aquecido. A ECMO é a modalidade definitiva para aquecer o paciente e fornecer suporte circulatório e respiratório. Em alguns locais remotos onde o paciente em hipotermia encontra-se em parada cardíaca, os esforços de reanimação podem cessar no campo, apesar de haver jurisprudência controversa a respeito nos Estados Unidos.

Tabela 9-4 Considerações Importantes no Tratamento da Hipotermia Grave

Pupilas midriáticas, fixas e não reativas à luz não são critérios de interrupção das manobras de RCP em uma vítima com hipotermia.
A avaliação dos sinais vitais e a interpretação do traçado do ECG podem estar prejudicados pela ausência de pulso. Espere um tempo maior do que o normal (até 60 segundos) na tentativa de identificar sinais de circulação. Se houver qualquer dúvida ou se o pulso estiver ausente, inicie imediatamente a RCP.
Pacientes com hipotermia grave geralmente apresentam bradicardia. Isso pode ser um mecanismo de proteção, já que um ritmo cardíaco lento demanda quantidades menores de oxigênio em condições hipotérmicas. O uso de marca-passo raramente é indicado.
Um paciente com hipotermia grave apresenta redução importante na taxa metabólica, o que resulta em acúmulo de componentes tóxicos dos agentes de reanimação cardíaca. Considere a não administração desses agentes em pacientes com temperatura corporal interna < 30°C, já que é provável que não haja qualquer resposta do coração a elas e o acúmulo de fármacos por ser extremamente perigoso na reperfusão.
Considere sempre a realização de intubação endotraqueal precoce com oferta de oxigênio aquecido umidificado, quando disponível.
A desfibrilação pode se mostrar ineficaz quando a temperatura corporal interna for < 30°C. Cogite adiar a desfibrilação até que a temperatura corporal seja elevada acima desse limite.
Dilatação gástrica e retardo no esvaziamento do estômago estão presentes na hipotermia grave. A palpação abdominal é dificultada pela rigidez do músculo reto abdominal. Assim, logo após a intubação traqueal, um tubo gástrico deve ser colocado em todos os pacientes com hipotermia moderada ou grave.

RCP, reanimação cardiopulmonar.

Doenças Relacionadas ao Calor

As **doenças causadas pelo calor** constituem um espectro de condições relacionadas à exposição ao calor. A forma mais grave de doença causada pelo calor, conhecida como intermação, ocorre quando os mecanismos termorreguladores do corpo são sobrecarregados, resultando em **hipertermia**. Isso pode ocorrer em resposta à exposição excessiva ao calor, produção excessiva de calor ou perda de calor prejudicada. Pacientes com risco aumentado de desenvolver doenças causadas pelo calor incluem indivíduos idosos, debilitados, com deficiência intelectual, imóveis, intoxicados, desnutridos, feridos ou crianças pequenas. Embora haja uma série de condições médicas e *overdoses* de medicamentos que podem causar hipertermia, esta seção se refere especificamente à hipertermia ambiental.

É importante lembrar que as doenças causadas pelo calor são um espectro de distúrbios com cruzamento de alguns sinais e sintomas entre cada tipo.

A hipertermia pode ser classificada como clássica ou do exercício. Embora não seja crucial diferenciar essas condições no ambiente pré-hospitalar, porque o tratamento é semelhante, elas serão discutidas aqui separadamente.

A hipertermia clássica (não associada a exercício) está associada a uma exposição prolongada a um determinado nível de umidade e a temperatura do ambiente moderadamente elevada. Esse quadro está classicamente associado a pacientes crônicos, acamados, idosos ou psiquiátricos que carecem de ambiente com ar-condicionado ou estão utilizando medicamentos que prejudicam a tolerância ao calor, como diuréticos, anticolinérgicos e neurolépticos. A anidrose (falta de transpiração) é causada por desidratação extrema, distúrbios cutâneos ou efeitos colaterais de medicamentos.

Em contrapartida, a doença causada pelo calor associada ao exercício ocorre principalmente em pessoas jovens, como atletas que treinam em condições de alta temperatura e umidade, durante as quais a temperatura central aumenta mais rápido do que o corpo consegue dissipar o calor. Muitos desses pacientes continuarão a suar mesmo quando desenvolverem hipertermia grave.

Fisiopatologia

O corpo humano pode tolerar temperaturas corporais mais baixas muito mais do que temperaturas mais altas, com disfunção orgânica se desenvolvendo à medida que as temperaturas subindo apenas 4,5 °C acima do normal. Os mecanismos descritos anteriormente que resultam em hipotermia também servem para prevenir a hipertermia. Isso inclui evaporação, que é o mecanismo mais eficaz para dissipação de calor; radiação; convecção; e condução. Conforme aumenta a geração de calor, os vasos sanguíneos nas extremidades e perto da superfície do corpo se dilatam para promover um maior fluxo sanguíneo para essas regiões para facilitar a transferência de calor para o ambiente. Mas quando a temperatura ambiente é mais alta do que a temperatura corporal, os últimos três mecanismos não funcionam, e quando a umidade relativa fica acima de cerca de 75%, a evaporação torna-se ineficaz.

À medida que a temperatura corporal aumenta, o metabolismo aumenta e, portanto, o consumo de oxigênio aumenta, levando a taquicardia e aumento da ventilação-minuto. A evaporação leva a desidratação e perda de eletrólitos. A respiração celular e a função enzimática são prejudicadas quando a temperatura corporal atinge 42 °C, levando à falência de órgãos. As células do fígado, dos vasos sanguíneos e do sistema nervoso são afetadas primeiro, mas por fim todos os tecidos sofrem danos, causando também danos aos rins e destruição muscular (rabdomiólise). A disfunção dos fatores de coagulação leva à coagulação intravascular disseminada, e os danos ao sistema nervoso central (SNC) costumam levar a convulsões e alteração grave do estado mental.

Formas de Doença Relacionadas ao Calor Induzidas por Exercício

Cãibras pelo Calor (Cãibras Musculares Associadas ao Exercício)

Cãibras musculares são comuns entre pessoas que trabalham ou se exercitam vigorosamente em temperaturas não apenas quentes, mas também frias. O mecanismo fisiológico que leva às cãibras musculares não é bem compreendido, mas pode incluir desidratação, alterações eletrolíticas, fadiga neurogênica, condições ambientais extremas e realização de novos exercícios. Essas contrações musculares dolorosas ocorrem durante ou logo após a atividade física.

Sinais e Sintomas

Os pacientes apresentam fortes dores musculares e espasmos, principalmente nos músculos que estão sendo exercitados, mas sem elevação significativa da temperatura corporal ou sinais e sintomas de formas mais graves de doenças causadas pelo calor.

Tratamento

O tratamento consiste em hidratação com soluções contendo sal (oral é tão eficaz quanto IV) e terapia local dos músculos envolvidos, incluindo alongamento passivo e massagem. Alguns médicos administram um benzodiazepínico, como o diazepam, ou magnésio, pelos seus efeitos relaxantes musculares em casos graves. Outras causas, como hiponatremia e rabdomiólise, devem ser consideradas se os sintomas não responderem às medidas iniciais descritas acima.

Síncope pelo Calor e Síncope Associada ao Exercício

A síncope pelo calor é o desmaio ou tontura associados à exposição a um ambiente de alta temperatura, geralmente em indivíduos não aclimatados. Ocorre mais frequentemente após um indivíduo permanecer de pé por um período prolongado ou após ficar em pé depois de ficar um tempo sentado ou deitado. O mecanismo fisiológico envolve o esforço do corpo para dissipar o calor por meio da vasodilatação, aumentando assim o espaço intravascular. Como tal, ficar em pé leva a acúmulo na parte inferior do corpo, diminuição do retorno venoso e perfusão insuficiente para o cérebro e órgãos vitais.

Em atletas, um fenômeno semelhante relacionado ao esforço vigoroso ou eventos de resistência (como correr uma maratona) é denominado colapso associado ao exercício (CAE). Ele geralmente ocorre imediatamente após a cessação do exercício, principalmente se o indivíduo permanecer ainda em uma posição ereta, com o mesmo mecanismo responsável pela síncope por calor.

Tanto na síncope pelo calor quanto na CAE, deve haver um rápido retorno da consciência assim que a pessoa desmaia ou é ajudada a posicionar-se em decúbito dorsal enquanto o retorno venoso e o débito cardíaco são restaurados. Alteração persistente do estado mental ou elevação significativa da temperatura corporal devem causar preocupação com intermação.

Sinais e Sintomas

Pacientes com síncope pelo calor e CAE notarão o início da tontura, principalmente após ficar em pé por um período prolongado ou ao ficar em pé abruptamente. Isso pode ser acompanhado por visão em túnel ou escurecimento da visão e subsequente colapso no solo. Podem ocorrer alguns espasmos corporais (mioclonia), mas a convulsão verdadeira é rara. A cor do paciente ficará pálida e a pele geralmente estará suada. A frequência cardíaca pode ser bradicárdica ou taquicárdica. A temperatura central deve ser normal ou apenas minimamente elevada (normalmente não acima de 39 °C).

Os sintomas devem melhorar, e a consciência deve retornar logo após assumir a posição deitada.

Tratamento

Os cuidados de suporte incluem o resfriamento conforme a necessidade, permitindo o repouso em posição reclinada ou semirreclinada e administração de fluidos, preferencialmente contendo glicose e eletrólitos, administrados por via oral, se tolerado. Muitos eventos esportivos de resistência recomendam a determinação dos níveis de sódio antes de iniciar a reposição de volume.

Exaustão pelo Calor

A exaustão pelo calor é uma continuação do espectro das doenças relacionadas ao calor. Pessoas que trabalham em ambientes quentes, como trabalhadores, atletas e militares, estão em risco se não beberem água em quantidade suficiente. Se não for tratada, a exaustão pelo calor pode progredir para quadro de intermação.

Sinais e Sintomas

As manifestações clínicas da exaustão pelo calor são inespecíficas. A temperatura corporal pode estar ligeiramente elevada (até 40 °C), mas não muito. Anormalidades leves do SNC, como confusão leve, podem se desenvolver, mas resolvem rapidamente com o tratamento. Os sinais e sintomas mais comuns são os seguintes:

- Fraqueza e mal-estar
- Cefaleia
- Tontura e síncope
- Náusea e vômitos
- Ataxia ou falta de coordenação motora
- Taquicardia e hipotensão
- Sudorese, muitas vezes abundante, e palidez
- Dor/cólicas abdominais inespecíficas
- Cãibras musculares

Tratamento

O paciente deve ser movido para um local fresco e sombreado ou ambiente interno com ar-condicionado e colocado em posição supina com as pernas elevadas. O paciente deve ser resfriado ativamente – o excesso de roupas deve ser removido e água fria deve ser aplicada na cabeça e no corpo usando um borrifador ou cobrindo com um lençol úmido. Certifique-se de que haja fluxo de ar sobre o paciente. O resfriamento deve ser guiado pela temperatura retal (ou esofágica), com meta de 38,3 °C.

A maioria dos pacientes com exaustão pelo calor tem depleção de água e de sal. Em pacientes com consciência normal e que não estão vomitando, a reidratação oral é apropriada e preferida. Devem ser usadas soluções diluídas de glicose e eletrólitos. Se o paciente não puder tolerar fluidos orais ou tiver qualquer diminuição da consciência, então fluidos cristaloides IV (como Ringer lactato ou solução salina normal) devem ser administrados. As intervenções contínuas devem ser baseadas na resposta do paciente ao tratamento com monitoramento próximo dos sinais vitais, incluindo a temperatura. Os pacientes que não apresentam recuperação rápida em cerca de 1 hora devem ser transportados para o pronto socorro.

Intermação

A intermação é a forma mais grave de doença causada pelo calor e se desenvolve quando o corpo perde sua capacidade de regular a temperatura, resultando em disfunção do SNC, elevação da temperatura corporal central e insuficiência de múltiplos órgãos. A temperatura corporal central é > 40 °C. Os danos dependerão de quão alta a temperatura do corpo está e de quanto tempo ela permanecerá elevada.

Fisiopatologia

Um achado quase universal em pacientes com hipertermia grave é a disfunção neurológica, incluindo alteração do estado mental, cefaleia, convulsões e coma. Há aumento acentuado das demandas do sistema cardiovascular, o que pode ser um contribuinte importante para o colapso final das funções corporais. A exposição contínua ao calor produz vasodilatação periférica com subsequente vasoconstrição circulatória esplâncnica e renal, às vezes acompanhada de disfunção hepática. A exposição continua ao calor causa instabilidade hemodinâmica, má perfusão da pele, uma nova elevação da temperatura central; e insuficiência de múltiplos órgãos, incluindo lesão renal aguda, insuficiência hepática, rabdomiólise e coagulação intravascular disseminada.

Sinais e Sintomas

A principal característica distintiva da intermação de outras formas de doenças causadas pelo calor é a disfunção do SNC. Ela pode se manifestar de várias maneiras, incluindo cefaleia, desorientação/confusão, irritabilidade comportamental e emocional, estado de alerta/capacidade de resposta alteradas e convulsão. É importante saber que em geral esses pacientes estarão suados, *não secos*, como alguns livros descrevem. Os sinais e sintomas mais comuns incluem:

- Estado mental alterado/síncope/convulsões/coma
- Hiperventilação
- Taquicardia/hipotensão
- Náuseas/vômitos/diarreia
- Desidratação/boca seca
- Cãibras musculares
- Suor, possivelmente abundante

Diagnóstico Diferencial

Muitas vezes suspeita-se de doenças relacionadas ao calor devido ao ambiente e às condições ambientais. Esses pacientes geralmente apresentam colapso súbito. Outras condições que devem ser consideradas incluem parada cardíaca súbita, hiponatremia associada ao exercício e hipertermia maligna. A última condição é mais comumente associada a agentes anestésicos, mas foi descrita com exercícios extremos. A hipertermia maligna pode ser distinguida pela presença de rigidez muscular, em vez de fraqueza flácida como observada na intermação por esforço.

Tratamento

O primeiro passo no tratamento é reconhecer essa condição potencialmente fatal. Manter a via aérea, a respiração e a circulação, e iniciar imediatamente as medidas de resfriamento, transportando o paciente para o serviço de emergência. Coloque o paciente em um monitor cardíaco, estabeleça duas linhas IV periféricas e inicie a oxigenoterapia suplementar se o paciente estiver hipóxico (Spo$_2$ < 94%) ou mostrar sinais de dificuldade respiratória.

Reconhecer e iniciar medidas de resfriamento imediatamente pode salvar vidas. Não atrase medidas de resfriamento ativo para iniciar os acessos IV, mover para outra área, etc.; comece a resfriar imediatamente.

As roupas do paciente devem ser removidas. O resfriamento imediato deve iniciar no local. O método mais eficaz é a imersão em água gelada. Se isso não for possível, coloque toalhas embebidas em água gelada no paciente. Ventilação e ar-condicionado também são benéficos. Verifique e registre a temperatura interna, de preferência com termômetro retal ou esofágico, a cada 5 minutos. Uma vez que a temperatura do corpo cair para 39 °C, as medidas de resfriamento ativo devem ser interrompidas a fim de evitar o aparecimento de tremores. Se houver evidência de choque hipovolêmico, hidrate o paciente com *bolus* de fluido conforme necessário. Fluidos IV frios podem ser usados. Reavaliar a estabilidade hemodinâmica e manter uma pressão arterial média de 60 mmHg. Evitar a sobrecarga de fluidos, pois o paciente tem risco de desenvolver insuficiência cardíaca de alto débito e edema pulmonar, conforme descrito anteriormente. Se houver convulsões, administre um benzodiazepínico de acordo com o protocolo local. Continue monitorando de perto o estado mental, respiratório, o ritmo cardíaco e os sinais vitais durante o transporte.

Hiponatremia Associada ao Exercício

Um distúrbio estreitamente relacionado com a depleção de sódio vista na hipertermia moderada a grave é a **hiponatremia associada ao exercício**. Essa é uma das causas mais comuns de morte em atletas jovens e saudáveis durante a prática de esportes de resistência, como as maratonas.

Fisiopatologia

A causa mais comum de hiponatremia associada ao exercício é a hiperidratação com líquidos hipotônicos. Os atletas perdem água e sódio através da transpiração a uma taxa significativa durante o exercício. Se a água for usada como um substituto sem ingestão de sódio adequada, o nível sérico de sódio do paciente é reduzido. Isso pode levar a edema do sistema nervoso central, sintomas neurológicos e morte. Os fatores de risco que aumentam a incidência de hiponatremia associada ao exercício no cenário de maratonas incluem hidratação excessiva, uso de anti-inflamatórios não esteroides (AINEs), sexo feminino, duração da corrida acima de 4 horas e baixo índice de massa corporal.

Um distúrbio semelhante conhecido como polidipsia psicogênica ocorre em alguns pacientes com problemas de saúde mental que bebem volumes excessivos de água, resultando em sobrecarga de líquidos e hiponatremia.

Sinais e Sintomas

Os pacientes devem ser categorizados com base nos sintomas e não nas concentrações séricas de sódio medidas, mas os valores relativos são dados entre parênteses:

- *Leves*: tontura, náuseas, vômitos, cefaleia (sódio 135-130 mmol/L)
- *Moderados*: alterações no estado mental (confusão, desorientação) (sódio 130-125 mmol/L)
- *Graves*: consciência alterada, letargia, edema pulmonar, convulsões, coma (sódio < 125 mmol/L)

Diagnóstico Diferencial

Os sintomas de hiponatremia associada ao exercício podem ser inespecíficos, como discutido anteriormente. Um diagnóstico desse tipo de doença pelo calor pode ser desafiador porque há muita sobreposição com sinais e sintomas da intermação. Para ajudar a diferenciar entre as duas condições, lembre-se que a intermação envolve sempre um estado mental alterado com temperatura elevada, enquanto a hiponatremia associada ao exercício pode ocorrer sem hipertermia significativa.

Tratamento

Como com a maioria das condições, a prevenção através da educação é o melhor caminho. Os atletas devem ser orientados a evitar a ingestão excessiva de fluidos hipotônicos durante a prática de exercício. Mesmo as bebidas esportivas comercialmente disponíveis não contêm sódio em quantidade suficiente para prevenir a hiponatremia. Lanches salgados devem ser consumidos juntamente com líquidos.

Para pacientes com sintomas leves a moderados, a restrição de líquidos deve ser iniciada, e alimentos salgados devem ser oferecidos enquanto um nível de sódio é mensurado. A reposição com fluidos IV é geralmente contraindicada. Para pacientes com sintomas graves, o tratamento pré-hospitalar começa como de costume com o ABC. O tratamento com soro fisiológico hipertônico (3%) pode ser indicado, mas é extremamente perigoso sem o conhecimento adequado e a capacidade de monitorar os níveis séricos de sódio. O tratamento com solução salina hipertônica deve ser feito sob condições extremamente controladas e somente com orientação médica, uma vez que a correção rápida da concentração sérica de sódio pode resultar em mielinólise pontina central, uma lesão irreversível do sistema nervoso central. Os pacientes com sintomas graves devem ser transportados para um hospital com unidade de terapia intensiva.

Outras Emergências Ambientais Comuns

Afogamento

O **afogamento** é o processo que envolve comprometimento respiratório na submersão ou imersão em líquidos. Os resultados do afogamento incluem morte, morbidade e quase morbidade. A terminologia que descreve esses pacientes continua a evoluir. Termos como quase-afogamento e afogamento molhado, seco e secundário são confusos e, ainda que anteriormente populares, agora parecem ter utilidade limitada.

Fisiopatologia

O processo do afogamento progride de segurar a respiração ao laringospasmo (constrição intensa da laringe), ao acúmulo de dióxido de carbono e à incapacidade de oxigenar os pulmões, à subsequente parada respiratória e cardíaca por insuficiência de múltiplos órgãos devido à hipóxia tecidual, resultando no acúmulo de ácidos metabólicos e respiratórios. O paciente pode ser reanimado em qualquer ponto ao longo desse processo e, geralmente, quanto mais cedo a reanimação ocorrer, melhor será a taxa de sucesso.

Sinais e Sintomas

A maioria dos afogamentos não são testemunhados e, portanto, o corpo da pessoa é encontrado submerso ou flutuando na água. Crianças pequenas geralmente se afogam em banheiras, crianças em idade escolar, em piscinas, e adolescentes, em lagos ou rios. Comorbidades como distúrbio convulsivo ou outras deficiências físicas também podem contribuir para ocorrência de afogamento em um ambiente aparentemente seguro, como uma banheira.

Tratamento

A reanimação de uma vítima de afogamento é a mesma que para qualquer outro paciente em parada respiratória ou cardíaca, mas o paciente precisa ser retirado da água. Apenas profissionais com treinamento especializado podem realizar o resgate ainda na água. O tratamento do afogamento é apresentado na **Tabela 9-5**.

Em pacientes que estão em parada cardíaca devido a afogamento, o foco deve ser uma boa RCP, mas deve-se dar atenção precoce à otimização das ventilações. Um tubo endotraqueal deve ser colocado o mais cedo possível na reanimação (as vias aéreas supraglóticas e a ventilação com bolsa-válvula-máscara são frequentemente ineficazes devido a altas pressões na via aérea). A terapia medicamentosa deve ser de baixa prioridade. Na maior parte dos sobreviventes, o retorno da circulação espontânea ocorre em 10-15 minutos, geralmente com boa RCP e apenas oxigenação.

Emergências Relacionadas ao Mergulho

Emergências de mergulho e altitude podem surgir de extremos de pressão na altitude ou em águas profundas. Mergulhadores há muito tempo temem a **doença descompressiva**. Doença descompressiva, barotrauma direto (como lesões nos seios da face ou na orelha média) e embolia gasosa arterial são as principais doenças associadas a ambientes extremos de alta pressão, como mergulho do tipo SCUBA.

Todos os mergulhadores, independentemente do tipo de mergulho que praticam, estão sujeitos às pressões elevadas subaquáticas. A eventual lesão resulta do efeito físico dessa pressão sobre o corpo. Para que você possa entender essas mudanças, é importante analisar como os gases atuam mediante certas condições físicas.

Fisiopatologia

O barotrauma que ocorre durante a prática de mergulho é explicado pelas leis da física que regem o comportamento dos gases sob pressão. Mudanças de pressão afetam o volume em

Tabela 9-5 Tratamento do Afogamento

Socorristas treinados e com prática em resgate na água devem participar do resgate, se apropriado.

Considerar possível lesão da coluna cervical em casos de trauma evidente, mergulho, acidente em toboágua ou intoxicação alcoólica. Colocar um colar cervical não é uma prioridade e não deve interferir na reanimação ou no cuidado inicial.

Assegurar que as medidas básicas de suporte de vida sejam realizadas com ênfase na via aérea e na oxigenação.

Antecipar a ocorrência de vômitos; tenha aspiração imediatamente disponível.

Antecipar o edema pulmonar; a aspiração geralmente é inútil. Ventilação assistida por meio de dispositivo bolsa-válvula-máscara com suporte de pressão expiratória de pico (PEEP) de 2,5-5 cm H_2O se o edema estiver interferindo na oxigenação.

Administrar oxigênio suplementar e intubar se necessário.

Estabelecer acesso IV.

Medir a temperatura interna; prevenir ou tratar quadro de hipotermia.

Administrar um agente β_2-adrenérgico em caso de sibilância.

Monitorar o dióxido de carbono expirado e obter uma leitura de oximetria de pulso.

Inserir sonda nasogástrica em pacientes intubados.

Todo paciente que está se afogando requer um período de observação e monitoramento. O transporte para o hospital geralmente é a opção mais apropriada, inclusive para pacientes que parecem se recuperar no local.

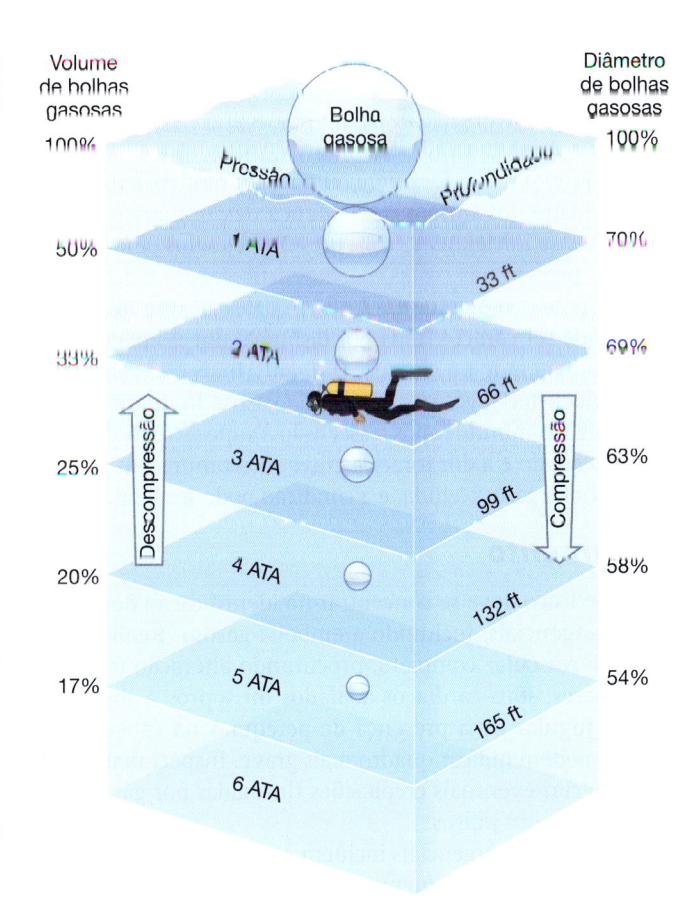

Figura 9-6 Lei de Boyle. O volume de uma determinada quantidade de gás em temperatura constante varia inversamente com a pressão.

espaços cheios de ar – no caso do corpo humano, quase todo preenchido por líquido, esses espaços são os pulmões, o intestino, os seios paranasais e a orelha média. De acordo com a **lei de Boyle**, esses espaços comprimem na descida e expandem na subida, porque à medida que a pressão aumenta, o volume de gás é reduzido e, inversamente, à medida que a pressão diminui, o volume de gás aumenta (**Figura 9-6**).

Além disso, a solubilidade de um gás em líquido é a quantidade de pressão exercida sobre esse gás, de modo que um gás se dissolva de forma decrescente no líquido (i.e., sangue) à medida que o corpo ascende durante o mergulho. O corpo pode tolerar isso se a quantidade de gás separada do sangue é pequena o suficiente para ser exalada. Se a subida for rápida, grandes quantidades de gás são liberadas e bolhas de gás com risco à vida podem bloquear a circulação – fenômeno conhecido como doença descompressiva.

A localização e o tamanho das bolhas de gás determinam seus efeitos clínicos. As bolhas presas nos músculos ou nas articulações causam dor nas áreas correspondentes. A origem do apelido da doença em inglês (*the bends*) é que a condição deixa a pessoa em posição "dobrada" ou "encurvada" durante longos períodos de tempo. Bolhas de gás na medula espinal podem causar paralisia, parestesia e anestesia. Bolhas de gás na circulação arterial podem causar isquemia do membro; nas artérias pulmonares, podem causar embolia pulmonar gasosa; e, nas artérias cerebrais, podem causar acidente vascular encefálico.

A **narcose do nitrogênio**, uma alteração no estado mental durante o mergulho, é uma condição clínica ligeiramente diferente. Seu efeito é semelhante ao da intoxicação por álcool ou benzodiazepínicos. Ela pode ocorrer em profundidades mais baixas, mas em geral não menos do que 30 metros de profundidade. O efeito pode ser explicado pelo aumento da solubilidade do nitrogênio sob ambiente de maior pressão, com consequente comprometimento da cognição, função motora e percepção sensorial. A narcose do nitrogênio também prejudica o julgamento e a coordenação, podendo comprometer a segurança no cenário subaquático. A condição, no entanto, é reversível e resolve-se alguns minutos após a ascensão do mergulhador.

Sinais e Sintomas

O risco médio de doença descompressiva grave é ligeiramente superior a 2 casos a cada 10.000 mergulhos. A asma, as bolhas pulmonares e o forame oval patente aumentam o risco e a gravidade dos sintomas. A doença descompressiva pode manifestar-se inicialmente com pressão nos seios paranasais e ouvidos, pressão nas costas, dor nas articulações e dores que pioram com o movimento. A doença descompressiva mais grave pode ser caracterizada por dispneia, dor no peito, estado mental alterado ou choque. O quadro mais grave apresenta embolia arterial gasosa. A embolia gasosa frequentemente ocorre alguns minutos após a ascensão à superfície. A dispneia de início agudo e a dor torácica grave são comuns em pessoas com embolia gasosa aguda, e a condição pode ser fatal.

Tratamento

O exame físico deve se concentrar na identificação dos sintomas emergenciais, incluindo a embolia gasosa. Realize exame cardiovascular completo, procurando alteração nos sons pulmonares, sons cardíacos abafados ou sopro. A distensão de veia jugular ou a presença de petéquias na cabeça e no pescoço podem indicar quadro mais grave. Inspecionar a pele para detectar eventuais crepitações (formadas por gás subcutâneo), além dos pulsos.

Cuidados emergenciais incluem a manutenção da via aérea com oxigênio suplementar. A hidratação IV deve ser feita para manter a pressão arterial sistólica dentro de parâmetros estabelecidos. A colocação de cateter urinário pode ajudar na monitoração da função renal. A drenagem de tórax pode estar indicada se ocorrer pneumotórax. Considere a utilização de terapia hiperbárica em pacientes com sintomas neurológicos, pressão arterial instável, comprometimento respiratório ou alteração do estado mental. Organize o transporte para uma instalação com câmara hiperbárica conforme o protocolo local. Se você não souber onde é a instalação, entre em contato com a Divers Alert Network pelo telefone 919-684-9111*.

Doenças Relacionadas à Altitude Elevada

Fisiopatologia

As doenças relacionadas à altitude elevada são precipitadas pela combinação de baixa pressão atmosférica e baixa pressão parcial de oxigênio resultante. Ou seja, embora o oxigênio represente 21% do gás atmosférico em todas as altitudes, à medida que você sobe, a pressão total do gás atmosférico diminui de acordo com a lei de Boyle, e o ar torna-se mais rarefeito, com menos moléculas de oxigênio a cada litro de ar. Essa condição é às vezes referida como *hipóxia hipobárica*, que resulta em hipoxemia. O organismo tenta compensar essa diminuição da disponibilidade de oxigênio por meio do aumento da frequência respiratória, do débito cardíaco e da vasodilatação cerebral. A baixa pressão atmosférica provoca extravasamento capilar nos pulmões e no cérebro. A hipóxia causa vasoconstrição pulmonar difusa (à medida que o corpo tenta superar o desequilíbrio entre ventilação e perfusão), o que resulta em hipertensão pulmonar e edema. Juntas, essas respostas adaptativas e maladaptativas podem resultar no desenvolvimento de mal da montanha agudo, edema cerebral relacionado à altitude elevada e edema pulmonar relacionado à altitude elevada. Essas doenças podem se sobrepor e coexistir.

Ascensão muito rápida, falta de pré-aclimatação, aptidão física deficiente e uso de alguns medicamentos podem aumentar o risco de ocorrência de emergência em ambientes com maior altitude. Surpreendentemente, as pessoas com menos de 50 anos correm maior risco de apresentar doenças relacionadas à altitude elevada.

Sinais e Sintomas

Mal da Montanha Agudo

O **mal da montanha agudo (MMA)** é uma síndrome inespecífica que pode ser confundida com fadiga generalizada, desidratação, ressaca ou mesmo gripe. A queixa mais comum é de cefaleia. Os sintomas geralmente começam dentro de 24-48 horas após a subida e se resolvem em 3-5 dias. Não existem achados definitivos no exame físico, o que faz um alto índice de suspeita ser extremamente importante.

Edema Cerebral Relacionado à Altitude Elevada

O **edema cerebral relacionado à altitude elevada (ECAE)** representa uma doença mais grave que é frequentemente precedida pelo MMA; os sintomas também são mais graves e incluem náuseas e vômitos, ataxia, estado mental alterado, convulsões e paralisia. O ECAE muitas vezes não se desenvolve até o terceiro dia após a subida, mas pode ocorrer muito mais cedo. Pode ser fatal se não tratado adequadamente.

Edema Pulmonar Relacionado à Altitude Elevada

O **edema pulmonar relacionado à altitude elevada (EPAE)** ocorre mais comumente na segunda noite após a subida. Em casos leves, uma tosse seca e diminuição da tolerância ao exercício podem ser observados. Em casos mais graves, dispneia ao esforços, hipóxia e cianose podem desenvolver-se.

Tratamento

Para todas as doenças relacionadas à altitude elevada além do MMA leve, a principal medida de tratamento é administrar oxigênio suplementar e descer imediatamente. Se a descida não puder ser realizada prontamente, uma câmara

---

*N. de R.T. A DAN (Divers Alert Network, www.diversalertnetwork.org) mantém linhas telefônicas para orientação ao atendimento de urgências relacionadas ao mergulho. O escritório internacional da DAN mantém a *hotline* +1-919-684-9111, 24h por dia nos 7 dias da semana. No Brasil, pode-se ligar 0800 684 9111. Para contatar a DAN Brasil para dúvidas médicas não emergenciais, o número disponibilizado é (19) 3707-1569, de segunda a sexta, das 9h às 17h.

hiperbárica portátil pode ser usada, se disponível. Outras terapias podem ser administradas da seguinte forma:

- Pressão positiva contínua na via aérea, diuréticos e bloqueadores dos canais de cálcio podem ser utilizados no tratamento do EPAE.
- Dexametasona e diuréticos são usados no tratamento do ECAE.
- AINEs e acetazolamida podem ser utilizados para o controle de sintomas no MMA leve.

Consultas com especialistas são recomendadas em todos os casos de doenças relacionadas com a altitude elevada.

Integrando as Informações

A avaliação dos pacientes em emergências relacionadas ao ambiente pode estar entre os maiores desafios que um profissional de saúde enfrenta. Semelhanças e diferenças nas apresentações/queixas principais são às vezes sutis, e o diagnóstico subjacente pode estar mascarado, retardando a realização das intervenções apropriadas. A via de avaliação AMLS ajuda na elaboração do diagnóstico diferencial, por meio de história abrangente e exame físico dirigido, com posterior refinamento desse diagnóstico diferencial.

SOLUÇÃO DO CENÁRIO

- Os diagnósticos diferenciais podem incluir hipotermia leve, moderada ou grave.
- Para refinar o seu diagnóstico você precisa realizar um exame físico completo, buscando lesões traumáticas. O paciente apresenta pulso radial rápido e fraco; portanto as prioridades são o tratamento de eventuais lesões traumáticas e o reaquecimento passivo.
- O paciente apresenta sinais indicativos de hipotermia, já que está com tremores.

RESUMO

- A temperatura corporal é regulada por uma série de mecanismos neurais de retroalimentação (*feedback*) determinados principalmente pelo hipotálamo; o hipotálamo estabelece não apenas os mecanismos de controle de temperatura (os quais mantêm a temperatura corporal estável), mas dispõe também de sensores que fazem a detecção e alteram a resposta às alterações da temperatura corporal.
- As emergências relacionadas ao frio incluem queimadura pelo frio, lesão por congelamento e hipotermia sistêmica.
- As emergências relacionadas ao calor incluem um espectro de apresentações desde distúrbios hidreletrolíticos leves associados à exposição ao calor (que podem se manifestar como caibras ou desmaios) até instabilidade fisiológica com perda da capacidade de regular a temperatura corporal.
- O afogamento é o processo que envolve comprometimento respiratório na submersão ou imersão em líquidos. Ele progride desde segurar a respiração até o laringospasmo e a parada cardiorrespiratória.
- O barotrauma pode ser decorrente da ascensão muito rápida após um mergulho, que gera uma diferença entre os gradientes de pressão corporal e externo (pressão atmosférica).
- As doenças relacionadas à altitude resultam da hipóxia hipobárica.

Termos-chave

afogamento É o processo que envolve comprometimento respiratório decorrente da submersão ou imersão em líquidos.

barotrauma Lesão resultante de mudanças intensas na pressão barométrica, em geral pela subida rápida após o mergulho.

doença descompressiva Uma ampla gama de sinais e sintomas causados por bolhas de nitrogênio no sangue e nos tecidos que são liberadas durante a subida de um mergulho.

doença relacionada ao calor Um espectro de doenças relacionadas à exposição excessiva ao calor ou geração de calor, variando de erupções cutâneas e cãibras a exaustão por calor e intermação.

edema cerebral relacionado à altitude elevada Edema e disfunção cerebral e associados à exposição a grandes altitudes.

edema pulmonar relacionado à altitude elevada Uma forma não cardiogênica de edema pulmonar (acúmulo de líquidos nos pulmões) que ocorre nas altitudes elevadas.

hipertermia Elevação anormal da temperatura corporal.

hiponatremia associada ao exercício É uma condição decorrente da prática prolongada de exercícios em ambientes quentes, agravada pela ingestão de líquidos hipotônicos, que induzem o aparecimento de náuseas e vômitos e, em casos graves, alterações do estado mental e convulsões (também conhecida como hiponatremia do esforço físico).

hipotermia Temperatura corporal interna abaixo de 35 °C; temperaturas mais baixas podem levar à ocorrência de arritmias cardíacas e alterações do estado mental.

lei de Boyle A uma temperatura constante, o volume de um gás é inversamente proporcional à sua pressão (ao duplicar a pressão de um gás, seu volume será reduzido pela metade; escrita como PV = K, onde P é pressão, V, o volume e K, a constante).

lesão por congelamento Lesão tecidual resultante da exposição prolongada ao frio extremo.

mal da montanha agudo (MMA) Doença por exposição a um ambiente de alta altitude que se apresenta com uma variedade de sintomas leves a moderados, incluindo cefaleia, fraqueza, fadiga e dores no corpo.

narcose do nitrogênio Estado que se assemelha à intoxicação aguda pelo álcool, ocasionado pela diluição do gás nitrogênio no sangue em ambientes com alta pressão.

queimadura pelo frio Consiste no grau inicial da lesão por congelamento, caracterizado por dormência e palidez, ainda sem danos teciduais importantes.

termorregulação Processo pelo qual o corpo humano regula a temperatura em ambientes extremos.

Bibliografia

American Academy of Orthopaedic Surgeons: *Nancy Caroline's emergency care in the streets*, ed 8. Burlington, MA, 2018, Jones & Bartlett Learning.

Centers for Disease Control and Prevention: *Trench food or immersion foot*. Disaster recovery fact sheet. https://www.cdc.gov/disasters/trenchfoot.html, last reviewed September 8, 2005.

Cone D, Brice JH, Delbridge TR, et al: *Emergency medical services: clinical practice and systems oversight*. Hoboken, NJ, 2015, Wiley.

Department of Health and Social Services, Division of Public Health, Section of Community Health and EMS, Juneau, AK, 2003, State of Alaska.

DiCorpo JE, Harris M, Merlin MA: Evaluating temperature is essential in the prehospital setting. *JEMS*. November 2, 2017. https://www.jems.com/articles/print/volume-42/issue-11/features/evaluating-temperature-is-essential-in-the-prehospital-setting.html

Hamilton GC, Sanders AB, Strange GR: *Emergency medicine*, ed 2. St. Louis, MO, 2003, Saunders.

Kumar G, Sng BL, Kumar S: Correlation of capillary and venous blood glucometry with laboratory determination, *Prehosp Emerg Care*. 8(4):378, 2004.

Mallet ML: Pathophysiology of accidental hypothermia, *QJ Med*. 95:775–785, 2002.

Marx JA, Hockberger RS, Walls RM: *Rosen's emergency medicine*, ed 7. St. Louis, MO, 2009, Mosby.

Mistovich JJ, Krost WS, Limmer DD: Beyond the basics: Endocrine emergencies, Part I, *EMS Mag*. 36(10):123–127, 2007.

Mistovich JJ, Krost WS, Limmer DD: Beyond the basics: Endocrine emergencies, Part II, *EMS Mag*. 36(11):66–69, 2007.

Pagan KD, Pagana TJ: *Mosby's manual of diagnostic and laboratory tests*, ed 4. St. Louis, MO, 2010, Mosby.

Plaisier BR: Thoracic lavage in accidental hypothermia with cardiac arrest—report of a case and review of the literature, *Resuscitation*. 66:95–104, 2005

Sanders MJ, McKenna K, American Academy of Orthopaedic Surgeons. *Sanders' paramedic textbook*, ed 5. Burlington, MA, 2019, Public Safety Group.

Thomas R, Cahill CJ: Case report: Successful defibrillation in profound hypothermia (core body temperature 25,6°C), *Resuscitation*. 47:317–320, 2000.

U.S. Department of Transportation National Highway Traffic Safety Administration: *EMT-paramedic national standard curriculum*, Washington, DC, 1998, The Department.

U.S. Department of Transportation National Highway Traffic Safety Administration: *National EMS education standards*, Draft 3.0, Washington, DC, 2008, The Department.

Walpoth BH, Walpoth-Aslan BN, Mattle HP, et al.: Outcome of survivors of accidental deep hypothermia and circulatory arrest treated with extracorporeal blood warming, *N Engl J Med.* 337:1500–1505, 1997.

Xu J: Number of hypothermia related deaths—by sex, National Vital Statistics System, United States, 1999–2011, *MMWR.* 61:1050, 2013.

Questões de Revisão do Capítulo

1. Você está cuidando de um mergulhador de SCUBA com dor torácica do lado direito. O mergulhador fez uma subida rápida de uma profundidade de 23 metros. Os sinais vitais iniciais incluem pressão arterial de 90/50 mmHg, frequência cardíaca de 130 batimentos/minuto, frequência respiratória de 36 respirações/minuto e Sao$_2$ de 82%. A avaliação revela sons respiratórios diminuídos à direita. Você deve:
   a. administrar oxigênio por máscara não reinalante.
   b. realizar ECG de 12 derivações.
   c. realizar uma descompressão torácica com agulha.
   d. transportar o paciente para câmara hiperbárica.

2. Você está cuidando de um paciente que sofre de lesão por congelamento nas mãos. Você deve:
   a. massagear as mãos para ajudar a aquecê-las.
   b. mergulhar as mãos em água morna.
   c. envolver as mãos em toalhas quentes.
   d. posicionar compressas quentes e frias ao redor das mãos.

3. A etapa mais importante no tratamento do paciente hipotérmico é:
   a. avaliar o ritmo cardíaco do paciente.
   b. retirar o paciente do ambiente.
   c. administrar líquidos IV.
   d. fornecer administração de oxigênio suplementar.

4. Você está cuidando de um paciente com hipotermia grave. Você suspeitaria que esse paciente também sofre de:
   a. alcalose metabólica.
   b. acidose metabólica.
   c. alcalose respiratória.
   d. acidose respiratória.

5. Um achado característico para ajudar a diferenciar intermação de exaustão por calor é:
   a. alteração do estado mental.
   b. aumento da frequência cardíaca.
   c. diminuição da pressão arterial.
   d. temperatura quente da pele.

6. Você está cuidando de um homem de 22 anos que foi encontrado inconsciente em uma piscina pelos amigos durante uma festa. Os amigos tiraram o paciente da piscina e você nota que o paciente está apneico e sem pulso. Você deve:
   a. dimensionar e aplicar um colar cervical.
   b. colocar eletrodos e fazer uma desfibrilação.
   c. iniciar compressões e ventilações.
   d. questionar os amigos sobre o quase-afogamento.

7. A relação inversa entre pressão e volume é a:
   a. lei de Dalton.
   b. lei de Boyle.
   c. constante de gases.
   d. lei de Charles.

8. Você está cuidando de um homem de 34 anos que trabalhava ao ar livre em um calor de 30 °C. O paciente responde a estímulos dolorosos. Os sinais vitais são: pressão arterial de 108/70 mmHg, frequência cardíaca de 136 batimentos/minuto, frequência respiratória de 28 respirações/minuto e Sao$_2$ de 94%. O paciente parece suado e com o rosto pálido. A suspeita é de:
   a. exaustão pelo calor.
   b. intermação.
   c. hipocalcemia.
   d. hipercalcemia.

9. Qual das alternativas a seguir aumentaria sua preocupação com a necrose de nitrogênio?
   a. Mergulho perto de um recife por longos períodos de tempo
   b. Mergulho com SCUBA a 30 metros de profundidade
   c. Dirigir acima de uma altitude de 14.000 pés (mais de 4,2 km)
   d. Descida rápida durante a aterrissagem de um avião

10. A termorregulação é controlada no(a):
    a. corpo caloso.
    b. bulbo.
    c. hipotálamo.
    d. ponte.

CAPÍTULO 10

Toxicologia, Produtos Perigosos e Armas de Destruição em Massa

Este capítulo explora os devastadores efeitos que toxinas naturais ou fabricadas pelo homem podem exercer sobre o corpo humano. Como sempre, deve ser utilizada a abordagem da via de avaliação AMLS, onde podemos avaliar de forma abrangente a situação, além de propor formas de rápida estabilização das ameaças à vida. Medicamentos e drogas de abuso serão discutidos em detalhes. O capítulo trata de tóxicos presentes em nossas casas e locais de trabalho, descrevendo como reconhecer e responder com segurança e eficácia à exposição a esses produtos perigosos. Este capítulo também discute toxicologia ambiental marinha de solo, incluindo envenenamento por artrópodes e cobras, além de toxinas vegetais. Serão abordados casos de contaminação biológica, química e radiológica em eventos considerados como terrorismo, incluindo o uso de dispositivos incendiários e seus riscos químicos. Serão fornecidas importantes informações sobre notificação de agências reguladoras, preparo de áreas de concentração de vítimas, descontaminação e uso de equipamento de proteção individual.

OBJETIVOS DE APRENDIZADO

Ao término deste capítulo, você será capaz de:

- Compreender a abordagem básica de avaliação de um paciente intoxicado acidentalmente ou de casos de *overdose*.
- Identificar e descrever as principais síndromes tóxicas.
- Reconhecer quais pacientes estão sob risco de desenvolver depressão respiratória e arritmia secundárias à intoxicação.
- Discutir a apresentação/queixa principal, avaliação e tratamento de pacientes com emergências toxicológicas usando a via de avaliação AMLS.
- Descrever a importância do controle de venenos no tratamento de emergências toxicológicas.
- Descrever os princípios gerais da avaliação e do tratamento de pacientes expostos a diversos produtos perigosos e armas de destruição em massa.
- Compreender o tratamento das arritmias induzidas por toxinas.
- Descrever os sinais e sintomas, a avaliação e o tratamento de pacientes que entram em contato com agentes químicos, biológicos e radiológicos.
- Identificar eventuais problemas de segurança a que profissionais de saúde e pacientes podem estar sujeitos em caso de exposição a produtos perigosos ou armas de destruição em massa.
- Descrever os procedimentos de descontaminação gerais necessários em caso de exposição de pacientes ou profissionais de saúde a agentes tóxicos.

> **CENÁRIO**
>
> Um homem tetraplégico de 24 anos está ansioso e levemente combativo. Seus sinais vitais incluem pressão arterial de 188/104 mmHg, frequência cardíaca de 136 batimentos/minuto e frequência respiratória de 28 respirações/minuto. Ele foi encontrado assim quando seu colega de quarto retornou do trabalho.
>
> - Quais diagnósticos diferenciais você está considerando com base nas informações de que dispõe? (Incluir qualquer síndrome tóxica ou drogas específicas que possa estar considerando.)
> - De quais informações adicionais você necessitará para refinar o diagnóstico diferencial?
> - Quais tratamentos você consideraria para esse paciente?

As emergências toxicológicas causadas por exposição acidental ou intencional são uma das principais causas de morbidade e mortalidade nos Estados Unidos. Atualmente, casos de intoxicação superam os acidentes automobilísticos como principal causa de morte não intencional nos Estados Unidos. Em 2017, houve 70.237 mortes por *overdose* de drogas (aproximadamente 191 por dia), e mais de 77% foram não intencionais. As mortes restantes resultaram de tentativas de suicídio ou intenção desconhecida. De acordo com o Centers for Disease Control and Prevention (CDC), aproximadamente 1.500 pacientes são tratados diariamente no setor de emergência por uso inadequado ou mesmo abuso de drogas, e esse número continua aumentando. O relatório anual do National Poison Data System (NPDS) da American Association of Poison Control Centers (AAPCC) relatou um total de 2.115.186 quadros de exposição tóxica em humanos em 2017, bem como um aumento expressivo de casos graves.

As emergências toxicológicas são frequentemente vistas por profissionais que fazem atendimento pré-hospitalar. Essas emergências incluem intoxicação intencional, não intencional, exposição ocupacional, perigos ambientais, envenenamento, armas biológicas e químicas e exposição à radiação. O reconhecimento precoce da toxicidade e a identificação do agente causador podem ajudar a iniciar o tratamento adequado, mantendo condições de segurança para o profissional de saúde, para o paciente e para o público em geral, além de fornecer informações fundamentais para a continuidade do cuidado.

Essas emergências causam um amplo espectro de doenças e, independentemente do agente causador, o reconhecimento de perigos ambientais e o tratamento precoce de apresentações clínicas potencialmente fatais convergem para uma sequência de ações bem ordenadas a serem seguidas. Para diagnosticar e tratar de forma eficaz os quadros de intoxicação, é necessário conhecer muito bem a fisiologia dos sistemas nervoso, cardiovascular e respiratório. Este capítulo se concentra na resposta do organismo à exposição a diferentes classes de drogas e toxinas (síndromes tóxicas), e não a agentes específicos. Os seguintes tópicos são enfatizados:

- Obter informações da anamnese
- Identificar as toxinas
- Compreender a fisiopatologia da intoxicação
- Fazer uma avaliação preliminar
- Aplicar conceitos gerais de tratamento
- Selecionar um tratamento específico

A via de avaliação AMLS vai orientá-lo na realização de uma avaliação eficiente e abrangente do paciente com intoxicação. Em alguns casos, a prevenção de sequelas potencialmente fatais requer o início imediato de medidas terapêuticas, incluindo a estabilização da via aérea ou a administração de medicamentos cardioativos. Após a avaliação das necessidades críticas do paciente, a realização de uma anamnese mais detalhada, a avaliação da cena e o exame físico permitem refinar o diagnóstico, favorecendo a instituição do tratamento adequado.

Via de Avaliação AMLS ▶▶▶▶

▼ Observações Iniciais

Após a chegada à cena, deve-se coletar o máximo de informações acerca do quadro clínico. O local onde o paciente se encontra pode sugerir a presença de intoxicação como causa primária da doença. Por exemplo, encontrar um paciente com estado mental alterado em uma casa onde se sabe que ocorre consumo de heroína pode orientar o tratamento adequado. Além disso, a posição e outras circunstâncias em que se encontra o paciente podem oferecem indícios para avaliação da toxicidade, assim como a evolução do quadro clínico. Encontrar frascos de comprimidos dispersos no ambiente ou facilmente acessíveis na casa, por exemplo, pode fornecer informações úteis mesmo antes de começar o exame.

Considerações de Segurança da Cena

Verifique a segurança da cena. Os pacientes que abusam de drogas ou medicamentos podem ser perigosos. Não hesite em pedir reforço policial nessas situações. A presença de gases e outras toxinas pode lesar ou incapacitar a equipe médica. A pessoa que recebe o chamado deve perguntar sobre a segurança da cena e repassar essas informações aos profissionais envolvidos no atendimento. Essa informação é particularmente importante quando há vários pacientes acometidos. Da mesma forma, o envolvimento de mais de um paciente sugere que a intoxicação pode estar relacionada a um determinado gás, que pode provocar sintomas rapidamente. O agente causador nem sempre é conhecido. Quando há suspeita da presença de algum produto perigoso, devemos considerar a solicitação de apoio de equipe de resposta a produtos perigosos (Hazmat, de *hazardous materials*). Os recursos úteis na identificação de produtos potencialmente tóxicos e no seu manejo serão discutidos na seção Produtos Perigosos, neste capítulo.

Apresentação/Queixa Principal

Os pacientes com quadro de intoxicação podem apresentar alteração do estado mental. Os sinais e sintomas comuns são fornecidos na Tabela 10-1.

Tabela 10-1 Sinais e Sintomas Comuns de Intoxicação

Sinal ou Sistema ou Órgão Afetado	Tipo	Possíveis Agentes Causadores
Odor	Amêndoas	Cianeto
	Alho	Arsênico, organofosforados, fósforo
	Enxofre	Sulfeto de hidrogênio
	Acetona	Acetona, ácido acetilsalicílico, álcool isopropílico, metanol
	Wintergreen*	Metilsalicilato
	Peras	Hidrato de cloral
	Violetas	Terebintina
	Cânfora	Cânfora
	Álcool	Álcool (etanol)
Pupilas	Contraídas	Clonidina, nicotina, noz moscada, opioides, organofosforados
	Dilatadas	Anfetaminas e seus derivados, atropina, barbitúricos, monóxido de carbono, cocaína, cianeto, glutetimida, estramônio, ácido lisérgico, dietilamida (LSD)
Boca	Salivação	Arsênico, mercúrio, organofosforados, salicilatos, estricnina
	Boca seca	Atropina (beladona), anfetaminas, difenidramina
	Queimaduras na boca	Ácidos, álcalis, formaldeído, iodo, soda cáustica, fenóis, fósforo, óleo de pinho, nitrato de prata, plantas tóxicas
Pele	Prurido	Beladona, ácido bórico, estramônio, intoxicação hera-venenosa/carvalho-venenoso
	Pele seca e quente	Anticolinérgicos, anti-histamínicos, atropina (beladona ou colírio)
	Sudorese	Anfetamina, arsênico, ácido acetilsalicílico, barbitúricos, cogumelos, naftalina, organofosforados
Respiratório	Depressão respiratória	Barbitúricos, botulismo, clonidina, etanol, opioides, gamaidroxibutirato (GHB)
	Aumento da respiração	Anfetaminas, ácido acetilsalicílico, ácido bórico, querosene, metanol, nicotina
	Edema pulmonar	Betabloqueadores, bloqueadores do canal de cálcio, cloro, organofosforados, derivados do petróleo
Cardiovascular	Taquicardia	Salbutamol, anfetaminas, arsênico, ácido acetilsalicílico, atropina, cafeína, cocaína, abstinência de hipnóticos-sedativos/álcool
	Bradicardia	Betabloqueadores, bloqueadores do canal de cálcio, clonidina, cianeto, digoxina, cogumelos, nicotina, opioides, visco-branco, rododendro
	Hipertensão	Anfetaminas, salbutamol, catinonas, cocaína, chumbo, nicotina, abstinência de hipnóticos-sedativos/etanol/canabinoides sintéticos
	Hipotensão	Barbitúricos, betabloqueadores, bloqueadores do canal de cálcio, clonidina, nitroglicerina, opioides, antidepressivos tricíclicos, plantas domésticas, visco-branco

(*continua*)

Tabela 10-1 Sinais e Sintomas Comuns de Intoxicação (*continuação*)		
Sinal ou Sistema ou Órgão Afetado	**Tipo**	**Possíveis Agentes Causadores**
Sistema nervoso central	Convulsões	Anfetaminas e seus derivados, bupropiona, cânfora, cocaína, isoniazida, estricnina, canabinoides sintéticos, catinonas sintéticas (sais de banho), tramadol, antidepressivos tricíclicos
	Coma	Todas os depressores do SNC (anticonvulsivantes, barbitúricos, benzodiazepínicos, etanol relaxantes musculares, opioides) monóxido de carbono, cianeto
	Alucinações	Atropina, LSD, cogumelos, solventes orgânicos, fenciclidina (PCP), noz-moscada
	Cefaleia	Monóxido de carbono, dissulfiram, etanol, nitroglicerina
	Tremores	Salbutamol, anfetaminas, monóxido de carbono, cocaína, organofosforados
	Fraqueza ou paralisia	Botulismo, cicuta, agentes nervosos (sarin), organofosforados, baiacu
Gastrintestinais	Cãibras, náuseas, vômitos e/ou diarreia	Muitos, se não a maioria, dos venenos, metais e cogumelos ingeridos

> **RECAPITULAÇÃO**
>
> **Mnemônica de Avaliação ABCDEE**
>
> **A** Via **a**érea
> **B** Respiração (**b**reathing)
> **C** **C**irculação
> **D** **D**eficiência
> **E** **E**xposição
> **E** Ambiente (**e**nvironment)

Avaliação Primária

Como em todas as situações de emergência, a avaliação da via aérea, da respiração, da circulação e da perfusão são fundamentais. A realização da avaliação primária é a mesma para todos os pacientes. O quadro de Recapitulação mostra a mnemônica ABCDEE.

Além de verificar a via aérea, respiração e circulação, lembre-se de verificar a presença de alguma incapacidade (D), que se refere ao estado mental alterado relacionado à perfusão. As alterações no estado mental podem ser causadas por desequilíbrio nos níveis da glicose sérica, sendo de fundamental importância a sua mensuração caso sintomas neurológicos estiverem presentes. Deve-se também ter em mente o item E, exposição, o qual requer a inspeção do paciente quanto à presença de quaisquer lesões cutâneas como erupções, abaulamentos ou picadas de agulha. A exposição pode levar à identificação de medicações em forma adesiva, nas axilas ou nas costas. Além disso, o item E deve levá-lo a avaliar as condições de temperatura do ambiente, que não pode deixar o paciente muito frio (hipotermia) ou muito quente (hipertermia).

▼ Primeira Impressão

Deve-se determinar se o paciente está ou não doente. Nesse contexto, "doente" significa que a condição do paciente tem chances de ameaçar a vida se não houver intervenção imediata. Sinais vitais fracos ou erráticos e estado mental alterado geralmente contribuem para essa impressão. Em pacientes com emergências toxicológicas, as alterações do estado mental podem variar desde agitação e **psicose** até coma. Qualquer um desses extremos pode trazer perigo à vida do paciente. O coma está associado a depressão respiratória e incapacidade de proteger a via aérea. Agitação e *delirium* podem indicar desequilíbrios metabólicos significativos (p. ex., *delirium* agitado), podendo provocar comportamento violento ou desencadear distúrbios cardiovasculares agudos graves que podem ser fatais.

O dito "sinais vitais são vitais" é muito verdadeiro quando relacionado a quadros de emergências toxicológicas. A avaliação e a estabilização de sinais vitais alterados são fundamentais como etapa inicial do tratamento. A avaliação contínua pode ajudar na definição da natureza e da gravidade da intoxicação em determinado paciente. Medidas de suporte de via aérea e protocolos de ACLS (suporte avançado de vida em cardiologia) devem ser instituídos assim que possível.

▼ Avaliação Detalhada

Anamnese

A maioria dos casos de intoxicação e superdosagem envolve pacientes com problemas clínicos, sendo necessário identificar a queixa principal usando as questões OPQRST e a anamnese SAMPLER com o paciente ou com testemunhas. As informações da anamnese costumam ser fundamentais para definir o diagnóstico e o tratamento. Lembre-se que alguns dos pacientes que atentam contra sua própria vida podem não fornecer informações acerca do que ingeriram. Assim, informações obtidas com familiares e testemunhas, em especial no tratamento de uma criança ou paciente com alteração do estado mental, podem ser cruciais. Quando o agente causador tiver sido identificado, deve-se considerar e questionar sobre coingestões, verificando:

- Momento da ingestão
- Dose ingerida
- Acesso do paciente a fármacos e a outras substâncias
- Informações do cenário, como posição e localização do paciente, presença ou não de seringas e outros acessórios utilizados durante o consumo de drogas, além de outros pacientes intoxicados

Como profissional de atendimento pré-hospitalar, você deve estar preparado para realizar essa coleta de informações da forma mais precisa possível. Porém, as informações da anamnese não costumam ser muito confiáveis. Dados obtidos durante o exame físico são, em geral, mais confiáveis.

Avaliação Secundária

As avaliações primária e secundária concentram-se basicamente na identificação e no tratamento de emergências potencialmente fatais relacionadas à intoxicação em curso. As intervenções visam o tratamento de alterações do estado mental e anormalidades na perfusão. Se não houver trauma grave associado ao uso abusivo de substâncias, avalie o pulso distal, as funções motoras e sensoriais e a amplitude de movimentos do paciente.

Qualquer caso suspeito de intoxicação deve ser relatado ao centro de intoxicações local.* As recomendações sobre possíveis diagnósticos e tratamento otimizarão os cuidados ao paciente, e a notificação também facilitará a vigilância em tempo real dos casos de intoxicação em nível local e nacional, além do seguimento do paciente no setor de emergência e após, caso necessário.

▼ Refinar o Diagnóstico Diferencial

A variedade de agentes tóxicos existentes e suas respectivas terapias é grande, embora muitos se manifestem por meio de sinais e sintomas semelhantes ao entrarem no organismo. Os sintomas característicos de determinada classe ou grupo de agentes tóxicos são chamados de síndrome tóxica. As síndromes tóxicas são úteis para lembrar a avaliação clínica e

---

*N. de R. T. O telefone 0800 722 6001 da rede "Disque Intoxicação", criada pela ANVISA, direcionará a chamada a um dos Centros de Informação Toxicológica.

> **RECAPITULAÇÃO**
>
> **Papel dos Centros de Intoxicação e dos Socorristas**
>
> Farmacêuticos, médicos e enfermeiros que são certificados como Especialistas em Informações sobre Intoxicação/Envenenamento fazem parte da equipe de 55 Centros de Intoxicação que funcionam 24 horas por dia, 7 dias por semana, nos Estados Unidos. Eles fornecem recomendações médicas profissionais e conselhos de tratamento de forma gratuita para socorristas, além de atenderem ligações de domicílios e de instituições de saúde. Em 2018, esses centros receberam 31.500 ligações de profissionais de atendimento pré-hospitalar. Eles fazem parte do sistema de saúde e seguem legislação específica, como a HIPAA. O número de telefone da Central Nacional de Intoxicação é (800) 222-1222. As ligações e informações dos pacientes são confidenciais, e os centros de intoxicação devem seguir as mesmas exigências da HIPAA que outros profissionais da saúde seguem. As ligações vão para uma base de dados, e então são analisadas aproximadamente a cada 8 minutos para detectar eventos, tendências e ameaças que possam ter importância para a saúde pública.
>
> Centros de Intoxicação podem fornecer informações valiosas em tempo real aos socorristas, incluindo o seguinte:
>
> - Limiares de doses tóxicas
> - Sinais e sintomas de *overdose*, intoxicação, exposição e envenenamento
> - Identificação de síndromes tóxicas
> - Tratamentos específicos e recomendações para descontaminação
> - Assistência para localizar antídotos e soros
> - Identificação de medicamentos
> - Informação sobre interações medicamentosas
> - Identificação de substâncias químicas que podem perigosas para o socorrista

o tratamento de diferentes substâncias que estão no mesmo grupo clínico. Os achados da anamnese e do exame físico em conjunto com os sinais vitais ajudarão no desenvolvimento de uma hipótese diagnóstica que permitirá fornecer o cuidado adequado.

▼ Avaliação Contínua

A avaliação contínua baseia-se na monitoração da condição do paciente e, quando necessário, em eventuais mudanças na prioridade.

Após completar a avaliação inicial e a estabilização do paciente, devem ser consideradas estratégias terapêuticas cujo objetivo seja limitar a absorção gastrintestinal (GI) de uma toxina ingerida. A **descontaminação gastrintestinal** com xarope de ipeca e carvão ativado é pesquisada e debatida há décadas. O padrão atual de cuidados *NÃO* recomenda a administração de ipeca e muito raramente indica a administração de carvão ativado. O carvão ativado é recomendado apenas para casos onde o intervalo entre o momento confirmado da exposição *potencialmente tóxica* e o momento da administração for inferior a 1 hora. Ainda assim, o carvão ativado está contraindicado em casos onde haja alteração do estado mental ou náuseas/vômitos, devido ao risco documentado significativo de ocorrer aspiração.

Pessoas que ingerem pacotes de drogas são um exemplo de exceção a essa contraindicação ao uso do carvão ativado. As pessoas portando drogas ilícitas podem tentar se livrar delas as engolindo, de forma a não serem pegas com a droga pela polícia ou outros indivíduos. Se o estado mental estiver inalterado após a ingestão de drogas mal empacotadas, recomenda-se a administração de dose única de carvão ativado. O carvão ativado continua tendo importância no tratamento de algumas intoxicações (p. ex., salicilatos), mas os riscos associados ao seu uso podem superar os benefícios. A utilização de múltiplas doses de carvão ativado pode ser considerada em alguns casos; deve-se consultar um toxicologista clínico ou o centro de controle de intoxicações antes de iniciar essa terapia. A lavagem intestinal pode ser feita com laxantes de forma que o trânsito das substâncias ingeridas seja acelerado. A irrigação intestinal total pode ser recomendada no tratamento de pessoas que ingeriram pacotes de drogas, bem como em pacientes com toxina intraluminal residual comprovada (p. ex., lítio, chumbo ou outros metais pesados), mas esse tratamento não é realizado em âmbito pré-hospitalar.

Durante o transporte até o hospital, é fundamental monitorar a resposta do paciente à terapia e, como sempre, a comunicação com a instituição de destino deve ser precoce. Os pacientes devem ser continuamente monitorados durante todo o transporte. A monitorização do ETCO$_2$ é igualmente importante, especialmente nos pacientes expostos a depressores do sistema nervoso central (SNC).

Condições que Sugerem Exposição a Toxinas

Coma

O coma, um estado de inconsciência ou sedação profunda do qual o paciente não pode ser acordado por estímulo externo, é uma manifestação comum em caso de intoxicação. O termo **intoxicação** refere-se à presença de um veneno ou toxina no organismo, sem implicação específica de alteração da consciência, mas é geralmente usado para descrever pacientes com estado mental alterado ou deprimido.

Caso o paciente esteja inconsciente, testemunhas, familiares e sinais encontrados no exame físico podem fornecer os únicos dados para nos auxiliar na elaboração de um diagnóstico pré-hospitalar. Assim, é fundamental que o profissional saiba reconhecer variáveis ambientais, mecanismos de lesão, postura do paciente e odores que possam oferecer indicações em relação à causa do problema do paciente.

O tratamento do paciente comatoso baseia-se principalmente no suporte clínico e na proteção da via aérea. A maior parte das recomendações atuais indica que o suporte seja dado primeiramente à via aérea, depois à respiração e à circulação e, posteriormente, seja considerada a introdução de terapia farmacológica. Agentes terapêuticos usados na reversão do coma incluem a glicose e a naloxona. Tiamina e flumazenil (agente reversor dos benzodiazepínicos) têm apenas interesse histórico, uma vez que não são mais utilizados em ambiente pré-hospitalar.

Naloxona

A naloxona tem papel central no tratamento de pacientes em coma. A naloxona é um antagonista dos receptores opioides μ que reverte os efeitos dos opioides. A indicação primária para seu uso é a depressão respiratória evidenciada por diminuição da frequência respiratória, hipercapnia ou hipoxemia, um achado tardio. O uso de naloxona reverte a depressão respiratória, restaurando a oxigenação e ventilação adequadas para o cérebro e outros órgãos vitais, permitindo que o paciente se torne mais alerta. A dosagem excessiva de naloxona pode causar abstinência aguda de opioides em pacientes dependentes de opioides. A naloxona também foi associada a hipertensão e lesão pulmonar aguda, presumivelmente pela liberação de catecolaminas associada à abstinência abrupta. Muitos médicos ainda acreditam na administração de naloxona em altas doses, de 2 a 10 mg. Vários estudos corroboram o uso e a segurança da naloxona em pacientes no local da ocorrência. Se a dose inicial não for efetiva, recomenda-se o escalonamento da dose. Além disso, embora a naloxona seja considerada adequada para o tratamento da depressão respiratória ou da parada respiratória, caso ocorra parada cardíaca ela deve ser manejada com os protocolos de ACLS. Nos pacientes com dependência conhecida ou suspeita de opioides e que estejam irresponsivos e com alterações respiratórias, mas com pulso presente, recomenda-se que socorristas adequadamente treinados e profissionais de suporte básico de vida administrem naloxona intramuscular (IM) ou intranasal (IN).

Hipoglicemia

A hipoglicemia é uma causa rapidamente reversível e potencialmente fatal de alteração do estado mental. A disponibilidade de testes de glicose à beira do leito com o uso de fitas

> ### RECAPITULAÇÃO
> #### Flumazenil
>
> O flumazenil é um antagonista do receptor do ácido γ-aminobutírico (GABA), usado historicamente para reverter a sedação por benzodiazepínicos; porém, deve-se ficar atento aos perigos associados ao seu uso. Muitos pacientes que são tratados para overdose de substâncias tomaram benzodiazepínicos em combinação com outros fármacos. Os benzodiazepínicos costumam ter efeito protetor nesse cenário, especialmente quando o paciente também ingeriu um antidepressivo tricíclico. Nesses casos, a reversão com flumazenil pode aumentar a toxicidade e comprometer a evolução do paciente. A abstinência de medicamentos agonistas do GABA está associada a anormalidades graves nos sinais vitais, convulsões, *delirium* e morte. Muitos pacientes que abusam de benzodiazepínicos são usuários de longo prazo, e a administração do flumazenil pode precipitar uma síndrome de abstinência aguda, resultando em convulsões. O flumazenil é raramente indicado no âmbito pré-hospitalar.

> ### RECAPITULAÇÃO
> #### Deficiência de Tiamina
>
> A deficiência de tiamina pode causar encefalopatia de Wernicke em pacientes cronicamente desnutridos, sobretudo naqueles com história de alcoolismo (ver Capítulo 5 para mais informações sobre a síndrome de Wernicke-Korsakoff). Embora essa condição seja incomum, uma dose única de tiamina pode fornecer algum alívio e não impõe riscos na dose-padrão de 100 mg administrada por via IV ou IM. Apesar de preocupações amplamente propagadas, não é necessário administrar tiamina antes da dextrose. Embora a encefalopatia por deficiência de tiamina possa ser exacerbada pela presença de hipoglicemia crônica, a administração de dextrose nesses casos não demonstrou contribuir para o aparecimento da síndrome de Wernicke-Korsakoff. O tratamento da hipoglicemia não deve ser retardado por preocupações relacionadas à presença ou não de deficiência de tiamina. A indicação de uso de tiamina no âmbito pré-hospitalar é rara.

reagentes permite a comprovação diagnóstica de hipoglicemia de maneira muito rápida, antes da administração de glicose. A administração intravenosa (IV) de uma solução de dextrose a 50% é segura e aconselhável.

Agitação

Muitos fármacos, drogas e toxinas podem causar excitação do SNC, agitação ou psicose. Porém, o tratamento inicial é o mesmo independentemente da causa. O objetivo do tratamento da agitação psicomotora é diminuir a excitação do SNC, protegendo o paciente de desequilíbrios metabólicos associados a agitação, lesão tecidual por toxicidade cardiovascular e automutilação.

Tratamento de Pacientes com Agitação Psicomotora: Benzodiazepínicos

Os benzodiazepínicos são fundamentais no tratamento do paciente agitado. Como os benzodiazepínicos têm perfil de segurança benigno e amplo índice terapêutico, essa classe de medicamentos é amplamente usada para evitar lesão nos pacientes intoxicados e nos profissionais que cuidam deles. Os benzodiazepínicos também têm o benefício de evitar a atividade epiléptica, atenuando a hiperatividade simpática, e reduzir outras causas de morbidade muitas vezes associadas à agitação grave (p. ex., rabdomiólise).

Os benzodiazepínicos deprimem o SNC, mas pode ser necessária contenção física pela equipe policial ou hospitalar para administrá-los. Deve-se cuidar para minimizar a contenção física, dando preferência à contenção química. A contenção física está, em geral, associada a piora da acidose metabólica, rabdomiólise e, eventualmente, a comprometimento respiratório e morte.

Os benzodiazepínicos mais utilizados na sedação de pacientes com agitação aguda são lorazepam e diazepam e midazolam. O midazolam está disponível nas formas IV, IM, IN, intraóssea (IO) e oral; o diazepam, nas formas IV, IO, oral e retal. A quantidade necessária do medicamento para sedação de um paciente varia conforme o peso, o grau de agitação, a história de tolerância a benzodiazepínicos e a quantidade de estimulante ingerida. Embora os benzodiazepínicos estejam associados a sedação e perda potencial dos reflexos protetores da via aérea, eles não suprimem a respiração isoladamente. Quando combinados com outros agentes sedativos, como opioides, etanol e barbitúricos, os benzodiazepínicos contribuem para a depressão respiratória de maneira sinérgica. Independentemente da situação, qualquer paciente que receba terapia sedativa necessita de monitoração cardiorrespiratória cuidadosa, incluindo do $ECTO_2$.

Tratamento de Pacientes com Agitação Psicomotora: Antipsicóticos

Os medicamentos antipsicóticos, especialmente o haloperidol e agentes mais novos, como ziprasidona e olanzapina, são muito utilizados em cuidados de emergência para o tratamento de pacientes agitados. O haloperidol é um agente antipsicótico que potencialmente antagoniza os receptores de dopamina D_2. Um efeito desejado da administração é a sedação. A ziprasidona tem seu uso aprovado para casos de agitação psicomotora em pacientes esquizofrênicos. A atividade antipsicótica da ziprasidona, como a do haloperidol, é mediada principalmente pelo antagonismo dos receptores de dopamina D_2. A olanzapina também é usada com frequência no controle de quadros de agitação aguda. É efetiva com o uso IM, mas ainda há controvérsias quanto à administração IV. Um comprimido dissolvível por via oral pode ser usado em pacientes colaborativos. Os antipsicóticos atípicos mais novos têm efeitos antagonistas da dopamina menos potentes, bem como maior efeito em receptores alternativos, como aqueles responsáveis pelo bloqueio muscarínico. Porém, o haloperidol segue sendo o antipsicótico de escolha quando o uso é necessário.

Apesar do potencial de efeitos adversos, o uso de antipsicóticos junto ou após a administração de benzodiazepínicos ainda tem papel central no tratamento da agitação psicomotora. Os efeitos adversos de medicações antipsicóticas incluem prolongamento do QT e sintomas extrapiramidais. Considere a realização de um eletrocardiograma (ECG) basal antes da introdução dos antipsicóticos; porém, isso pode ser difícil nos pacientes com agitação aguda. Pacientes que fizeram uso de substâncias que causam excesso de estimulação dopaminérgica podem exibir psicose aguda, muitas vezes manifestada por meio de alucinações visuais e táteis ou movimentos involuntários repetitivos. Medicações antipsicóticas podem ser eficazes no tratamento desses efeitos tóxicos específicos.

Tratamento de Pacientes com Agitação Psicomotora: Cetamina

A cetamina é um anestésico dissociativo que acalma pacientes agitados de forma segura e rápida, especialmente aqueles com *delirium* hiperativo que estão sob maior risco de resultados adversos graves (acidose, rabdomiólise, insuficiência respiratória e morte). A cetamina é um antagonista do receptor de *N*-metil-D-aspartato (NMDA) que também inibe a recaptação da norepinefrina, da dopamina e da serotonina. Ela rapidamente acalma o paciente, sem comprometer a patência da via aérea e a ventilação. É cada vez mais comum no ambiente pré-hospitalar, podendo ser utilizada por via IM, e previne a estimulação contínua do SNC e o esforço físico nos pacientes agitados. Embora a depressão respiratória seja menos comum com o uso da cetamina, a associação com outras substâncias depressoras/sedativas pode levar à apneia. Assim, a monitoração contínua com $ETCO_2$ e oximetria de pulso é recomendada.

Convulsões

A excitação do SNC também pode levar a convulsões. Em sua maior parte, as convulsões induzidas por toxinas apresentam-se como convulsões tônico-clônicas generalizadas, que raramente progridem para estado de mal epiléptico, embora haja exceções (p. ex., na intoxicação por isoniazida). O Capítulo 5 fornece informações adicionais sobre quadros de convulsão. A presença de atividade convulsiva indica a avaliação do nível de glicemia ou a administração profilática de dextrose. De outra forma, os benzodiazepínicos podem ser usados na prevenção e no tratamento de convulsões. Se um paciente apresentar tremor, especialmente se acompanhado de taquicardia e ansiedade, deve-se administrar um benzodiazepínico na tentativa de evitar o desencadeamento de atividade convulsiva. Após a ocorrência de convulsão, a administração de altas doses de benzodiazepínicos está indicada.

Se o uso de benzodiazepínicos não encerrar as convulsões, considere hipoglicemia, intoxicação por isoniazida ou hipoxemia como causas potenciais. Tais quadros respondem, respectivamente, a glicose, piridoxina e oxigênio. Se os benzodiazepínicos se mantiverem inefetivos, administram-se barbitúricos, geralmente o fenobarbital = 10 a 20 mg/kg IV. Deve-se estar preparado para avaliar problemas na via aérea e corrigir a hipotensão em pacientes que necessitam de doses de ataque de barbitúricos, embora, em alguns pacientes extremamente agitados, a intubação possa não ser necessária. O propofol, um agonista do GABA e antagonista do NMDA, é outro potente sedativo que pode ser titulado rapidamente, mas requer intubação para sua administração. A fenitoína e outros anticonvulsivantes típicos são considerados ineficazes no tratamento de convulsões induzidas por tóxicos.

Por fim, deve-se considerar a piridoxina (vitamina B_6) no tratamento de convulsão refratária. Classicamente, a piridoxina é usada como antídoto no caso de convulsões causadas por isoniazida, mas ela pode ser usada como agente adjunto no tratamento do estado de mal epiléptico de qualquer natureza. É geralmente recomendada uma dosagem empírica de 5 g IV, com dose máxima de 70 mg/kg. A monitoração contínua com eletrencefalografia (EEG) deve ser considerada caso a crise convulsiva continuar apesar de aparente redução na atividade motora.

Alteração de Temperatura

Embora negligenciada muitas vezes, em especial no ambiente pré-hospitalar, a mensuração da temperatura corporal é fundamental no tratamento das emergências toxicológicas. A intoxicação ou o envenenamento por substâncias estimulantes estão associados a aumento da mortalidade quando acompanhados por hipertermia. A alteração de temperatura é um achado principal de alguns diagnósticos toxicológicos, como a síndrome serotoninérgica, a síndrome neuroléptica maligna e a hipertermia maligna. O objetivo terapêutico nesses pacientes é a rápida normalização da temperatura por meio de técnicas de resfriamento externo, administração de medicamentos e interrupção dos agentes nocivos.

A hipotermia pode ocorrer após a ingestão de agentes sedativo-hipnóticos ou opioides. Independentemente de a temperatura corporal estar elevada ou baixa, deve-se iniciar o tratamento de qualquer alteração grave de temperatura assim que a condição for descoberta.

Anormalidades na Frequência Cardíaca

As irregularidades de pulso e as arritmias que costumam ocorrer durante emergências toxicológicas podem ajudar a diagnosticar a condição do paciente e selecionar a terapia inicial. Embora a frequência cardíaca possa estar significativamente alterada, deve-se concentrar na avaliação do paciente como um todo, em vez de focar no tratamento do número. Em muitos pacientes, taquicardia ou bradicardia leves não necessitam de tratamento agressivo se não houver evidência de lesão de órgão-alvo como resultado do distúrbio de ritmo.

Taquicardia

Em uma emergência toxicológica, a taquicardia pode ser causada diretamente pelo efeito do fármaco, em vez da depleção de volume. Diversos mecanismos farmacológicos causam aumento na frequência cardíaca, incluindo toxicidade simpaticomimética, agonismo de receptor de dopamina e bloqueio dos canais de cálcio, o que pode levar a vasodilatação e taquicardia reflexa (Tabela 10-2). Muitas toxinas são ativas em mais de um sítio receptor, o que pode dificultar os algoritmos de tratamento. Além dos efeitos farmacológicos descritos, a toxicidade por drogas, plantas ou substâncias químicas pode causar depleção de volume como resultado da redução na ingesta oral, imobilização prolongada, vômitos, diarreia ou uma combinação desses fatores.

Independentemente da etiologia, o tratamento inicial com fluidos IV isotônicos está indicado e pode ser suficiente. Em muitos pacientes, a taquicardia é acompanhada de agitação e tremores. A administração de benzodiazepínicos nesses pacientes fornece bloqueio simpático, ajudando a controlar alterações nos sinais vitais e agitação. De outro modo, o tratamento depende da avaliação da frequência cardíaca, da pressão arterial e da atividade farmacológica específica da substância. Por exemplo, β-bloqueadores como o esmolol podem ser usados para tratar a toxicidade β-adrenérgica, mas podem piorar a hipotensão ou o vasospasmo arterial coronariano em pacientes com intoxicação por cocaína.

Algum grau de taquicardia é aceitável se a pressão arterial do paciente for controlada e se tiver sido instituído o cuidado de suporte intensivo, mas deve-se ter especial atenção com pacientes que apresentam doença arterial coronariana subjacente ou com evidências de isquemia miocárdica. É necessário controle mais agressivo da frequência cardíaca e da pressão arterial nessa população.

Tabela 10-2 Mecanismos da Taquicardia Induzida por Tóxicos

Mecanismo de Toxicidade	Exemplos	Tratamento
Toxicidade simpaticomimética	Cocaína, anfetaminas, catinonas, efedrina, fenciclidina	Fluidos IV, benzodiazepínicos
Bloqueio α-periférico	Antipsicóticos, antidepressivos tricíclicos, doxazosina	Fluidos IV, fenilefrina
Bloqueio periférico de canais de cálcio	Bloqueadores dos canais de cálcio di-hidropiridínicos (nifedipino, anlodipino)	Fluidos IV, fenilefrina
Bloqueio de receptores muscarínicos	Antidepressivos tricíclicos, difenidramina, ciclobenzaprina, antipsicóticos	Fluidos IV, benzodiazepínicos, +/− fisostigmina
Ativação de receptores nicotínicos	Tabaco, cicuta, noz-de-betel, carbamatos, organofosforados	Fluidos IV, benzodiazepínicos
Estimulação dos receptores de serotonina	Inibidores seletivos da recaptação da serotonina (ISRSs), antidepressivos tricíclicos, cocaína, tramadol, meperidina	Fluidos IV, benzodiazepínicos
Agonismo dos receptores de dopamina	Amantadina, bupropiona, bromocriptina, anfetamina, cocaína	Fluidos IV, benzodiazepínicos, +/− haloperidol
Retirada de agonista GABA/antagonista GABA	Abstinência de álcool etílico ou benzodiazepínicos, cicuta, flumazenil	Fluidos IV, benzodiazepínicos, barbitúricos
Antagonismo dos receptores de adenosina	Metilxantinas (p. ex., teofilina, cafeína)	Fluidos IV, benzodiazepínicos, esmolol
Agonismo de receptores β	Salbutamol, clembuterol, terbutalina	Fluidos IV, esmolol

Tabela 10-3 Mecanismos da Bradicardia Induzida por Tóxicos

Mecanismo de Toxicidade	Exemplos	Tratamento
Abertura dos canais de sódio cardíacos	Alcaloides do veratro, acônito, graianotoxina, ciguatera	Atropina, dopamina
Bloqueio dos canais de sódio cardíacos	Antidepressivos tricíclicos, carbamazepina, difenidramina, propanol, tramadol, teixo	Bicarbonato de sódio, solução salina hipertônica, vasopressores
Bloqueio de receptores β-adrenérgicos	Atenolol, metoprolol, propranolol	Glucagon, epinefrina, bomba de glicose e insulina, atropina
Antagonismo dos canais de cálcio	Verapamil, diltiazém	Sais de cálcio, epinefrina, bomba de glicose e insulina, atropina
Desativação da Na^+/K^+-ATPase	Digoxina, dedaleira, oleandro, lírio-do-vale	Atropina ou anticorpo específico para digoxina (Fab), atropina
Ativação muscarínica e nicotínica	Carbamatos, cogumelos clitocibo, agentes nervosos, organofosforados, tabaco (tardio)	Atropina, vasopressores, +/– pralidoxima
Agonistas de α-receptores periféricos	Imidazolinas (p. ex., atividade inicial da clonidina)	Suporte clínico, +/– fentolamina vs. nitroprusseto
Agonistas de α-receptores centrais	Imidazolinas (p. ex., atividade secundária da clonidina)	Atropina, dopamina quando associada à hipotensão
Opioides	Heroína, fentanila, hidrocodona, oxicodona	Raramente necessário; cuidado de suporte, +/– vasopressores

ATPase, adenosina trifosfatase; K^+, potássio; Na^+, sódio.

Bradicardia

Diversas intoxicações por plantas e fármacos/drogas, além de exposições a substâncias químicas, podem causar bradicardia (Tabela 10-3). Muitos pacientes não necessitam de tratamento. Naqueles que precisam, o objetivo é manter a perfusão dos órgãos-alvo. Os pacientes devem ser cuidadosamente monitorados, eventualmente até com o uso de técnicas invasivas, como a colocação de cateter venoso central ou cateter de artéria pulmonar. Débito urinário, estado mental, função renal e estado acidobásico podem servir como marcadores de perfusão.

O tratamento da bradicardia induzida por tóxicos pode ser complexo. A atropina tem poucos efeitos colaterais, mas seu benefício pode ser pouco consistente dependendo da toxina, e seus efeitos podem ser transitórios. O glucagon pode ser uma alternativa, especialmente em pacientes sabidamente intoxicados por betabloqueador, mas sua efetividade é limitada e a dose inicial necessária é de 5-10 mg IV (deve-se ter precaução com o risco aumentado de vômitos). Infelizmente, a falta da medicação no mercado junto ao seu alto custo praticamente inviabilizam seu uso no ambiente pré-hospitalar. Vasopressores cardioativos, como a dopamina e a epinefrina, podem ser necessários. Esses agentes serão discutidos em mais detalhes adiante. Em pacientes com bradicardia acompanhada de hipertensão, o aumento da frequência cardíaca pode precipitar novas elevações na pressão arterial, causando lesão secundária em órgãos-alvo por mecanismos como a hemorragia intracraniana.

Anormalidades no Ritmo Cardíaco

Além da monitoração da frequência cardíaca do paciente, o reconhecimento do ritmo e de alterações temporárias também é muito importante para o diagnóstico acurado e a estabilização inicial de um paciente intoxicado. As arritmias ventriculares induzidas por tóxicos podem ser resultado de ativação simpática excessiva, aumento da sensibilidade miocárdica ou alterações no potencial de ação miocárdico e na atividade dos canais iônicos.

O influxo de canais de sódio de ação rápida é responsável pela rápida despolarização das células miocárdicas. Essa despolarização corresponde ao intervalo QRS no ECG. A abertura dos canais de potássio permite a saída de potássio e a repolarização, o que é representado no ECG pelas ondas T. O bloqueio dos canais de sódio resulta no prolongamento do

QRS, o que pode evoluir para bradicardia, hipotensão, arritmias ventriculares e morte. Vários fármacos e tóxicos, incluindo antidepressivos tricíclicos, difenidramina, propranolol e tramadol, induzem o bloqueio dos canais de sódio. Alguns desses agentes estão listados na Tabela 10-5.

As indicações para tratamento incluem complexo QRS alargado (> 120 ms, bloqueio de ramo direito de início recente) ou evidências de toxicidade cardiovascular. A identificação de uma onda R terminal ou dominante na derivação aVR, pode sugerir a presença de intoxicação por bloqueador do canal de cálcio. O tratamento consiste em alcalinização sérica, o que é feito com a administração de um *bolus* de solução de bicarbonato de sódio (1 a 2 mEq/kg) ao longo de vários minutos. A monitoração costuma mostrar redução na duração do QRS, mas pode ser necessária a repetição do *bolus*. Uma vez identificada a necessidade de administração do bicarbonato de sódio, a infusão deve ser iniciada. Após ser feita a alcalinização adequada, mas sem obtenção do efeito desejado, ou no caso de ocorrer deterioração clínica, pode ser administrada solução salina hipertônica (3%), em geral 0,5 a 1 mL/kg/h.

A reposição de potássio pode ser realizada na tentativa de antagonizar o efeito intracelular da alcalinização, embora seu uso em ambiente pré-hospitalar não seja frequente. Consulte protocolos locais para dose e velocidade de infusão do potássio. A infusão de potássio pode se tornar fatal rapidamente se não for monitorada de forma adequada. Muitos fármacos e toxinas têm propriedades de bloqueio dos canais de potássio. A inibição da saída do potássio causa prolongamento do intervalo QT corrigido com aumento da frequência cardíaca (intervalo QTc), por fim levando ao aparecimento de taquicardia ventricular polimórfica (*torsades des pointes*). Nesses casos, considerar a realização de tratamento preventivo com sulfato de magnésio IV quando o intervalo QTc for > 500 ms. Se o paciente apresentar *torsades des pointes* instável, deve-se realizar desfibrilação. O uso rotineiro do sulfato de magnésio para casos de fibrilação ventricular ou taquicardia ventricular sem pulso não é mais recomendado. Em pacientes que apresentam *torsades des pointes* de forma recorrente, está indicado o uso de marca-passo (transvenoso ou transcutâneo) isoladamente ou em *overdrive* associado ao isoproterenol, pois o intervalo QTc encurta à medida que a frequência cardíaca aumenta.

A avaliação dos intervalos QRS e QTc no paciente intoxicado, em especial naqueles com evidências de instabilidade cardiovascular, é fundamental. Se o paciente apresentar prolongamento do intervalo QTc, administre sulfato de magnésio e considere a necessidade de indução de taquicardia. O bicarbonato de sódio deve ser utilizado em casos onde arritmia ventricular induzida por toxina seja identificada. As terapias habituais têm menor chance de serem efetivas. De outro modo, deve-se seguir o protocolo de ACLS.

Exceções às regras estabelecidas pelo ACLS dentro do âmbito da toxicologia são a não recomendação de utilização da amiodarona na arritmia ventricular induzida por toxinas e da epinefrina em pacientes com suspeita de abuso de substâncias por **inalação** (*huffing*). Entre outros mecanismos de ação, a amiodarona é um bloqueador dos canais de potássio. Dessa forma, ela pode prolongar ainda mais o intervalo QTc, exacerbando as arritmias em pacientes com reações tóxicas nos quais as toxinas podem já estar afetando os canais de potássio. Assim, a lidocaína é recomendada como alternativa.

A inalação de hidrocarbonetos halogenados aumenta a sensibilidade miocárdica às catecolaminas e pode provocar a síndrome da morte súbita por inalação. Nessa síndrome, a causa da morte é a arritmia ventricular induzida pela liberação das catecolaminas endógenas do próprio paciente. Esse tipo de arritmia pode ser exacerbada pela administração exógena de epinefrina, e *o paciente pode beneficiar-se da administração de um β-bloqueador*. No entanto, o diagnóstico preciso dessa causa de toxicidade cardiovascular é difícil. A menos que haja muitas evidências de uso de substâncias inalantes, deve-se realizar a estabilização cardiovascular de acordo com os protocolos de ACLS.

Anormalidades na Pressão Arterial

Devido à variação basal significativa da pressão arterial normal, bem como à possibilidade de hipertensão subjacente, a variação da pressão arterial pode ser um parâmetro errático para avaliar a toxicidade aguda. Contudo, valores extremos na pressão arterial têm grande importância na identificação de quadros intoxicação e na definição do tratamento. Dependendo do agente, uma exposição tóxica pode induzir extremos de hipotensão ou hipertensão. Em alguns casos (p. ex., $α_2$-agonistas), pode-se ver hipertensão e hipotensão, dependendo do intervalo ocorrido desde a ingestão. O grau de desequilíbrio na pressão arterial dita os cuidados.

Hipertensão

A hipertensão induzida por toxinas pode ser causada por inúmeros agentes. A toxicidade de um agente simpaticomimético, como cocaína ou anfetaminas, é responsável por um grande número de casos. Esses agentes induzem hipertensão aumentando a resistência vascular sistêmica por meio da estimulação de receptores α-adrenérgicos periféricos dos subtipos α1 e α2. Eles também provocam aumento no débito cardíaco por meio de efeitos β-adrenérgicos, aumentando ainda mais os níveis da pressão arterial.

A estimulação isolada de α-receptores resulta em hipertensão e bradicardia reflexa, conforme visto no início da evolução da toxicidade por $α_2$-agonistas (p. ex., nas ingestões de clonidina e oximetazolina). Outros agentes, como os anticolinérgicos e os alucinógenos, podem causar hipertensão leve, mas raramente são responsáveis por hipertensão grave.

O tratamento da hipertensão induzida por toxinas depende da intensidade e do mecanismo da hipertensão. A hipertensão leve frequentemente responde aos cuidados de suporte, incluindo os benzodiazepínicos que costumam ser administrados a pacientes agitados e intoxicados por

Tabela 10-4 Hipertensão Induzida por Tóxicos

Classe Farmacológica	Exemplos	Apresentação Clínica	Tratamento
Simpaticomiméticos	Cocaína, anfetaminas, efedrina, inibidores da monoaminoxidase, metilfenidato, fentermina	Taquicardia, midríase, diaforese, hipertensão, agitação, tremores, convulsões, *delirium*	Benzodiazepínicos, barbitúricos, fentolamina, nitratos, bloqueadores dos canais de cálcio
α_1-Agonistas	Alcaloides do esporão de centeio (*ergot*), fenilefrina	Hipertensão, taquicardia reflexa, isquemia de membro	Fentolamina, nitratos, bloqueadores dos canais de cálcio
α_2-Agonistas	Clonidina, oximetazolina, tetraidrozolina	Depressão do estado mental, pupilas puntiformes, bradicardia com hipertensão inicialmente, seguida por bradicardia e hipotensão	Nitroprusseto ou nitroglicerina para a hipertensão inicial, se necessário
α_2-Antagonistas	Ioimbina	Taquicardia, hipertensão, midríase, diaforese, lacrimejamento, salivação, náuseas, vômitos e rubor	Benzodiazepínicos, clonidina, nitratos
Anticolinérgicos	Difenidramina, ciclobenzaprina, benzatropina, doxilamina	Taquicardia, rubor, midríase, retenção urinária, *delirium*	Cuidados de suporte; vasodilatadores raramente são necessários
Alucinógenos	Dextrometorfano, LSD, mescalina	Midríase, taquicardia, hipertensão leve, alucinações	Cuidados de suporte; vasodilatadores raramente são necessários

simpaticomiméticos. Porém, se houver aumento significativo da pressão arterial, pode ser necessária a introdução de fármacos vasoativos.

O nível exato da pressão arterial em que há necessidade de tratamento não é conhecido, diferindo entre cada paciente. Vários pacientes podem tolerar elevações significativas na pressão arterial sem efeitos adversos, e o uso de agentes IV para redução rápida da pressão arterial raramente é indicado no ambiente pré-hospitalar (ou no hospital). A rápida redução da pressão arterial pode levar a quadro de hipoperfusão e piora do estado neurológico. A evidência de lesão em órgão-alvo devido à hipertensão é uma indicação para o início rápido do tratamento.

Em geral, *os antagonistas β-adrenérgicos não são uma boa escolha para o tratamento da hipertensão induzida por toxinas*, pois podem estimular a atividade α-adrenérgica, o que piora a hipertensão, resultando em vasospasmo coronariano e lesão de órgão-alvo. Melhores opções terapêuticas nesses casos são os vasodilatadores de curta ação com propriedades α1-antagonistas, as di-hidropiridinas com propriedades bloqueadoras dos canais de cálcio (p. ex., nicardipino) ou os vasodilatadores diretos (p. ex., nitroglicerina ou nitroprusseto). Esses medicamentos podem ser ajustados conforme a necessidade de controle da pressão arterial sem exacerbação da toxicidade subjacente. Embora a hipertensão induzida por tóxicos possa geralmente ser bem controlada com suporte clínico e sedação adequada, ela também pode causar lesão tecidual grave e deve ser tratada com vasodilatadores de curta ação (Tabela 10-4).

Hipotensão

O tratamento da hipotensão induzida por tóxicos costuma ser complicado. A condição pode ser causada por qualquer de vários mecanismos toxicológicos diferentes ou por uma combinação de vários deles (Tabela 10-5). Embora a terapia com antídoto direcionado ao tóxico costume ser a abordagem preferida no tratamento da hipotensão induzida por tóxicos, os princípios terapêuticos gerais também são aplicáveis.

Uma causa comum de hipotensão nos pacientes com intoxicação é a depleção de volume associada com uma variedade de mecanismos, incluindo redução da ingesta oral, perdas GI por vômitos e diarreia, perdas insensíveis excessivas por diaforese e taquipneia ou diurese osmótica, conforme é visto na intoxicação por álcool. Antes de optar pela administração de vasopressores, é importante utilizar fluidos isotônicos de forma agressiva como primeira etapa no tratamento da hipotensão.

Tabela 10-5 Hipotensão Induzida por Tóxicos

Classe Farmacológica	Exemplos	Apresentação Clínica	Tratamento
Que causam abertura dos canais de sódio	Alcaloides *Veratrum*	Náuseas, vômitos, bradicardia, hipotensão, parestesias, disestesias, depressão do estado mental, paralisia, convulsões	Fluidos IV Atropina Epinefrina, norepinefrina ou dopamina
Bloqueadores dos canais de sódio	Antidepressivos tricíclicos, carbamazepina, difenidramina, quinino, taxina	Náuseas, vômitos, bradicardia, prolongamento do QRS, hipotensão, coma, convulsões (muitos também são anticolinérgicos)	Fluidos IV Bicarbonato de sódio Solução salina hipertônica Epinefrina, norepinefrina ou fenilefrina
α_1-Antagonistas	Prazosina, doxazosina, antidepressivos tricíclicos, antipsicóticos	Depressão do estado mental, hipotensão, taquicardia reflexa	Fluidos IV Norepinefrina ou fenilefrina
α_2-Agonistas	Clonidina, oximetazolina, tetraidrozolina	Depressão do estado mental, pupilas puntiformes, bradicardia com hipertensão inicialmente, seguida por bradicardia e hipotensão	Fluidos IV Atropina Dopamina, epinefrina ou norepinefrina Relatos de casos onde há benefício com uso da associação entre ioimbina e naloxona
β-Bloqueadores	Atenolol, labetalol, metoprolol, propanol, sotalol	Bradicardia, hipotensão, depressão SNC	Atropina, glucagon, epinefrina ou insulina
β-Agonistas	Salbutamol, clembuterol, terbutalina	Taquicardia supraventricular, hipotensão	Esmolol +/- fenilefrina
Antagonistas da adenosina	Cafeína, teofilina	Taquicardia supraventricular, hipotensão, alteração do estado mental, tremor, convulsão	Benzodiazepínicos, esmolol +/- fenilefrina, hemodiálise
Bloqueadores dos canais de cálcio	Diltiazem, verapamil, anlodipino, felodipino, nifedipino	Hipotensão com bradicardia (diltiazém, verapamil ou -pinos em alta dose) ou taquicardia reflexa (-pinos)	Fluidos IV Atropina Sais de cálcio Epinefrina, norepinefrina ou insulina
Sedativo-hipnóticos e opioides	Heroína, morfina, barbitúricos	Sedação, pupilas puntiformes (com opioides), depressão respiratória	Fluidos IV, cuidado de suporte, vasopressores raramente são necessários
Inibidores da Na^+/K^+-ATPase	Digoxina, dedaleira, oleandro, lírio-do-vale, sapocururu, Chan su	Náuseas, vômitos, bloqueio do nó atrioventricular, extrassístoles ventriculares, arritmias ventriculares	Fragmentos de anticorpos específicos contra a digoxina (Fab), atropina

(continua)

Tabela 10-5 Hipotensão Induzida por Tóxicos (continuação)			
Classe Farmacológica	**Exemplos**	**Apresentação Clínica**	**Tratamento**
Toxinas da cadeia transportadora de elétrons	Cianeto, glicosídeos cianogênicos (p. ex., amigdalina), monóxido de carbono, sulfeto de hidrogênio, salicilatos	Hipotensão, taquicardia reflexa, acidose metabólica grave, hipertermia (desacopladores), alteração do estado mental, convulsões	Dextrose, fluidos IV, bicarbonato de sódio, hidroxicobalamina (CN, HS), oxigênio hiperbárico (CO), epinefrina vs. norepinefrina vs. fenilefrina Nitrito de amila + nitrito de sódio + tiossulfato de sódio. Não comumente utilizados nos Estados Unidos em função da disponibilidade da hidroxicobalamina
Que causam ruptura endotelial/choque distributivo	Herbicidas contendo surfactantes (p. ex., glufosinato), fenol, agentes cáusticos	Hipotensão, taquicardia, edema pulmonar, distribuição de fluido no terceiro espaço, alteração do estado mental, convulsões	Fluidos IV Benzodiazepínicos Norepinefrina ou fenilefrina

ATPase, adenosina trifosfatase; CN, cianeto; CO, monóxido de carbono; HS, sulfato de hidrogênio; K^+, potássio; Na^+, sódio.

Mesmo em pacientes com insuficiência cardíaca induzida por toxinas, é razoável a recomendação de uso de cristaloides inicialmente. Porém, deve-se ter cuidado ao considerar o volume total administrado e o risco de ocorrência de edema pulmonar, em especial nos pacientes com bradicardia e hipotensão. Os pacientes com taquicardia e hipotensão geralmente conseguem tolerar um volume de fluidos muito maior.

Norepinefrina e fenilefrina são os agentes de escolha para o tratamento de hipotensão induzida por tóxicos. A fenilefrina é preferível em pacientes com hipotensão e taquicardia significativa, pois sua ação α-seletiva aumenta a resistência vascular sistêmica, enquanto a norepinefrina pode ser usada em pacientes com frequência cardíaca baixa ou normal. Os que apresentam bradicardia significativa e fração de ejeção reduzida associada à hipotensão podem ser tratados com epinefrina em infusão. Um problema comum com o uso de vasopressores é a subdosagem. Na hipotensão induzida por toxinas, costuma ser necessário o emprego de altas doses de vasopressores para competir com os efeitos tóxicos da substância responsável pela *overdose* do paciente. Isso pode significar a administração superior à dose máxima recomendada. Não considere falha de tratamento caso tenha administrado a dose máxima estabelecida sem obter a resposta clínica desejada. Continue titulando o fármaco em vez de trocar por outro agente.

Outro problema comum é o uso da dopamina de forma isolada. Ela é um agente simpaticomimético de ação mista cuja atividade vasopressora depende principalmente da captação pré-sináptica e da subsequente liberação de norepinefrina endógena. Em doses baixas, a ativação do receptor de dopamina potencializa a frequência e a contratilidade cardíacas, mas pode resultar em vasodilatação esplâncnica e piora da hipotensão. Isso ocorre especialmente em situações de *overdose*, quando muitos fármacos (p. ex., antidepressivos tricíclicos) bloqueiam os canais de captação pré-sinápticos. A dopamina pode ser efetiva em casos de bradicardia e hipotensão leve quando o tóxico causa abertura dos canais de sódio e efeitos $α_2$-agonistas ou como tratamento combinado a um vasopressor mais potente após insuficiência cardíaca induzida por β-bloqueador ou bloqueador dos canais de cálcio.

Anormalidades na Frequência Respiratória

Alterações na frequência respiratória podem passar despercebidas ou não serem registradas de forma precisa. Essa leitura pode ser um indicador importante no diagnóstico de intoxicação e na orientação terapêutica. A presença de bradipneia (frequência respiratória reduzida) ou hipopneia (volume corrente reduzido) pode complicar a exposição a diversas toxinas. Os opioides, por exemplo, estão frequentemente associados a depressão respiratória; porém, a intoxicação por β-bloqueador, a intoxicação grave por sedativo-hipnóticos e a intoxicação por $α_2$-agonistas também foram associadas a depressão respiratória. O reconhecimento precoce da hipoventilação no exame físico, na gasometria arterial ou na capnografia é fundamental para se estabelecer o tratamento apropriado. A capnografia está prontamente disponível no ambiente pré-hospitalar e deve sempre ser usada em pacientes com intoxicação. A reversão dos efeitos dos opioides foi discutida previamente neste capítulo. Além disso, pode haver necessidade de cuidado de suporte, como assistência ventilatória ou intubação endotraqueal.

A gasometria arterial ou venosa pode ser utilizada para diferenciar a acidose metabólica com compensação respiratória da acidose metabólica combinada com alcalose respiratória. A acidose metabólica induzida por toxina está associada à presença de *anion gap* elevado. Embora medicamentos como os inibidores da anidrase carbônica (p. ex., acetazolamida e topiramato) possam causar acidose metabólica sem *anion gap*, a presença de acidose metabólica com *anion gap* elevado é mais comum e tem amplas possibilidades de diagnóstico diferencial que, na maioria dos casos, pode ser estreitado de forma rápida pela anamnese cuidadosa e mais exames laboratoriais. A mnemônica clássica, embora talvez desatualizada, para esse diagnóstico diferencial é a MUDPILES, a qual pode ser ampliada para CAT MUDPILES para incluir uma ampla gama de possíveis causas toxicológicas (ver Capítulo 7). Recentemente, novas mnemônicas foram propostas, incluindo GOLDMARK e CUTE DIMPLES (ver quadros de Recapitulação).

RECAPITULAÇÃO
Acidose com Aumento do *Anion Gap*

- **G** **G**licóis (etileno e propileno)
- **O** **O**xiprolina (vista na intoxicação por paracetamol)
- **L** **L**-lactato
- **D** **D**-lactato
- **M** **M**etanol
- **A** **Á**cido acetilsalicílico
- **R** Insuficiência **r**enal
- **K** Cetoacidose (**k**etoacidosis)

RECAPITULAÇÃO
Acidose com Aumento do *Anion Gap*

- **C** **C**ianeto
- **U** **U**remia
- **T** **T**olueno
- **E** **E**tilenoglicol
- **D** **C**etoacidose **d**iabética
- **I** **I**soniazida
- **M** **M**etanol
- **P** **P**ropilenoglicol
- **L** Acidose **l**áctica
- **E** **E**tanol
- **S** **S**alicilatos

Taquipneia

A taquipneia pode ser um indicador de acidose metabólica significativa ou de doença respiratória aguda, como pneumonia ou pneumonite. Em casos de acidose metabólica subjacente, a frequência respiratória aumentada é um mecanismo compensatório que permite ao organismo reduzir a pressão parcial de dióxido de carbono (P_{CO_2}), aumentando o pH sistêmico. Em alguns pacientes, a frequência respiratória real pode não aumentar de forma significativa, mas a elevação do volume corrente e da ventilação-minuto tem o mesmo efeito.

Hiperpneia

O aumento na profundidade da respiração é chamado de *hiperpneia*. Qualquer quadro de acidose metabólica subjacente pode resultar em taquipneia, hiperpneia ou ambas. Os pacientes podem ou não estar conscientes da mudança em seu padrão respiratório, dependendo da intensidade dessa alteração. Outra causa de ocorrência de hiperventilação dá-se pela ativação direta do centro respiratório do paciente. Classicamente, a toxicidade por salicilatos pode causar taquipneia ou hiperpneia na ausência de acidose metabólica. De fato, a toxicidade inicial pode ser acompanhada apenas por alcalose respiratória.

Anormalidades na Saturação de Oxigênio

A saturação de oxigênio deve ser medida em qualquer paciente agudamente enfermo. A saturação de oxigênio normal é tranquilizadora, mas não descarta a possibilidade de doença pulmonar, disfunção de hemoglobina ou disfunção na oferta de oxigênio aos tecidos. Por exemplo, a saturação de oxigênio medida por meio da oximetria de pulso não invasiva pode permanecer normal apesar de grave toxicidade por monóxido de carbono, a qual impede a oferta de oxigênio aos tecidos. A aspiração é comum no tratamento de pacientes com emergências toxicológicas. As emergências toxicológicas relacionadas à ingestão podem ser acompanhadas por alta incidência de vômito, que é um fator de risco para a aspiração. O edema pulmonar não cardiogênico e a pneumonite também podem complicar a evolução da intoxicação e da abstinência de opioides, da toxicidade por salicilatos e da inalação de toxinas, todas as quais podem causar hipoxemia e doença alveolar difusa. O pneumotórax também foi relatado em pacientes que fumam ou inalam toxinas. Contudo, a saturação de oxigênio e, ainda mais importante, a pressão parcial de oxigênio (P_{O_2}) podem ser medidas úteis na condução de casos de intoxicação sintomáticos.

Leituras de oximetria de pulso anormais algumas vezes acompanham hemoglobinopatias, como a metemoglobinemia e a sulfemoglobinemia. Desses dois distúrbios, o primeiro é o mais comum, sendo geralmente causado por estresse oxidativo. O estresse oxidativo converte o ferro ferroso (Fe^{2+}) na hemoglobina em ferro férrico (Fe^{3+}), permitindo a ligação ávida entre oxigênio e hemoglobina, resultando, assim, em problemas de oferta de oxigênio aos tecidos. A cianose, ou coloração azulada da pele, é um achado comum. A oximetria de pulso em geral revela que a saturação de oxigênio encontra-se na faixa de 80 a 90%, independentemente da administração de oxigênio suplementar. O tratamento com um agente redutor, o azul de metileno, permite a redução do ferro férrico e a consequente restauração da capacidade de oferta de oxigênio aos tecidos.

Diversas outras toxinas podem produzir hipóxia tecidual relativa sem induzir alteração significativa na ligação da hemoglobina. Desacopladores e inibidores da fosforilação oxidativa impedem o funcionamento adequado da cadeia transportadora de elétrons, que é responsável pelo uso do oxigênio durante a síntese de trifosfato de adenosina (ATP). Os resultados são a restrição de produção de energia e consequente lesão celular. Desacopladores como os salicilatos reforçam a ocorrência desse processo com aumento do consumo de oxigênio, mas inibem a síntese de ATP. Assim, a energia criada é dissipada como calor. A hipertermia é um achado tardio de toxicidade por desacopladores. A saturação de oxigênio arterial é geralmente normal, mas o conteúdo venoso de oxigênio está significativamente diminuído como resultado da demanda celular crescente de oxigênio. Por outro lado, inibidores da fosforilação oxidativa, como o cianeto, suprimem a demanda celular de oxigênio, aumentando o conteúdo venoso de oxigênio e reduzindo a produção de ATP. Ambas as classes de toxinas causam acidose metabólica, alteração do estado mental, convulsões e, por fim, colapso cardiovascular. Em ambos os cenários, o tratamento com bicarbonato de sódio pode estar indicado com objetivo de reverter a acidose e, no caso específico dos salicilatos, de reduzir a distribuição tecidual e sua toxicidade.

A intoxicação por cianeto é tratada com um antídoto específico. Historicamente, o paciente recebia uma série de medicamentos. O nitrito de amila inalado e o nitrito de sódio IV podem induzir metemoglobinemia, que retira cianeto das células. Esse tratamento é seguido pelo uso IV de tiossulfato de sódio, gerando tiocianato, que é excretado pelos rins. Mais recentemente, a hidroxicobalamina, um precursor da vitamina B_{12}, foi aprovada para o tratamento da toxicidade por cianeto. O cobalto dentro da porção hidroxicobalamina liga-se ao cianeto, formando a cianocobalamina (vitamina B_{12}), a qual é excretada pelos rins.

O conteúdo arterial e venoso de oxigênio, medido por oximetria de pulso convencional e gasometria arterial, pode ser alterado por diversas mudanças anatômicas e fisiológicas secundárias à intoxicação. O reconhecimento e a identificação da causa da intoxicação e a rápida reversão de níveis reduzidos do oxigênio sanguíneo e tecidual são fundamentais para melhor efetividade do tratamento. Deve-se administrar oxigênio com alto fluxo a qualquer paciente que apresente comprometimento respiratório e saturação de oxigênio alterada.

Síndromes Tóxicas

As **síndromes tóxicas** são um conjunto de sintomas, sinais vitais e achados de exame físico que, em geral, está associado à exposição a uma determinada toxina. Juntas, a anamnese do paciente e as características da síndrome tóxica podem ajudar na identificação da classe farmacológica envolvida ou, em alguns casos, da toxina responsável pela enfermidade. Em geral, se a classe da toxina for conhecida, a identificação do agente específico deixa de ser importante, pois o tratamento será o mesmo. As descrições das diversas síndromes tóxicas podem ser vistas na Tabela 10-6.

Medicamentos como Tóxicos

Vários medicamentos utilizados com prescrição médica e produtos vendidos sem receita podem ter efeitos tóxicos se usados de maneira incorreta, em especial por pessoas mais vulneráveis, como aquelas muito jovens e que apresentam capacidade reduzida de depuração do fármaco devido à disfunção renal ou hepática (Tabela 10-7).

Paracetamol

O paracetamol (*N*-acetil-*p*-aminofenol [APAP]) é um antipirético e analgésico muito usado e vendido sem prescrição médica. O perfil de segurança benigno do fármaco em doses terapêuticas levou à sua inclusão em uma variedade de combinações de medicamentos, incluindo analgésicos vendidos com ou sem receita médica, preparações para tosse e resfriados e medicamentos antialérgicos. O medicamento é amplamente disponível e de fácil obtenção.

Embora o paracetamol seja seguro em níveis terapêuticos, a ingestão de altas doses traz risco significativo. A ameaça primária é a hepatotoxicidade. De fato, a lesão hepática induzida pelo paracetamol é a principal causa de insuficiência hepática aguda nos Estados Unidos, o que a torna uma causa muito mais comum de insuficiência hepática do que a hepatite viral aguda. A toxicidade por paracetamol, de forma isolada ou em combinação com outros agentes, foi responsável por 131.265 contatos com centros de informação toxicológica em 2017.

Fisiopatologia

O paracetamol é metabolizado por diversas vias, e a maior parte de seus metabólitos não é tóxica. Porém, após dose supraterapêutica, as principais vias metabólicas ficam saturadas, resultando na formação do metabólito tóxico imina *N*-acetil-*p*-benzoquinona (INAPQ). Quando não há quantidade suficiente de glutationa (< 30% da quantidade normal), a INAPQ induz uma série de reações que levam à morte celular. As células com sistema enzimático com citocromo P450 (p. ex., células hepáticas e renais) são particularmente afetadas, resultando em necrose hepática centrolobular e necrose tubular proximal renal.

Sinais e Sintomas

A apresentação clínica da intoxicação por APAP pode variar de forma significativa, dependendo da dose utilizada e do momento da ingestão. A dose única com uso de mais de 150 mg/kg

Tabela 10-6 Principais Síndromes Tóxicas		
Síndrome Tóxica	**Exemplos de Drogas e Fármacos**	**Sinais e Sintomas**
Estimulantes	Anfetaminas, metanfetaminas, cocaína, moderadores de apetite, descongestionantes nasais, canabinoides sintéticos, catinonas sintéticas (sais de banho)	Inquietude, agitação, fala incessante, insônia, anorexia, pupilas dilatadas, taquicardia, taquipneia, hipertensão ou hipotensão, paranoia, convulsões, parada cardíaca
Opiáceos e opioides	Fentanila, heroína, hidrocodona, meperidina, metadona, morfina, ópio, oxicodona	Miose (pupilas contraídas), depressão respiratória acentuada, marcas de agulha (uso de drogas IV), sonolência, estupor, coma
Simpaticomiméticos	Anfetaminas e metanfetaminas, fenilefrina, fenilpropanolamina, pseudoefedrina	Hipertensão, taquicardia, diaforese, midríase (pupilas dilatadas), agitação, convulsões, hipertermia
Sedativo-hipnóticos	Barbitúricos (fenobarbital, tiopental), benzodiazepínicos (diazepam, midazolam, lorazepam), etanol	Sonolência, desinibição, ataxia, fala arrastada, confusão mental, hipotensão, depressão respiratória, depressão progressiva do sistema nervoso central
Colinérgicos	Acefato, diazinona, malation, paration, sarin, tabun, VX	Aumento de salivação, lacrimejamento, desconforto gastrintestinal, diarreia, depressão respiratória, apneia, convulsões, coma
Anticolinérgicos	Anti-histamínicos, antipsicóticos, atropina, escopolamina	Pele seca, rubor, hipertermia, midríase, visão borrada, taquicardia, alucinações leves, *delirium*, retenção urinária

já é considerada tóxica, mas a determinação da superdosagem nem sempre é confiável e o limiar de dosagem não representa as ingestões escalonadas ou as ingestões supraterapêuticas repetidas não intencionais. Ainda assim, isso dá uma ideia sobre o que constitui uma dose única preocupante. Em uma pessoa de 70 kg, a ingestão de 10,5 g de APAP ou de 14 comprimidos de 750 mg já seria suficiente para causar toxicidade. O momento da ingestão também deve ser estabelecido, tanto para a avaliação dos sintomas como para a interpretação dos níveis séricos. As manifestações clínicas podem ser divididas em estágios, tendo como base o tempo transcorrido após a ingestão da seguinte forma:

- *Estágio I (< 24 horas)*. Os sintomas são inespecíficos e incluem náuseas, vômitos e mal-estar. Na superdosagem grave, os pacientes podem apresentar alteração do nível de consciência e acidose. *Os pacientes também podem apresentar sintomas muito leves ou não apresentar sintomas, mesmo após ingestões tóxicas.*
- *Estágio II (24 a 36 horas)*. Esse estágio é marcado pelo início de lesão hepática, caracterizada por dor abdominal, piora das náuseas e vômitos, elevação das enzimas hepáticas e alteração da coagulação.
- *Estágio III (48 a 96 horas)*. Considerado o pico da lesão hepática, pode progredir para insuficiência hepática fulminante. As provas de função hepática costumam estar significativamente elevadas, mas os testes de coagulação do paciente, seu estado mental e a presença de acidose e disfunção renal têm maior significância clínica. Pode ocorrer síndrome de resposta inflamatória sistêmica que lembra o choque séptico. A morte pode ocorrer como resultado da falência de múltiplos órgãos, da síndrome da angústia respiratória aguda, da sepse ou do edema cerebral.
- *Estágio IV (> 96 horas)*. Se o paciente sobreviver, o fígado, em geral, regenera-se rapidamente, sendo improvável que ocorra qualquer lesão crônica.

Pode haver nefrotoxicidade (lesão renal) com ou sem lesão hepática. Em geral, ocorre insuficiência renal que requer hemodiálise apenas em pacientes que também sofreram hepatotoxicidade significativa (dano hepático), mas, caso contrário, a lesão renal melhora com a administração de fluidos IV e com

Tabela 10-7 Efeitos Tóxicos de Fármacos/Drogas

Medicamento ou Tóxico	Apresentação Clínica da Intoxicação	Tratamento Específico

Paracetamol	*Leve/estágio inicial*
	  Pode ser assintomático
	  Anorexia, náuseas, vômitos
	  Palidez
	12 horas a 4 dias depois
	  Podem ocorrer sinais de hepatotoxicidade: aumento de enzimas hepáticas, bilirrubinas e tempo de protrombina; dor no quadrante superior direito
	  Pode ocorrer retorno gradual à normalidade
	Tardio: sinais de insuficiência hepática
	  Anorexia, náuseas, vômitos
	  Icterícia
	  Hepatoesplenomegalia
	  Sinais de encefalopatia hepática: confusão a coma
	  Sangramento
	  Hipoglicemia
	  Pode haver desenvolvimento de insuficiência renal aguda
	  Podem ocorrer arritmias e choque
		Não há necessidade de se introduzir carvão ativado, caso o paciente se apresente dentro de 6 horas da ingestão se (1) não há preocupação com coingestão, (2) NAC estiver disponível, (3) se tem uma certeza razoável sobre o horário da ingestão. A NAC efetivamente diminui a hepatotoxicidade se administrada com menos de 8 horas da ingestão.
		NAC IV, 150 mg/kg em dose de ataque durante 1 hora, seguida de 50 mg/kg em 4 horas, e mais 100 mg/kg em 16 horas (21 horas e 300 mg/kg no total). Uma bolsa de 16 horas deve ser repetida até obter os resultados da terapia.
		NAC VO, 140 mg/kg inicialmente, seguida de 70 mg/kg a cada 4 horas × 17 doses, até um total de 1.330 mg/kg, ou ajustado ao caso do paciente
		Se a administração for por VO, deve-se diluir em suco ou bebida carbonatada; se for administrada por meio de sonda nasogástrica ou duodenal, deve-se diluir com água.
		Pode causar anorexia, náuseas, vômitos; repetir a dose caso ocorra vômito dentro de 1 hora.
		A vitamina K pode ser prescrita, especialmente no caso de insuficiência hepática.
		Dextrose (p. ex., $D_{50}W$) pode ser necessária.
		Pode haver necessidade de uso de antiarrítmicos.

Anfetaminas	Taquicardia Hipertensão Taquipneia Arritmias Hipertermia, diaforese Pupilas dilatadas, mas reativas Boca seca Retenção urinária Cefaleia Comportamento psicótico tipo paranoide Alucinações Hiperatividade, ansiedade Reflexos tendinosos profundos exacerbados, tremor, convulsões Confusão, estupor, coma	Ambiente tranquilo e silencioso. Evitar estimulação excessiva do paciente. Não falar alto nem se movimentar rapidamente. Não abordar o paciente por trás. Evitar tocar o paciente a menos que o avise antes ou tenha certeza de que é seguro. Diazepam, lorazepam ou midazolam para agitação. Fentolamina para hipertensão. Anticonvulsivantes (p. ex., diazepam, fenitoína, fenobarbital) para convulsões. Antiarrítmicos (p. ex., lidocaína) para arritmia ventricular. Haloperidol para reações psicóticas agudas. Mantas que induzam hipotermia, bolsas de gelo, banho com água gelada para evitar hipertermia.
Barbitúricos, sedativos, hipnóticos, tranquilizantes	Bradicardia, arritmias cardíacas Hipotensão Hipotermia Depressão respiratória a parada respiratória Cefaleia Nistagmo, movimentos oculares não conjugados	Fenobarbital: bicarbonato de sódio para alcalinizar a urina e aumentar a taxa de excreção do barbitúrico; manter pH urinário > 7,5.

Medicamento ou Tóxico	Apresentação Clínica da Intoxicação	Tratamento Específico
	Disartria Ataxia Depressão dos reflexos tendinosos profundos Confusão, estupor, coma Bolhas hemorrágicas Irritação gástrica (hidrato de cloral) Edema pulmonar (meprobamato)	Monitorar níveis de potássio, cálcio e magnésio. Anticonvulsivantes (p. ex., diazepam, fenobarbital) para convulsões por abstinência. Pode haver necessidade de hemodiálise ou hemoperfusão.
Benzodiazepínicos	Hipotensão Perda dos reflexos protetores da via aérea (mas sem depressão respiratória) Ruídos intestinais reduzidos ou ausentes Diminuição de reflexos tendinosos profundos Confusão, sonolência, estupor, coma	Flumazenil, um antagonista dos receptores benzodiazepínicos, pode ser prescrito em casos extremamente **raros** (p. ex., exposição pediátrica ou iatrogênica); caso contrário, seu uso está contraindicado. Monitorar a ocorrência de convulsões, agitação, rubor, náuseas e vômitos como efeitos colaterais do uso do flumazenil. Pode haver necessidade de intubação e ventilação mecânica.
β-Bloqueadores	Bradicardia sinusal, parada cardíaca e bloqueio sinusal Ritmo de escape juncional, bloqueio do nó AV Bloqueio de ramo (geralmente direito) Hipotensão Insuficiência cardíaca Choque cardiogênico Parada cardíaca Redução do nível de consciência Convulsões Depressão respiratória, apneia Broncospasmo Hiperglicemia ou hipoglicemia	Pode-se considerar lavagem gástrica, uso de carvão ativado dentro de 1 hora após a ingestão. Glucagon 5-10 mg IV, IM ou SC, seguido por infusão de 1-5 mg/h. Epinefrina, dopamina ou atropina para bradicardia e hipotensão; pode haver necessidade de marca-passo temporário. $D_{50}W$ para hipoglicemia. Anticonvulsivantes (p. ex., diazepam, fenobarbital) para convulsões; fenitoína está contraindicada.
Bloqueadores dos canais de cálcio	Bradicardia sinusal, parada cardíaca e bloqueio sinusal Bloqueios SA (diltiazém) Bloqueios AV (verapamil) Hipotensão Insuficiência cardíaca Confusão, agitação, tontura, letargia, fala arrastada Convulsões Náuseas, vômitos Íleo paralítico Hiperglicemia Acidose metabólica	Pode-se considerar lavagem gástrica, uso de carvão ativado dentro de 1 hora após a ingestão. Cloreto de cálcio 5 (500 mg) a 10 (1 g) mL de solução a 10%. Glucagon 3-5 mg IV, IM ou SC, seguido por infusão de 1-5 mg/h. Anticonvulsivantes (p. ex., diazepam, fenitoína, fenobarbital) para convulsões. Atropina, isoproterenol, marca-passo temporário para bradicardia Terapia vasopressora com epinefrina, norepinefrina e/ou fenilefrina. Terapia de hiperinsulinomia-euglicemia (HIE).

(continua)

Tabela 10-7 Efeitos Tóxicos de Fármacos/Drogas (continuação)

Medicamento ou Tóxico	Apresentação Clínica da Intoxicação	Tratamento Específico
Monóxido de carbono Nota: A afinidade entre monóxido de carbono e hemoglobina é de cerca de 200 vezes maior que a afinidade entre oxigênio e hemoglobina	10 a 20%: cefaleia leve, rubor, dispneia ou angina aos grandes esforços, náuseas, tontura 20 a 30%: cefaleia latejante, náuseas, vômitos, fraqueza, dispneia aos esforços moderados, depressão do segmento ST 30 a 40%: cefaleia intensa, distúrbios visuais, síncope, vômitos 40 a 50%: taquipneia, taquicardia, dor torácica, piora da síncope 50 a 60%: dor torácica, insuficiência respiratória, choque, convulsões, coma 60 a 70%: insuficiência respiratória, choque, coma, morte Arritmias Déficit de audição ou visão Palidez; pode ser vista coloração vermelho-cereja na pele (tardio)	Remover o paciente da área contaminada. Oxigenar: oxigênio a 100% inicialmente por máscara; pode-se utilizar CPAP por máscara, conforme necessário. Intubação e ventilação mecânica se o paciente não for responsivo; pode-se utilizar PEEP, conforme necessário. Fluidos, diuréticos, alcalinização da urina para tratar a mioglobinúria, quando presente. Anticonvulsivantes (p. ex., diazepam, fenitoína, fenobarbital) para convulsões. Oxigênio hiperbárico (a 2-3 atmosferas) assim que disponível se: COHb > 25% (indicação relativa) Alterações agudas no ECG induzidas pelo CO ou sintomas persistentes do SNC

Substâncias cáusticas
Ácidos (p. ex., ácido de bateria, limpadores de ralo, ácido clorídrico)
Álcalis (p. ex., limpadores de ralo, fluidos refrigerantes, fertilizantes, reveladores fotográficos)
	Sensação de queimação na cavidade oral, na faringe e na região esofágica
	Disfagia
	Sofrimento respiratório: dispneia, estridor, taquipneia, rouquidão
	Membranas mucosas esbranquiçadas
	Ácidos:
	    Ulcerações e/ou bolhas orais
	    Pode haver sinais de choque
	Álcalis:
	    Pode haver sinais de perfuração esofágica (p. ex., dor torácica, enfisema subcutâneo)
		Diluente: irrigar a boca com grande volume de água; beber água ou leite (cerca de 250 mL).
		Não induzir vômitos nem realizar lavagem gástrica.
		Esofagogastroscopia para avaliar o dano.
		Não utilizar agentes que neutralizam os ácidos ou os álcalis (podem produzir reação exotérmica).

Cocaína	Taquicardia, arritmias Hipertensão ou hipotensão (tardio) Taquipneia ou hiperpneia IAM induzido por cocaína Palidez ou cianose Hiperexcitabilidade, ansiedade Cefaleia	Passar um swab dentro do nariz para remover qualquer quantidade residual de droga se a cocaína tiver sido aspirada. Dose única de carvão ativado para casos de ingestão de cocaína por mulas (no caso de usuários que ingerem a droga para não serem presos). Irrigação intestinal para casos de ingestão de pacotes de drogas. Anticonvulsivantes (p. ex., diazepam ou outro benzodiazepínico, fenobarbital) para convulsões. Antiarrítmicos, em geral lidocaína; os bloqueadores dos canais de cálcio podem também ser usados (eles ajudam a prevenir o espasmo arterial coronariano).

Medicamento ou Tóxico	Apresentação Clínica da Intoxicação	Tratamento Específico
	Hipertermia, diaforese Náuseas, vômitos, dor abdominal Pupilas dilatadas, mas reativas Confusão, *delirium*, alucinações Convulsões Coma Parada respiratória	Anti-hipertensivos: α-bloqueadores (p. ex., fentolamina) ou vasodilatadores (p. ex., nitroprusseto). A imersão em água gelada permite o resfriamento rápido da temperatura. Mantas que induzem hipotermia, bolsas de gelo, banho com água gelada para evitar hipertermia. Fluidos, diuréticos, alcalinização da urina para tratar a mioglobinúria, quando presente.
Cianeto	Ansiedade, inquietação, hiperventilação inicialmente Bradicardia seguida de taquicardia Hipertensão seguida de hipotensão Arritmias Hálito com odor de amêndoas Mucosas de cor vermelho-cereja Náusea Dispneia Cefaleia Tontura Dilatação pupilar Confusão Estupor, convulsões, coma, morte	Oxigênio a 100% inicialmente por máscara. Intubação e ventilação mecânica são frequentemente necessárias. Cuidados de suporte se houver apenas ansiedade, inquietação, hiperventilação. Suspender o agente causador (p. ex., nitroprusseto). Antídotos para sintomas mais graves. Caso a hidroxicobalamina IV não esteja disponível, considere o uso de nitrato de sódio IV, tiossulfato de sódio IV ou nitrito de amila por inalação. Considerar lavagem gástrica se o cianeto tiver sido ingerido dentro da última hora. Irrigação dos olhos e/ou pele com água se houver contaminação dérmica; remoção e isolamento das roupas. Fluidos, vasopressores para suporte da pressão arterial. Anticonvulsivantes (p. ex., diazepam ou outro benzodiazepínico, fenobarbital) para convulsões. Antiarrítmicos (p. ex., lidocaína) para arritmia ventricular, atropina para bradiarritmias.

Digitálicos	Anorexia
	Náusea
	Vômitos
	Cefaleia
	Inquietação
	Alterações visuais
	Bradicardia sinusal, parada cardíaca, bloqueio sinusal
	TAP com bloqueio AV
	Taquicardia juncional
	Bloqueios AV: 1°, 2° tipo I, 3°
	ESVs: bigeminismo, trigeminismo, quadrigeminismo
	Taquicardia ventricular: especialmente bidirecional
	Fibrilação ventricular
		Carvão ativado se menos de 1 hora desde a ingestão, colestiramina.
		Corrigir hipóxia, desequilíbrio eletrolítico (especialmente potássio).
		Tratar as arritmias.
		Para bradiarritmias e bloqueios sintomáticos:
		   Atropina
		   Marca-passo externo
		Para taquiarritmias sintomáticas:
		   Lidocaína
		   Fenitoína
		Magnésio em caso de hipomagnesemia ou hiperpotassemia.
		Cardioversão com a menor voltagem possível e apenas se houver arritmia potencialmente fatal.
		Desfibrilação no caso de fibrilação ventricular.
		Anticorpo antidigoxina (FAB) em caso de hipoperfusão ou arritmia potencialmente fatal.
		Indicações relativas incluem > 10 mg ingeridos (adulto), digoxina sérica ≥ 10 mg/mL ou potássio sérico ≥ 5,0 mEq/L.
		Monitorar atentamente a exacerbação de condições subjacentes (aumento da frequência cardíaca, piora da insuficiência cardíaca).

(continua)

Tabela 10-7 Efeitos Tóxicos de Fármacos/Drogas (continuação)

Medicamento ou Tóxico	Apresentação Clínica da Intoxicação	Tratamento Específico
Etanol	Concentração de etanol (mg/dL) < 25: sensação de calor e bem-estar, comportamento desinibido, autoconfiança, descoordenação leve 25-50: euforia, diminuição de julgamento e controle 50-100: diminuição do sensório, piora da descoordenação, ataxia, diminuição dos reflexos e do tempo de reação 100-250: náuseas, vômitos, ataxia, diplopia, fala arrastada, déficit visual, nistagmo, labilidade emocional, confusão, estupor 250-400: estupor ou coma, incontinência, depressão respiratória > 400: paralisia respiratória, perda de reflexos protetores, hipotermia, morte Nota: Esses sinais/sintomas e os níveis sanguíneos de etanol variam muito; eles são referentes a uma pessoa não dependente de álcool *Também:* Hálito etílico Hipoglicemia Convulsões Acidose metabólica	Reposição de fluidos e eletrólitos (pode haver necessidade de potássio, magnésio e cálcio). Glicose para hipoglicemia juntamente com multivitamínico, incluindo tiamina e ácido fólico Nota: A tiamina é necessária para que o cérebro utilize a glicose; a deficiência de tiamina em pacientes com alcoolismo pode causar encefalopatia de Wernicke. Este é um evento raro e geralmente não precisa ser tratado no âmbito pré-hospitalar. Anticonvulsivantes (p. ex., diazepam outro benzodiazepínico, fenobarbital) para convulsões.
Etilenoglicol	*Primeiras 12 horas após a ingestão* Aspecto de bêbado sem hálito de etanol Náuseas, vômitos, hematêmese Convulsões focais, coma Nistagmo, reflexos deprimidos, tetania Inicialmente: *gap* osmolar aumentado, *anion gap* diminuído, acidose metabólica; depois: *gap osmolar* baixo, *anion gap* aumentado	Fomepizol deve ser usado quando disponível. Etanol a 10% em D_5W IV para manter o nível de etanol em 100-200 mg/dL Reposição de fluidos e eletrólitos (particularmente cálcio, mas também pode haver necessidade de potássio e magnésio). Bicarbonato de sódio para acidose metabólica grave.

Medicamento ou Tóxico	Apresentação Clínica da Intoxicação	Tratamento Específico
	12-24 horas após a ingestão 　Taquicardia 　Hipertensão leve 　Edema pulmonar Insuficiência cardíaca 24-72 horas após a ingestão 　Dor no flanco, dor à palpação costovertebral 　Insuficiência renal aguda	Glicose para hipoglicemia juntamente multivitamínico, incluindo tiamina, ácido fólico e piridoxina Nota: A tiamina é necessária para que o cérebro utilize a glicose; a deficiência de tiamina em pacientes com alcoolismo pode causar encefalopatia de Wernicke. Este é um evento raro e geralmente não precisa ser tratado no âmbito pré-hospitalar Anticonvulsivantes (p. ex., diazepam ou outro benzodiazepínico, fenobarbital) para convulsões. Pode haver necessidade de hemodiálise.
Alucinógenos (p. ex., ácido D-lisérgico dietilamida [LSD])	Taquicardia, hipertensão Hipertermia Anorexia, náuseas Cefaleia Tonturas Agitação, ansiedade Capacidade de discernimento diminuída Distorção e intensificação da percepção sensorial Psicose tóxica Pupilas dilatadas Fala desconexa Poliúria	Tranquilizar o paciente. Ambiente calmo com iluminação fraca. Benzodiazepínicos (p. ex., Diazepam, lorazepam, midazolam) para ansiedade e agitação. Anticonvulsivantes (p. ex., diazepam, fenobarbital) para convulsões.
Álcool isopropílico	Desconforto gastrintestinal (p. ex., náuseas, vômitos, dor abdominal) Cefaleia Depressão do SNC, arreflexia, ataxia Depressão respiratória Hipotermia, hipotensão	Fluidos e vasopressores para hipoperfusão. Bloqueadores H_2 ou inibidores da bomba de prótons para gastrite.
Lítio	*Leves* 　Vômitos, diarreia 　Letargia, fraqueza 　Poliúria, polidipsia 　Nistagmo 　Tremores finos *Graves* 　Hipotensão 　Sede intensa 　Zumbido 　Hiper-reflexia 　Tremores grosseiros 　Ataxia 　Convulsões 　Confusão 　Coma 　Urina diluída, insuficiência renal 　Insuficiência cardíaca	Hidratação Reposição de água livre para manter a concentração de sódio. Anticonvulsivantes (p. ex., diazepam ou outro benzodiazepínico, fenobarbital) para convulsões, que são raras. É incomum haver necessidade de hemodiálise.

(continua)

Tabela 10-7 Efeitos Tóxicos de Fármacos/Drogas (continuação)

Medicamento ou Tóxico	Apresentação Clínica da Intoxicação	Tratamento Específico
Metanol	Náusea e vômitos Hiperpneia, dispneia Distúrbios visuais variando desde visão borrada a cegueira Dificuldades na fala Cefaleia Depressão do SNC Disfunção motora com rigidez, espasticidade e hipocinesia Acidose metabólica com *anion gap*	Lavagem gástrica (especialmente útil se ocorrer logo após a ingestão) Fomepizol 15 mg/kg IV, em dose de ataque, seguido por dose de manutenção, é preferido ao etanol, quando disponível. Etanol a 10% em D_5W IV para manter o nível sérico de etanol em 100-200 mg/dL. Bicarbonato de sódio para acidose metabólica grave. Hemodiálise se houver déficit visual, acidose metabólica, insuficiência renal ou concentração sanguínea de metanol > 30 mmol/L.
Metemoglobinemia causada por nitritos, nitratos, sulfa e outros fármacos	Taquicardia Fadiga Náusea Tonturas Cianose na presença de PaO_2 normal; falha na melhora da cianose com uso de oxigenoterapia Sangue vermelho-escuro ou marrom Elevação dos níveis de metemoglobina Cefaleia, fraqueza, dispneia (30-40%) Estupor, depressão respiratória (60%)	Administrar oxigênio. Remover a vítima da exposição. Suspender nitroglicerina, nitroprusseto, sulfa, agentes anestésicos ou outros agentes causadores. Azul de metileno. Se houver estupor, coma, angina ou depressão respiratória ou um nível de 30 a 40% ou mais: administrar azul de metileno 2 mg/kg durante 5 minutos, repetindo 1 mg/kg se o paciente permanecer sintomático após 30-60 minutos. Ácido ascórbico pode ser administrado em altas doses. Exsanguinotransfusão caso o uso de azul de metileno esteja contraindicado.
Opioides e opiáceos	Depressão respiratória a parada respiratória Bradicardia Hipotensão Redução do nível de consciência Hipotermia Miose Diminuição de ruídos intestinais Marcas de picadas de agulha, abscessos Convulsões Edema pulmonar (especialmente com heroína)	Irrigação intestinal para casos de ingestão de pacotes de drogas Naloxona 0,4-2 mg IV, IM, IO, IN ou transtraqueal, ou nalmefeno 0,5 mg IV. A duração de ação da naloxona é de 45-60 minutos, enquanto do nalmefeno é de 4-8 horas (heroína e morfina, 4-6 horas). Anticonvulsivantes (p. ex., diazepam ou outro benzodiazepínico, fenobarbital) para convulsões. Pode haver necessidade de intubação e ventilação mecânica; pode haver necessidade de PEEP para o edema pulmonar.
Organofosforados e carbamatos (inibidores da colinesterase)	Náuseas, vômitos, diarreia Dor e cólicas abdominais Aumento de secreções (GI, GU, pulmonares, tegumentares) Incontinência urinária Bradicardia Dispneia	Considerar lavagem gástrica, se houver ingestão. Remover e isolar as roupas. Lavar a pele com água e sabão. Atropina 1-5 mg IV ou IM; repetir conforme a necessidade.

Medicamento ou Tóxico	Apresentação Clínica da Intoxicação	Tratamento Específico
	Fala arrastada Pupilas contraídas Alterações visuais Alteração da marcha Descontrole motor Fasciculações Alteração do nível de consciência Convulsões	Cloreto de pralidoxima 1-2 g IV em 15-30 min, seguido por infusão de 10-20 mg/kg, pode ser usado para organofosforados. Anticonvulsivantes (p. ex., diazepam ou outro benzodiazepínico, fenobarbital) para convulsões.
Derivados do petróleo	Rubor Hipertermia Vômitos Diarreia Dor abdominal Taquipneia Dispneia	Lavagem das mãos com água e sabão; remover e isolar as roupas. Pode haver necessidade de oxigênio, broncodilatadores, ventilação mecânica.
	Cianose Tosse Alterações de sons respiratórios: crepitações, roncos, diminuição de sons respiratórios Alteração da marcha Confusão Depressão ou excitação do SNC	Suplementação de potássio para casos de hipopotassemia associada ao tolueno. Considerar o uso de β-bloqueador no caso de arritmias ventriculares supostamente relacionadas à intoxicação por hidrocarbonetos halogenados.
Fenciclidina (PCP)	Taquicardia Crise hipertensiva Hipertermia Agitação, hiperatividade Nistagmo Olhar perdido Hipoglicemia Comportamento violento, psicótico Ataxia Convulsões Mioglobinúria, insuficiência renal Letargia, coma Parada cardíaca	Ambiente calmo. Benzodiazepínicos (p. ex., diazepam) para ansiedade e agitação. β-Bloqueadores para arritmias. Anti-hipertensivos: vasodilatadores (p. ex., nitroprusseto) Mantas que induzam hipotermia, bolsas de gelo, banho com água gelada para evitar hipertermia. Anticonvulsivantes (p. ex., diazepam, fenobarbital) para convulsões. Haloperidol para reações psicóticas agudas. Fluidos e diuréticos para mioglobinúria; a alcalinização da urina interfere na eliminação urinária da PCP, havendo contraindicação ao uso de bicarbonato de sódio.
Salicilatos	*Inicialmente:* Hipertermia Sensação de queimação na boca ou na garganta Alteração do nível de consciência Petéquias, erupção cutânea, urticária	Pode-se considerar lavagem gástrica se for realizada dentro de 1 hora de ingestão significativa. Carvão ativado ou, se contínuo, absorção gástrica. Considerar irrigação intestinal se houver ingestão de salicilatos com proteção entérica com absorção e toxicidade persistentes. Fluidos com dextrose (p. ex., D_5W). Mantas que induzam hipotermia, bolsas de gelo, banho com água gelada para evitar hipertermia.

(continua)

Tabela 10-7 Efeitos Tóxicos de Fármacos/Drogas (*continuação*)

Medicamento ou Tóxico	Apresentação Clínica da Intoxicação	Tratamento Específico

	Após:
	  Hiperventilação (alcalose respiratória)
	  Náuseas, vômitos
	  Sede
	  Zumbido
	  Diaforese
	Tardiamente:
	  Perda auditiva
	  Fraqueza motora
	  Vasodilatação e hipotensão
	  Depressão respiratória a parada respiratória
	  Acidose metabólica
		Bicarbonato de sódio para alcalinização sérica e para evitar a distribuição tecidual, aumentando a taxa de excreção de salicilatos; manter pH sérico > 7,5.
		Monitorar níveis de potássio, cálcio e magnésio.
		Anticonvulsivantes (p. ex., diazepam ou outro benzodiazepínico, fenobarbital) para convulsões.
		Pode haver necessidade de hemodiálise.

Antidepressivos tricíclicos (ADTs)	*Anticolinérgicos*
	  Taquicardia, palpitações
	  Arritmias
	  Hipertermia
	  Cefaleia
	  Inquietação
	  Midríase
	  Boca seca
	  Náuseas, vômitos
	  Disfagia
	  Diminuição de ruídos intestinais
	  Retenção urinária
	  Diminuição dos reflexos tendíneos profundos
	  Inquietação, euforia
	  Alucinações
	  Convulsões
	  Coma
	Anti α-adrenérgicos
	  Hipotensão
	  Prolongamento do QT e arritmias semelhantes às causadas pela quinidina (incluindo *torsades des pointes*)
	  Bloqueios AV e de ramo
	  Indicações clínicas de insuficiência cardíaca
		Considerar o uso de carvão ativado em casos com menos de 1 hora após a ingestão em paciente orientado e colaborativo.
		Bicarbonato de sódio para alcalinização sérica e redução da distribuição tecidual e toxicidade; manter pH sérico > 7,5.
		Monitorar os níveis de potássio, cálcio e magnésio.
		A hiperventilação pode ser usada para potencializar a alcalose.
		A fisostigmina não deve ser prescrita devido ao risco de convulsões na intoxicação por ADT.
		Bicarbonato de sódio +/− solução salina hipertônica devem ser administradas caso haja prolongamento do QRS (QRS > 110 ms) e arritmias ventriculares.
		A arritmia ventricular de complexos largos e refratária pode ser tratada com lidocaína.
		Cardioversão, desfibrilação, e marca-passo conforme a necessidade para arritmias; evitar quinidina, digitálicos
		Sulfato de magnésio e marca-passo em caso de necessidade de se realizar *overdrive* (*torsades des pointes*).
		Anticonvulsivantes (p. ex., diazepam ou outro benzodiazepínico, fenobarbital) para convulsões.
		Fluidos e vasopressores para hipotensão.

AV, atrioventricular; SNC, sistema nervoso central; COHb, carboxiemoglobina; CPAP, pressão positiva continua na via aérea; RTP, reflexo tendíneo profundo; ECG, eletrocardiograma; GI, gastrintestinal; GU, geniturinário; HIE, hiperinsulinemia euglicêmica; IM, intramuscular; IN, intranasal; IO, intraósseo; IV intravenoso; IAM, infarto agudo do miocárdio; NAC, *N*-acetilcisteína; Pao_2, pressão parcial de oxigênio; TAP, taquicardia atrial paroxística; PEEP, pressão positiva no final da expiração; VO, via oral; ESV, extrassístoles ventriculares; SA, sinoatrial; SC, subcutâneo; ADT, antidepressivo tricíclico.

Este artigo foi publicado em Pass CCRN, 3e, Dennison RD, p. 717, Copyright Elsevier 2007.

o passar do tempo. A disfunção renal de longo prazo não é uma sequela esperada da toxicidade aguda por paracetamol.

Outra variável que pode mascarar o quadro clínico é a ingestão concomitante de outros medicamentos. É comum a associação de paracetamol com medicamentos anticolinérgicos e opioides (p. ex., hidrocodona). A toxicidade do outro fármaco pode dificultar a identificação da intoxicação pelo paracetamol. Além disso, em caso de superdosagem, a ingestão de paracetamol sempre deve ser considerada e especificamente questionada devido à sua ampla disponibilidade e relativa ausência de sintomas precoces. Em casos de superdosagem não intencional, o paciente pode ter tomado doses supraterapêuticas repetidas na tentativa de aliviar a dor continuada (mais frequentemente, dor dentária, cefaleia ou dor abdominal). Além disso, alguns pacientes podem usar medicações que contenham a associação com paracetamol sem perceber, resultando em superdosagem. Uma anamnese abrangente e precisa é de vital importância na prevenção da hepatotoxicidade avançada.

Diagnóstico Diferencial

Na chegada ao setor de emergência, os testes diagnósticos disponíveis que podem ser solicitados caso haja suspeita de intoxicação por paracetamol são: provas de função hepática, exames de coagulação (tempo de protrombina [TP]/razão normalizada internacional [INR]) e dosagem de eletrólitos, ureia e creatinina. Em casos de intoxicação grave, pode-se analisar a gasometria arterial ou venosa com determinação do nível do ácido láctico, já que a presença de acidemia relacionada à acidose metabólica é um preditor confiável de morbimortalidade.

A interpretação dos níveis séricos de paracetamol depende do momento em que ocorreu a ingestão. O nomograma de Rumack-Matthew pode ser usado para predizer quais pacientes desenvolverão lesão hepática grave, definida como nível de aspartato-aminotransferase (AST) acima de 1.000 UI/L. O nomograma estabelece uma linha de tratamento desde de 150 µg/mL em 4 horas até 5 µg/mL em 24 horas. Com base no tempo após a ingestão associado ao nível sérico do medicamento, os dados individuais de cada paciente podem ser colocados no gráfico. Se a pontuação do paciente estiver acima da linha, o tratamento é indicado; se estiver abaixo, nenhum tratamento é necessário. O padrão-ouro estabelecido determina o início do tratamento em um nível que considera um período de 4 horas pós-ingestão e valor sérico acima de 150 µg/mL. Observe, porém, que esse limite é válido apenas para situações onde a ingestão foi única e isolada. Ele não tem validade para ingestões crônicas ou de múltiplas doses.

Tratamento

A decisão terapêutica se baseia principalmente no estabelecimento do momento da ingestão, além da realização de anamnese abrangente e precisa.

Cenário Pré-hospitalar

Oferecer suporte intensivo, incluindo manejo da via aérea conforme necessário pelo estado mental. Iniciar ressuscitação vigorosa com fluidos IV. O uso de carvão ativado não está indicado, visto que o antídoto é eficaz. Antieméticos IV podem ser administrados para o controle dos sintomas.

Cenário Hospitalar

O tratamento da intoxicação por paracetamol consiste na administração IV ou oral de N-acetilcisteína (NAC). A NAC age de várias formas para fazer a desintoxicação da INAPQ, repor os estoques de glutationa, reduzir a toxicidade inflamatória e estimular o metabolismo do APAP em metabólitos atóxicos. Se for administrada dentro de 8 horas após a ingestão, quando a depleção dos estoques de glutationa ainda não aconteceu totalmente, pode-se evitar a ocorrência de lesão hepática grave. Mais uma vez, isso demonstra a importância da determinação precisa do momento da ingestão. Porém, independentemente do tempo transcorrido, o emprego da NAC oferece benefícios em comparação com o placebo. A terapia com NAC deve ser continuada até que se alcance um de três resultados.

1. Melhora sintomática e laboratorial
2. Realização de transplante hepático
3. Morte do paciente

Em pacientes sem progressão da intoxicação, os protocolos de tratamento geralmente se desenrolam por um mínimo de 20 horas. Os efeitos colaterais da terapia com NAC costumam ser leves, incomuns e de fácil tratamento. O uso oral da NAC está associado a maior incidência de náuseas e vômitos pelo odor de ovo podre. Já a administração IV está associada reações anafiláticas que não são reações alérgicas mediadas pela imunoglobulina E verdadeiras. Os sintomas geralmente incluem erupção cutânea, prurido e, ocasionalmente, sibilância e edema de via aérea superior. Conforme as indicações da bula, a incidência de prurido é da ordem de 10%, hipotensão, 4%, broncoespasmo, 6% e angioedema, 8%. Quando esses sintomas ocorrem, o tratamento deve ser temporariamente suspenso enquanto o paciente é tratado com anti-histamínicos, broncodilatadores e epinefrina, conforme a necessidade. Na sequência, a infusão pode ser continuada com velocidade menor. Se os sintomas reaparecerem, a NAC por via oral pode ser utilizada.

Os pacientes pediátricos são mais protegidos da toxicidade por paracetamol quando comparado com adultos, pois têm maior capacidade de metabolismo atóxico do paracetamol. O diagnóstico e tratamento de gestantes não difere do tratamento-padrão. Os pacientes com abuso crônico de álcool ou desnutrição (os quais provavelmente têm estoques diminuídos de glutationa) podem apresentar maior risco de hepatotoxicidade. Porém, o nomograma de Rumack-Matthew e a terapia com NAC continuam indicados nesse grupo de pacientes, pois não há evidências que sustentem alterações no tratamento.

> ### RECAPITULAÇÃO
> #### Apenas um comprimido pode adoecer ou matar
>
> Crianças pequenas costumam explorar o ambiente colocando coisas na boca, estando sob alto risco de eventos adversos. Em 2017, foram relatados mais de 956.000 casos de exposição não intencional de crianças menores do que 6 anos aos Centros de Intoxicação dos Estados Unidos, compreendendo 45% de todas as exposições notificadas. Apesar da alta taxa de exposição, as crianças respondem por apenas 0,8% dos casos fatais. Algumas medicações podem ser bem perigosas e até letais em crianças pequenas (menos de 10 kg). A tabela abaixo apresenta medicamentos comuns que podem ser letais se um ou dois comprimidos forem ingeridos.
>
> **Agentes que podem causar a morte de uma criança de 10 kg se 1 ou 2 comprimidos forem ingeridos**
>
> | Classe Farmacológica | Exemplos | Mecanismo de Toxicidade | Sinais/Sintomas de Toxicidade |
> |---|---|---|---|
> | Antiarrítmicos | Flecainida, quinidina | Bloqueio dos canais de sódio | Prolongamento do PR/QRS, QT (agentes classe 1A), cefaleia, náusea/vômitos |
> | Antimaláricos | Cloroquina, quinino | Bloqueio dos canais de sódio, lesão direta da retina | Prolongamento do QRS/QT, *torsades*, hipotensão, zumbido, perda visual, cefaleia, vertigem |
> | Bloqueadores dos canais de cálcio | Diltiazém, verapamil | Depressão miocárdica | Bradiarritmias, hipotensão, ICC |
> | Opioides | Codeína, metadona, morfina | Depressão respiratória | Depressão do SNC, depressão respiratória, miose |
> | Sulfonilureias orais (hipoglicemiantes) | Glipizida, glibenclamida | Medicamentos que diminuem a resistência à insulina | Hipoglicemia, irritabilidade, letargia, convulsão, coma |
> | Salicilatos | Óleo de bétula | Acidose, cruzam a BHE e interferem no metabolismo celular | Alcalose respiratória/acidose metabólica mista, zumbido, alteração do estado mental, coma, edema pulmonar |
> | Antidepressivos tricíclicos | Amitriptilina/imipramina | Bloqueio do canal de sódio, bloqueio alfa 1 | Taquicardia, coma e convulsão, depois hipotensão, bradiarritmia, arritmia ventricular |
> | **Cuidado com esses medicamentos** | | | |
> | Alfa-agonistas (1 e 2) | Clonidina, oximetazolina, tetraidrozolina | Em sua maioria, agonistas centrais alfa 2 | Hipertensão transitória, depois depressão do SNC, coma, bradiarritmia, hipotensão |
> | Nicotina líquida | Solução para vaporização de cigarros eletrônicos | Agonismo do receptor nicotínico da acetilcolina (AChR) em baixas doses; agonismo de AChR muscarínico em altas doses | Padrão bifásico: vômitos, taquicardia, hipertensão, depois bloqueio ganglionar autonômico, bradicardia, hipotensão, coma |
>
> BHE, barreira hematencefálica; ICC, insuficiência cardíaca congestiva; SNC, sistema nervoso central.
> Modificado de: Koren G, Nachmani A. (2018). Drugs that Can Kill a Toddler with One Tablet or Teaspoonful: A 2018 Updated List. Clinical drug investigation, 1-4. Bar-Oz B, Levichek Z, Koren G. Medications That Can Be Fatal For a Toddler with One Tablet or Teaspoonful: A 2004 Update. *Pediatric Drugs*, 2004; 6(2): 123–126, 2004.

Salicilatos

Salicilatos, como o ácido acetilsalicílico, são analgésicos geralmente vendidos sem receita médica. Eles estão envolvidos em muitas emergências toxicológicas. A superdosagem de salicilatos também é complicada pela possibilidade de haver coingestão de outros medicamentos.

Fisiopatologia

Os salicilatos agem terapeuticamente inibindo a síntese de prostaglandinas por meio da acetilação de cicloxigenases (COX-1 e COX-2). Em doses maiores, os salicilatos desacoplam a fosforilação oxidativa, levando à redução na produção de ATP e à acidose metabólica com alteração do *anion gap*. A estimulação do centro respiratório bulbar também pode causar alcalose respiratória primária por hiperpneia e/ou taquipneia.

Sinais e Sintomas

Os sintomas iniciais da intoxicação aguda por salicilatos incluem a presença de irritação gástrica, vômitos e dor. Os sintomas podem progredir, ocorrendo zumbido, diminuição da audição, hiperpneia/taquipneia, hipertermia, alteração do estado mental e convulsões. Pode ocorrer intoxicação crônica com ácido acetilsalicílico, pois se trata de analgésico extremamente efetivo e está atualmente sendo prescrito em baixas doses como agente preventivo diário para cuidados cardíacos. Os sintomas da intoxicação crônica, como irritação gástrica e dor, são semelhantes aos sintomas iniciais da intoxicação aguda, embora a alteração do estado mental seja mais comum no momento da apresentação. A intoxicação por salicilato deve ser considerada em todos os casos em que se encontre alteração do estado mental de forma indiferenciada, mesmo em pacientes com queixas psiquiátricas, pois essa pode ser a única pista inicial para a possibilidade de superdosagem tóxica.

Diagnóstico Diferencial

A avaliação laboratorial da intoxicação por salicilatos inclui a avaliação imediata do nível de salicilato e realização de gasometria arterial ou venosa. Subsequentemente, os níveis seriados e as gasometrias devem ser realizadas a cada 2 horas, inicialmente, para monitorar de maneira adequada o efeito do tratamento e o grau de absorção do medicamento. Nos quadros de superdosagem, os salicilatos exibem absorção retardada e eliminação reduzida, levando a uma farmacocinética imprevisível.

Tratamento

A intoxicação por salicilatos não tem antídoto direto. O tratamento primário é feito com a alcalinização por meio da administração de bicarbonato de sódio. O carvão ativado pode ser utilizado em pacientes alertas e colaborativos.

Cenário Pré-hospitalar

Administrar fluidos IV. Se houver acidose metabólica, tratar de forma agressiva com infusão e *bolus* IV de bicarbonato de sódio, embora seu uso seja raro no ambiente pré-hospitalar. Cuidados de suporte, em especial o manejo da via aérea, são de vital importância. Evite realizar intubação em pacientes com intoxicação por aspirina, caso seja possível. Se a intubação for absolutamente necessária, use a mesma frequência respiratória pré-intubação, evitando remover a compensação respiratória da acidose metabólica presente. Descarte a presença de hipoglicemia com um teste para glicemia. Considere o uso da monitorização da $EtCO_2$ para estabelecer o padrão respiratório e suas compensações.

Cenário Hospitalar

O bicarbonato de sódio altera o estado ionizado do salicilato, afetando sua distribuição no corpo e limitando, assim, a distribuição no SNC, que está associada a maior mortalidade. Benefícios secundários da alcalinização sérica incluem a alcalinização da urina e aumento da eliminação. A suplementação de potássio é fundamental, pois a hipopotassemia induzida pelo bicarbonato leva ao aumento da reabsorção renal de hidrogênio e piora da acidose. A hemodiálise está indicada nos casos de insuficiência renal, níveis séricos crescentes de salicilatos, acidose metabólica grave, toxicidade do SNC ou disfunção cardíaca, apesar dos esforços de alcalinização.

β-Bloqueadores

Os β-bloqueadores são frequentemente prescritos para tratamento de hipertensão, doença arterial coronariana, insuficiência cardíaca congestiva, arritmias, profilaxia de enxaquecas e transtorno de ansiedade. Os β-bloqueadores mais prescritos incluem metoprolol, carvedilol, propranolol e atenolol. As preparações oftálmicas tópicas, incluindo o timolol, podem ser prescritas para glaucoma. Foi relatada toxicidade sistêmica com a ingestão e uso dessas preparações.

São frequentemente relatadas ingestões intencionais e não intencionais que levam à toxicidade por β-bloqueadores. Em 2017, a ingestão de β-bloqueadores foi responsável por 26.431 ligações a centros de informações toxicológicas, resultando em mais de 4.466 consultas em instituições de cuidados de saúde. Apesar desse número elevado de ingestões, apenas 18 mortes foram atribuídas à toxicidade por β-bloqueadores em 2017. Contudo, a intoxicação por β-bloqueadores é uma condição perigosa e frequentemente vista em ambiente pré-hospitalar.

Fisiopatologia

Os β-bloqueadores são classificados como agentes $β_1$-específicos ou agentes inespecíficos, com base nas suas respectivas estruturas farmacológicas. Exemplos de fármacos $β_1$-específicos incluem o atenolol e metoprolol. O propranolol é um β-bloqueador inespecífico. Em geral, a inibição do receptor $β_1$ diminui o cronotropismo e o inotropismo por meio da modulação de sistemas de segundo mensageiro ligados à proteína G. Esses receptores são encontrados principalmente no tecido cardíaco. O agonismo do receptor $β_2$ periférico causa relaxamento e vasodilatação da musculatura lisa. O β-bloqueio pode causar disfunção respiratória em pacientes com predisposição à broncoconstrição, como aqueles com asma ou doença pulmonar obstrutiva crônica (DPOC).

Sinais e Sintomas

Em pacientes com suspeita de intoxicação por β-bloqueador, assim como com qualquer outra ingestão, deve-se obter uma anamnese detalhada da exposição ao fármaco, da formulação (liberação imediata ou retardada), da dose aproximada e do momento da ingestão, bem como do uso de outros medicamentos. Em muitos pacientes que ingeriram β-bloqueadores utilizados com prescrição, a obtenção de informações sobre o distúrbio subjacente que levou à prescrição pode ajudar na determinação do tratamento. Uma história de doença arterial coronariana grave, insuficiência cardíaca congestiva ou arritmias, por exemplo, pode afetar a tomada de decisão acerca do tratamento em longo prazo. Lembre-se de perguntar sobre doenças pulmonares prévias, como asma e DPOC.

Os pacientes em geral apresentam bradicardia e hipotensão após a ingestão de antagonistas β-adrenérgicos. A bradicardia pode ser sinusal ou, menos comumente, pode aparecer bloqueio cardíaco de primeiro, segundo ou terceiro graus. A diminuição do estado mental pode ou não estar presente, dependendo do fármaco ingerido e da toxicidade cardiovascular. Se presente, essa alteração do estado mental pode estar relacionada à hipoperfusão cerebral ou a efeitos depressivos do SNC diretos do fármaco, em particular nos fármacos lipofílicos como o propranolol. Ocorrem convulsões em alguns pacientes, em especial naqueles com toxicidade por propranolol. Os pacientes com alteração no SNC podem também apresentar depressão respiratória.

Diagnóstico Diferencial

Em um paciente com suspeita de intoxicação por β-bloqueador, a realização de exame físico dirigido para o sistema cardiovascular pode revelar frequência respiratória diminuída, estertores crepitantes bilaterais secundários a edema pulmonar agudo ou sibilância. A avaliação do enchimento capilar ajuda na avaliação da perfusão tecidual. A toxicidade dos β-bloqueadores também pode desencadear desequilíbrio metabólico como hipoglicemia leve ou pequeno aumento nos níveis de potássio, que podem ser clinicamente significativos em crianças. A presença de hipoglicemia leve ou de normoglicemia pode ajudar a diferenciar a toxicidade de β-bloqueadores da bradicardia e da hipotensão causada pelos bloqueadores dos canais de cálcio. Conforme discutido na próxima seção, a intoxicação por bloqueadores dos canais de cálcio costuma estar acompanhada de hiperglicemia.

A avaliação dos pacientes com suspeita de intoxicação de β-bloqueador concentra-se na identificação de disfunção de órgãos-alvo e de hipoperfusão. Além da avaliação do estado mental, da função cardiopulmonar, da resposta do enchimento capilar e do débito urinário, vários exames complementares devem ser realizados. A gasometria arterial ou venosa pode indicar a ocorrência de acidose metabólica secundária a hipoperfusão tecidual e hipóxia. O ECG avalia o ritmo cardíaco e descarta quadros de eventual isquemia miocárdica. A elevação das enzimas cardíacas (troponinas) indica a presença de lesão miocárdica secundária a hipotensão e oferta inadequada de oxigênio.

Redução dos níveis séricos de bicarbonato e elevação dos de ureia e creatinina podem indicar má perfusão tecidual. A inserção de cateter e subsequente documentação do débito urinário costuma fornecer medidas em tempo real da qualidade da perfusão. A monitoração hemodinâmica invasiva, incluindo colocação de acesso arterial e/ou monitor de pressão venosa central, também pode ser indicada, dependendo da gravidade da intoxicação.

Tratamento

Cenário Pré-hospitalar

Após garantir a via aérea e obter acesso venoso de um paciente com broncospasmo, a inalação de β-agonista, como o salbutamol, é indicada. Tenha cuidado com a administração de soro fisiológico IV em pacientes hipotensos devido aos efeitos inotrópicos negativos dos antagonistas β-adrenérgicos. A reanimação vigorosa com fluidos pode causar edema pulmonar. Se o paciente continuar com perfusão ruim, indicado pela presença de alteração do estado mental, diminuição do enchimento capilar ou evidência de isquemia, deve ser fornecido suporte farmacológico. A atropina é uma opção terapêutica para casos de bradicardia associada à hipoperfusão, mas seus efeitos podem ser mínimos e transitórios. Doses adicionais são geralmente necessárias.

Às vezes, o glucagon é referido como um *antídoto* para a intoxicação pelos antagonistas β-adrenérgicos. Os receptores cardíacos do glucagon, como os receptores β-adrenérgicos, estão acoplados a proteínas G, gerando aumento do monofosfato de adenosina cíclico (AMPc) intracelular. Ao mesmo tempo, o glucagon inibe a fosfodiesterase. O glucagon é um vasodilatador e, assim, pode não produzir aumento correspondente na pressão arterial. Dados em humanos em relação à eficácia do glucagon são limitados a relatos de casos e uma série de casos. Os efeitos adversos incluem vômitos, hiperglicemia e hipoglicemia leve.

Se esses tratamentos não forem bem-sucedidos, administre catecolaminas vasopressoras. O uso de marca-passo cardíaco raramente é efetivo em pacientes nos quais a terapia falhou.

Cenário Hospitalar

O tratamento inicial no setor de emergência segue o mesmo algoritmo utilizado no ambiente pré-hospitalar. Eventuais falhas nas estratégias terapêuticas podem requerer a administração de medicamentos vasoativos. A infusão de epinefrina pode resultar em melhora da função cardíaca sem acarretar efeitos vasopressores periféricos. Os vasoconstritores primários, como a norepinefrina e a fenilefrina, são menos benéficos, pois elevam a pós-carga com pouca melhora na função cardíaca. Também acarretam risco de piora da insuficiência cardíaca e do edema pulmonar. Independentemente da catecolamina utilizada, os profissionais de saúde devem estar atentos para o fato de que doses muito altas – em geral, mais altas que a dose máxima recomendada – podem ser necessárias para se obter um efeito sobre o fármaco ingerido.

Um novo terapia inclui o uso de bomba de glicose e insulina em dose alta (terapia de hiperinsulinemia-euglicemia [HIE]). A infusão de insulina em doses de 1 a 10 unidades/kg/h, após *bolus* de 1 a 10 unidades/kg, pode ser benéfica em pacientes com hipotensão secundária ao uso de bloqueadores do canal de cálcio ou β-bloqueadores. A terapia de HIE melhora a utilização da glicose a produção de energia pelo miocárdio intoxicado, podendo ter efeitos de vasoconstrição, e melhora o metabolismo dos ácidos graxos e a sensibilidade do cálcio no miocárdio. A terapia de HIE em humanos demonstrou utilidade no tratamento das intoxicações por bloqueador do canal do cálcio e betabloqueadores. À medida que a infusão é realizada, os níveis de glicemia devem ser verificados e corrigidos a cada 15 minutos inicialmente e, depois, em intervalos menos frequentes dependendo da resposta do paciente.

Embora os conceitos básicos no tratamento da intoxicação por β-bloqueador possam ser generalizados para todos os β-bloqueadores, vários agentes apresentam particularidades e podem demandar estratégias terapêuticas específicas. O propranolol, por exemplo, apresenta o maior potencial de estabilização da membrana entre os β-bloqueadores. Como resultado, sua toxicidade pode levar ao bloqueio dos canais de sódio, prolongamento do QRS e arritmia ventricular. (O bloqueio dos canais de sódio será discutido de maneira mais detalhada na seção *Antidepressivos Tricíclicos*.) Assim, além da terapia-padrão, pode ser necessária a administração de bicarbonato de sódio no tratamento da intoxicação por propranolol. O propranolol é o mais lipofílico dos β-bloqueadores; assim, ele causa toxicidade mais significativa no SNC em relação a outros β-bloqueadores, incluindo convulsões. Os benzodiazepínicos são o tratamento de primeira linha para as convulsões induzidas por propranolol.

Bloqueadores dos Canais de Cálcio

Os bloqueadores do canal de cálcio são responsáveis por cerca de 40% das intoxicações causadas por fármacos com ação cardiovascular relatadas à American Association of Poisonous Control Centers e por mais de 65% das mortes por medicamentos cardiovasculares. Há três classes normalmente prescritas de bloqueadores dos canais de cálcio nos Estados Unidos:

1. Fenilalquilaminas (p. ex., verapamil)
2. Benzotiazepinas (p. ex., diltiazém)
3. Di-hidropiridinas (p. ex., anlodipino e felodipino)

Verapamil e diltiazém costumam ser chamados de *não di-hidropiridínicos*, pois sua atividade cardiovascular característica difere daquela dos di-hidropiridínicos.

Fisiopatologia

Os canais de cálcio são encontrados nas células cardíacas, no músculo vascular liso e nas células de ilhotas β pancreáticas. A abertura dos canais de cálcio contribui para a contratilidade miocárdica e a constrição da musculatura vascular lisa. Nas células pancreáticas, a abertura dos canais de cálcio leva à liberação de insulina. A redução do cálcio intracelular no músculo cardíaco, no músculo liso de artérias coronárias e nos vasos periféricos deprime o cronotropismo e o inotropismo, além de suprimir a vasoconstrição periférica. Devido às diferenças nos potenciais de repouso da membrana, os bloqueadores dos canais de cálcio di-hidropiridínicos agem preferencialmente nos canais de cálcio de vasos periféricos, reduzindo a resistência vascular periférica, mas com pouco ou nenhum efeito nos canais de cálcio cardíacos quando em doses terapêuticas. Em geral, essa classe de bloqueador de canal de cálcio reduz a pressão arterial, induzindo vasodilatação com taquicardia reflexa.

Sinais e Sintomas

Os sinais e sintomas da intoxicação por bloqueadores dos canais de cálcio podem incluir dor torácica, falta de ar, tontura, síncope, hipotensão e bradicardia ou taquicardia, dependendo da classe utilizada. Também pode ocorrer bloqueio cardíaco de primeiro, segundo ou terceiro graus. Conforme discutido na seção anterior, a hiperglicemia em geral acompanha a toxicidade por bloqueadores dos canais de cálcio, o que a diferencia da toxicidade por β-bloqueadores.

Diagnóstico Diferencial

A anamnese obtida e o exame físico realizado após a ingestão de bloqueador de canal de cálcio são semelhantes aos que se seguem à ingestão de β-bloqueadores. É importante obter uma anamnese detalhada, particularmente em relação à doença cardiovascular, além da história do incidente em relação à dose, ao momento da ingestão e ao uso de outros medicamentos de forma concomitante.

Após a avaliação e a estabilização da via aérea e da ventilação do paciente, deve ser feita avaliação cardiovascular com monitoração cuidadosa e, muitas vezes, invasiva, tanto da pressão arterial como do estado de perfusão, com o auxílio de acesso arterial. Em pacientes com alteração do estado mental ou diminuição dos reflexos da via aérea, uma radiografia de tórax é rotineiramente realizada para a avaliação de edema pulmonar e pneumonite aspirativa. O edema agudo de pulmão pode se manifestar por meio de estertores crepitantes bilaterais e redução na mensuração da oximetria de pulso. O estado mental não costuma ser afetado diretamente pelo uso de bloqueadores dos canais de cálcio, mas a hipoperfusão cerebral pode alterar o nível de consciência. A avaliação do enchimento capilar das extremidades, como na toxicidade por β-bloqueadores, pode oferecer indícios do estado da perfusão. Em pacientes com evidência de intoxicação, é colocado um cateter de forma que o débito urinário possa ser documentado como um marcador da perfusão renal. Um ECG deve ser feito em busca de anormalidades do ritmo e evidências de isquemia. Exames seriados de eletrólitos, como ureia, creatinina e enzimas cardíacas, podem fornecer indicativos de possível hipoperfusão de órgãos com resultante lesão renal, acidose metabólica e isquemia miocárdica. A gasometria arterial ou venosa pode ajudar na avaliação do equilíbrio acidobásico, embora sua coleta nem sempre seja necessária. Os pacientes que não estão responsivos ou que estejam acamados devem ser avaliados quanto à ocorrência de rabdomiólise com exames séricos de creatina-fosfocinase e exame de compartimentos musculares.

Tratamento

Cenário Pré-hospitalar

Como na intoxicação por β-bloqueadores, o tratamento inicial concentra-se no controle da via aérea e da ventilação. Pode-se administrar soro fisiológico por via IV no caso de hipotensão, mas seu efeito pode ser limitado pelos efeitos inotrópicos negativos do medicamento ou pelo desenvolvimento de edema agudo de pulmão associado aos bloqueadores do canal de cálcio. Deve-se administrar atropina em pacientes com bradicardia sintomática, mas isso não costuma ser efetivo ou seu efeito é apenas transitório. O glucagon IV em dose semelhante à utilizada na intoxicação por β-bloqueadores tem sido usado, mas com efeitos menos consistentes. A administração de sais de cálcio pode melhorar os resultados, mas seu uso pode ser limitado pela hipercalcemia sintomática. A administração de gliconato de cálcio IV impõe pouco risco ao paciente e pode ser benéfica, em especial quando feita de forma fracionada. O cloreto de cálcio contém mais de três vezes a quantidade de cálcio elementar do gliconato de cálcio, mas pode provocar irritação de veias periféricas e outros efeitos adversos. Para pacientes que usam digoxina, o uso de sais de cálcio está contraindicado devido à suposta potencialização da intoxicação por digoxina.

Cenário Hospitalar

Após a administração de fluidos IV, introduza gliconato ou cloreto de cálcio. Introduza dose alta de insulina no caso do paciente apresentar glicemia em valor normal o mais breve possível e caso tenha dificuldade e/ou demora na obtenção do gliconato ou do cloreto de cálcio. Nesse meio tempo, introduza vasopressores IV. Como na toxicidade por β-bloqueadores, a escolha do vasopressor tem sido amplamente debatida, com relatos de sucesso e falha de diversos agentes. A dopamina é uma escolha ruim devido à sua atividade simpaticomimética indireta. Pode-se considerar razoável a introdução de atropina e/ou glucagon, podendo não haver nenhum tipo de ação sob o miocárdio.

Embora a intoxicação grave por bloqueadores dos canais de cálcio di-hidropiridínicos possa causar bradicardia e hipotensão, como ocorre com os bloqueadores dos canais de cálcio não di-hidropiridínicos, em geral as ingestões tóxicas levam à vasodilatação periférica e à hipotensão com taquicardia reflexa. Como resultado, após a administração de fluidos IV, o tratamento de escolha deve ser feito com vasoconstritor periférico como a norepinefrina ou a fenilefrina.

Quando há falha na terapia-padrão, pode-se considerar balão intra-aórtico, oxigenação por membrana extracorpórea ou *bypass* cardiopulmonar como medidas temporárias. Há relatos limitados de sucesso.

Antidepressivos Tricíclicos

Os antidepressivos tricíclicos (ADTs) são historicamente uma causa importante de intoxicação, especialmente na superdosagem intencional. Esses medicamentos têm faixa terapêutica estreita, o que significa que há uma linha tênue entre a dose baixa sem efeitos e a superdosagem. O uso dos ADTs vem diminuindo à medida que são introduzidas novas alternativas mais seguras.

Fisiopatologia

Os ADTs atuam terapeuticamente aumentando a quantidade de norepinefrina e de serotonina disponíveis no SNC. Eles fazem isso bloqueando a recaptação desses neurotransmissores, estendendo a duração de sua ação. Além disso, os ADTs bloqueiam os canais iônicos celulares e os receptores α-adrenérgicos, muscarínicos, de GABA-A e de histamina. A toxicidade cardíaca é a marca registrada da intoxicação por ADTs.

Sinais e Sintomas

A intoxicação por ADTs resulta da inibição da saída de potássio e da inibição dos canais de sódio no miocárdio. Os sinais e sintomas iniciais incluem os efeitos clássicos da síndrome tóxica anticolinérgica como boca seca, taquicardia, retenção urinária, constipação, midríase e borramento de visão. Os sinais e sintomas tardios incluem depressão respiratória, confusão, alucinações, hipertermia, arritmias ventriculares (como *torsades des pointes* e complexos QRS alargados) e convulsões.

Diagnóstico Diferencial

O nível sérico de ADTs não se correlaciona bem com a gravidade da intoxicação. Deve-se buscar o uso concomitante de outros medicamentos, como paracetamol e salicilatos. Outros exames laboratoriais indicados incluem a medida dos níveis de eletrólitos, ureia e creatinina, a análise do *anion gap*, o hemograma completo e a avaliação da gasometria arterial. Também estão disponíveis imunoensaios urinários qualitativos.

Porém, o rastreamento de ADTs pode resultar em resultados falso-positivos e não é confiável para o diagnóstico de intoxicação aguda. A avaliação clínica e pelo ECG deve orientar o tratamento. Exames de imagem podem ser indicados em casos de aspiração ou presença de outros sintomas respiratórios.

Tratamento

A monitoração cardíaca é fundamental quando há suspeita de intoxicação por ADTs, pois as complicações cardíacas são a principal causa de morte. Pode ocorrer parada cardíaca súbita vários dias após a superdosagem. Não há antídoto direto para a intoxicação por ADTs. O carvão ativado pode ser prescrito para pacientes adequados em casos onde a ingestão ocorreu há menos de 1 hora.

Cenário Pré-hospitalar

Realizar cuidados de suporte, especialmente monitoração cardíaca. Estabelecer acesso IV e administrar bicarbonato de sódio se houver evidências de prolongamento do intervalo QRS ou convulsões (Figura 10-1). Considerar a possibilidade de administrar uma grande quantidade de bicarbonato de sódio, em geral mais de 4 ampolas, para manter o QRS < 110 ms. Agitação, tremor e convulsões devem ser tratados com doses escalonadas de benzodiazepínicos.

Cenário Hospitalar

Os pacientes assintomáticos devem ser observados por pelo menos 6 horas para descartar eventuais sequelas. A manutenção de soro alcalino (pH 7,50 a 7,55) com a infusão de bicarbonato contrabalança os possíveis efeitos na condução cardíaca. Esse tratamento deve ser iniciado se ocorrer alargamento do QRS (> 120 ms) ou ectopia ventricular. A taquicardia é prevista devido aos efeitos anticolinérgicos. A diminuição da frequência cardíaca pode ser indicativa de ocorrência de bloqueio importante dos canais de cálcio, piora da cardiotoxicidade e necessidade de tratamento com bicarbonato de sódio.

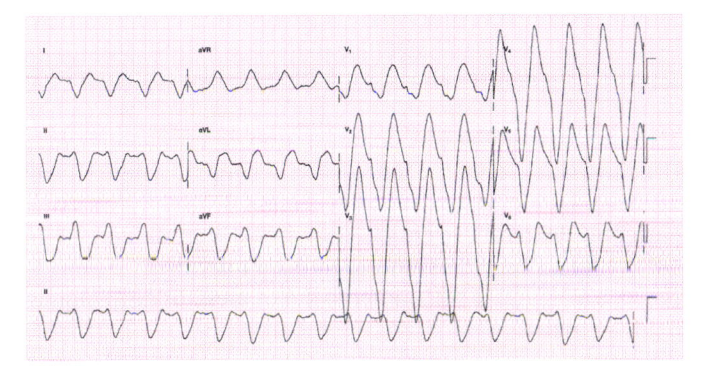

Figura 10-1 O ECG mostra taquicardia, QRS prolongado (< 110 ms) e onda R na derivação aVR. Esses achados são altamente sugestivos de intoxicação/*overdose* por antidepressivos tricíclicos.

Lítio

O lítio é um agente utilizado para tratamento do transtorno bipolar, também conhecido como "doença maníaco-depressiva". Embora o lítio seja bastante efetivo, ele tem faixa terapêutica estreita, o que aumenta o risco de intoxicações acidentais e intencionais. Para evitar a intoxicação terapêutica acidental, é necessário realizar exames laboratoriais de rotina para ajuste da dose.

Diversas variáveis podem interferir na toxicidade do fármaco, incluindo ingestão aguda *versus* crônica, nível sérico preexistente e dose ingerida. A intoxicação é exacerbada por desidratação, uso de diuréticos ou disfunção renal.

Fisiopatologia

O lítio é um pequeno cátion (íon de carga positiva). Ele é semelhante ao sódio e age no lugar dele, embora com efeitos diferentes. O mecanismo exato pelo qual o lítio produz seu efeito medicinal é ainda desconhecido, embora se acredite que o fármaco altere a função da membrana celular neuronal, o equilíbrio do sódio celular e a resposta hormonal. Esses efeitos podem causar dano permanente ao SNC. O lítio reduz a função renal e é eliminado quase exclusivamente por essa via. Essa propriedade de alteração da função renal pode causar a reabsorção inadvertida do lítio.

Sinais e Sintomas

Os sinais e sintomas da intoxicação por lítio dependem muito da dose e de se a ingestão foi aguda, aguda sobre crônica ou crônica. Os níveis séricos podem não ser confiáveis em predizer a toxicidade. Seria esperado que os pacientes sem exposição prévia ao lítio apresentassem níveis séricos mais altos e menos sintomas por não apresentarem saturação da distribuição tecidual. Porém, nos casos de ingestão crônica, pode ser encontrada maior toxicidade relacionada a níveis séricos mais baixos. Os sintomas menores incluem náuseas, vômitos, sede excessiva e câimbras. A intoxicação progressiva pode resultar em tremor, mioclonia, diabetes insípido com resultante hiponatremia, confusão, *delirium*, coma e – em casos raros, mas graves – hipotensão, anormalidades no ECG e arritmias.

Diagnóstico Diferencial

A avaliação laboratorial de um paciente com suspeita de intoxicação por lítio deve incluir exame de urina e monitoração periódica dos níveis séricos de lítio e sódio até a melhora dos sintomas. A monitoração cardíaca pode ser necessária. Para a obtenção de resultados precisos, a amostra de sangue deve ser enviada em um frasco sem lítio. Exame de função tireoidiana, análise do nível de paracetamol e punção lombar podem ser úteis para eliminar outras etiologias. O uso concomitante de outros medicamentos deve ser considerado.

Tratamento

Cenário Pré-hospitalar

No atendimento a campo, o tratamento é basicamente de suporte. Manter a via aérea, a ventilação e a circulação. Estabelecer acesso IV. A administração de fluidos é especialmente importante em pacientes com intoxicação por lítio associada a depleção de volume nnos sistemas cardiovascular e renal. Relatos na literatura indicam que a terapia com sódio pode estimular a eliminação renal do lítio.

Cenário Hospitalar

O tratamento hospitalar baseia-se na restauração da euvolemia e na manutenção de um nível normal de sódio. Em geral, a intoxicação crônica resulta de desidratação e lesão renal associada. A maioria dos pacientes intoxicados é tratada apenas com reposição de volume. A intoxicação aguda por lítio costuma estar associada predominantemente à toxicidade GI e deve ser tratada de forma sintomática. A hemodiálise está indicada nos raros casos de intoxicação grave associada à insuficiência renal persistente, efeitos cardiovasculares graves ou sintomas neurológicos graves.

Anfetaminas

As anfetaminas são uma classe de substâncias legais e ilícitas comumente abusadas que podem causar toxicidade significativa. O abuso dessas substâncias, particularmente dos medicamentos utilizados para transtorno de déficit de atenção e hiperatividade (TDAH), é comum, em parte porque elas estão sendo prescritas para um número crescente de adolescentes. Desde a década de 1980, o número de prescrições de estimulantes para TDAH aumentou quatro vezes. Estima-se que em torno de 15% dos estudantes do ensino médio nos Estados Unidos tenham abusado de anfetaminas prescritas.

As anfetaminas geralmente prescritas incluem metilfenidato, anfetamina/dextroanfetamina, fentermina, atomoxetina e dexmetilfenidato. Esses medicamentos são utilizados para tratar o TDAH e, eventualmente, para emagrecimento. Além disso, a selegilina, um agente usado para tratar a doença de Parkinson, também é metabolizada em L-metanfetamina.

Há uso ilícito de ampla variedade de anfetaminas, incluindo anfetamina, metanfetamina, metilenodioximetanfetamina (MDMA ou *ecstasy*) e metcatinona. A maioria dos usuários simplesmente busca estar "chapado", mas outros usam as substâncias como potencializadores de desempenho físico. O abuso de metanfetamina é particularmente perigoso devido à grande potência da droga. Conforme a Drug Abuse Warning Network, as consultas em setores de emergência relacionadas ao uso de metanfetamina aumentaram de 67.954 em 2007 para 102.961 em 2011.

A catinona é o composto ativo presente nas folhas de *khat*, que costumam ser mascadas por pessoas na África Oriental por seus efeitos estimulantes. A estrutura química da catinona foi alterada, criando outros estimulantes, em geral mais potentes, como a metilmetcatinona e a metilenodioxipirovalerona (MDPV), os constituintes presentes nos estimulantes de abuso chamados de *sais de banho*. Além disso, novos alucinógenos estimulantes com propriedades de anfetaminas, referidos como compostos 2C, 2C-I, 25I e 25C-NBOMe, com base em sua estrutura química, são geralmente chamados de *ácidos* ou *N-bombas* e estão ganhando popularidade. São infinitas as novas drogas sintéticas criadas por alteração das cadeias laterais da anfetamina, da catinona e de outras substâncias.

Uma catinona sintética perigosa chamada de α-pirrolidinopentiofenona (α-PVP), conhecida nas ruas como "*flakka*", está sendo encontrada na Flórida e outras partes dos Estados Unidos. É apenas mais uma de muitas. A α-PVP é quimicamente semelhante a outras catinonas sintéticas popularmente chamadas de "sais de banho" e tem a forma de um cristal branco ou rosado de odor forte que pode ser engolido, aspirado, injetado ou vaporizado por meio de um cigarro eletrônico ou dispositivo semelhante. A vaporização permite que a droga chegue rapidamente à corrente sanguínea, facilitando a ocorrência de *overdose*.

Como outras drogas desse tipo, a α-PVP pode causar *delirium* agitado, que envolve hiperestimulação, paranoia e alucinações, que podem levar a agressões violentas e automutilação. A droga foi ligada a tentativas de suicídio, assim como a infarto agudo do miocárdio. Ela pode também causar hipertermia com dano ou insuficiência renal.

Tanto as anfetaminas prescritas como as ilícitas são abusadas de várias formas diferentes. Elas podem ser tomadas por via oral ou ser esmagadas e aspiradas, injetadas ou fumadas se forem suficientemente puras. Os nomes populares dessas drogas estão listados na **Tabela 10-8**.

As pessoas que ingerem pacotes de drogas quando abordadas pela polícia na tentativa de não serem presas, chamadas de **stuffers***, podem apresentar quadros graves de intoxicação devido à quantidade relativamente grande de droga ingerida e pelo fato de o empacotamento não ser projetado especificamente para atravessar o trato GI. Elas costumam ser identificadas precocemente pela polícia, que pode ver os pacotes serem engolidos. A administração de carvão ativado é recomendada nesses pacientes para atenuar a potencial toxicidade. Os efeitos tóxicos nem sempre ocorrem, mas esses pacientes devem ficar em observação no setor de emergência devido ao risco de absorção tardia e toxicidade. De outro modo, a avaliação e o tratamento são os mesmos de qualquer ingestão tóxica.

---

*N. de R.T. Termo utilizado nos EUA. Não há correspondência para o português.

Tabela 10-8 Nomes Populares de Drogas Comuns nos Estados Unidos	
Droga	**Nome Comum**
Metanfetamina	*Crank, speed* (forma oral ou injetada) *Gelo, crystal meth* (forma inalada)
Metilenodioximetanfetamina (MDMA)	*Ecstasy*, E, X, XTC, Adam, 007, B-bomb, care bear, Deb, go Jerry Garcia, pílula do amor, *playboy, wafer*, diamante branco
Metcatinona	*Cat, khat*, Jeff, efedrina, *Flakka*

As **"mulas"**, pessoas que contrabandeiam drogas ingerindo-as, necessitam de internação em unidade de terapia intensiva (UTI) quando são identificadas. Embora o risco de rompimento da embalagem seja relativamente baixo, pode ocorrer intoxicação grave, assim como isquemia GI e morte, mesmo com tratamento. A remoção cirúrgica dos pacotes de drogas pode estar indicada após qualquer sinal de toxicidade nesses pacientes.

Outra preocupação com o uso e o tráfico de anfetaminas ilícitas é a possibilidade de contaminação da droga. Muitas anfetaminas são produzidas pela geração de reações químicas que podem causar lesões por si só. Por exemplo, foram identificados quadros de intoxicação por chumbo e mercúrio devido à contaminação de metanfetamina. As anfetaminas também são usadas em combinação com outras drogas, como cocaína, heroína e maconha, que podem alterar sua toxicidade e apresentação clínica.

Fisiopatologia

As anfetaminas são estruturalmente semelhantes às catecolaminas endógenas. Elas agem nos terminais nervosos pré-sinápticos, impedindo a recaptação de aminas biogênicas (norepinefrina, dopamina e serotonina) da fenda sináptica e promovendo a liberação desses neurotransmissores. A consequente estimulação pós-sináptica excessiva leva às manifestações clínicas de toxicidade, bem como da euforia associada ao uso dessas drogas. Substituições químicas alteram a potência das anfetaminas e conferem diferentes graus de toxicidade. Por exemplo, a MDMA tem propriedades predominantemente serotoninérgicas, as quais são responsáveis pelos efeitos clínicos característicos da droga.

Sinais e Sintomas

O abuso de anfetaminas resulta em toxicidade simpaticomimética. Taquicardia, hipertensão, agitação e tremor são típicos. A intoxicação grave pode causar convulsões, hemorragia intracraniana, infarto agudo do miocárdio, arritmia ventricular ou morte. Os pacientes podem apresentar força acentuada e alteração no limiar de dor. Devido à liberação excessiva de dopamina, a toxicidade por anfetaminas pode induzir psicose e movimentos involuntários.

Diagnóstico Diferencial

Embora a obtenção de dados sobre a dose utilizada ou o momento da ingestão possa ser útil, é bem provável que essa informação não interfira no tratamento de forma significativa. A identificação da droga é o componente mais importante da anamnese do paciente. Conhecer os nomes populares das drogas pode ajudar na sua identificação (ver Tabela 10-8). A coleta de informações adicionais sobre a história pregressa de doença cardiovascular, distúrbio convulsivo ou acidente vascular encefálico (AVE) também ajuda no tratamento.

O exame físico costuma revelar midríase e diaforese, que resultam de superestimulação simpática. Em pacientes que usaram MDMA, pode-se observar bruxismo (mastigação ou fechamento forçado da mandíbula). O uso de MDMA, em especial em festas, também foi associado à hiponatremia, que pode se manifestar por meio de alteração do estado mental ou convulsões. Em qualquer superdosagem de anfetaminas, a hiperreflexia e o excesso de atividade motora podem causar quebra muscular e rabdomiólise, evoluindo para possível insuficiência renal com mioglobinúria. A hipertermia é um achado tardio e bastante perigoso. De fato, *a hipertermia é o sinal mais preditivo de morbidade significativa e mortalidade em pacientes com overdose de anfetaminas*.

Tratamento

Administração de benzodiazepínicos, hidratação com fluidos IV e resfriamento externo rápido e agressivo formam a base do tratamento da toxicidade por anfetamina, catinona ou toxicidade simpaticomimética similar.

Cenário Pré-hospitalar

O tratamento pré-hospitalar da toxicidade simpaticomimética começa com o manejo adequado da via aérea e a monitoração cardíaca contínua. A mensuração da glicemia é fundamental para descartar hipoglicemia como causa de alteração do estado mental e taquicardia. Também instalar acesso IV e administrar *bolus* de fluidos. Devido a sudorese, aumento de atividade e aumento das perdas insensíveis, os pacientes intoxicados por anfetamina costumam estar desidratados e necessitam de reanimação com fluidos. Além disso, a administração de fluidos IV pode ajudar na proteção contra lesão renal secundária à rabdomiólise. Esses pacientes podem necessitar de resfriamento externo rápido e agressivo. Obtenha rapidamente a temperatura central e continue a monitorá-la.

Em pacientes agitados e agressivos, administrar benzodiazepínicos (diazepam, lorazepam ou midazolam). A dose necessária para obter sedação varia conforme o paciente, mas o objetivo da terapia é obter sedação e suprimir a atividade motora excessiva. Os benzodiazepínicos também agem como simpaticolíticos, tratando a taquicardia e a hipertensão. Algumas vezes, apesar da sedação adequada, os pacientes apresentam movimentos rítmicos ou involuntários como resultado de estimulação dopaminérgica excessiva. O haloperidol pode ser usado para tratar esse distúrbio do movimento, mas deve-se reservar o tratamento com haloperidol até depois da administração de benzodiazepínicos sempre que possível, devido ao risco de convulsões.

Recentemente a cetamina foi introduzida no tratamento do *delirium* agitado nos casos de intoxicação por anfetamina. As evidências atuais são escassas, embora pareça haver benefícios no controle de pacientes com hiperatividade motora. A monitoração cardiorrespiratória do paciente é essencial.

Realizar um ECG de 12 derivações em pacientes que se queixam de dor torácica ou que têm evidências de toxicidade significativa. Considerar a administração de ácido acetilsalicílico ou nitroglicerina; porém, o ácido acetilsalicílico não deve ser prescrito quando há alteração do estado mental até que uma tomografia computadorizada (TC) de crânio tenha sido feita para descartar hemorragia intracraniana. O tratamento da intoxicação subjacente pelo uso de benzodiazepínicos pode prevenir o aparecimento de sequelas cardiovasculares. A isquemia miocárdica está geralmente mais associada ao vasospasmo do que à doença vasoclusiva. Por fim, em pacientes com hipertermia, instituir medidas de resfriamento externo.

Cenário Hospitalar

Após a estabilização inicial do paciente, a avaliação no setor de emergência é focada na identificação de lesão em órgãos-alvo pela toxicidade por anfetaminas. Os sistemas mais afetados costumam ser o SNC e o sistema cardiovascular. A TC de crânio sem contraste costuma ser realizada para avaliação de hemorragia, edema cerebral ou evidência precoce de isquemia. ECG e enzimas cardíacas podem ser solicitados devido ao risco de isquemia miocárdica e arritmia ventricular.

Os exames de sangue a serem realizados incluem hemograma, provas de função renal, eletrólitos e creatina-cinase total. Obtém-se gasometria venosa nos pacientes mais graves, pois a acidose metabólica é comum na toxicidade grave por simpaticomiméticos, sobretudo como resultado de aumento da atividade psicomotora. Pode haver necessidade de exames adicionais conforme a apresentação clínica.

O exame de drogas na urina pode confirmar a presença de anfetaminas, mas não deve orientar o tratamento agudo. A apresentação/queixa principal do paciente consistente com síndrome tóxica simpaticomimética deve ser suficiente para iniciar o tratamento. Além disso, medicamentos usados com ou sem prescrição médica (p. ex., pseudoefedrina) podem gerar resultados falso-positivos nos exames de rastreamento de drogas na urina.

O tratamento no setor de emergência é semelhante ao tratamento pré-hospitalar. Nos casos graves, pode haver necessidade de intubação e sedação com propofol ou fenobarbital. No caso de pacientes com isquemia miocárdica ativa, incluindo infarto agudo do miocárdio com elevação do segmento ST (IAMEST), deve-se consultar um cardiologista, mas a decisão de realizar cateterismo cardíaco nesses pacientes não está clara. Em geral, a toxicidade aguda por é tratada com seguimento cardiológico após a estabilidade hemodinâmica do paciente. Porém, áreas focais de infarto ou lesão miocárdica no ECG ou ecocardiograma devem levantar a suspeita de uma potencial lesão coronariana. Devido à toxicidade vascular, à hipertensão e à falta de evidências para presença de trombo, os trombolíticos não são administrados aos pacientes com toxicidade por simpaticomiméticos. Os pacientes podem necessitar de cuidados em uma UTI após a estabilização inicial.

Barbitúricos

Os barbitúricos estão disponíveis comercialmente desde 1903. O fenobarbital era amplamente usado para tratar distúrbios convulsivos antes do advento dos novos anticonvulsivantes e ainda é utilizado no tratamento dos distúrbios convulsivos refratários ou não controlados. Alguns pacientes são tratados eficazmente com fenobarbital durante anos. A primidona, que é metabolizada em fenobarbital, também é usada como anticonvulsivante. O butalbital, em combinação com cafeína e ácido acetilsalicílico ou paracetamol, é um barbitúrico usado como analgésico, sobretudo no tratamento de enxaquecas. Outros barbitúricos estão disponíveis, mas são pouco utilizados. Os barbitúricos têm faixa terapêutica estreita e são responsáveis pelo maior risco de morbimortalidade entre todos os agentes sedativo-hipnóticos.

Fisiopatologia

Os barbitúricos agem principalmente por meio da ligação com o receptor $GABA_A$. A ação agonista do receptor $GABA_A$ prolonga a duração de entrada do cloro e hiperpolariza a membrana celular. Assim, os agonistas do $GABA_A$ causam neuroinibição e sedação. Esse mecanismo é responsável sobretudo pelos efeitos terapêuticos e tóxicos dos barbitúricos. A atividade sedativa é potencializada também pela inibição do neurotransmissor excitatório glutamato no receptor NMDA.

Sinais e Sintomas

Sedação é o efeito principal da intoxicação por barbitúricos. Os sinais de superdosagem incluem hipotermia, bradicardia, hipotensão e coma. Diferentemente dos benzodiazepínicos, que serão discutidos mais adiante, os barbitúricos isoladamente induzem hipoventilação, depressão respiratória e algumas vezes apneia. A ingestão concomitante de outros agentes sedativo-hipnóticos, álcool ou opioides pode causar inibição sinérgica do estímulo respiratório.

Lesões secundárias após a ingestão de barbitúricos costumam ocorrer como resultado de hipoxemia, hipotensão e hipoperfusão tecidual. A lesão renal e a elevação dos níveis de enzimas hepáticas são achados laboratoriais comuns. Também pode ocorrer lesão cerebral hipóxica. Outros efeitos comuns da toxicidade por barbitúricos são a perda dos reflexos da via aérea e a pneumonia aspirativa, o que pode precipitar síndrome da angústia respiratória aguda nos casos mais graves. Além disso, a imobilização prolongada durante o coma pode causar lesão de pele, rabdomiólise e síndrome compartimental, dependendo da posição do paciente. As úlceras por pressão encontradas em pacientes comatosos costumam ainda ser chamadas de *barb blisters* (bolhas de barbitúricos) devido à prevalência histórica dessa complicação entre pacientes com superdosagem por barbitúricos, mas o apelido é enganador. Essas bolhas cheias de fluido (**Figura 10-2**) são o efeito indireto da pressão prolongada sobre a pele durante a imobilização e podem ocorrer em pacientes imobilizados por várias razões, porém não são resultado direto da toxicidade por barbitúricos.

Diagnóstico Diferencial

A depressão do estado mental dificulta a obtenção da anamnese detalhada em pacientes com superdosagem de barbitúricos. Em pacientes encontrados inconscientes, a posição do paciente ao ser descoberto e a estimativa da duração da toxicidade podem ser úteis para guiar o tratamento e predizer o desfecho. Em geral, essa informação pode ser obtida com amigos ou familiares.

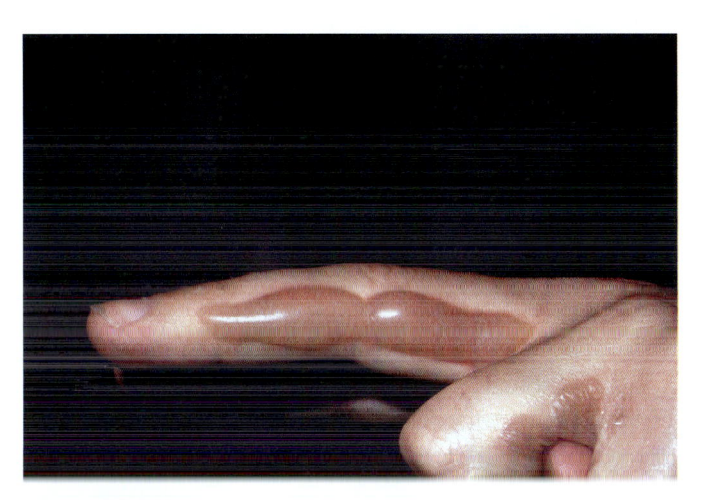

Figura 10-2 Bolha. Alterações na pele podem ser vistas em pacientes imobilizados após *overdose* por barbitúricos.
© DR Zara/BSIP SA/Alamy Stock Photo.

Após a avaliação inicial da via aérea, da respiração e dos sinais vitais, deve-se conduzir um exame neurológico abrangente, incluindo a avaliação dos nervos cranianos e dos reflexos tendinosos profundos. A ausência desses reflexos pode indicar intoxicação grave. O paciente pode também apresentar redução dos ruídos intestinais e distensão abdominal. O exame pulmonar pode revelar bradipneia com ou sem estertores, mas o exame pode ser normal em pacientes com toxicidade leve. Deve-se prestar atenção especial a bolhas na pele durante o exame musculoesquelético, palpando os compartimentos musculares das extremidades superiores e inferiores. A identificação precoce de síndrome compartimental pode favorecer a evolução do paciente.

Tratamento

Cenário Pré-hospitalar

O tratamento da intoxicação por barbitúricos no cenário pré-hospitalar consiste principalmente em cuidados de suporte. Há necessidade de assistência ventilatória e manejo da via aérea em pacientes com depressão respiratória significativa, hipoxemia refratária apesar da administração de oxigênio em alto fluxo, evidências de hipercapnia nos detectores de dióxido de carbono expirado ou incapacidade de proteger a via aérea. Se a perviedade da via aérea e o esforço ventilatório forem adequados, oxigênio suplementar deve ser administrado e a cabeceira deve ser elevada em cerca de 30 graus a fim de evitar aspiração. Uma cânula nasofaríngea pode ser usada se houver obstrução de tecidos moles na via aérea superior e se o paciente tolerar sua colocação. Acesso IV deve ser obtido e administração de fluidos deve ser iniciada, a fim de tratar a depleção de volume secundária à redução de ingestão oral, hipotensão ou possível rabdomiólise.

Cenário Hospitalar

A avaliação no setor de emergência inicia-se com a avaliação da via aérea e respiração, o que pode incluir a realização de gasometria arterial ou venosa para identificação de hipercapnia e acidose, além de radiografia de tórax para descartar pneumonite aspirativa. Após a estabilização respiratória, o rastreamento de drogas na urina pode confirmar a exposição a barbitúricos. A avaliação quantitativa dos níveis séricos de fenobarbital está disponível em muitos hospitais, mas os resultados não necessariamente se correlacionam com quadro de intoxicação e não vão alterar o tratamento. A tolerância do paciente e a cronicidade do uso indicarão o estado clínico do paciente, e não o nível sérico do fármaco. Em geral, níveis de fenobarbital acima de 80 mg/L são considerados letais.

A avaliação da toxicidade secundária inclui exames de função renal e hepática, ECG, análises das enzimas cardíacas e exame de imagem cerebral para verificar evidências de lesão por hipóxia. A quebra muscular e a consequente rabdomiólise, o que costuma complicar a toxicidade, são indicadas por níveis elevados de creatina-cinase com ou sem lesão renal. Medidas seriadas de creatina-cinase e provas de função renal são frequentemente obtidas para acompanhar a progressão e a resolução da condição. Os traçados no eletrencefalograma podem estar bastante inibidos, lembrando a sedação profunda quando há morte cerebral. Porém, a avaliação de morte cerebral não deve ser realizada até que a intoxicação por barbitúricos tenha sido resolvida.

O manejo da via aérea, incluindo a intubação endotraqueal, costuma ser necessário na intoxicação significativa, mas a intoxicação leve a moderada pode necessitar apenas de oxigênio suplementar e oximetria de pulso contínua. A hipotensão é tratada inicialmente com *bolus* IV de soro fisiológico; a hipotensão refratária necessita da administração de vasopressores. A norepinefrina é a mais usada, mas nenhum estudo controlado randomizado demonstra benefício de algum vasopressor em comparação com os outros em pacientes com intoxicação por barbitúricos. Além do suporte respiratório e circulatório, o cuidado geral (hidratação, elevação da cabeceira, cuidado com feridas, prevenção da recorrência) é a base do tratamento.

A eliminação mais rápida dos barbitúricos foi demonstrada com a realização da alcalinização urinária, obtida com uma infusão de bicarbonato de sódio. A infusão é preparada pela adição de 100 a 150 mEq de bicarbonato de sódio (3 ampolas) a 1 L de solução de dextrose a 5% (D_5W). A adição de 30 mEq de cloreto de potássio ajuda a evitar a hipopotassemia grave associada à administração de bicarbonato. O objetivo desse tratamento é a melhora do estado mental, e não a diminuição do nível sérico específico do fármaco. Em casos graves e que não respondem de forma adequada à terapia-padrão, a hemodiálise tem sido efetivamente utilizada para acelerar a recuperação.

Os profissionais de saúde também devem reconhecer os efeitos causados pela abstinência dos barbitúricos ao avaliar um paciente agitado. Como em todas as síndromes de abstinência de agonistas GABA, o paciente pode apresentar taquicardia, hipertensão, tremor, convulsões ou delirium. O tratamento é o mesmo independentemente do agente causador. Os barbitúricos de ação longa (p. ex., fenobarbital) ou os benzodiazepínicos (p. ex., diazepam ou lorazepam) são usados para evitar e tratar a abstinência. A abstinência de barbitúricos de ação longa é incomum devido à sua longa meia-vida.

Benzodiazepínicos e Sedativo-hipnóticos

Os medicamentos sedativo-hipnóticos incluem diversas classes de medicamentos além dos barbitúricos. Devido às semelhanças entre esses fármacos, o termo *benzodiazepínicos* nesta seção inclui todos os sedativo-hipnóticos.

Os benzodiazepínicos foram introduzidos na década de 1960, substituindo em parte os barbitúricos devido ao seu melhor perfil de segurança e menor potencial para abuso. Como classe farmacêutica, esses medicamentos são frequentemente prescritos e a intoxicação por superdosagem é comum, mas a morbidade significativa ou a morte por ingestão de benzodiazepínicos isoladamente é rara. O risco de morbidade e mortalidade é maior quando ocorre ingestão concomitante com outro depressor do SNC, como álcool, opioide ou barbitúrico. Os benzodiazepínicos não causam depressão respiratória de forma direta, mas podem diminuir a capacidade de proteger a via aérea. Os outros agentes recém-mencionados têm efeitos semelhantes na ventilação.

Os benzodiazepínicos diferenciam-se entre si pela meia-vida do composto principal, pela duração estimada da ação e pela presença de metabólitos ativos. A **Tabela 10-9** lista essas informações para alguns benzodiazepínicos comuns selecionados, bem como para o fármaco tipo benzodiazepínico zolpidém.

Fisiopatologia

Os benzodiazepínicos afetam os receptores $GABA_A$, permitindo o aumento da frequência da abertura dos canais de cloro. Esse mecanismo tem efeito depressor no SNC e produz diminuição da ansiedade. Mais recentemente, os auxiliares do sono não benzodiazepínicos, como zolpidém, zaleplona e eszopiclona, superaram o uso dos benzodiazepínicos no tratamento de distúrbios do sono, embora a potência ansiolítica deles seja menor. O mecanismo de ação mais importante desses fármacos é o agonismo $GABA_A$.

Tabela 10-9 Duração e Meia-vida dos Benzodiazepínicos Comuns		
Duração Estimada	Fármaco Benzodiazepínico/ Tipo Benzodiazepínico	Meia-vida (horas)
Curta	Zolpidem	1,4-4,5
	Triazolam	1,5-5,5
Intermediária	Oxazepam	3-25
	Temazepam	5-20
	Alprazolam	6,3-26,9
	Lorazepam	10-20
Longa	Clordiazepóxido	5-48
	Clonazepam	18-50
	Diazepam	20-80

Sinais e Sintomas

Pacientes com intoxicação por benzodiazepínicos apresentam quadro clínico variável. A depressão respiratória pode não ocorrer após a ingestão isolada de benzodiazepínicos, mesmo após grandes doses serem ingeridas. Alguns pacientes mostram bradicardia leve, mas a hipotensão clinicamente significativa raramente ocorre. Porém, pode haver hipoxemia em casos de pneumonite aspirativa ou ingestão concomitante de outro sedativo ou opioide. A doença respiratória subjacente, como a DPOC, também pode causar complicações respiratórias. Podem ocorrer lesões por pressão após a imobilização prolongada, mas, como no caso dos barbitúricos, elas não são específicas dos benzodiazepínicos. A consistência firme dos compartimentos musculares indica lesão muscular e possível síndrome compartimental.

Os sinais e sintomas neurológicos variam conforme o grau de sedação. A intoxicação leve com benzodiazepínicos causa ataxia, fala arrastada, sonolência e nistagmo. A intoxicação grave induz sedação profunda, mas o paciente exibe sinais vitais essencialmente normais. Hiporreflexia e diminuição dos reflexos nervosos podem ser vistos. Embora os pacientes costumem responder aos estímulos dolorosos, alguns podem não apresentar resposta.

A abstinência dos benzodiazepínicos é uma síndrome importante e deve ser reconhecida pelos profissionais do atendimento pré-hospitalar. Os sinais e sintomas são semelhantes à abstinência alcoólica e incluem taquicardia, hipertensão, sudorese, tremor, convulsões e *delirium*. Essa síndrome é vista com mais frequência em pacientes cronicamente dependentes do uso de benzodiazepínicos de ação curta em intervalos diária, em especial o alprazolam. A administração de benzodiazepínicos de ação longa com redução gradual da dose é o tratamento de escolha desse distúrbio.

A toxicidade dos sedativo-hipnóticos não benzodiazepínicos mais antigos pode ter apresentação incomum. O carisoprodol é prescrito como relaxante muscular de ação central. Além de produzir sedação pelos efeitos agonistas GABA, pode produzir taquicardia sinusal e abalos mioclônicos no caso de ocorrer intoxicação. O mecanismo exato da toxicidade não está claro. O hidrato de cloral pode causar sensibilização miocárdica a catecolaminas endógenas, assim como todos os outros hidrocarbonetos halogenados. Como resultado, há risco de arritmia ventricular, podendo ser revertida pelo uso de β-bloqueador. Zolpidém, zaleplona e eszopiclona são agonistas GABA, mas não são benzodiazepínicos. Contudo, seus efeitos tóxicos são semelhantes e eles também são reversíveis com flumazenil. Em geral, esses fármacos estão associados a quadros de intoxicação e abstinência menos graves.

Diagnóstico Diferencial

Como na intoxicação por barbitúricos, a realização da anamnese pode ser difícil em um paciente com intoxicação por benzodiazepínicos. A história da disponibilidade do medicamento e a avaliação da cena podem ajudar a confirmar o diagnóstico. A existência de prescrição atual de um benzodiazepínico aumenta a probabilidade da ingestão, já que confirma a disponibilidade do fármaco.

Se a causa da alteração do estado mental não for conhecida, uma avaliação abrangente é realizada, frequentemente incluindo a realização de TC de crânio, medida do nível sérico de amônia, provas de função hepática, hemograma e rastreamento de drogas na urina. A maioria dos testes de rastreamento de drogas na urina inclui a avaliação de benzodiazepínicos, mas pode apresentar resultados falso negativos. Para a confirmação, em geral o profissional deve basear-se em uma história de exposição e em uma evolução clínica consistente com a intoxicação por benzodiazepínicos na ausência de outros fármacos sedativos.

Tratamento

O tratamento da intoxicação por benzodiazepínicos consiste principalmente em cuidados de suporte. A administração de fluidos IV, a reposição de eletrólitos, a elevação da cabeceira, o oxigênio suplementar e a avaliação seriada da creatina-cinase e da função hepática resultam em desfechos favoráveis para a maioria dos pacientes.

Cenário Pré-hospitalar

A intervenção pré-hospitalar mais importante é a proteção contra aspiração, o que inclui posicionamento adequado do paciente. Deve-se também administrar oxigênio suplementar. Pode haver necessidade de colocar uma cânula oro ou nasotraqueal, caso haja evidências de obstrução da via aérea superior, como roncos ou elevação do $ETCO_2$, mas muitos pacientes não toleram essa intervenção.

Podem ser úteis o estabelecimento de acesso IV e a infusão de soro fisiológico, em especial nos pacientes com pressão arterial limítrofe ou evidências de tempo prolongado de inatividade. Algumas vezes, os pacientes apresentam hipotensão leve, mas isso costuma melhorar com a administração de fluidos. A administração de vasopressores geralmente não será necessária. O carvão ativado não costuma ser recomendado após a ingestão de benzodiazepínicos devido à possível deterioração do estado mental e ao risco concomitante de aspiração.

Cenário Hospitalar

Após ter sido feita a abordagem da via aérea e do estado cardiovascular, a avaliação no setor de emergência consiste na identificação de eventual uso concomitante de outros medicamentos, particularmente de paracetamol e salicilatos, e na avaliação de lesão secundária em órgãos-alvo. Como em todos os casos de intoxicação por sedativos, a lesão renal causada por rabdomiólise é uma preocupação. Costuma ser feita a mensuração da creatina-cinase total, dos eletrólitos, da ureia e da creatinina. A gasometria venosa pode ser feita se a hipoventilação for identificada.

A intubação endotraqueal para a proteção da via aérea pode ser necessária, embora raramente os pacientes necessitem de ventilação prolongada. O uso rotineiro do antagonista GABA, como o flumazenil, não é recomendado (ver discussão anterior sobre o fármaco).

Opioides e Opiáceos

Opiáceos e opioides (opiáceos sintéticos) são depressores do SNC. Fentanila, morfina, metadona, oxicodona, hidrocodona, meperidina, propoxifeno, heroína, codeína e ópio estão incluídos nessa classe de fármacos. A heroína é um pó de sabor amargo branco ou esbranquiçado. Ela costuma ser adulterada, ou misturada, com outras substâncias, como açúcar, bicarbonato de sódio ou amido. Recentemente, a fentanila e vários análogos potentes da fentanila foram encontrados em comprimidos adulterados de hidrocodona e na heroína. O efeito depressor desse fármaco potencializa o risco insuficiência respiratória em casos de superdosagem.

Os opioides podem ser administrados por via oral, intranasal (aspiração), intradérmica (picadas na pele), intravenosa (acesso venoso) ou por inalação (fumo). Um *speed ball* é um *bolus* de heroína e cocaína injetado por via IV. Marcas de picadas de agulha costumam ser observadas em usuários de drogas IV (**Figura 10-3**), mas a ausência de picadas em locais visíveis não descarta uma possível superdosagem por heroína ou opioides.

A segurança da cena é sempre importante e, nesta atual epidemia de abuso de opioides nos Estados Unidos, não é infrequente o achado de fentanila e seus potentes análogos em locais onde há consumo de drogas. O uso de equipamento de proteção individual (EPI) irá protegê-lo durante o atendimento de pacientes intoxicados por opioides. Embora a fentanila possa ser absorvida através da derme na sua apresentação em adesivo, um contato direto do medicamento com a sua pele não produzirá uma intoxicação por opioide significativa.

Fisiopatologia

Opiáceos e opioides atuam nos receptores opiáceos no cérebro causando depressão do SNC. Seus efeitos podem ser agonistas ou antagonistas, dependendo do opioide em questão.

Sinais e Sintomas

Os sinais e sintomas da intoxicação por opioides podem incluir:

- Euforia ou irritabilidade
- Diaforese
- Miose (constrição pupilar)
- Cãibras abdominais
- Náusea e vômitos
- Depressão do SNC
- Depressão respiratória
- Hipotensão
- Bradicardia ou taquicardia
- Edema pulmonar

Em geral, esses sinais e sintomas podem ser tratados com cuidados de suporte. Depressão do SNC, pupilas puntiformes e depressão respiratória – a chamada tríade do opioide – são sintomas clássicos. A intoxicação grave pode causar parada respiratória, convulsões e coma. A intoxicação por opioide é diferenciada de outras causas de toxicidade com base na euforia, nas pupilas puntiformes e na hipotensão.

Diagnóstico Diferencial

O exame físico e a anamnese abrangentes são necessários para estreitar os possíveis diagnósticos. É especialmente importante determinar o tipo de opiáceo, a formulação (ação longa ou curta), a quantidade ingerida, o momento da ingestão e se houve uso de outros medicamentos de forma concomitante. Os exames laboratoriais são realizados em função dos achados clínicos. O exame de rastreamento de drogas não é particularmente útil nas intoxicações simples, mas pode ser útil na identificação do agente causador nos casos mais complicados. Nas intoxicações graves, está indicada a realização de painel metabólico e gasometria arterial, além de hemograma completo e dosagem de creatina-cinase. Os exames de imagem podem ser úteis nos casos de suspeita de ingestão de pacotes de drogas, seja para transporte ou para não ser preso pela polícia.

Tratamento

O tratamento da superdosagem por opiáceos e opioides consiste em cuidados de suporte e na consideração da administração do agente antídoto naloxona. A naloxona é estruturalmente semelhante aos opioides, mas tem apenas propriedades antagonistas. Ela desloca as moléculas de opioides dos receptores

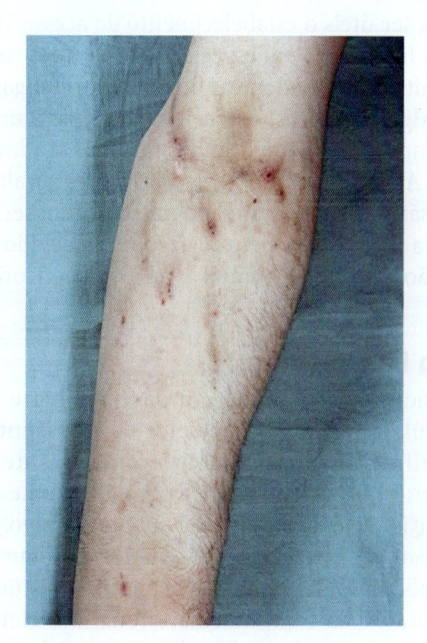

Figura 10-3 Marcas de injeção de drogas.
©St Mary's Hospital Medical School/Science Source.

de opiáceos, reduzindo a dose efetiva de opiáceos. Esse processo reverte a miose, a depressão respiratória, a alteração do estado mental e até o coma. A naloxona é útil na superdosagem de quase todos os opioides e outras substâncias semelhantes. Havendo melhora clínica do nível de consciência com o uso da naloxona, a intoxicação por opioide ou outro narcótico fica bastante evidente. Os pacientes que recebem naloxona repetidamente podem ficam agitados ou violentos quando a sensação de "barato" da droga acaba de forma inesperada. A convulsão é um possível efeito colateral, de modo que a naloxona deve ser reservada para pacientes com depressão respiratória. Embora a naloxona seja o agente mais comum usado para reversão de quadros de intoxicação em ambiente pré-hospitalar, existem outros, como a naltrexona e o nalmefeno.

Cenário Pré-hospitalar

O cuidado de suporte, incluindo manejo da via aérea, respiração e circulação, é de extrema importância. O manejo da via aérea é uma preocupação devido aos potenciais efeitos depressores do SNC dos opiáceos. A administração da naloxona deve ser precoce, embora cautelosa, caso haja evidências de depressão respiratória e do SNC. O aumento do estado de alerta do paciente pode trazer maior agressividade.

Cenário Hospitalar

No hospital, cuidados de suporte e monitoração são fundamentais para evitar a depressão inesperada do SNC após passar o efeito do tratamento com antagonista opioide. A naloxona age por 45 a 90 minutos, enquanto os opioides em geral agem por 3 a 6 horas. A monitoração cardíaca é importante, em especial nos quadros graves de intoxicação. Os pacientes que precisam de mais doses de naloxona podem ser tratados com infusão contínua de naloxona, com monitoração adequada, em geral com dois terços da dose necessária para atingir melhora do padrão respiratório a cada hora.

A buprenorfina e medicamentos combinados que a contém tem sido usados atualmente no setor de emergência para o tratamento inicial da dependência de opioides. Essa terapia é realizada com encaminhamento e aconselhamento para ser mais bem-sucedida. Alguns serviços de atendimento pré-hospitalar estão iniciando essa terapia em campo, como parte de um plano de tratamento abrangente, em geral combinado com recursos adicionais e acompanhamento. Programas de saúde nos Estados Unidos também estão explorando a capacidade de incorporar esse tratamento.

Drogas de Abuso

Embora muitos fármacos legalmente prescritos com uso médico legítimo (p. ex., opiáceos, benzodiazepínicos) estejam sujeitos ao desvio para abuso ou uso inadequado intencional, nas próximas seções serão discutidas drogas com pouca ou nenhuma indicação médica legítima. Com propósito de classificação, elas serão consideradas drogas de uso principalmente abusivo; o etanol está incluído nesta seção. É claro que bebidas alcoólicas são usadas de forma responsável por muitas pessoas, mas o álcool também é inegavelmente sujeito a abuso disseminado. Os álcoois tóxicos – etilenoglicol, álcool isopropílico e metanol – são discutidos adiante, na seção *Tóxicos em Casa e no Ambiente de Trabalho*.

Metanfetamina

Os laboratórios de metanfetamina trazem perigo para os profissionais dos serviços de emergência. As substâncias químicas usadas para manufatura das metanfetaminas são extremamente voláteis, e gases tóxicos como a fosfina podem ser gerados como um subproduto da produção de metanfetamina. A exposição a esses agentes químicos pode causar irritação de mucosas, cefaleia, queimaduras e morte. Ainda de maior preocupação é o risco de explosão de dispositivos explosivos improvisados (DEI). Os produtores de metanfetamina costumam colocar armadilhas de DEI em seus laboratórios e ao redor deles para impedir a entrada de ladrões e policiais. Nunca se deve entrar em um local assim sem apoio de policiais. Se o profissional entrar de maneira inadvertida em um laboratório de metanfetamina, deve sair imediatamente usando a mesma rota pela qual entrou. Se encontrar um paciente ao sair, ele deve ser removido o mais rapidamente possível.

Cocaína

A cocaína é derivada da planta coca, que é nativa da América do Sul. A cocaína é um forte estimulante do SNC, causando descarga simpática que resulta em aumento da liberação de catecolaminas. A dose letal para um adulto típico é estimada em cerca de 1.200 mg. A maioria dos casos fatais ocorre por arritmia cardíaca, o que pode também ocorrer com uso de

> **RECAPITULAÇÃO**
>
> Vários estudos observacionais revisaram a reversão de quadros de intoxicação por opioides com naloxona com recusa subsequente pelo paciente ou casos de pacientes que vão embora da cena. A preocupação nesses casos é que o paciente recebeu um antagonista, porém teoricamente a duração de ação do opiáceo pode ser maior do que a do agente de reversão. Alguns serviços pré-hospitalares nos Estados Unidos (San Diego, San Antonio e San Francisco) revisaram sistematicamente esses protocolos e compararam as informações com os relatórios de examinadores médicos e não encontrarem casos fatais relacionados com essa prática. Sua adaptação para uso em todo o território americano deve demorar. Dados adicionais recentemente publicados analisaram se é seguro observar pacientes no setor de emergência por um período antes da alta.

dose menor em um indivíduo suscetível. As duas formas seguintes da cocaína são muito usadas hoje:

1. Cocaína em pó, uma substância branca, cristalina e fina que é a cocaína em sua forma pura. Em geral, ela é inalada ou aspirada pelo nariz.
2. Cocaína em base livre (*crack*), com forma de grumos, cristais ou pedras sólidos, brancos ou esbranquiçados. Nessa forma, a droga é muito mais potente que na sua forma em pó. As pedras de cocaína são aquecidas em um recipiente de metal ou vidro, e a fumaça é inalada.

Fisiopatologia

A cocaína tem vários efeitos no organismo. Ela age como anestésico local, inibindo os canais de sódio de forma reversível e bloqueando a condução nervosa. No miocárdio, ela reduz a taxa de despolarização e a amplitude dos potenciais de ação. A cocaína também inibe a recaptação de norepinefrina e dopamina nas terminações nervosas simpáticas pré-ganglionares, causando estimulação adrenérgica central e periférica (ativação do centro do prazer no cérebro). Ela causa acúmulo de catecolaminas nas membranas pós-sinápticas ao impedir a recaptação. Isso aumenta os níveis de cálcio intracelulares e sustenta o potencial de ação de neurotransmissores, resultando em vasoconstrição, hipertensão, taquicardia e aumento do consumo de oxigênio do miocárdio. Em conjunto, esses efeitos sobrecarregam o coração, podendo algumas vezes induzir fibrilação ventricular e infarto agudo do miocárdio.

Sinais e Sintomas

A cocaína causa as sensações de euforia e aumento de energia em seus usuários. Sendo um estimulante do SNC, as pessoas sob efeito da cocaína costumam parecer mentalmente alertas e falantes. Diferentemente dos opiáceos, a cocaína estimula o sistema nervoso simpático, causando dilatação das pupilas com reação à luz lentificada, taquicardia, vasoconstrição e hipertensão. A vasoconstrição e o aumento da atividade motora podem causar hipertermia. Como a recaptação de dopamina está limitada, podem ocorrer convulsões. O risco de ocorrer um AVE está significativamente aumentado. Por muitas razões – entre elas, principalmente, a estimulação cardíaca e a hipertensão –, a morte súbita não é incomum em pessoas que usam cocaína. Isso é especialmente frequente nos dias e noites de calor.

Diagnóstico Diferencial

O diagnóstico diferencial de qualquer caso suspeito de *overdose* de cocaína deve começar com uma anamnese abrangente, incluindo a substância e forma usada, a via de administração e a quantidade e o tempo transcorrido. Quando um paciente apresenta anamnese não preocupante e sintomas leves não costuma haver necessidade de exames laboratoriais. Porém, se não for possível obter uma anamnese ou se forem observados sinais de intoxicação significativa, os seguintes exames laboratoriais podem ser solicitados: hemograma completo, glicemia, cálcio, ureia, creatinina, eletrólitos e troponina, teste de gravidez, exame de urina e rastreamento toxicológico. O exame de creatina-cinase pode ajudar a eliminar a rabdomiólise como causa dos sinais e sintomas do paciente. Os níveis séricos de cocaína em geral não são confiáveis, não sendo úteis na abordagem clínica. Isso ocorre devido à meia-vida curta da droga (30 a 45 minutos). O exame toxicológico na urina geralmente consegue identificar metabólitos da cocaína e permanece positivo e com muito poucos resultados falso-positivos ou falso-negativos por uma média de 3 a 4 dias após o uso. Devem ser seguidos os protocolos diagnósticos cardíacos padronizados em pacientes com dor torácica.

Os exames de imagem podem ser úteis para descartar problemas neurológicos e respiratórios, podendo revelar sinais de abuso de drogas (como alterações granulomatosas causadas por abuso de drogas parenterais) ou mostrar se o paciente engoliu algum pacote de droga.

Tratamento

Cuidados de suporte, incluindo abordagem da via aérea, da respiração e da circulação constituem-se como tratamento primário para a intoxicação por cocaína. Costumam estar indicados o uso de oxigênio suplementar, o estabelecimento de acesso IV, a monitoração cardíaca e a oximetria de pulso.

O uso da epinefrina deve ser evitado sempre que possível em pacientes com intoxicação por cocaína devido a seus efeitos cardiovasculares semelhantes aos da cocaína. A vasopressina pode ser uma alternativa melhor. Algumas evidências atuais estabelecem que os β-bloqueadores não seletivos também devem ser evitados nesses pacientes.

Cenário Pré-hospitalar

Os usuários de cocaína, em especial após o consumo de grandes doses, podem exibir comportamento errático ou violento. A segurança do profissional de saúde é de fundamental importância. Deve-se solicitar auxílio policial precocemente, monitorando cuidadosamente a linguagem corporal e o comportamento do paciente.

Descartar hipoglicemia com a obtenção de uma medida da glicemia. Os pacientes com arritmias necessitam de cuidados cardíacos agressivos. Iniciar a monitoração cardíaca com um ECG de 12 derivações para a pesquisa de isquemia cardíaca por vasospasmo coronariano. Os benzodiazepínicos podem ser utilizados conforme a necessidade para acalmar o paciente, reduzir a estimulação do SNC e tratar convulsões. Os benzodiazepínicos são fundamentais no tratamento das ingestões de cocaína. A diminuição da temperatura corporal está indicada ainda no ambiente pré-hospitalar.

Cenário Hospitalar

A hipertermia deve ser tratada de forma agressiva. Hipoglicemia, sintomas cardíacos e trauma devem ser tratados conforme protocolos padronizados. Os efeitos da cocaína costumam ser de curta duração, então o paciente pode ser liberado após 2 a 6 horas de observação se não houver complicação.

Etanol

O etanol não é uma substância química particularmente tóxica quando em baixa dose, conforme evidenciado por seu uso legalizado na cerveja, no vinho e nas bebidas destiladas, mas o uso excessivo crônico causa morbidade significativa, incluindo cirrose e diferentes tipos de câncer. Devido à sua ampla disponibilidade e à classificação como alimento, o etanol causa mais emergências toxicológicas que qualquer outro tipo de álcool. A maioria dos casos é classificada como intencional por envolverem bebidas alcoólicas. O etanol também é usado em solventes industriais.

A inalação de etanol em forma em pó pode ser bastante perigosa. Quando o etanol em pó é despejado sobre gelo seco e os vapores são inalados, o etanol deixa de passar pelo estômago e vai direto para os pulmões. A inalação de etanol tem mais chances de levar a uma intoxicação letal que o etanol bebido, pois, quando uma pessoa bebe etanol em excesso, geralmente ocorrem vômitos, o que evita a intoxicação.

Fisiopatologia

O etanol é prontamente absorvido para a corrente sanguínea através do trato GI, sobretudo no intestino delgado e no estômago. A maior parte do álcool consumido é absorvida dentro de 1 hora. O etanol passa facilmente através da barreira hematencefálica. Essa propriedade é responsável pelos efeitos intoxicantes sobre o SNC por meio de agonismo central $GABA_a$ e antagonismo de receptores NMDA.

Sinais e Sintomas

Os sinais e sintomas da intoxicação por etanol variam conforme o nível de álcool encontrado no sangue e podem incluir euforia, inebriação, confusão, letargia, depressão do SNC, ataxia (e lesões associadas a quedas), estupor, depressão respiratória, hipotermia, hipotensão, coma e colapso cardiovascular (Tabela 10-10).

A intoxicação grave pode levar a diminuição da consciência, dificuldade respiratória grave ou morte. Doenças preexistentes podem ser exacerbadas pelos efeitos do etanol. A vasodilatação causa aparecimento de hipotensão e hipotermia. Essa última pode ser grave, dependendo das condições do paciente e do ambiente. A vasodilatação também pode reduzir criticamente o débito cardíaco em pessoas predispostas.

Diagnóstico Diferencial

A avaliação laboratorial de um paciente com suspeita de intoxicação por etanol deve incluir:

- Nível sérico de glicose para descartar hipoglicemia
- Nível sérico de etanol
- Eletrólitos séricos (p. ex., cálcio, magnésio)
- Osmolalidade sérica para calcular o *osmolar gap* no caso de suspeita de intoxicação álcoois tóxicos
- Níveis de eletrólitos, incluindo o valor do *anion gap*
- Teste de gravidez

Tabela 10-10 Efeitos do Etanol em Relação à Concentração de Álcool no Sangue

Concentração (%)	Efeitos
0,02	Poucos efeitos evidentes, discreta intensificação do humor
0,05	Desinibição, sensação de calor, rubor da pele, prejuízo leve do julgamento
0,10	Fala discretamente arrastada, perda do controle motor fino, labilidade emocional, riso inapropriado
0,12	Dificuldades de coordenação e equilíbrio, prejuízo importante da cognição e do julgamento
0,20	Responsivo a estímulos verbais, fala muito arrastada, marcha cambaleante, diplopia (visão dupla), dificuldade para se manter em pé, perda de memória
0,30	Pode ser acordado por estímulos dolorosos; respiração profunda e ruidosa
0,40	Não responsivo, incontinência, hipotensão, respiração irregular
0,50	Possibilidade de morte por apneia, hipotensão ou aspiração de vômito

Aehlert B: *Paramedic practice today: above and beyond*, St. Louis, MO, 2009, Mosby.

- Teste para níveis tóxicos de fármacos que podem ter sido usados de forma concomitante, como paracetamol, salicilatos e metanol
- Exames de imagem em pacientes com alteração grave do estado mental ou possibilidade de trauma sugerida por anamnese ou exame físico

Tratamento

Deve ser realizada anamnese abrangente para determinar o tipo e a quantidade de álcool consumida e o horário da ingestão. O tratamento é basicamente de suporte: manutenção da via aérea, da respiração e da circulação, além do estabelecimento de acesso IV. A monitoração cardíaca é especialmente indicada quando o paciente apresentar problemas cardíacos preexistentes. A hipoglicemia deve ser descartada com a realização de exame de glicemia sérica. Se o paciente não estiver responsivo ou se demonstrar depressão respiratória, deve ser considerado o uso de naloxona para eventual toxicidade causada por opioide. A tiamina, um cofator necessário para processar o etanol, pode estar indicada após uso de grandes quantidades de álcool, e a hemodiálise pode ser considerada na toxicidade significativa por álcool.

Cenário Pré-hospitalar

A permeabilidade da via aérea pode estar comprometida devido aos efeitos depressores do etanol no SNC. Como resultado, o manejo da via aérea pode ser necessário se o paciente apresentar intoxicação grave. A aspiração é um grande risco em pacientes intoxicados por etanol.

Cenário Hospitalar

No setor de emergência, a temperatura corporal do paciente deve ser monitorada. A necessidade de realizar intubação endotraqueal é rara, a não ser nos pacientes com intoxicação grave. O carvão ativado não é efetivo e está contraindicado devido a alterações no estado mental e ao risco de aspiração.

Alucinógenos

Os alucinógenos causam distúrbios visuais (alucinações) e alteram a percepção da realidade pelo usuário. Eles incluem substâncias como ácido L-lisérgico dietilamida (LSD), peiote, mescalina e cogumelos psicodélicos. Os alucinógenos podem ser agrupados nas seguintes quatro classes principais:

1. Alcaloides indólicos (p. ex., LSD, ácido lisérgico amida [LSA], psilocina e psilocibina)
2. Piperidinas (p. ex., fenciclidina [PCP] e cetamina)
3. Feniletilaminas (p. ex., mescalina, MDMA, metilenodioxianfetamina [MDA] e metoximetilenodioxianfetamina [MMDA])
4. Canabinoides (p. ex., maconha ou tetraidrocanabinol [THC])

Os canabinoides sintéticos referem-se a uma ampla variedade de misturas de ervas que produzem experiências semelhantes à maconha (*cannabis*) e que são comercializadas como alternativas "seguras" e legalizadas. A experiência continuada com uso de canabinoides sintéticos demonstra que eles são perigosas, diferentemente do que acreditava-se anteriormente. Vendidos sob muitos nomes, incluindo K2, maconha falsa, *Yucatan Fire*, *Skunk*, *Moon Rocks* e outros, e rotulados como "impróprios para consumo humano", esses produtos contêm material da planta esmagado e seco e aditivos químicos que são responsáveis por seus efeitos psicoativos (alteração da mente). Eles não contêm maconha, mas substâncias químicas experimentais que resultam em um grande espectro de manifestações clínicas, desde agitação grave, combatividade e alucinações até sonolência e coma. A atividade motora pode variar desde excessiva até pacientes que agem como zumbis. Os aditivos químicos mudam com frequência, de forma a burlar as restrições legais.

Os compostos de canabinoides sintéticos presentes nesses produtos atuam como agonistas dos receptores canabinoides 1 e 2 (encontrados ao longo de todo o corpo, especialmente no cérebro) como THC, p principal componente psicoativo da maconha. Porém, alguns dos compostos encontrados nesses produtos ligam-se mais fortemente a esses receptores, o que pode levar a um efeito muito mais potente e imprevisível. Como a composição química de muitos compostos vendidos como canabinoides sintéticos não é conhecida, é provável que algumas variedades também contenham substâncias que podem causar efeitos muito diferentes dos esperados pelo usuário. Baixas doses podem produzir efeitos leves, e pequenas doses a mais do produto podem trazer efeitos graves.

Usuários de canabinoides sintéticos atendidos no setor de emergência relataram taquicardia, vômitos, agitação, confusão mental e alucinações. A droga também pode aumentar a pressão arterial e causar redução no suprimento sanguíneo para o coração (isquemia miocárdica) e, em alguns casos, está associada a ataques cardíacos. Os usuários regulares podem experimentar sintomas de abstinência e dependência química.

Fisiopatologia

A fisiopatologia das drogas alucinógenas ainda não é perfeitamente compreendida, mas os principais efeitos se concentram no SNC. Em geral, acredita-se que os alucinógenos alterem as concentrações de serotonina e norepinefrina no cérebro. Acredita-se que os derivados de aminas indólicos atuem nos receptores de serotonina, e que os derivados da piperidina bloqueiem a recaptação de serotonina, dopamina e norepinefrina. Os derivados da feniletilamina bloqueiam a recaptação de serotonina e norepinefrina e ainda aumentam sua liberação pré-sináptica.

No caso dos canabinoides, o componente delta (9)-tetraidrocanabinol (THC) é a fonte dos efeitos farmacológicos nos receptores canabinoides. A substância atinge concentração plasmática máxima em poucos minutos e seus efeitos psicotrópicos duram de 2 a 3 horas.

Sinais e Sintomas

Os pacientes que ingeriram alucinógenos podem exibir comportamento perigoso e, algumas vezes, bizarro. Eles têm alteração do estado mental, o que pode incluir transtornos comportamentais, como agressividade, pensamento delirante ou paranoide e ilusões visuais (alucinações). Os efeitos da droga no SNC podem incluir estimulação ou depressão, dependendo do agente causador, da dose e do tempo transcorrido desde a intoxicação. Outros efeitos possíveis incluem hipertensão e taquicardia. A toxicidade por alucinógenos é diferenciada de outras causas possíveis com base em anormalidades comportamentais e alucinações.

Diagnóstico Diferencial

A avaliação laboratorial não é particularmente útil na intoxicação por alucinógenos. Exames selecionados podem ser necessários para diferenciá-la de outras etiologias. Um rastreamento de drogas abrangente pode estar indicado a fim de descartar o uso concomitante de outros medicamentos ou para confirmar um diagnóstico duvidoso. Os exames de imagem são úteis apenas para avaliar outras possíveis causas para os sintomas do paciente.

Tratamento

As pessoas que usam alucinógenos podem buscar atenção médica para tratar lesões traumáticas associadas ao uso de alucinógenos ou para aliviar efeitos psicotrópicos desagradáveis ou perturbadores da droga – a chamada *bad trip*. Em geral, os alucinógenos apresentam agudamente poucos efeitos colaterais. Alguns usuários podem ficar violentos, e pode haver necessidade de contenção física ou química e de apoio policial. O LSD pode ser absorvido pela pele e deve-se ter cuidado para evitar a contaminação cruzada. O tratamento primário inclui tranquilizar o paciente, informando que os efeitos da droga são temporários.

Cenário Pré-hospitalar

A realização de anamnese detalhada ajuda na determinação mais precisa da etiologia e na identificação do alucinógeno. Se houver *delirium* agitado, trate imediatamente.

Cenário Hospitalar

Após ser feita avaliação abrangente, aqueles com intoxicação por LSD devem ser mantidos isolados para ajudá-los a permanecer calmos. Pode ser necessário realizar sedação com benzodiazepínicos. Nos episódios psicóticos mais graves, o haloperidol pode estar indicado. A intoxicação por LSD dura cerca de 8 a 12 horas, embora os efeitos psicóticos da droga possam persistir por dias.

Fenciclidina

O alucinógeno mais comum é a fenciclidina (PCP), que foi originalmente desenvolvida como anestésico geral e mais tarde foi usada como tranquilizante veterinário. Quando seu potencial para abuso foi descoberto, ela foi substituída por alternativas mais seguras. A PCP tem propriedades estimulantes e depressoras do SNC, estando disponível como um pó branco cristalino, na forma líquida ou em comprimidos.

Fisiopatologia

A PCP é um anestésico com características dissociativa e alucinógena. Ela apresenta efeitos estimuladores e depressores no SNC. A ação simpaticomimética provavelmente se deve à inibição da recaptação da dopamina e da norepinefrina. A droga também age nos receptores nicotínicos e opioides, tendo efeitos colinérgicos e anticolinérgicos. Age como antagonista do glutamato em receptores NDMA, afetando a via da dopamina. Claramente, a PCP produz algumas interações complicadas que os pesquisadores ainda estão tentando compreender. A PCP é metabolizada no fígado e tem meia-vida de cerca de 15 a 20 horas.

Sinais e Sintomas

Em doses baixas (10 mg ou menos), a PCP produz uma combinação de efeitos psicoativos, incluindo euforia, desorientação e confusão, além de flutuações súbitas no humor (como raiva). Os sinais do uso de PCP podem incluir a presença de rubor, sudorese, salivação excessiva e vômitos. As pupilas geralmente permanecem reativas. Movimentos de mímica facial e nistagmo rotatório, ou movimentos oculares involuntários, são vistos no uso de doses baixas.

As pessoas que usam PCP são muito menos sensíveis à dor, o que pode dar aspecto de força sobre-humana já que eles exercem esforço excessivo. De fato, em baixas doses, a mortalidade está associada a comportamento autodestrutivo relacionado a efeitos analgésicos e depressores do SNC da PCP. Deve-se ter em mente que os pacientes sob influência de alucinógenos são uma ameaça para si e para os outros, incluindo profissionais de saúde e policiais.

Doses altas de PCP (> 10 mg) podem causar depressão grave do SNC, incluindo coma. Depressão respiratória, hipertensão e taquicardia são comuns. A hipertensão pode causar problemas cardíacos, encefalopatia, hemorragia intracerebral e convulsões. No uso de doses elevadas pode haver necessidade de manejo de parada respiratória, parada cardíaca e estado de mal epiléptico. Esses pacientes devem ser rapidamente transportados para o hospital.

A psicose aguda pode ocorrer mesmo com doses baixas. Essa condição é uma verdadeira emergência psiquiátrica, podendo persistir por dias ou semanas após a exposição. O comportamento pode variar de ausência de responsividade (estado catatônico) até violência e raiva. Esses pacientes podem ser extremamente perigosos e reforço policial pode ser necessário, inclusive durante o transporte do paciente para uma instituição médica adequada.

Diagnóstico Diferencial

A anamnese é fundamental para o diagnóstico de intoxicação por PCP. A avaliação laboratorial deve incluir rastreamento toxicológico na urina, painel metabólico, medida do nível de glicose, hemograma e gasometria arterial. Elevação na contagem de leucócitos e aumento na ureia e na creatinina séricas podem ser observados em pacientes com intoxicação por PCP. A rabdomiólise pode ser avaliada por meio da monitoração dos níveis séricos de creatina-cinase e de mioglobina na urina. O uso de dextrometorfano, difenidramina, ibuprofeno, metadona, tramadol e venlafaxina pode causar resultados positivos para PCP em exames toxicológicos de urina qualitativos.

Tratamento

O tratamento inicial inclui tranquilizar o paciente, informando que os efeitos da droga são temporários. Deve-se realizar anamnese abrangente para determinar a etiologia dos sinais e sintomas e para identificar o alucinógeno ingerido. A anamnese deve incluir o questionamento do tipo e da quantidade de droga ingerida, além do momento em que ocorreu a ingestão. É provável que a intubação endotraqueal seja necessária nas intoxicações graves.

Cenário Pré-hospitalar

O tratamento é basicamente de suporte: manutenção da via aérea, da respiração e da circulação, além do estabelecimento de acesso IV. A agitação deve ser tratada com doses escalonadas de benzodiazepínicos. *Delirium* agitado deve ser tratado imediatamente.

Cenário Hospitalar

A monitoração cardíaca está indicada para qualquer paciente com suspeita de uso de PCP e que tenha doença cardíaca preexistente. O paciente deve ser mantido em ambiente calmo, evitando-se movimentos abruptos, luzes muito altas e ruídos. Pode haver necessidade de contenção física ou química se o paciente ficar errático ou violento. Os benzodiazepínicos funcionam bem para esse propósito. Agentes antipsicóticos como o haloperidol não devem ser administrados a pacientes com intoxicação por PCP, pois podem aumentar o risco de arritmia cardíaca ou convulsão. Deve-se descartar o uso de opiáceos e a hipoglicemia.

Tóxicos em Casa e no Ambiente de Trabalho

Nas próximas seções, são discutidas as causas mais comuns de intoxicação em casa e no ambiente de trabalho. Algumas toxinas, como o monóxido de carbono, são inaladas; outras, como os anticongelantes, são ingeridas. Tóxicos como pesticidas e corrosivos são absorvidos pela pele ou causam irritação dérmica e queimaduras. Muitas das toxinas discutidas têm usos industriais importantes e podem até ser capazes de causar desastres em massa (p. ex., durante um descarrilamento de trem). Mas, no dia a dia, é mais provável que o profissional de atendimento pré-hospitalar encontre essas toxinas na casa ou no ambiente de trabalho do paciente.

Etilenoglicol

O etilenoglicol, um álcool tóxico, é encontrado em anticongelantes automotivos, fluidos para lavar para-brisas e removedores de gelo. Ele é usado para evitar o superaquecimento e o congelamento de elementos encontrados nessas substâncias. Devido ao seu gosto adocicado, é mais provável que seja ingerido acidentalmente e em grandes quantidades por crianças e animais de estimação. Porém, 70% dos casos de intoxicação por etilenoglicol ocorrem em adultos, e a maioria dessas exposições é acidental. Frequentemente, o paciente é alcoolista crônico e não foi capaz de acessar sua fonte usual de álcool. A toxicidade resulta da conversão do álcool em diversos metabólitos. De acordo com o relatório anual de 2017 do NPDS da AAPCC, houve 6.942 exposições humanas ao etilenoglicol, e 2.651 necessitaram de tratamento em instituições de saúde.

A ingestão é a via primária de exposição, pois o etilenoglicol não é prontamente absorvido pela pele e tem baixa pressão de vapor que impede sua aerossolização durante a inalação.

Fisiopatologia

O etilenoglicol é metabolizado em ácido glicólico e ácido oxálico pela enzima álcool-desidrogenase no fígado. Esses dois metabólitos causam a maior parte da toxicidade, da acidose e da lesão renal associadas à ingestão de etilenoglicol. O ácido oxálico sequestra e se liga ao cálcio no organismo, formando oxalato de cálcio, o qual precipita e forma cristais. Esse processo tem dois efeitos prejudiciais. Primeiro, ele causa hipocalcemia, que aumenta o risco de arritmias cardíacas. Segundo, ele pode causar dor articular intensa, disfunção nos nervos periféricos e miocardiopatia nos locais de deposição dos cristais. Esses cristais de oxalato de cálcio podem ter efeitos prejudiciais no fígado e nos rins, mas a destruição geralmente não fica evidente até que uma quantidade suficiente do metabólito tóxico tenha se acumulado e causado dano. O ácido glicólico também contribui para a nefrotoxicidade, embora o mecanismo ainda não esteja bem elucidado. A intoxicação por ácido glicólico é uma das principais causas de acidose. O limiar tóxico do etilenoglicol foi relatado como de 1,4 mL/kg.

Sinais e Sintomas

A toxicidade por etilenoglicol geralmente ocorre nos três estágios a seguir:

- *Estágio 1 (1 a 12 horas após a ingestão).* Caracteriza-se por efeitos no SNC, incluindo sinais de intoxicação, como fala arrastada, ataxia, sonolência, náuseas e vômitos, convulsões, alucinações, estupor e coma.
- *Estágio 2 (12 a 36 horas após a ingestão).* Caracteriza-se por efeitos cardiopulmonares, que podem incluir taquipneia secundária a acidose metabólica, cianose, edema pulmonar ou parada cardíaca.
- *Estágio 3 (24 a 72 horas após a ingestão).* Afeta o sistema renal e pode incluir dor no flanco, oligúria, cristalúria, proteinúria, anúria, hematúria ou uremia.

Nem todos os pacientes passam por todos os estágios. Dependendo da fisiologia do paciente, de quaisquer condições preexistentes e da quantidade ingerida, alguns pacientes experimentam sintomas potencialmente fatais de maneira precoce. Os sinais e sintomas potencialmente fatais incluem intoxicação, cefaleia, depressão do SNC, dificuldade respiratória, acidose metabólica, hipocalcemia, colapso cardiovascular, insuficiência renal com ou sem hiperpotassemia, convulsões e coma.

Diagnóstico Diferencial

Os pacientes que tenham ingerido etilenoglicol podem inicialmente ter exame físico normal até que haja acúmulo suficiente de metabólitos tóxicos para causar sinais e sintomas. A osmolalidade sérica pode ser usada para calcular o *osmolar gap*. De modo alternativo, um teste colorimétrico qualitativo pode ser usado para detectar a presença de etilenoglicol no soro. Preferencialmente, a mensuração do nível sérico deve ser obtida, embora poucos serviços possam realizá-los de forma rotineira. Além disso, está indicada a realização de exame de urina, medida dos níveis séricos de cálcio e gasometria arterial. O exame de urina pode revelar a presença de cristais de oxalato de cálcio, considerado um sinal tardio.

Tratamento

Cuidados de suporte, administração de antídoto e hemodiálise formam a base do tratamento para os quadros de intoxicação por etilenoglicol. O cuidado de suporte deve concentrar-se no manejo da via aérea. Pode-se administrar etanol ou fomepizol como antídoto. Ambos são inibidores competitivos da álcool-desidrogenase. A administração da terapia de cofatores que consiste em piridoxina (vitamina B_6) e tiamina (vitamina B_1) pode potencializar o metabolismo do etilenoglicol. Contudo, a hemodiálise é o tratamento de escolha para intoxicação por etilenoglicol para remover os metabólicos tóxicos e corrigir a acidose.

Cenário Pré-hospitalar

Além do tratamento básico, deve-se realizar anamnese detalhada, especialmente obtendo dados relacionados ao momento da ingestão. Estabelecer acesso IV para reidratação e administração de antídoto nos casos extremos. Administrar bicarbonato de sódio para a acidose metabólica e diazepam para as convulsões, conforme a necessidade. Transportar o paciente rapidamente para um hospital com serviço de hemodiálise.

Cenário Hospitalar

O antídoto para a intoxicação por etilenoglicol tem sido tradicionalmente o etanol, que pode ser administrado por via IV, mas também por via oral. O antídoto fomepizol é mais efetivo, mais fácil de dosar e mais seguro que o etanol, devendo ser o tratamento preferencial quando disponível. Etanol e fomepizol são inibidores competitivos da álcool-desidrogenase e evitam a formação dos metabólitos tóxicos. O próprio etilenoglicol é excretado sem problemas pelos rins. No organismo, a meia vida do etilenoglicol costuma ser de 5 horas, mas, no caso de tratamento com fomepizol ou etanol, ela é de 17 horas. Isso estabelece um tempo de excreção mais prolongado.

Tiamina e piridoxina são cofatores na desintoxicação do etilenoglicol. Foi relatado que a terapia com cofatores reduz a morbidade associada com a toxicidade por etilenoglicol ao converter o ácido glioxílico no aminoácido atóxico glicina.

Pode haver hipocalcemia na intoxicação grave, exigindo tratamento por haver formação de oxalato de cálcio insolúvel quando o metabólito tóxico ácido oxálico se liga ao cálcio livre no organismo. A administração de bicarbonato de sódio está indicada quando houver acidose metabólica.

A hemodiálise, que oferece o tratamento definitivo ao remover metabólitos tóxicos do sangue, está indicada quando há quadro de insuficiência renal, alteração dos exames séricos e acidose grave.

Álcool Isopropílico

O álcool isopropílico é um álcool tóxico, embora significativamente menos tóxico que o metanol ou o etilenoglicol. O álcool isopropílico (isopropanol ou álcool de fricção) é muito usado como solvente domiciliar e industrial, estando envolvido em muitas exposições tóxicas. Ele é também um item comum em casas, sendo encontrado em enxaguantes bucais, loções para a pele e desinfetantes para as mãos. Anualmente, são relatados milhares de casos de exposições ao álcool isopropílico, embora poucos resultem em fatalidades. O álcool isopropílico pode ser uma droga de abuso como alternativa ao etanol. Em altas doses, ele pode causar gastrite, vômitos e hipotensão.

Fisiopatologia

O álcool isopropílico é rapidamente absorvido no estômago e metabolizado em acetona (que não é um ácido), a qual não é particularmente tóxica. A toxicidade pelo álcool isopropílico é semelhante àquela causada pelo etanol. É um depressor do SNC duas vezes mais forte do que o álcool etílico e conhecido pela frase "o dobro de bêbado pelo dobro do tempo". O álcool isopropílico é também um vasodilatador. A hipotensão causada pela vasodilatação costuma responder à administração de fluidos e vasopressores.

Sinais e Sintomas

A via de entrada típica é a oral. O álcool isopropílico é metabolizado em acetona, uma cetona que pode ser medida no sangue e na urina. Os sinais e sintomas incluem confusão, letargia, depressão do SNC, depressão respiratória, cetonemia, hipotermia leve, hipotensão e coma. Como resultado da produção de acetona, pode-se notar hálito frutado semelhante ao de uma pessoa com diabetes. O paciente irá apresentar cetose sem acidose.

Diagnóstico Diferencial

Há necessidade de realização de anamnese e exame físico abrangentes para determinar a etiologia da intoxicação. Os exames laboratoriais são ditados pelos achados, mas, na intoxicação grave, a avaliação deve incluir a realização da gasometria arterial, eletrólitos e dosagem dos níveis séricos de etanol e bicarbonato, sobretudo para descartar a ingestão concomitante de outros álcoois tóxicos, pois não se espera que a ingestão de álcool isopropílico cause acidose. Porém, a presença acetona no sangue pode interferir no exame de creatinina sérica, resultando em elevação inacurada que melhora com a eliminação da acetona.

Tratamento

Faça um exame de glicose sérica para diferenciar de outros quadros clínicos. Considere a administração de naloxona caso o paciente apresente depressão respiratória ou suspeita de intoxicação por opioides. Devido à baixa toxicidade dos metabólitos do álcool isopropílico, a terapia com fomepizol não está indicada. De fato, essa terapia pode exacerbar a depressão do SNC e a hipotensão, as complicações primárias e potencialmente fatais associadas à intoxicação por álcool isopropílico.

Cenário Pré-hospitalar

No atendimento a campo, o tratamento é basicamente de suporte. Manter a via aérea, a respiração e a circulação, além de estabelecer acesso IV.

Cenário Hospitalar

O tratamento hospitalar é semelhante ao tratamento pré-hospitalar. O cuidado de suporte é de importância primária. A reanimação com volume e a prevenção de aspiração formam a base da terapia. Inibidores da bomba de prótons ou bloqueadores H_2 podem ser administrados no caso de gastrite hemorrágica.

Metanol

O metanol (álcool metílico), um solvente caseiro bastante comum, está presente em fluidos limpadores de para-brisas, tintas, aditivos de gasolina e combustíveis em lata para fogareiros. O metanol é usado extensivamente na indústria como solvente e reagente. A intoxicação costuma ocorrer após ingestão oral; apenas um gole pode ser altamente tóxico. O metanol foi intencionalmente ingerido como substituto do etanol, embora a maioria dos casos de intoxicação pareça ser acidental ou por suicídio. O metanol também é absorvido pela pele, mas não particularmente bem. Além disso, devido à sua alta volatilidade, ele é prontamente inalado.

Fisiopatologia

O metanol é uma pró-toxina prontamente excretada pelos rins caso não ocorra conversão hepática. No fígado, ele é convertido pela enzima álcool-desidrogenase em formaldeído, um metabólito intermediário de vida curta. Então, o formaldeído é convertido pela enzima aldeído-desidrogenase em ácido fórmico, que é o principal responsável pela toxicidade significativa, incluindo acidose metabólica e cegueira. O ácido fórmico inibe a cadeia de transporte de elétrons, inibindo, dessa forma, a síntese do ATP e causando acidose metabólica com elevação de lactato, bem como toxicidade neurológica e cardiovascular. O metanol é metabolizado em ácido fórmico pelas enzimas dentro do olho, causando lesão retiniana. O início dos sintomas de intoxicação costuma ser retardado em 12 a 24 horas até o acúmulo dos metabólitos tóxicos.

Sinais e Sintomas

Inicialmente, o metanol causa sinais de embriaguez, mas em menor grau do que outros tipos de álcool devido ao seu peso molecular menor. Os sinais e sintomas iniciais simulam a intoxicação por etanol, incluindo fala arrastada, ataxia, sonolência, náuseas e vômitos. Os sinais e sintomas de toxicidade mais grave incluem sedação, ataxia, cefaleia, vertigem, náuseas e vômitos, dor abdominal, dificuldade respiratória, convulsões e coma. As queixas visuais, como visão borrada e opacidade visual, são marca inicial da intoxicação por metanol. O início dos sintomas pode ser rápido, ocorrendo com apenas 30 minutos, ou ser retardado em até 30 horas, dependendo da dose e da via de entrada. Após a melhora dos sintomas iniciais, pode ocorrer um segundo conjunto de sintomas 10 a 30 horas após a exposição. Perda visual completa e sintomas do tipo cegueira aguda, acidose e insuficiência respiratória podem ocorrer, em especial quando há ingestão concomitante de etanol. Uma fase sintomática longa não impede necessariamente o aparecimento de toxicidade tardia. A mortalidade está associada à presença de acidose grave e edema cerebral.

A ocorrência de déficit visual indica a necessidade de um exame ocular. As pupilas podem estar dilatadas e com pouca resposta. O disco óptico pode estar inflamado e a cegueira pode desenvolver-se ao longo de vários dias à medida que o disco óptico empalidece.

Diagnóstico Diferencial

Há necessidade de realização de anamnese e exame físico abrangentes para determinar a etiologia da intoxicação. Os exames laboratoriais são indicados conforme os achados clínicos. Na intoxicação grave por metanol, indica-se fazer a análise do nível sérico de álcool, eletrólitos, gasometria arterial, ácido láctico e nível sérico de bicarbonato. O nível sérico de metanol pode ser medido diretamente em alguns laboratórios ou pode ser estimado calculando-se o *osmolar gap* e o *anion gap*.

Tratamento

Como em outras intoxicações, deve ser realizada medida da glicemia para descartar causas alternativas. Considere a administração de naloxona se o paciente exibir depressão respiratória, o que pode ser causado pela ingestão concomitante de opiáceos.

Cenário Pré-hospitalar

O tratamento consiste em manutenção da via aérea, respiração e circulação. O manejo da via aérea é particularmente importante. O carvão ativado não absorve o metanol de maneira significativa e não deve ser usado. A identificação da substância ingerida, incluindo registro dos ingredientes ou uma foto do produto, se disponível, pode ajudar a orientar a reanimação e o tratamento.

Cenário Hospitalar

O tratamento hospitalar consiste na instituição de cuidados de suporte, administração de antídoto e hemodiálise, conforme a necessidade. O suporte deve se concentrar na manutenção da via aérea. Etanol ou fomepizol IV são administrados com objetivo de minimizar ainda mais a produção dos metabólitos tóxicos. Etanol e fomepizol são inibidores competitivos da álcool-desidrogenase. A terapia de cofatores consistindo em tetraidrofolato deve ser administrada para estimular a eliminação de ácido fórmico. Se a ingestão tiver ocorrido há menos de 1 hora, a lavagem gástrica pode ser útil, mas está associada a risco significativo. A hemodiálise está indicada nas exposições graves em que o paciente se queixa de sintomas visuais, com presença de acidose grave ou com níveis séricos de metanol elevados. O folato é um cofator que atua na via enzimática dos metabólitos tóxicos do metanol, sendo relatada redução da morbidade com seu uso.

Monóxido de Carbono

Nos Estados Unidos, o monóxido de carbono é a principal causa de morbidade e mortalidade no caso de intoxicações. Em 2017, 12.846 pessoas relataram exposição ao monóxido de carbono aos centros de intoxicação dos Estados Unidos. O monóxido de carbono é um gás incolor e inodoro produzido pela combustão incompleta de combustíveis orgânicos. As fontes incluem equipamentos de calefação, aquecedores de ambiente, geradores, fornos a gás, veículos automotivos e fumaça resultante de incêndios. Qualquer máquina movida a gasolina ou propano pode produzir monóxido de carbono, não apenas os motores de veículos.

Além disso, o cloreto de metileno, uma substância química usada como removedor de tinta, desengordurante e solvente industrial, é metabolizado pelo fígado em monóxido de carbono. A ingestão ou a exposição por inalação ao cloreto de metileno pode causar intoxicação tardia por monóxido de carbono.

Fisiopatologia

O monóxido de carbono induz toxicidade de várias formas. A mais evidente é seu efeito na função da hemoglobina. O monóxido de carbono tem maior afinidade que o oxigênio pelos locais de ligação de heme com o oxigênio. Ele também inibe a liberação de oxigênio da hemoglobina. Essa combinação resulta em diminuição da oferta de oxigênio para os tecidos, apesar de uma pressão parcial normal de oxigênio dissolvido no sangue. A citocromo-oxidase mitocondrial também se liga ao monóxido de carbono, reduzindo a atividade celular, prejudicando a produção de energia por meio da fosforilação oxidativa. Os efeitos da intoxicação por monóxido de carbono são semelhantes aos do cianeto. A ligação da mioglobina miocárdica com o monóxido de carbono diminui a extração de oxigênio pelos miócitos cardíacos, contribuindo para a toxicidade cardíaca. Por fim, a intoxicação por monóxido de carbono causa lesão tecidual pela formação de radicais livres, mediadores inflamatórios, peroxidação lipídica tardia e apoptose celular (morte celular programada).

Sinais e Sintomas

Os sintomas da intoxicação por monóxido de carbono variam de leves a fatais, dependendo da concentração do gás e da duração da exposição. Os pacientes costumam apresentar fadiga, cefaleia, mialgias, náuseas e vômitos. A toxicidade grave pode causar dor torácica, dispneia, síncope, ataxia, convulsões e coma. Em altas concentrações, o monóxido de carbono é considerado um agente agressivo, causando intoxicação rápida e perda de consciência. Além da toxicidade celular primária, os efeitos tóxicos combinados do monóxido de carbono podem induzir isquemia miocárdica, redução da contratilidade, vasodilatação e hipotensão. É importante verificar a história médica pregressa de forma detalhada, pois aqueles com doença cardiovascular subjacente têm risco aumentado para esses efeitos adversos.

Os sinais vitais de um paciente com toxicidade por monóxido de carbono podem ser normais. Porém, o paciente pode apresentar taquicardia, taquipneia ou hipotensão. A saturação de oxigênio costuma estar normal, pois a oximetria de pulso não consegue diferenciar entre carboxiemoglobina e oxiemoglobina (ver Capítulo 2). A pressão arterial e a perfusão periférica podem ser avaliadas por meio do enchimento capilar. A pele vermelho-cereja, um achado de exame físico classicamente descrito, é explicada pela presença de sangue venoso oxigenado como resultado da incapacidade combinada da hemoglobina de descartar o oxigênio e do tecido de extraí-lo. Porém, esse achado é raro e, em geral, é um sinal tardio. A palidez é mais comum. O exame pulmonar pode revelar edema pulmonar causado por insuficiência cardiogênica ou toxicidade pulmonar primária. O exame abdominal é geralmente normal, exceto pela presença de náuseas e vômitos.

Ao exame neurológico, anormalidades leves na marcha e no equilíbrio indicam importante exposição, enquanto alteração do estado mental e convulsões coincidem com quadros graves de intoxicação. O paciente pode ter déficit neurológico focal atribuível a um quadro de AVE induzido pelo monóxido de carbono. Em alguns pacientes com intoxicação por monóxido de carbono, há citotoxicidade e sequelas neurológicas tardias. Em contrapartida ao déficit focal causado pela hipóxia tecidual localizada, essas sequelas costumam envolver comprometimento da memória, personalidade e comportamento. Os sintomas podem não se desenvolver por várias semanas após a recuperação do evento agudo. Os pacientes com perda de consciência ou com períodos de hipotensão estão sob maior risco desses efeitos adversos tardios, mas não é possível predizer sua ocorrência ou gravidade.

Diagnóstico Diferencial

A toxicidade leve pelo monóxido de carbono é provavelmente sub-reconhecida, pois os sintomas são inespecíficos ou lembram os da influenza. O diagnóstico pode, ainda, ser complicado pelo fato de exposições não intencionais ao monóxido de carbono tenderem a ocorrer nos meses frios de inverno, quando o sistema de calefação são usados e a incidência de doença viral aumenta. Como o monóxido de carbono não tem cor nem cheiro, sua presença costuma não ser detectada facilmente.

Assim, o diagnóstico da intoxicação por monóxido de carbono depende muito da coleta adequada de informações na cena. Obviamente, uma história de uso de veículo automotivo ou de outra máquina é mais evidente. O paciente pode ter permanecido em um espaço fechado, como uma garagem, com aquecedor de ambiente, gerador de energia ou outro equipamento ligado. A intoxicação domiciliar por equipamento de calefação com mau funcionamento pode causar sintomas em vários familiares de uma única vez. Outro indicador encontrado na história pode ser a resolução dos sintomas quando o paciente deixa o local tido como fonte da exposição com reaparecimento dos sintomas ao retornar. Os animais costumam também ser afetados, às vezes antes e de forma mais intensa que os seres humanos expostos à mesma fonte. O paciente pode relatar que o animal de estimação estava apresentando comportamento estranho. Atualmente, as equipes de combate a incêndio estão equipadas com medidores de monóxido de carbono que são utilizados para avaliar o nível do gás na cena, acelerando o diagnóstico e o tratamento. Esses equipamentos estão também disponíveis para uso das equipes dos serviços de emergência, permitindo a mensuração em campo dos níveis de monóxido de carbono do paciente com a utilização de um dispositivo de oximetria não invasiva.

Além do exame físico, são usados dados suplementares laboratoriais e radiológicos para avaliar a intoxicação por monóxido de carbono. O nível de carboxiemoglobina do paciente pode ser medido com o dispositivo de oximetria e confirmado com amostra de sangue venoso ou arterial. A documentação de nível elevado de carboxiemoglobina ajuda no diagnóstico, mas, por várias razões, o nível específico não necessariamente prediz o grau de toxicidade ou o possível desfecho. Um paciente com intoxicação grave por monóxido de carbono que tenha sido tratado com oxigênio em alto fluxo por um período prolongado antes da avaliação pode ter nível normal de carboxiemoglobina, enquanto aquele apenas com sintomas leves pode ter nível significativamente elevado. De fato, os tabagistas podem ter níveis mais altos – cerca de 10%. Os níveis normais de carboxiemoglobina em pessoas que não fumam variam de 0 a 5%. A permanência junto a um carro como motor ligado pode deixar o nível de monóxido de carbono elevado. Confiar em níveis identificados em âmbito pré-hospitalar pode levar a tratamento inadequado. Os sinais e sintomas clínicos são mais confiáveis.

Em pacientes com exposição direta ao monóxido de carbono, a carboxiemoglobina é medida apenas uma vez, pois o nível não pode aumentar após o paciente ser removido da fonte de monóxido de carbono. Porém, nos casos onde há suspeita de exposição ao cloreto de metileno, é necessário realizar observação prolongada e testes repetidos para garantir que a toxicidade tenha atingido o pico, pois o nível de carboxiemoglobina aumenta à medida que o organismo metaboliza o cloreto de metileno.

A avaliação suplementar do paciente com suspeita de exposição ao monóxido de carbono inclui a avaliação do equilíbrio acidobásico. A acidose metabólica pode estar acompanhada de elevação do lactato sérico como resultado da oferta reduzida de oxigênio e da respiração anaeróbica. É realizado um ECG para avaliar a presença de isquemia miocárdica. As enzimas cardíacas são medidas e acompanhadas de forma seriada em pacientes com intoxicação evidente. Podem ser feitos exames de imagem cerebral, como TC ou ressonância magnética (RM). As alterações precoces, particularmente na TC, indicam desfecho neurológico ruim. A RM é mais sensível que a TC para a ocorrência de alterações cerebrais após a toxicidade por monóxido de carbono, sendo útil na identificação de áreas de isquemia ou infarto.

Tratamento
Cenário Pré-hospitalar

O tratamento mais importante para o paciente, bem como para o profissional, é a sua imediata remoção da fonte de monóxido de carbono. Mesmo uma breve exposição pode ser tóxica se o gás estiver suficientemente concentrado. Após a remoção do paciente para um local seguro, ele deve receber oxigênio em alto fluxo por meio de máscara não reinalante. O aumento da fração de concentração do oxigênio no gás inspirado (Fio_2) reduz a meia-vida da ligação do monóxido de carbono, permitindo que ele seja exalado. Em ar ambiente, a meia-vida média do monóxido de carbono na hemoglobina é de cerca de 6 horas, mas, com 100% de Fio_2, a meia-vida cai para 1 a 2 horas.

Utilizar as técnicas de o manejo-padrão da via aérea. Se houver necessidade de intubação endotraqueal, manter o paciente com 100% de Fio_2. O uso de CPAP pode ser benéfico também. Tratar as eventuais arritmias cardíacas como normalmente faria após a administração de oxigênio. A hipotensão costuma responder a *bolus* IV de soro fisiológico, porém pode haver necessidade de administração de vasopressores. De outro modo, fornecer cuidados de suporte e tratamento sintomático. Sempre que possível, um paciente com evidências de intoxicação significativa por monóxido de carbono (perda de consciência, déficits neurológicos, isquemia miocárdica) deve ser transportado.

Atualmente ainda não está claro o benefício da terapia hiperbárica para pacientes com intoxicação por monóxido de carbono. Geralmente, é difícil encontrar uma câmara hiperbárica na sua região. Assim, deve haver um plano regional para essas situações, incluindo opções de transporte para pacientes intoxicados por monóxido de carbono. Na perspectiva pré-hospitalar, o paciente pode ser encaminhado para qualquer hospital com capacidade para tratar e estabilizar o paciente intoxicado por monóxido de carbono. Uma avaliação posterior pode definir se o paciente deve ou não ser submetido a tratamento em câmara hiperbárica. Faltam dados para afirmar que o tratamento com câmara hiperbárica é benéfico.

Notifique o Corpo de Bombeiros ou equipe local de produtos perigosos a fim de identificar, isolar, evacuar e ventilar estruturas habitacionais ou empresariais.

> **RECAPITULAÇÃO**
>
> **Nota do editor:** Reconhecemos que o uso de terapia hiperbárica para o tratamento de intoxicação por monóxido de carbono é controverso. Não há ainda consenso acerca da melhor forma de retirar o paciente do ambiente em que está e colocá-lo sob altas concentrações de oxigênio. Os protocolos regionais podem coordenar e padronizar o tratamento desse tipo de paciente.

Cenário Hospitalar

No setor de emergência, a administração de oxigênio de alto fluxo ou CPAP/pressão positiva na via aérea em dois níveis será mantida, acelerando a dissociação entre monóxido de carbono e hemoglobina. Manter o suporte da via aérea, ventilação e circulação.

As informações a seguir tem como objetivo orientar os socorristas acerca da terapia hiperbárica. A utilização da terapia hiperbárica continua controversa. Não são claros os reais benefícios desse tipo de terapia. Não se sabe se há benefícios reais para a função neurocognitiva. As câmaras hiperbáricas são chamadas de *monolugares* ou *multilugares*, em referência ao número de pacientes que podem acomodar. Uma câmara monolugar é do tamanho aproximado de um caixão e pode acomodar apenas uma pessoa de cada vez. Uma câmara multilugares é uma pequena sala em que vários pacientes ou profissionais podem ser tratados de uma só vez. O oxigênio é bombeado para dentro da sala com pressão cada vez maior. Como é usado o oxigênio pressurizado, os pacientes são cuidadosamente avaliados para a remoção prévia de quaisquer objetos inflamáveis. O oxigênio hiperbárico reduz ainda mais a meia-vida do monóxido de carbono para cerca de 25 minutos. Os benefícios da exposição do paciente a essa terapia são incertos.

Os critérios específicos para determinar a necessidade de oxigênio hiperbárico não foram bem definidos. As recomendações variam dependendo da fonte. Sintomas graves e persistentes, incluindo alteração do estado mental, coma, convulsões, déficits neurológicos focais, hipotensão e síncope são amplamente aceitos como indicações para a terapia com oxigênio hiperbárico. Em pacientes com intoxicação mais leve, o oxigênio em alto fluxo deve ser administrado até a melhora dos sintomas.

As complicações mais comuns do barotrauma são dor nos seios da face e irritação ou ruptura da membrana timpânica. Os pacientes submetidos à terapia com oxigênio hiperbárico e incapazes de fazer a descompressão de suas membranas timpânicas geralmente são submetidos à miringotomia bilateral temporária.

No tratamento da exposição ao monóxido de carbono, as gestantes representam uma população especial de pacientes. A hemoglobina fetal pode ligar-se ao monóxido de carbono com mais afinidade que a hemoglobina materna, levando à alta concentração de carboxiemoglobina no feto, o que é combinado com a redução da oferta de oxigênio pela gestante. Os níveis maternos de carboxiemoglobina não necessariamente refletem os níveis fetais. Foi relatada a ocorrência de intoxicação fetal grave, déficits neurológicos em longo prazo e morte fetal após exposição materna. Esses desfechos adversos parecem ocorrer mais frequentemente quando a mulher exibe sintomas graves. As crianças nascidas de mães com quadros leves de intoxicação costumam evoluir bem.

A terapia com oxigênio hiperbárico representa uma ameaça teórica para o feto, mas o risco ainda não foi bem estudado. As gestantes com intoxicação por monóxido de carbono devem ser submetidas à terapia com oxigênio hiperbárico se houver sintomas significativos. Como para as pacientes não gestantes, o nível específico de carboxiemoglobina em que a terapia deve ser iniciada não é conhecido, mas tem sido sugerido que seja de 20%.

Substâncias Corrosivas

Os corrosivos são uma ampla categoria de substâncias químicas que corroem metais e destroem tecidos ao contato. Várias agências dos Estados Unidos, como o Department of Transportation (DOT) e a Environmental Protection Agency (EPA), definem parâmetros precisos para o manejo de soluções corrosivas. A corrosividade de uma solução – isto é, sua capacidade de oxidar e desintegrar quimicamente os materiais que entram em contato com ela – é determinada, pelo menos em parte, pelo seu pH. A escala-padrão de pH vai desde um valor baixo (ácido) de 0 até um valor alto (alcalino) de 14. Um pH neutro ou normal é de 7,0. Substâncias ácidas e alcalinas são corrosivas. Os ácidos têm pH baixo: o DOT define um ácido forte como uma solução com pH abaixo de 2. As bases têm pH alto: o DOT define uma base forte como uma solução com pH acima de 12,5. Esses limiares de pH são, obviamente, aproximados. Uma solução com pH de 4 não preenche os critérios da definição de um ácido forte, mas é extremamente destrutiva se penetrar no olho e não for lavada imediatamente.

Ácidos e bases são incompatíveis. Isso significa que reagem de forma violenta quando soluções concentradas ácidas e básicas entram em contato entre si. Geralmente, é gerado calor, mas a reação também pode gerar gases tóxicos. Por exemplo, a mistura de alvejante caseiro (hipoclorito) com um limpador à base de amônia gera o gás cloramina. Exemplos de ácidos e bases são vistos na **Tabela 10-11**.

Os ácidos estão sempre presentes em nossas vidas. Em casa, eles são usados para desentupir ralos, tratar piscinas, polir metais e limpar quase tudo – desde louça sanitária até aros de rodas. Os ácidos também são encontrados nos alimentos. O vinagre, por exemplo, é composto por cerca de 5 a 10% de ácido acético, e muitos refrigerantes contêm ácido fosfórico.

Na indústria, os ácidos são usados como reagentes químicos, catalisadores, agentes de limpeza industrial e agentes neutralizadores. O ácido sulfúrico é usado em quantidades tão grandes que alguns países ajustam seu produto interno bruto (PIB) pela quantidade de ácido sulfúrico produzida e usada a cada ano.

Tabela 10-11 Ácidos e Bases Selecionados	
Ácidos	**Álcalis (Bases)**
Ácido de bateria	Limpadores de ralos
Limpadores de ralos	Fluidos refrigerantes
Ácido clorídrico	Fertilizantes
Ácido fluorídrico	Amônia anidra
Ácido sulfúrico	Lixívia
Ácido nítrico	Hidróxido de sódio
Ácido fosfórico	Alvejante
Ácido acético	Hipoclorito de sódio
Ácido cítrico	Cal
Ácido fórmico	Óxido de cálcio
Ácido tricloroacético	Carbonato de sódio
Fenol	Hidreto de lítio

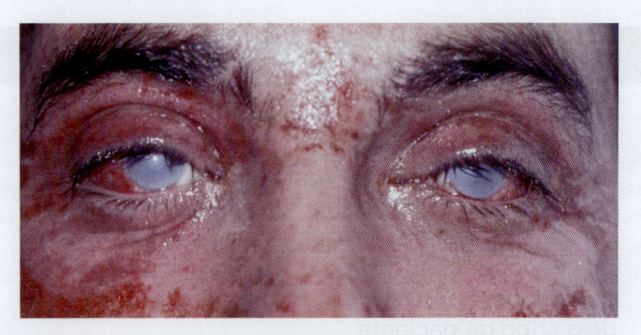

Figura 10-4 Necrose com liquefação após exposição ao ácido fluorídrico.
©Chris Barry/Medical Images.

As soluções alcalinas, também chamadas de *cáusticos* e *bases*, são tão presentes quanto os ácidos. Em casa e nos processos industriais, elas servem para muitas das mesmas funções que as soluções ácidas. Elas são usadas na limpeza de louça sanitária, em desentupidores de ralos, no alvejante caseiro e em soluções de limpeza à base de amônia. Na indústria, elas são usadas como reagentes, agentes neutralizadores e soluções de limpeza.

A amônia é uma substância química corrosiva e inflamável que é amplamente usada e disponível. Ela é utilizada na agricultura como fertilizante e na indústria como fluido refrigerante (na forma de gás liquidificado) e reagente químico. Além desses usos legítimos, a amônia é o ingrediente primário na produção de metanfetamina. Um número crescente de lesões ocorre todos os anos pela posse e pelo uso ilícitos de amônia. Muitas pessoas já morreram por queimaduras químicas ocorridas quando esse gás inflamável pegou fogo durante a manufatura ("cozimento") da metanfetamina. É necessário cuidado extremo ao atender a uma lesão causada por amônia em condições suspeitas. Exemplos desse tipo de chamado podem incluir relatos de lesão relacionada a uso de substâncias químicas no meio da noite em uma área rural ou uma lesão relacionada a uso de substâncias químicas em uma área principalmente residencial. Deve-se permitir que a polícia garanta a segurança da cena e descarte a presença de outras ameaças químicas antes do atendimento ser iniciado.

Fisiopatologia

A fisiopatologia de várias exposições a ácidos e bases varia muito. Em primeiro lugar, as queimaduras por ácidos e as queimaduras por bases são distintas. Os ácidos tendem a produzir necrose por desnaturação proteica, formando uma escara que limita a penetração do ácido, um processo chamado de *necrose por coagulação*. As bases, por outro lado, tendem a produzir *necrose por liquefação* (**Figura 10-4**). (O ácido fluorídrico, o qual tende a produzir necrose por liquefação como uma base, é uma exceção a essa regra.) A necrose por liquefação é uma lesão de maior grau de penetração, havendo ruptura e dissolução de membranas celulares, essencialmente formando sabão. Consequentemente, a marca registrada da exposição cáustica é o fato de a pele parecer lisa e pegajosa. Esse processo, chamado de *saponificação*, resulta em uma queimadura mais profunda que é mais difícil de descontaminar. A dor costuma ser tardia nesse tipo de exposição.

Em segundo lugar, a gravidade da queimadura depende de diversas variáveis, como pH, extensão da área de superfície, tempo de contato, concentração e forma física (sólida, líquida ou gasosa) do corrosivo. A ingestão de pequenas porções sólidas de álcalis, como a lixívia, causa queimadura grave, pois essas porções sólidas permanecem em contato prolongado com o esôfago e o estômago. As queimaduras esofágicas de espessura total ou circunferenciais podem ser complicadas por estenoses formadas à medida que a queimadura cicatriza.

Sinais e Sintomas

O ácido fluorídrico, ou fluoreto de hidrogênio, é muito perigoso, pois é altamente corrosivo e induz síndrome tóxica aguda mesmo sendo um ácido fraco (i.e., não se dissolve completamente na água). As queimaduras causadas pelo ácido fluorídrico penetram muito mais profundamente do que as da maioria dos outros ácidos. O íon fluoreto contribui para a ligação e o sequestro do cálcio e do magnésio no organismo. Um precipitado branco ou branco-amarelado de sal de fluoreto de cálcio pode se formar abaixo da pele naqueles com queimaduras por ácido fluorídrico. As exposições graves podem causar hipocalcemia e hipomagnesemia sistêmicas. A ruptura das membranas celulares induzida pelo ácido fluorídrico também causa hiperpotassemia à medida que o potássio intracelular é liberado. As arritmias cardíacas atribuídas à hiperpotassemia e/ou à hipocalcemia são as prováveis causas de morte não diretamente relacionadas à lesão cáustica.

Diagnóstico

Pode haver necessidade de avaliação laboratorial após a exposição aos corrosivos. A extensão da avaliação depende do tipo de corrosivo, da área de superfície da queimadura e da via de exposição. As queimaduras localizadas em geral não necessitam de avaliação laboratorial devido aos efeitos circunscritos da exposição. Porém, as queimaduras graves necessitam de hemograma, incluindo hemoglobina/hematócrito, nível de glicemia, eletrólitos, creatinina, ureia e creatina cinase, perfil de coagulação e exame de urina. As queimaduras por ácido fluorídrico necessitam da dosagem de níveis de cálcio, magnésio e potássio para verificar a extensão da intoxicação e identificar quaisquer efeitos sistêmicos, além de uma avaliação laboratorial mais ampla que possa estar indicada pela gravidade da exposição. A exposição ao fenol requer a realização de hemograma, exames de eletrólitos, creatinina, provas de função hepática e exame de urina.

Além disso, deve-se realizar oximetria de pulso e gasometria arterial se o paciente apresentar sintomas respiratórios. A endoscopia (especificamente esofagoscopia e gastroscopia) deve ser realizada para casos de ingestão de corrosivos dentro das primeiras 24 horas e, preferencialmente, assim que possível, pois pode haver lesão esofágica importante mesmo na ausência de queimadura oral visível. Por fim, a radiografia de tórax está indicada em pacientes com sintomas respiratórios, e a abdominal está indicada em pacientes com sinais de peritonite.

Tratamento

Cenário Pré-hospitalar

Ácidos geram queimadura química no local de contato. Quanto mais longo o contato do ácido com a pele, os olhos ou o trato GI, mais grave será a queimadura. A descontaminação externa é efetiva na remoção de ácidos. Embora os ácidos sejam considerados reativos em água, os agentes de descontaminação mais efetivos são grandes volumes de água e sabão ou apenas de água. Esse método de descontaminação é seguro porque uma quantidade relativamente pequena de ácido está sendo removida por uma grande quantidade de água. O calor gerado pela reação química é absorvido por água gelada. Cuidado para não induzir quadro de hipotermia durante a descontaminação do paciente.

Realizar os procedimentos de descontaminação em uma área com boa ventilação e espaço adequado. A quantidade de tempo para a irrigação depende do corrosivo, de sua concentração e do tamanho da área de superfície afetada. Na descontaminação ocular, há duas abordagens típicas que devem ser orientadas pelo dano potencial do agente químico: (1) irrigar os olhos por 15 minutos com água ou soro fisiológico ou (2) estender o tempo de irrigação para 30 a 60 minutos com uma lente de irrigação de Morgan ou cateter IV e anestésico tópico. O pH inicial da córnea deve ser medido com o uso de papel de pH (tornassol ou litmus). A irrigação deve ser continuada até obter um pH neutro. Avaliar a acuidade visual após a descontaminação. Iniciar e continuar a irrigação se a medida do pH não estiver disponível.

Irrigar a pele com água por pelo menos 5 minutos. A irrigação pode ser continuada durante o transporte, desde que a água contaminada seja coletada em um reservatório como um coletor de vômitos. O teste com papel de avaliação de pH é a melhor maneira de determinar se a descontaminação está completa.

A descontaminação GI não deve ser tentada após a suposta ingestão cáustica devido ao maior risco de haver lesão local ou aspiração. O centro de intoxicações pode aconselhá-lo a diluir o ácido administrando leite ou água ao paciente para que ele beba após uma ingestão menor de ácido.

Se a descontaminação não for rapidamente completada, o ácido produz dor intensa no local do contato. Esse local vira uma ferida necrótica e pode ou não haver formação de escara, dependendo da natureza da exposição. As exposições oculares produzem dor imediata e intensa. A fina camada de células do epitélio corneano é rapidamente destruída, e o ácido começa a desnaturar as proteínas na córnea, o que pode causar déficit visual permanente. O dano GI por ingestão de um ácido pode incluir queimaduras na boca, no esôfago e no estômago. Como a sua gravidade depende, em grande parte, do tempo de contato, o estômago costuma ser a parte mais intensamente afetada do trato GI. A lesão varia desde queimaduras locais até ulceração ou perfuração do estômago ou do esôfago, causando dor abdominal intensa. O ácido pode ser absorvido pela vasculatura, induzindo acidose.

As queimaduras por ácido fluorídrico necessitam de atenção especial. Os íons fluoreto podem se ligar ao cálcio ou ao magnésio de modo que, em qualquer queimadura por ácido fluorídrico, deve-se administrar gliconato de cálcio ou cloreto de cálcio e magnésio para evitar o aparecimento de efeitos cardíacos. O antídoto para as queimaduras cutâneas pelo ácido fluorídrico é a descontaminação vigorosa com água, seguida pela aplicação de gel tópico de gliconato de cálcio. Devido à natureza penetrante das queimaduras por fluoreto, deve-se aplicar gliconato de cálcio no local da queimadura de maneira repetida e contínua mesmo após a descontaminação inicial e o tratamento terem sido completados. As queimaduras mais profundas podem necessitar de injeções subcutâneas de gliconato de cálcio. Cobrir as queimaduras e as feridas com curativo seco e estéril.

Para as exposições oculares envolvendo o ácido fluorídrico, irrigar os olhos com soro fisiológico. Mesmo os pacientes com queimaduras ou suspeitas de queimaduras menores por ácido fluorídrico devem ser transportados para uma instituição médica adequada para uma avaliação detalhada. O objetivo primário da terapia local da queimadura é a analgesia. A avaliação de manifestação sistêmica será determinada pela área de superfície da queimadura, pela concentração do ácido e por exames laboratoriais. Deve-se fornecer analgesia.

No caso de queimaduras por álcalis (bases), é necessário irrigar de forma copiosa e contínua durante o transporte até o setor de emergência. As queimaduras por exposições a álcalis são mais longas e profundas, causando maior dano tecidual.

As substâncias alcalinas típicas, como limpadores de ralos, amônia, lixívia e alvejantes caseiros, são cáusticas.

Cenário Hospitalar

A descontaminação do paciente deve ser feita primeiro em qualquer caso de exposição a corrosivos (detalhes na seção *Produtos Perigosos*). Além disso, como muitos corrosivos são voláteis, a via aérea pode ter que ser garantida. A intubação endotraqueal pode estar indicada para quadros de ingestão ou presença de queimaduras faciais. As queimaduras secundárias aos corrosivos e que afetam uma grande área de superfície corporal necessitam da instituição de terapia com fluidos de forma análoga à reanimação hídrica administrada após queimaduras térmicas. Como na maioria das lesões cutâneas, a infecção pode complicar a recuperação em longo prazo.

Formas elementares de lítio, potássio, sódio e magnésio reagem com água, formando álcalis. Assim, *não se deve irrigar com água*. Em vez disso, cobrir a área com óleo mineral e remover o material cáustico manualmente com pinça.

Nitritos e Medicamentos à Base de Sulfa que Causam Metemoglobinemia

Compostos como nitritos e nitratos, que oxidam o ferro na hemoglobina, causam a condição chamada de **metemoglobinemia**. Esses tipos de intoxicação podem ser atribuídos a diversas substâncias químicas diferentes, e algumas delas estão listadas na Tabela 10-12.

O uso excessivo de determinados medicamentos, como nitroprusseto e *spray* de benzocaína, pode causar metemoglobinemia. Em áreas rurais, processos biológicos como a fermentação podem criar nitritos após os silos serem enchidos com grãos. O pico de toxicidade ocorre após 1 semana do enchimento. A contaminação dos lençóis de água na agricultura com fertilizantes como o nitrato de amônio pode causar cianose por metemoglobinemia em lactentes, conhecida como a "síndrome do bebê azul" em alguns estados dos Estados Unidos.

Fisiopatologia

A fisiopatologia da metemoglobinemia pode ser entendida a partir do seu antídoto, o azul de metileno, o qual foi primeiramente utilizado pelo Dr. Madison Cawein nos Apalaches do Kentucky no início da década de 1960. O oxigênio e outros oxidantes convertem, de maneira natural, uma pequena porcentagem da hemoglobina em metemoglobina continuamente. A metemoglobina NADH-redutase elimina essa ameaça constante, e as pessoas cujas enzimas estão ativas não apresentam nenhum grau de metemoglobinemia. Algumas pessoas do Kentucky, nos Estados Unidos, têm uma mutação na enzima metemoglobina NADH-redutase, a qual converte a metemoglobina férrica de volta à forma ferrosa. As pessoas acometidas têm um tom de pele azulado que causa aparência cianótica (**Figura 10-5**); essa coloração não é causada pela cianose por privação de oxigênio, mas pela metemoglobina, a qual é de cor marrom/azul-escuro. Cawein administrou azul de metileno a esses pacientes de maneira empírica, supondo corretamente que esse composto eliminaria sua palidez azulada ao atuar como doador de elétrons (agente redutor) para converter a metemoglobina em hemoglobina.

Tabela 10-12 Substâncias Químicas Selecionadas que Causam Metemoglobinemia

Corantes de Anilina	Nitritos (como nitrito de butila e nitrito de isobutila)
Aminas aromáticas	Nitroanilina
Arsina	Nitrobenzeno
Cloratos	Nitrofuranos
Clorobenzeno	Nitrofenol
Cromatos	Nitrosobenzeno
Produtos combustíveis	Óxidos nitrosos
Dimetiltoluidina	Resorcinol
Naftaleno	Nitrato de prata
Ácido nítrico	Trinitrotolueno
Óxidos nítricos	

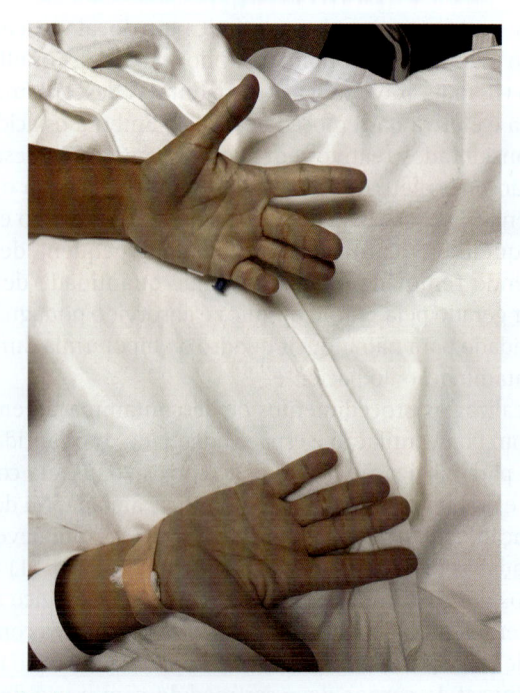

Figura 10-5 Metemoglobinemia.

Danielle Biggs, MD and David C Castillo, DO, Warm & Blue: A Case of Methemoglobinemia, JETem, Retrieved from https://jetem.org/methemoglobinemia/

Sinais e Sintomas

Os pacientes com metemoglobinemia por intoxicação com nitrato ou nitrito têm alteração do nível de consciência, incluindo ansiedade, confusão e estupor. Eles apresentam cianose com cor cinza-ardósia causada pela produção de metemoglobina. Náuseas e vômitos, tontura e cefaleia são comuns. Sinais e sintomas graves podem incluir isquemia cerebral, hipotensão e sofrimento respiratório, o que pode levar a colapso cardiovascular e asfixia.

Diagnóstico Diferencial

O reconhecimento da metemoglobinemia pode ser difícil, pois o paciente pode ter apenas queixas leves. A oximetria de pulso tem baixa acurácia na mensuração de metemoglobinemia, pois a metemoglobina interfere com a medição da oxiemoglobina (as formas de onda são muito próximas). Tipicamente, a oximetria irá mostrar-se acima de 80%, não responsiva ao uso de oxigênio suplementar. Conforme observado previamente na discussão sobre a intoxicação por monóxido de carbono, estão disponíveis oxímetros de pulso que mensuram o nível de metemoglobina. Anamnese e exame físico abrangentes são fundamentais para descobrir a etiologia correta. A metemoglobinemia sérica e a gasometria arterial devem ser analisadas nas exposições graves.

A metemoglobinemia pode ser rapidamente diagnosticada em campo com a realização de um teste simples. Deve-se colocar uma gota de sangue sobre uma gaze de 10 × 10 cm. Se ela tiver uma cor marrom-chocolate e não ficar vermelha após alguns minutos em exposição ao oxigênio atmosférico, pode-se fazer o diagnóstico de metemoglobinemia, pois a carboxiemoglobina fica vermelha ao ser oxidada, mas isso não acontece com a metemoglobina.

Tratamento

Conforme citado anteriormente, o antídoto usado na intoxicação por nitrato e nitrito é o azul de metileno, um corante de tiazina que reduz a hemoglobina ao potencializar a ação de uma segunda enzima, a metemoglobina NADPH-redutase. Paradoxalmente, em altas concentrações, o azul de metileno atua como agente oxidante. No organismo, o azul de metileno deve primeiro ser convertido em sua forma bioativa, o azul de leucometileno. Em doses maiores, o organismo não consegue manter esse processo de conversão.

Cenário Pré-hospitalar

Fornecer cuidados de suporte, incluindo manutenção da via aérea, da respiração e da circulação. Administrar oxigênio suplementar. Garantir que o paciente tenha sido removido do ambiente causador e completamente descontaminado. A descontaminação também é importante para evitar a ocorrência de contaminação cruzada.

Cenário Hospitalar

O tratamento é selecionado com base na gravidade dos sintomas. A descontaminação externa é extremamente importante para evitar a intoxicação de forma continuada e impedir a contaminação cruzada da equipe de saúde e do setor de emergência.

As exposições leves melhoram por conta própria, enquanto as exposições mais graves necessitam de intervenção com cuidados de suporte e terapia com antídoto. O oxigênio suplementar é fundamental para garantir que a hemoglobina restante permaneça completamente saturada de oxigênio. Os pacientes nos quais o azul de metileno está contraindicado podem beneficiar-se da terapia com oxigênio hiperbárico ou da exsanguineotransfusão.

Inibidores da Colinesterase

Os inibidores da colinesterase (organofosforados e carbamatos), cujos exemplos são vistos na Tabela 10-13, são uma classe de pesticidas amplamente usados. Eles são encontrados em *sprays* contra insetos na forma líquida, em formulações para pulverização na forma sólida e em preparações tipo névoa para a aplicação em grandes áreas. Os perigos impostos por esses agentes variam muito, dependendo da estrutura química do pesticida e do veículo no qual o pesticida é dissolvido. A maioria desses pesticidas não é hidrossolúvel e está envolta em um solvente de hidrocarbono que age como veículo. Essas duas características tornam a maioria deles altamente absorvível pela pele. Porém, a maioria dos pesticidas organofosforados é projetada para ser tóxica por ingestão ou contato, e não por inalação, para reduzir o risco ao aplicador. Além disso, as

Tabela 10-13 Organofosforados e Carbamatos Selecionados

Organofosforados	Carbamatos
Acefato	Sevin
Azinfos-metil	Aldicarbe
Clorpirifós	Carbaril
Demeton	Carbofurano
Diazinona	Metomil
Diclorvós	Propoxur
Etil 4-nitrofenil fenilfosfonotioato (EPN)	
Etion	
Malation	
Paration	
Ronnel	
Tetraetilpirofosfato	

formulações caseiras são em geral mais diluídas e os agentes químicos contidos costumam ser menos potentes. Os pesticidas de uso comercial podem ser altamente concentrados e mortais.

Os organofosforados foram primeiramente desenvolvidos como agentes nervosos na Alemanha antes da Segunda Guerra Mundial, de modo que foram projetados como agentes de armamento químico primeiro e apenas mais tarde foram adaptados para uso na agricultura como pesticidas. Os agentes nervosos foram desenvolvidos para serem tóxicos aos humanos, enquanto os pesticidas o foram para pestes-alvo, como vespas e pulgões. Alguns cogumelos também apresentam efeitos semelhantes por meio de estimulação direta de receptores em vez de inibição enzimática.

Fisiopatologia

Os organofosforados e os carbamatos superestimulam os sistemas nervosos parassimpático e simpático, interferindo na degradação do neurotransmissor chamado acetilcolina. O impulso nervoso atravessa o neurônio por um canal eletroquímico e para na sinapse, as junções entre os neurônios, onde um neurotransmissor químico – neste caso, a acetilcolina – deve ser liberado do neurônio para que o sinal atravesse a junção. Em seu alvo, a acetilcolina liga-se ao receptor colinérgico. A acetilcolina liga-se a receptores nicotínicos em músculos e também nos sistemas nervosos simpático e parassimpático, bem como em receptores muscarínicos encontrados sobretudo no sistema nervoso parassimpático. O impulso eletroquímico continua no próximo neurônio, ou a contração começa no músculo.

Após a condução do sinal, o neurotransmissor deve ser removido. As enzimas, proteínas que realizam processos metabólicos fundamentais, fazem o trabalho pesado da célula. A acetilcolinesterase é a enzima que quebra a acetilcolina em acetato e colina após a condução do impulso. Os organofosforados, em geral, inibem a carboxil-éster-hidrolase e a enzima acetilcolinesterase de forma específica.

Porém, organofosforados e carbamatos inibem a acetilcolinesterase de maneira um pouco diferente. Os organofosforados e os agentes nervosos contêm um grupo fosfato orgânico, enquanto os carbamatos não. A porção fosfato do pesticida liga-se à acetilcolinesterase. Durante um período de tempo variável, essas duas moléculas formam uma ligação permanente, um processo chamado de envelhecimento, o qual inativa a enzima de maneira permanente. Quanto menor o tempo de envelhecimento, mais rápido deve ser administrado o antídoto, particularmente a pralidoxima.

Sinais e Sintomas

Os sinais e sintomas de intoxicação por organofosforados e carbamatos são os mesmos. Os achados clínicos mais dramáticos são produção de fluidos de forma excessiva de todas as fontes – pulmão, trato GI, trato geniturinário, sudorese, etc. O paciente estará "molhado" sintetizando bem a mnemônica SLUDGE BBM, ampliada no quadro de Recapitulação. Nessa mnemônica, o M significa *miose*, que é o achado físico mais identificado na intoxicação por esses pesticidas e agentes nervosos, o que a torna um dos indicadores mais fortes para estreitar o diagnóstico diferencial. Outros sintomas incluem queixas iniciais inespecíficas tipo influenza, sudorese e fasciculações musculares. A intoxicação grave pode causar edema pulmonar grave, convulsões, coma, paralisia e insuficiência respiratória. A mnemônica DUMBBELS é usada para descrever os sinais e sintomas muscarínicos causados por esses agentes, e seus efeitos nicotínicos podem ser recordados pela mnemônica MTWtHF. Os detalhes dessas duas mnemônicas também aparecem no quadro de Recapitulação.

Diagnóstico Diferencial

A intoxicação por organofosforados e carbamatos é especialmente reconhecida pelos sinais e sintomas. Os exames da colinesterase podem auxiliar no diagnóstico, mas eles nem sempre refletem a gravidade da intoxicação se os resultados forem alterados por condições preexistentes como anemia perniciosa ou uso de fármacos antimaláricos. Existem dois tipos de dosagem da colinesterase: nas hemácias e no plasma. O teste de colinesterase em hemácias reflete a inativação da enzima no SNC de forma mais acurada, embora os resultados demorem mais do que a atividade plasmática da colinesterase. Devido à demora nos resultados e às limitações na interpretação, a terapia deve ser iniciada antes da confirmação laboratorial da intoxicação.

Tratamento

Ao tratar um paciente com intoxicação por organofosforados, deve-se ter muito cuidado para evitar a contaminação cruzada com a vítima (Tabela 10-14). As roupas do paciente devem ser removidas e isoladas (empacotadas ou removidas das proximidades). Ao tratar o paciente, devem ser utilizadas roupas de proteção individual, incluindo luvas, avental e proteção ocular. Além disso, alguns organofosforados e carbamatos são voláteis, podendo haver necessidade de proteção respiratória. O vômito também pode conter quantidades significativas de substância tóxica, devendo ser isolado e manuseado com cuidado.

O cuidado de suporte, incluindo manejo da via aérea, da respiração e da circulação, é de extrema importância. O manejo da via aérea deve ser prioridade devido ao aumento das secreções brônquicas e à paralisia muscular associados aos efeitos colinérgicos desses agentes. Também há necessidade de monitoração cardíaca. Lavagem gástrica e carvão ativado podem estar indicados se tiver passado menos de 1 hora desde a exposição, embora seja comum que o paciente já esteja vomitando.

Tabela 10-14 Tratamento da Exposição a Pesticidas (Organofosforado/Carbamato)

- A descontaminação adequada é fundamental para limitar a exposição do paciente e a chance de exposição secundária do profissional de saúde.
- Estabelecer uma via aérea pérvia. Considerar a intubação orotraqueal ou nasotraqueal para o controle da via aérea no paciente que esteja inconsciente, apresente edema pulmonar grave ou tenha disfunção respiratória grave.
- Ventilar conforme a necessidade; a ventilação com pressão positiva com dispositivo de bolsa-válvula-máscara pode ser benéfica.
- Monitorar a presença de edema pulmonar e tratar conforme a necessidade.
- Monitorar o ritmo cardíaco e tratar as arritmias conforme a necessidade.
- Instalar acesso venoso e infundir a 30 mL/hora. Para a hipotensão com sinais de hipovolemia, administrar fluidos com cautela. Considerar o uso de vasopressores se o paciente estiver hipotenso com volume normal de fluidos, conforme o protocolo local. Observar sinais de sobrecarga de fluidos.
- Administrar atropina conforme o protocolo local; corrigir a hipóxia antes de administrar atropina.
- A midríase não deve ser usada para determinar o momento de interromper a administração de atropina. Tal momento é definido pelo ressecamento das secreções pulmonares.
- Administrar cloreto de pralidoxima conforme o protocolo local.
- Tratar as convulsões com dose adequadas de diazepam, lorazepam ou midazolam, conforme o protocolo local. Corrigir a hipóxia.
- Succinilcolina, outros agentes colinérgicos e aminofilina estão contraindicados.
- Para a contaminação ocular, irrigar imediatamente os olhos com água; irrigar ambos os olhos com soro fisiológico de maneira contínua durante o transporte.

De Currance PL, Clements B, Bronstein AC: *Emergency care for hazardous materials exposure*, ed 3, St. Louis, MO, 2005, Mosby.

Cenário Pré-hospitalar

O tratamento pré-hospitalar consiste em cuidados de suporte e administração de antídoto. Os antídotos para a intoxicação por organofosforados são atropina e pralidoxima (2-PAM). A atropina trata os sintomas chamados de "molhados", enquanto a 2-PAM reativa a acetilcolinesterase. A atropina pode ser administrada em dose de 1 a 5 mg a cada 5 minutos, dependendo dos sintomas. Observe que essas doses são significativamente maiores que as usadas para problemas cardíacos. Como um antídoto da colinesterase, a atropina liga-se ao receptor muscarínico da acetilcolina, inibindo a estimulação parassimpática causada pelo organofosforado ou carbamato. O ponto final da administração de atropina consiste no ressecamento das secreções e na melhora da função respiratória. Não há uma dose máxima.

Para ser mais efetiva, a 2-PAM deve ser administrada antes que ocorra o processo de envelhecimento. Em contrapartida, os carbamatos (como o pesticida Sevin) não contêm um grupo organofosforado, mas ainda podem ligar-se à enzima acetilcolinesterase. Como os carbamatos não têm um grupo organofosforado, eles não necessitam da 2-PAM como antídoto. Apenas a atropina é administrada para remover os sintomas SLUDGE do paciente (ver quadro de Recapitulação). Porém, se a substância responsável pela exposição não for conhecida e os sintomas forem consistentes com inibição da colinesterase, é adequado administrar a pralidoxima considerando-se o perigo potencial de atraso no tratamento de um agente organofosforado. O cuidado médico de rotina inclui o uso de oxigênio em alto fluxo e reposição volêmica.

RECAPITULAÇÃO

Obter uma quantidade adequada de atropina para tratar quadros de intoxicação por pesticidas pode ser um desafio. Um hospital menor pode ter que usar todo o seu estoque para tratar um único paciente. Obter estoques estratégicos a nível nacional pode ser rápido o suficiente a ponto de ter um efeito clínico.

Métodos de administração alternativos, como inalação de pó seco, nebulização ou sublingual, podem demonstrar melhor nos efeitos pulmonares e outros efeitos sistêmicos.

No caso de incidentes em massas, o uso de formulações em pó de atropina pode ser benéfico. Com treinamento mínimo, essa formulação pode ser rapidamente reconstituída e administrada no caso de exposição a organofosforados. Este pode ser o meio mais efetivo para tratar múltiplos pacientes.

A via intraóssea pode ser mais fácil do que a IV, caso os profissionais estejam usando EPI.

O glicopirrolato e, possivelmente, a difenidramina são agentes anticolinérgicos alternativos que também podem beneficiar esses pacientes. Infelizmente, esses agentes não atravessam a barreira hematencefálica e, assim, podem não diminuir os efeitos centrais.

> **RECAPITULAÇÃO**
>
> Mnemônicas para Sinais e Sintomas de Intoxicação por Organofosforados e Carbamatos
>
> **SLUDGE BBM:**
> S   **S**alivação
> L   **L**acrimejamento
> U   **U**rina, diurese
> D   **D**efecação
> G   Desconforto **g**astrintestinal
> E   **Ê**mese
> B   **B**radicardia
> B   **B**roncoconstrição/**b**roncorreia
> M   **M**iose
>
> **DUMBBELS:**
> D   **D**iarreia
> U   **U**rina, diurese
> M   **M**iose
> B   **B**radicardia
> B   **B**roncorreia/**b**roncoconstrição
> E   **Ê**mese
> L   **L**acrimejamento
> S   **S**alivação
>
> **MTWtHF:***
> M   Fraqueza **m**uscular e paralisia
> T   **T**aquicardia
> W   Fraqueza (**w**eakness)
> tH **H**ipertensão
> F   **F**asciculações
>
> *N. de T. Esta mnemônica corresponde às iniciais dos dias da semana em inglês (*Monday, Tuesday, Wednesday, Thursday, Friday*).

Cenário Hospitalar

Se ocorrerem convulsões, é apropriada a terapia com benzodiazepínicos com 0,1 a 0,2 mg/kg por via IV. Um *bolus* inicial de 2 g de 2-PAM, seguido da infusão contínua de até 8 mg/kg/hora em indivíduos adultos, deve ser administrado. Se o paciente chegar dentro de 1 hora após a ingestão, a lavagem gástrica com cuidadosa disposição do conteúdo estomacal pode ser considerada devido ao potencial de gravidade da absorção contínua e à toxicidade. Contudo, o carvão ativado não é usado no tratamento da toxicidade por organofosforados devido à probabilidade de aspiração.

Derivados de Petróleo

Os hidrocarbonetos são uma ampla classe de líquidos combustíveis ou inflamáveis derivados do petróleo. Esses líquidos não são hidrossolúveis e costumam flutuar sobre a água. Os hidrocarbonetos são encontrados em pequenas quantidades nos domicílios e em grandes quantidades em indústrias. Em casa, a maioria das pessoas armazena pequenas quantidades de gasolina, bebidas minerais, diluente de tinta e outros solventes na garagem ou no galpão. Na indústria, grandes quantidades de hidrocarbonetos são usadas como combustíveis (incluindo óleo diesel), solventes e reagentes para processos químicos (especialmente na indústria plástica). Exemplos de outros destilados de petróleo são tolueno, xileno, benzeno e hexano.

A inalação, ou *huffing*, é uma forma de abuso químico em que os usuários intencionalmente inalam diversos hidrocarbonetos halogenados ou aromáticos para produzir um estado de euforia. Esses efeitos, os quais podem incluir depressão grave do SNC e depressão respiratória, podem ter início rápido.

Fisiopatologia

Os hidrocarbonetos geralmente afetam o SNC. Eles são prontamente absorvidos através da pele e acredita-se que alterem as propriedades (como a fluidez) de membranas celulares nos neurônios do SNC à medida que são dissolvidos. Alguns hidrocarbonetos causam câncer, enquanto outros são pró-toxinas, e seus metabólitos são prejudiciais à saúde. A volatilidade de uma substância, que é uma medida da pressão de vapor, indica o grau de ameaça que impõe ao sistema respiratório. Quanto maior a pressão de vapor, maior a concentração da substância química no ar e mais volátil ela é considerada. Maior volatilidade também significa maior potencial inflamável.

A viscosidade de um hidrocarboneto afeta a probabilidade de ocorrer aspiração durante uma ingestão. Os hidrocarbonetos mais finos e menos viscosos têm maior chance de serem aspirados do que os mais espessos. Por exemplo, a gasolina tem mais chance de causar dano pulmonar do que o óleo de motor. Alguns derivados de hidrocarbonetos, como o fenol, têm propriedades anestésicas. Assim, as queimaduras por fenol podem passar despercebidas por períodos maiores, o que resulta em queimaduras mais graves com possíveis efeitos sistêmicos.

Uma boa avaliação da cena é fundamental para determinar o nível de risco associado com uma determinada exposição. O manuseio de vários hidrocarbonetos requer a utilização de equipamento de proteção individual (EPI) para aproximar-se da vítima. O guia do National Institute for Occupational Safety and Health (NIOSH) pode ser usado para determinar o grau de perigo que um determinado hidrocarboneto impõe ao profissional de atendimento pré-hospitalar e à vítima.

Sinais e Sintomas

Os sinais e sintomas da intoxicação por derivados de petróleo variam muito, dependendo das propriedades específicas do hidrocarboneto, da via de entrada e da quantidade de substância química ingerida. A inalação costuma resultar em efeitos eufóricos temporários. A exposição dérmica pode causar irritação da pele e dermatite com perda de tecido gorduroso. A toxicidade mais comum associada com ingestão ou inalação de hidrocarbonetos é a lesão pulmonar aguda que varia desde sintomas leves, como tosse e sibilância, até síndrome da angústia respiratória aguda. Alguns hidrocarbonetos originam lesões cáusticas nas mucosas quando ingeridos. O abuso crônico por meio de inalação de hidrocarbonetos que contêm tolueno encontrados em tintas tipo *spray*, em especial nas cores metálicas, está associado a quadros de acidose e hipopotassemia grave que pode causar fraqueza muscular sintomática. Por fim, os hidrocarbonetos halogenados, como o 1,1-difluoroetano (DFE) encontrado em alguns produtos com ar comprimido, foram associados a sensibilização miocárdica às catecolaminas, arritmias cardíacas e morte, chamada de *síndrome da morte súbita por inalação*.

Diagnóstico Diferencial

Está indicada a realização de avaliação laboratorial completa nos quadros de intoxicação por derivados de petróleo. Deve ser realizado um hemograma completo, pois a exposição crônica ao benzeno causa leucemia ou anemia aplásica. Está indicado também a realização de painel metabólico básico, incluindo nível de glicose, ureia, creatinina e eletrólitos. Exames das transaminases hepáticas e níveis séricos de creatinacinase (para a identificação de rabdomiólise) também devem ser feitos. Pode haver necessidade de exames de imagem do tórax quando a aspiração de derivados de petróleo resulta em sintomas persistentes.

Tratamento

Cenário Pré-hospitalar

É fundamental realizar anamnese abrangente e descontaminação externa completa. É importante observar o paciente para definir qual hidrocarboneto foi ingerido e a quantidade. Em geral, os efeitos mais pronunciados de toxicidade ocorrem no SNC. Em casos raros, pode ocorrer arritmia ventricular sabidamente resultante da inalação de hidrocarbonetos halogenados, e *o tratamento inicial deve ser feito com β-bloqueador IV em vez do ACLS padrão*. Devido à sensibilização miocárdica às catecolaminas, a administração adicional de epinefrina pode exacerbar a causa subjacente. Porém, quando a causa da arritmia é incerta, pode-se usar os protocolos estabelecidos pelo ACLS. O carvão ativado não está indicado no tratamento da ingestão de hidrocarbonetos devido ao alto risco inerente de vômitos e aspiração.

Cenário Hospitalar

Deve ser realizada uma boa anamnese para determinar o tipo de hidrocarbonetos, a quantidade e o momento do consumo. Além disso, preste atenção a ingestões concomitantes e possível quadro de aspiração. O tratamento é principalmente de suporte, incluindo a manutenção da via aérea, respiração e circulação, fornecendo oxigênio suplementar e estabelecendo acesso IV. A via aérea é vulnerável à aspiração. A lavagem gástrica pode estar indicada para aqueles que tenham ingerido cânfora, hidrocarbonetos halogenados, hidrocarbonetos aromáticos, hidrocarbonetos contendo metais pesados ou hidrocarbonetos contendo pesticidas. O exame físico deve incluir a realização de exame neurológico completo, incluindo avaliação de nervos cranianos, para descartar qualquer lesão traumática.

Toxinas Ambientais: Intoxicação por Envenenamento

A toxicologia ambiental estuda os efeitos das substâncias químicas no ambiente. Várias toxinas encontradas no ambiente, como venenos de animais e toxinas de micróbios e plantas, podem ter efeitos adversos em humanos. Muitos dos efeitos cardiovasculares e neurológicos de toxinas naturais são tratados de maneira semelhante à usada para tratar outras exposições tóxicas, conforme descrito nas seções anteriores. No entanto, vários mecanismos tóxicos específicos e manifestações clínicas necessitam de terapia direcionada.

Nos Estados Unidos, pode-se tratar pacientes com envenenamento por *Latrodectus* (viúva-negra), *Loxosceles* (aranha-marrom-reclusa)* ou *Buthidae* (escorpião)**. Embora o envenenamento por qualquer desses artrópodes possa ser doloroso, é raro ocorrer morte. A base do tratamento consiste em cuidado de suporte e manejo sintomático com opioides e ansiolíticos. A **Tabela 10-15** resume o tipo de toxina, o mecanismo de ação e o tratamento recomendado para cada tipo de envenenamento por artrópodes.

Anualmente, ocorrem milhares de acidentes por picada de cobra nos Estados Unidos, e poucos casos são fatais. As cobras venenosas podem ser encontradas por toda a porção continental dos Estados Unidos e do Alasca (**Figura 10-6**). As duas famílias de cobras venenosas dos Estados Unidos são:***

1. Crotalidae (víboras com fossas), uma família que abrange as cascavéis (incluindo as variedades cascavel-diamante-oriental e cascavel-diamante-ocidental, cascavel-anã e massasauga), bocas-de-algodão (mocassim-d'água) e cabeças-de-cobre.
2. Elapidae (cobra-coral).

A toxicidade e o modo de ação dos venenos de cobra variam conforme a família.

Muitas criaturas marinhas podem ser venenosas, atacando a vítima por meio de mordidas, picadas ou ferroadas, produzindo dor intensa no local do envenenamento (**Figura 10-7**). Alguns desses organismos, como a água-viva, o coral-de-fogo e as anêmonas-do-mar – injetam toxina por meio de células chamadas *nematocistos*. Outros organismos, como ouriços-do-mar e arraias, têm espinhos que injetam o

---

*N. de R.T. Além da *Latrodectus* e da *Loxosceles*, é de importância médica no território brasileiro a armadeira (*Phoneutria nigriventer*), extremamente agressiva, provocando dor intensa e imediata após a picada.
**N. de R.T. Os escorpiões de importância médica no Brasil são o escorpião-preto (*Bothriurus bonariensis*), o escorpião-manchado (*Tityus costatus*) e o escorpião amarelo (*Tityus serrulatus*). Este último pode causar acidentes graves, principalmente em crianças, podendo acarretar sudorese profusa, vômitos, alterações cardíacas e pulmonares e até mesmo choque.
***N. de R.T. Quatro gêneros de serpentes são de importância médica no Brasil: da família Crotalidae: *Crotalus* (cascavel), *Bothrops* (jararaca, urutu, cruzeiro, etc.) e *Lachesis* (surucucu). Da família Elapidae: *Micrurus* (coral-verdadeira).

Tabela 10-15 Envenenamento por Artrópodes

Artrópode	Toxina	Mecanismo Tóxico	Manifestações Clínicas	Tratamento
Latrodectus mactans (viúva-negra)	α-latrotoxina	Abertura do canal de cálcio pré-sináptico com liberação de múltiplos neurotransmissores vasoativos e mioativos	Náusea, vômitos, edema no local da picada, taquicardia, hipertensão, cãibras musculares	Diazepam, fentanila Considerar antídoto em casos graves
Loxosceles recluse (aranha-marrom-reclusa)	Esfingomielinase D Hialuronidase	Esfingomielinase D: destruição tecidual local, coagulação intravascular Hialuronidase: promove a penetração tecidual	Locais: necrose tecidual e formação de úlcera Sistêmico; loxoscelismo, incluindo febre, vômitos, rabdomiólise, coagulação intravascular disseminada, hemólise	Cuidado local da ferida, profilaxia do tétano e analgesia Cuidado de suporte para quadros sistêmicos
Centruroides exilicauda (escorpião-da-casca-de-árvore)	Neurotoxinas I-IV	Abertura dos canais de sódio com despolarização repetida e liberação de neurotransmissor	Parestesias locais, taquicardia, hipertensão, salivação, sudorese, fasciculação muscular, opsoclono, nistagmo	Profilaxia do tétano, cuidado da ferida, ansiólise, analgesia Casos graves podem ser tratados com soro antiescorpiônico, quando disponível

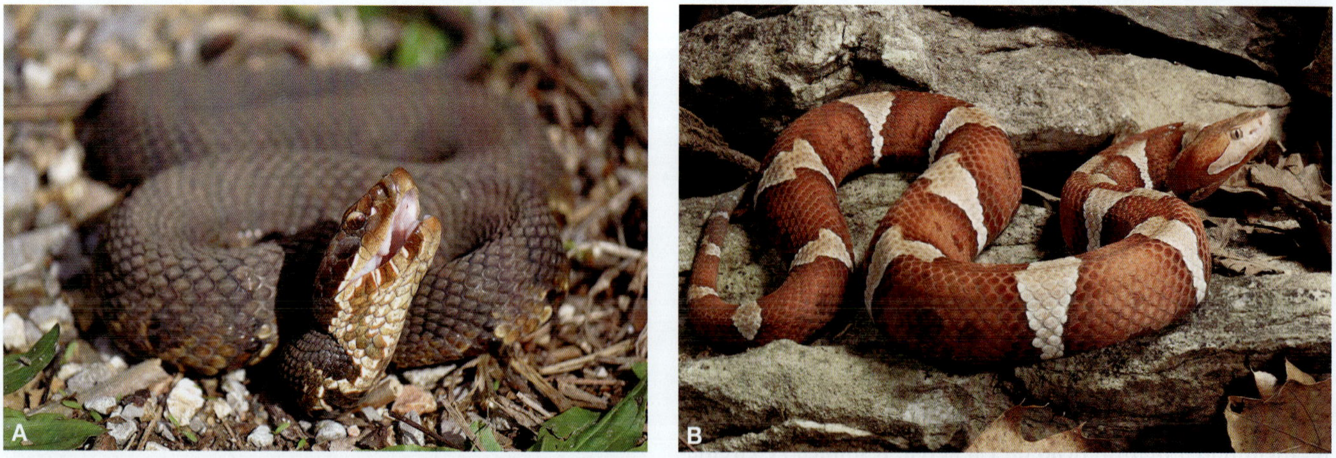

Figura 10-6 **A.** Cobra mocassim d'água (boca-de-algodão). **B.** A cobra-cabeça-de-cobre-do-sul (*Agkistrodon contortrix contortrix*) tem marcas que a tornam quase invisível ao passar entre as folhas no chão. (**A**. Cortesia de Michael Cardwell e Carl Barden, Venom Laboratory. **B**, Cortesia de Sherman Minton, MD.)

A: © James DeBoer/Shutterstock; B: © Dennis W. Donohue/Shutterstock.

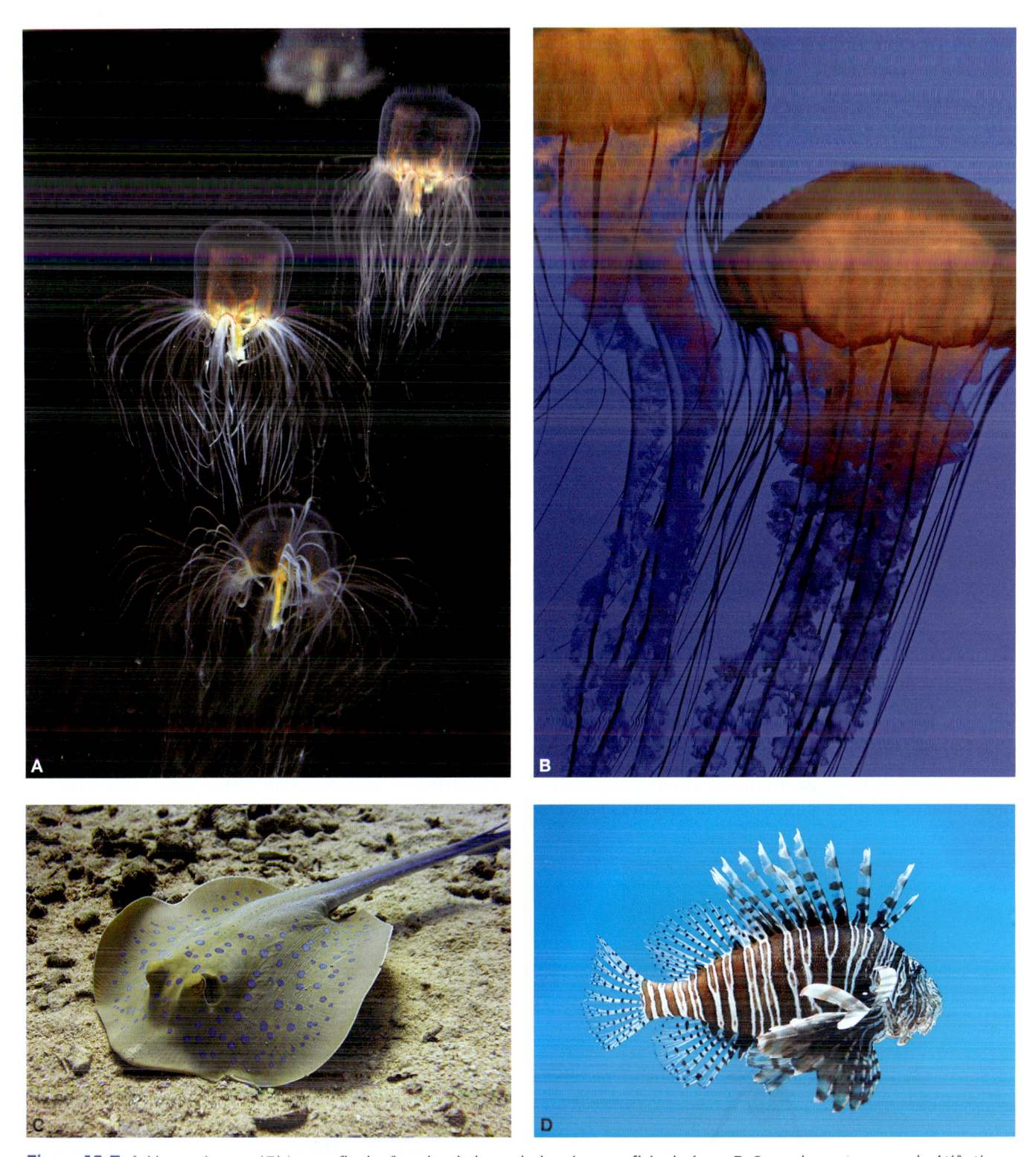

Figura 10-7 **A.** Vespa-do-mar (*Chironex fleckeri*) nadando logo abaixo da superfície da água. **B.** Caravela-portuguesa do Atlântico. **C.** Arraia-de-manchas-azuis. **D.** Peixe-leão adulto. (**A**, Cortesia de John Williamson, MD. **B**, Cortesia de Larry Madin, Woods Hole Oceanographic Institution. **C** e **D**, Fotografias de Paul Auerbach, MD.)

veneno profundamente nos tecidos, causando trauma local além do envenenamento.

Aranha Viúva-negra

A aranha viúva-negra vive em todas as partes continentais dos Estados Unidos. Ela costuma ser encontrada fora de casa em pilhas de madeira, moitas, galpões ou garagens e pode ser levada para dentro de casa dentro de itens armazenados fora de casa, como lenha para fogueira ou árvores de Natal.

Identificação

A viúva-negra fêmea é reconhecível por seu abdome negro bulboso e brilhante e pela marca vermelha em formato de ampulheta no lado ventral (**Figura 10-8**). A aranha costuma ter comprimento de até 2,5 cm. Seu veneno é uma potente neurotoxina. A viúva-negra macho é marrom, tem cerca de metade do tamanho da fêmea e não é venenosa.

Sinais e Sintomas

Os sinais e sintomas de envenenamento causado pela viúva-negra incluem espasmos musculares, rigidez abdominal não dolorosa e dor localizada imediatamente após a picada, com vermelhidão e edema com formação de pápula no local. O paciente pode descrever a mordida como uma sensação do tipo picada de abelha. Podem ser observadas duas pequenas marcas de presas com espaço de 1 mm entre si. Os efeitos colaterais do envenenamento podem incluir náuseas e vômitos, sudorese, nível de consciência reduzido, convulsões e paralisia.

Tratamento

O tratamento pré-hospitalar é principalmente de suporte clínico. Tratar os espasmos musculares com relaxantes musculares como diazepam ou gliconato de cálcio. Monitorar e tratar a hipertensão de maneira agressiva para evitar a ocorrência de crise hipertensiva. O antiveneno está disponível para o envenenamento por viúva-negra, o que reforça a importância da identificação da aranha e do transporte rápido a uma instituição de cuidados. O antiveneno pode ser administrado no setor de emergência.

Aranha-marrom-reclusa

A aranha-marrom-reclusa vive em locais secos e escuros, incluindo o interior de casas, em climas relativamente quentes. Nos Estados Unidos, ela é encontrada no Havaí e no Sul, no Meio-Oeste e no Sudoeste. A maioria dos casos de envenenamento ocorre em estados na região Centro-Sul do país.

Identificação

A aranha-marrom-reclusa tem cor que varia de castanha a marrom, com uma distinta marca em formato de violino em seu dorso (ela também é conhecida como "aranha-violino"; **Figura 10-9**). Seu corpo pode ter comprimento de até 2 cm. Outra característica de identificação é que ela tem 6 olhos, em vez dos 8 olhos habituais. Os olhos são dispostos em um semicírculo em pares de 3.

Sinais e Sintomas

Os sintomas sistêmicos do envenenamento por aranha-marrom-reclusa incluem mal-estar, calafrios, febre, náuseas e vômitos, além de dor articular. Os sintomas potencialmente fatais podem incluir distúrbios hemorrágicos como coagulação intravascular disseminada e anemia hemolítica.

O veneno da aranha-marrom-reclusa é um conjunto de pelo menos 11 peptídeos com várias propriedades citotóxicas. O veneno necrótico produz uma clássica lesão em olho de boi no local de injeção. Ocorrem muitos envenenamentos à noite enquanto o paciente está dormindo. A mordida é indolor e começa como uma pequena bolha (pápula), algumas

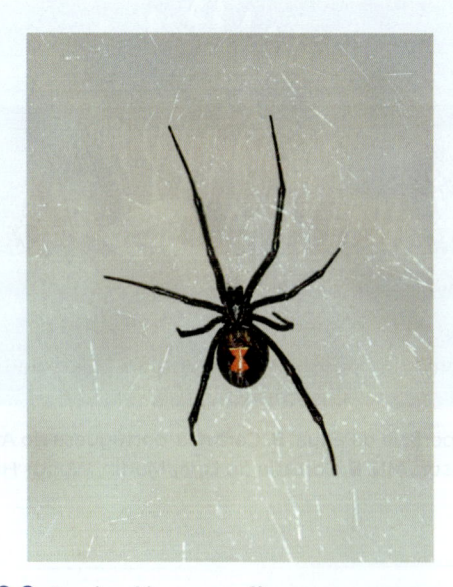

Figura 10-8 Aranha viúva-negra fêmea com a marca em formato de ampulheta na parte de baixo do abdome.
© Brian Chase/Shutterstock.

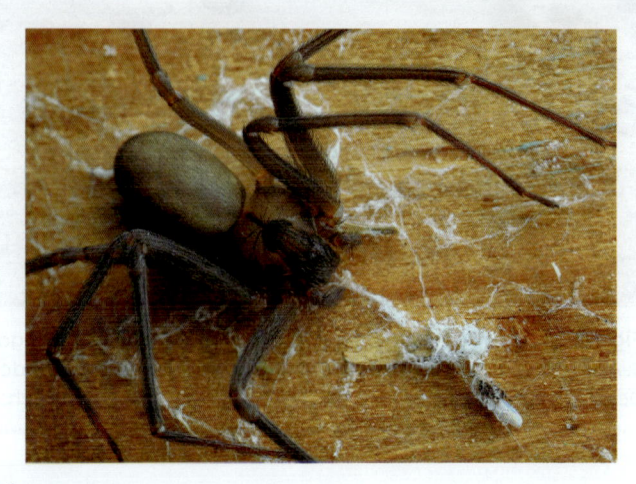

Figura 10-9 Aranha-marrom. Observe a marca escura em formato de violino no dorso da aranha.
© Miles Boyer/Shutterstock.

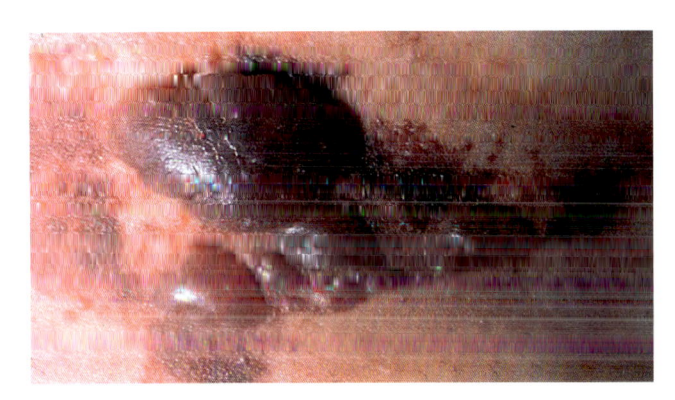

CAPÍTULO 10 Toxicologia, Produtos Perigosos e Armas de Destruição em Massa

Figura 10-10 Mordida de aranha-marrom. Ocorreu reação grave, com infarto, sangramento e formação de bolhas.
Habif TP: *Clinical dermatology: a color guide to diagnosis and therapy*, ed 5, St Louis, 2009, Mosby.

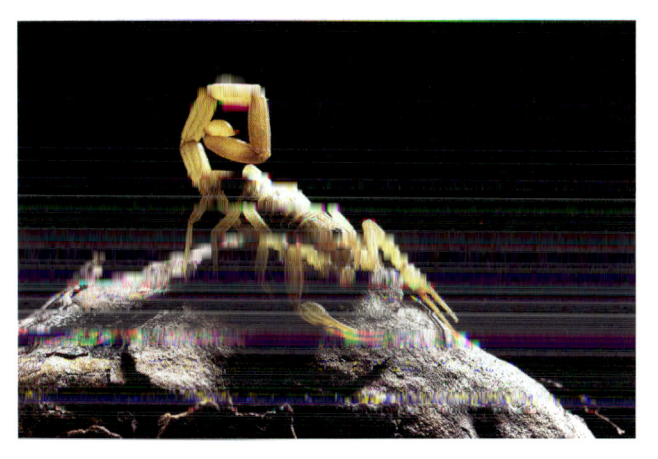

Figura 10-11 Escorpião-da-casca-de-árvore do Arizona (*Centruroides exilicauda*).
© K Lorenz Craig/Science Source/Getty Images.

vezes circundada por um halo branco. Nas próximas 24 horas, há desenvolvimento de dor localizada, vermelhidão e edema (**Figura 10-10**). Durante os próximos dias ou semanas, há desenvolvimento de necrose tecidual no local, e a vermelhidão e o edema começam a espalhar-se. A necrose torna mais lenta a cicatrização da ferida e ela pode ser visível por meses após a ocorrência da mordida.

Tratamento

O cuidado pré-hospitalar deve concentrar-se no manejo da via aérea e no controle da dor. O tratamento é de suporte clínico, pois não há disponibilidade de soro aprovado. Limpar e cobrir a ferida, aplicar uma compressa fria no local do envenenamento e transportar o paciente para avaliação médica.

A fentanila é o opioide de escolha para o tratamento do envenenamento, pois não produz a liberação de histamina associada a outros opioides. Foram investigados soros específicos contra o envenenamento pela aranha-marrom reclusa, mas, devido aos efeitos adversos potencialmente graves e falta de efetividade, seu uso não é recomendado.

Escorpiões

Houve 12.669 ferroadas de escorpião relatadas em 2017 nos EUA, e não houve fatalidades. Mais de 600 espécies de escorpião são encontradas nos Estados Unidos, mas apenas o escorpião-da-casca-de-árvore do deserto da região Sudoeste é perigoso para os seres humanos. Os escorpiões são noturnos e escondem-se sob objetos e construções durante o dia. Eles podem entrar nas construções, principalmente à noite.

Identificação

Os escorpiões têm cor marrom-amarelada, podem ter listras e têm comprimento de cerca de 2,5 a 7,5 cm (**Figura 10-11**). O escorpião injeta o veneno armazenado em um bulbo na base do ferrão na extremidade de sua cauda. Ele costuma injetar apenas uma pequena quantidade de veneno. O escorpião-da-casca-de-árvore é mais ativo entre abril e agosto, hibernando durante o inverno.

Sinais e Sintomas

Efeitos sistêmicos são vistos em crianças pequenas (menores de 20 kg) ou adultos debilitados. Os efeitos sistêmicos podem incluir fala arrastada, inquietação, salivação, dor abdominal, náuseas e vômitos, nistagmo rotatório, fasciculações musculares e convulsões. Os sintomas em geral atingem seu pico dentro de 5 horas pós-injeção. Se houver vermelhidão e edema no local da injeção, é provável que o escorpião-da-casca-de-árvore não seja o responsável pela ferroada, pois seu veneno não induz inflamação localizada. O veneno do escorpião-da-casca-de-árvore é uma neurotoxina que inicialmente produz sensação de queimação ou formigamento seguida por dormência. A toxina é uma mistura de proteínas e polipeptídeos que afetam os canais iônicos dependentes de voltagem, em especial os canais de sódio envolvidos na sinalização nervosa. Um efeito secundário do envenenamento é a estimulação do SNC por meio dos neurônios simpáticos.

Tratamento

O tratamento começa com o manejo da via aérea, respiração e circulação, mantendo o paciente calmo. Oferecer cuidados de suporte em caso de depressão respiratória. Limpar a ferida e aplicar uma compressa fria. Pode-se considerar a colocação de uma faixa constritiva sobre o local do envenenamento para restringir o fluxo linfático se for previsto tempo de transporte longo. A faixa deve ter largura de pelo menos 5 cm e não pode ser mais apertada que uma pulseira de relógio. A quantidade de pressão deve ser semelhante à de uma bandagem elástica utilizada para uma torsão de tornozelo. No entanto, tenha em mente que essa técnica é considerada controversa. Ela *não* deve ser confundida com a aplicação de um torniquete, o qual nunca deve ser colocado.

Evitar a administração de analgésicos, pois eles podem exacerbar os sintomas respiratórios. Realizar transporte rápido ao hospital. O soro está disponível nas regiões onde ele é endêmico.

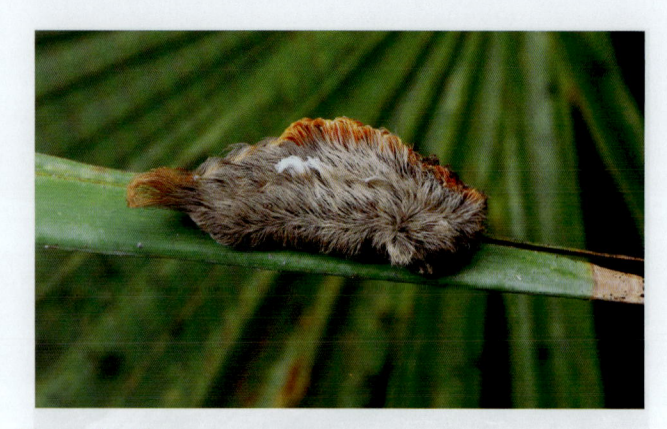

Figura 10-12 Lagarta-venenosa.
© George Grall/National Geographic Image Collection/Alamy Stock Photo.

Lagarta-venenosa (*Megalopyge opercularis*)

A *Megalopyge opercularis* é a larva da mariposa-flanela, sendo a lagarta mais tóxica dos Estados Unidos. É mais encontrada o Texas, mas também de Nova Jersey até a Flórida. O pico da exposição acontece entre junho e julho e depois em setembro a outubro, anualmente. Tem forma de lágrima, com 2 cm de extensão e é peluda (**Figura 10-12**); ela solta pelos que causam forte urticária que quebram e injetam o veneno na pele, causando rapidamente dor em queimação e eritema. As vesículas hemorrágicas podem permanecer por até 5 dias. Os sintomas sistêmicos são náusea, vômitos e dormência. A exposição ocular ou oral é o problema mais preocupante, e podem ocorrer exposições múltiplas quando a lagarta cai de árvores em cima de crianças. O tratamento consiste no uso de fita adesiva para retirar os espinhos/pelos da pele, lavagem com água e sabão para remover o veneno, uso de anti-histamínico oral para aliviar a coceira e, eventualmente, analgésicos potentes ou corticosteroides para a infamação intensa.

Crotalídeos (Víboras com Fossas)

Nos Estados Unidos, quase todos os envenenamentos por cobras podem ser atribuídos à família Crotalidae de cobras, as víboras com fossas. Os crotalídeos são nativos de todos os estados na parte continental dos Estados Unidos, com exceção do Maine e do Havaí. Foram relatados 4.071 casos de envenenamento por picada de víboras nos Estados Unidos em 2017, com 2 mortes.

Identificação

As víboras com fossas são assim chamadas pelas distintivas fossas que formam sulcos no osso maxilar de cada lado de suas cabeças triangulares entre suas narinas e olhos. Elas têm pupilas elípticas verticais e presas longas e articuladas.

Sinais e Sintomas

Os sinais e sintomas de envenenamento por crotalídeos incluem marcas distintivas das presas no local da injeção, acompanhadas de vermelhidão, dor e edema que podem preceder uma síndrome compartimental (um achado incomum). Os efeitos sistêmicos podem incluir:

- Sede
- Sudorese
- Calafrios
- Fraqueza
- Tonturas
- Taquicardia
- Gosto metálico na boca
- Náusea e vômitos
- Diarreia
- Hipotensão
- Alteração da coagulação
- Dificuldade respiratória
- Dormência e formigamento ao redor da cabeça (em algumas espécies)

Apesar das anormalidades da coagulação, é raro serem relatadas complicações hemorrágicas significativas, embora isso seja certamente possível. A morbidade primária está associada à lesão tecidual local. A neurotoxicidade, como parestesias e fraqueza, está associada apenas a algumas espécies de crotalídeos, sobretudo a cascavel-de-mojave (*Crotalus scutulatus*) nos Estados Unidos. O envenenamento por crotalídeos está associado a lesão e morbidade significativa, mas é raro que sejam relatados casos fatais de envenenamento por crotalídeos. O veneno da víbora com fossas consiste em múltiplos peptídeos e enzimas, cujo efeito agregado leva sobretudo à lesão tecidual e muscular, bem como ao consumo e à depleção dos fatores da coagulação, incluindo plaquetas e fibrinogênio. Embora a coagulação intravascular disseminada tenha sido relatada em casos graves, na maioria dos pacientes há desenvolvimento de coagulopatia, trombocitopenia e diminuição do fibrinogênio sem aparecimento de coagulação microangiopática e a lesão tecidual associada vista na coagulopatia intravascular disseminada. O envenenamento intravascular pode causar coagulopatia intravascular disseminada, hipotensão e morte. Também foram relatadas reações alérgicas ao veneno de crotalídeos. Cerca de 25% das mordidas são consideradas secas, o que significa que é injetado pouco ou nenhum veneno com a mordida.

Tratamento

O tratamento consiste em suporte da via aérea, respiração e circulação; remover anéis ou qualquer acessório constritivo; e elevar o membro afetado para diminuir o grau de lesão tecidual local.

Imobilizar o membro com elevação e uso de tala, mas *sem* aspiração, incisão ou aplicação de bolsa fria na ferida. Não se deve tentar fazer constrição da área afetada. A morbidade primária associada ao envenenamento por crotalídeos é a lesão tecidual local e o potencial para síndrome compartimental, enquanto a toxicidade sistêmica é relativamente menor em comparação. Assim, o objetivo do cuidado pré-hospitalar deve ser de elevação da extremidade afetada com objetivo de minimizar a lesão tecidual que ocorre de forma associada ao sequestro do veneno em extremidades distais menores.

O soro está disponível para o envenenamento por crotalídeos, sendo fundamental o transporte rápido para uma instituição médica apropriada.

O uso de *kits* para mordidas de cobra ou a tentativa de sugar o veneno nunca se comprovaram benéficos e devem ser evitados devido ao potencial risco de aparecimento de lesões teciduais. Administrar fentanila para analgesia conforme a necessidade.

Quando o paciente estiver em uma instituição de saúde, o soro pode ser administrado se houver evidência de toxicidade local ou sistêmica. O paciente deve ser cuidadosamente observado quanto à possibilidade de desenvolver reação alérgica ao soro.

A lesão tecidual e a disfunção do membro podem demorar semanas ou meses para melhorar e pode haver necessidade de fisioterapia. Em raras situações, também pode haver necessidade de intervenção cirúrgica e de fasciotomia para tratar eventual síndrome compartimental ou outras complicações.

A instituição de destino desses pacientes varia ao longo dos Estados Unidos, em relação a que tipo de instituição e que tipo de médico deveria cuidar de pacientes com envenenamento por cobras. Protocolos regionais podem definir as regras de transporte desses pacientes. Um envenenamento em geral não é uma patologia cirúrgica, e é manejado com observação e prevenção ou terapia para coagulopatia. Um médico com conhecimento em anticoagulação é suficiente. Durante o curso da doença, pode-se desenvolver a síndrome compartimental, e aconselhamento adequado deve estar disponível. É preferível coordenar com a instituição de destino e garantir que eles tenham o soro disponível ou que ele possa ser obtido rapidamente. Essa instituição não necessariamente precisa ser um centro de trauma.

Elapídeos

Nos Estados Unidos, as cobras do gênero *Micrurus*, conhecidas como cobras-corais, são encontradas no Sudeste (variedade oriental) e no Sudoeste (variedade do Arizona). Em 2017, foram relatados 80 casos de envenenamento por cobra coral nos Estados Unidos e nenhuma morte.

Identificação

As cobras-corais são menores que as víboras com fossas, e apresentam pupilas arredondadas, cabeça pequena, presas fixas e pequenas e ausência de fossas na cabeça (**Figura 10-13**). Elas podem ser identificadas por suas distintivas faixas horizontais alternadas de cor preta, amarelo-clara ou branca e laranja-escura ou vermelha. Algumas cobras não venenosas (como a cobra-rei) simulam esse padrão de cores, mas de maneira imperfeita. O velho ditado "Vermelho sobre amarelo, mata um companheiro; vermelho sobre preto, nada de veneno" ("*Red on yellow, kill a fellow; red on black, venom lacks*") pode ser útil na distinção entre cobra-coral-verdadeira e cobra-coral-falsa. Porém, o ditado se aplica apenas às cobras-corais nativas dos Estados Unidos.

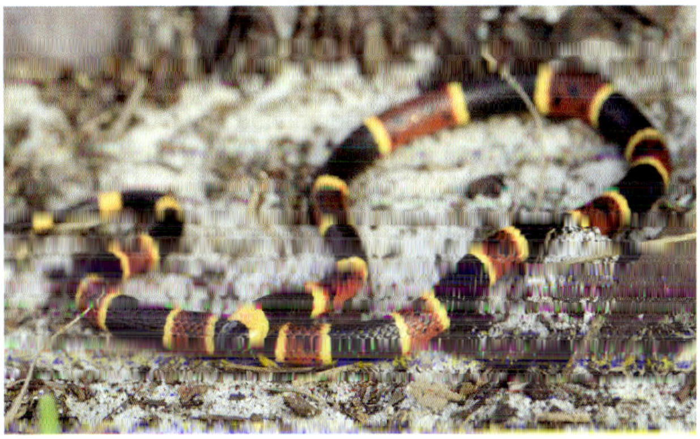

Figura 10-13 Coral do Texas (*Micrurus tener tener*) e coral do oeste (*M. Fulvius*) têm um veneno neurotóxico potente, mas são reservadas, e as picadas são infrequentes.
©Patrick K. Campbell/Shutterstock.

Sinais e Sintomas

O envenenamento por cobra-coral é incomum devido à natureza dócil da cobra, seus dentes curtos e fixos e seu tamanho pequeno. Os envenenamentos graves, porém, podem causar paralisia de músculos respiratórios e esqueléticos. Envenenamentos graves podem causar insuficiência respiratória ou paralisia muscular. Os sinais e sintomas incluem marcas das presas e edema, vermelhidão e dormência localizada no local da injeção. Os efeitos sistêmicos, alguns dos quais podem surgir após 12 a 24 horas, incluem:

- Fraqueza
- Sonolência
- Fala arrastada ou salivação
- Ataxia
- Paralisia da língua e da laringe
- Queda palpebral
- Pupilas dilatadas
- Dor abdominal
- Náusea e vômitos
- Convulsões
- Dificuldade respiratória
- Hipotensão

O veneno de uma cobra-coral contém uma mistura de toxinas hidrolíticas e de uma neurotoxina que bloqueia os sítios do receptor da acetilcolina. Ele tem efeitos neurológicos mais significativos que o veneno de víboras com fossas e pode induzir paralisia e insuficiência respiratória, mas apenas 40% das mordidas causam envenenamento.

Tratamento

Cenário Pré-hospitalar

O tratamento inicial do envenenamento por elapídeos difere daquele do envenenamento por crotalídeos. A preocupação primária após envenenamento por elapídeos é a neurotoxicidade sistêmica em vez da lesão local no membro, de modo que é recomendada a *imobilização com pressão para impedir a drenagem linfática*. Porém, *não* aplicar torniquete, devido ao risco de isquemia do membro. Descontaminar a ferida com água ou soro fisiológico, manter a extremidade afetada abaixo do nível do coração e estimular o paciente a permanecer calmo e parado. Imobilizar o membro com uma *tala* e iniciar um acesso IV com expansão de volume com fluido cristaloide. Não fazer incisão nem aplicar bolsa fria na ferida. Nenhum soro aprovado pela FDA está sendo produzido atualmente. Há algumas unidades de soros vencidos armazenados que são testados anualmente para verificar se ainda são eficazes. Em regiões endêmicas da cobra-coral-do-oeste, o soro está disponível, então o transporte para uma instituição médica apropriada é crítico. Se o paciente não for transportado para o hospital para avaliação, considera-se uma recusa de alto risco, já que o envenenamento por elapídeos pode permanecer assintomático por 12 a 24 horas.

Cenário Hospitalar

Não havendo soro para aplicação, mantenha tratamento de suporte. Observe o paciente por 12 horas quanto ao desenvolvimento de qualquer sinal de toxicidade neurológica tardia, o que pode durar dias ou semanas, quando ocorre. Aplique o soro imediatamente caso o paciente apresente insuficiência respiratória.

Água-viva

Muitas ferroadas de água-viva causam apenas dor e irritação dérmica local menor, mas algumas espécies, como a *Chironex fleckeri* (a vespa-do-mar), produzem sintomas mais graves e toxicidade sistêmica. A água-viva tem longos tentáculos equipados com nematocistos que, em contato com a pele, liberam e depositam o veneno na derme. Foram relatadas mortes por afogamento quando as vítimas ficam incapacitadas pela dor intensa e não conseguem nadar até a costa.

Sinais e Sintomas

O envenenamento por água-viva pode causar os seguintes sinais e sintomas:

- Dor localizada intensa
- Edema e descoloração da pele ao longo da linha de contato do tentáculo
- Náusea e vômitos
- Dificuldade respiratória
- Toxicidade cardiovascular, que raramente resulta em arritmia cardíaca e morte

Tratamento

As recomendações iniciais para tratamento de ferroadas por água-viva são administrar opioides e anti-histamínicos, fazer compressas com água salgada e colocar a região afetada em água morna (43 a 45°C). Retirar cuidadosamente os nematocistos usando luvas, pinças ou raspando a superfície com uma ferramenta de borda lisa (p. ex., cartão de crédito) ou com uma faca.

Os pesquisadores estudaram diversos métodos para a remoção dos nematocistos, incluindo a irrigação com água, vinagre, urina ou etanol e a aplicação de produtos comercialmente disponíveis, como analgésicos de aplicação tópica. *Não* usar água doce, pois a diferença na osmolaridade (em comparação com a água salgada) deflagra os nematocistos. O vinagre é benéfico em algumas espécies, mas intensifica os sintomas em outras. O tratamento preferencial depende da região geográfica. Nos Estados Unidos em lugares onde a *Physalia physalis*, ou caravela-portuguesa, é a mais preocupante, usa-se água salgada em vez de vinagre. Na região do Indo-Pacífico, onde *Chironex fleckeri* e *Carukia barnesi* são preocupantes, usa-se vinagre. O soro disponível tem benefício incerto e, de qualquer modo, está disponível apenas para as picadas pela vespa-do-mar e apenas na Austrália e na Nova Zelândia.

Animais Marinhos com Espinhos

Muitas espécies de peixes e equinodermos têm espinhos venenosos. O veneno desses animais marinhos produz sintomas semelhantes de intensidade variável, mas o tratamento do envenenamento é padronizado.

A cauda da arraia é armada com um espinho serrado dentro de uma bainha tegumentar que não apenas libera veneno, como também pode causar graves lesões traumáticas. A cauda faz um movimento reflexivo dorsal e pode penetrar profundamente nos tecidos, causando lesões intratorácicas e intra-abdominais que algumas vezes podem ser fatais para mergulhadores (p. ex., o caso de Steve Irwin, o "Caçador de Crocodilos").

Os ouriços-do-mar e outros equinodermos têm espinhos de comprimentos variáveis que em geral envenenam humanos quando são pisados. Os peixes da família Scorpionidae também têm espinhos venenosos. Essa família inclui o peixe-escorpião, o peixe leão e o peixe pedra, o qual é responsável pelo quadro mais grave de intoxicação.

Sinais e Sintomas

A toxicidade por animais marinhos com espinhos causa dor e irritação local intensa que pode irradiar proximalmente. Os sintomas sistêmicos podem incluir náuseas, vômitos e instabilidade cardiovascular. Algumas vezes, há casos fatais.

Tratamento

Todos os venenos de criaturas com espinhos são termolábeis, o que significa que eles são neutralizados pelo calor. A imersão prolongada em água quente está associada a diminuição da toxicidade. A temperatura da água e a duração da imersão devem ser limitadas pela tolerância do paciente. A intervenção cirúrgica pode ser necessária para o reparo da lesão traumática após ferroada por arraia.

Os espinhos e os ferrões de todos esses peixes e arraias são frágeis e muitas vezes quebram durante a exposição e a tentativa de remoção. Sugere-se que uma radiografia simples seja feita em busca de garantia que todos os fragmentos foram completamente removidos. Tratar as lacerações causadas pelos espinhos. Atualizar a profilaxia contra tétano e considerar a administração de terapia antibiótica com cobertura da flora cutânea normal e bactérias marinhas selecionadas (p. ex.,

Tabela 10-16 Mecanismos de Intoxicação por Ingestão de Animais Marinhos

Toxina	Fonte	Mecanismo	Descrição	Manifestações Clínicas	Tratamento
Brevetoxina	Moluscos/mariscos	Abertura dos canais de sódio neuromusculares	Intoxicação neurotóxica por moluscos/mariscos	Desconforto GI, parestesias, inversão quente/frio	Suporte
Ciguatoxina	Peixes de recifes (p. ex., olho-de-boi, barracuda, garoupa, luciano-do-golfo [snapper])	Abertura dos canais de sódio neuromusculares	Intoxicação pela ingestão de peixes que ingeriram outros peixes que eram tóxicos (dinoflagelados)	Parestesia, desconforto GI, inversão quente/frio, bradicardia, hipotensão	Suporte Antidepressivos tricíclicos para neuropatia prologada
Saxitoxina	Moluscos/mariscos	Bloqueio dos canais de sódio neuromusculares	Intoxicação paralítica por moluscos/mariscos	Dormência, parestesia, fraqueza muscular, paralisia, insuficiência respiratória	Suporte
Tetrodotoxina	Baiacu (fugu)	Bloqueio dos canais de sódio neuromusculares	Neurotoxina que bloqueia o potencial de ação de células nervosas	Desconforto GI, dormência, paralisia ascendente, insuficiência respiratória	Suporte
Ácido domoico	Mexilhões	Análogos do glutamato e do ácido caínico	Intoxicação amnésica por moluscos/mariscos	Desconforto GI, perda de memória, coma, convulsões	Suporte
Histidina	Atum, cavala, bonito	Produção de histamina devido a problemas de refrigeração	Envenenamento por escombroide (peixe)	Eritema na parte superior do corpo, prurido, broncoespasmo, angioedema	Anti-histamínico

GI, gastrintestinal.

Vibrio parahaemolyticus). A terapia com soro está disponível e é recomendada apenas para algumas espécies, incluindo o peixe-pedra, devido à grande potência de seu veneno.

Criaturas Marinhas que Mordem

As cobras-marinhas, os caracóis-do-cone e o polvo-de-anéis-azuis são capazes de liberar veneno por meio de mordidas. O veneno da cobra-marinha contém diversas toxinas que produzem principalmente miotoxicidade e neurotoxicidade. Pode ocorrer grave rabdomiólise e paralisia.

Tratamento

Tratamento de suporte e administração de soro são as terapias primárias recomendadas para o envenenamento marinho. Como o veneno é especialmente neurotóxico, pode ser aconselhável a imobilização com pressão, como feito no caso de acidentes com elapídeos. As recomendações a seguir são específicas:

- O veneno do polvo-de-anéis-azuis consiste em tetrodotoxina, um bloqueador dos canais de sódio do sistema nervoso periférico que causa parestesias, paralisia e depressão respiratória na toxicidade grave. O tratamento é de suporte.
- As mordidas do caracol-do-cone podem causar dor local intensa e sequelas sistêmicas, como fraqueza muscular, coma e colapso cardiovascular. Novamente, está indicado o cuidado de suporte.
- A ingestão de determinados peixes pode causar toxicidade sistêmica. A Tabela 10-16 resume a toxicidade causada pela ingestão de alguns animais marinhos.

Intoxicações Causadas por Plantas

A maioria das plantas e cogumelos não é tóxica ou é apenas levemente tóxica, mas a ingestão de plantas pode causar toxicidade GI, cardiovascular e neurológica por meio de mecanismos diversos. Entre as milhares de exposições anuais, são raras as fatalidades devido a plantas ou cogumelos.

A maioria das intoxicações causadas por plantas é acidental e envolve espécies caseiras ou ornamentais ingeridas por crianças. As categorias de intoxicações por plantas são irritantes GI, indutores de dermatite e ingestão de plantas contendo oxalato. As toxinas específicas envolvidas incluem glicosídeos cianogênicos, glicosídeos cardíacos e solanina.

Não é possível familiarizar-se com todas as espécies de plantas e cogumelos venenosos na América do Norte ou com o mosaico de sinais e sintomas que eles causam, mas é útil conhecer a abordagem de um paciente com suspeita de ter ingerido uma planta ou cogumelo tóxicos. As substâncias químicas irritantes da planta podem produzir vermelhidão ou irritação no local de contato, e deve-se iniciar o exame pela avaliação da orofaringe em busca de sinais de vermelhidão, irritação, edema ou formação de bolhas. Salivação excessiva, lacrimejamento e diaforese também podem estar presentes. Os efeitos abdominais da toxicidade podem incluir náuseas e vômitos, cãibras e diarreia. A exposição grave pode diminuir o nível de consciência do paciente ou induzi-lo ao coma.

Em qualquer caso de ingestão de planta ou cogumelo tóxicos, é fundamental obter uma boa anamnese e coletar uma amostra do material ingerido para posterior identificação ou análise laboratorial. Os centros de controle de intoxicações e os recursos de medicina em ambientes remotos podem ajudar a identificar a espécie exata e definir seu nível de toxicidade.

O tratamento de ingestões de plantas é principalmente de suporte clínico. A toxicidade GI é tratada com reposição de fluidos, antieméticos e reposição de eletrólitos conforme a necessidade. A toxicidade cardiovascular e neurológica é mediada pela alteração da atividade de neurotransmissores, receptores e canais iônicos. A apresentação clínica e o tratamento irão depender da atividade específica da toxina e estão resumidos em detalhes nas próximas páginas.

As plantas com glicosídeos cardíacos contêm toxinas de ocorrência natural semelhantes à digoxina (também conhecida como "digitoxina" ou "digitálico"). O digitálico é um medicamento do tipo glicosídeo cardíaco derivado da planta dedaleira. As plantas que contêm glicosídeos cardíacos, como o lírio-do-vale, são populares como flores ornamentais e algumas vezes são ingeridas acidentalmente, em especial por crianças. As propriedades semelhantes às da digoxina dessas plantas aumentam a força de contração do miocárdio e diminuem a velocidade de condução pelo nó atrioventricular (AV). A toxicidade após a ingestão dessas plantas é semelhante à toxicidade após a ingestão aguda de digoxina.

A incidência de toxicidade por glicosídeos cardíacos induzida por plantas é baixa, com apenas 1% das exposições a plantas sendo atribuídas a plantas com glicosídeos cardíacos. A mortalidade por toxicidade de plantas com glicosídeos cardíacos é rara, e a taxa é muito menor do que aquela associada à toxicidade pelo digitálico farmacêutico.

Identificação

São exemplos de plantas comuns que contêm toxinas de glicosídeos do tipo digoxina (**Figura 10-14**):

- Dedaleira (*Digitalis purpurea*)
- Lírio-do-vale (*Convallaria majalis*)
- Oleandro (*Nerium oleander*)
- Drímia-marítima (*Urginea maritima*)
- Oleandro-amarelo (*Thevetia peruviana*)

Sinais e Sintomas

A intoxicação aguda por plantas que contêm glicosídeos cardíacos costuma causar sintomas GI inespecíficos, como dor abdominal, náuseas e vômitos, dentro de algumas horas. Ela também pode induzir hiperpotassemia e sintomas neurológicos, como alteração do estado mental e fraqueza. Do mesmo modo, a toxicidade crônica manifesta-se com sintomas GI, embora possa causar perda de peso, diarreia, anorexia, hipopotassemia e hipomagnesemia.

Nas exposições agudas e crônicas, o paciente costuma relatar vários sintomas cardíacos, incluindo palpitações, sensação de desmaio iminente, tonturas, dispneia e opressão torácica. Pode ocorrer quase qualquer tipo de arritmia, com exceção de arritmia atrial de condução rápida, incluindo evolução rápida para taquicardia ventricular potencialmente fatal.

Diagnóstico Diferencial

O diagnóstico de intoxicação por glicosídeos cardíacos depende da coleta acurada de informações da cena e do paciente. A presença de plantas com glicosídeos cardíacos no ambiente deve levantar a suspeita se for detectada arritmia cardíaca durante o exame físico. Perguntar se a exposição foi acidental ou intencional e se outras pessoas também foram expostas. O envenenamento pode representar uma forma de tentativa de suicídio, o que pode tornar a anamnese não confiável.

Ao exame físico, pode-se encontrar o paciente com bradicardia ou taquicardia, com pulso fraco e irregular. A pele costuma ser pálida, fria e pegajosa (diaforética). Os sons pulmonares costumam estar normais. O exame do conteúdo dos vômitos pode revelar restos da planta. O exame neurológico pode revelar alteração do estado mental.

Tratamento

As etapas iniciais do tratamento da intoxicação por plantas com glicosídeos cardíacos incluem fornecer cuidados de suporte, minimizar a absorção de toxina, neutralizar a toxina absorvida usando um antídoto e tratar quaisquer outras complicações.

O manejo no ambiente pré-hospitalar consiste principalmente em cuidados de suporte e transporte até o hospital para avaliação adicional. Administrar atropina aos pacientes com bradicardia. Considerar o início da descontaminação gástrica com uso de carvão ativado nos pacientes alertas com a via aérea protegida.

Os procedimentos de ACLS para suporte da via aérea, respiração e circulação devem ser seguidos. A absorção adicional pode ser evitada com o uso de carvão ativado se a

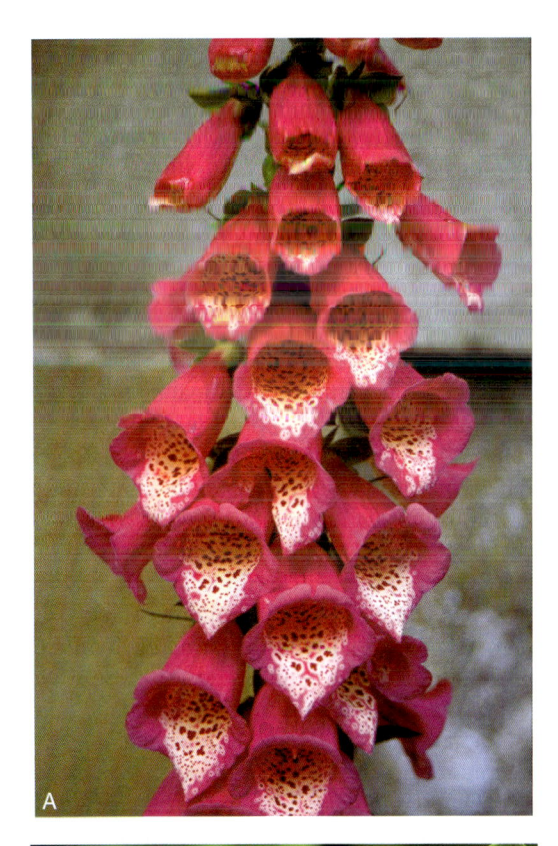

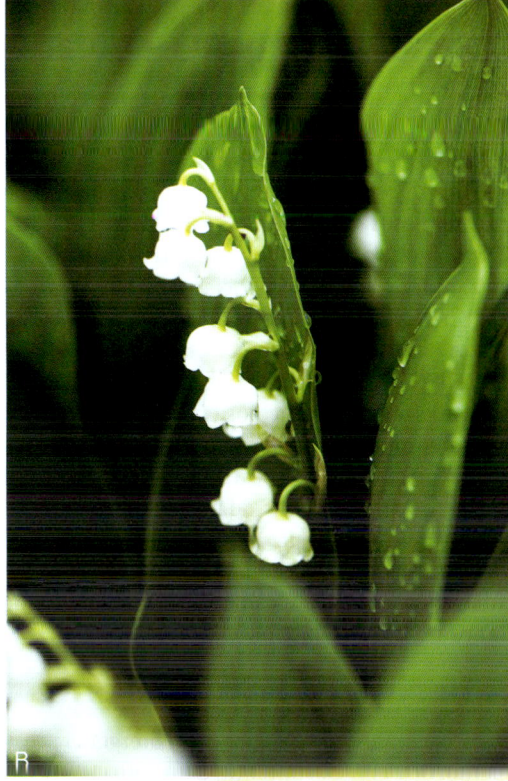

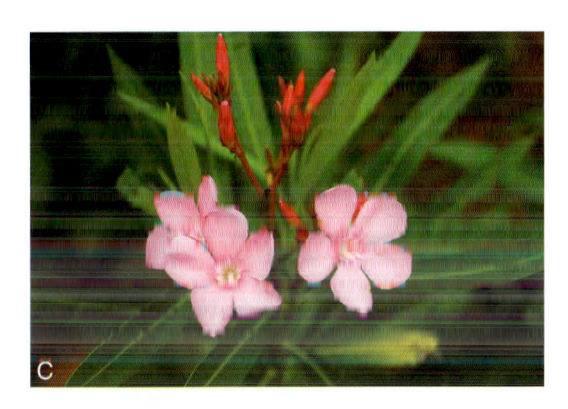

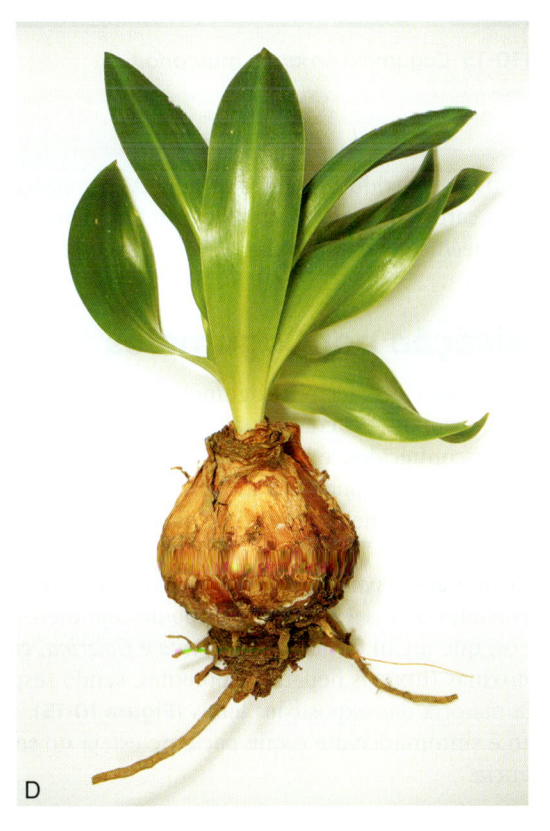

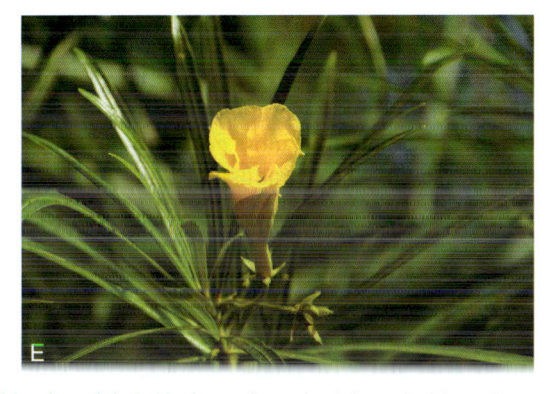

Figura 10-14 **A.** *Digitalis purpurea* (dedaleira). **B.** *Convallaria majalis* (lírio-do-vale). **C.** *Nerium oleander* (oleandro) tem flores brancas ou rosadas e vagens longas e estreitas. **D.** Espécies de *Urginea* (drímia ou cebola-do-mar) têm folhas largas e um bulbo subterrâneo vermelho (algumas variedades têm bulbo branco). **E.** *Thevetia peruviana* (oleandro-amarelo) tem flores amarelas com vagens lisas conhecidas como "nozes da sorte", as quais são compostas por polpa verde ao redor de uma semente dura marrom.

A: © Photolocate/Alamy Stock Photo; B: © Curioso/Shutterstock; C: © noppharat Studio 969/Shutterstock; D: © Derek Hall/Dorling Kindersley/Getty Images; E: © Elena Odareeva/iStockphoto.

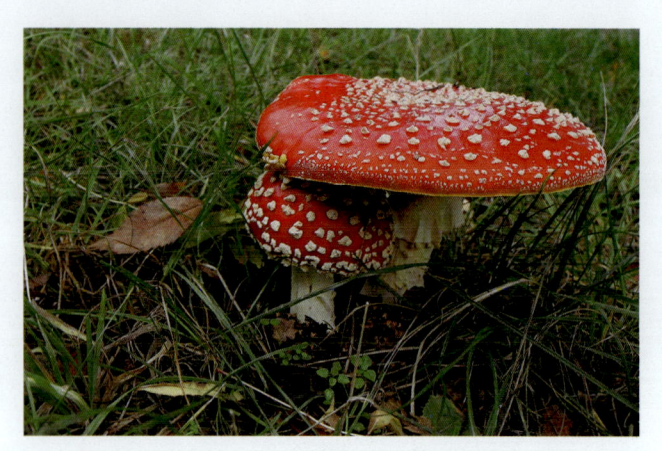

Figura 10-15 Cogumelo *Amanita muscaria*.
© Chris Hellyar/Shutterstock.

ingestão tiver ocorrido há pouco tempo. A intoxicação por glicosídeos cardíacos pode ser tratada com fragmentos de anticorpos específicos para digoxina (Fab) (fragmento de ligação ao antígeno).

Intoxicação por Cogumelos

As intoxicações causadas por cogumelos podem ser acidentais ou intencionais. As crianças algumas vezes ingerem cogumelos desconhecidos, e os adultos, ao coletarem cogumelos para alimentação, podem cometer enganos e colher tipos venenosos. Os cogumelos alucinógenos podem ser ingeridos de maneira acidental ou intencional; o grupo etário geralmente mais afetado parece ser as crianças e os adultos jovens entre as idades de 6 a 19 anos. O grupo de cogumelos ciclopeptídeos, que inclui os gêneros *Amanita* e *Galerina*, contém hepatotoxinas (toxinas hepáticas) potentes, sendo responsável pela maioria das exposições letais (**Figura 10-15**). O tratamento é sintomático até o que paciente esteja no setor de emergência.

Produtos Perigosos

A exposição a produtos perigosos é uma ameaça a todas as comunidades atendidas por profissionais de saúde. Os produtos perigosos são encontrados, por exemplo, em refinarias locais, fábricas e plantas industriais que produzem uma variedade de substâncias químicas. Esses produtos perigosos passam por rodovias, ferrovias e aeroportos, à medida que são transportados pelo país. Também são manufaturados em laboratórios ilícitos de metanfetamina na vizinhança e em áreas rurais.

Deve-se estar alerta em relação a essas possíveis ameaças ao atender em uma cena ou situação perigosa ou quando a apresentação principal do paciente indicar que ele possa ter sido exposto a algum tipo de produto perigoso. A educação continuada o ajudará a se manter informado sobre os riscos em sua região geográfica, seguindo os protocolos locais e as diretrizes nacionais de tratamento. A avaliação AMLS fornece uma abordagem sistemática, ajudando na obtenção de uma anamnese eficiente e ampla, de modo que as exposições potencialmente fatais e os diagnósticos relacionados possam ser imediatamente identificados e tratados.

Um produto perigoso é qualquer substância que seja uma ameaça importante à saúde, à segurança ou ao ambiente. Isso inclui corrosivos, material **radioativo** e produtos inflamáveis. Essas substâncias podem ser inaladas, ingeridas ou absorvidas através da pele. A apresentação principal de um paciente exposto é tão variada quanto a totalidade de tipos de produtos perigosos, suas vias de exposição e seus graus de toxicidade. Os pacientes com problemas clínicos subjacentes, imunossupressão ou extremos de idade têm maior risco devido a seus problemas de perfusão. Muitos pacientes apresentam lesões traumáticas além da emergência clínica associada à exposição, dificultando a avaliação e o tratamento no campo.

Uma avaliação inicial feita de forma eficiente permitirá a identificação e manejo imediatos das ameaças à vida, não apenas garantindo a segurança do profissional de saúde, mas reduzindo as taxas de morbidade e mortalidade do paciente. Por meio do processo de avaliação AMLS, os diagnósticos emergenciais/críticos e os que não ameaçam a vida são rapidamente revelados e tratados de forma efetiva.

Notificação à Agência Reguladora

É importante garantir que a notificação da ocorrência seja feita às agências locais, estaduais e nacionais responsáveis por produtos perigosos e possíveis armas de destruição em massa assim que forem reconhecidos. As principais agências são a **Occupational Safety and Health Administration (OSHA)** e a EPA. Essas agências desenvolvem e realizam treinamento de equipes e planos de emergência em nível local, estadual e federal. Uma regulamentação da OSHA conhecida como **Standard on Hazardous Waste Operations and Emergency Response (HAZWOPER)** fornece diretrizes para o desenvolvimento e a adesão aos protocolos e aos procedimentos de segurança para equipes governamentais e não governamentais que fabricam, armazenam, descartam ou que fazem o primeiro atendimento para a limpeza de produtos perigosos. Para as equipes de primeira resposta, como bombeiros, técnicos em emergências clínicas e paramédicos, a **National Fire Protection Association (NFPA)** identifica padrões de competência de segurança relacionada ao manejo na cena.

Reconhecimento do Incidente

Em geral, os pacientes em situações de emergência costumam ter apresentações clínicas sutis ou não específicas de diversas condições. A ocorrência de um incidente com produtos perigosos pode ser igualmente difícil de identificar. Para profissionais de atendimento pré-hospitalar, o despacho das informações relacionadas ao número de pacientes e quaisquer semelhanças em sinais e sintomas exibidos podem indicar a necessidade de identificação imediata das precauções de segurança necessárias assim como recursos adicionais.

Na cena, a presença de nuvens baixas, fumaça ou padrões incomuns de neblina ou densidade do ar devem aumentar a suspeita da ocorrência de um incidente com produtos perigosos. Irritação significativa da pele ou dos olhos, dificuldades respiratórias e odores não familiares são fatores que merecem atenção e utilização de precauções especiais. Se for reconhecido que a cena onde está o paciente é insegura, deve-se observar a área com binóculo em busca de evidências de perigo. Essa prática permite que seja evitada a contaminação e que os recursos sejam usados de forma eficiente.

Após reconhecer que uma área ou paciente pode ter sido exposto a algum produto perigoso, deve-se imediatamente adotar o uso de EPI e notificar as agências reguladoras. As destinações de transportes podem ser alteradas, dependendo do número de pacientes e dos recursos disponíveis. As estratégias relacionadas a decisões de destinos incluem uma instalação pré-determinada que vai avaliar os pacientes expostos a produtos perigosos. Além disso, pode ser razoável que, em um incidente de exposição em massa a produtos perigosos, todos os pacientes sejam encaminhados para a mesma instituição. Embora possa sobrecarregar um hospital, isso evita que outras instituições também sejam contaminadas. Comandos de incidentes, diretores médicos e políticas pré-determinadas podem auxiliar a orientar as ações apropriadas.

Identificação e Rotulagem

A presença de um produto perigoso é identificada com o uso de placas, documentos de embarque, rótulos ou pictogramas que especificam o tipo de agente presente, a natureza e o grau de comprometimento clínico esperado na ocorrência de uma exposição e os sinais e sintomas da exposição. Todos os profissionais de saúde devem ser capazes de interpretar a rotulagem dos produtos perigosos ou de ter acesso imediato a guias ou agências que possam ajudar na identificação. Os profissionais que não conseguem reconhecer a rotulagem de produtos perigosos estão sob maior risco ao entrar inadvertidamente em uma área contaminada ou de iniciar o tratamento de um paciente exposto sem primeiro completar os procedimentos adequados de descontaminação.

Nos Estados Unidos, o DOT regulamenta o transporte de produtos perigosos, incluindo a rotulagem desses produtos durante o transporte. A agência estabelece padrões que especificam o seguinte:

- Quais tipos de contêineres devem ser usados para o transporte dos diversos tipos de produtos perigosos
- Como os contêineres devem ser identificados
- Por quais modos de transporte eles podem ser levados
- Qual tipo de documentação deve acompanhar o contêiner de transporte

Uma equipe de primeiro atendimento deve estar disponível no local do destino da entrega, como um laboratório, refinaria ou fábrica, para tomar as precauções de segurança antes da chegada do material. Toda a equipe deve usar o EPI apropriado se houver ameaça de exposição acidental aos produtos perigosos.

Uma **placa** de identificação é um sinal em formato de losango fixado a um veículo de transporte (**Figura 10-16**). A placa segue um código de cores que permite a identificação do produto perigoso como inflamável, combustível, tóxico, radioativo, gasoso, explosivo, oxidante, infectante ou corrosivo. Cada placa traz um número de identificação de quatro dígitos que permite que o agente seja rapidamente reconhecido em fontes de referência impressas e *online*.

A OSHA exige que os fabricantes de produtos químicos criem parâmetros com dados de segurança para cada uma das substâncias químicas desenvolvidas, estocadas e usadas nos Estados Unidos. Esses dados fornecem instruções para o manuseio e a estocagem seguros das substâncias químicas, além de descrever ações de emergência a serem tomadas no caso de exposição. Eles devem estar sempre junto com a substância química utilizada.

Diversos guias e livros publicados oferecem instruções detalhadas em relação ao manuseio e ao transporte seguros de vários tipos de produtos perigosos. Eles incluem o seguinte:

- O DOT publica o **North American Emergency Response Guidebook**.
- Um centro de controle de intoxicações pode ser contatado nos Estados Unidos.* O centro pode fornecer uma lista de substâncias tóxicas e as informações médicas apropriadas.

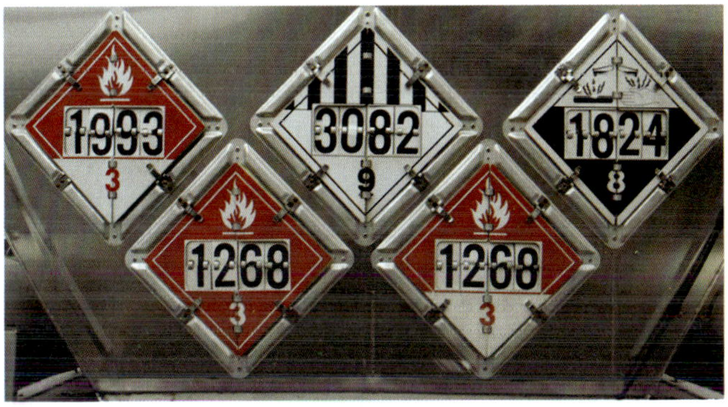

Figura 10-16 O painel de segurança é um sinal em formato de losango fixado a um veículo de transporte de produtos controlados/perigosos.
© Mark Winfrey/Shutterstock.

---

*N. de R.T. O telefone 0800 722 6001 da rede Disque Intoxicação, criada pela Anvisa, direcionará a chamada a um dos Centros de Informação Toxicológica.

Tabela 10-17 Sistema de Classificação Internacional para Produtos Perigosos

Classe	Descrição
Classe 1	**Explosivos**
Divisão 1.1	Substâncias e artefatos com risco de explosão em massa
Divisão 1.2	Substâncias e artefatos com risco de projeção
Divisão 1.3	Substâncias e artefatos com risco predominantemente de fogo
Divisão 1.4	Substâncias e artefatos que não apresentam risco significativo
Divisão 1.5	Substâncias explosivas pouco sensíveis
Divisão 1.6	Substâncias explosivas extremamente insensíveis
Classe 2	**Gases**
Divisão 2.1	Gases inflamáveis
Divisão 2.2	Gases não inflamáveis
Divisão 2.3	Gases tóxicos
Divisão 2.4	Gases corrosivos (canadense)
Classe 3	**Líquidos inflamáveis**
Divisão 3.1	Ponto de ignição abaixo de –18°C
Divisão 3.2	Ponto de fulgor de –18°C até ao menos 23°C
Divisão 3.3	Ponto de ignição de 23°C e até 61°C
Classe 4	**Sólidos Inflamáveis, Substâncias Sujeitas à Combustão Espontânea, Substâncias Perigosas Quando em Contato com a Água**
Divisão 4.1	Sólidos inflamáveis
Divisão 4.2	Substâncias sujeitas à combustão espontânea
Divisão 4.3	Substâncias perigosas quando em contato com a água
Classe 5	**Substâncias Oxidantes e Peróxidos Orgânicos**
Divisão 5.1	Substâncias Oxidantes
Divisão 5.2	Peróxidos orgânicos
Classe 6	**Substâncias Tóxicas e Etiológicas (Infectantes)**
Divisão 6.1	Substâncias tóxicas
Divisão 6.2	Substâncias etiológicas (infectantes)
Classe 7	**Substâncias Radioativas**
Classe 8	**Substâncias Corrosivas**
Classe 9	**Substâncias Perigosas Diversas**

Dados de U.S. Department of Transportation, National Highway Traffic Safety Administration: EMT-Paramedic national standard curriculum, Washington DC, 1997, The Department.

- A Chemical Manufacturers Association oferece um serviço público conhecido como *CHEMical TRansportation Emergency Center (CHEMTREC)*, o qual fornece aconselhamento para a ocorrência em relação à identificação de produtos perigosos.*
- O CANUTEC do serviço de transportes do Canadá é um bom recurso.
- Os serviços disponíveis na internet incluem o Wireless Information System for Emergency Responders (WISER) da National Library of Medicine. O WISER está disponível gratuitamente na internet, e as informações podem ser baixadas para computador ou dispositivo móvel (www.webwiser.nlm.nih.gov).

Deve-se aproveitar esses recursos se for previsto ou identificado um incidente com produtos perigosos. As **Tabelas 10-17** e **10-18** apresentam o Sistema de Classificação de Produtos Perigosos. A **Tabela 10-19** lista agências selecionadas que auxiliam nesse tipo de incidente com produtos perigosos.

Os números da classe ou divisão podem ser mostrados na parte inferior das placas ou podem ser mostrados na descrição do produto perigoso nos documentos da remessa. Em determinadas situações, o número da classe ou divisão pode substituir o nome escrito na descrição da classe de perigo nos documentos da remessa.

---

*N. de R.T. A Associação Brasileira da Indústria Química (ABIQUIM) desenvolveu uma ferramenta de busca gratuita e prática, que permite encontrar rapidamente o(s) fabricante(s) de qualquer produto químico de uso industrial produzido no Brasil. Essa ferramenta de busca foi concebida e é permanentemente atualizada pela ABIQUIM. A ABIQUIM pode ser contatada pelo número (11) 2148-4700 ou pelo *site* www.abiquim.org.br.

CAPÍTULO 10 Toxicologia, Produtos Perigosos e Armas de Destruição em Massa

Tabela 10.18 Classes de Produtos Perigosos

Classe/Divisão	Notas
Classe 1: Explosivos Divisão 1.1: Risco de explosão em massa Divisão 1.2: Risco de explosão em massa com projeção de fragmentos Divisão 1.3: Risco de incêndio com risco pequeno de explosão ou projeção Divisão 1.4: Substâncias explosivas que não apresentam perigo significativo Divisão 1.5: Substâncias explosivas pouco sensíveis Divisão 1.6: Substâncias explosivas extremamente insensíveis	As placas e os rótulos de explosivos têm cor laranja e mostram um símbolo com uma bola explodindo com fragmentos no topo e um número de divisão (1.1 a 1.6) na parte inferior. A palavra explosivo ou um número de identificação de quatro dígitos aparece no centro do símbolo.
Classe 2: Gases Divisão 2.1: Gases inflamáveis Divisão 2.2: Gases não inflamáveis Divisão 2.3: Gases tóxicos	As placas e os rótulos de gases comprimidos ou liquefeitos são vermelhos (inflamáveis), verdes (não inflamáveis) ou brancos (tóxicos); apresentam um símbolo de fogo, um símbolo de cilindro de gás ou um crânio com ossos cruzados em cima; e apresentam número de divisão (2.1 a 2.3) na parte inferior. Esses símbolos têm o rótulo de *gás inflamável*, *gás não inflamável* ou *gás tóxico* ou um número de identificação de quatro dígitos no centro.
Classe 3: Líquidos Inflamáveis ou Combustíveis Divisão 3.1: Líquidos com ponto de ignição < –18°C Divisão 3.2: Líquidos com ponto de ignição de –18°C a 23°C Divisão 3.3: Líquidos com ponto de ignição de 23°C a 61°C Líquidos combustíveis	As placas e os rótulos de líquidos inflamáveis ou combustíveis têm cor vermelha, têm um símbolo de chama no topo e um número de divisão (3.1 a 3.3) na parte inferior. Apresentam os termos *líquido inflamável* ou *líquido combustível* ou um número de identificação de quatro dígitos no centro.
Classe 4: Sólidos inflamáveis Divisão 4.1: Sólidos inflamáveis Divisão 4.2: Sólidos e líquidos de combustão espontânea ou pirofóricos Divisão 4.3: Substâncias perigosas quando em contato com a água	As placas e os rótulos de sólidos inflamáveis têm cores listradas em vermelho e branco (sólidos inflamáveis), vermelho sobre branco (sólidos e líquidos de combustão espontânea) ou azul (perigosos quando molhados); têm um símbolo de chama no topo e trazem o número de divisão (4.1 a 4.3) na parte inferior. Trazem os termos *sólido inflamável*, *combustão espontânea* ou *perigoso quando molhado* ou um número de identificação de quatro dígitos no centro.
Classe 5: Substâncias oxidantes Divisão 5.1: Substâncias oxidantes Divisão 5.2: Peróxidos orgânicos	As placas e os rótulos de substâncias oxidantes são amarelos, trazem um O com chamas no topo e um número de divisão (5.1 a 5.2) na parte inferior. Trazem os termos *oxidante* ou *peróxido orgânico* ou um número de identificação de quatro dígitos no centro.

(continua)

Tabela 10-18 Classes de Produtos Perigosos (*continuação*)	
Classe/Divisão	**Notas**
Classe 6: Substâncias tóxicas e infectantes Divisão 6.1: Substâncias tóxicas Divisão 6.2: Substâncias infectantes	As placas e os rótulos de produtos líquidos e sólidos tóxicos e de produtos infectantes são brancos; trazem um símbolo de um crânio com ossos cruzados, um símbolo biomédico ou um símbolo de grãos com um X através dele (dependendo do material) no topo; e um número de divisão (6.1 a 6.2) na parte inferior. Esses símbolos trazem os termos *veneno*, *produto infectante*, *mantenha longe de alimentos* ou um número de identificação de quatro dígitos no centro.
Classe 7: Substâncias radioativas	As placas e os rótulos de materiais radioativos são de cor amarela sobre branca, com o símbolo do propulsor radioativo no topo e o número 7 na parte inferior; os rótulos devem identificar o radionuclídeo e a quantidade de atividade contida na embalagem; eles terão os números romanos I, II ou III no centro para identificar o nível de perigo e o tipo de recipiente, além do espaço para escrever informações específicas; a numeração I, II ou III designa a quantidade de radiação detectável fora da embalagem; os rótulos trazem os termos *material radioativo* ou um número de identificação de quatro dígitos no centro.
Classe 8: Substâncias corrosivas	As placas e os rótulos de produtos corrosivos são da cor branca sobre preta, trazem um símbolo mostrando um tubo de ensaio derramando líquido em um polegar humano e um pedaço de aço no topo, além do número 8 na parte inferior; a palavra *corrosivo* ou um número de identificação de quatro dígitos estão no centro.
Classe 9: Substâncias perigosas diversas	As placas e os rótulos de produtos perigosos variados têm listras em branco e preto sobre branco e trazem o número 9 na parte inferior; trazem um número de identificação de quatro dígitos no centro.

Tabela 10-19 Agências que Auxiliam em Incidentes com Produtos Perigosos nos Estados Unidos	
Agências Federais Centers for Disease Control and Prevention Department of Transportation Environmental Protection Agency Federal Aviation Administration National Response Center U.S. Armed Forces (Army, Navy, Air Force, Marines) U.S. Coast Guard U.S. Department of Energy **Agências Regionais e Estaduais** National Guard Agências estaduais de manejo de emergências State Environmental Protection Agency Departamentos estaduais de saúde Polícia estadual	**Agências Locais** Serviços de emergência Serviço contra incêndios (unidades de produtos perigosos) Agências policiais Centro de controle de intoxicações Utilidades públicas Instalações de esgoto e tratamento **Agências Comerciais** American Petroleum Institute Association of American Railroads and Hazardous Materials Systems Chemical Manufacturers Association Chevron (fornece assistência para produtos Chevron) HELP (o Union Carbide Emergency Response System para remessas de companhias) Indústria local Prestadores locais Carregadores e transportadores locais Indústria ferroviária

Nota: Esta lista é uma amostra e não inclui todas as agências.
De Sanders MJ: *Mosby's paramedic textbook*, ed 3. St. Louis, MO, 2005, Mosby.

Saída para o Local do Atendimento

No momento da saída e durante o transporte até a cena de um incidente com produtos perigosos, comece a avaliar as informações e observar os recursos da seguinte maneira:

- Observar as condições climáticas e a direção do vento.
- Estimar a proximidade de regiões altamente povoadas em relação à área da exposição.
- Determinar o número e a localização das instituições de saúde.
- Revisar o tipo de produto perigoso e a quantidade a que as vítimas foram expostas.
- Estimar o número de pessoas expostas ou em risco de exposição.

Atender todas as ocorrências externas na direção ascendente e na direção oposta à do vento. Certifique-se de que a cena está segura. Utilize as agências de ajuda mútua apropriadas antes de avaliar a cena.

Áreas de Concentração de Vítimas

O sistema de comando do incidente assumirá o controle e direcionará os profissionais para as zonas de concentração seguras apropriadas para a descontaminação e a triagem e cuidados dos pacientes. Essas zonas devem estar claramente demarcadas e bem circunscritas para evitar maior contaminação, além de manter a abordagem de forma mais organizada para o acesso ao paciente. As zonas de segurança são identificadas da seguinte forma:

- **Zona quente (vermelha)**. Aqui é onde se localiza o produto perigoso e ocorreu a contaminação. O acesso a essa zona é limitado para proteger os socorristas e os pacientes contra maior exposição. Para acessar essa zona, é necessário que os profissionais treinados usem equipamentos de proteção específicos.
- **Zona morna (amarela)**. Aqui costuma ser a área ao redor da zona quente contaminada. É permitido que os profissionais de saúde com proteção adequada tenham acesso a essa zona para a rápida avaliação e o tratamento de condições emergenciais ou potencialmente fatais. A descontaminação ocorre nessa zona.
- **Zona fria (verde)**. Esta é uma zona de apoio para a realização da triagem, estabilização e tratamento de doenças ou lesões. Os pacientes e a equipe não contaminada têm acesso a essa zona. Porém, os profissionais de saúde devem usar roupas de proteção enquanto estiverem na zona verde e descartar apropriadamente as roupas nas áreas de saída predeterminadas.

Os incidentes com produtos perigosos podem ser emocional e fisicamente desafiadores para as equipes de resgate e os profissionais de saúde. A história de saúde do profissional deve ser avaliada e os sinais vitais devem ser verificados antes que seja permitida a sua entrada nas áreas de concentração de vítimas. Em eventos que envolvem muitos pacientes e recursos, os socorristas costumam permanecer na cena ou em veículos de transporte por longas horas usando roupas de proteção pesadas e constritivas. Os socorristas podem ficar esgotados por desidratação, exposição ao calor ou ao frio e exaustão. Todos os profissionais de saúde devem receber avaliação médica e reidratação após o incidente ou após cada turno.

Descontaminação

Um dos componentes de segurança no manejo de incidentes com produtos perigosos é o processo de descontaminação. As áreas preparadas para a descontaminação devem estar claramente identificadas pelo pessoal do comando do incidente na cena em todas as instituições de saúde. Os procedimentos de descontaminação devem ser implementados para pacientes, socorristas e equipamentos.

A descontaminação pode ser seca ou molhada. Os procedimentos de descontaminação seca são adequados para as exposições mínimas. Esses procedimentos fazem a remoção e o descarte cuidadoso e sistemático das roupas. Para os procedimentos de descontaminação molhada, usar grandes quantidades de água morna (32 a 35°C) e sabão neutro para limpar roupas e equipamentos utilizados. Remover roupas e itens pessoais e colocá-los em sacos rotulados próprios para esse fim. Limitar a saída de água para impedir que ela entre nos sistemas de irrigação e esgoto. Utilizar pequenos reservatórios ou contêineres comercialmente disponíveis para colocar partículas e a água escoada.

Durante o processo de descontaminação inicial, deve-se ter o cuidado de garantir que o produto perigoso tenha sido completamente removido. A descontaminação secundária deve ser realizada na instituição de saúde se ainda houver sinais remanescentes de contaminação nos veículos de transporte e nas roupas do profissional de saúde. Após o incidente, descartar adequadamente as roupas contaminadas. Descontaminar os veículos de resgate e transporte de maneira abrangente. As medidas de intoxicação e os níveis que identificam o grau de exposição potencialmente perigoso são os seguintes:

- *Dose letal 50% (DL_{50})*: Exposição oral ou dérmica que mata 50% da população animal exposta em um período de 2 semanas.
- *Concentração letal 50% (CL_{50})*: Concentração de um agente no ar que mata 50% da população animal exposta. Também é encontrado frequentemente como LCt50. Denota a concentração e a duração da exposição que resulta em 50% de fatalidade na população animal exposta.
- *Valor-limite*: Concentrações de uma substância no ar; representa condições sob as quais se acredita que quase todos os trabalhadores sejam repetidamente expostos dia após dia sem efeitos adversos.
- *Limite de exposição permissível*: Concentração permissível de uma substância no ar no local de trabalho conforme estabelecido pela OSHA. Os valores são definidos por lei.
- *Concentrações imediatamente perigosas para a vida ou para a saúde (IPVSs)*: Concentração ambiental máxima de uma substância no ar da qual uma pessoa poderia escapar dentro de 30 minutos sem sintomas de dano ou efeitos irreversíveis à saúde.

Tabela 10-20 Sequência para Vestimenta do Equipamento de Proteção Individual

Avental
Cobrir completamente o torso do pescoço aos joelhos e os braços até os punhos, enrolando ao redor das costas
Fechar atrás do pescoço e da cintura

Máscara ou Respirador
Fixar fitas ou bandas elásticas na metade da cabeça e no pescoço
Ajustar as faixas flexíveis na ponte nasal
Ajustar de maneira confortável à face e abaixo do queixo
Ajustar e verificar o respirador

Óculos ou Protetor Facial
Colocar sobre a face e os olhos e ajustar

Luvas
Estender até cobrir os punhos do avental de isolamento

Práticas Seguras de Trabalho
Usar práticas de trabalho seguras para se proteger e limitar a disseminação da contaminação
Manter as mãos longe da face
Limitar o toque em superfícies
Trocar as luvas quando estiverem danificadas ou muito contaminadas
Realizar a higiene das mãos

Nota: O tipo de EPI utilizado varia conforme o nível de precaução necessária (p. ex., precauções-padrão ou isolamento de contato, de gotículas ou contra infecções transmitidas pelo ar).
Dados de Centers for Disease Control and Prevention.

Tabela 10-21 Sequência para Remoção do Equipamento de Proteção Individual

Luvas
O lado externo da luva está contaminado!
Segurar o lado externo da luva com a mão oposta enluvada; retirar
Manter a luva removida na mão enluvada
Deslizar os dedos da mão não enluvada sob a luva remanescente ao nível do punho
Retirar a luva sobre a primeira luva
Descartar as luvas no lixo

Óculos
O lado externo dos óculos ou do escudo facial está contaminado!
Para remover, manusear pela faixa na cabeça ou por apoios auriculares
Colocar no recipiente designado para o reprocessamento ou no lixo

Avental
A frente e as mangas do avental estão contaminadas!
Soltar as faixas do avental
Retirar do pescoço e dos ombros, tocando apenas o lado interno do avental
Virar o avental pelo avesso
Dobrar ou enrolar e descartar

Máscara ou Respirador
A parte frontal da máscara/respirador está contaminada!
Segurar por baixo, depois as fitas ou elásticos, e remover
Descartar no lixo

Lavar as mãos ou usar substâncias desinfectantes para as mãos à base de álcool imediatamente após a remoção do EPI

Nota: Exceto para o respirador, remover o EPI na porta de acesso ou na antessala. Remover o respirador após deixar o ambiente em que o paciente está e fechar a porta.
Dados de Centers for Disease Control and Prevention.

Equipamento de Proteção Individual

A OSHA e a EPA classificam as roupas de proteção com base na capacidade de isolar a pele exposta. Essas agências identificam a proteção de acordo com níveis:

- O nível A é o mais alto nível de proteção cutânea e respiratória. Há necessidade de vestimenta externa encapsulante que não permita a passagem de ar além de equipamento de respiração embutido e autônomo (SCBA, do inglês *self-contained breathing apparatus*), que isole completamente o usuário do ambiente. Deve ser usado um respirador com pressão positiva certificado pela NIOSH. Este nível de proteção é usado por profissionais de primeira resposta que entram no local contaminado.
- O nível B oferece o mais alto nível de proteção respiratória. Consiste em SCBA mais roupas de proteção. Em geral, este nível é usado pela equipe de descontaminação.
- O nível C de proteção consiste em um respirador que purifica o ar mais roupas de proteção.
- O nível D é utilizado para exposições menos preocupantes. Esse nível exige roupas de trabalho padrão, luvas e óculos ou máscara facial, conforme a necessidade.

A sequência adequada de vestimenta do EPI está descrita na Tabela 10-20, e a ordem em que se deve remover o EPI está resumida na Tabela 10-21.

Gravidade e Sintomas da Exposição

Vários fatores determinam a gravidade de uma exposição a produtos perigosos. O tipo de produto, seus componentes químicos, a via de entrada e a saúde geral do indivíduo afetam a gravidade dos sinais e sintomas apresentados. Alguns sintomas aparecem imediatamente, enquanto outros podem ser tardios, dificultando a realização da anamnese adequada do paciente. Os sintomas gerais de exposição a um produto perigoso incluem:

- Dispneia e opressão torácica
- Náusea e vômitos
- Diarreia

- Salivação excessiva
- Formigamento e dormência nas extremidades
- Alteração da cognição
- Descoloração da pele

Tipos de Exposição a Produtos Perigosos

Oral e Inalação

A OSHA, junto com a EPA e a NIOSH, usou estudos em animais para definir os níveis de exposição considerados perigosos para cada tipo de produto perigoso. Esse nível é expresso usando-se medidas conhecidas como **dose letal 50% (DL_{50})** e **concentração letal 50% (CL_{50})**. A DL_{50} é o nível de dose de exposição oral ou dérmica que mata 50% da população animal exposta em 2 semanas. A CL_{50} é a concentração de um agente no ar que mata 50% da população animal exposta. A DL_{50} aplica-se a produtos perigosos que oferecem risco quando deglutidos ou absorvidos pela pele, enquanto a CL_{50} se aplica a agentes que são tóxicos quando inalados.

A exposição a agentes pouco hidrossolúveis pode causar dano grave em tecidos pulmonares, resultando em edema pulmonar irreversível e doença pulmonar crônica em longo prazo. A exposição a agentes bastante hidrossolúveis, como a amônia, causa apenas sintomas benignos na via aérea superior, pois esses agentes são absorvidos nas membranas mucosas antes de chegarem aos pulmões. O paciente irá apresentar irritação ocular, queimaduras cutâneas, irritação do trato respiratório e tosse não produtiva.

No exame físico inicial, identificar e tratar qualquer aumento no esforço respiratório. Se o paciente apresentar sibilos, administrar broncodilatadores, como o salbutamol. Administrar fluidos e vasopressores para a hipotensão. Devido ao potencial para desenvolvimento de edema pulmonar, monitorar cuidadosamente os administração de fluidos IV a fim de se evitar sobrecarga. Após finalizar os protocolos de descontaminação, iniciar os cuidados de suporte de rotina.

Ingestão

A ingestão de produtos perigosos não é comum, mas pode ocorrer se a descontaminação não for completa. Se um produto perigoso ainda estiver presente e o profissional de saúde ou o paciente colocarem a mão perto da boca, como ao tomar uma xícara de café, pode ocorrer a contaminação.

Injeção

Para a administração de medicamentos, a via IV oferece a velocidade de absorção mais rápida em comparação com as vias intramuscular e subcutânea. Porém, a penetração do tecido cutâneo contaminado pode fazer a substância tóxica ser absorvida pelo organismo, onde ela pode causar dano aos órgãos. Muitas substâncias injetadas são metabolizadas pelo fígado, podendo causar dano grave. Identificar o risco do paciente ou do profissional para essa via de exposição é fundamental para prevenir qualquer contaminação.

Armas de Destruição em Massa

Atos de terrorismo envolvendo agentes biológicos, químicos ou radiológicos ameaçam militares e civis da mesma maneira. A resposta a esses tipos de desastre impõe risco significativo à segurança dos profissionais de saúde e de equipes de resgate. Embora os profissionais costumem responder a situações de desastres naturais, como terremotos, avalanches e enchentes, e a acidentes de grandes proporções, como colapsos estruturais em construções e colisões envolvendo veículos de transporte em massa, o foco da próxima seção será aumentar seu conhecimento sobre armas que são utilizadas em ações terroristas classificadas como Categoria A e suas implicações para os pacientes e profissionais de saúde.

A **contaminação** biológica, química ou radiológica por um ataque terrorista resulta em uma designação de cena do crime para a área afetada. Além disso, o Department of Homeland Security (DHS) dos Estados Unidos deve ser notificado de todas as suspeitas de ataque terrorista. Como no caso dos produtos perigosos, as armas de destruição em massa podem ser agentes ou dispositivos biológicos, químicos, incendiários ou explosivos. A diferença é que, quando usados por terroristas, esses agentes são liberados com a intenção de destruir ou causar lesão e morte quando inalados, ingeridos ou absorvidos. Em 2000, o CDC estabeleceu categorias de agentes de bioterrorismo para ajudar na identificação dos que são letais (Tabela 10-22).

Agentes Biológicos

Os agentes de bioterrorismo não chamam a atenção por si próprios. Não há uma grande implosão, nenhum cone de fogo, nem chuva de estilhaços para anunciar a sua presença. Essa característica insidiosa torna os **agentes biológicos** muito ameaçadores, pois eles têm tempo para infectar muitas pessoas em uma grande área geográfica antes que as autoridades de saúde reconheçam um padrão de doença. As autoridades de saúde pública acabam reconhecendo alta incidência de determinados sinais e sintomas ou de queixas principais semelhantes dentro de uma determinada área geográfica. Talvez elas sejam evidenciadas por uma apresentação não convencional de uma doença, por um grande número de casos dentro de uma área circunscrita ou por relatos de vias de exposição incomuns.

Independentemente de como o incidente acaba sendo reconhecido, o reconhecimento da ocorrência de uma exposição biológica quase sempre é tardio. Os profissionais de saúde podem ajudar a reduzir o tempo desde a exposição até o alerta relatando prontamente qualquer aumento inesperado de pacientes ou de outras manifestações atípicas. Os agentes biológicos de maior preocupação são descritos a seguir.

Tabela 10-22 Agentes Biológicos Críticos para Alerta de Saúde Pública	
Agente Biológico	**Doença**
Categoria A	
Variola maior	Varíola
Bacillus anthracis	Antraz
Yersinia pestis	Peste
Clostridium botulinum (toxina botulínica)	Botulismo
Francisella tularensis	Tularemia
Filovírus e arenavírus (p. ex., Ebola, febre de Lassa)	Febres hemorrágicas virais
Categoria B	
Coxiella burnetii	Febre Q
Espécies de *Brucella*	Brucelose
Burkholderia mallei	Mormo
Burkholderia pseudomallei	Melioidose
Alfavírus (EEV, EEL, EEO)	Encefalite
Rickettsia prowazekii	Febre tifoide
Toxinas (p. ex., ricina, enterotoxina estafilocócica B)	Síndromes tóxicas
Chlamydia psittaci	Psitacose
Ameaças à segurança alimentar (p. ex., espécies de *Salmonella*, *Escherichia coli* O157:H7)	
Ameaça à segurança da água (p. ex., *Vibrio cholerae*, *Cryptosporidium parvum*)	
Categoria C	
Agentes emergentes (p. ex., vírus Nipah, hantavírus)	

EEO, encefalomielite equina do oeste; EEL, encefalomielite equina do leste; EEV, encefalomielite equina venezuelana.
Reimpressa de Rotz L, Khan A, Lillibridge SR, et al.: Public health assessment of potential biological terrorism agents. 2000. http://www.cdc.gov.

Antraz

O antraz é uma doença infecciosa aguda causada pela bactéria Gram-positiva formadora de esporos *Bacillus anthracis*. A via de entrada mais comum é por contato direto da pele e por absorção de esporos, o que causa uma úlcera localizada vermelha e pruriginosa (antraz cutâneo).

Sinais e Sintomas

Os trabalhadores e agricultores que estão em contato direto frequente com animais são altamente suscetíveis a essa via de exposição. Dentro de 2 semanas, a pele começa a apresentar necrose e há formação de uma escara negra. Os esporos de antraz também podem ser inalados, o que pode causar sintomas iniciais aparentemente benignos semelhantes aos de um resfriado comum. No estágio **prodrômico** inicial, o paciente queixa-se de tosse não produtiva, febre e náuseas. Então, a doença progride para o estágio **fulminante**, o qual se caracteriza por febre alta, cianose, choque, diaforese e disfunção respiratória grave.

Tratamento

Cenário Pré-hospitalar

O cuidado de suporte com oxigênio suplementar, reposição com fluidos IV e aplicação de curativo seco e estéril nas feridas é adequado. Deve-se notificar a instituição de saúde acerca da exposição. A **descontaminação de emergência** não é necessária a menos que a exposição tenha ocorrido há pouco tempo. O profissional só está em risco se tiver contato direto e desprotegido com as lesões.

Cenário Hospitalar

O cuidado hospitalar inclui hemoculturas para a identificação do agente e para determinação dos antibióticos mais apropriados. Os cientistas que realizam pesquisas com antraz e os militares podem receber vacina para prevenção de antraz.

Botulismo

Clostridium botulinum, o agente bacteriano que causa o botulismo, produz uma neurotoxina que causa paralisia. Os tipos de exposição incluem a ingestão de alimentos contaminados e a contaminação de feridas com a bactéria (**Figura 10-17**). Todas as formas são consideradas como emergências médicas e podem ser letais. No caso do bioterrorismo, a infiltração em fontes de alimentos ou em suprimento de água pode causar doença em muitas pessoas. Mesmo pequenas quantidades da bactéria podem devastar grandes regiões habitadas.

Sinais e Sintomas

O paciente com botulismo costuma apresentar náuseas, visão borrada, fadiga, fala arrastada, fraqueza muscular e paralisia. Os sintomas podem ocorrer dentro de horas ou vários dias após a exposição. Deve-se relatar qualquer aumento em casos de pacientes com queixas semelhantes para as instituições de saúde e serviços de vigilância em saúde.

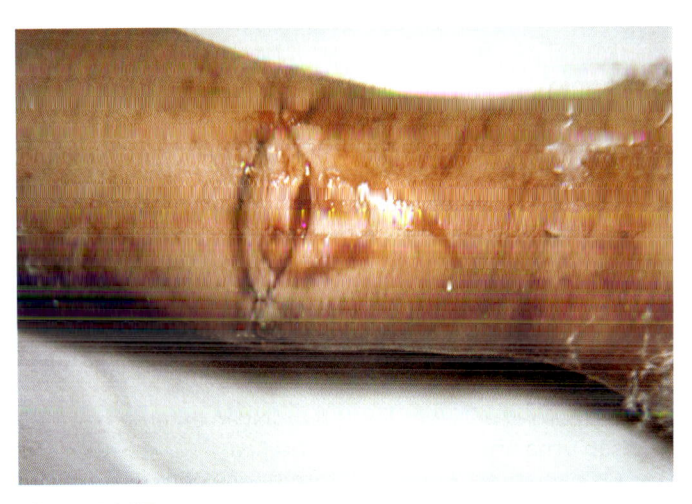

Figura 10-17 Ferida decorrente do botulismo.
Cortesia do CDC.

Tratamento

Cenário Pré-hospitalar

Fornecer os cuidados médicos de rotina, com monitoração contínua dos sinais de disfunção respiratória devido à paralisia de músculos respiratórios. Cobrir as feridas para evitar infecção adicional.

Cenário Hospitalar

Hemoculturas para determinar o tipo de agente permitirão a identificação da antitoxina mais efetiva. Os hospitais podem não ter disponibilidade imediata de antídoto, de modo que os protocolos locais devem incluir um processo para a obtenção das terapias apropriadas. A ventilação mecânica pode se tornar necessária em pacientes com insuficiência respiratória.

Peste

Yersinia pestis é a bactéria que causa a peste. A transmissão ocorre por meio de picadas de pulgas a partir de roedores, como camundongos, marmotas e esquilos. Em ataques terroristas, as bactérias podem ser aerossolizadas, o que é considerado como categoria de exposição pulmonar (peste pneumônica). A avaliação pode revelar dificuldade respiratória, tosse produtiva, escarro com sangue e queixa associada de dor torácica. Sem tratamento, esses sintomas são seguidos por colapso respiratório e cardiovascular.

Sinais e Sintomas

A peste bubônica ocorre quando uma pessoa é picada por uma pulga infectada por um roedor. Os pacientes com essa forma de peste têm linfonodos aumentados, alteração do estado mental, agitação, anúria, taquicardia e hipotensão. A peste bubônica não tratada pode progredir para um terceiro tipo de peste conhecida como *peste septicêmica*. Os pacientes com essa forma de doença apresentam náuseas e vômitos, diarreia, lesões cutâneas necróticas e gangrena.

Tratamento

Todas as pessoas que tiveram contato com o paciente devem ser avaliadas quanto à presença de sintomas. Iniciar os cuidados de suporte rotineiros. Usar EPI para evitar contato com gotículas respiratórias. A introdução precoce de antibióticos e antimicrobianos é apropriada. Os profissionais devem tomar precauções respiratórias com o uso de respiradores N-95.

Ricina

A ricina é uma proteína citotóxica derivada da mamona (*Ricinus communis*). O uso por terroristas inclui a extração dessa toxina na forma de aerossol, pó ou grãos.

Sinais e Sintomas

Dentro de 8 horas após a inalação, haverá comprometimento respiratório grave. A hipóxia será evidente dentro de 36 a 72 horas da exposição. Os sintomas são vagos e parecidos com um quadro gripal, mas em geral incluem náuseas, vômitos, tosse, fraqueza, febre e hipotensão. Felizmente, ela é difícil de ser aerossolizada e, na maioria dos casos, requer injeção subcutânea para causar toxicidade grave. A ingestão costuma resultar em queixas GI, mas uma quantidade grande deve ser ingerida para causar toxicidade sistêmica potencialmente fatal. As tendências nos sintomas dentro de uma população podem passar facilmente despercebidas devido à inespecificidade de sua apresentação, até que muitos pacientes com sintomas semelhantes indiquem uma razão para preocupação e avaliação.

Tratamento

As roupas contaminadas devem ser removidas e colocadas em um saco. O profissional de saúde deve descontaminar o paciente, o seu equipamento e a si mesmo, se necessário. Se ocorrer exposição por inalação, o veículo deve permanecer bem ventilado durante o transporte. As intervenções iniciais são avaliação e tratamento contínuo da via aérea, respiração e circulação. Monitorar o paciente quanto a possíveis anormalidades respiratórias e cardiovasculares. Como não há antídoto na exposição à ricina, as intervenções hospitalares visam eliminar a toxina e evitar a contaminação secundária.

Febres Hemorrágicas Virais

Filovírus, flavivírus e arenavírus podem ser classificados como agentes das febres hemorrágicas virais. Os artrópodes e outros animais são hospedeiros comuns para esses vírus altamente infecciosos. O contato com urina, fezes ou saliva de um roedor infectado e as picadas de artrópodes infectados, como pulgas ou carrapatos, são as vias de transmissão mais típicas.

Sinais e Sintomas

A pessoa infectada apresentará febre, fadiga e dores musculares. Se a exposição não for detectada, haverá desenvolvimento de sintomas graves como sangramento pelas orelhas, pelo nariz e pela boca, além de sangramentos em órgãos internos. Pode ocorrer alteração do estado mental e colapso dos sistemas cardiovascular e renal.

Tratamento

Fornecer cuidados de suporte rotineiros e monitoração contínua da via aérea, respiração e circulação, além do estado de perfusão. Usar EPI apropriado para o controle de infecções.

Não há vacina nem antídoto atualmente disponível a menos que haja diagnóstico de febre amarela. As intervenções iniciais e contínuas concentram-se na preservação da função de órgãos vitais. Os pacientes contaminados devem ficar em salas de isolamento. Devem ser usados respiradores com purificadores de ar por toda a equipe que tiver contato com o paciente.

Armas Radiológicas

A radiação nuclear compreende partículas e energia liberadas com a ruptura (fissão) ou combinação (fusão) do átomo. A *radiação ionizante* refere-se à radiação (α, β, γ e nêutrons) cuja energia é suficiente para retirar elétrons de átomos ou moléculas. Essencialmente, todos os tipos de radiação do núcleo atômico são ionizantes.

A radiação ionizante absorvida é expressa em unidades chamadas *rads*. Um rad é igual a uma dose absorvida de 0,01 gray (Gy). A avaliação de um paciente exposto a radiação ionizante requer a determinação da dose de rad absorvida. Quando maior a dose de rad absorvida, maior o potencial para doença ou lesão grave, conforme mostrado a seguir:

- *100 rad*: Náuseas, vômitos e cólicas abdominais dentro de horas da exposição
- *600 rad*: Desidratação e gastrenterite; morte em poucos dias
- *1.000 rad ou mais*: Complicações cardiovasculares e neurológicas, alteração do estado mental, ataxia, arritmia, colapso cardiovascular e choque

Os princípios terapêuticos que podem ser implementados durante um ataque com armas radiológicas são mostrados na Tabela 10-23.

Tipos de Radiação Ionizante

A radiação não ionizante inclui a luz visível, as micro-ondas, as ondas de rádio, o ultrassom e outros tipos. A radiação ionizante pode ser classificada como partículas α, β, γ ou nêutron.

Radiação α

As partículas α (prótons e nêutrons) geralmente não atravessam a pele. De fato, elas atravessam apenas uma distância curta e podem ser bloqueadas por uma barreira simples, como um pedaço de papel. Assim, elas representam risco biológico significativo apenas quando o material radioativo é inalado ou ingerido.

Radiação β

As partículas β (elétrons) são menores e mais rápidas que as partículas α e, assim, podem ir mais longe, penetrando em tecidos até uma profundidade de cerca de 8 mm. Elas podem

---

Tabela 10-23 Princípios Terapêuticos Durante um Desastre Radiológico

1. Avaliar a segurança da cena.
2. Todos os pacientes devem ser clinicamente estabilizados de suas lesões traumáticas antes de considerar as lesões pela radiação; então, os pacientes são avaliados quanto a sua exposição e contaminação pela radiação externa.
3. Uma fonte externa de radiação, se for suficientemente grande, pode causar lesão tecidual, mas ela não torna o paciente radioativo; mesmo os pacientes com exposições letais à radiação externa não são uma ameaça à equipe médica.
4. Os pacientes podem contaminar-se com material radioativo depositado na pele ou nas roupas; mais de 90% da contaminação superficial pode ser removida com a retirada das roupas; o restante pode ser lavado com água e sabão.
5. Proteger-se da contaminação radioativa observando, no mínimo, as precauções-padrão, incluindo roupas de proteção, luvas e máscara.
6. Os pacientes que desenvolvem náuseas, vômitos ou eritema cutâneo dentro de 4 horas da exposição provavelmente receberam uma dose alta de radiação externa.
7. A contaminação radioativa em feridas deve ser tratada como sujeira e irrigada assim que possível; evitar o manuseio de qualquer corpo estranho metálico.
8. O iodeto de potássio (KI) é útil apenas se houver liberação de iodo radioativo; o KI não é um antídoto para a radiação geral.
9. O conceito de tempo/distância/proteção é fundamental na prevenção de efeitos indesejados pela exposição à radiação; a exposição à radiação é minimizada reduzindo-se o tempo na área afetada, aumentando a distância de uma fonte radioativa e usando proteção de metal ou concreto.

Department of Homeland Security Working Group on Radiological Dispersion Device Preparedness/Medical Preparedness and Response Subgroup. 2004, https://www.orau.gov/hsc/RadMassCasualties/content/resources/Radiologic_Medical_Countermeasures_051403.pdf.

causar queimaduras significativas na superfície da pele, embora essas queimaduras não costumem ser imediatamente visíveis após a exposição. Como as roupas efetivamente protegem as áreas cobertas, o risco primário é para a pele exposta. Os procedimentos padrão de limpeza da pele removem a maior parte das partículas β. O único meio de detecção é um instrumento sensível à radiação chamado de *contador Geiger-Mueller*, o qual todos os hospitais devem ter. Se a exposição continuar, pode ocorrer exposição significativa à radiação γ, pois a maioria dos radioisótopos enfraquece emitindo radiação β seguida por emissão γ.

Raios γ

Os raios γ são fótons emitidos do núcleo do átomo. Eles são ondas eletromagnéticas que se deslocam rapidamente e penetram profundamente na pele, nos tecidos moles e nos ossos. Os raios γ estão envolvidos em quase todos os acidentes com irradiação externa. Os raios X são fótons de energia relativamente menor que estão algumas vezes envolvidos em acidentes com radiação que ocorrem pelo uso impróprio de equipamentos industriais ou médicos. Os raios γ são emitidos de radioisótopos após a decomposição β e são a causa primária da síndrome aguda por radiação. As fases dessa síndrome são descritas na Tabela 10-24. Os efeitos tardios ocorrem em grupos de sintomas (Tabela 10-25).

Nêutrons

A quarta classificação, nêutrons, penetra facilmente em superfícies e pode causar dano significativo aos sistemas de órgãos. Os nêutrons têm características únicas. Quando eles são parados ou "capturados" após a emissão, eles fazem átomos previamente estáveis ficarem radioativos. Essa é a fonte de precipitação (*fallout*) da radioatividade. A explosão superficial de uma arma termonuclear vaporiza instantaneamente toneladas de solo, transformando-o, com o intenso bombardeio de nêutrons, em material altamente radioativo. Essa nuvem – a chamada nuvem-cogumelo que é associada à bomba nuclear – sobe com a bola de fogo e é levada pelos ventos em altas

Tabela 10-24 Fases da Síndrome Aguda por Radiação

Característica	Efeitos da Irradiação Corporal Total por Radiação Externa ou Absorção Interna por Faixas de Dose em rad (1 rad = 1 cGy; 100 rad = 1 Gy)					
	0-100	100-200	200-600	600-800	800-3.000	> 3.000
Fase Prodrômica						
Náuseas, vômitos	Nenhuma	5-50%	50-100%	75-100%	90-100%	100%
Tempo de início		3-6 h	2-4 h	1-2 h	<1 h	Minutos
Duração		< 24 h	< 24 h	< 48 h	48 h	N/A
Contagem de linfócitos	Não afetada	Minimamente reduzida	<1.000 em 24 h	< 500 em 24 h	Diminui em algumas horas	Diminui em algumas horas
Função do SNC	Nenhum prejuízo	Nenhum prejuízo	Desempenho em tarefas de rotina Déficit cognitivo por 6-20 h	Desempenho em tarefas de rotina simples Déficit cognitivo por > 24 h	Incapacitação rápida Pode haver intervalo lúcido de várias horas	
Fase Latente						
Ausência de sintomas	> 2 semanas	7-15 dias	0-7 dias	0-2 dias	Nenhum	Nenhum

(*continua*)

Tabela 10-24 Fases da Síndrome Aguda por Radiação (continuação)

Característica	Efeitos da Irradiação Corporal Total por Radiação Externa ou Absorção Interna por Faixas de Dose em rad (1 rad = 1 cGy; 100 rad = 1 Gy)					
	0-100	100-200	200-600	600-800	800-3.000	> 3.000
Doença Manifestada						
Sinais/sintomas	Nenhum	Leucopenia moderada	Leucopenia grave, púrpura, hemorragia, pneumonia. Perda de cabelos após 300 rad		Diarreia, febre, desequilíbrio eletrolítico	Convulsões, ataxia, tremor, letargia
Tempo de início		> 2 semanas	2 dias-4 semanas			1-3 dias
Período crítico		Nenhum	4-6 semanas; maior potencial para intervenção médica efetiva		2-14 dias	1-46 h
Sistema de órgãos	Nenhum		Sistemas hematopoiético; respiratório (mucosas)		Trato GI Sistemas de mucosas	SNC
Duração da hospitalização	0%	< 5% 45-60 dias	90% 60-90 dias	100% ≥ 100 dias	100% Semanas a meses	100% Dias a semanas
Mortalidade	Nenhuma	Mínima	Baixa com terapia agressiva	Alta	Muito alta; sintomas neurológicos significativos indicam dose letal	

SNC, sistema nervoso central; GI, gastrintestinal.
Armed Forces Radio biology Institute: Medical management of radiological casualties, 2003, Bethesda, MD.

Tabela 10-25 Grupos de Sintomas como Efeitos Tardios* da Exposição à Radiação

1	2	3	4
Cefaleia Fadiga Fraqueza	Anorexia Náusea Vômitos Diarreia	Dano de espessura parcial e de espessura total da pele Depilação (perda de pelos) Ulceração	Linfopenia Neutropenia Trombocitopenia Púrpura Infecções oportunistas

*Os efeitos podem aparecer dias a semanas após a exposição.

altitudes. Suas partículas radioativas acabam descendo na forma de uma chuva radioativa. Um reator nuclear aproveita essa mesma forma poderosa de radiação, criando uma reação em cadeia de nêutrons controlada e sustentada para a geração de energia.

Alguma exposição a raios γ também ocorre na exposição aos nêutrons. A quantificação do material radioativo gerado pela irradiação de nêutrons é útil na estimativa da exposição a nêutrons e, algumas vezes de forma indireta, da dose de radiação γ. A radioatividade gerada consiste principalmente em sódio-24, que pode ser detectado por um contador Geiger-Mueller ou em uma amostra de sangue. Se houver suspeita de exposição a nêutrons, deve-se guardar e refrigerar as fezes e a urina. Além disso, guardar todas as roupas, especialmente os itens que contêm partes de metal, como cintos, para análise de radioisótopos induzidos por nêutrons.

Exposição Radiológica

Os materiais radioativos usados por terroristas são facilmente acessíveis e podem ser encontrados em laboratórios de pesquisa, hospitais, locais com instalações de radiologia e complexos industriais. Os dispositivos radioativos que são combinados com explosivos podem ser utilizados como armas de terrorismo.

Um terrorista pode, intencionalmente, detonar um dispositivo explosivo como a chamada **bomba suja** em uma área densamente povoada. A contaminação de humanos, animais, prédios e ambiente ocorre com a liberação de materiais radioativos como cobalto-60 ou rádio-226. A explosão inicial causará lesão traumática. Se não for feito o reconhecimento precoce da exposição radiológica, a exposição prolongada pode causar problemas clínicos emergenciais. A inalação de partículas radioativas pode provocar disfunção respiratória, e a ingestão pode causar desconforto GI.

Os componentes necessários para a construção de uma verdadeira arma nuclear de destruição em massa – ou seja, plutônio e urânio – são muito mais difíceis de se obter em relação aos componentes prontamente disponíveis de uma bomba suja.

A extensão da lesão e da doença causadas pela explosão inicial a um dispositivo radioativo relaciona-se com a duração (tempo) da exposição, a distância até a explosão ou o impacto e a quantidade de proteção pessoal. As pessoas expostas podem contaminar outras se houver transferência de gás, líquido ou partículas de poeira que estão seus corpos ou roupas para outras pessoas. É fundamental que os profissionais que realizam o primeiro atendimento obtenham informações acuradas em relação ao tempo, à distância e à proteção. A Tabela 10-26 oferece importantes informações adicionais para lidar com um ataque terrorista envolvendo radiação ionizante.

Tratamento

Cenário Pré-hospitalar

As intervenções iniciais concentram-se em garantir a segurança da cena e usar EPI apropriado (ver Tabela 10-23). Evitar contato direto com materiais radioativos. Descontaminar apenas os pacientes expostos a líquidos ou gases que foram combinados com materiais explosivos. Se a contaminação for questionável ou indeterminada, enrolar o paciente em um cobertor ou lençol para minimizar a possível contaminação de outras pessoas. Notificar a instituição de destino sobre a contaminação antes de chegar ao local, permitindo que a equipe do hospital utilize EPI adequados. Tenha em mente os efeitos psicológicos de ser vítima de uma lesão ou de doença súbita e violenta causada por uma explosão.

Nas situações de ocorrências em massa, os recursos locais de equipes médicas e de resposta podem ficar facilmente sobrecarregados. A comunicação verbal é uma parte importante do esforço em equipe para minimizar a contaminação de forma eficiente e para avaliar e manejar múltiplos pacientes de forma efetiva.

Cenário Hospitalar

Após a implementação dos protocolos apropriados de descontaminação e de ocorrências em massa, devem ser realizadas as intervenções rotineiras. Considerar a administração de bicarbonato de sódio, gliconato de cálcio ou cloreto de amônia. Administrar agentes quelantes e iodeto de potássio.

Tabela 10-26 Terrorismo com Radiação Ionizante: Orientações Gerais

Diagnóstico

Ficar alerta para o seguinte:

1. A síndrome aguda por radiação segue um padrão previsível após exposição substancial ou eventos catastróficos (ver Tabela 10-24).
2. As pessoas podem adoecer por causa de fontes de contaminação na comunidade e podem ser identificadas após períodos de tempo muito maiores com base em síndromes específicas (ver Tabela 10-25).
3. As síndromes específicas que causam preocupação, em especial com história prévia de 2 a 3 semanas de náuseas e vômitos, são:
   - Efeitos térmicos cutâneos do tipo queimadura sem exposição térmica documentada
   - Disfunção imunológica com infecções secundárias
   - Tendência a sangramentos (epistaxe, sangramento gengival, petéquias)
   - Supressão da medula óssea (neutropenia, linfopenia e trombocitopenia)
   - Depilação (perda de pelos)

Compreensão da Exposição

1. A exposição pode ser conhecida e identificada ou pode ser caracterizada como clandestina por meio dos seguintes mecanismos:
   - Grandes exposições reconhecidas, como bomba nuclear ou dano a uma usina nuclear
   - Fonte de radiação pequena emitindo radiação γ continuamente, produzindo exposições intermitentes crônicas em grupos ou indivíduos (p. ex., fontes radiológicas a partir de dispositivos de tratamento médico ou contaminação ambiental, da água ou de alimentos)
   - Radiação interna a partir de material radioativo absorvido, inalado ou ingerido (contaminação interna)

Modificada do guia de bolso do Department of Veterans Affairs produzido pelo Employee Education System for Office of Public Health and Environmental Hazards. Esta informação não tem objetivo de estar completa, apenas de ser um guia rápido; por favor, consulte outras referências e a opinião de especialistas.

Armas Incendiárias

Os terroristas utilizam ameaças incendiárias como bombas para criar pânico em áreas altamente populosas. Esses tipos de dispositivos podem produzir grandes incêndios.

Dispositivos Incendiários

Um exemplo típico de dispositivo incendiário é o coquetel Molotov, que consiste em um pano embebido em combustível colocado em uma garrafa ou outro reservatório. O pano é acendido e o reservatório é jogado em um prédio ou área cheia de pessoas. A explosão causa incêndio, criando pânico e provocando lesões. Como em qualquer incêndio, a intoxicação por cianeto é uma emergência médica preocupante em locais onde há queima de plástico.

Tratamento

A atenção à segurança da cena, incluindo o uso de EPI apropriado, é fundamental ao tratar vítimas de dispositivos incendiários. Quando for seguro, notificar as instituições de saúde quando ainda estiver na cena, avisando que muitos pacientes estarão chegando. O cuidado inicial consiste em estabilização da via aérea, respiração e circulação, além do tratamento das lesões relacionadas. Considerar a instituição de protocolos internos para o preparo para ocorrências em massa.

Agentes Químicos
Substâncias Químicas Asfixiantes

Em contraste com os asfixiantes simples (dióxido de carbono e nitrogênio na forma de gás) que deslocam o oxigênio causando hipoxemia, os asfixiantes químicos (monóxido de carbono, cianeto ou sulfato de hidrogênio) interferem na cadeia de transporte de elétrons, além de outros processos celulares, causando hipoxemia não responsiva a aumento dos níveis de oxigênio ofertados. A exposição a substâncias químicas asfixiantes pode ocorrer por meio de inalação, absorção ou ingestão. Um dos asfixiantes mais comuns é o cianeto de hidrogênio, que possui a designação militar *AC*. Notável por seu odor que lembra amêndoas amargas quando encontrado em uma forma sólida, o cianeto também pode tomar a forma de líquido ou de gás incolor. Ele costuma ser usado para o tratamento de metais e é um derivado da combustão de gases. Outra substância química asfixiante usada como agente de guerra é o cloreto de cianogênio, que traz a designação militar *CK*. Após essas substâncias químicas entrarem na corrente sanguínea, elas reduzem a capacidade das células de absorverem oxigênio e gerarem ATP. A exposição inicial causa disfunção respiratória, cefaleia e taquicardia. Se a exposição não for detectada ou se for prolongada, pode haver convulsões e insuficiência respiratória.

O monóxido de carbono é uma substância química asfixiante inalada que se liga à hemoglobina, reduzindo a capacidade de transporte de oxigênio pelas hemácias e induzindo hipóxia.

Tratamento

A avaliação da condição respiratória e cardiovascular é fundamental para determinar as intervenções terapêuticas. O cuidado médico de rotina inclui o fornecimento de oxigênio suplementar, a administração de terapia IV e a monitoração de arritmias cardíacas. A suspeita de intoxicação por cianeto nos obriga a utilização imediata de hidroxicobalamina ou nitrito de sódio associado ao tiossulfato de sódio. Se ocorrer convulsão devem ser administrados benzodiazepínicos (Tabela 10-27). Deve-se lembrar que as leituras da oximetria de pulso não irão refletir a oferta de oxigênio às células na exposição às substâncias químicas asfixiantes.

Se o contaminante for um líquido conhecido, iniciar os processos de descontaminação imediatamente. Estabilizar a via aérea, a ventilação e a circulação, além de tratar os sinais e sintomas da apresentação como intervenções clínicas indicadas. Faça uso de hidroxicobalamina ou nitrito de sódio associado ao tiossulfato de sódio em cada paciente exposto. As metades de cobalto dentro da hidroxicobalamina ligam-se ao cianeto para formar cianocobalamina ou, estruturalmente, a vitamina B_{12}. A cianocobalamina é excretada pelos rins.

Tabela 10-27 Tratamento da Exposição a Substâncias Químicas Asfixiantes

- Os pacientes expostos ao monóxido de carbono não costumam necessitar de descontaminação. Devido à toxicidade do cianeto, os pacientes devem ser submetidos à descontaminação; na exposição ao cianeto líquido ou sólido, a descontaminação adequada é fundamental.
- Estabelecer uma via aérea pérvia; considerar a intubação orotraqueal ou nasotraqueal para o controle da via aérea no paciente que esteja inconsciente, apresente edema pulmonar grave ou tenha disfunção respiratória grave.
- Ventilar conforme a necessidade; a ventilação com pressão positiva com dispositivo de bolsa-válvula-máscara pode ser benéfica.
- Não induzir vômitos nem usar eméticos.
- Monitorar a presença de edema pulmonar e tratar conforme a necessidade.
- Monitorar o ritmo cardíaco e tratar as arritmias conforme a necessidade.
- Instalar acesso venoso e infundir a 30 mL/hora; no caso de hipotensão com sinais de hipovolemia, administrar fluidos com cautela; considerar o uso de vasopressores se o paciente estiver hipotenso com volume normal de fluidos, conforme o protocolo local; observar sinais de sobrecarga de fluidos.
- Administrar o *kit* de antídoto do cianeto conforme o protocolo local para os pacientes sintomáticos com exposição ao cianeto.
- Tratar as convulsões com diazepam ou lorazepam conforme o protocolo local.
- No caso de contaminação ocular, irrigar imediatamente os olhos com água; irrigar cada olho com soro fisiológico de maneira contínua durante o transporte.
- As leituras da oximetria de pulso podem não ser acuradas nessas exposições.
- Pode haver necessidade de tratamento em câmara hiperbárica.

De Currance PL, Clements B, Bronstein AC: *Emergency care for hazardous materials exposure*, ed 3, St. Louis, MO, 2005, Mosby.

A administração de hidroxicobalamina está associada à coloração vermelha alaranjada das secreções e excreções corporais (urina) e interfere em alguns exames laboratoriais por colorimetria durante vários dias. Nitrito de sódio e tiossulfato de sódio são a segunda opção. O nitrito de sódio liga-se à hemoglobina, formando metemoglobina que, por sua vez, liga-se aos íons cianeto de maneira mais ávida que a citocromo-oxidase dentro da cadeia de transporte de elétrons para criar a cianometemoglobina. O tiossulfato de sódio liga-se ao cianeto da cianometemoglobina para criar tiocianato, que é facilmente excretado pelos rins.

No setor de emergência, o paciente deve ser observado e receber cuidados de suporte de forma contínua. Antecipe-se ao aparecimento de acidose metabólica grave.

Agentes Nervosos

Os agentes mais tóxicos entre as armas químicas são os agentes nervosos. Esses agentes interrompem a transmissão no SNC e no sistema nervoso periférico, inibindo a liberação de acetilcolinesterase, excitando a resposta colinérgica e superestimulando o sistema nervoso parassimpático. Embora a exposição mínima não tenha efeitos devastadores em longo prazo, grandes quantidades e longa duração da exposição estão associadas a elevadas taxas de mortalidade e morbidade. Os agentes nervosos são semelhantes aos organofosforados (discutidos anteriormente), mas são muito mais potentes e destrutivos. Os agentes nervosos também podem ser classificados como agentes G e V.

Os agentes G incluem tabun (GA), sarin (GB), soman (GD) e cicloexilmetilfosfonofluoridato (GF). Desenvolvido no Reino Unido, o VX é o agente V mais comum. Os agentes G são muito voláteis, de ação limitada e são líquidos incolores. Quando aerossolizados ou liberados em ambientes quentes ou em construções fechadas, eles tornam-se mais voláteis. Os líquidos V não costumam ser voláteis e têm ação mais longa.

- *Sarin (GB)*. Em seu estado líquido, o sarin é incolor, inodoro e insípido. Ele pode se infiltrar em canos de água e gerar níveis tóxicos na água potável ou na água usada para banho. O sarin também pode ser convertido em gás e liberado como vapor no ar, contaminando grandes áreas. As pessoas expostas ao sarin queixam-se de cefaleia, aumento de salivação, cólicas abdominais e disfunção respiratória com sibilos. Os sintomas começam minutos a horas depois da exposição.
- *Soman (GD)*. O soman é também um líquido claro, incolor e insípido, mas pode ter odor de cânfora semelhante a unguentos mentolados e pastilhas para tosse. Mais volátil que o sarin, esse líquido provoca sintomas dentro de segundos a minutos, em vez de horas após a exposição. Os sinais e sintomas são semelhantes aos associados à exposição ao sarin.
- *Tabun (GA)*. O tabun também é um líquido claro, incolor e insípido e tem mínimo odor frutado. Ele pode ser vaporizado e inalado. A exposição pode ocorrer por ingestão ou absorção. Como o líquido se mistura facilmente com a água, ele pode ser ingerido, causando desconforto GI. A absorção pode causar irritação cutânea e ocular. Se o líquido permanecer nas roupas, ele pode causar contaminação secundária naqueles que o tocam. Os sintomas começam dentro de segundos quando uma pessoa é exposta ao vapor e dentro de horas quando uma pessoa é exposta ao tabun na forma líquida. Os pacientes exibem alteração do estado mental, convulsões, lacrimejamento, tosse e sudorese excessiva. Algumas vezes, ocorre arritmia cardíaca.
- *VX*. O VX, um agente V, é um líquido inodoro e levemente âmbar. Esse líquido é mais tóxico quando inalado ou absorvido pela pele do que quando ingerido. Ele se mistura facilmente na água, causando desconforto abdominal quando ingerido. Os sinais e sintomas começam a aparecer dentro de segundos ou horas da exposição e são semelhantes aos provocados por outros agentes nervosos. As vítimas podem apresentar fasciculações e miose. Se não for reconhecida e tratada, a fasciculação pode progredir para um estado de mal epiléptico e pode ser difícil de interromper.

Tratamento

A resposta inicial do profissional de saúde deve ser garantir a segurança na cena. Como os vapores de agentes nervosos são mais pesados que o ar, deve-se estacionar os veículos na subida e em direção contrária ao vento. É fundamental a prevenção de contaminação secundária; há necessidade de uso de EPI apropriado. Pode ser necessário remover os contaminantes com os procedimentos de descontaminação, pois as substâncias químicas podem ficar nas roupas por 30 a 40 minutos após a exposição. É fundamental que os pacientes sejam levados para uma área bem ventilada. Usar a mnemônica SLUDGE BBM (ver quadro de Recapitulação neste capítulo) para identificar os sintomas de apresentação. A intervenção médica inicial é feita com os cuidados de suporte para via aérea, respiração e circulação. Realizar monitoração contínua para alterações na pressão arterial. Manejar as arritmias cardíacas conforme os protocolos de ACLS da American Heart Association (AHA).

Usar os *kits* de antídotos com autoinjetores para agentes nervosos, conhecidos como *kits de antídoto Mark I*, que contêm atropina e pralidoxima (**Figura 10-18**). Os *kits* mais novos, conhecidos como *kits Duo Dote*, combinam os dois medicamentos em um único autoinjetor. Anteriormente, explicou-se de maneira detalhada como esses agentes atuam na reversão da intoxicação. Se houver convulsões, administrar diazepam ou lorazepam.

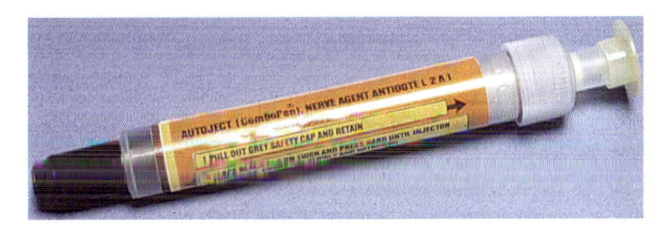

Figura 10-18 Kit de antídoto Mark I.

De Miller R, Eriksson L, Fleisher L, et al: *Miller's anesthesia*, ed 7, New York, 2009, Churchill Livingstone.

Agentes Pulmonares

Os gases venenosos, conhecidos como **agentes pulmonares**, representam grave ameaça à segurança dos profissionais do atendimento pré-hospitalar. Esses gases, que incluem os gases cloro, fosgênio e amônia anidra, são facilmente obtidos, e as vítimas podem ser rapidamente contaminadas ao inalá-los.

- *Cloro*. O gás cloro é amarelo-esverdeado e tem odor discreto que algumas pessoas descrevem como uma combinação de pimenta e abacaxi. Ele é geralmente encontrado em instalações de fabricação de plásticos e solventes. Quando sob pressão, o cloro é facilmente vaporizado na forma de gás. Pode ser inalado, absorvido pela pele ou ingerido se a água estiver contaminada. Os sinais e sintomas incluem irritação ocular ou faríngea, queimaduras na pele exposta e disfunção respiratória causada pela inalação. As complicações respiratórias graves, como edema pulmonar, podem ficar evidentes dentro de 20 a 24 horas da exposição.
- *Fosgênio (CG)*. O fosgênio aparece na forma gasosa como uma nuvem branco-acinzentada com odor que lembra feno recém-recolhido. Esse agente é muito encontrado em pesticidas, substâncias farmacêuticas e corantes. Outra fonte potencial de gás fosgênio é o aquecimento do freon, como é visto na soldagem de tubos de refrigeração. Ao ser resfriado, ele converte-se na forma líquida. Quando liberado no ar, ele é rapidamente vaporizado. Os sintomas iniciais da exposição podem ser mínimos, pois o fosgênio é muito menos irritante para as mucosas que o cloro, por exemplo. Porém, pode haver desenvolvimento de edema e lesão pulmonar tardia 24 horas depois ou mais, o que pode ser fatal. O agente pode causar comprometimento cardiovascular significativo e hipotensão. Se a exposição não for identificada e tratada, pode ocorrer a morte dentro de poucos dias. A atividade física piora e intensifica o quadro de lesão pulmonar, então mantenha o paciente calmo.
- *Amônia anidra*. A amônia anidra é um gás incolor muito utilizado na agricultura como fertilizante. As indústrias utilizam esse gás para resfriamento e congelamento de alimentos como carne e frango. A amônia anidra é considerada volátil e, quando presente em altas concentrações, forma uma nuvem branca. Os sintomas ocorrem dentro de várias horas após a exposição. Os pacientes morrem de asfixia.

Tratamento

Infelizmente, não há antídotos. As roupas contaminadas devem ser removidas e adequadamente empacotadas conforme os protocolos locais. A descontaminação deve ser realizada prontamente por pessoal treinado.

Integrando as Informações

Quando se é um profissional de equipe de primeiro atendimento a realizar a avaliação de um paciente intoxicado ou em uma situação envolvendo produtos perigosos ou possíveis armas de destruição em massa, os desafios da cena e da avaliação do paciente podem ser assustadores. Se você manter um elevado nível de alerta para situações e pacientes que possam apresentar problemas de segurança, suas habilidades e treinamento em AMLS podem ajudá-lo a organizar um plano adequado de atendimento. Primeiramente, deve-se conhecer a extensão de risco que a ameaça à exposição tóxica traz para você mesmo e para o paciente e, depois, implementar as precauções de segurança apropriadas, além de tratar a emergência clínica do paciente.

Deve-se estar familiarizado com as agências locais, regionais, estaduais e federais que podem oferecer apoio nessas situações. Se houver necessidade de auxílio mútuo, essas agências devem ser contatadas imediatamente. Como sempre, a via de avaliação AMLS fornece a abordagem apropriada para avaliar os sinais e sintomas de apresentação do paciente, determinar uma hipótese diagnóstica e chegar a um plano terapêutico efetivo. Nas emergências toxicológicas em particular, as informações obtidas da anamnese do paciente podem fornecer dicas importantes para o manejo clínico que irá estabilizar o paciente e melhorar o desfecho clínico.

SOLUÇÃO DO CENÁRIO

- Os diagnósticos diferenciais podem incluir intoxicação por simpaticomiméticos (cocaína, anfetamina, efedrina, fenciclidina), AVE, hiperreflexia autonômica ou abstinência alcoólica.
- Para estreitar o diagnóstico diferencial, deve-se realizar uma anamnese abrangente acerca da doença atual e das já existentes. Questione o colega de quarto do paciente em relação ao uso de álcool ou outras drogas. Realize exame físico que inclua avaliação dos sinais vitais, escala de AVE, avaliação das pupilas, avaliação de sons cardíacos e respiratórios, monitoração do ECG e ECG de 12 derivações, saturação de oxigênio, capnografia e análise da glicemia. Se houver suspeita de hiperreflexia autonômica, procurar um desencadeante, como bexiga cheia, que poderia ser a origem do problema.
- O paciente apresenta sinais que indicam resposta simpática exagerada. Administrar oxigênio se houver indicação. Estabelecer acesso vascular. Manter a monitoração cardíaca. O tratamento final vai depender do restante dos achados de sua avaliação. Se houver suspeita de *overdose* de simpaticomiméticos ou abstinência alcoólica, tratar com benzodiazepínico e administração de fluidos IV. Se o paciente apresentar sinais de AVE, transportá-lo para o centro especializado mais próximo. Se o exame do paciente apontar para quadro de hiperreflexia autonômica, transportar o paciente se a origem do problema não puder ser solucionada imediatamente.

RESUMO

- Garantir a segurança antes de entrar em qualquer cena que possa estar contaminada, considerando toxinas contidas no ar e que possam ser perigosas.
- Realizar uma anamnese abrangente, incluindo a disponibilidade de drogas/toxinas, momento da ingestão e dose. Perguntar às pessoas próximas e as testemunhas sobre informações adicionais.
- Manter os cuidados de suporte para pacientes comatosos, incluindo manejo da via aérea e administração de glicose, tiamina e pequenas doses de naloxona, conforme a necessidade.
- Obter temperatura central acurada e instituir estratégias de normalização da temperatura se necessário.
- Avaliar o estado da perfusão com a monitoração do estado mental, do débito urinário, da pressão arterial, do tempo de enchimento capilar e do estado acidobásico. Iniciar a monitoração invasiva, se houver tempo.
- Contatar o centro de intoxicações para auxiliar no diagnóstico e no tratamento mais adequado no caso de problemas toxicológicos.
- Um componente fundamental na preservação da segurança dos pacientes e dos profissionais de saúde é a avaliação da cena no caso de ambiente comprometido por produto perigoso ou agente biológico, químico ou radiológico.
- O comando do incidente deve estabelecer as zonas quente, morna e fria para manter o controle da cena e da segurança.
- O uso de EPI adequados necessários para cenas instáveis e exposições do paciente é fundamental para garantir a segurança da equipe e dos pacientes, além de ajudar a conter a disseminação de toxina ou de produto perigoso.
- A descontaminação deve ser feita antes de entrar na zona quente e deve ser realizada novamente antes e depois do transporte até a instituição de destino.
- A compreensão dos vários procedimentos para a descontaminação de profissionais, pacientes e equipamentos é fundamental para manter a segurança de todos os profissionais de saúde e pacientes, além de evitar a contaminação secundária.
- O potencial de exposição é reduzido quando os profissionais utilizam referências para a identificação de possíveis produtos perigosos. Essas referências também trazem detalhes de possíveis sinais e sintomas envolvidos, assim como as modalidades de tratamento mais apropriadas para cada caso.
- A preparação para a resposta a desastres é fundamental durante a avaliação e manejo de diversas cenas e pacientes expostos a agentes tóxicos, produtos perigosos ou armas químicas, biológicas ou radiológicas.
- As armas de destruição em massa incluem agentes biológicos, nucleares, incendiários, químicos e radiológicos.
- A identificação das apresentações/queixas principais e das estratégias de segurança e manejo do agente químico, biológico e radiológico reduzem as taxas de morbidade e mortalidade, além de potencial para exposição.
- A realização de uma avaliação abrangente e de uma anamnese completa podem ajudar a minimizar a exposição secundária por meio da identificação precoce da contaminação.
- A apresentação de sinais e sintomas da exposição varia conforme os diferentes contaminantes com base em sua volatilidade, duração e via de exposição.
- O reconhecimento precoce de situações que envolvam produtos perigosos e eventos de bioterrorismo pode reduzir a possibilidade de exposição e promover a implementação oportuna de estratégias terapêuticas por todas as agências envolvidas.
- Notificar todas as suspeitas de produtos perigosos e eventos de bioterrorismo às autoridades locais, estaduais e federais, de modo que possam ser implementados protocolos de resposta a desastres.

Termos-chave

agente pulmonar Substância química industrial usada como arma para tentar matar aqueles que inalam o vapor ou o gás; o dano pulmonar causa asfixia. Também conhecido como "agente sufocante".

agentes biológicos Patógeno ou toxina que causa doença e pode ser usado como arma para provocar doença ou lesão em humanos.

bomba suja Dispositivo explosivo convencional usado para a dispersão de agentes radiológicos.

concentração letal 50% (CL₅₀) Concentração de um agente no ar que mata 50% da população animal exposta. Denota a concentração e a duração da exposição naquela população.

contaminação Condição de ter sido sujo, manchado, tocado ou exposto de outra forma a agentes prejudiciais à saúde, tornando um objeto potencialmente perigoso para o uso pretendido ou sem as técnicas de barreira adequadas. Um exemplo é a entrada de produtos infectantes ou tóxicos em um ambiente previamente limpo ou estéril.

delirium Transtorno mental agudo caracterizado por confusão, desorientação, inquietação, diminuição da consciência, incoerência, medo, ansiedade, agitação e, muitas vezes, delírios.

descontaminação de emergência Processo de descontaminação das pessoas expostas e potencialmente contaminadas por produtos perigosos; concentra-se na rápida remoção da contaminação objetivando-se a redução da exposição e salvamento vidas com a preocupação secundária de completar a descontaminação.

descontaminação gastrintestinal Qualquer tentativa de limitar a absorção ou acelerar a eliminação de uma toxina do trato gastrintestinal de um paciente. Os exemplos incluem o uso de carvão ativado, lavagem gástrica e irrigação intestinal total. Embora esses métodos tenham papel de menor importância na toxicologia, seu uso não é rotineiramente recomendado, e se deve consultar um centro de intoxicações ou um toxicologista clínico.

dose letal 50% (DL₅₀) Exposição oral ou dérmica que mata 50% de uma população animal exposta em 2 semanas.

fulminante Descreve uma ocorrência intensa e súbita que pode acontecer em um ambiente perigoso.

inalação (*huffing*) Ato de colocar um inalante em um pano ou saco e inalar a substância, geralmente na tentativa de obter alteração do estado mental.

intoxicação Estado de envenenamento por uma droga ou outra substância tóxica; estado inebriado como resultado de consumo excessivo de álcool.

metemoglobinemia Presença de metemoglobina no sangue, o que impede a hemoglobina de carregar e transportar oxigênio até os tecidos. A hemoglobina é convertida em metemoglobina por óxidos de nitrogênio e medicamentos à base de sulfa.

"mula" Pessoa que ingere grande quantidade de drogas bem empacotadas com o propósito de contrabandear. Esses pacotes cuidadosamente preparados têm menos chances de romper do que os pacotes ingeridos pelos *stuffers*, mas a toxicidade pode ser grave se isso ocorrer devido à presença de uma grande quantidade de drogas. **National Fire Protection Association (NFPA)** Organização voluntária nacional e internacional que promove a proteção e a prevenção contra incêndios e estabelece proteções contra a perda de vidas e propriedades em casos de incêndios. A NFPA escreve e publica os padrões de consenso nacionais voluntários.

North American Emergency Response Guidebook Livro publicado pelo U.S. Government Publishing Office que fornece uma referência rápida para emergências com produtos voltado para profissionais de primeira resposta.

Occupational Safety and Health Administration (OSHA) Agência federal dos Estados Unidos que regula a segurança dos trabalhadores.

placas Sinais com formato de losango colocados em contêineres para a identificação de produtos perigosos.

prodrômicos Sintomas iniciais que marcam o começo da doença.

psicose Qualquer transtorno mental caracterizado por prejuízo grosseiro da realidade, no qual o indivíduo avalia a acurácia das suas percepções e pensamentos de maneira inadequada, fazendo referências incorretas sobre a realidade externa. Costuma caracterizar-se por comportamento regressivo, humor e afeto inadequados e redução do controle de impulsos. Os sintomas incluem alucinações e delírios.

radioativo Gerador de radiação como resultado da desintegração de núcleos atômicos.

Standard on Hazardous Waste Operations and Emergency Response (HAZWOPER) Regulamentação da Occupational Safety and Health Administration (OSHA) (CFR 1910.120) e da Environmental Protection Agency (EPA) que visa proteger a segurança de trabalhadores que respondem a incidentes de emergência relacionados ao armazenamento e à organização de produtos perigosos.

stuffer Termo usado nos Estados Unidos para pessoa que ingere rapidamente pequenos pacotes de drogas mal empacotadas para evitar a apreensão e o confisco. A dose é muito menor do que aquela vista com mulas, mas a probabilidade de toxicidade é muito maior, pois os pacotes que estavam destinados à distribuição têm maiores chances de abrir no estômago ou no intestino do paciente.

síndrome tóxica Grupo de sintomas específicos de determinada síndrome associada à exposição a toxinas.

zona fria (verde) Zona de apoio para a triagem, a estabilização e o tratamento de doenças ou lesões. Os pacientes e os profissionais não contaminados têm acesso a essa zona, mas os profissionais de saúde devem usar roupas de proteção enquanto permanecem na zona verde, descartando-as adequadamente nas áreas de saída predeterminadas.

zona morna (amarela) Área ao redor de uma zona vermelha contaminada. É permitido que os profissionais de saúde com proteção adequada tenham acesso a essa zona para a rápida avaliação e o tratamento de condições emergenciais ou potencialmente fatais. A descontaminação ocorre nessa zona.

zona quente (vermelha) Área onde se localiza o produto perigoso e onde ocorreu a contaminação. O acesso a essa zona é limitado para proteger os socorristas e os pacientes contra maior exposição. Para acessar essa zona, é necessário que os profissionais treinados usem equipamentos de proteção específicos.

Bibliografia

Acetadote [package insert]. Nashville, TN. Cumberland Pharmaceuticals, Inc, March 2004.

AFP: 'Crocodile Hunter' Steve Irwin stabbed hundreds of times by stingray, cameraman reveals. *The Telegraph*. March 10, 2014. https://www.telegraph.co.uk/news/worldnews/australiaandthepacific/australia/10687502/Crocodile-Hunter-Steve-Irwin-stabbed-hundreds-of-times-by-stingray-cameraman-reveals.html

American Academy of Clinical Toxicology & European Association of Poisons Centres and Clinical Toxicologists: Position Paper: Single-Dose Activated Charcoal. *Clin Toxicol.* 43(2):61–87, 2005.

Auerbach P: *Wilderness medicine*, ed 7. Philadelphia, PA, 2017, Elsevier.

Bailey B: Glucagon in beta-blocker and calcium channel blocker overdoses: A systematic review, *J Toxicol Clin Toxicol.* 41:595–602, 2003.

National Institute on Drug Abuse: *Benzodiazepines and opioids*. https://www.drugabuse.gov/drugs-abuse/opioids/benzodiazepines-opioids, updated March 2018.

Benson BE, Hoppu K, Troutman WG, et al: Position paper update: Gastric lavage for gastrointestinal decontamination, *Clin Toxicol.* 51(3):140–146, 2013.

Bar-Oz B, Levichek Z, Koren G. Medications That Can Be Fatal For a Toddler with One Tablet or Teaspoonful: A 2004 Update. *Pediatr Drugs.* 6(2):123–126, 2004.

Bilici R: Synthetic cannabinoids. *North Clin Istanbul.* 1(2):121–126, 2014. PMID: 28058316.

Brent J, Burkhart K, Dargan P, et al.: *Critical care toxicology: Diagnosis and management of the critically poisoned patient*. New York, NY: Springer, 2017.

Budisavljevic MN, Stewart L, Sahn SA, et al.: Hyponatremia associated with 3,4-methylenedioxy-methyamphetamine ("ecstasy") abuse, *Am J Med Sci.* 326:89–93, 2003.

Bush DM, Woodwell, D. *Update: Drug-Related Emergency Department Visits Involving Synthetic Cannabinoids*. The CBHSQ Report: October 16, 2014. Substance Abuse and Mental Health Services Administration, Center for Behavioral Health Statistics and Quality. Rockville, MD. This report was previously published as: *The DAWN Report: Update: Drug-Related Emergency Department Visits Involving Synthetic Cannabinoids*. (October 16, 2014). Substance Abuse and Mental Health Services Administration, Center for Behavioral Health Statistics and Quality. Rockville, MD.

Caravati EM: Hallucinogenic drugs. In *Medical toxicology*, ed 3. Philadelphia, PA, 2004, Lippincott, pp. 1103–1111.

Cater RE: The use of sodium and potassium to reduce toxicity and toxic side effects from lithium, *Med Hypotheses.* 20:359–383, 1986.

Centers for Disease Control and Prevention: *2018 Annual Surveillance Report of Drug-Related Risks and Outcomes — United States*. Surveillance Special Report. Centers for Disease Control and Prevention, U.S. Department of Health and Human Services. Published August 31, 2018. https://www.cdc.gov/drugoverdose/pdf/pubs/2018-cdc-drug-surveillance-report.pdf

Centers for Disease Control and Prevention: *Bioterrorism Agents. Diseases (by Category): Emergency Preparedness & Response*. https://emergency.cdc.gov/agent/agentlist-category.asp

Centers for Disease Control and Prevention. *Web-based Injury Statistics Query and Reporting System (WISQARS)*. 2014. http://www.cdc.gov/injury/wisqars/fatal.html

Centers for Disease Control and Prevention: *Information for health professionals: Botulism*. https://www.cdc.gov/botulism/health-professional.html, updated October 4, 2018.

Chance BC, Erecinska M, Wagner M: Mitochondrial responses to carbon monoxide, *Ann NY Acad Sci.* 174:193–203, 1970.

Chandler DB, Norton RL, Kauffman J: Lead poisoning associated with intravenous methamphetamine use—Oregon, 1988, *MMWR Morb Mortal Wkly Rep.* 38:830–831, 1989.

Chyka PA, Seger D. Position statement. Single-dose activated charcoal, *J Toxicol Clin Toxicol.* 35:721–741, 1997.

Coupey SM: Barbiturates, *Pediatr Rev.* 18:260–264, 1997.

Crane, EH: *Highlights of the 2011 Drug Abuse Warning Network (DAWN) Findings on Drug-Related Emergency Department Visits*. The CBHSQ Report: February 22, 2013. Center for Behavioral Health Statistics and Quality, Substance Abuse and Mental Health Services Administration, Rockville, MD. Substance Abuse and Mental Health Services Administration, Center for Behavioral Health Statistics and Quality. (June 19, 2014). *The DAWN Report: Emergency Department Visits Involving Methamphetamine: 2007 to 2011*. Rockville, MD.

Currance PL, Clements B, Bronstein AC: Emergency care for hazardous materials exposure, ed 3. St. Louis, MO, 2005, Mosby.

Eddleston M, Ariaratnam CA, Meyer WP, et al.: Multiple-dose activated charcoal in acute self-poisoning: A randomised controlled trial, *Lancet.* 371:579–587, 2008.

Eddleston M, Eyer P, Worek F, Juszczak E, Alder N, et al.: Pralidoxime in acute organophosphorus insecticide poisoning—a randomised controlled trial. *PLoS Med.* 6(6):e1000104, 2009.

Emerson TS, Cisek JE: Methcathinone ("cat"): A Russian designer amphetamine infiltrates the rural Midwest, *Ann Emerg Med.* 22:1897–1903, 1993.

Forrester MB: *Megalopyge opercularis* Caterpillar Stings Reported to Texas Poison Centers. *Wilderness Environ Med.* 29(2):215–220, 2018.

Frierson J, Bailly D, Shultz T, et al.: Refractory cardiogenic shock and complete heart block after unsuspected verapamil—SR and atenolol overdose, *Clin Cardiol.* 14:933–935, 1991.

Garnier R, Guerault E, Muzard D, et al.: Acute zolpidem poisoning—analysis of 344 cases, *J Toxicol Clin Toxicol.* 32:391–404, 1994.

Graham SR, Day RO, Lee R, et al.: Overdose with chloral hydrate: A pharmacological and therapeutic review, *Med J Aust.* 149:686–688, 1988.

Gummin DD, Mowry JB, Spyker DA, et al.: 2017 Annual Report of the American Association of Poison Control Centers' National Poison Data System (NPDS): 35th Annual Report. *Clin Toxicol (Phila)*, 1–203, 2018. PubMed PMID: 30576252.

Hariman RJ, Mangiardi LM, McAllister RG, et al.: Reversal of the cardiovascular effects of verapamil by calcium and sodium: Differences between electrophysiologic and hemodynamic responses, *Circulation.* 59:797–804, 1979.

Heard KJ: Acetylcysteine for acetaminophen poisoning. *N Engl J Med.* 359(3):285–292, 2008.

Hedegaard H, Miniño AM, Warner M: *Drug overdose deaths in the United States, 1999–2017.* NCHS Data Brief, no 329. Hyattsville, MD, 2018, National Center for Health Statistics.

Hendren WC, Schreiber RS, Garretson LK: Extracorporeal bypass for the treatment of verapamil poisoning, *Ann Emerg Med.* 18:984–987, 1989.

Hesse B, Pedersen JT: Hypoglycaemia after propranolol in children, *Acta Med Scand.* 193:551–552, 1973.

Hoegholm A, Clementson P: Hypertonic sodium chloride in severe antidepressant overdosage, *J Toxicol Clin Toxicol.* 29:297–298, 1991.

Horowitz AL, Kaplan R, Sarpel G: Carbon monoxide toxicity: MR imaging in the brain, *Radiology.* 162:787–788, 1987.

Kattimani S, Bharadwaj B: Clinical management of alcohol withdrawal: A systematic review. *Ind Psychiatry J.* 22(2):100–108, 2013.

Kerns W II, Schroeder D, Williams C, et al.: Insulin improves survival in a canine model of acute beta-blocker toxicity, *Ann Emerg Med.* 29:748–757, 1997.

Kitchens CS, Van Mierop LHS: Envenomation by the eastern coral snake (*Micrurus fulvius fulvius*), *J Am Med Assoc.* 258: 1615–1618, 1987.

Kline JA, Tomaszewski CA, Schroeder JD, et al.: Insulin is a superior antidote for cardiovascular toxicity induced by verapamil in the anesthetized canine, *J Pharm Exp Ther.* 267:744–750, 1993.

Koren, G. & Nachmani, A: Drugs that Can Kill a Toddler with One Tablet or Teaspoonful: A 2018 Updated List. *Clin Drug Investig.* 39:217, 2019. https://doi.org/10.1007/s40261-018-0726-1

Kunkel DB, Curry SC, Vance MV, et al.: Reptile envenomations, *J Toxicol Clin Toxicol.* 21:503–526, 1983–1984.

Lange RA, Cigarroa RG, Yancy CW, et al.: Potentiation of cocaine-induced coronary vasoconstriction by beta-adrenergic blockade, *Ann Intern Med.* 112:897–903, 1990.

Lee WM: Acetaminophen (APAP) hepatotoxicity—Isn't it time for APAP to go away? *J Hepatol.* 67:1324–1331, 2017. https://www.journal-of-hepatology.eu/article/S0168-8278(17)32148-7/pdf

Leonard LG, Scheulen JJ, Munster AM: Chemical burns: Effect of prompt first aid, *J Trauma.* 22:420–423, 1982.

Long H, Nelson LS, Hoffman RS: A rapid qualitative test for suspected ethylene glycol poisoning, *Acad Emerg Med.* 15:688–690, 2008.

Love JN, Sachdeva DK, Curtis LA, et al.: A potential role for glucagon in the treatment of drug-induced symptomatic bradycardia, *Chest.* 114:323–326, 1998.

McCarron MM, Schulze BW, Thompson GA, et al.: Acute phencyclidine intoxication: Clinical patterns, complications, and treatment, *Ann Emerg Med.* 10:290–297, 1981.

Mehta AN, Emmett JB, Emmett M: GOLD MARK: An anion gap mnemonic for the 21st century. *Lancet*, 2008;372(9642):892.

Miura T, Mitomo M, Kawai R, et al.: CT of the brain in acute carbon monoxide intoxication: Characteristic features and prognosis, *AJNR Am J Neuroradiol.* 6:739–742, 1985.

National Institute on Drug Abuse; National Institutes of Health; U.S. Department of Health and Human Services. *Monitoring the Future: 2018 Survey Results: Teen Drug Use.* https://www.drugabuse.gov/related-topics/trends-statistics/infographics/monitoring-future-2018-survey-results

Moss MJ, Warrick BJ, Nelson LS, et al.: ACMT and AACT Position Statement: Preventing occupational fentanyl and fentanyl analog exposure to emergency responders. *Clin Toxicol (Phila).*56(4):297–300, 2018.

NAEMT: *PHTLS: Prehospital Trauma Life Support,* ed 9. Burlington, MA, 2019, Public Safety Group.

National Institute on Drug Abuse: *"Flakka" (alpha PVP).* http://www.drugabuse.gov/emerging-trends/flakka-alpha-pvp, updated May 2015.

National Institute on Drug Abuse: *K2/Spice ("Synthetic Marijuana").* http://www.drugabuse.gov/publications/drugfacts/k2spice-synthetic-marijuana, updated February 2018.

Nelson L Howland, MA, Lewin NA, et al.: *Goldfrank's toxicologic emergencies,* ed 11. New York, NY, 2019, McGraw-Hill Education.

Olson KR, Anderson IB, Benowitz NL, et al.: *Poisoning & drug overdose,* ed 7. New York, NY, 2017, McGraw Hill Education.

Ostapowicz G, Fontana RJ, Schiodt FV, et al.: Results of a prospective study of acute liver failure at 17 tertiary care centers in the United States, *Ann Intern Med.* 137:947–954, 2002.

Pena BM, Krauss B: Adverse events of procedural sedation and analgesia in a pediatric emergency department, *Ann Emerg Med.* 34:483–491, 1999.

Pentel PR, Benowitz NL: Tricyclic antidepressant poisoning—management of arrhythmias, *Med Toxicol.* 1:101–121, 1986.

Prescott LF: Paracetamol overdosage: Pharmacological considerations and clinical management, *Drugs.* 25:290–314, 1983.

Raphael JC, Elkharrat D, Jars-Guincestre MC, et al.: Trial of normobaric and hyperbaric oxygen for acute carbon monoxide intoxication, *Lancet.* 1989:414–419, 1989.

Roth BA, Vinson DR, Kim S: Carisoprodol-induced myoclonic encephalopathy, *J Toxicol Clin Toxicol.* 36:609–612, 1998.

Rotz LD, Khan AS, Lillibridge SR, Ostroff SM, Hughes JM. Public health assessment of potential biological terrorism agents. *Emerg Infect Dis.* 2002;8(2):225–230.

Seger DL: Flumazenil—treatment or toxin? *J Toxicol Clin Toxicol.* 42:209–216, 2004.

St. Onge M, Anseeuw K, Cantrell FL, et al.: Experts consensus recommendations for the management of calcium channel blocker poisoning in adults. *Crit Care Med.* 45(3) e306–315, 2017.

St. Onge M, Dubé PA, Gosselin S, et al.: Treatment for calcium channel blocker poisoning: A systematic review. *Clin Toxicol.* 52(9):926–944, 2014.

Tracy DK, Wood DM, Baumeister D: Novel psychoactive substances: Types, mechanisms of action, and effects. *BMJ.* 356:i6848, 2017.

Van Hoesen KB, Camporesi EM, Moon RE, et al.: Should hyperbaric oxygen be used to treat the pregnant patient for acute carbon monoxide poisoning? A case report and literature review, *J Am Med Assoc.* 261:1039–1043, 1989.

Wason S, Lacouture PG, Lovejoy FH: Single high-dose pyridoxine treatment for isoniazid overdose, *J Am Med Assoc.* 246:1102–1104, 1981.

Weaver LK, Hopkins RO, Chan KJ, et al.: Hyperbaric oxygen for acute carbon monoxide poisoning, *N Engl J Med.* 347:1057–1067, 2002.

Wiley CC, Wiley JF II: Pediatric benzodiazepine ingestion resulting in hospitalization, *J Toxicol Clin Toxicol.* 36:227–231, 1998.

Woodward C, Pourmand A, Mazer-Amirshahi M: High dose insulin therapy, an evidence based approach to beta blocker/calcium channel blocker toxicity *DARU J Pharm Sci.* 22:36, 2014.

Yildiz S, Aktas S, Cimsit M, et al.: Seizure incidence in 80,000 patient treatments with hyperbaric oxygen, *Aviat Space Environ Med.* 75:992–994, 2004.

Questões de Revisão do Capítulo

1. Você está cuidando de um paciente que se encontra alterado. Ele está sudorético, com tremores e confuso quanto ao tempo e espaço. Você é informado de que o paciente bebe uma dose de vodca todos os dias, embora o paciente declare que não bebe há 2 dias. Os sinais vitais são: pressão arterial de 170/80 mmHg, frequência cardíaca de 130 batimentos/minuto e frequência respiratória de 24 respirações/minuto. Qual medicação tem seu uso mais indicado nesse momento?
   a. Tiamina
   b. Cetamina
   c. Lorazepam
   d. Flumazenil

2. Você está cuidando de um paciente que apresenta insuficiência respiratória e necessita de intubação. Você consegue intubar utilizando cetamina e succinilcolina. Ventilações são realizadas sem dificuldade e a capnografia mostra 35 cm H_2O. Você nota que o paciente está ficando vermelho na face e mais quente. Nesse momento você suspeita de?
   a. Crise tireotóxica
   b. Intermação
   c. Deslocamento do tubo traqueal
   d. Hipertermia maligna

3. Você está cuidando de uma paciente que tentou suicídio bebendo uma frasco inteiro de paracetamol há aproximadamente 30 minutos. Os sinais vitais são: pressão arterial de 136/86 mmHg, frequência cardíaca de 109 batimentos/minuto, frequência respiratória de 22 respirações/minuto e Sao_2 de 98%. A paciente tem antecedente de tentativas de suicídio e cálculo renal. Qual das informações abaixo é mais importante para o tratamento da paciente?
   a. Horário da ingestão
   b. Quantidade ingerida
   c. Tentativas de suicídio prévias
   d. Passado médico (história) relevante

4. A polícia solicita sua ajuda para atender um indivíduo com sinais de intoxicação. Ele foi encontrado cambaleando pela rua, atáxico e com fala arrastada, e negou o uso de álcool. Enquanto você o examina ele refere estar com a visão embaçada. Que álcool tóxico o paciente ingeriu?
   a. Álcool isopropílico
   b. Etilenoglicol
   c. Etanol
   d. Metanol

5. Você está atendendo um homem de 24 anos que foi encontrado semirresponsivo em seu quarto. Seu colega de quarto relata que havia saído para um jogo de futebol e, enquanto isso, o paciente planejava lavar roupas e estudar. Os sinais vitais são: pressão arterial de 108/70 mmHg, frequência cardíaca de 125 batimentos/minuto, frequência respiratória de 30 respirações/minuto e Sao_2 de 98%. Não há lesões ou alteração no exame físico. O tratamento nesse momento deve incluir:
   a. fluidos IV em *bolus*.
   b. oxigenação.
   c. naloxona.
   d. atropina.

6. Você está atendendo um paciente de 54 anos que relata fraqueza ao se levantar. Ele terminou seu café da manhã quando começou a ficar tonto ao se levantar. Os sinais vitais são: pressão arterial de 70/50 mmHg, frequência cardíaca de 34 batimentos/minuto, frequência respiratória de 12 respirações/minuto e Sao_2 de 98%. O ECG mostra uma bradicardia sinusal com bloqueio cardíaco de segundo grau tipo 2. O seu tratamento deve incluir:
   a. salbutamol.
   b. atropina.
   c. fluidos IV.
   d. adenosina.

7. Você está transportando uma paciente que relata *overdose* de amitriptilina. Ela está consciente e responde às perguntas feitas. Ela relata ter ingerido a medicação 30 minutos antes da sua chegada à cena. Os sinais vitais são: pressão arterial de 120/80 mmHg, frequência cardíaca de 130 batimentos/minuto, frequência respiratória de 22 respirações/minuto e Sao_2 de 98%. Você deve:
   a. iniciar reposição de volume.
   b. monitorar os batimentos cardíacos.
   c. orientar a paciente sobre o uso seguro do medicamento.
   d. realizar capnografia com forma de onda.

8. Você está transportando um paciente com intoxicação grave por anfetaminas. O principal sinal preditor de mortalidade é:
   a. o pulso.
   b. a pressão arterial.
   c. a temperatura.
   d. a glicemia.

9. Você está atendendo um bombeiro que estava cuidando de um paciente quando teve suas mãos expostas à fentanila. Ele relata falta de ar e tontura. Você deve:
   a. administrar naloxona intramuscular.
   b. orientar que o paciente se sente.
   c. preparar a descontaminação do paciente.
   d. realizar ventilações assistidas.

10. Você está transportando uma paciente de 8 anos de idade que ingeriu anticongelante. Seus pais relatam que ela vomitou e está com a fala arrastada há 1 hora aproximadamente. Ela estava na garagem e eles encontraram o frasco de anticongelante vazio. Você deve estar mais preparado para tratar:
    a. convulsões.
    b. abstinência.
    c. parada cardíaca.
    d. hipoglicemia.

CAPÍTULO 11

Farmacologia

Farmacologia é o estudo das interações entre substâncias e os seres vivos. A etimologia da palavra farmácia, *pharmikeia*, é anterior à língua grega, sendo traduzida livremente como o uso de drogas ou poções. Esse termo foi posteriormente adaptado, no final da década de 1600, para "pharmaco", ou farmacologia na linguagem moderna. Por volta do século XVII, na Inglaterra, o Rei Jaime I criou uma associação farmacêutica independente, o que conduziu à criação dos boticários, indivíduos com treinamento especial que dispensavam remédios e davam conselhos, abrindo caminho para os farmacêuticos modernos. No século XIX, a química orgânica sintética foi criada por um cientista chamado Friedrich Wohler, estabelecendo as bases para a prática da farmacologia.

Qual o significado de tudo isso no mundo da medicina pré-hospitalar? Em termos simples, a compreensão e o uso de medicamentos foram descritos ao longo da história de forma a melhorar as ciências farmacológicas, promover a pesquisa científica e desenvolver novos medicamentos na medicina, em um esforço para influenciar positivamente a saúde de um paciente. Neste capítulo, discutiremos vários termos e princípios fundamentais, os quais o socorrista deve conhecer para ter uma boa compreensão dos medicamentos, de seu controle e administração. A estrutura deste capítulo não pretende ser uma tradicional lista referencial de medicamentos, dosagens e efeitos colaterais, mas foi planejada com o objetivo de oferecer aos socorristas elementos para entender de forma crítica os principais conceitos a respeito do que são os medicamentos, como eles interagem com o corpo humano, quando e como devem ser administrados e como fazer isso de forma segura e realista. Após a leitura deste capítulo, os socorristas devem ser capazes de relacionar os conceitos gerais discutidos a seguir com os medicamentos que são utilizados no seu trabalho.

OBJETIVOS DE APRENDIZADO

Ao término deste capítulo, você será capaz de:

- Identificar os benefícios das práticas de segurança na medicação.
- Reconhecer o impacto dos erros de medicação.
- Descrever uma cultura de segurança.
- Definir farmacocinética e farmacodinâmica.
- Discutir as considerações especiais relacionadas a substâncias controladas, gravidez, geriatria e dose ajustada ao peso.
- Identificar as prioridades frente à escassez de medicamentos.

Filosofia

Farmacologia

Tradicionalmente, uma introdução à **farmacologia** apresenta as definições específicas dos termos-chave e analisa de forma minuciosa cada componente do processo farmacológico. Em vez disso, inicialmente discutiremos a estrutura filosófica que envolve a administração de medicamentos. Tal estrutura pode ser resumida em três ideologias principais: tomada de decisão clínica, análise do custo-benefício e responsabilidade profissional. Os medicamentos são como palavras: se administrados na situação ou ambiente certo, podem ser benéficos, porém, se administrados na situação errada, podem ser prejudiciais. De qualquer maneira, é importante considerar que os medicamentos podem ter efeitos duradouros e, na maioria das vezes, devem ser administrados com moderação. *Primum non nocere* é uma expressão latina que significa *"em primeiro lugar, não causar dano"*. É *responsabilidade profissional* do socorrista fundamentar sua atuação na beneficência e ter uma compreensão básica sólida do ambiente, da história da doença atual e dos medicamentos disponíveis.

O uso dessas informações auxilia o raciocínio clínico, o julgamento e a tomada de decisão clínica em geral. No fim, trata-se simplesmente de uma análise de custo-benefício. Ao administrar a medicação apropriada, o socorrista deve pesar os aspectos positivos e negativos, incluindo quaisquer potenciais efeitos adversos. É aqui que entram em jogo termos como **indicações**, contraindicações, efeitos colaterais, precauções relativas, reações adversas e considerações especiais. Com relação à filosofia farmacológica, é essencial que o socorrista tenha um conhecimento prático desses termos, no sentido de garantir a administração adequada e segura do medicamento.

Cultura de Segurança

Durante anos, a comunidade médica, em todos os níveis, tem tentado adotar ou utilizar regras para prevenir erros de medicação. Essas regras rapidamente se transformaram nos 5 Certos: paciente certo, medicamento certo, dose certa, via de administração certa e horário certo. Mais três itens foram adicionados mais tarde: razão certa, formulação do medicamento certa e dispositivo de linha certo. Infelizmente, os 5 Certos não atenuam os problemas enfrentados pelos socorristas e podem, na verdade, contribuir para uma prática profissional deficiente reforçada pela **normalização do desvio**. A normalização do desvio ocorre quando práticas ou padrões inadequados tornam-se gradualmente tolerados e aceitos, resultando em um desvio de comportamento repetitivo sem resultados desastrosos que, assim, torna-se a norma de procedimento. Em resumo, os 5 Certos se concentram na prática individual em vez de nos fatores humanos ou nas falhas do sistema. De acordo com a vice-presidente do Institute for Safe Medication Practices (Instituto para Práticas Seguras de Medicação), Judy Smetzer, os "certos" são objetivos gerais da prática segura de

> **RECAPITULAÇÃO**
>
> Os 5 Certos
> - Paciente certo
> - Medicamento certo
> - Dose certa
> - Via certa
> - Horário certo
>
> Mais 3:
> - Razão certa
> - Formulação do medicamento certa
> - Dispositivo de linha certo

medicamentos que não oferecem orientações práticas sobre como alcançá-los, sendo, portanto, uma medida de proteção contra erros inadequada. A fim de mitigar os erros de medicação o máximo possível, pode ser mais construtivo descobrir as armadilhas comuns e os caminhos que levam a esses erros, por meio da avaliação da imperfeição humana e das falhas operacionais do sistema que podem levar os profissionais da saúde a falharem. Nenhum socorrista se propõe a cometer erros intencionais na administração de medicamentos, mas é uma constante universal que esses erros ocorrem. Culpar apenas o socorrista pelos erros é negligenciar possíveis falhas do sistema que podem ser modificadas, assegurando aos socorristas e outros profissionais da saúde êxito nas suas intervenções.

A administração de medicamentos pode parecer simples, mas na verdade é um processo bastante complexo. É da responsabilidade profissional do médico avaliar a administração segura de uma medicação benéfica e potencialmente perigosa. Dependendo da medicação, o procedimento pode variar entre 10 e 20 etapas. Se isso já não fosse dificuldade suficiente, o socorrista ainda deve estar ciente da natureza humana básica, que pode incluir preconceitos, amplificação de distrações e a criação de atalhos, todas características que podem conduzir a erros críticos. No ambiente hospitalar ou pré-hospitalar, essa mesma natureza humana pode criar outros desafios, que se somam à dificuldade da prática segura de administração, incluindo baixa iluminação, falha de comunicação, ambiente difícil, equipe inadequada, sobrecarga de horas de trabalho, mudanças constantes nos níveis de concentração, ambiente rico em tecnologia que contribui para a fadiga devido a alarmes/alertas, distrações frequentes e rótulos de medicamentos ambíguos. Somando tudo isso à normalização do desvio, pode haver um potencial para desastre. Em outras palavras, é aqui que os dizeres "errar é humano" e "nenhum dano, nenhum erro" se encontram, criando uma prática profissional deficiente que pode ser o trampolim para erros repetidos.

De acordo com estatísticas da Joint Commission International, ocorrem nos Estados Unidos anualmente mais de 1,5 milhão de erros de medicação, dos quais 400 mil são em hospitais, acarretando mais de 3 bilhões de dólares de custos adicionais de saúde. Além disso, o Centers for Disease Control and Prevention identifica os erros de medicação como os erros mais comuns em toda a prática médica. Se fosse solicitado a socorristas comuns que definissem um erro de medicação, sem dúvida a maioria das respostas giraria em torno do descumprimento de um dos 5 Certos. A Food and Drug Administration (FDA) define um erro de medicação como "qualquer evento evitável que pode causar ou conduzir ao uso inadequado de medicamentos ou danos ao paciente enquanto o medicamento estiver sob o controle de um socorrista, paciente ou consumidor". Em outras palavras, trata-se do possível dano evitável pode ser produzido pela administração incorreta de uma medicação. As duas palavras que devem ser enfatizadas aqui são *podem e possível*. É importante lembrar que a administração completa do medicamento em si não precisa causar danos para ser considerada um erro de medicação; a identificação de quase-erros também é essencial.

Como o socorrista pode aumentar a segurança na administração de medicamentos? Ele ou ela deve adotar uma **cultura de segurança**, que, segundo a American Nursing Association, é uma crença central de que o compromisso coletivo constante de líderes organizacionais, diretores e equipes de saúde enfatiza a segurança em detrimento de objetivos contrários. Um certo sentido, é a atitude de que todos nós queremos a mesma coisa: garantir a segurança do paciente. A liderança deve trabalhar para estabelecer um sistema de cultura justa; essa é uma abordagem à segurança no local de trabalho que pressupõe que os humanos, apesar das boas intenções, inevitavelmente cometerão erros. Essa ideologia, combinada com um programa robusto de melhoria da qualidade, promovendo relatórios precisos e honestos, pode limitar os erros e deve se concentrar na identificação da causa inicial. O médico deve se sentir seguro ao relatar um erro, o que, por sua vez, aumentará sua responsabilidade pessoal de relatar um erro consumado ou um quase-erro. Em geral, o mais fácil é encorajar a ideologia do dever de notificar, para que as falhas individuais ou do sistema sejam encontradas e mitigadas com bastante antecedência.

Outro aspecto para estabelecer as bases de uma cultura de segurança é a autonotificação. O ato de se autonotificar é essencial para melhorias do sistema e não deve ser usado como um caminho para medidas punitivas, mas sim deve ser fortemente encorajado. Infelizmente, os profissionais de saúde que cometem erros temem possíveis ações judiciais por negligência, repercussões que terminem com suas carreiras, constrangimento/vergonha ou falta de apoio institucional, tudo aquilo que contribui para uma cultura de culpa e de punição. Tudo isso, combinado a uma definição inadequada de erro de medicação, pode induzir profissionais da saúde a cometerem ato de omissão, esconder o erro em vez de notificá-lo. Por meio do desenvolvimento de um ambiente seguro de autonotificação, torna-se mais fácil para os líderes da organização coletar informações construtivas para a administração segura de medicamentos continuamente – não só para os erros já identificados, mas também para os muitos quase-erros que não foram identificados pelo medo da autonotificação.

Quando um erro é identificado ou notificado, logo em seguida sempre surge a pergunta: "O paciente tem o direito moral, ético ou legal de ser informado?" Essa é uma resposta difícil de ser dada, pois depende do sistema em que o socorrista atua. A criação ou implementação de políticas de divulgação de erros que enfatizem a comunicação honesta e sem acusações tende a ser benéfica por meio da redução de respostas individuais não escritas ou da falta delas, promovendo uma cultura de divulgação aberta.

Um outro componente da cultura de segurança gira em torno da capacidade física de se administrar um medicamento. Se os 5 Certos não fornecerem os resultados desejados, há maneira melhor? A resposta imediata é sim. Como as mnemônicas ajudam os indivíduos a aprender, uma possibilidade é o uso do acrônimo *SAD* (triste, em inglês), porque é a maneira em que nos sentimos quando ocorre um erro. Primeiro, *diminua a velocidade* (**S**, *slow down*); nunca se precipite em direção ao erro. Ao desacelerar, o médico pode desenvolver o pensamento crítico em vez da memória muscular, evitando a mentalidade do piloto automático. Isso força o socorrista a manter uma atenção elevada da situação na busca de potenciais erros. A seguir, *evite distrações* (**A**, *avoid distractions*), que incluem qualquer coisa que atrapalhe, perturbe ou desvie o foco de uma tarefa desejada. Vários estudos revelaram que distrações, especialmente no início de uma tarefa, podem aumentar substancialmente a possibilidade de erros. Por último, institua um sistema independente de *dupla checagem* (**D**, *double-check*). Isso pode parecer contraproducente nos contextos hospitalar e pré-hospitalar, mas ajuda com o primeiro elemento, que é desacelerar. Essa tarefa requer dois socorristas para verificar separadamente cada componente do processo de administração do medicamento, desde a dose e a via de administração até a adequabilidade medicamento. É importante fazer isso de forma independente, pois a probabilidade de dois profissionais cometerem o mesmo erro é baixa, e isso também evita qualquer viés. Estudos demonstraram que, quando realizada de maneira adequada, a dupla checagem pode diminuir os erros em até 99%. O segredo de qualquer sistema de dupla checagem é ser consistente, utilizar recursos padronizados e lutar contra o potencial de banalizar o processo. Se a logística impedir a verificação independente, o uso de outros recursos, como guias de referência rápida, pode ser benéfico.

O último fator para ajudar a desenvolver uma cultura de segurança é a educação adequada, enfatizando a designação

---

> **RECAPITULAÇÃO**
>
> **SAD**
> - *Slow down*: diminua a velocidade. Nunca se precipite em direção ao erro. Desacelere e use o pensamento crítico em vez da memória muscular, e evite "ligar o piloto automático".
> - *Avoid distractions*: evite distrações. Distrações incluem tudo que interrompa, atrapalhe ou desvie o foco de determinada tarefa.
> - *Double-check*: dupla checagem. Estabeleça um sistema independente de dupla checagem, com dois profissionais.

de papéis. Adotar uma abordagem profissional que use simulações objetivas, regulares e com ambientes realistas, que incluam possíveis erros, pode ajudar a melhorar a educação do profissional de saúde, testar o sistema e, possivelmente, identificar quaisquer falhas de forma precoce. Modificada com base na indústria de aviação, a simulação de atendimento ao paciente foi adotada a partir da ideia da simulação de voo e levou à prática do gerenciamento de recursos da equipe (GRE), em um esforço para reduzir erros médicos, incluindo eventos adversos com medicamentos. O GRE faz isso por meio da ênfase na comunicação de ciclo fechado, funções definidas e tomada de decisão organizada. Por meio de uma simulação com boa operação e planejamento, incorporando o elemento humano e destacando as funções atribuídas, os erros de medicação podem ser reduzidos. Quando o GRE e a simulação fazem parte da prática regular e da educação do profissional da saúde, há benefício claros para a segurança do paciente.

Por fim, a segurança é responsabilidade de todos os profissionais envolvidos no atendimento ao paciente. Ter uma definição clara e concisa de um erro de medicação, desenvolver uma cultura de segurança enfatizando a prática de uma cultura justa, encorajar a autonotificação e implementar um sistema de dupla checagem independente e padronizado podem prevenir possíveis erros de medicação.

Conceitos Fundamentais

Não é apenas importante compreender a filosofia que respalda o porquê e como medicamos os pacientes, mas também compreender os fundamentos de como os medicamentos interagem com o corpo humano. Dois conceitos devem ser apresentados para se ter uma compreensão básica da interação entre os medicamentos e o corpo humano: a farmacocinética e a farmacodinâmica.

Farmacocinética

A **farmacocinética** pode se referir a *o que o organismo faz com um fármaco*. É importante compreender esse conceito na hora de definir determinado medicamento e dose para um paciente. Os princípios da farmacocinética incluem absorção, distribuição, metabolismo e eliminação do fármaco. Esse assunto é muito amplo e repleto de nuances, portanto, para os objetivos deste capítulo, nos concentraremos nos elementos que são mais importantes para o profissional de saúde.

A **absorção**, ou como o corpo ingere determinada substância, inclui elementos que estão no controle do socorrista, como diversidade de formulações (p. ex., liberação imediata vs. prolongada) e via de administração (p. ex., oral, sublingual, inalatória, parenteral, tópica, intranasal ou retal). Outro fator que tem influência na absorção é a motilidade gastrintestinal (GI). Medicamentos que reduzem a motilidade do trato GI, como fármacos anticolinérgicos (p. ex., difenidramina) ou opioides, podem retardar a absorção de outras substâncias, especialmente no cenário de uma *overdose*. Selecionar a formulação e a via adequadas para administrar o medicamento com base nas necessidades e no acesso disponível no paciente (p. ex., intramuscular [IM] vs. intravenoso [IV]) ajuda o profissional a obter a resposta desejada em tempo hábil.

A **distribuição** de um medicamento tem vários componentes. Ela pode ser afetada pela perfusão do paciente no local de ação; o medicamento pode ser transportado para onde precisa agir? Além disso, é afetada pela composição corporal (p. ex., pacientes com mais tecido adiposo podem ter acúmulo de medicamentos lipofílicos no tecido adiposo); pH do corpo e/ou tecido em comparação ao pH do medicamento; e a permeabilidade das membranas celulares, que podem facilitar o acesso ou criar obstáculos para que um medicamento alcance os **receptores** pretendidos. O conhecimento das propriedades de absorção e distribuição ajudará o socorrista a prever o início da ação de um medicamento após a administração.

O **metabolismo** degrada um fármaco em componentes inativos ou em **metabólitos** ativos que podem causar um efeito no corpo. Muitas das enzimas envolvidas no metabolismo dos medicamentos estão localizadas no fígado e podem ser afetadas no contexto de doença hepática ou perfusão hepática deficiente. No entanto, o metabolismo também pode ser afetado pela genética de um paciente ou por outros medicamentos, que podem inibir, induzir e/ou acelerar a sua ação. É importante para o socorrista estar ciente das interações medicamentosas e de como um fármaco pode influenciar a atividade de outro.

Os rins realizam principalmente a **eliminação** (ou depuração). Como os rins excretam fármacos, metabólitos ou outros subprodutos dispensáveis degradados pelo fígado que são hidrossolúveis, esse processo pode ser afetado por insuficiência renal aguda e crônica. Em menor grau, os fármacos podem ser eliminados pelas fezes e, em um grau ainda menor, por vias alternativas, como exalado pelos pulmões, suor ou lágrimas. O conhecimento da medicação e dos fatores específicos do paciente que afetam o metabolismo e a eliminação pode ajudar a prever a duração da ação de um medicamento e se a dose precisa ser ajustada antes da administração. A aplicação desses princípios de farmacocinética ajuda na escolha do medicamento, da via e da dosagem ideais, conforme as propriedades do medicamento e as circunstâncias exclusivas do socorrista e do paciente.

Farmacodinâmica

A **farmacodinâmica** pode se referir aos *efeitos que o fármaco produz no organismo*. Baseia-se em quais receptores, enzimas ou outras proteínas um fármaco se liga e modifica, e em que locais o faz. Uma compreensão completa do mecanismo de ação e do local de atividade de um medicamento ajuda a entender as respostas terapêuticas e os efeitos adversos. A farmacodinâmica de um medicamento pode ser modulada por uma variedade de fatores, incluindo genética ou certos distúrbios e condições (p. ex., hipo/hipertireoidismo, pacientes idosos, acidose). Por exemplo, vasopressores, como a epinefrina, podem ter a ligação ao receptor diminuída e, portanto, apresentar eficácia reduzida no cenário de acidose profunda durante uma parada cardíaca prolongada. Novamente, é importante ter em mente as interações medicamentosas. Saber se um paciente usou medicamentos e como eles podem alterar o local de ligação ou a resposta do organismo a um fármaco que pretenda administrar ajudará a evitar efeitos terapêuticos combinados, como a sedação excessiva ou uma reação ad versa. Em conjunto com a farmacocinética, o socorrista pode incorporar a farmacodinâmica para prever a resposta de um paciente a determinado medicamento e dose.

Considerações Especiais

Há muitas outras considerações sobre a classificação e a administração de medicamentos que valem a pena analisar: como são classificadas e manejadas as substâncias controladas; se medicamentos precisam ser modificados para uso em populações específicas de pacientes, incluindo gestantes e idosos, e como fazer isso; como determinar o melhor método de dosagem de medicamentos usando dose baseada no peso *versus* dosagem padronizada; e como avaliar e administrar uma possível escassez de medicamentos.

Classificação de Substâncias Controladas

Em 1970, o Controlled Substances Act (lei de substâncias controladas) criou a primeira lista de medicamentos controlados pelo governo federal dos Estados Unidos e, desde então, essa lista foi modificada e atualizada à medida que se determinou que um medicamento tem potencial de abuso ou surgiram substâncias com risco de dependência. As substâncias controladas são uma série de medicamentos com vários graus de abuso ou com potencial de dependência para o usuário; elas também são classificadas com base no seu possível uso terapêutico aceito atualmente. A fabricação, distribuição e dispensação de substâncias controladas são regulamentadas e fiscalizadas pela Drug Enforcement Agency dos Estados Unidos. As substâncias são classificadas em classes que variam de V a I, com o número mais alto indicando um risco menor de induzir dependência no usuário (**Tabela 11-1**). A Classe I consiste em substâncias que atualmente não têm um uso medicinal aprovado nos Estados Unidos.

Os socorristas e os profissionais da emergência devem ter um bom entendimento dos medicamentos controlados aos quais têm acesso, bem como das regras e dos regulamentos que tratam de prescrição, dispensação, armazenamento e documentação de administração e descarte. Os profissionais de saúde devem permanecer vigilantes quanto ao desvio de substâncias controladas por pacientes e colegas. Em particular, os socorristas estão em desvantagem no monitoramento de desvios. A lei de controle de substâncias original não previa orientação específica sobre como as equipes de atendimento pré-hospitalar deveriam manusear, documentar e controlar esses medicamentos.

Muitas equipes dependem de documentação física em papel para contabilizar a administração e os resíduos. Considerando o ambiente de estresse alto, como o pré-hospitalar e a cena de emergência, há o risco de os socorristas desviarem medicamentos para uso próprio ou mesmo para obter lucro, o que viola a lei federal e o torna responsável por colocar em risco a segurança do paciente, os membros de sua equipe e sua própria saúde. Há uma variedade de publicações e recursos que recomendam as boas práticas para o monitoramento de substâncias controladas nos ambientes pré-hospitalar e hospitalar. Em última análise, é responsabilidade institucional avaliar e manter regularmente uma cadeia de custódia, distribuição e proteção de todos os medicamentos da categoria.

Tabela 11-1 Classificação de Substâncias Classes da Drug Enforcement Agency dos Estados Unidos

Classe	Definição	Exemplo de Substâncias
I	Alto potencial de abuso; nenhum uso médico atualmente aceito	Ecstasy, heroína, dietilamida do ácido lisérgico (LSD), maconha
II	Alto potencial de abuso, incluindo dependência psicológica ou física intensa	Anfetaminas (p. ex., metanfetamina, dextroanfetamina, metilfenidato) cocaína, fentanila, hidromorfona, metadona, morfina, oxicodona
III	Potencial baixo a moderado de dependência física e psicológica	Codeína (< 90 mg por dose), cetamina, testosterona
IV	Baixo potencial de abuso ou dependência	Alprazolam, diazepam, lorazepam, tramadol, zolpidém
V	Baixíssimo potencial para abuso ou dependência	Atropina/difenoxilato, formulações para tosse com < 200 mg de codeína por 100 mL, pregabalina

Modificada de United States Drug Enforcement Agency. *Drug Scheduling*. Acesso em 26 de novembro de 2018 em https://www.dea.gov/drug-scheduling

Gravidez

Em 2015, a FDA aprovou uma nova legislação para bulas de medicamentos para uso na gravidez por meio da Pregnancy and Lactation Labeling Rule (regulamento para bulas durante a gravidez e lactação). Essa iniciativa apresentou uma descrição resumida dos riscos dos medicamentos na gravidez e seus dados de apoio, em vez de ser apenas um sistema de categorização por letras. Os medicamentos aprovados após junho de 2015 devem usar esse novo sistema, e os medicamentos aprovados após 30 de junho de 2001 devem apresentar bulas atualizadas. A FDA determinou que o sistema anterior composto por letras (A, B, C, D e X) não comunicava com precisão as evidências de risco *versus* benefício, sendo muitas vezes confundido ou mal interpretado pelos socorristas. Como referência, o sistema anterior variava de A, indicando que não havia evidência de risco fetal em estudos bem delineados em animais e humanos, a X, indicando evidência clara de efeito teratogênico que superava qualquer benefício possível. Por exemplo, a categoria C no sistema anterior indicava que não havia informações sobre o uso na gravidez ou havia efeitos adversos relatados em estudos com animais, mas nenhuma informação em humanos. Isso às vezes levava os profissionais a evitarem medicamentos que poderiam apresentar benefícios a uma paciente com doença/condição específica caso o subtratamento da doença/condição fosse prejudicial ao desenvolvimento fetal ou à mãe. A Tabela 11-2 mostra as informações que agora são incluídas na subseção *Gravidez* das bulas de medicamentos.

Esse novo sistema de bulas visa a aumentar as informações disponíveis ao socorrista durante a tomada de decisão, com base em pesquisas e relatos atualmente disponíveis. Como a gravidez é uma condição complexa, o socorrista deve balancear as possíveis complicações da doença não tratada ou da progressão da doença com as informações disponíveis sobre o benefício de um medicamento para a paciente contra o potencial risco de um desfecho desfavorável para o desenvolvimento fetal.

Muitos medicamentos têm efeitos adversos limitados a exposições únicas ou de curto prazo. Sem considerar as substâncias com teratogenicidade bem estabelecida, a maior parte das substâncias usadas em ambiente de emergência traz mais benefícios para a condição clínica de uma gestante do que riscos de danos ao feto. Por exemplo, uma gestante com convulsões pode se beneficiar da administração de um benzodiazepínico, o que ajudará a interromper as convulsões e restaurará a oxigenação adequada para a mãe e para o feto, mesmo que haja risco de nascimento prematuro e de baixo peso ao nascer, bem como de desenvolvimento de sintomas de abstinência neonatal (normalmente com exposições contínuas). O socorrista deve rapidamente considerar os benefícios de interromper as convulsões e o risco de efeito adverso ao feto em relação à não interrupção das convulsões e à administração de um benzodiazepínico. A Tabela 11-3 apresenta recursos que fornecem resumos concisos, mas abrangentes, de medicamentos, exposições e respectivos riscos fetais associados. Muitos estão disponíveis em aplicativos que podem ser baixados para o seu dispositivo móvel para fácil acesso.

Considerações Geriátricas

Pacientes geriátricos, geralmente classificados como pessoas com 65 anos ou mais, correm maior risco de desenvolver **efeitos colaterais** relacionados aos medicamentos e interações medicamentosas, em face do aumento do número de comorbidades e da incidência da polifarmácia (uso de vários medicamentos ao mesmo tempo). Além disso, essa população de pacientes tende a ter função renal diminuída, o que os coloca em risco de acúmulo de medicamentos se as doses dos medicamentos com excreção renal não forem ajustadas. Essa população já vulnerável tem alto risco de deterioração funcional e readmissão hospitalar, além de maior risco de mortalidade após uma admissão no departamento de emergência. Pacientes idosos também têm um limiar inferior de tolerância para erros de medicação ou efeitos adversos, caso ocorram.

Para ajudar a mitigar isso, o profissional de saúde precisa estar ciente dos potenciais efeitos adversos relacionados aos medicamentos que fazem o paciente necessitar de cuidados e quais medicações de seu arsenal podem precisar de ajuste ou serem evitadas. Por exemplo, os pacientes geriátricos correm o risco de *delirium* induzido por fármacos causado por polifarmácia, excesso de medicamentos (especialmente com fármacos psicoativos ou substâncias controladas) ou abstinência de substâncias. As classes de fármacos que devem ser avaliadas criticamente para uso e/ou dosagem mais baixa devido à possível indução de *delirium* incluem benzodiazepínicos, narcóticos, antipsicóticos, anticolinérgicos (como a difenidramina), relaxantes musculares e outros medicamentos psicoativos. Há várias outras classes de medicamentos que também devem

Tabela 11-2 Classificações de Medicamentos para Gestantes

Registro de Exposição na Gravidez	Se estiver disponível um registro de gestante em uso do medicamento, as informações de contato para inscrição são incluídas. Os dados do registro são rastreados para avaliação de resultados adversos com um determinado medicamento; é um processo voluntário.
Resumo do Risco	Inclui um resumo dos dados de pesquisas em humanos e animais disponíveis que descrevem o risco de efeitos adversos ao desenvolvimento fetal quando um medicamento é usado durante a gravidez. Também informa se não há dados de risco, bem como as taxas de malformações congênitas nos Estados Unidos quando não ocorreu exposição ao medicamento para comparação.
Considerações Clínicas	Se os dados estiverem disponíveis e incluírem análise de risco-benefício da doença *versus* medicamento, ajustes de dose na gravidez, reações adversas notificadas na mãe e no feto/neonato e efeitos no trabalho de parto e nascimento. Também pode incluir efeitos de dosagem específica, momento de administração durante o estágio de gravidez e duração da exposição (p. ex., dose única *versus* uso de longo prazo).
Dados	Resume os dados disponíveis em humanos e animais.

Tabela 11-3 Riscos dos Medicamentos ao Feto[a]

Recurso[a]	Como Acessar	Disponibilidade	Características
Infant Risk Center	Por telefone nos Estados Unidos www.infantrisk.com Aplicativos: Profissional: Infant Risk Center Health Care Mobile Consumidor: MommyMeds		Texas Tech University Health Sciences Center, com o diretor Thomas Hale, PhD, RPh, especialista em gravidez e lactação Baseado em informações da publicação *Medications and Mothers' Milk* Informações precisas e atualizadas sobre fármacos e exposições
MotherToBaby	Por telefone nos Estados Unidos		Organization of Teratology Information Specialists Centro de atendimento telefônico nacional que encaminha ligações para centos estaduais Informações baseadas em evidência sobre fármacos e exposições
REPROTOX	www.reprotox.org Aplicativo: Reprotox	Assinatura paga, com planos individuais, em grupo ou institucionais. Gratuito para *trainees*	Sem fins lucrativos Especialistas em toxicologia, genética e reprodução Resumos da literatura e de estudos em humanos/animais Inclui mais de 5.000 fármacos e exposições
LactMed	http://toxne.nlm.nih.gov/newtoxnet/lactmed.htm Aplicativo: LactMed	Gratuito	Revisão por pares, mantido pela National Library of Medicine Enfoca os efeitos de medicamentos na lactação, riscos e alternativas
Lexi-Drugs[b]	https://www.wolterskluwercdi.com/lexicomp-online/ Aplicativo: Lexicomp	Assinatura paga, com planos individuais, em grupo ou institucionais.	Breves resumos de base de dados sobre fatores de risco na gravidez e considerações na gravidez
Bulas de medicamentos	Fornecidas na embalagem do medicamento Banco de dados de bulas de medicamentos: https://dailymed.nlm.nih.gov/dailymed	Gratuito	Categorias na gestação ou resumos com base nas orientações da FDA

[a]Modificada da Tabela 1 em Temming LA, Cahill AG, Riley LE: Clinical opinion: Clinical management of medications in pregnancy and lactation. *Am J Obstet Gynecol*. 214(6):698–702, 2016.
[b]O Up-to-date (outra referência clínica) e o Lexicomp se uniram. O Lexi-drugs agora pode ser acessado pelo Up-to-date, digitando-se o nome do fármaco tanto na internet quanto no aplicativo.

ser avaliadas criticamente, especialmente em pacientes idosos com alto risco de quedas, como anticoagulantes (aumentam o risco de sangramento em pacientes propensos a quedas) e anti-hipertensivos (aumentam o risco de quedas se o paciente ficar hipotenso). Recursos sobre medicamentos a serem evitados na população idosa incluem os critérios de Beers e os critérios STOPP.

Infelizmente, nos ambientes pré-hospitalar e da emergência, não existe um recurso rápido e fácil, já que Beers e STOPP são muito abrangentes para uso rápido. Focar na prevenção ou identificação de eventos adversos ou erros relacionados à medicação ainda é uma tarefa importante na população idosa. Um socorrista no ambiente pré-hospitalar/de emergência pode fazer isso ao elaborar um inventário rápido dos medicamentos que um paciente idoso está tomando no momento (lista de medicamentos de uso contínuo), se prontamente disponível; avaliar criticamente a lista buscando possíveis interações medicamentosas e/ou medicamentos que podem estar contribuindo para o estado ou problema atual do paciente; analisar criticamente a necessidade de qualquer medicamento que possa aumentar o risco de *delirium* ou instabilidade hemodinâmica; e utilizar a menor dose eficaz de qualquer medicamento.

Dose Baseada no Peso e Dose Padronizada

De uso comum no ambiente pediátrico, a dosagem baseada no peso não é calculada com tanta frequência na população adulta. A decisão de usar doses baseadas no peso ou doses padronizadas na população adulta depende de vários fatores. Alguns exemplos de fatores que afetam as concentrações plasmáticas do fármaco incluem dose, formulação, forma, via de administração, frequência, horário de administração, interações fármaco-fármaco e fármaco-alimento, genética, sexo, idade, peso corporal, gestação, comorbidades e estado fisiológico atual. Um dos fatores mais importantes é a estimativa precisa do peso. Um estudo realizado em uma única instituição identificou que a equipe de atendimento pré-hospitalar e de emergência foi capaz de estimar o peso do paciente dentro de 20% do valor real em 90% das vezes. No entanto, isso pode levar a uma ampla variação, pois havia um desvio de 20% em ambos os lados. Quando a estimativa de peso foi reduzida para 10% do peso real do paciente, a equipe de emergência estava correta em apenas metade das vezes. Erros na estimativa de peso ou na documentação podem levar a erros na dosagem de medicamentos e têm potencial de prejudicar o paciente. Outro fator é saber se um medicamento deve ser dosado com base no peso corporal real ou no **peso corporal ideal** (PCI). O PCI é calculado da seguinte forma:

$$PCI\ (kg) = 50\ (homens)\ ou\ 45,5\ (mulheres) + 2,3\ kg \times cada\ 2,5\ cm\ acima\ de\ 1,50\ m\ de\ altura$$

Um estudo determinou que a dose de rocurônio baseada no PCI pode ser preferível, pois o uso da dose baseada no peso corporal real em pacientes com obesidade mórbida ocasionou períodos significativamente mais prolongados de paralisia. A utilização de doses limitada ou doses máximas pode ajudar a prevenir a sobredosagem em pacientes obesos e com obesidade mórbida.

Pode-se preferir a dosagem padronizada em medicamentos administrados com grandes intervalos terapêuticos ou com baixo risco de efeitos adversos com doses maiores, medicamentos hidrossolúveis que não se acumulam (ou se acumulam minimamente) no tecido adiposo, fármacos com distribuição para áreas menores que são pouco afetados pelo biotipo ou em situações de emergência quando o cálculo manual de uma dose pode tornar-se um desafio. Se a dose baseada no peso for preferida para um medicamento específico, o uso de tabelas de doses baseadas no peso foi considerado superior em comparação aos cálculos manuais.

Como pode-se perceber, o cálculo preciso da dose baseada no peso no caso de medicamentos usados em emergências é incrivelmente desafiador. Em geral, em ambiente sem a presença de um farmacêutico dedicado, a utilização de doses padronizadas pode ser preferida e potencialmente mais segura.

Compatibilidade entre Fármacos

A mistura de soluções parenterais na mesma seringa, na mesma bolsa de infusão ou com conector intermediário tipo Y geralmente não é recomendada devido ao risco de incompatibilidade. Contudo, certas situações podem exigir a mistura de vários medicamentos, como acesso IV limitado ou quando vários medicamentos precisam ser administrados o mais rápido possível. Isso só deve ser realizado se for o melhor para o paciente e quando o socorrista tem conhecimento das compatibilidades dos medicamentos a serem misturados. Quando dois medicamentos ou um medicamento e um diluente são misturados, existe o risco de incompatibilidade, que pode incluir uma reação fisicoquímica, resultando em precipitação, separação ou formação de gás. Tal situação pode causar a oclusão do cateter IV, o que leva à necessidade de obtenção de um novo acesso, ou pior, leva à formação de êmbolos que podem causar danos aos órgãos ou mesmo a morte. Para evitar isso, faz-se uma inspeção visual da mistura, verificando se não há turvação, presença de partículas ou mudança de cor. Se um desses ocorrer, é um sinal de alerta para suspender a administração. Por exemplo, dois medicamentos frequentemente utilizados na mesma situação e que sofrem precipitação se misturados são o bicarbonato de sódio e o cloreto de cálcio. Esses fármacos jamais devem ser administrados juntos; em vez disso, primeiro administra-se um deles e, em seguida, lava-se bem a linha com solução salina, e administra-se o outro. Outras reações químicas que não podem ser observadas pelo socorrista também podem ocorrer e levar à diminuição das concentrações dos medicamentos administrados, resultando em efeitos subterapêuticos para o paciente. O socorrista pode aumentar a atenção desnecessariamente, devido a uma concentração mais baixa de medicamento recebida pelo paciente. Um exemplo disso é a epinefrina e o bicarbonato de sódio. O meio básico criado pelo bicarbonato de sódio pode inativar a solução de epinefrina, resultando na diminuição da atividade e, portanto, do efeito desejado para o paciente. Um último item a ser lembrado é que os medicamentos são afetados pela diluição. Algumas soluções medicamentosas são formuladas de forma a permitir que permaneçam na solução, mas isso pode ser interrompido por água ou soro fisiológico. Por exemplo, a injeção de diazepam tem baixa hidrossolubilidade; se excessivamente diluída em solução salina, pode precipitar. O conhecimento de quais medicamentos devem ser administrados não diluídos para evitar precipitação e quais são seguros ou devem ser diluídos também é importante para a segurança do paciente.

Devido ao cenário às vezes caótico dos contextos pré-hospitalar e de emergência, pesquisar as compatibilidades de medicamentos de forma rápida pode ser desafiador. Há vários gráficos e tabelas de compatibilidade disponíveis; no entanto, às vezes são muito extensos e podem ser difíceis de utilizar com precisão em situações estressantes. Em vez disso, aproveitar a tecnologia como um recurso para analisar a compatibilidade específica em questão é preferível, devido à facilidade, precisão e fácil disponibilidade. Vários medicamentos, ou um único medicamento com vários diluentes, podem ser analisados ao mesmo tempo. Exemplos de aplicativos para *smartphones* incluem os seguintes:

- Módulo de compatibilidade IV da Trissel para o aplicativo Lexicomp (também disponível como uma fonte de consulta *online*)
- Compatibilidade IV da Trissel para o aplicativo IBM Micromedex IV (também disponível como uma fonte *online*)
- Aplicativo do *Interactive Handbook on Injectable Drugs* da American System of Health-System Pharmacist (disponível na compra do manual físico)

Em resumo, a mistura de medicamentos geralmente deve ser evitada. Se a mistura for necessária para fornecer o melhor cuidado ao paciente, o socorrista que está administrando deve primeiro utilizar recursos para determinar se há alguma incompatibilidade física ou química com as soluções e/ou diluentes do medicamento. Uma inspeção visual antes da administração ajuda o socorrista a descartar incompatibilidades físicas, mas não garante a compatibilidade. As melhores práticas para reduzir o risco de incompatibilidades incluem usar vias alternativas de administração de medicamentos (p. ex., intranasal ou IM, se aplicável), utilizar diferentes linhas de acesso IV, lavar bem a linha com fluidos compatíveis entre as administrações e monitorar reações no local de injeção ou diminuição da eficácia do tratamento.

Controle da Escassez de Medicamentos

Seria ideal aprender sobre os medicamentos e confiar em sua disponibilidade constante. Entretanto, os Estados Unidos enfrentam escassez de medicamentos com uma frequência cada vez maior, o que tem causado dificuldades crescentes para pacientes e profissionais de saúde. A escassez de uma variedade de medicamentos se tornou comum, incluindo analgésicos, medicamentos de uso cardiovascular, antialérgicos que salvam vidas, medicamentos respiratórios, fluidos IV e eletrólitos.

Medicamentos que existem há décadas repentinamente podem não estar mais disponíveis, o que pode afetar consideravelmente o atendimento dos pacientes, em especial se os profissionais de saúde não estiverem familiarizados com modalidades alternativas de tratamento ou com terapias de reposição. A escassez de medicamentos é causada por muitos fatores, que incluem: complicações na aquisição de matérias-primas, problemas de fabricação, decisões de negócios, questões regulatórias e muitas outras interrupções na cadeia de suprimento e demanda. Por exemplo, desastres naturais como furacões e inundações causam danos às instalações de indústrias farmacêuticas, afetando significativamente a disponibilidade de medicamentos. A escassez de longo prazo é particularmente profunda quando o medicamento fabricado no local é um produto de fonte única. Em 2017, o furacão Maria interrompeu a indústria de fabricação de fármacos de Porto Rico, o que resultou em uma escassez generalizada e duradoura de medicamentos nos Estados Unidos. A escassez pode afetar adversamente o atendimento ao paciente, forçando a substituição de terapias seguras e eficazes por tratamentos alternativos, comprometendo ou atrasando procedimentos médicos ou causando erros de medicação. Por essa razão, os profissionais de saúde devem se familiarizar com os medicamentos e sua utilização como uma variável instável no tratamento médico e devem se adaptar a esse ambiente sempre em mudança a fim de oferecer um atendimento consistente ao paciente. Com o propósito de amenizar o inconveniente da falta cada vez maior de medicamentos, é fundamental que seja enfatizado aos profissionais de saúde, durante o processo educacional, por que, como e quando certos tipos de fármacos (e classificações) são usados para várias patologias, em vez de utilizar o modelo tradicional de aprendizagem sobre uma medicação específica para uma condição específica.

Estabelecimento e Institucionalização de um Conjunto de Contingências para Cuidados Médicos

Em 2012, o Institute of Medicine (IOM) da National Academies dos Estados Unidos criou uma estrutura chamada *Crisis Standards of Care: A Systems Framework for Catastrophic Disaster Response* (Padrões de cuidados em crises: uma estrutura sistemática para resposta a desastres catastróficos). Entre muitas outras questões, a estrutura identifica uma série de estratégias para lidar com a escassez de medicamentos:

- *Preparar*: planejamento e capacitação para cuidados ao paciente e resposta a emergências; antecipação de potenciais faltas de recursos e possíveis estratégias adaptativas.
- *Substituir*: uso de equipamentos e insumos funcionalmente equivalentes.
- *Conservar*: restrição do uso de terapias e intervenções para preservar insumos.
- *Reutilizar*: uso repetido do equipamento após limpeza, desinfecção ou esterilização apropriadas.
- *Redistribuir*: priorização do tratamento de pacientes com mais chances de resultado favorável, com maior probabilidade de benefício ou com menor necessidade de investimento de recursos.

Os profissionais de atendimento pré-hospitalar e de emergência hospitalar devem estar preparados com planos estratégicos alternativos caso enfrentem uma escassez de medicamentos. Esse plano deve servir como uma ferramenta confiável de apoio à decisão, articulando claramente as várias opções, indicando a prioridade, definindo as condições em que serão executadas e outras considerações operacionais. Uma ilustração de como essa estrutura é traduzida para uma aplicação no mundo real pode ser extraída de um guia desenvolvido na Califórnia, mostrado na Tabela 11-4. Essa é uma ferramenta projetada com o propósito de facilitar um enfoque organizado frente a escassez de medicamentos, na medida em que auxilia na tomada de uma decisão estruturada e informada e determina que ação precisa ser desencadeada quando se faz necessária uma intervenção para o enfrentamento da escassez de fármacos. A ferramenta foi modificada pela adição da última coluna, "Estratégia", vinculando os vários pontos de decisão à estrutura de cuidados do IOM.

Conforme mencionado anteriormente, há várias vias possíveis para mitigar problemas decorrentes da escassez de medicamentos. Estender as datas de validade, utilizar medicamentos manipulados, compartilhar recursos entre instituições, escalonar a utilização (dando prioridade para pacientes com necessidade médica), suspender intervenções médicas com indicação questionável, ajustar a concentração da dose e/ou a via de administração, substituir medicamentos e poupar medicamentos são opções para um plano de ação organizado no enfrentamento à escassez de fármacos. Cada uma dessas vias tem benefícios distintos, assim como desvantagens e possíveis desafios.

Extensão das Datas de Validade

Muitos concordam que, em condições adequadas e se as circunstâncias clínicas exigirem, o uso de medicamentos com data de validade ultrapassada seria uma opção viável para mitigar a escassez de medicamentos, levando-se em conta a eficácia do fármaco e a gravidade da condição do paciente, especialmente se o profissional de saúde tiver que decidir entre usar um medicamento vencido ou não usar nenhum medicamento. Há dados favoráveis para muitas classes de

Tabela 11-4 Estratégias para a Escassez de Medicamentos

Ponto de Decisão do Algoritmo de Mitigação de Escassez de Medicamentos (Priorizado pela Segurança do Paciente)	Comentário	Contingência	Estratégia
1	POP basal	Nenhuma: continuar com políticas/procedimentos atuais	Planejar e preparar
2a	Não requer troca de medicação	Utilizar medicamentos vencidos	Adaptar
2b	Não requer troca de medicação	Utilizar medicamentos compostos	Adaptar
2c	Não requer troca de medicação	Interromper o uso de medicação para intervenções com utilidade questionável	Conservar
3	Requer novos cálculos de dose e treinamento	Utilizar o mesmo medicamento com uma concentração diferente	Substituir
4	Requer novos cálculos de dose e treinamento	Utilizar o mesmo medicamento administrado por uma via diferente (oral vs. IV)	Substituir
5	Requer novos cálculos de dose e treinamento	Utilizar um medicamento diferente da mesma classe (midazolam vs. diazepam)	Substituir
6	Requer novos cálculos de dose e treinamento	Utilizar um medicamento diferente de uma classe diferente (prometazina vs. ondansetrona)	Substituir
7	Não requer troca de medicação	Permanecer em serviço sem a medicação (falha na mitigação)	Transição para o atendimento de crise

IV, intravenoso; POP, procedimento operacional padrão.

medicamentos em relação à estabilidade e eficácia além do prazo de validade, essa opção pode proporcionar consistência de dosagem; assegurar que o medicamento esteja prontamente disponível, evitando atrasos na administração; e ajudar na redução do desperdício de um recurso limitado. Tradicionalmente, a FDA não tinha controle sobre os fatores que levam à escassez de medicamentos e também tem autoridade limitada para auxiliar no controle da escassez. O papel da FDA na gestão da escassez de medicamentos mudou nos últimos anos. O Food and Drug Administration Safety and Innovation Act (FDASIA), uma lei de segurança e inovação relacionada à FDA, foi aprovado pelo Congresso dos Estados Unidos em 2012, aumentando as responsabilidades da FDA, no sentido de uma abordagem mais ampla, em face dos desafios impostos por uma cadeia de suprimento de fármacos cada vez mais global. Antes do FDASIA, a notificação obrigatória à FDA de uma possível escassez de medicamentos ou interrupção no fornecimento era limitada. O FDASIA ampliou o escopo da notificação antecipada obrigatória, o que melhorou muito a capacidade da FDA de ajudar a gerenciar a escassez. Recentemente, a FDA vem trabalhado em cooperação com indústrias farmacêuticas visando à extensão das datas de validade para muitos medicamentos essenciais. Com base nos dados de estabilidade fornecidos pelos fabricantes e revisados pela FDA, as datas estendidas são aceitas para medicamentos específicos, permitindo que sejam usados dentro de uma nova data de validade, o que ajuda no fornecimento. Conforme os dados se tornarem disponíveis, as listas podem continuar a se expandir.

No entanto, se produtos de reposição forem disponibilizados durante o período de extensão, a FDA espera que os medicamentos sejam substituídos e descartados de maneira adequada o mais rápido possível. Alguns estados americanos e conselhos farmacêuticos especificamente proíbem a extensão das datas de validade, e alguns consideram essa prática um crime. Informe-se acerca da política e dos procedimentos na sua área de atuação.

Compartilhamento de Recursos

Sempre que possível, acordos de cooperação entre entidades de saúde devem ser estabelecidos, a fim de criar um sistema de compartilhamento de medicamentos. Os grandes sistemas de saúde podem, muitas vezes, sobreviver à escassez de medicamentos, transferindo o estoque de medicamentos entre seus locais, além de transferir operacionalmente medicamentos para entidades menores. Informações sobre possíveis terapias alternativas também devem ser compartilhadas entre os serviços de saúde. Existem algumas desvantagens no compartilhamento de recursos, que incluem a dificuldade adicional em rastrear responsabilidades e gerenciar medicamentos e suprimentos.

Uso de Medicamentos Manipulados

O uso de farmácias de manipulação tem benefícios potenciais no cenário de escassez de medicamentos, e é outra forma de aumentar a sua disponibilidade. A manipulação de medicamentos pode resultar em disponibilidade imediata de um produto que não está comercialmente acessível. A manipulação é especialmente útil no que se refere às necessidades médicas individuais de determinadas populações de pacientes. Os regulamentos para a manipulação de medicamentos são diferentes daqueles que regem os medicamentos de produção industrial, geralmente resultando em menos barreiras e restrições de tempo para o acesso aos medicamentos. As possíveis desvantagens da manipulação de medicamentos incluem a segurança e eficácia do produto secundárias a prescrições mal formuladas ou erro humano no processo de composição; custo operacional maior; vida útil mais curta, levando a um potencial desperdício; e falta de supervisão local e governamental. Considere a utilização de farmácias de manipulação para ajudar a aliviar a escassez de medicamentos.

Conservação

A conservação é uma outra opção de utilização de medicamentos, que permite o manejo prudente de um recurso escasso com o objetivo de preservar o tratamento preferencial para situações de risco à vida ou indicações médicas específicas, para quais as opções de tratamento são limitadas ou indisponíveis. A conservação pode ser realizada pela utilização escalonada (prioridade dada para pacientes selecionados com necessidade médica), pela interrupção do uso de tratamento médico com indicação e/ou utilidade discutível, pelo ajuste da concentração com ajuste da dose do medicamento para determinado efeito e pela alteração da via de administração. As áreas potenciais de preocupação associadas a essa abordagem incluem a percepção de desigualdade no tratamento, o potencial para tratamento subterapêutico e a necessidade de se criar uma estrutura operacional sólida para apoiar as decisões de tratamento.

Substituição

Substituição é o ato de identificar outras opções de medicamentos ou equivalentes terapêuticos de uma classe de medicamento diferente. Ela fornece uma via alternativa para o tratamento, quando o medicamento "preferido" não está prontamente disponível ou está sendo reservado para situações de alta prioridade. Como benefícios dessa abordagem estão o tratamento oportuno e a possível redução de medicamentos de primeira escolha em falta. A substituição de fármacos na mesma classe é preferível à de classes diferentes, porque minimiza os perfis de efeitos colaterais e as necessidades de treinamento do socorrista. As desvantagens que devem ser seriamente consideradas são a possível falta de familiaridade e competência do profissional de saúde com medicamentos que raramente ou nunca foram administrados, aumentando a probabilidade de erros médicos e ameaçando a segurança do paciente. Fármacos alternativos também podem não ser aprovados pela FDA para algumas indicações (uso sem indicação na bula) ou populações específicas de pacientes. A substituição de medicamentos é uma ferramenta comumente usada para mitigar a escassez de medicamentos; portanto, é imperativo realizar treinamento operacional e clínico viável em antecipação a essa necessidade.

Embalagens Multidoses

Podem ser usados frascos contendo múltiplas doses de medicamentos em múltiplos pacientes. Quando se enfrenta a escassez de um medicamento cuja apresentação é em frasco único, pode-se considerar o uso de frascos multidose, assim viabilizando o uso em vários pacientes. Como algumas das outras opções, isso resultará em maior disponibilidade de fármacos e reduzirá o desperdício de medicamentos. Contudo, em face dessa prática, surgem desafios como o potencial de contaminação do produto e erros de dosagem, dificuldade de rastreamento e desvio de medicamentos e a necessidade de estabelecer diretrizes e documentação para o armazenamento e uso adequados dos frascos depois de abertos.

Conclusão

A farmacologia é um assunto complexo, sendo uma subespecialidade por si só. Um conhecimento básico de farmacologia é essencial para qualquer socorrista e tem um papel central na assistência médica. O conhecimento de farmacologia envolve mais do que apenas memorizar uma lista de medicamentos, suas indicações e dosagens; também inclui a filosofia por trás do porquê, quando e como os medicamentos são administrados; a farmacodinâmica e a farmacocinética de medicamentos; considerações para populações especiais de pacientes; opções de dosagem e administração; preocupações de compatibilidade e interação medicamentosa; e como se adaptar e superar a crescente escassez de medicamentos de forma segura. Todos esses elementos precisam ser levados em consideração quando se decide por determinado tratamento. A administração de medicamentos é uma tarefa complexa e historicamente repleta de erros. É melhor desenvolver um sistema e uma cultura que levem em consideração o erro humano, incentivem a notificação de erros e estabeleçam paradigmas que promovam a melhoria do sistema e preparem os socorristas para o tratamento bem-sucedido do paciente.

Reforço da Aprendizagem

Os estudos de caso são uma ótima maneira de associar o conteúdo dos livros a aplicações da vida real. Ao ler os estudos de caso a seguir, imagine-se como o socorrista, coloque-se na cena e navegue pelo caso com o objetivo de identificar a melhor abordagem farmacológica para o atendimento do seu paciente e, ao mesmo tempo, reconhecer as possíveis armadilhas e os perigos relacionados à administração de medicamentos.

Estudo de Caso: Alívio da Dor

Pré-hospitalar: Despacho para Dor Abdominal

Ao chegar em uma residência térrea, você encontra uma mulher de 36 anos na sala da estar segurando seu abdome. Ela tem passado médico de diabetes gestacional e está atualmente com 38 semanas de gestação de seu terceiro filho. A paciente afirma que sofreu um acidente de carro naquela manhã, no qual ela era passageira de um pequeno sedan que foi atingido na traseira a aproximadamente 50 km/h. A queixa principal é uma dor abdominal inferior intensa não irradiada avaliada em 9/10 e associada a náuseas. Ela descreve a dor como diferente das contrações anteriores; é de natureza aguda e constante. Nega sangramento vaginal ou outro corrimento e qualquer outra história ou queixa.

Achados Físicos

A paciente grávida está alerta e orientada, com leve ansiedade. A via aérea está aberta e permeável. É capaz de responder a todas as questões sem dificuldade. Sua pele está pálida e não está sudorética; deambula sem ajuda ou marcha cambaleante e movimenta os quatro membros com boa amplitude, sem qualquer restrição. A frequência cardíaca está em torno de 90 bpm. Na avaliação do abdome, você identifica defesa à palpação e hematomas de cor azul-claro logo abaixo do umbigo, com aproximadamente 7 cm de largura e 30 cm de comprimento. Não é observado contração, rigidez ou qualquer outro trauma. Os ruídos hidroaéreos intestinais estão presentes e ativos. Batimentos cardíacos fetais estão em 160 bpm. Não há sangramento vaginal.

Sinais Vitais

- PA: 136/88 via monitor de PNI
- FC: 95 bpm regular
- SatO$_2$: 92%
- FR: 18 rpm, superficial
- Ausculta pulmonar: sons normais
- Escala de Glasgow: 15 (AO:4, RV:5, M:6)
- ETCO$_2$: 32 mmHg
- Temp: 36 °C
- ECG: **Figura 11-1**

Discussão

A etiologia da dor abdominal em qualquer paciente pode ser imprecisa. O acréscimo do trauma e da gravidez ao quadro torna o diagnóstico diferencial ainda mais amplo. A história e o exame físico podem ajudar a restringir as possíveis etiologias, porém testes diagnósticos específicos, que podem levar tempo, costumam ser necessários para identificar a patologia exata. A dor em si é considerada um sinal vital, mas também é algo a ser tratado no sentido de melhorar o nível de conforto da paciente. Em geral, a dor pode ser facilmente ignorada ou não priorizada, o que leva a um tratamento insuficiente, especialmente na presença de trauma. De fato, um estudo identificou que pacientes traumatizados experimentaram mais dor inicialmente em comparação a pacientes com condições clínicas. Isso também pode se estender ao contexto da queixa de dor abdominal, assim como à gestação. Para o profissional de saúde, o importante é perceber a dor, abordar

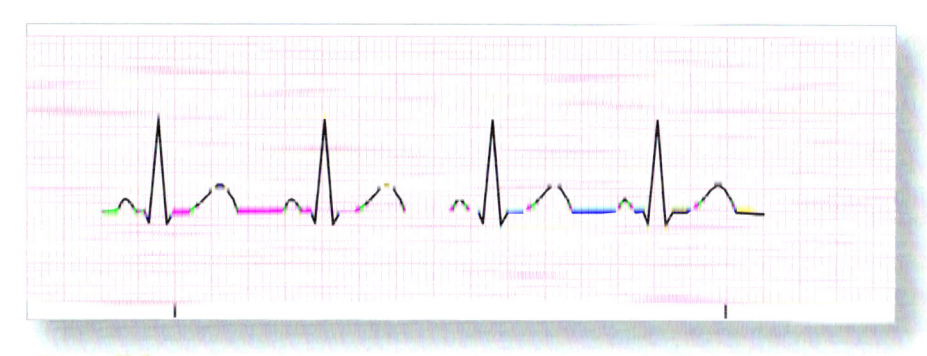

Figura 11-1 ECG da paciente.
Cortesia de Tomas B. Garcia, MD.

e controlar, independentemente de qual seja a história. Utilize o passado médico, a anamnese e a apresentação atuais como uma bússola ao escolher a medicação mais adequada para o controle da dor e evite usar esses elementos como desculpa para não evitar o controle da dor.

Considerações Sobre a Medicação

Existem vários tipos de medicamentos para tratar a dor de forma aguda. Cada medicamento tem farmacocinética e farmacodinâmica únicas, além de seu próprio conjunto de reações adversas. Há vários fatores a serem considerados ao escolher o analgésico certo para qualquer situação específica, incluindo disponibilidade do medicamento, classe do medicamento, mecanismo de ação, farmacocinética, farmacodinâmica, estabilidade hemodinâmica e via de administração. A seguir, estão as terapias comuns para o controle da dor:

- **Paracetamol:** É uma opção de analgesia não narcótica. Embora não seja totalmente compreendido, pode fornecer alívio da dor por meio da inibição da percepção da dor através do sistema nervoso central (SNC). Está disponível por via oral, retal e IV como uma infusão de 15 minutos, embora não tenha sido encontrado benefício significativo da formulação IV em relação às outras vias, além da formulação IV ter custo mais alto. A via oral pode começar a ter efeito em menos de 1 hora, enquanto a IV pode começar a ter efeito em 10 minutos, com pico de alívio da dor em 1 hora. Deve-se ter cuidado com a quantidade total de paracetamol administrada a um paciente, já que altas doses (> 4 g em pacientes saudáveis e > 2-3 g/dia em caso de doença hepática/cirrose) podem criar um metabólito tóxico. O paracetamol é seguro na gravidez e não tem nenhum efeito na hemodinâmica da paciente.
- **Anti-inflamatórios não esteroides (AINEs):** Outra opção de analgesia não narcótica que também possui propriedades anti-inflamatórias. Os AINEs proporcionam benefícios ao diminuir a produção de prostaglandinas, que causam dor, febre e inflamação, mas as prostaglandinas também são benéficas, pois protegem o estômago dos efeitos de ácidos e auxiliam na função de coagulação das plaquetas. Portanto, alguns dos efeitos colaterais dos AINEs incluem disfunção plaquetária e úlceras e/ou sangramento GI. AINEs estão disponíveis por via oral (p. ex., ibuprofeno, naproxeno), bem como por via IV/IM (p. ex., cetorolaco). AINEs orais geralmente fornecem analgesia em menos de 1 hora, enquanto na administração IV/IM geralmente o alívio da dor é obtido em 30 minutos. Os AINEs devem ser usados com cautela e/ou em doses mais baixas em pacientes com doença renal ou com perda de função renal (como os pacientes geriátricos), pois podem causar insuficiência renal. Os AINEs geralmente devem ser evitados na gravidez devido ao aumento do risco de abortamento espontâneo no início da gravidez e fechamento prematuro do canal arterial nas fases posteriores da gravidez. Eles não têm qualquer efeito na hemodinâmica do paciente.
- **Opioides:** Esse grupo de narcóticos atua em uma variedade de receptores no SNC para aumentar o limiar de dor do paciente, inibir as vias neurais da dor e diminuir a percepção da dor. Todos esses medicamentos são controlados e podem induzir dependência ou reativar tendências prévias à adição nos pacientes. Um dos principais efeitos colaterais é a depressão respiratória, que ocorre mesmo em pacientes tolerantes a opioides. Deve-se ter cuidado com a dosagem para evitar a sedação excessiva e a depressão respiratória, especialmente na população de pacientes idosos. Doses únicas não foram associadas

> **RECAPITULAÇÃO**
>
> **Cetorolaco**
> O cetorolaco é tradicionalmente administrado em doses maiores do que a atualmente necessária. Essencialmente, 10 mg IV/IM de cetorolaco fornecem o mesmo efeito analgésico que 800 mg de ibuprofeno ou 60/30 mg IM/IV de cetorolaco (dosagem previamente recomendada). A dosagem mais baixa minimiza os efeitos adversos.

a riscos de defeitos congênitos na gestação e devem ser consideradas se os benefícios superarem os riscos. Alguns opioides (p. ex., morfina) têm metabólitos que se acumulam em pacientes com disfunção renal e aumentam o risco de depressão respiratória devido ao prolongamento dos efeitos. Existem opioides sintéticos (p. ex., fentanila e tramadol), semissintéticos (p. ex., oxicodona, hidrocodona e hidromorfona) e naturais (p. ex., morfina e codeína). Os opioides naturais têm maior risco de causar hipotensão devido à liberação mais profunda de histamina (que causa vasodilatação semelhante à que ocorre em pacientes que sofrem uma reação alérgica) em comparação com os opioides sintéticos, que têm um risco muito menor de induzir hipotensão arterial. Os opioides podem ser administrados por várias vias, incluindo oral (formulações de liberação imediata e prolongada), intranasal (IN), IM, intraóssea e IV, bem como formas menos comuns, como adesivos, pastilhas, filmes bucais, *sprays* e comprimidos sublinguais e subcutâneo. A via IV geralmente tem efeito instantâneo, IN e IM têm início em < 10 minutos, e a via oral tem efeito em aproximadamente 30 minutos. No entanto, existem algumas diferenças no início e na duração da ação entre os opioides individuais, com a fentanila, tendo o menor tempo de início (instantâneo) mas a duração mais curta (30 minutos a 1 hora) em comparação com a hidromorfona, que tem efeito em menos de 5 minutos, mas dura de 3 a 4 horas. É importante conhecer essas diferenças individuais dos medicamentos para a escolha da melhor opção para um paciente, considerando o tempo do alívio da dor e os efeitos hemodinâmicos.

- **Cetamina**: Um agente único que recentemente tem sido muito usado para várias condições médicas e apresenta uma variedade de mecanismos (principalmente inibição do neurotransmissor excitatório glutamato) que, além das propriedades analgésicas, também pode diminuir a sensibilização aos opioides (hiperalgesia), reduzir a tolerância aos opioides e causar efeitos dissociativos. É uma substância controlada, mas apresenta menor risco de depressão respiratória em comparação aos opioides, embora possa causar um breve período de apneia se administrada muito rapidamente (*bolus* IV) em doses maiores e/ou concentradas. As propriedades dissociativas da cetamina trazem benefícios para o controle da dor, incluindo ajuda com o estresse pós-traumático. Há também potenciais efeitos indesejáveis da dissociação que podem ocorrer com doses mais elevadas, administração rápida e/ou intervalos de administração mais curtos. Além disso, a cetamina pode induzir potencialmente uma reação de emergência temporária ou psicose de emergência, causando alucinações auditivas e visuais, agitação, desorientação e comportamento errático. Isso pode ser atenuado com a administração de benzodiazepínicos. Não há ajustes de dose necessários para insuficiência renal ou hepática, mas ainda assim ela deve ser usada na dose eficaz mais baixa para a população geriátrica, devido aos efeitos sobre o SNC. Há o risco de a cetamina aumentar as contrações uterinas de maneira dose-dependente, mas ela é utilizada como anestésico e analgésico adjuvante durante o parto. Portanto, os riscos *versus* benefícios de uma dose única devem ser considerados caso a caso durante a gravidez. A cetamina pode ser administrada por via IN, IM e IV. Normalmente, a via IV tem um início de ação instantâneo, enquanto IN e IM podem levar até 10 minutos para o início do efeito. No entanto, as vias IN e IM têm maior duração do efeito (até 1 hora) e menor risco de apneia, devido ao retardo na absorção em comparação com a IV. Há também um período de recuperação que normalmente ocorre com doses mais altas e que faz o paciente continuar em um estado de confusão após o término dos efeitos analgésicos e/ou dissociativos. Como pode causar a liberação de catecolaminas endógenas (como epinefrina, norepinefrina, dopamina, etc., presentes naturalmente no corpo), é o único medicamento analgésico que aumenta a pressão arterial e as pulsações. Dados militares preliminares sobre a administração de cetamina no início da fase pós-trauma mostraram uma diminuição nos sintomas do transtorno de estresse pós-traumático.

Além disso, como um substituto para o tratamento da dor aguda no ambiente pré-hospitalar e de emergência, a **Tabela 11-5** inclui uma lista de revisões da base de dados Cochrane comparando o número necessário para tratar para que uma pessoa obtenha 50% de alívio da dor pós-operatória. Como pode-se perceber, *as opções não opioides tiveram um desempenho favorável quando comparadas às opções opioides*, e ainda mais significativamente quando usadas em combinação (**Figura 11-2**).

Outras Considerações

O desenvolvimento de uma diretriz de controle de dor intensa pode ajudar o clínico a navegar pelas complexidades que alguns pacientes podem apresentar e levar a uma melhor adesão ao manejo da dor. Como profissional de saúde, há vários conceitos a serem considerados na administração de medicamentos para a dor. Em primeiro lugar, está o potencial do paciente de desenvolver tolerância aos narcóticos devido ao uso crônico de vários medicamentos. Isso pode alterar a eficácia dos medicamentos usados para o controle geral da dor ou exigir opções alternativas não opioides. Em segundo lugar, está o potencial de desenvolvimento de dependência, tanto para o paciente, quanto para quem o trata. Ter um forte sistema de rastreamento, uma política definida para regulamentação e educação sobre avaliação de risco de dependência pode ajudar a controlar o desvio. Por último, está o viés humano, ao julgar se o analgésico deve ou não ser administrado com base na percepção da dor pelo socorrista e

Tabela 11-5 Revisões Cochrane de Estudos sobre Alívio da Dor Pós-Operatória

Estudo	População	Intervenções	Desfechos	Comentários
Chang A. et al. JAMA 2017	ECR; pacientes do DE com dor no braço/perna moderada a grave (n=416)	Doses únicas de: ibuprofeno 400 mg + 1.000 mg paracetamol vs. oxicodona 5 mg + 325 mg paracetamol vs. hidrocodona 5 mg + 300 mg paracetamol vs. codeína 30 mg + 300 mg paracetamol	Desfecho primário: nenhuma diferença estatisticamente significativa 2 horas após a ingestão usando uma ECN de 11 pontos. Declínios médios de 4,3, 4,4, 3,5 e 3,9, respectivamente, da média basal de 8,7	1 em 5 pacientes necessitou de outros medicamentos pra controlar a dor. Controle da dor foi limitado a 2 horas após a ingestão. Não narcóticos podem ser igualmente eficazes em luxação, torção ou fratura dos membros.
Bronsky ES, et al. Prehospital Emergency Care 2019	Estudo de coorte retrospectivo com pareamento; pacientes pré-hospitalares com dor intensa de ECN 7-10 (n=79 pares combinados)	Cetamina IV em dose baixa (em média 0,3 mg/kg) vs. fentanila IV	Desfecho primário: mudança no escore da dor basal após tratamento. Maior diminuição média da dor após tratamento com cetamina (−5,5 vs. −2,5, p < 0,001) Redução de 50% da dor na maior proporção de pacientes (67 vs. 19%, p < 0,001) EA apenas nos pacientes tratados com fentanila (2 depressão respiratória, 2 instabilidade hemodinâmica)	Limitações devido à natureza observacional e retrospectiva do pequeno estudo Redução significativa da dor em ambos os grupos, mas resposta significativamente maior à cetamina em dose baixa Segurança cardiovascular e respiratória relativa da cetamina em comparação à opção opioide
Masoumi B, et al. Adv Biomed Res 2017	ECR; pacientes do DE com fraturas de ossos longos (n=88)	Cetorolaco 10 mg IV seguido por 5 mg IV a cada 5-20 min conforme necessário vs. morfina 5 mg IV seguida por 2,5 mg a cada 5-20 min conforme necessário	Desfecho primário: dor após 1 hora da ingestão foi reduzida em média em 1,41 e 1,61, respectivamente, sem diferenças significativas em relação às médias basais de 7,59 e 7,93. Pacientes receberam doses adicionais de 31,8% de cetorolaco vs. 18,2% de morfina, mas não há significância estatística.	Associação significativamente maior de náusea com a morfina. Eficácia no alívio da dor comparável entre o cetorolaco e a opção opioide, com menos efeitos adversos.

EA, efeitos adversos; DE, departamento de emergência; IV, intravenoso; n, número de pacientes inscritos em cada estudo; ECN, escala de classificação numérica; ECR, ensaio controlado randomizado.

no histórico do paciente. Isso está ligado à batalha contínua da fadiga de compaixão pelo profissional e não tem uma solução clara.

A falta de ensino formal do manejo da dor em programas clínicos para médicos, enfermeiras e/ou profissionais do atendimento pré-hospitalar pode contribuir para o desconhecimento sobre a dor e sua prioridade no tratamento geral. A melhoria dos padrões atuais de prática pode ocorrer por meio da implementação de uma educação regular, robusta e com suporte científico.

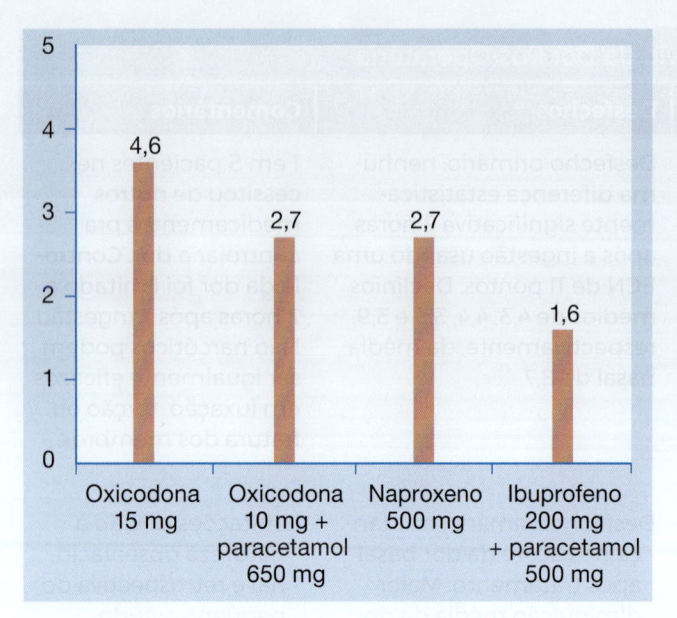

Figura 11-2 O número de pessoas necessárias para tratar (NNT) para que uma pessoa obtenha 50% de alívio da dor.

Adaptada de National Safety Council, Evidence for the Efficacy of Pain Medications. Retirado de https://www.nsc.org/Portals/0/Documents/RxDrugOverdoseDocuments/Evidence-Efficacy-Pain-Medications.pdf

Dados do gráfico:
- Oxicodona 15 mg: 4,6
- Oxicodona 10 mg + paracetamol 650 mg: 2,7
- Naproxeno 500 mg: 2,7
- Ibuprofeno 200 mg + paracetamol 500 mg: 1,6

Questões

- A paciente está grávida. Há algum ajuste a fazer no uso de analgésicos por causa da gravidez?
- O que você faria se um colega com quem está trabalhando não quisesse tratar a dor da paciente por estar preocupado que isso mascarasse a etiologia e dificultasse a identificação dos cuidadores?
- O que você faria se a paciente estivesse hipotensa? Existem certos medicamentos a serem evitados ou usados preferencialmente em um paciente hipotenso? Lembre-se de considerar o motivo pelo qual a paciente pode estar hipotensa. A hipotensão relativa é um estado normal de gravidez ou a seria secundária ao sangramento interno? Como você sabe?
- Você testemunha um colega de trabalho trocar um opiáceo por soro fisiológico, guardar o opiáceo no bolso e injetar no paciente o soro fisiológico trocado. O que você faria?

Conclusão do Estudo de Caso

Lembre-se que a dor é facilmente controlada. Há um viés humano em relação à dor que pode influenciar na decisão de quando e como tratar adequadamente. Tente evitar as armadilhas do subtratamento, decorrentes de avaliação e reconhecimento adequados, preconceitos culturais e/ou de não compreensão de que a dor aguda é uma verdadeira emergência e merece tratamento como tal. Isso é complicado pela atual crise de opioides; deve-se permanecer ciente da crise, mas encontrar um equilíbrio adequado entre o uso excessivo inadequado e o uso criterioso de opioides.

Estudo de Caso: Anafilaxia

Pré-hospitalar: Despacho para uma Reação Alérgica

Você chega a uma construção local onde vê um homem de 25 anos cercado por seus colegas de trabalho que o estão segurando de pé. Eles afirmam que ele foi picado por uma abelha e ficou muito ansioso, com falta de ar e corado. Eles estavam se preparando para colocá-lo no caminhão e levá-lo ao pronto-socorro mais próximo, mas antes que pudessem fazer isso, ele começou a perder a consciência e sua respiração tornou-se difícil. Eles ligaram para o 192. No momento, o paciente não consegue falar e é difícil obter detalhes adicionais de seus colegas de trabalho.

Achados Físicos

Você vê um homem, de aproximadamente 80 kg, que está inconsciente, mas geme a estímulos dolorosos. Após a inspeção de suas vias aéreas, você ouve um estridor audível e sibilos com secreções que são facilmente controlados com a aspiração. O exame físico mostra edema dos lábios, com urticária ao redor da bochecha direita com uma área elevada, local onde provavelmente foi picado. As pupilas são de 5 mm e reativas com olhos que se movem lentamente para as laterais. Os pulsos distais são fracos, sem movimento aparente das extremidades, mas você percebe que a pele está avermelhada, com urticária que parece disseminada.

Sinais Vitais

- PA: 88/50mmHg via PNI
- FC: 118 bpm regular
- SatO$_2$: 89% em ar ambiente
- FR: 20 rpm, difícil
- Ausculta pulmonar: estridor e sibilos
- Escala de Glasgow: 4; (AO: 1, RV: 2, M: 1)
- ETCO$_2$: 28 mmHg
- Temp: 36 ° C
- ECG: **Figura 11-3**

Discussão

A anafilaxia é uma reação alérgica potencialmente fatal a alguma forma de antígeno e representa uma das emergências mais críticas que os profissionais de saúde enfrentam. Pode progredir em apenas alguns minutos para insuficiência respiratória ou cardiovascular e morte. A incidência de anafilaxia é de aproximadamente 2%, com uma baixa taxa de mortalidade geral de menos de 1%. Pode haver várias razões para a

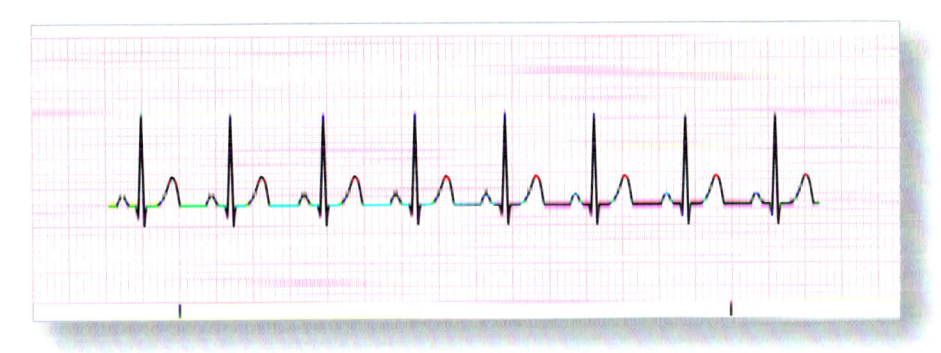

Figura 11-3 ECG do paciente.
Cortesia de Tomas B. Garcia, MD.

baixa taxa de mortalidade, que incluem melhor educação e conscientização sobre alergias comuns a alimentos e venenos, maior rapidez no atendimento médico e mais acesso à epinefrina. Como a morte pode ocorrer rapidamente e os sintomas podem ser imprevisíveis, o profissional de saúde deve ser diligente e rápido em sua avaliação. Isso ajudará na entrega de medicamentos que salvam vidas e evitará a progressão dos sintomas.

Considerações Sobre a Medicação

No geral, os tratamentos farmacológicos da anafilaxia não mudaram muito nas últimas décadas. O mnemônico EASII auxilia os socorristas no regime de tratamento e inclui epinefrina, anti-histamínicos, esteroides, agonistas beta-2 inalados e fluidos isotônicos.

- **Epinefrina:** É o medicamento mais bem estudado e tem-se mostrado crítico na prevenção da morte em pacientes anafiláticos. De fato, para evitar o avanço dos sintomas graves, as reações sistêmicas são melhor tratadas imediatamente com epinefrina. Ela funciona através da ativação de receptores alfa e beta-adrenérgicos, que neutralizam a patologia primária da anafilaxia, causando vasoconstrição, diminuindo a permeabilidade vascular e aumentando a força das contrações cardíacas, o que melhora a estabilidade hemodinâmica do paciente. Também proporciona um efeito respiratório benéfico através da broncodilatação. A epinefrina funciona imediatamente e, em pacientes sem parada cardíaca, recomenda-se a administração por via IM na parte superior externa da coxa. Isso pode ser repetido a cada 5-10 minutos se houver resposta insuficiente à dose inicial. A administração subcutânea não é recomendada devido à absorção irregular, o que pode retardar os efeitos do medicamento. Pacientes que necessitam de reanimação ou que são refratários à epinefrina IM podem receber epinefrina IV em *bolus* ou infusão em concentração diluída (em comparação com a via IM); entretanto, devido aos efeitos mais potentes, essa via apresenta maior risco arritmogênico e eleva o consumo cardíaco de oxigênio, podendo levar a dor torácica e/ou infarto do miocárdio. Em estudos observacionais de alta qualidade, verificou-se que a injeção imediata de epinefrina reduz as internações hospitalares, e a via IM mostrou-se 10 vezes mais segura do que a injeção IV, devido ao maior risco de efeitos colaterais cardíacos.

- **Anti-histamínicos:** Bloqueadores H_1, como a difenidramina, funcionam bem no alívio do prurido e da urticária, mas não deve-se esperar que revertam quadros de obstrução da via aérea ou hipotensão. Infelizmente, eles têm um início de pico lento, raramente fornecem qualquer benefício imediato e jamais devem substituir a epinefrina como tratamento de primeira linha no paciente com potencial anafilático. Bloqueadores H_2, como famotidina ou ranitidina, podem ser administrados para antagonismo adicional da histamina e auxílio no alívio da urticária, mas também têm um início mais lento e pouca evidência para apoiar um benefício significativo. Ambas as classes de bloqueadores de histamina não têm efeitos colaterais importantes, portanto, na maioria dos casos, o benefício potencial supera em muito o risco. Para reações anafiláticas, ambos devem ser administrados preferencialmente por via IV, mas também podem ser administrados por via oral para reações alérgicas leves.

- **Esteroides:** Os glicocorticoides, como a metilprednisolona, são comumente administrados e continuam sendo estudados para determinar seu papel na terapia de reação anafilática. Eles também têm um início de ação mais lento (de horas) na diminuição da resposta inflamatória e imunológica a uma reação anafilática, mas podem ser eficazes para ajudar a aliviar as reações anafiláticas de duas fases ou prolongadas. Em geral, devido às dificuldades respiratórias de um paciente em uma reação anafilática, os esteroides também devem ser administrados

preferencialmente por via IV em caso de reação anafilática ou reação alérgica grave.
- **Beta-2-agonistas inalatórios:** Medicamentos como o salbutamol demonstraram reverter com segurança e eficácia o broncospasmo no paciente anafilático por meio do agonismo beta-2, que causa dilatação dos bronquíolos (pequenas passagens dos pulmões). Eles podem ser administrados como uma solução nebulizada ou como um *spray* aerossol. Deve ser um dos medicamentos de menor prioridade administrados no tratamento agudo da anafilaxia.
- **Administração de fluido isotônico:** O terceiro espaço pode ocorrer rapidamente em um paciente anafilático; portanto, grandes quantidades de fluido isotônico devem ser iniciadas no início do regime de tratamento.
- Outras considerações incluem glucagon para pacientes em uso rotineiro de betabloqueadores, que são refratários à administração de epinefrina. O glucagon pode melhorar os sintomas cardíacos e a hemodinâmica do paciente, mas não afeta o sistema respiratório. O brometo de ipratrópio inalatório pode ser considerado para ajudar a aliviar broncospasmo e hipersecreções, mas tem poucas evidências para apoiar seu uso rotineiro. Naqueles que são realmente refratários a qualquer tratamento, o clínico também pode considerar uma forma de vasopressor, incluindo dopamina, norepinefrina ou vasopressina.

Outras Considerações

Esteja sempre atento ao rápido declínio de um paciente com suspeita de anafilaxia. O monitoramento constante e intervenções farmacológicas agressivas são potencialmente necessários para evitar colapso respiratório e/ou circulatório.

Questões

- O que você faria se o paciente estivesse hipotenso?
- O que você deve considerar se o paciente não responder ao tratamento inicial? Qual é a melhor via para administrar epinefrina inicialmente?
- Quando você deve considerar a administração IV de epinefrina?
- Para quais arritmias você deve estar preparado após a administração IV de epinefrina?

Conclusão do Caso

A anafilaxia é um processo patológico multissistêmico, e os sintomas podem variar e ser imprevisíveis; às vezes, a anafilaxia se apresenta apenas com hipotensão. Isso cria dificuldade no reconhecimento, atrasando intervenções que salvam vidas. O clínico deve sempre ter um alto índice de suspeita ao lidar com esse tipo de paciente para evitar atraso no atendimento e prevenir um possível resultado ruim.

Estudo de Caso: Sepse

Pré-hospitalar: Despacho para Doenças Gerais

Você chega à residência de uma mulher de 62 anos cujo marido ligou para o 192. Você encontra a paciente em sua cama debaixo das cobertas, tremendo e tossindo. De acordo com a paciente, ela inicialmente estava se queixando de dor de garganta há 48 horas, tosse produtiva com expectoração amarelo-esverdeada e sensação de calafrios e dor secundária a sintomas "gripais". Ela também relatou náuseas e vômitos, mas nega qualquer dor abdominal. Recentemente, ela esteve perto de seus netos, que apresentavam sintomas de uma infecção viral do trato respiratório superior. Ela tomou uma vacina contra a gripe este ano, mas não a vacina contra pneumonia.

Achados Físicos

Mulher adulta bem desenvolvida, aproximadamente 65 kg, alerta, mas desorientada no tempo e no lugar. O exame físico demonstra orofaringe posterior eritematosa e membranas mucosas secas. Ela está respirando rapidamente com respirações superficiais. Ela é capaz de falar em frases de quatro a cinco palavras e está taquicárdica, mas com as bulhas cardíacas com ritmo regular e sem sopros. Os pulsos periféricos são fracos, mas palpáveis. O abdome é flácido e indolor, sem massas palpáveis. As extremidades são simétricas e sem edema. A pele não apresenta erupções cutâneas.

Sinais Vitais

- PA: 100/58 (72) via PNI
- FC: 121 bpm
- SatO$_2$: 82% em ar ambiente
- FR: Retrações mínimas
- AP: MV diminuído na parte inferior esquerda
- Escala de Glasgow: 14; (AO:4, RV:4, MRM:6)
- ETCO$_2$: 25 mmHg
- Temperatura: 39 °C
- ECG: **Figura 11-4**

Discussão

A sepse é uma condição médica grave, que afeta pacientes de todas as idades, causada por uma resposta imune que foi superada por um patógeno. Ela também pode se desenvolver repentinamente e progredir com a mesma rapidez, deixando o profissional de saúde com pouco tempo para reagir e realizar intervenções que salvam vidas. A sepse é responsável por cerca de 10% das admissões em unidades de terapia intensiva e tem uma taxa de mortalidade de quase 30%. As causas variam desde pneumonia, que é a etiologia mais provável para a apresentação dessa paciente, até infecções do trato urinário (ITU), bacteremia ou mesmo simples lesões por pressão.

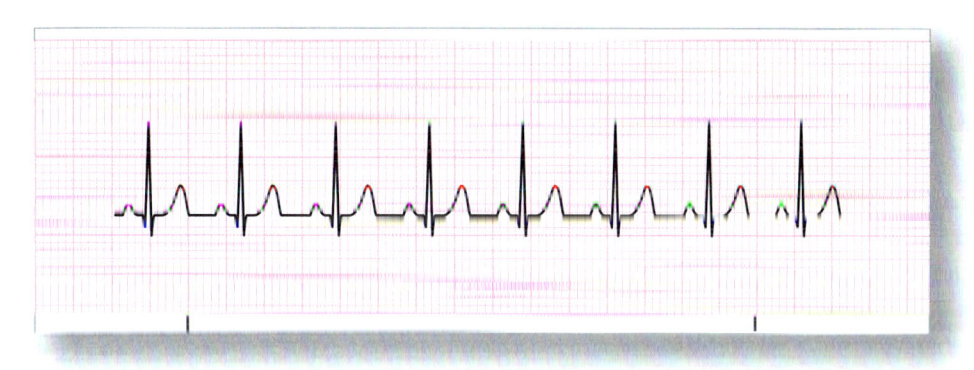

Figura 11-4 ECG da paciente.
Cortesia de Tomas B. Garcia, MD.

Considerações sobre a Medicação

A base do tratamento da sepse é a reanimação com fluidos IV, bem como o tratamento precoce com antibióticos. Se o paciente estiver em choque séptico, vasopressores podem ser considerados se a hipotensão não for resolvida apenas com fluido IV. A administração agressiva de fluidos IV é recomendada na sepse, utilizando um *bolus* de 30 mL/kg no paciente séptico típico.

A etiologia de uma infecção bacteriana que progride para sepse pode estar em muitos sistemas orgânicos, comumente nos sistemas respiratório, GI, geniturinário ou tegumentar. A escolha do antibiótico apropriado geralmente é específica, baseando-se nos microrganismos comumente encontrados em um determinado sistema orgânico, se eles puderem ser identificados, ou é iniciado como amplo espectro se a fonte da infecção ainda não for conhecida.

A escolha do antibiótico mais adequado é uma decisão multifatorial. Inicialmente, no campo e no departamento de emergência, os profissionais de saúde têm informações limitadas e precisam escolher uma terapia empírica que incorpore a cobertura dos patógenos bacterianos mais prováveis, ao mesmo tempo em que se induz o menor dano colateral possível. Os antibióticos podem ter efeitos adversos, como o potencial de causar uma reação alérgica, mas também podem perturbar a flora bacteriana normal do corpo. Além disso, o uso excessivo de antibióticos pode levar a microrganismos resistentes aos medicamentos, o que complica infecções subsequentes por esses microrganismos. Tais infecções incluem *Clostridium difficile*, *Staphylococcus aureus* resistente à meticilina (MRSA), *Pseudomonas aeruginosa* e outros microrganismos resistentes a múltiplos fármacos (MDR). Outros fatores podem aumentar o risco de um paciente ter uma infecção mais resistente, incluindo um sistema imunológico suprimido (p. ex., quimioterapia, outros medicamentos imunossupressores como os esteroides, Aids/HIV), ter sido recentemente tratado com antibióticos (em geral nos últimos 90 dias, e maior risco com antibióticos IV), história de infecções bacterianas MDR e internação hospitalar recente (geralmente > 48 horas de internação nos últimos 90 dias). Uma vez que um diagnóstico e/ou culturas mais definitivas resultem em um patógeno e sensibilidades específicos, a antibioticoterapia pode ser reduzida e direcionada para organismos específicos, diminuindo, assim o risco de danos colaterais de uma terapia mais ampla. Para ajudar os profissionais de saúde a selecionarem o antibiótico mais apropriado e menos prejudicial, pode ser melhor pensar na fonte mais provável de infecção (p. ex., pneumonia, ITU, intra-abdominal), nas bactérias potenciais que causam a infecção e nas opções de antibióticos para tratar essas bactérias e, em seguida, considerar qual desses antibióticos é menos provável de causar um efeito adverso indesejado ou reação alérgica e minimizar os efeitos adversos potenciais para esse paciente específico.

Um exemplo do pensamento crítico necessário para esse cenário de caso específico é apresentado na **Tabela 11-6**. Não é uma descrição abrangente, mas um modelo a ser utilizado para um processo de tomada de decisão baseado em evidências.

Recursos Recomendados em Aplicativos *para* Smartphones

- O *Sanford Guide to Antimicrobial Therapy* (guia Sanford para terapia antimicrobiana) (http://www.sanforduide.com) é um recurso inestimável e abrangente para determinar rapidamente as opções de antibióticos com base na provável fonte de infecção ou microrganismo.
- O *Johns Hopkins Antibiotic Guide* (guia de antibióticos do Johns Hopkins) (http://www.hopkinsguides.com) é outro aplicativo bem referenciado, atualizado e fácil de usar.
- O *Emergency Medicine Residents' Association's Antibiotic Guide* (guia de antibióticos da associação de residentes de medicina de emergência) (http://www.emra.org) é direcionado e simplificado para os profissionais de saúde do

Tabela 11-6 Tomada de Decisão para a Administração de Antibióticos			
Fonte infecciosa	Bactérias Comuns	Opções de Antibióticos	Outras Considerações
Pneumonia	Pneumonia adquirida na comunidade (PAC): Bactérias Gram-positivas: *Streptococcus pneumoniae* Bactérias Gram-negativas: *Haemophilus influenzae* Bactérias atípicas: *Mycoplasma pneuomoniae, Chlamydophila pneumoniae*, espécies de *Legionella* Vírus respiratórios Pneumonia associada a cuidados de saúde (PACS)[b] Organismos da PAC Bactérias Gram-positivas: MRSA Bactérias Gram-negativas: *Pseudomonas* O paciente tem algum fator de risco para microrganismos da PACS?	Antibióticos betalactâmicos como as cefalosporinas de terceira geração (p. ex., ceftriaxona) Macrolídeos (p. ex., azitromicina) Doxiciclina Fluoroquinolona respiratória (p. ex., levofloxacino) PACS: Vancomicina Piperacilina /tazobactam Cefepima Meropeném Fluoroquinolonas respiratórias com atividade antipseudomonas (p. ex., levofloxacino)	O paciente é alérgico a algum dos antibióticos? Os macrolídeos foram associados a prolongamento do QTc,[a] então devem ser usados com cautela em pacientes com história cardíaca significativa. O paciente apresenta prolongamento do QTc (> 500 ms) ao ECG (se disponível) ou alguma história de doença cardíaca? Em muitas regiões, há resistência aumentada do S. pneumoniae aos macrolídeos. Qual a situação da resistência local na sua região de atuação? As fluoroquinilonas apresentam uma lista extensa de efeitos adversos graves e potencialmente irreversíveis, incluindo alto risco de infecções MDR em comparação com outros antibióticos, reações psiquiátricas e efeitos no SNC, neuropatia periférica, ruptura de tendão e prolongamento do QTc. É necessário cautela com a prescrição desse medicamento, especialmente na população geriátrica. Há algum antibiótico alternativo disponível para o tratamento com menos risco de eventos adversos?

SNC, sistema nervoso central; MDR, resistente a múltiplos fármacos.
[a] O prolongamento do QTc é uma medida da repolarização ventricular tardia. Um prolongamento do QT excessivo pode predispor o miocárdio a desenvolver pós-despolarizações precoces, que, por sua vez, podem levar a taquicardias reentrantes, como a TdP.
[b] Um exemplo de fator de risco para PACS inclui uso de antibióticos IV nos últimos 90 dias.

departamento de emergência, e ajuda o usuário a selecionar rapidamente um antibiótico apropriado.

Muitas instituições também têm protocolos ou ferramentas clínicas para ajudar a orientar os profissionais na seleção adequada de antibióticos, com base na resistência bacteriana local e no risco do paciente, permitindo que o profissional de saúde forneça rapidamente o tratamento adequado.

Outras Considerações

Lembre-se que a prioridade do tratamento do choque séptico é a restauração do volume circulatório e a melhora da perfusão tecidual. Dependendo do tamanho do paciente, 2 a 4 L de solução cristaloide (30 mL/kg) devem ser o tratamento de primeira linha. Se a hipotensão/hipoperfusão for persistente mesmo com reanimação hídrica adequada, um vasopressor pode ser considerado.

O potencial de sobrecarga hídrica é uma preocupação, especialmente em pacientes com insuficiência cardíaca e/ou doença renal. Garanta o monitoramento constante dos sons pulmonares, do dióxido de carbono expirado, da oximetria de pulso e do estado respiratório geral.

Questões

- E se o seu paciente desenvolver estertores e ficar mais hipóxico após a administração de fluidos?
- E se o seu paciente ficar hipotenso?
- E se o seu paciente se queixar de erupção cutânea e piora da falta de ar após a administração de um antibiótico?

Conclusão do Caso

A sepse pode progredir para choque séptico rapidamente e sem aviso prévio. O clínico deve ter um alto índice de suspeita e estar preparado para tratar de forma agressiva, pois os sintomas podem ser facilmente mascarados ou ser de natureza sutil, especialmente naqueles com comorbidades.

Estudo de Caso: Sedação

Pré-hospitalar: Despacho para Doenças Gerais

Você é despachado às 23 h para uma festa em um apartamento no centro da cidade. Você chega e encontra um grande grupo de jovens adultos em uma festa, onde há sinais óbvios de uso de álcool e drogas. Você é levado a um dos quartos no andar de cima, onde quatro pessoas encurralaram um homem de uns 20 e poucos anos em um *closet* e estão tentando acalmá-lo. Observadores relatam que o paciente estava usando drogas, incluindo maconha sintética, e uma quantidade mínima de álcool. O paciente é descrito como extremamente violento e delirante; ele já causou dano físico a um participante da festa que estava tentando acalmá-lo.

Achados Físicos

Você encontra um jovem adulto bem desenvolvido de pé em um *closet*, nu e gritando para que todos saiam do caminho para que ele possa pular pela janela do quarto do terceiro andar. Ele está sudorético, corado e extremamente agitado. Suas pupilas são iguais e de tamanho normal, até onde você pode ver. Ele está taquipneico, mas sem desconforto respiratório. Não há evidência óbvia de trauma. Ele não obedece aos comandos. Você não consegue fazer ele cooperar para obter os sinais vitais ou para que você possa tocá-lo ou aproximar-se.

Sinais Vitais

- PA: Desconhecida
- FC: Desconhecida
- SatO$_2$: Desconhecida
- FR: Desconhecida
- AP: Desconhecida
- Escala de Glasgow: 14; AO:4, RV:4, M:6
- ETCO$_2$: Desconhecido
- Temperatura: Desconhecida
- ECG: realização impossível, devido a agitação e agressividade do paciente

Discussão

Às vezes, a administração de sedativos por socorristas é necessária em pacientes delirantes e muitas vezes violentos no ambiente pré-hospitalar. A segurança é o principal fator para o uso de medicamentos sedativos ou calmantes. Pacientes que são violentos devido a transtornos psiquiátricos e/ou uso de substâncias muitas vezes perdem a capacidade de responder às técnicas verbais para acalmar. Como resultado, apresentam um risco significativo a sua própria saúde e segurança e também àqueles ao seu redor. A morte pode resultar de graves anormalidades metabólicas que são agravadas pela agitação descontrolada.

Se possível, o manejo em etapas de situações com um paciente violento começa com a tentativa de acalmar o paciente com técnicas verbais de desescalada. Se esse método não atingir os resultados desejados, pode ser necessária contenção física e/ou sedação. O objetivo é proteger o paciente e, ao mesmo tempo, reduzir o risco de violência contra os profissionais de saúde. A coordenação com polícia é fundamental para o manejo seguro de pacientes violentos. Essa parceria entre o atendimento pré-hospitalar e as autoridades policiais é intencional, sendo resultado de um esforço nacional para diminuir o risco de morte sob custódia. O uso apropriado de restrições e contenção física, bem como sedação com agentes calmantes, são ferramentas críticas para a segurança dos pacientes e dos socorristas que são chamados para cuidar deles.

Permitir que pacientes delirantes ou agitados continuem lutando contra restrições físicas é perigoso e aumenta o risco de ferimentos ou morte. Quase todas as pessoas nessa condição precisam de monitoramento e transporte para um departamento de emergência para avaliação adicional.

Considerações sobre a Medicação

Atualmente, vários medicamentos são considerados opções apropriadas para sedação nesse cenário. Benzodiazepínicos, agentes antipsicóticos, anti-histamínicos e cetamina são fármacos amplamente aceitos para sedação em campo. Cada medicamento tem suas características específicas que precisam ser consideradas quando um profissional de saúde está determinando qual medicamento, ou combinação de medicamentos, deve ser usado em uma situação específica.

Benzodiazepínicos (p. ex., lorazepam, diazepam, midazolam)

Uma das opções mais seguras em pacientes com ingestões desconhecidas e histórias desconhecidas são os benzodiazepínicos, que não possuem os efeitos colaterais cardíacos de medicamentos sedativos alternativos. Essa classe de fármacos liga-se e inibe os receptores do ácido gama-aminobutírico (GABA) no SNC, causando sedação ao diminuir a excitabilidade neuronal. Alguns benefícios dessa ligação de GABA incluem o tratamento da abstinência de álcool, bem como o tratamento de convulsões em pacientes em risco (especialmente com a ingestão de substâncias que reduzem o limiar convulsivo). Um efeito colateral notável dos benzodiazepínicos é a depressão respiratória; no entanto, isso geralmente ocorre em doses muito altas ou em combinação com outros medicamentos depressores respiratórios já ingeridos pelo paciente. A hipotensão também foi observada em pacientes, particularmente com infusão rápida. Esses medicamentos são úteis em pacientes combativos, pois podem ser administrados por via IM e IV, e o midazolam pode até ser administrado por via IN. Em pacientes mais cooperativos que não requerem sedação imediata, todos os agentes estão disponíveis por via oral. A via IV normalmente tem o início mais rápido, em minutos, seguida pela via IN, de até 5 minutos, e a via IM, que normalmente tem efeito dentro de 5 a 10 minutos, mas pode levar até 15 a 20 minutos. As doses podem ser rapidamente escalonadas ou repetidas até que o nível de sedação desejado seja alcançado.

Agentes Antipsicóticos (p. ex., haloperidol, ziprasidona, olanzapina)

Essa classe de fármacos funciona em vários neurotransmissores no cérebro, e o mecanismo de ação não é totalmente conhecido. Eles podem ajudar a tratar um transtorno psiquiátrico subjacente em pacientes combativos de forma mais eficaz do que as opções alternativas.

Além disso, os antipsicóticos de primeira geração (p. ex., haloperidol), em especial, têm efeitos anticolinérgicos/anti-histamínicos. Esses agentes devem ser utilizados com cautela em pacientes cardíacos ou pacientes com coingestão conhecida por causar arritmias cardíacas, pois podem prolongar o intervalo QTc, sendo que a ziprasidona é a maior potencializadora desse efeito. Doses mais altas de todos os agentes aumentam o risco de prolongamento do intervalo QTc, com risco subsequente de progressão para *torsades des pointes*. Devido a esse risco, a ziprasidona só pode ser administrada por via IM. Os outros agentes podem ser administrados por via IM ou IV, com a via oral disponível para pacientes mais cooperativos. Esses agentes também podem potencializar quaisquer efeitos anticolinérgicos de agentes já ingeridos e podem resultar em efeitos colaterais extrapiramidais. O haloperidol tem início imediato quando administrado por via IV e pode ser repetido em 5 minutos se a dose inicial for ineficaz. Ziprasidona e olanzapina podem levar até 15 minutos para efeito máximo quando administradas por via IM, e recomenda-se esperar mais tempo antes de repetir a dose. Como profissional de saúde, é importante conhecer as doses máximas efetivas de cada um desses agentes e o limite além do qual há um risco significativamente aumentado de efeitos adversos que superam os benefícios. A olanzapina tem a vantagem de uma formulação oral de comprimidos de dissolução, que funciona bem no paciente cooperativo. O álcool potencializa os efeitos sedativos desses medicamentos, que podem evoluir para falha ventilatória. Monitore esses pacientes com capnografia de $ETCO_2$ não invasiva.

Anti-histamínicos (p. ex., difenidramina)

Os anti-histamínicos bloqueiam os receptores de histamina e exercem um efeito anticolinérgico e sedativo por meio dessa ligação. Deve-se ter cautela em pacientes com coingestão conhecida de outros agentes anticolinérgicos devido à potencialização dos efeitos colaterais. Embora rara, a difenidramina pode causar prolongamento do intervalo QT em altas doses. Esse agente é mais frequentemente utilizado em combinação com lorazepam e haloperidol para sedação rápida de pacientes combativos e/ou psicóticos, em vez de ser usado isoladamente. A difenidramina pode ser administrada por via IV ou IM quando necessário para sedação rápida.

Cetamina

Consulte o cenário anterior de gerenciamento da dor para obter detalhes mais específicos. A cetamina é um agente favorável para utilização em ambientes pré-hospitalares e de emergência devido ao seu baixo risco de efeitos depressores respiratórios (especialmente com a via IM) e início rápido. Em doses mais altas, fornece efeitos dissociativos rápidos em pacientes com agitação aguda, o que é necessário quando a segurança do paciente e do socorrista está em jogo. Estudos relatam que poucos pacientes que usaram cetamina para agitação aguda/*delirium* agitado necessitaram de doses repetidas. Embora possa afetar a hemodinâmica, a cetamina apresenta baixo risco de arritmias cardíacas em comparação com os agentes antipsicóticos. Devido ao seu potencial para reações de emergência, recomenda-se evitar o uso em pacientes com histórico conhecido de esquizofrenia devido à sua capacidade de exacerbar esses sintomas psicóticos. Observe as diferenças na dosagem para efeitos analgésicos *versus* sedativos.

Outras Considerações

A cetamina ganhou popularidade recente em muitos sistemas de atendimento pré-hospitalar devido ao seu perfil de segurança favorável em pacientes violentos por influências psiquiátricas e/ou relacionadas ao uso de drogas, e pode ser considerada o fármaco de escolha em situações de extrema agitação, como *delirium* agitado.

As canalopatias iônicas cardíacas, como síndromes do QT prolongado, podem ocorrer com certos medicamentos de controle comportamental. Arritmias mortais podem ser desencadeadas por esforço durante a contenção física ou por medicamentos. O profissional de saúde deve estar preparado para o declínio rápido do paciente, variando desde depressão respiratória até morte cardíaca súbita.

Durante uma emergência psiquiátrica, você está tratando um paciente não diagnosticado e pode ter um histórico médico limitado. Lembre-se que existem várias causas de agitação psicomotora, não apenas doença mental ou intoxicação, e elas podem incluir lesões do crânio, hipóxia, infecção, acidente vascular encefálico e uma fase pós-ictal de um distúrbio convulsivo. O profissional de saúde deve procurar outras causas e realizar um exame médico completo.

Questões

- E se o seu paciente entrar em parada cardíaca após a administração de um medicamento de controle comportamental?
- E se o seu paciente começar a hipersalivar após a administração de cetamina?
- E se você for acidentalmente perfurado com uma agulha usada em um subjugar um paciente?

Conclusão do Caso

O tratamento adequado do paciente delirante e potencialmente violento com sedativos garante uma avaliação médica segura e eficaz para ajudar a identificar a possível causa da condição. Lembre-se sempre que a escolha de aplicar sedação com medicamentos é de natureza médica e nunca deve ser usada para retribuição ou punição. Quando o médico administra medicamentos sedativos, isso é feito no melhor interesse do paciente.

Termos-chave

absorção Como o corpo absorve um fármaco específico.

cultura de segurança Crença central de que o compromisso coletivo constante de líderes organizacionais, diretores e equipes de saúde enfatiza a segurança em detrimento de objetivos contrários.

distribuição (volume de distribuição) A quantidade de um fármaco no corpo em relação à concentração do fármaco medido em um fluido biológico (sangue). Definido como a distribuição de um medicamento entre o plasma e o resto do corpo.

efeito colateral Problemas ou condições que ocorrem além do efeito terapêutico desejado de um medicamento.

eliminação O processo pelo qual um fármaco é excretado do corpo. Em humanos, isso geralmente ocorre pelos rins ou fígado. Os efeitos fisiológicos nesses órgãos podem afetar a rapidez ou a quantidade de um medicamento que é removido do corpo.

farmacocinética O que o corpo faz com um fármaco.

farmacodinâmica O que um fármaco faz com o corpo. Baseia-se em quais receptores, enzimas ou outras proteínas um fármaco liga e modifica no corpo e em que lugares o faz.

farmacologia O estudo das interações entre substâncias e organismos vivos.

indicações Um sinal ou circunstância que aponta para a causa ou razão para administrar um medicamento.

metabolismo O processo de decompor um medicamento em componentes inativos ou em metabólitos ativos, causando um efeito no corpo.

metabólito Uma forma de um fármaco que foi utilizado pelo corpo e afeta um processo fisiológico.

normalização do desvio A normalização do desvio ocorre quando práticas ou padrões inadequados tornam-se gradualmente tolerados e aceitos, resultando em um desvio de comportamento repetitivo sem resultados desastrosos que assim, torna-se a norma de procedimento.

peso corporal ideal Uma medida usada para dosagem de medicamentos. PCI (kg) = 50 (homens) ou 45,5 (mulheres) + 2,3 kg × a cada 2,5 cm acima de 1,50 m.

receptor Uma estrutura química que recebe ou transduz sinais que podem ser integrados em um sistema biológico. Receptores normalmente retransmitem, amplificam ou integram um sinal químico ou elétrico.

Bibliografia

Acetaminophen. *Lexi-drugs*. Riverwoods, IL, 2018, Wolters Kluwer Clinical Drug Information, Inc.

Albrecht E: Undertreatment of acute pain (oligoanalgesia) and medical practice variation in prehospital analgesia of adult trauma patients: A 10 yr retrospective study. *Br J Anaesth*. 110(1):96–106, 2013.

Alvarez-Perea A, Tanno LK, Bacza ML: How to manage anaphylaxis in primary care. *Clin Transl Allergy*. 7:45, 2017.

American Geriatrics Society 2015 Beers Criteria Update Expert Panel: American Geriatrics Society 2015 Updated Beers Criteria for Potentially Inappropriate Medication Use in Older Adults. *J Am Geriatr Soc*. 63(11):2227–2246, 2015.

AMN Healthcare, Inc: Safe Medication Administration: How Many Rights Are There? *Rn.com*. https://www.rn.com/nursing-news/safe-medication-administration/

Azithromycin. *Lexi-drugs*. Riverwoods, IL, 2018, Wolters Kluwer Clinical Drug Information, Inc.

Axelband, J, Malka A, Jacoby J, Reed J: Can emergency personnel accurately estimate adult patient weights? *Ann Emerg Med.* 44(4):S81, 2004.

Bakkelund KE, Sundland E, Moen S, et al.: Undertreatment of pain in the prehospital setting: A comparison between trauma patients and patients with chest pain. *Eur J Emerg Med.* 20(6):428–430, 2013.

Banja J: The normalization of deviance in healthcare delivery. *Bus Horiz.* 53(2):139, 2010.

Bentley J, Heard K, Collins G, Chung C: Mixing medicines: how to ensure patient safety. *Pharmaceut J.* 294(7859), 2015. https://www.pharmaceutical-journal.com/learning/learning-article/mixing-medicines-how-to-ensure-patient-safety/20068289.article?firstPass=false

Bonhomme L, Benhamou D, Comoy E, Preaux N: Stability of epinephrine in alkalinized solutions. *Ann Emerg Med.* 19(11):1242–1244, 1990.

British Columbia Institute of Technology (BCIT): *6.2 Safe Medication Administration – Clinical Procedures for Safer Patient Care.* https://opentextbc.ca/clinicalskills/chapter/6-1-safe-medication-adminstration/

Bronsky ES, Koola C, Orlando A, et al.: Intravenous low-dose ketamine provides greater pain control compared to fentanyl in a civilian prehospital trauma system: A propensity matched analysis. *Prehospital Emerg Care.* 23(1)1–8, 2019.

Burdette SD, Trotman R, Cmar J: Mobile infectious disease references: From the bedside to the beach. *CID.* 55(1):114–125, 2012.

Campbell RL: Anaphylaxis: Emergency treatment. Uptodate.com. https://www.uptodate.com/contents/anaphylaxis-emergency-treatment, December 7, 2018.

Centers for Disease Control and Prevention (CDC). *Opioid Data Analysis and Resources.* Atlanta, GA, 2018, The Centers. https://www.cdc.gov/drugoverdose/data/analysis.html

Centers for Medicare & Medicaid Services (CMS) and Department of Health & Human Services. Partners in integrity: what is a prescriber's role in preventing the diversion of prescription drugs? January 2014. https://www.cms.gov/medicare-medicaid-coordination/fraud-prevention/medicaid-integrity-education/provider-education-toolkits/downloads/prescriber-role-drugdiversion.pdf

Chang AK, Bijur PE, Esses D, et al.: Effect of a single dose of oral opioid and nonopioid analgesics on acute extremity pain in the emergency department. *JAMA.* 318(17):1661–1667, 2017.

Colling KP, Banton KL, Beilman GJ. Vasopressors in sepsis. *Surg Infect (Larchmt).* 19(2):202–207, 2018. Epub 2018 Jan 16.

Cronshaw HL, Daniels R, Bleetman A, et al.: Impact of surviving sepsis campaign on the recognition and management of severe sepsis in the emergency department: Are we failing? *Emerg Med J.* 28(8):670–675, 2011.

Derry C, Derry, S: Single dose oral naproxen and naproxen sodium for acute postoperative pain in adults. *Cochrane Database Syst Rev.* 11, 2009.

Derry C, Derry S, Moore R. Single dose oral ibuprofen plus paracetamol (acetaminophen) for acute postoperative pain (Review). *Cochrane Database Syst Rev.* 6, 2013.

Diazepam. *Lexi-drugs.* Riverwoods, IL, 2018, Wolters Kluwer Clinical Drug Information, Inc.

Diphenhydramine. *Lexi-drugs.* Riverwoods, IL, 2018, Wolters Kluwer Clinical Drug Information, Inc.

Duffull SB, Wright DFB, Marra CA, et al.: A philosophical framework for pharmacy in the 21st century guided by ethical principles. *Res Social Administr Pharmacy.* 14(3):309–316, 2018.

Eagles EMS Medical Directors Consortium, June 2018. *Sedation of Prehospital Patients.* Position statement.

Farinde A: Overview of pharmacodynamics. *Merck Manual* [database online]. https://www.merckmanuals.com/professional/clinical-pharmacology/pharmacodynamics/overview of pharmacodynamics

Fentanyl. *Lexi-drugs.* Riverwoods, IL, 2018, Wolters Kluwer Clinical Drug Information, Inc.

Fox E, Birt A, James K, et al.: ASHP guidelines on managing drug product shortages in hospitals and health systems. *Am J Health Syst Pharm.* 66:1399–1406, 2009.

Gaskell H, Derry S, Moore R, et al.: Single dose oral oxycodone and oxycodone plus paracetamol (acetaminophen) for acute postoperative pain in adults. *Cochrane Database Syst Rev.* 3, 2009.

Gleason W, Richmond N: Best practices for controlled substance monitoring. *J Emerg Med Serv.* 2017. https://www.jems.com/articles/print/volume-42/issue-11/features/best-practices-for-controlled-substance-monitoring.html

Guthrie K: The violent and agitated patient. *Life in the Fast Lane* https://lifeinthefastlane.com/behavioural-emergencies/, April 2010.

Haloperidol. *Lexi-drugs.* Riverwoods, IL, 2018, Wolters Kluwer Clinical Drug Information, Inc.

Hughes RG, Blegen MA: Medication administration safety. In: Hughes RG, editor. *Patient safety and quality: an evidence-based handbook for nurses.* Rockville, MD, 2008, Agency for Healthcare Research and Quality. https://www.ncbi.nlm.nih.gov/books/NBK2656/

Hydromorphone. *Lexi-drugs.* Riverwoods, IL, 2018, Wolters Kluwer Clinical Drug Information, Inc.

Ibuprofen. *Lexi-drugs.* Riverwoods, IL, 2018, Wolters Kluwer Clinical Drug Information, Inc.

Institute for Safe Medication Practices: *Independent double checks: undervalued and misused: selective use of this strategy can play an important role in medication safety.* https://www.ismp.org/resources/independent-double-checks-undervalued-and-misused-selective-use-strategy-can-play

Institute for Safe Medication Practices: *Side tracks on the safety express. interruptions lead to errors and unfinished… wait, what was I doing?* https://www.ismp.org/resources/side-tracks-safety-express-interruptions-lead-errors-and-unfinished-wait-what-was-i-doing, November 2018.

Institute of Medicine: *Crisis Standards of Care: A Systems Framework for Catastrophic Disaster Response.* Washington, DC, 2012, National Academies Press.

Kalil AC, Metersky ML, Klompas M, et al.: Management of Adults with Hospital-acquired and Ventilator-associated Pneumonia: 2016 Clinical Practice Guidelines by the Infectious Diseases Society of America and the American Thoracic Society. *CID.* 63(5):e61–111, 2016.

Kapusta D: Drug excretion. *xPharm: The comprehensive pharmacology reference.* 2007, Amsterdam, Netherlands: Elsevier Inc, pp. 1–2.

Ketamine. *Lexi-drugs.* Riverwoods, IL, 2018, Wolters Kluwer Clinical Drug Information, Inc.

Ketorolac. *Lexi-drugs.* Riverwoods, IL, 2018, Wolters Kluwer Clinical Drug Information, Inc.

Kim M, Mitchell SH, Gatewood M, et al.: Older adults and high-risk medication administration in the emergency department. *Drug Health Patient Saf.* 8-9:105–113, 2017

Le J. Pharmacokinetics. *Merck Manual* [database online]. https://www.merckmanuals.com/professional/clinical-pharmacology/pharmacokinetics/overview-of-pharmacokinetics, 2017.

Levofloxacin. *Lexi-drugs*. Riverwoods, IL, 2018, Wolters Kluwer Clinical Drug Information, Inc.

Leykin Y, Pellis T, Lucca M, et al.: The pharmacodynamics effects of rocuronium when dosed according to real body weight or ideal body weight in morbidly obese patients. *Anesth Analg.* 99:1086–1089, 2004.

Lieberman P, Nicklas RA, Randolph C, et al.: Anaphylaxis—a practice parameter update 2015. *Ann Allergy Asthma Immunol.* 115:341–384, 2015.

Linder LM, Ross Ca, Weant KA: Ketamine for the acute management of excited delirium and agitation in the prehospital setting. *Pharmacotherapy.* 38(1):139–151, 2018.

Lorazepam. *Lexi-drugs*. Riverwoods, IL, 2018, Wolters Kluwer Clinical Drug Information, Inc.

Mandell LA, Wunderink RG, Anzueto A, et al.: Infectious Diseases Society of America/American Thoracic Society Consensus Guidelines on the Management of Community-Acquired Pneumonia in Adults. *CID.* 44:S27–72, 2007.

Masoumi B, Farzaneh B, Ahmadi O, et al.: Effect of intravenous morphine and ketorolac on pain control in long bone fractures. *Adv Biomed Res.* 6:91, 2017.

McCabe JJ, Kennelly SP: Acute care of older patients in the emergency department: Strategies to improve patient outcomes. *Open Access Emerg Med.* 4;7:45–54, 2015.

Midazolam. *Lexi-drugs*. Riverwoods, IL, 2018, Wolters Kluwer Clinical Drug Information, Inc.

Minnesota Department of Health Office of Emergency Preparedness, Minnesota Healthcare System Preparedness Program: Patient Care—Strategies for Scarce Resource Situations. www.health.state.mn.us/oep/healthcare/standards.pdf, revised March 2012.

Morphine. *Lexi-drugs*. Riverwoods, IL, 2018, Wolters Kluwer Clinical Drug Information, Inc.

Motov SM, Khan AN: Problems and barriers of pain management in the emergency department: Are we ever going to get better? *J Pain Res.* 2:5–11, 2008.

Murney P. To mix or not to mix—compatibilities of parenteral drug solutions. *Aust Prescr* 31:98–191, 2008. https://www.nps.org.au/australian-prescriber/articles/to-mix-or-not-to-mix-compatibilities-of-parenteral-drug-solutions

Naproxen. *Lexi-drugs*. Riverwoods, IL, 2018, Wolters Kluwer Clinical Drug Information, Inc.

National Institutes of Health (NIH) and U.S. National Library of Medicine (NLM): DailyMed. https://dailymed.nlm.nih.gov/dailymed/about-dailymed.cfm, last updated November 26, 2018.

Olanzapine. *Lexi-drugs*. Riverwoods, IL, 2018, Wolters Kluwer Clinical Drug Information, Inc.

O'Mahony D, O'Sullivan D, Byrne S, et al. STOPP/START criteria for potentially inappropriate prescribing in older people: version 2. *Age Ageing.* 44(2):213–218, 2015.

Overgaard CB, Dzavik V: Inotropes and Vasopressors: review of physiology and clinical use in cardiovascular disease. *Circulation* 118:1047–1056, 2008. https://www.ahajournals.org/doi/pdf/10.1161/CIRCULATIONAHA.107.728840

Pan S, Zhu L, Chen M, et al.: Weight based dosing in medication use: What should we know? *Patient Prefer Adher.* 10:549–560, 2016.

Reber LL, Hernandez JD, Galli SJ. The pathophysiology of anaphylaxis. *J Allergy Clin Immunol.* 140(2):335–348, 2017.

Ring J, Beyer K, Biedermann T, et al.: Guideline for acute therapy and management of anaphylaxis. *Allergo J Int.* 23(3):96–112, 2014.

Sarfati L, Ranchone F, Vantard N, et al.: Human-simulation-based learning to prevent medication error: A systematic review. *J Eval Clin Pract.* (1):11–20, 2019. Epub 2018 Jan 31.

Scaggs TR, Glass DM, Hutchcraft MG, et al.: Prehospital ketamine is a safe and effective treatment for excited delirium in a community hospital based EMS system. *Prehosp Disaster Med.* 31(5):563–569, 2016.

Scheindlin S: *A brief history of pharmacology.* Modern Drug Discovery. January 2001. http://pubs.acs.org/subscribe/archive/mdd/v04/i05/html/05timeline.html

Schmidt GA: *Evaluation and management of suspected sepsis and septic shock in adults.* https://www.uptodate.com/contents/evaluation-and-management-of-suspected-sepsis-and-septic-shock-in-adults, December 7, 2018.

Sherman R: *Normalization of deviance: a nursing leadership challenge.* https://www.emergingrnleader.com/normalization-deviance-nursing-leadership-challenge/, March 13, 2014

Stark R: *Drug diversion legal brief for EMS leaders.* November 10, 2016. https://www.ems1.com/opioids/articles/142756048-Drug-diversion-legal-brief-for-EMS-leaders/

Teater D, National Safety Council: *Evidence for the efficacy of pain medications.* https://www.nsc.org/Portals/0/Documents/RxDrugOverdoseDocuments/Evidence-Efficacy-Pain-Medications.pdf

Temming LA, Cahill AG, Riley LE: Clinical management of medications in pregnancy and lactation. *Am J Obstet Gynecol.* 214(6):698–702, 2016.

Thompson C: Senator proposes drug shortage law. *Am J Health Syst Pharm.* 68:461, 2011.

Trissel's 2 Clinical Pharmaceutics Database. In: Lexicomp. Riverwoods, IL, 2018, Wolters Kluwer Clinical Drug Information, Inc. https://www.wolterskluwercdi.com/lexicomp-online/user-guide/tools-iv-compatibility/

Trissel's 2^T IV Compatibility Tool. In: IBM Micromedex IV Compatibility. Greenwood Village, CO, 2017, Truven Health Analytics. http://www.micromedexsolutions.com/micromedex2/4.149.0/WebHelp/Tools/MOBILE/Windows8_a pps.htm

Turner PJ, Jerschow E, Umasunthar T, et al.: Fatal anaphylaxis: Mortality rate and risk factors. *J Allergy Clin Immunol Pract.* 5(5):1169–1178, 2017.

Umhoefer S, Finnetrock M: 6 steps for hospitals to take to prevent prescription drug abuse, diversion. *Hospitals & Health Networks.* May 31, 2016. https://www.hhnmag.com/articles/7199-steps-for-hospitals-to-prevent-drug-abuse

United States Drug Enforcement Administration: *Drug scheduling.* https://www.dea.gov/drug-scheduling.

U.S. Department of Health & Human Services: *FDA pregnancy categories.* https://chemm.nlm.nih.gov/pregnancycategories.htm, last updated September 29, 2017.

United States Food and Drug Administration (FDA), Risk Communication Advisory Committee Meeting: *FDA Briefing Document: Communicating information about risks in pregnancy in product labeling for patients and providers to make informed decisions about the use of drugs during pregnancy.* March 5–6, 2018. https://www.fda.gov/downloads/AdvisoryCommittees/CommitteesMeetingMaterials/RiskCommunicationAdvisoryCommittee/UCM597309.pdf

United States Food and Drug Administration (FDA): *Content and format of labeling for human prescription drug and biological products, requirements for pregnancy and lactation labeling*, Final Rule (79 FR 72063, December 4, 2014).

United States Food and Drug Administration (FDA): *Transcript: Managing Drug Shortages*. September 4, 2015. https://www.fda.gov/Drugs/ResourcesForYou/HealthProfessionals/ucm400246.htm

Vanden Hoek, TL, Morrison LJ, Shuster M, et al.: Part 12: Cardiac arrest in special situations: 2010 American Heart Association Guidelines for Cardiopulmonary Resuscitation and Emergency Cardiovascular Care. *Circulation*. 122(suppl): S829–S861, 2010.

Ventola CL: The drug shortage crisis in the United States: causes, impact, and management strategies. *P T*. 36(11):740–757, 2011.

Walchok JG, Pirrallo RG, Furmanek D, et al.: Paramedic-initiated CMS sepsis core measure bundle prior to hospital arrival: A stepwise approach, *Prehosp Emerg Care*. 21(3):291–300, 2017.

Weant KA, Bailey AM, Baker SN: Strategies for reducing medication errors in the emergency department. *Open Access Emerg Med*. 6:45–55, 2014.

Weaver SJ, Lubomksi LH, Wilson RF, et al. Promoting a culture of safety as a patient safety strategy: a systematic review. *Ann Intern Med*. 158(5 Pt 2):369–374, 2013.

Wilson MP, Pepper D, Currier GW, et al.: The psychopharmacology of agitation: Consensus Statement of the American Association for Emergency Psychiatry Project BETA Psychopharmacology Workgroup. *West J Emerg Med*. 13(1):26–34, 2012.

Wolf ZR, Hughes RG: Error reporting and disclosure. In: Hughes RG, editor. *Patient safety and quality: an evidence-based handbook for nurses*. Rockville, MD, 2008, Agency for Healthcare Research and Quality. https://www.ncbi.nlm.nih.gov/books/NBK2652/

Yu JE, Lin RY: The epidemiology of anaphylaxis. *Clin Rev Allergy Immunol*. 54(3):366–374, 2018.

Zebroski R: *A brief history of pharmacy*. 2003. https://www.stlcop.edu/practice/about/index.html

Ziprasidone. *Lexi-drugs*. Riverwoods, IL, 2018, Wolters Kluwer Clinical Drug Information, Inc.

Questões de Revisão do Capítulo

1. A utilização dos 5 Certos da administração de medicamentos concentra-se em:
   a. fatores humanos.
   b. falhas do sistema.
   c. prática individual.
   d. avanços tecnológicos.

2. Qual dos seguintes levará a uma redução nos erros médicos?
   a. Cultura da culpa
   b. Normalização do desvio
   c. Sistema de dupla checagem
   d. Hierarquia por experiência

3. Você é chamado para cuidar de uma paciente de 56 anos que relata ter tomado um analgésico de liberação prolongada, mas não está sentindo nenhum alívio. Ela relata que normalmente toma antes de comer, mas dessa vez tomou depois de comer. Você explica que essa absorção atrasada se deve a:
   a. farmacocinética.
   b. farmacodinâmica.
   c. farmacologia.
   d. psiquiatria.

4. Você administrou salbutamol a um paciente que está sofrendo um ataque de asma. Sua expectativa de que os receptores beta-2 nos pulmões sejam estimulados e causem broncodilatação é um exemplo de:
   a. farmacocinética.
   b. farmacodinâmica.
   c. farmacologia.
   d. psicologia.

5. A cetamina é considerada qual tipo de fármaco?
   a. Classe I
   b. Classe II
   c. Classe III
   d. Classe IV

6. A Pregnancy and Lactation Labeling Rule (regulamento para bulas durante a gravidez e lactação) utiliza:
   a. as letras A, B, C, D e X.
   b. uma descrição resumida.
   c. os dados a favor ou contra a administração.
   d. uma lista de medicamentos seguros durante a gravidez.

7. Qual dos seguintes não deve ser usado durante a escassez de medicamentos como parte dos padrões de cuidados durante uma crise?
    a. Planejamento e treinamento para resposta e atendimento ao paciente
    b. Substituição por suprimentos funcionalmente equivalentes
    c. Reutilização de equipamentos após limpeza e desinfecção adequadas
    d. Alocação de recursos com base na localização geográfica

8. Estender a data de validade de um medicamento é responsabilidade de qual dos seguintes?
    a. Indústria farmacêutica
    b. Food and Drug Administration nos Estados Unidos
    c. Profissional de saúde que prescreve o medicamento
    d. Congresso

9. Você está cuidando de um paciente que sofre de *delirium* agitado. Ao se preparar para sedar o paciente, você também deve se lembrar de qual das seguintes opções?
    a. O sedativo que você está usando pode ter interações com outros medicamentos que o paciente pode estar tomando.
    b. Você deve obter o consentimento do paciente antes de administrar qualquer medicamento.
    c. A utilização de vários medicamentos através da mesma linha IV limitará a chance de interações.
    d. Devido à natureza emergencial da medicação, não há necessidade de dupla checagem pelo seu parceiro.

10. O erro mais comum cometido na área da saúde é:
    a. erro de medicação.
    b. procedimento cirúrgico desnecessário.
    c. infecção hospitalar.
    d. diagnóstico errado.

CAPÍTULO 12

Sepse

Neste capítulo, é discutida a fisiopatologia da sepse, além de patógenos comuns que a desencadeiam, populações particularmente vulneráveis, critérios de alerta, opções avançadas de tratamento e métodos para coordenar efetivamente o tratamento da sepse na equipe hospitalar.

O profissional precisará aplicar seus conhecimentos durante a avaliação do paciente, determinar se a sepse está presente e diferenciar entre sepse e choque séptico, aplicando o raciocínio clínico para selecionar o melhor plano de tratamento.

OBJETIVOS DE APRENDIZADO

Ao término deste capítulo, você será capaz de:

- Explicar a anatomia, a fisiologia e a fisiopatologia da sepse e do choque séptico.
- Descrever como obter uma anamnese abrangente do paciente com suspeita de sepse.
- Fazer uma avaliação abrangente de um paciente com suspeita de sepse ou choque séptico usando a via do AMLS.
- Formar uma impressão inicial e gerar uma lista de possíveis diagnósticos diferenciais com base na anamnese do paciente e em seus sinais e sintomas.
- Solicitar os exames diagnósticos apropriados e usar os resultados para auxiliar no diagnóstico.
- Seguir as diretrizes clínicas baseadas em evidências para o manejo global da sepse e do choque séptico.
- Fornecer uma avaliação contínua do paciente, revisando sua impressão clínica e estratégia terapêutica com base na resposta do paciente às intervenções.
- Descrever as diferenças na identificação, avaliação e tratamento da sepse e do choque séptico em populações especiais de pacientes.

CENÁRIO

Você é chamado em uma residência particular onde uma mulher de 81 anos sofreu uma queda. Ao cumprimentar a paciente, você a encontra sentada ereta no chão de seu quarto, obviamente angustiada. A cuidadora informa que, ao entrar na sala, a paciente precisava usar o banheiro com urgência, tentou deambular sem ajuda, perdeu o equilíbrio e caiu. A cuidadora explica que a paciente tem estado mais letárgica e confusa ultimamente. A paciente não colabora com o exame e apenas queixa-se de "não estar se sentindo bem", mas não consegue fornecer nenhuma informação específica ou explicar a sucessão dos eventos. Ao obter a anamnese por meio da cuidadora, você descobre que o paciente tem história de fibrilação atrial, insuficiência cardíaca congestiva, hipertensão e hiperlipidemia, e que são prescritos medicamentos

(continua)

> **CENÁRIO (CONTINUAÇÃO)**
>
> apropriados para cada uma dessas condições. Os sinais vitais iniciais incluem pressão arterial de 74/44 mmHg, pulso de 149 batimentos/minuto e frequência respiratória de 24 respirações/minuto. Os testes diagnósticos revelam ETCO$_2$ de 23 mmHg; glicemia sanguínea de 234 mg/dL; temperatura de 38,3 °C e lactato de 6,4 mmol/L.
>
> - Quais diagnósticos diferenciais você está considerando?
> - Quais informações adicionais são necessárias para refinar o diagnóstico diferencial?
> - Quais medidas de tratamento iniciais você deve tomar enquanto prossegue em sua avaliação?

Sepse: Uma Síndrome Complexa

A sepse, uma disfunção orgânica potencialmente fatal, é causada por uma resposta desproporcional do hospedeiro à infecção. Essa resposta inadequada do hospedeiro pode ser significativamente amplificada por fatores internos que envolvem principalmente o sistema imune. A sepse é uma síndrome complexa que envolve a ativação precoce das respostas pró e anti-inflamatórias associadas a disfunções importantes nas respostas cardiovascular, neuronal, autonômica, hormonal, bioenergética, metabólica e de coagulação.

A sepse é uma das principais causas de morte, principalmente em hospitais. Deve ser reconhecida precocemente, mesmo que sua apresentação seja sutil, pois há mais chances de o paciente apresentar uma resposta positiva às intervenções. Isso é particularmente desafiador, pois a apresentação clínica da sepse pode mudar em contextos associados a doença aguda, comorbidades de longa data, medicamentos e intervenções.

Sistema Imune: Resposta Imune Inata e Resposta Imune Adaptativa (Adquirida)

O **sistema imune** é o método do corpo para combater infecções e prevenir sepse e choque séptico. É composto pela **resposta imune inata** e pela **resposta imune adaptativa**. A resposta imune inata é a primeira linha de defesa do corpo contra infecções. É composta por barreiras intrínsecas à infecção: as proteínas do **complemento** e células imunes inatas, como as células *natural killer*, **monócitos**, mastócitos e leucócitos polimorfonucleares (PMNs/**granulócitos**). A resposta imune adaptativa leva dias para se desenvolver e envolve interações entre o patógeno, duas classes de linfócitos (**células T** e **células B**) e a criação de **anticorpos** contra o patógeno.

Quando um micróbio penetra no ambiente normalmente estéril do corpo humano, ocorre uma cascata de eventos que pode diferir ligeiramente dependendo do patógeno (bactéria, vírus, parasita ou fungo), se o corpo já encontrou esse patógeno invasor previamente, da saúde geral e idade do paciente e da porta de entrada.

A resposta imune inata é o sistema de defesa inicial que temos desde o nascimento. É uma resposta imediata e não tem memória. Os receptores em nossas células podem reconhecer padrões gerais de patógenos e iniciar essa primeira resposta. O último e mais específico estágio da resposta imune é a resposta imune adaptativa. A imunidade adaptativa é adquirida e pode levar de 3 a 5 dias para desenvolver células T e células B específicas para o patógeno invasor. A resposta imune adaptativa pode construir memória a partir de exposições anteriores e, assim, gerar uma resposta forte e rápida no momento da reexposição ao agente agressor.

> **RECAPITULAÇÃO**
>
> As informações a seguir podem ser um tanto aprofundadas, chegando ao nível celular da resposta imune. Embora uma boa parte desse material possa não ter sido abordada em programas de educação básica, ele fornece um meio de compreender a resposta imune complexa e como nosso corpo responde aos patógenos. As informações fornecidas são uma oportunidade para ver como a fisiologia e a fisiopatologia do nosso corpo se relacionam e respondem às doenças.

Resposta Imune Inata

Barreiras Naturais às Infecções

O corpo humano contém muitas barreiras naturais à infecção. Todos os humanos possuem um rico bioma de micróbios (principalmente bactérias e vírus) coexistindo em nosso interior, auxiliando, por exemplo, na digestão dos alimentos. Há vários métodos para prevenir que micróbios patogênicos, como bactérias, parasitas, fungos ou vírus, penetrem no ambiente interno do nosso corpo. Embora a sepse possa ocorrer por qualquer micróbio, a causa mais comum é bacteriana.

As barreiras à infecção podem incluir as múltiplas camadas de células epiteliais que constituem a superfície da pele, as glândulas subcutâneas secretoras de fluido para manter um ambiente ácido na superfície da pele e as membranas mucosas que produzem muco para prender micróbios. A produção de saliva, muco, lágrimas e urina ajudam a lubrificar e a limpar continuamente os ambientes propensos a ataques, como a boca, o nariz e a bexiga.

Os cílios, que existem ao longo do trato respiratório, estão continuamente removendo os agentes estranhos. Os reflexos naturais do espirro e da tosse também protegem as vias aéreas corporais. A saliva e o muco contêm enzimas adicionais, como a lisozima, que podem matar bactérias. Os surfactantes, presentes na superfície das células pulmonares, funcionam como opsoninas, envolvendo os micróbios invasores e aumentando a atividade das células fagocíticas na região.

Além disso, pode haver populações nativas da flora em algumas partes do corpo que impeçam a colonização por espécies invasoras. Por exemplo, *Lactobacillus* são bactérias comuns na vagina e preferem o baixo pH desse ambiente. Sua presença pode impedir que outras bactérias invadam e ocupem a vagina.

Células da Imunidade Inata

Um componente-chave do sistema imune inato são as células imunes inatas ativadas pelas proteínas do complemento circulantes (**Figura 12-1**). As proteínas do complemento desempenham um papel tanto na resposta imune inata quanto na resposta imune adaptativa. Elas não requerem exposição prévia a um patógeno para iniciar a ativação dos mecanismos de defesa.

- As células *natural killer* desempenham um papel fundamental na destruição de células hospedeiras alteradas (por infecção ou mutação) e são importantes na destruição de células infectadas por vírus ou células cancerosas mutantes. Elas são um tipo de linfócito (glóbulo branco) que auxiliam no ataque a células consideradas estranhas pelo nosso corpo.

- Os mastócitos estão presentes em grande número nas superfícies mucosas. Eles liberam uma grande quantidade de histamina quando ativados, causando vasodilatação e inflamação, aumentando a permeabilidade dos tecidos e, portanto, permitindo que fagócitos adicionais entrem na área infectada do tecido. Eles também desempenham um grande papel nas reações alérgicas.

- Os monócitos são células que se diferenciam em macrófagos ou células dendríticas. Eles podem envolver o micróbio invasor e secretar diversas citocinas e quimiocinas após a ativação, como o fator de necrose tumoral (TNF-α) e a interleucina-6 (IL-6), acelerando a resposta do hospedeiro ao invasor estranho. As células dendríticas podem se diferenciar ainda mais, dependendo de sua localização no tecido ou no sangue, e causar liberação adicional de citocinas, como IL-12 ou interferona α.

- Os granulócitos polimorfonucleares podem se diferenciar em eosinófilos, basófilos ou neutrófilos.
  - Eosinófilos: desempenham papel nas infecções parasitárias e nas reações alérgicas. Eles liberam histamina e outros produtos químicos moduladores do sistema imune.
  - Basófilos: também desempenham papel nas infecções parasitárias e nas reações alérgicas. Liberam histamina e heparina.
  - Neutrófilos: compreendem aproximadamente 50% de todos os leucócitos circulantes e são normalmente os primeiros a encontrar um micróbio estranho em uma infecção bacteriana, fúngica ou viral. Eles podem envolver o agente agressor, ingeri-lo (fagocitose) e liberar enzimas para destruir o organismo.

Resposta Imune Adaptativa ou Adquirida

A resposta imune adquirida, também conhecida como resposta imune adaptativa, leva dias a meses para ocorrer. Dois tipos de granulócitos, chamados linfócitos, desempenham papéis

Imunidade inata

Defesas de superfície:
1. Pele
2. Pelos
3. Muco

Histamina

Defesas internas:
1. Mastócitos e basófilos (resposta inflamatória)
2. Células *natural killer*
3. Sistema do complemento
4. Fagócitos:
   - Monócitos
   - Neutrófilos
   - Macrófagos

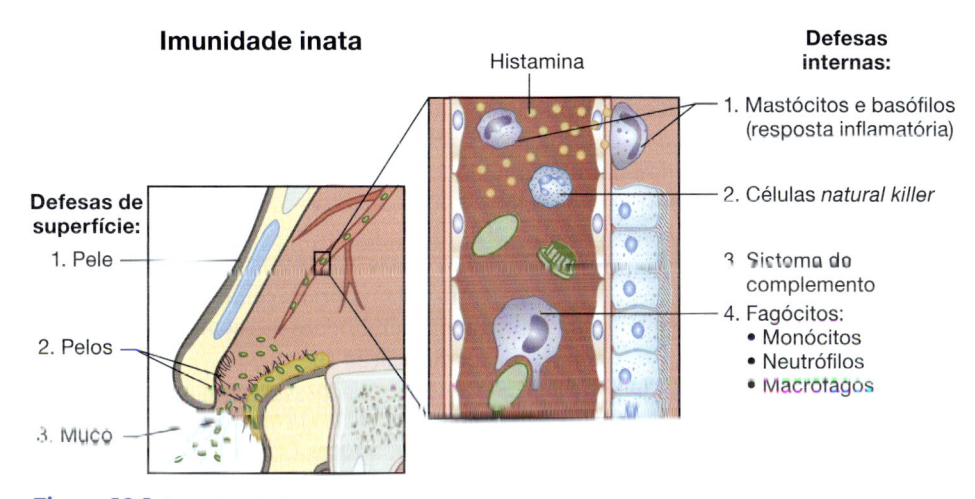

Figura 12-1 Imunidade inata.

importantes nessa resposta: células T ativadas por mediadores celulares e células B ativadas por mediadores humorais. As células T amadurecem no timo, enquanto as células B amadurecem na medula óssea. As células T citotóxicas causam diretamente a morte das células infectadas por meio da **apoptose** (morte celular). Isso causa a liberação de certas citocinas e quimiocinas, que ajudam a moderar a reação à infecção. Se uma célula morre de infecção em um processo de **necrose**, um tipo de morte celular diferente da apoptose, uma cascata diferente de quimiocinas e citocinas é liberada, acelerando a resposta imune.

As células T *helper* ativam outras células do sistema imune (células T e B) e as ajudam a amadurecer mais rapidamente ou a se tornarem mais eficazes. Células B maduras – também chamadas de plasmócitos – secretam anticorpos que se ligam diretamente às células estranhas, auxiliando na rápida identificação e destruição pelas células T citotóxicas. Os plasmócitos podem se transformar para secretar anticorpos, indicando infecção precoce (IgM) ou infecção tardia (IgG), ou podem ainda se diferenciar para secretar IgA, que se concentra no muco, na saliva e nas lágrimas como uma primeira linha de ataque eficaz para evitar que uma reinfecção ocorra. Os plasmócitos também podem secretar IgE, que se liga a mastócitos e basófilos e desempenha um papel nas infecções parasitárias e reações alérgicas.

As células T maduras no timo são capazes de viajar até o local da infecção e auxiliar na erradicação do patógeno invasor. As células T *killer* ativadas podem viajar para o local da infecção, localizar as células do corpo infectadas com o vírus e induzi-las a morrer. As células T *helper* podem ativar ainda mais macrófagos para sinalizar os patógenos ou podem ajudar as células B a produzir anticorpos contra o patógeno agressor (**Figura 12-2**).

Função das Citocinas nas Respostas Imunes Inata e Adaptativa e na Cascata de Coagulação

As citocinas são substâncias químicas liberadas por certas linhagens celulares, ativando e regulando a resposta imunológica inicial do corpo. As citocinas são liberadas na resposta imune inata e podem dar início à resposta imune adaptativa. Elas também podem criar um contrapeso, ajudando o corpo a desativar ou retardar sua resposta imunológica.

Por exemplo, na resposta imune inata, a IL-8 atrai fortemente as células fagocíticas (como os neutrófilos) para o local da infecção. A IL-12 ativará as células *natural killer*. A interferona α e β também ativam células *natural killer* e aumentam a capacidade da célula de resistir aos ataques de vírus.

Na resposta imune adaptativa, a interferona α e β também desempenham um papel importante ao aumentar a apresentação de **antígenos** em certas células, de modo que pode ocorrer o aumento da produção de células T *killer*, células T *helper* e células B com anticorpos específicos para o patógeno. Outras citocinas importantes na resposta imune adaptativa incluem interferona γ, IL-2, IL-4, IL-5 e IL-6.

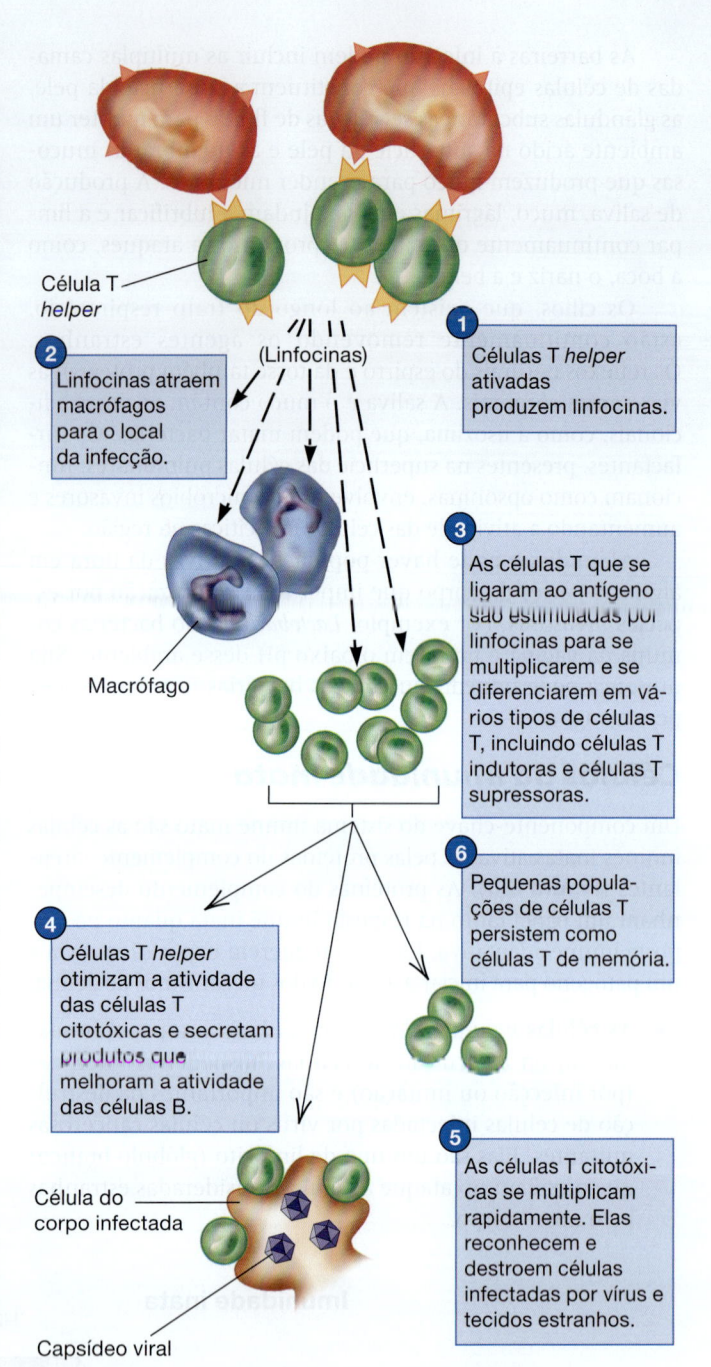

Figura 12-2 Resposta imune mediada por células.

As células T *helper* do tipo 1 geralmente secretam citocinas pró-inflamatórias, como IL-1 e TNF-α. As células T *helper* do tipo 2 geralmente secretam citocinas para retardar ou reverter a inflamação (IL-10 e IL-4).

Algumas dessas citocinas (como TNF, IL-1 e IL-6) também podem levar à ativação e disfunção da **cascata de coagulação**, podendo causar coagulação ou sangramentos. Tal condição é conhecida como coagulação intravascular disseminada (CIVD).

Em alguns casos, a cascata de eventos causa aumento da permeabilidade capilar; vasodilatação, levando à redução da pressão arterial; e ativação da cascata de coagulação pela liberação de certas citocinas, como a IL-6, conduzindo a um estado hiperinflamatório que favorece a produção de coágulos sanguíneos e morte celular adicional por perfusão insuficiente. A morte celular adicional causa a liberação de outras citocinas, que podem lesar indiscriminadamente tanto o patógeno quanto as células do hospedeiro, e o ciclo celular continua, levando a sepse, disfunção orgânica e choque séptico. A hipóxia tecidual também pode ativar de forma independente a inflamação e a liberação de citocinas por meio da produção de óxido nítrico e indução da cascata de coagulação pela ativação de certas citocinas.

Papel das Proteínas do Complemento na Resposta Imune Inata e Adaptativa

O fígado produz proteínas do complemento que circulam na corrente sanguínea. Existem aproximadamente 30 proteínas do complemento inativas. Algumas dessas proteínas são ativadas pela presença de proteínas estranhas de micróbios. Elas podem se ligar aos micróbios ou antígenos, revestindo-os de forma que os fagócitos (células *natural killer*, monócitos e PMNs) possam reconhecê-los como estranhos. Isso é chamado de **opsonização**. Outros podem ser ativados quando encontram produtos de células destruídas, como mitocôndrias ou citoplasma. Isso inicia uma cascata de eventos que leva ao aumento da ativação do complemento e aumento da sinalização química para os fagócitos se reunirem.

Como parte da resposta imune adaptativa, a **cascata de complemento** leva à fixação do complemento à parede celular do micróbio invasor, lesionando a bicamada fosfolipídica e causando a morte da célula estranha. O aumento da sinalização química permite que neutrófilos fagocíticos, monócitos e células citolíticas entrem na área de infecção. Eles, então, atacam e envolvem os micróbios invasores.

Existem duas vias de complemento. A via alternativa desempenha um papel vital durante a resposta imune inata. A via clássica é parte da resposta adaptativa e envolve a interação de várias proteínas do complemento para perfurar a parede celular de um patógeno invasor ou a parede celular de um hospedeiro infectado e levar à sua destruição.

História da Sepse

O conceito de sepse foi elucidado pela primeira vez por Hipócrates. É derivado do termo grego *sipsi*, "fazer apodrecer". A putrefação do sangue também foi associada à febre no início do período a. C. Somente no século XIX foram feitas ligações entre a falta de higiene das mãos e a febre pelo obstetra Ignaz Semmelwels. Louis Pasteur foi o primeiro a desenvolver a teoria dos germes, observando sob o microscópio organismos singulares que foram associados à putrefação. Ele os chamou de *bacteria*. Pasteur também descobriu que o calor elevado poderia matar as bactérias, levando à concepção da esterilização. Embora a ligação entre febre e putrefação fosse bem conhecida, não havia possibilidade de sobreviver à sepse até o desenvolvimento dos antibióticos modernos, como a penicilina em 1928 e a sulfa em 1935. Sepse permaneceu um termo com definição vaga até 1989, quando o Dr. Roger Bone, um médico intensivista do Rush Medical College, afirmou: "A sepse é definida como uma invasão de microrganismos e/ou suas toxinas na corrente sanguínea junto com a reação do organismo contra esta invasão".

O Dr. Bone observou que o corpo parecia responder – às vezes – a infecções, pancreatite, queimaduras ou traumas com aumento da frequência cardíaca, aumento ou diminuição da temperatura corporal, elevação da frequência respiratória ou aumento da demanda de oxigênio e aumento ou diminuição da contagem de leucócitos, colocando o paciente em maior risco de morte. Ele denominou essa condição como síndrome da resposta inflamatória sistêmica (SIRS).

Em 1992, foi realizada a primeira grande conferência de consenso sobre a definição de sepse, incorporando os critérios da SIRS. Quando dois ou mais dos critérios da SIRS são observados no cenário de infecção, considerava-se que o paciente apresentava sepse.

Os critérios da SIRS são os seguintes:

- Temperatura > 38 °C ou < 36 °C
- Frequência cardíaca > 90 batimentos/minuto
- Frequência respiratória > 20 respirações (ou CO_2 arterial < 32 ou necessidade de ventilação mecânica)
- Contagem de leucócitos > 12 ou < 4 ou > 10% de formas imaturas

Ferramentas Rastreamento e Prognóstico da Sepse

A International Sepsis Definition Conference se reuniu várias vezes desde 1992, incorporando e expandindo a visão da sepse com base em pesquisas adicionais. Há décadas sabemos que certas populações correm maior risco de morte por infecção. Em 1988, Sorensen e colegas mostraram que crianças adotivas tinham um risco 5,81 vezes maior de morrer de infecção se seus pais biológicos tivessem morrido por sepse. Desde então, descobrimos ligações genéticas com a capacidade do corpo de reconhecer micróbios invasores, produzir certas linhagens celulares ou fabricar citocinas, aumentando o risco de morte por sepse.

A conferência de 2001 desenvolveu o conceito PIRO para delinear os fatores de risco:

- P: predisposição (comorbidades preexistentes)
- I: insulto/infecção (observando que alguns organismos são mais letais do que outros)
- R: resposta ao desafio infeccioso (incluindo SIRS)
- O: disfunção orgânica e falha do sistema de coagulação

Durante o Terceiro Consenso Internacional de Definições para Sepse e Choque Séptico (Sepse-3), Singer e colaboradores (2016) recomendaram que "a sepse deve ser definida como disfunção orgânica com risco de morte causada por uma resposta desregulada do hospedeiro à infecção". Eles refutaram a crença anterior de que havia progressão em um contínuo de sepse para sepse grave e, então, para choque séptico, e o termo *sepse grave* foi eliminado. Demonstrou-se baixa sensibilidade e especificidade da SIRS no paciente séptico e, portanto, os indicadores da Sepse-3 focaram em indicadores de prognóstico: eles mostraram que, se um paciente apresentasse alterações em determinados sistemas orgânicos, como função hepática, renal, cardiovascular e respiratória, o risco de morte aumentaria. O Escore de Avaliação de Falha de Órgãos relacionada à Sepse, também conhecido como *Sequential Organ Failure Assessment score* (SOFA), é comumente incorporado aos cuidados da unidade de terapia intensiva (UTI) do paciente séptico (Figura 12-3).

Esse escore foi modificado posteriormente para uso fora da UTI, como no ritmo acelerado do ambiente de emergência, tanto no pré-hospitalar quanto na apresentação inicial ao setor de emergência. Nesses ambientes, o qSOFA modificado (ou quickSOFA) é usado. Os critérios do qSOFA incluem frequência respiratória > 22 respirações/minuto, pressão arterial sistólica < 90 mmHg e estado mental alterado.

Outros estudos validaram o benefício de incorporar esse escore na avaliação inicial do paciente séptico, permitindo uma rápida escalada de atendimento e melhor prognóstico. Serafim e colaboradores (2018) conduziram uma metanálise de estudos comparando qSOFA e SIRS no rastreamento de pacientes com suspeita de sepse e na previsão de mortalidade. O que eles descobriram foi que, embora o SIRS fosse superior no rastreamento de sepse, o qSOFA era superior na previsão de mortalidade. Outras ferramentas de rastreamento foram testadas e comparadas com qSOFA e SIRS, como o Modified Early Warning Score (MEWS) e o National Early Warning Score (NEWS). Churpek e colaboradores (2017) realizaram uma análise observacional retrospectiva de mais de 30 mil pacientes internados em um centro de atenção terciária urbano, mostrando as limitações de qSOFA e SIRS e os benefícios dos escores de alerta precoce comumente usados na Europa (MEWS) e no Reino Unido (NEWS). O principal componente a ser lembrado com cada um desses sistemas de rastreamento e pontuação é que eles incorporam sinais vitais e estado de consciência. O NEWS é uma ferramenta de rastreamento obrigatória usada no Reino Unido que verifica os seis parâmetros a seguir: temperatura, frequência respiratória, pulso, saturação de oxigênio, pressão arterial sistólica e estado de consciência. O MEWS inclui temperatura, frequência cardíaca, pressão arterial, frequência respiratória, estado mental e débito urinário.

Via de Avaliação AMLS ▶▶▶▶

▼ Observações Iniciais

A via de avaliação do AMLS para sepse ajuda a reconhecer, avaliar, diferenciar e tratar um paciente com sepse ou choque séptico. Uma avaliação organizada e sistemática é crucial para identificar a sepse precocemente, quando os sinais e sintomas podem ser ainda muito sutis, pois é quando existem mais oportunidades de intervenções. No momento em que o choque se torna claramente reconhecível, a disfunção orgânica pode já ter ocorrido ou a eficácia das intervenções pode estar gravemente limitada.

Considerações de Segurança da Cena

A sepse em si geralmente não apresenta problemas de segurança inerentes à cena, mas um foco estrito no paciente pode desviar a atenção de pistas ambientais críticas e que indicam problemas de segurança, bem como informações importantes para sua avaliação. Alguns agentes como antraz, tuberculose, ebola, meningococos e síndrome respiratória do Oriente Médio (todos raros nos Estados Unidos) podem ser altamente infecciosos e, portanto, é sempre aconselhável manter precauções respiratórias e de gotículas. Se o paciente apresentar tosse produtiva significativa, mas não mostrar sinais de dificuldade respiratória, pode ser útil fazê-lo usar uma máscara para prevenir a disseminação da infecção para os socorristas. As precauções universais sempre devem ser seguidas.

	SIRS	qSOFA	MEWS	NEWS
Temperatura	X		X	X
Frequência cardíaca	X		X	X
Pressão arterial		X	X	X
Frequência respiratória	X	X	X	X
Saturação de oxigênio				X
Uso de oxigênio suplementar				X
Estado mental		X	X	X
Contagem de leucócitos	X			
Débito urinário			X	

Figura 12-3 O Sequential (Sepsis-Related) Organ Failure Assessment Score (SOFA) auxilia o profissional no cálculo de uma gama de determinantes clínicos para auxiliar no rastreamento de pacientes com sepse.

Modificada de Churpek et al (2017), Quick Sepsis-related Organ Failure Assessment, Systemic Inflammatory Response Syndrome, and Early Warning Scores for Detecting Clinical Deterioration in Infected Patients outside the Intensive Care Unit, AJRCCM 2017 abril 1: 195 (7).
https://www.ncbi.nlm.nih.gov/pubmed/27649072

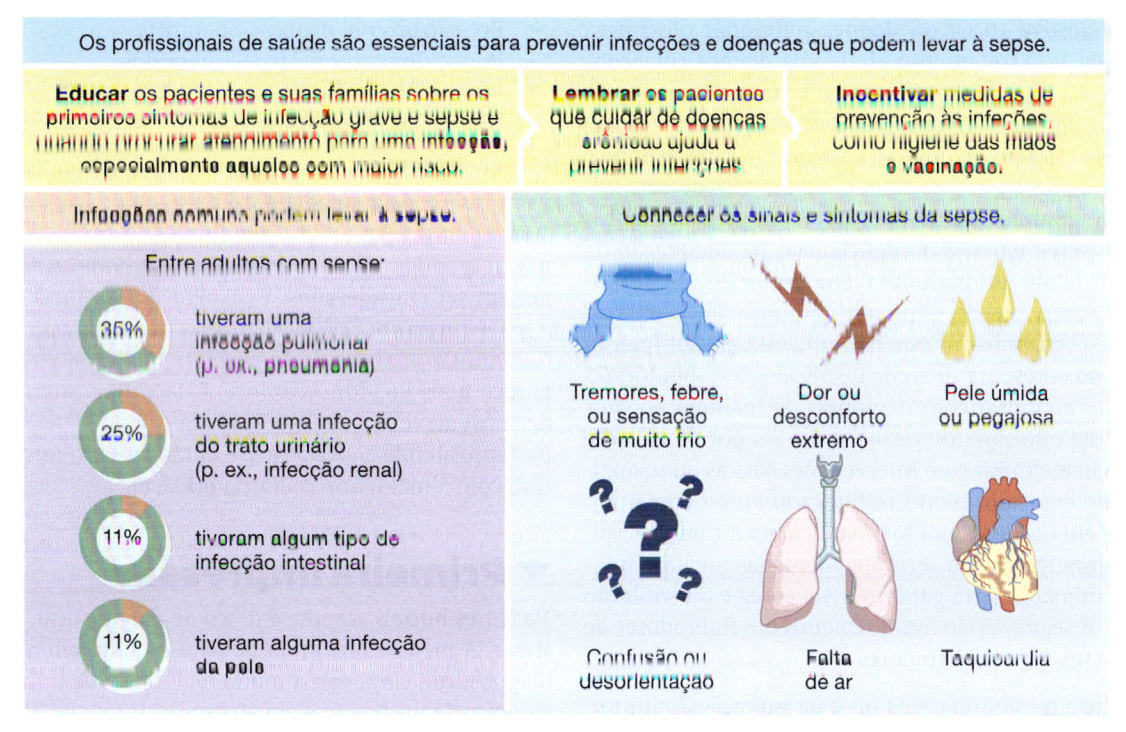

Figura 12-4 Comparação dos componentes clínicos das ferramentas de rastreamento da sepse.
Reproduzido de CDC Sepsis Infographic, Centers for Disease Control and Prevention, retirado de https://www.cdc.gov/vitalsigns/sepsis/infographic.html

Apresentação/Queixa Principal

A sepse muitas vezes pode se mascarar como outras doenças, portanto é fundamental fazer uma anamnese e um exame físico detalhados. Por exemplo, um paciente com estado mental alterado pode inicialmente parecer estar sofrendo um acidente vascular encefálico (AVE), mas uma infecção do trato urinário pode, na verdade, estar causando o quadro confusional. Algumas apresentações e queixas principais comuns relacionadas com a sepse incluem as seguintes (**Figura 12-4**):

- Pneumonia
- Infecção do trato urinário
- Celulite (infecções da pele)
- Infecções intra-abdominais: apendicite, diverticulite, colecistite, intussuscepção, doença inflamatória pélvica
- Meningite
- Falha recente de tratamento ambulatorial para uma infecção

Avaliação Primária

Como acontece toda vez que se encontra um paciente, inicia-se com a avaliação primária para identificar quaisquer ameaças imediatas à vida. O paciente está mantendo as vias aéreas pérvias? Como estão sua respiração e circulação? Há sinais de incapacidade, como alteração no nível de consciência? O paciente é exposto para verificar se há sinais de infecção da pele, cirurgia recente ou dispositivos internos. Observa-se o ambiente do paciente. Ele ou ela está coberto de vômito ou frio ao toque? Ele ou ela ficou no solo por um longo período após uma queda? Ele ou ela foi exposto a calor ou frio excessivo? Como o ambiente pode ter influenciado na sua apresentação?

Nível de Consciência

Muitos pacientes com sepse e choque séptico apresentam alteração do nível de consciência. O uso de uma ferramenta de avaliação padronizada, como a Escala de Coma de Glasgow, pode ajudar os profissionais a identificar mudanças no nível de consciência ao longo do tempo, um indicador importante de deterioração ou melhora. Além disso, perguntar aos familiares, amigos ou profissionais de saúde sobre o estado mental basal do paciente e como ele mudou é muito importante – por exemplo, se o paciente normalmente costumava alimentar-se e vestir-se, mas não conseguiu no dia presente.

Via Aérea e Respiração

A frequência respiratória e o esforço respiratório geralmente são os primeiros sinais de aumento das demandas metabólicas quando o corpo começa a lutar contra uma infecção, independentemente de envolver ou não o sistema respiratório. Além de possíveis infecções respiratórias, como pneumonia, que podem desencadear sepse, a resposta excessiva de mediadores inflamatórios pode causar a síndrome do desconforto respiratório agudo (SDRA). O agente infeccioso também pode exacerbar processos de doenças subjacentes, como insuficiência cardíaca congestiva (ICC) ou doença pulmonar obstrutiva crônica (DPOC). O tratamento efetivo da doença subjacente, bem como a rápida identificação e tratamento da sepse, podem potencialmente interromper a exacerbação da ICC ou da DPOC ou o desenvolvimento da SDRA. Como acontece com qualquer problema respiratório ou das vias aéreas, inicia-se com a identificação de quaisquer comprometimentos em uma via aérea patente ou deficiências na adequação da respiração. Quando um paciente relata dispneia ou apresenta aumento observável do esforço respiratório, deve-se fazer uma pausa e perguntar-se: "este paciente está em sofrimento respiratório ou apresenta sinais de insuficiência respiratória?" Se o paciente melhorar com manobras de reanimação simples, a resposta é sofrimento respiratório. Se, por outro lado, o paciente não melhorar com intervenções básicas ou se qualquer paciente com sofrimento respiratório apresentar sinais de fadiga ou alteração do estado mental, a insuficiência respiratória é iminente. Devem ser implementadas medidas imediatas de reanimação para garantir a via aérea e a ventilação do paciente. A seguir, estão listados alguns dos indicadores de insuficiência respiratória iminente:

- Frequência respiratória > 24 ou < 6 respirações/minuto
- Saturação de oxigênio < 94%
- Dióxido de carbono expirado ($ETCO_2$) < 25 mmHg
- Alterações na cor da pele, incluindo cianose nos lábios
- "Puxão traqueal" (retrações supraesternais)
- Dilatação nasal ("batimento de asa de nariz")
- Retrações intercostais ou subcostais
- Ruídos adventícios do pulmão
- Incapacidade de eliminar secreções orais
- Mudanças da posição do corpo para "posição do cheirador" ou de tripé

Primeiro, deve-se garantir de que o paciente é capaz de proteger suas vias aéreas. Se houver preocupação de que o paciente não consiga fazer isso, tomam-se medidas imediatas para garantir uma via aérea patente. As ações podem incluir a inserção de uma via aérea nasofaríngea ou orofaríngea, a colocação de um adjunto de via aérea mais avançado, como um dispositivo supraglótico, ou a realização de intubação endotraqueal. Assim que as vias aéreas estiverem protegidas, concentra-se em melhorar a oxigenação até pelo menos 94%. As ações podem incluir fornecimento de oxigênio suplementar, pressão positiva contínua nas vias aéreas ou ventilação com bolsa-válvula-máscara.

Circulação/Perfusão

A sepse pode diminuir a perfusão por meio de choque distributivo, hipovolêmico e obstrutivo em uma variedade de combinações. Os sinais de piora da perfusão incluem os seguintes:

- Pulso fraco ou fino (filiforme)
- Pulso > 120 ou < 60 batimentos/minuto
- Pulso irregular
- Pressão arterial sistólica < 90 mmHg
- Pressão arterial média < 86 mmHg
- Reenchimento capilar > 2 segundos
- $ETCO_2$ < 25 mmHg
- Alterações na cor da pele

Evidências de comprometimento circulatório devem levar à intervenção imediata. Deve-se obter acesso intravenoso (IV) e iniciar reanimação com fluidos agressiva. Se o paciente não responder a fluidos, vasopressores como a norepinefrina podem ser considerados. Reavaliar a tolerância do paciente a essas intervenções. Avaliar se o paciente está se sentindo melhor. Os sinais vitais do paciente melhoraram? O paciente parece mais lúcido? Acordou? Está cooperativo? Um alerta de sepse deve ser declarado assim que se determinar que o paciente atende aos critérios, e então avisar o hospital de destino com a maior antecedência possível.

▼ Primeira Impressão

Nas fases iniciais, a sepse é difícil de diagnosticar, mas fácil de tratar. À medida que progride para o ponto em que é fácil de diagnosticar, ela se torna muito mais difícil de tratar. O conhecimento do profissional em anatomia, fisiologia, fisiopatologia e ferramentas de rastreamento para sepse é o primeiro passo para ser capaz de reconhecer quando a sepse é a causa da apresentação cardinal do paciente, mesmo quando ela não é óbvia. Ao suspeitar de sepse, deve-se considerar o paciente como doente e com alta prioridade, mesmo que não haja sinais evidentes de choque.

Apresentação Principal

A apresentação inicial de um paciente com sepse ou choque séptico geralmente se concentra em uma infecção. Em alguns casos, a apresentação enfoca os sinais e sintomas do choque. Em outras ocasiões, o paciente apresenta estado mental alterado inexplicável ou outros sinais e sintomas ambíguos. Ao finalizar a avaliação primária e as intervenções associadas, um paciente com apresentação de infecção, choque ou queixas inespecíficas deve ser avaliado para se descartar sepse e/ou choque séptico como diagnóstico diferencial. Um estudo de 2009 descobriu que para cada 4 pacientes com ataque cardíaco atendidos por profissionais de saúde na emergência, 10 pacientes eram hospitalizados com sepse grave.

▼ Avaliação Detalhada

Anamnese

Quando sepse ou choque séptico é um diagnóstico potencial, a anamnese deve se concentrar na presença ou no risco de infecção e na presença ou no risco de choque. Ao manejar pacientes de alta prioridade ou pacientes que estão em risco de deterioração rápida, é de extrema importância reunir as principais informações do histórico do paciente da maneira mais eficaz possível.

OPQRST e SAMPLER

Inicia-se com o esclarecimento da história da doença atual, passando para a história médica pregressa. Os formatos OPQRST e SAMPLER são usados para obter e quantificar de maneira efetiva as informações que serão essenciais para o diagnóstico diferencial. Se o paciente possui história de queixas semelhantes à atual, deve-se pedir para que compare os sintomas de hoje com aqueles previamente experimentados – são os mesmos ou são diferentes? Se são diferentes, em que diferem? Da mesma forma, com um possível diagnóstico diferencial de sepse ou choque séptico, é importante desenvolver uma linha cronológica dos eventos. Quando os eventos ocorreram? Quando os sinais ou sintomas mudaram e como? Lembre-se: mesmo que a sucessão dos eventos possa ter demorado um pouco para chegar a esse ponto, o paciente agora pode estar se aproximando de uma rápida deterioração.

Essa abordagem sistemática não apenas fornecerá informações cruciais para diferenciar o problema prioritário do paciente, mas ajudará a direcionar o resto de sua avaliação detalhada, bem como as intervenções implementadas pelo profissional. A Tabela 12-1 descreve alguns achados importantes do histórico do paciente que podem contribuir para um diagnóstico diferencial de sepse.

Avaliação Secundária

Sinais Vitais

Os sinais vitais basais para pacientes com suspeita de sepse incluem pulso, respiração, pressão arterial, PAM, saturação de oxigênio, temperatura, medições de ETCO$_2$, escore da Escala de Coma de Glasgow (GCS), débito urinário, níveis de glicose no sangue e lactato sérico. Embora critérios simples de sepse, como qSOFA, usem sinais vitais básicos, como pressão arterial sistólica, GCS e frequência respiratória, a medição e tendência de outros sinais vitais, como PAM, ETCO$_2$ e lactato sanguíneo, se disponíveis, podem ajudar a melhorar a precisão do diagnóstico diferencial, bem como a capacidade de priorizar e focar o atendimento ao paciente.

Enquanto a avaliação primária se concentra em identificar e abordar rapidamente as ameaças à vida, a avaliação secundária exige medições e análises mais aprofundadas das funções vitais do paciente para fornecer uma imagem clara da sua condição e das necessidades prioritárias, bem como a resposta ou falta de resposta às intervenções prestadas. Lembre-se de que a apresentação inicial da sepse pode ser muito inespecífica, portanto é importante manter um alto nível de suspeição. A reavaliação frequente, especialmente em pacientes críticos, fornece informações importantes sobre as tendências dos sinais vitais para deterioração, estabilização ou melhora do estado de saúde. Isso não só ajuda na rápida tomada de decisão clínica, levando à rápida aplicação de intervenções prioritárias, como também ajuda a determinar quando as intervenções precisam ser reduzidas ou interrompidas para fornecer o máximo de benefício com o mínimo de efeitos indesejados.

Tabela 12-1 Anamnese para Sepse

Queixas Principais Comuns
- Sintomas semelhantes aos da gripe
- Febre
- Náuseas/vômitos/diarreia
- Pus/secreções
- Infecção do trato urinário
- Infecções respiratórias

Locais Comuns de Infecção
- Infecções respiratórias (aproximadamente 35% dos casos de sepse)
- Abdome
- Trato urinário
- Feridas abertas

Fatores Relacionados à Idade
- Menores de 1 ano
- Maiores que 65 anos

Fatores de Risco
- Imunocomprometidos (pacientes recebendo imunoterapia, quimioterapia, medicamentos antirrejeição, medicamentos anti-inflamatórios ou esteroides e infecção pelo vírus da imunodeficiência humana)
- Diabetes
- Doença hepática crônica
- Câncer
- Doença pulmonar crônica
- AVE (p. ex., dificuldade de deglutição, hemiparesia com risco de úlceras de decúbito)
- Feridas abertas
- Hospitalização, cirurgia ou procedimento médico recente
- Abuso de drogas intravenosas

História Médica Pregressa
- Infecção atual ou recente
- Síndrome da imunodeficiência adquirida (Aids)
- Câncer
- Diabetes
- Doença falciforme
- Fibrose cística
- Distúrbio hepático ou esplênico
- Função cardíaca deficiente
- Função respiratória deficiente
- Trauma ou cirurgia recente
- Gravidez ou parto recente
- Lesões da pele, incluindo queimaduras, trauma ou abuso de drogas intravenosas
- Colocação de cateteres de demora
- Falta de imunizações atualizadas

Exame Físico

No decorrer da avaliação primária, o profissional já faz uma avaliação do estado físico do paciente. É importante lembrar que este não é o mesmo exame físico que faz parte da avaliação detalhada. O exame físico detalhado pode revelar uma variedade de achados clínicos importantes que indicam a presença e a gravidade da infecção e do choque.

Exame Neurológico

A avaliação do nível de consciência e da função cognitiva é crucial em pacientes com suspeita de sepse ou choque séptico. O estado mental é um bom indicador geral da perfusão e oxigenação adequadas do sistema nervoso central. Em pacientes com sepse, acredita-se que a encefalopatia metabólica possa contribuir ainda mais para os achados de confusão leve a grave, muitas vezes acompanhada de ansiedade e agitação. Esses são achados neurológicos comuns em pacientes sépticos, especialmente nos idosos.

Uma avaliação neurológica detalhada pode ser especialmente útil para refinar um diagnóstico diferencial. O déficit neurológico teve início repentino? O déficit neurológico está concentrado em uma parte específica do corpo? Achados como esses podem inclinar o profissional para o diagnóstico de AVE, mas não descartam completamente a possibilidade de sepse.

A avaliação do estado mental é uma parte importante do exame do paciente. Deve-se avaliar a orientação do paciente quanto à pessoa, ao lugar e ao tempo. Avaliar a clareza da fala, a coerência verbal e o tempo de resposta. A reavaliação frequente é importante para determinar a deterioração, a estabilização ou a melhora da condição do paciente.

Exame de Cabeça e Pescoço

Os sinais de infecção da cabeça e pescoço incluem cefaleia intensa, torcicolo, dor de ouvido, dor de garganta, dor nos seios da face (especialmente com secreção) e edema dos linfonodos do pescoço, conhecido como linfadenopatia submandibular, cervical anterior ou cervical posterior.

Exame do Tórax

As infecções torácicas podem se manifestar com tosse leve a grave e improdutiva ou produtiva, dor torácica pleurítica, dispneia, ruídos respiratórios brônquicos, estertores localizados, roncos ou diminuição dos ruídos respiratórios como evidência de consolidação pulmonar (onde uma área do tecido pulmonar está preenchida de líquido, geralmente evidente em radiografias de tórax).

As infecções cardíacas podem se manifestar com sons cardíacos abafados ou sopros, especialmente em pacientes com cateteres de demora ou com história de uso de drogas IV. Em pacientes com revestimento cardíaco inflamado, conhecido como pericardite, os pacientes podem se queixar de dor que é aliviada ao sentar-se de forma ereta e inclinar-se para a frente. No caso da endocardite, quando uma valva cardíaca infectada lança êmbolos sépticos por todo o corpo, ela pode se manifestar com hemorragias em estilhaço nas unhas, AVE, êmbolos pulmonares, intestino isquêmico ou erupção cutânea. Se o próprio músculo cardíaco estiver infectado, como no caso da miocardite, o paciente pode apresentar sinais de choque cardiogênico (estertores na ausculta pulmonar, hipotensão e distensão de veia jugular).

Exame Abdominal

As infecções do abdome podem se manifestar com achados de dor abdominal, sensibilidade à palpação, especialmente sensibilidade pontual, atitude defensiva da região, distensão, vômito, constipação ou diarreia.

Exame Pélvico e Geniturinário

As infecções do trato geniturinário podem incluir dor pélvica ou nos flancos, secreção vaginal, peniana, uretral ou anal, urina escura ou descolorida e dor ao urinar, especialmente acompanhada de aumento da frequência e urgência urinárias.

Exame dos Tecidos Moles e das Extremidades

As infecções da pele, dos tecidos moles e dos ossos comumente se apresentam com dor focal, edema, vermelhidão, manchas, ulceração, formação de bolhas e secreção de material purulento ou outros fluidos.

Processo de Diagnóstico

Como a sepse pode se apresentar com sinais e sintomas muito sutis inicialmente, à medida que progride para choque séptico, é importante reavaliar o paciente com frequência e fazer uso de ferramentas diagnósticas adicionais na avaliação e reavaliação do paciente. Embora não tenha sido identificado nenhum conjunto específico de critérios diagnósticos que efetivamente identifique a sepse no ambiente pré-hospitalar, existem evidências significativas para mostrar que profissionais treinados e cientes da sepse podem melhorar seus diagnósticos diferenciais e tomada de decisão clínica por meio do uso adequado de equipamentos diagnósticos.

É sempre importante começar com a aferência completa de sinais vitais. Deve-se considerar sepse em paciente adulto se a frequência cardíaca for maior que 90 ou menor que 60 batimentos/minuto, se a frequência respiratória for maior que 20 ou menor que 6 respirações/minuto, se temperatura for maior que 38 °C ou menor que 36 °C, se a pressão arterial sistólica for inferior a 90 mmHg (ou 40 mmHg inferior à linha de base do paciente) ou se PAM for inferior a 65 mmHg.

Termometria

Ao pensar em sepse ou choque séptico, quase inevitavelmente se imagina um paciente obviamente febril. Esse é um dos mitos mais importantes relacionados com a sepse que devem ser desmentidos, e destaca a importância do uso e da interpretação correta dos equipamentos diagnósticos e das informações que eles podem fornecer.

Embora seja verdade que muitos pacientes com sepse apresentam febre, a ausência dela definitivamente não descarta esse diagnóstico. De fato, vários estudos mostraram exatamente o contrário, encontrando pacientes com sepse e hipotérmicos (< 35 °C) com mortalidade mais alta do que pacientes com febre leve a moderada (37 a 39,5 °C). Na verdade, os pacientes com febre mais alta (> 39,5 °C) apresentaram a mortalidade mais baixa de todos os grupos. Não se sabe se isso ocorre porque a febre alta pode fornecer ou indicar uma resposta fisiológica particularmente eficaz à sepse ou se os pacientes com febre alta são mais facilmente identificados como potencialmente sépticos, ou possivelmente por outras razões. O que está claro é que a obtenção da temperatura inicial e contínua do paciente pode ser um complemento importante para o cuidado direto e pode prever o desfecho do caso.

Vários tipos de termômetros são usados atualmente no ambiente pré-hospitalar, incluindo sensores para detectar as temperaturas oral, retal, timpânica e da artéria temporal. Independentemente do sensor utilizado, deve-se garantir uma leitura com utilidade clínica. Para isso, devem-se seguir as instruções do fabricante sobre os cuidados, manutenção e operação de seu dispositivo específico, prestando atenção especial ao seguinte:

- O dispositivo deve ser armazenado no veículo para minimizar a quantidade de impacto, vibração e temperaturas extremas que podem fazer com que o dispositivo produza leituras não confiáveis.
- Alguns dispositivos exigem calibração regular para garantir que produzam leituras clinicamente confiáveis.
- Alguns dispositivos não podem ser usados em campo sob condições de maior calor ou frio ambiental.
- Posicione e mantenha o dispositivo na posição exata que o sensor precisa para ler a temperatura. Por exemplo, para um sensor oral, isso seria no espaço sublingual, e não simplesmente sob a língua.

Oxímetro de Pulso

Um dos dispositivos diagnósticos não invasivos mais comuns e úteis para avaliação de pacientes com suspeita de sepse ou choque séptico é o oxímetro de pulso. Embora a operação e a função do oxímetro de pulso não sejam diferentes para pacientes com suspeita de sepse e para qualquer outra pessoa sob seus cuidados, é especialmente importante garantir que as leituras obtidas não estejam sujeitas a erros. Para fornecer uma leitura viável, você deve garantir que a pletismografia (forma de onda do oxímetro de pulso) esteja exibindo uma forma de onda adequada. Lembre-se de que a leitura do oxímetro de pulso pode ser imprecisa se o sensor estiver mal conectado ou se o paciente tiver uma perfusão inadequada, especialmente no local em que o dispositivo estiver instalado; se o paciente estiver hipotenso, hipovolêmico ou hipotérmico, se estiver em movimento ou sob luz forte; se o paciente estiver usando substâncias vasoativas; se o paciente apresentar anemia falciforme, arritmias ou SpO_2 inferior a 70%.

Dispositivos de Pressão Arterial não Invasiva

A pressão arterial é um sinal vital importante, e o valor diagnóstico de tendências em medições repetidas pode tornar o manguito de pressão arterial não invasiva (NIBP) um auxiliar diagnóstico útil para pacientes com suspeita de sepse. Além disso, os dispositivos de NIBP geralmente calculam automaticamente a PAM de um paciente, que é a pressão arterial média em um único ciclo cardíaco. Essa pressão é calculada como duas vezes a pressão diastólica (porque a parte diastólica do ciclo é duas vezes mais longa que a parte sistólica) somadas a uma vez a pressão sistólica, e a soma então dividida por três (para obter a média de duas partes diastólica e uma parte sistólica do ciclo cardíaco):

$$PAM = \frac{[PA\ sistólica + (2 \times PA\ diastólica)]}{3}$$

A PAM fornece um quadro clínico mais completo do estado circulatório de um paciente do que uma simples pressão arterial. Além disso, como usa apenas um único número, pode facilitar a observação de tendências positivas ou negativas do estado circulatório do paciente. Uma faixa normal para PAM é entre 70 e 110 mmHg. A PAM alvo para pacientes com sepse é > 65 mmHg. Esse alvo pode ser usado para guiar a reanimação com fluidos.

Hemoculturas

Embora as hemoculturas obtidas no ambiente pré-hospitalar não forneçam nenhuma informação diagnóstica imediata aos socorristas, elas podem ser importantes para a administração precoce e eficaz de antibióticos, que comprovadamente melhoram os resultados para pacientes com sepse. Até o momento, embora os estudos tenham demonstrado a capacidade dos profissionais pré-hospitalares de obter hemoculturas de qualidade para facilitar a administração de antibióticos, eles ainda não mostraram que isso tem um impacto significativo no desfecho do paciente. As preocupações logísticas incluem o armazenamento dos suprimentos e treinamento da equipe. Além disso, se vários hospitais ou sistemas hospitalares forem utilizados, como seria possível obter diferentes tipos de sistemas de coleta de hemocultura e implantá-los? Uma solução regional poderia ser possível, mas dadas as complexidades de vários sistemas hospitalares tendo que concordar com um único sistema, isso ainda parece improvável na maioria dos ambientes pré-hospitalares. A maioria dos sistemas hospitalares preocupa-se em cumprir e relatar as medidas essenciais, entre as quais inclui-se a obtenção de hemoculturas antes dos antibióticos. Infelizmente, essas medidas essenciais não levam em consideração a fase pré-hospitalar do atendimento, e há uma incompatibilidade de prioridades.

Mensuração do Lactato

O ácido láctico é um composto formado como resultado do metabolismo anaeróbio. O lactato sanguíneo é o ânion resultante da dissociação do ácido lático. Embora a produção de lactato ainda não seja totalmente compreendida, acredita-se que surja como uma função do metabolismo anaeróbio resultante do choque e, mais importante, seja produzida pelo corpo como combustível celular em resposta à estimulação dos receptores β_2-adrenérgicos. Essa estimulação regula positivamente a glicólise, gerando mais piruvato do que pode ser usado pelas mitocôndrias da célula.

Uma forma de lactato, o L-lactato, é sensível, mas não específico à presença de sepse. O lactato também pode servir como um importante indicador da presença e do nível de hipoperfusão tecidual e estresse fisiológico. Tal como acontece com o uso de outros elementos diagnósticos, as medições do lactato sanguíneo devem ser associadas a outras partes da avaliação do paciente para facilitar o reconhecimento do padrão e permitir uma tomada de decisão clínica eficaz. Um nível acima de 4,0 mmol/L está associado a uma taxa de mortalidade de 27%, em comparação com uma taxa de mortalidade de 7% para pacientes com um nível de lactato de 2,5-4,0 mmol/L e uma taxa de mortalidade abaixo de 5% para aqueles com um nível de lactato abaixo de 2,5 mmol/L.

O choque séptico pode ser identificado em pacientes com insuficiência de órgãos causada por uma resposta desregulada à infecção que requer vasopressores para manter uma PAM > 65 mmHg e que possuem um lactato sérico maior que 2 mmol/L (> 18 mg/dL). O lactato é útil não apenas para a identificação e avaliação inicial de sepse e choque séptico, mas também pode ser usado como um guia para reanimação contínua.

É importante medir o nível de lactato na apresentação da sepse e dentro de 6 horas após a apresentação, se o nível inicial for maior que 2 mmol/L, como indicado atualmente nas diretrizes do Centers for Medicare e Medicaid Services para o manejo do paciente séptico. Ela é uma versão modificada das recomendações anteriores da Campanha Sobrevivendo à Sepse de 2013, reduzindo o limite de lactato de 4 mmol/L para 2 mmol/L. Levy e colaboradores (2003), em conjunto com a Campanha Sobrevivendo à Sepse, modificaram recentemente as diretrizes recomendadas para um pacote de primeira hora chamado Sep 1. Dentro de 1 hora após a apresentação ao setor de emergência (ou outra unidade de saúde), o paciente deve ter um hemograma completo, hemoculturas e lactato coletados e ter fluidos intravenosos e antibióticos de amplo espectro iniciados. Deve-se ter em mente que qualquer estado de hipoperfusão pode levar a um nível elevado de lactato. Portanto, embora a sepse deva ser fortemente considerada, outras fontes de hipoperfusão também devem ser exploradas.

Detector de Dióxido de Carbono ao Final da Expiração

O monitoramento de $ETCO_2$ não é apenas um método de avaliação do estado ventilatório de um paciente, ele também pode fornecer informações úteis sobre o metabolismo e o seu estado circulatório. O corpo humano funciona idealmente com um pH de 7,4. Os rins e os pulmões atuam em conjunto para prevenir um estado de acidose ou alcalose. Na sepse, os pacientes apresentam um estado metabólico hiperativo, levando ao acúmulo de lactato em áreas de má perfusão e acidose metabólica.

O método do corpo para compensar a acidose metabólica é aumentar nossa ventilação para liberar o CO_2.

O $ETCO_2$ foi intimamente correlacionado com a presença de lactato, mostrando uma relação inversa, em que uma medida de $ETCO_2$ < 25 mmHg correlaciona-se intimamente com um lactato sérico de 4 mmol/L. $ETCO_2$ fornece uma ferramenta de diagnóstico rápido e não invasivo para a identificação e avaliação de pacientes com choque indiferenciado, além de pacientes com sepse ou choque séptico.

Exames Laboratoriais

Além das hemoculturas, coletas de sangue adicionais para análises laboratoriais podem ser apropriadas. Da mesma forma, alguns pacientes podem ter resultados de exames recentes apresentados como parte de seu histórico médico. Embora não sejam uma prioridade de tratamento no ambiente pré-hospitalar, eles podem ser de valor significativo para a avaliação contínua do paciente. Além do exame de lactato no local de atendimento, o monitoramento da glicemia no local de atendimento também pode ser útil para pacientes sépticos.

Ultrassonografia

A ultrassonografia pré-hospitalar realizada no local de atendimento (P-POCUS) é a extensão natural da tecnologia diagnóstica do setor de emergência, onde seu uso se expandiu rapidamente nos últimos anos. O P-POCUS pode ser uma ferramenta de diagnóstico crucial para ajudar a diferenciar pacientes com hipertensão ou choque de origem desconhecida. Para isso, usa-se o protocolo Rapid Ultrasound for Shock and Hypotension (RUSH) (ultrassonografia rápida para choque e hipotensão), que usa uma sonda *phased array* e uma sonda linear para examinar rapidamente as fontes potenciais de choque e hipotensão, incluindo o coração, a veia cava inferior, a incidência abdominal de Morrison, a aorta e pneumotórax. Específico para sepse e choque séptico, o exame RUSH procura identificadores de choque distributivo, como um coração em estado hiperdinâmico (as paredes se movem > 90% ou se tocam no final da sístole), indicando possível sepse precoce ou um coração em um estado de baixa contratilidade, indicando possível sepse tardia. O P-POCUS também pode ajudar os profissionais de saúde a identificar outras fontes de choque que coexistem com a sepse.

▼ Refinar o Diagnóstico Diferencial

O choque séptico não é simplesmente a ocorrência de insuficiência circulatória aguda na presença de infecção, mas um subconjunto da sepse em que ocorrem anormalidades circulatórias, celulares e metabólicas intensas, produzindo um risco maior de mortalidade do que na sepse isolada. O choque séptico é uma doença mais grave, que exige avaliação mais intensa e tratamento coordenado.

O choque séptico é clinicamente definido pela necessidade de administração de vasopressores para manter uma

Tabela 12-2 Diagnóstico Diferencial de Sepse Versus Choque Séptico

Sepse	Choque Séptico
Infecção suspeita ou documentada	Sepse
Um aumento agudo de ≥ 2 pontos SOFA	Lactato > 2 mmol/L (18 mg/dL), apesar da reanimação com fluidos adequada
	Terapia vasopressora necessária para elevar PAM > 65 mmHg

PAM ≥ 65 mmHg e um nível de lactato sérico > 2 mmol/L (> 18 mg/dL) na ausência de hipovolemia. Essa combinação está associada a taxas de mortalidade hospitalar superiores a 40%. Os critérios para um diagnóstico diferencial de sepse *versus* choque séptico estão resumidos na Tabela 12-2.

▼ Avaliação Contínua

Além do desafio de identificar a sepse precocemente, quando a apresentação é sutil, mas as oportunidades de intervenção são maiores, existe o desafio do manejo em que o tratamento deve ser agressivo, mas guiado por reavaliações frequentes para evitar reanimação excessiva. As apresentações variadas de sepse e choque séptico exigem abordagens variadas para a reanimação. Nem todos os tratamentos descritos nesta seção serão apropriados para todos os pacientes e, novamente, mesmo os tratamentos que requerem intervenção agressiva devem ser implementados com cuidado para evitar causar mais danos do que benefícios.

O manejo contínuo pode seguir a mesma abordagem sistemática básica de avaliar e tratar em primeiro lugar questões de vias aéreas, respiração e circulação/perfusão, conforme necessário. Questões secundárias, incluindo distúrbios da glicose e de eletrólitos, regulação da temperatura e administração de antibióticos, também podem ser considerados. Finalmente, mas talvez o mais importante, é a coordenação do manejo contínuo com a equipe no setor de emergência, não apenas por meio do uso de alguma forma de alerta de sepse, mas também por meio de um processo de transferência eficaz para que o atendimento hospitalar possa manter o progresso do atendimento ao paciente que começou no atendimento pré-hospitalar.

Manejo das Vias Aéreas

Com algumas das exceções observadas abaixo, o manejo básico e avançado das vias aéreas para pacientes com sepse deve ser abordado da mesma maneira que para todos os outros pacientes. Avalia-se a capacidade atual e futura do paciente de preservar suas vias aéreas e administram-se intervenções conforme necessário para garantir a manutenção de uma via aérea patente. Intervenções tradicionais, como aspiração e inserção de vias aéreas orais e nasais, vias aéreas supraglóticas ou intubação endotraqueal, podem ser apropriadas.

Especialmente ao considerar a intubação de sequência rápida, de sequência retardada ou qualquer intubação facilitada por medicamento, deve-se lembrar de ter cuidado com quaisquer medicamentos que possam precipitar hipotensão. Para pacientes pediátricos, a cetamina pode ser o agente de indução preferido, pois mantém a estabilidade cardiovascular e tem efeito neutro no sistema imune. O etomidato pode bloquear a resposta ao estresse normal do corpo.

Manejo Respiratório

A disfunção de múltiplos órgãos que ocorre durante a sepse pode produzir oxigenação e ventilação inadequadas por meio de uma variedade de vias. O suporte com oxigênio é apropriado se o paciente estiver hipoxêmico (SpO_2 < 94%). Se a assistência ventilatória for necessária, ela pode ser fornecida através do uso de um dispositivo manual com bolsa-válvula-máscara ou ventilador automático de transporte. A assistência ventilatória pode ser particularmente eficaz não apenas em aumentar a ventilação e a oxigenação, mas também em reduzir a demanda metabólica do paciente e a sua maior necessidade de oxigênio.

A ventilação com pressão positiva pode aumentar a pressão intratorácica, diminuindo assim a pré-carga cardíaca e potencialmente piorando a hipotensão e o choque. Isso destaca os desafios de fornecer intervenções para esses pacientes. Pacientes que sofrem de sepse, e especialmente de choque séptico, podem estar muito mais frágeis do que estavam inicialmente. As intervenções destinadas a melhorar um aspecto da condição do paciente podem ter impacto negativo não intencional em outros aspectos de sua condição. É por isso que a reavaliação e a consideração do quadro completo do paciente são fundamentais após o início de qualquer intervenção.

Reanimação com Fluidos

O acesso vascular rápido, seja IV ou intraósseo (IO), é importante para a reanimação com fluidos e a administração de medicamentos em pacientes sépticos. Para pacientes que estão hipotensos ou com lactato maior ou igual a 2 mmol/L, a reanimação recomendada é a infusão rápida de 30 mL/kg de fluidos cristaloides até que ocorra qualquer um dos seguintes:

- PAM > 65 mmHg
- Apresentação ou piora de estertores
- Diminuição na oxigenação, especialmente acompanhada por um aumento na dificuldade de ventilação
- Hepatomegalia em pacientes pediátricos
- Lactato < 2 mmol/L

Embora a administração rápida de fluidos tenha demonstrado melhorar o desfecho do paciente, a reavaliação frequente é crucial, pois os riscos de sobrecarga de fluidos incluem edema e lesão pulmonar, insuficiência cardíaca, síndrome compartimental abdominal e edema cerebral.

Administração de Vasopressores

Os medicamentos vasopressores são indicados para pacientes que permanecem hipotensos após a reanimação com fluidos inicial. Esses medicamentos, em ordem de preferência, incluem norepinefrina ou combinações de norepinefrina, epinefrina e/ou vasopressina, administradas até uma PAM alvo de > 65 mmHg. *A norepinefrina é o vasopressor de escolha para pacientes em choque séptico.* A dopamina deve ser evitada como agente vasopressor.

Distúrbios da Glicose e de Eletrólitos

Muito abaixo do nível de prioridade do manejo de distúrbios das vias aéreas, da respiração e da circulação, os pacientes podem ser avaliados quanto a distúrbios eletrolíticos ou por testes rápidos de hiper ou hipoglicemia. A correção da hipoglicemia por meio da administração de 25 g de dextrose a 10% pode ser apropriada.

Antipiréticos e Controle Direcionado da Temperatura

Embora possa ser tentador administrar um medicamento antipirético para controlar a febre, oferecendo conforto ao paciente, pesquisas atuais sugerem que a administração de antipiréticos a pacientes com sepse ou choque séptico não altera significativamente os resultados. Apesar dos estudos em animais inicialmente promissores, o controle direcionado da temperatura, também conhecido como hipotermia induzida leve, também parece não ter efeito significativo no resultado de pacientes com sepse.

Administração de Antibióticos

Pesquisas mostraram que a administração precoce de antibióticos contribui para melhores resultados de pacientes com sepse. O padrão de tratamento é iniciar antibióticos de amplo espectro cobrindo todos os patógenos prováveis dentro de 1 hora após o reconhecimento. Assim, em algumas áreas, os paramédicos foram treinados para identificar efetivamente pacientes sépticos em estado crítico; realizar exames diagnósticos, incluindo teste de lactato; coletar hemoculturas; e administrar antibióticos de amplo espectro em campo. Embora a coleta de hemoculturas em campo antes da administração de antibióticos de amplo espectro possa ser considerada a melhor prática, é importante observar que é clinicamente apropriado prosseguir com a administração de antibióticos sem hemoculturas, se a coleta gerar atraso substancial. Os estudos de pesquisa continuam a trabalhar para identificar o impacto dessa intervenção nos resultados dos pacientes. Um recente ensaio controlado randomizado no ambiente pré-hospitalar com a administração de ceftriaxona não demonstrou benefício. Estudos adicionais continuarão a ajudar a esclarecer esse problema. Como o atraso na administração de antibióticos demonstrou aumentar a mortalidade de 1% por hora, parece razoável considerar a administração empírica de antibióticos no ambiente pré-hospitalar. Obviamente, mais estudos são necessários antes que isso se torne uma prática generalizada.

Chamada de Alerta à Sepse

Em todo o mundo, existe uma variedade de critérios para acionar alertas pré-hospitalares de sepse. As diferenças entre os critérios usados nesses sistemas geralmente refletem uma tentativa de usar o equipamento e as instalações atuais dos profissionais de atendimento pré-hospitalar para melhorar a sensibilidade e a especificidade da detecção de pacientes com sepse. Dessa forma, os pacientes recebem o atendimento pré-hospitalar mais adequado, e os profissionais de serviços de saúde pré-hospitalares se comunicam de forma mais eficaz com os colegas médicos no setor de emergência de destino.

O uso eficaz de um protocolo de alerta de sepse pode diminuir o tempo de tratamento no setor de emergência e melhorar a mortalidade do paciente. Além disso, a coordenação eficaz entre os profissionais pré-hospitalares e intra-hospitalares permite que os médicos no setor de emergência continuem a avaliação e o tratamento onde os primeiros pararam, mantendo o ritmo e o progresso do atendimento ao paciente crítico.

Populações Especiais

Um fator comum entre pacientes idosos, grávidas e pacientes jovens que os coloca em risco de sepse é um sistema imunológico menos eficaz, tornando mais provável que contraiam uma infecção e que essa infecção seja grave. Além disso, embora razões diferentes justifiquem essas populações especiais, é provável que todos tenham comorbidades que contribuam para a rápida progressão do choque, caso a sepse se desenvolva.

Pacientes Idosos

Embora as pessoas com 65 anos ou mais representem aproximadamente 12% da população dos Estados Unidos, elas representam 65% dos casos de sepse em hospitais. Isso pode ser resultado de uma variedade de fatores. À medida que envelhecemos, nosso sistema imune se torna menos eficaz, resultando em infecções mais frequentes e mais graves. Isso pode ser agravado por outros fatores de risco, comuns entre idosos, como lacerações e feridas, que podem aumentar as chances de infecções em comparação a adultos com sistemas tegumentares saudáveis. Além disso, hospitalizações frequentes e tempos de recuperação prolongados podem contribuir para o aumento da probabilidade e da gravidade de infecções e para o desenvolvimento de sepse.

As causas mais comuns de infecção entre idosos incluem pneumonia e infecções do trato urinário. Embora a queixa principal de um paciente idoso ou de seu cuidador possa se concentrar no desconforto causado pela própria infecção, os médicos devem seguir a via de avaliação sistemática do AMLS, levando a um quadro completo para que mudanças sutis nos sinais vitais, no estado mental e nos resultados dos testes diagnósticos, entre outros, não passem despercebidos ou sejam atribuídos erroneamente como simples sinais do envelhecimento. Um alto índice de suspeição deve ser mantido para esclarecer o quadro clínico frequentemente ambíguo, que pode atrasar a identificação e o início do tratamento da sepse no paciente idoso. Esses pacientes podem não ter reservas cardiovasculares para compensação por longos períodos de tempo se sua condição progredir para choque séptico.

Os fatores de risco para sepse específicos para pacientes idosos incluem os seguintes:

- Idade maior que 80 anos
- Obesidade
- Estado funcional inadequado
- Dispositivos internos de longa permanência, como cateteres
- História de câncer
- História de diabetes
- Deficiência endócrina
- Residência em instituição de cuidados especializados
- Hospitalização recente
- Qualquer condição, terapia ou tratamento que prejudique o sistema imune

Embora o tratamento de pacientes idosos com sepse identificada no ambiente pré-hospitalar seja muito semelhante ao de pacientes adultos mais jovens, a chave para melhorar os resultados desse paciente está em diagnosticar precocemente e coordenar um tratamento eficaz rapidamente, já que o agravamento da sepse para choque séptico pode ser mascarado por uma variedade de outras condições preexistentes, e esses pacientes idosos são menos propensos a ter capacidade de reserva funcional suficiente para sobreviver a períodos prolongados de choque.

Pacientes Obstétricas

As infecções são responsáveis por 12,7% da mortalidade materna nos Estados Unidos. Aproximadamente 6% desse grupo apresenta sepse. A paciente grávida tem um sistema imune enfraquecido para evitar a rejeição do feto. Além disso, essas pacientes apresentam aumento da frequência respiratória basal e redução da pressão arterial devido ao aumento do volume sanguíneo, tornando os critérios de identificação da sepse menos úteis. Embora critérios de sepse obstétricos específicos tenham sido desenvolvidos fora dos Estados Unidos, até o momento nenhum se mostrou superior ao uso de escores padrão de sepse. A ferramenta Maternal Early Warning Trigger demonstrou reduzir a mortalidade entre pacientes grávidas com sepse, no entanto a medição dos critérios que ela envolve não é adequada para uso no ambiente pré-hospitalar.

Pacientes Pediátricos

Em todo o mundo, 6 milhões de crianças morrem de sepse anualmente, tornando-se a principal causa de morbidade e mortalidade nessa fase da vida. A baixa frequência de atendimentos a pacientes pediátricos, combinada com o aumento da fragilidade dos pacientes com sepse, pode apresentar alguns dos maiores desafios que qualquer médico pode enfrentar. A apresentação inicial da sepse em pacientes pediátricos costuma ser inespecífica, especialmente em crianças menores de 3 anos. Para agravar esse problema, as alterações nos sinais vitais à medida que a sepse progride podem ser sutis e passarem despercebidas, a menos que as tendências estejam sendo monitoradas de perto. Referências de atendimento ao paciente, como gráficos, fitas, rodas e aplicativos de sinais vitais pediátricos, podem ser úteis na identificação rápida de alterações nos sinais vitais e variações nos testes diagnósticos aceitáveis. Se alterações iniciais e sutis não forem percebidas e consideradas para formar um quadro clínico de sepse e disfunção orgânica, a sepse pode progredir à medida que o paciente evolui rapidamente para um colapso cardiovascular potencialmente irreversível.

As fontes de infecção comuns para sepse em pacientes pediátricos incluem infecção por *Escherichia coli* e infecção pelo vírus sincicial respiratório.

Os riscos específicos da pediatria incluem os seguintes:

- Menores de 90 dias
- Imunoterapia
- Quimioterapia
- Uso regular de esteroides
- Deficiência conhecida de células B ou T
- Aids
- Qualquer condição, terapia ou tratamento que prejudique o sistema imune

Os fatores de risco específicos para pacientes neonatais incluem os seguintes:

- A bolsa da mãe estourou (ruptura de membrana amniótica) > 24 horas antes do nascimento
- Nascimento prematuro
- Muito baixo peso ao nascer
- Mãe com qualquer uma das seguintes infecções TORCH não tratada no momento do nascimento
  - Toxoplasmose
  - Sífilis, varicela-zóster (outro)
  - Rubéola
  - Citomegalovírus
  - Herpes

A sepse que se desenvolve a partir de infecções congênitas (geralmente adquiridas antes ou durante o parto) nas primeiras 72 horas após o nascimento é considerada sepse neonatal de início precoce. A sepse que se desenvolve mais de 72 horas após o nascimento e até 28 dias de vida geralmente se desenvolve a partir de uma infecção nosocomial (adquirida no hospital) ou adquirida na comunidade, e é considerada sepse neonatal de início tardio.

Nem toda infecção em crianças leva à sepse, mas, quando a sepse ocorre, a mistura de respostas inflamatórias, imunológicas e de coagulação pode desencadear uma combinação complexa e mortal de vias de choque distributivo, hipovolêmico e obstrutivo. A sepse em pacientes pediátricos geralmente passa despercebida até que o paciente esteja em um estágio de choque extremamente desafiador, senão irreversível. O reconhecimento precoce depende de uma boa avaliação sistemática e de julgamento clínico sólido, em vez de um único marcador clínico de identificação ou exame de sangue.

A reanimação com fluidos para pacientes pediátricos deve incluir 20 mL/kg de solução cristaloide por 5 a 10 minutos. A administração total de fluidos pode se aproximar de 200 mL/kg, mas os riscos de sobrecarga de fluidos, especialmente em crianças, exigem uma reavaliação entre cada *bolus* de fluido.

Assim como em adultos, se a administração de fluidos for inadequada para manter as pressões circulatórias eficazes, medicamentos vasopressores devem ser administrados. Para choque hiperdinâmico (quente), o vasopressor recomendado é a norepinefrina a 0,1-2 mcg/kg/min IV/IO, ajustando para o efeito desejado. Para a fase posterior de choque hipodinâmico (frio), pode ser usada epinefrina a 0,1-1 mcg/kg/min IV/IO, ajustando para o efeito desejado.

Embora a hiperglicemia seja um achado mais comum em pacientes pediátricos sépticos, os profissionais de emergência devem verificar se há baixo nível de açúcar no sangue (neonatos < 45 mg/dL, lactentes e crianças < 60 mg/dL) e corrigir conforme necessário com 0,5-1 g/kg de dextrose a 5% IV/IO para neonatos e dextrose a 10% para lactentes e crianças.

Integrando as Informações

A sepse é uma patologia insidiosa, muitas vezes de apresentação sutil, mascarando-se por trás das mesmas comorbidades que podem piorar e acelerar a evolução do choque séptico. O uso eficiente da via de avaliação do AMLS pode auxiliar o clínico pré-hospitalar na identificação precoce e precisa da sepse, para que um atendimento pré-hospitalar eficaz possa ser iniciado e coordenado com equipe do setor de emergência.

SOLUÇÃO DO CENÁRIO

- Os diagnósticos diferenciais podem incluir sepse de várias origens possíveis, hemorragia gastrintestinal, coagulopatia e AVE.
- Para refinar o diagnóstico diferencial, é necessário fazer uma anamnese detalhada da condição do paciente, incluindo todos os eventos que levaram à condição atual. Realizar um exame físico detalhado. Com a anamnese e o exame físico detalhados, é possível identificar se o paciente tem alguma indicação de infecção. Essa paciente do cenário precisava ir ao banheiro com urgência. Uma avaliação mais detalhada pode levar a informações críticas sobre a possibilidade de sepse de foco urinário ou sepse gastrintestinal. O exame físico detalhado pode fornecer indicações de uma ferida ou sepse cutânea, mas também pode ajudar a identificar indicações de pneumonia. A anamnese detalhada pode fornecer informações de que a queda da paciente foi testemunhada, que ela não bateu com a cabeça e que não está tomando nenhum anticoagulante. Uma avaliação adequada para AVE é fundamental nessa paciente.
- A paciente não apenas tem evidências claras de SIRS, mas também tem evidências claras de uma suspeita de infecção gastrintestinal com base na história. Além disso, a paciente está hemodinamicamente instável e requer estabilização imediata. Acesso vascular imediato e reanimação com fluidos são necessários. Considerar terapia antimicrobiana empírica precoce é importante sempre que possível. Nessa situação, se o estado hemodinâmico da paciente não responder rapidamente à reanimação agressiva com fluidos, a administração precoce de vasopressores (como a norepinefrina) é fundamental. O monitoramento cuidadoso do estado mental e da proteção das vias aéreas é importante, pois a intubação pode rapidamente se tornar necessária devido à condição da paciente. Mais importante ainda, essa paciente é crítica e deve ser realizada uma reavaliação frequente. Os planos de tratamento devem ser atualizados conforme necessário.

RESUMO

- Sepse é uma disfunção orgânica com risco à vida devido a uma resposta desregulada do hospedeiro à infecção.
- A sepse deve ser reconhecida precocemente, mesmo que sua apresentação seja sutil, pois o profissional terá mais chances de uma resposta positiva do paciente às intervenções.
- Uma variedade de ferramentas de rastreamento e prognósticas foram desenvolvidas para sepse, incluindo SOFA, qSOFA, MEWS e NEWS.
- Muitos pacientes com sepse e choque séptico apresentam alteração do nível de consciência.
- A sepse muitas vezes pode se mascarar como outras doenças, portanto, uma anamnese e exame físico detalhados são vitais.
- A sepse pode diminuir a perfusão por meio de choque distributivo, hipovolêmico e obstrutivo em uma variedade de combinações.
- Nas fases iniciais, a sepse é tão difícil de diagnosticar quanto fácil de tratar.
- A avaliação do nível de consciência e da função cognitiva é crucial em pacientes com suspeita de sepse ou choque séptico.
- Os sinais de infecção da cabeça e do pescoço incluem cefaleia intensa, rigidez do pescoço, dor de ouvido, dor de garganta, dor nos seios da face (especialmente com secreção) e edema dos linfonodos do pescoço, conhecido como linfadenopatia submandibular, cervical anterior ou cervical posterior.
- Como a sepse pode se apresentar com sinais e sintomas muito sutis inicialmente, à medida que progride para choque séptico, é importante reavaliar o paciente com frequência e fazer uso de ferramentas diagnósticas adicionais na avaliação e reavaliação do paciente.
- O choque séptico é um subconjunto da sepse em que ocorrem anormalidades circulatórias, celulares e metabólicas intensas, produzindo um risco maior de mortalidade do que na sepse isolada.
- A noradrenalina é o vasopressor de escolha para pacientes em choque séptico.
- O padrão de tratamento é iniciar antibióticos de amplo espectro cobrindo todos os patógenos prováveis dentro de 1 hora após o reconhecimento.
- O uso eficaz de um protocolo de alerta à sepse pode diminuir o tempo de tratamento no setor de emergência e melhorar a mortalidade do paciente.
- Um fator comum entre pacientes idosos, grávidas e pacientes mais jovens que os coloca em risco de sepse é um sistema imune menos eficaz, tornando mais provável que contraiam uma infecção e que essa infecção seja grave.

Termos-chave

anticorpos Proteínas produzidas por plasmócitos/células B em resposta a um antígeno específico. Também conhecidos como imunoglobulinas, são o componente-chave da resposta imune adaptativa.

antígeno Toxina ou substância estranha que desencadeia a resposta imune e a criação de anticorpos específicos a ela.

apoptose Morte celular programada. As citocinas sinalizam uma célula hospedeira infectada ou danificada para morrer, evitando o aumento da infecção para células hospedeiras adicionais.

basófilos Células contendo grânulos secretores que liberam histamina e heparina. Eles desempenham um papel fundamental na resposta imune inata.

cascata de coagulação Causa formação e regulação de coágulos após exposição a dano tecidual. Pode ser desencadeada tanto pela via extrínseca quanto pela intrínseca, e por dano plaquetário ou celular.

cascata do complemento O complemento pode ser acionado para ser ativado indiretamente pela exposição a um patógeno na resposta imune inata, causando opsonização do micróbio invasor e enviando sinais adicionais na área para causar inflamação e fagocitose. Também pode ser desencadeado diretamente pela exposição a anticorpos específicos ao patógeno invasor. Isso leva à formação do complexo de ataque à membrana sob a cascata clássica do complemento na resposta imune adaptativa.

citocinas Uma classe de proteínas de sinalização liberadas pelas células que iniciam uma resposta posterior pelas células vizinhas.

complemento Proteínas inativas produzidas pelo fígado que desempenham um papel fundamental nas respostas imunes inata e adaptativa.

células B Classe de linfócitos que amadurecem na medula óssea e desempenham um papel importante na resposta imune adaptativa. Também conhecidas como plasmócitos, elas produzem anticorpos (IgA, IgE, IgG e IgM) que desempenham um papel na resposta imune do corpo.

células dendríticas Atuam como um mensageiro entre a resposta imune inata e a resposta imune adaptativa. Elas apresentam pedaços do micróbio invasor, conhecidos como antígenos, ao longo de sua superfície celular.

células T Classe de linfócitos que amadurecem no timo e desempenham um papel importante no aumento da resposta imune adaptativa. Há dois tipos: *helper* e citotóxicas/*killer*.

eosinófilos Células contendo grânulos secretores que liberam histamina e citocinas. Desempenham um papel fundamental em infecções parasitárias e reações alérgicas.

fagócitos Células que podem envolver uma célula estranha ou uma célula hospedeira infectada. Inclui macrófagos e neutrófilos.

granulócitos Um tipo de glóbulo branco com grânulos secretores em seu citoplasma, ou seja, um neutrófilo, basófilo ou eosinófilo.

macrófagos Tipo de monócito capaz de engolfar um patógeno invasor ou uma célula hospedeira infectada.

monócitos Tipo de glóbulo branco que pode se diferenciar em macrófago ou célula dendrítica. Ele desempenha um papel fundamental na resposta imune inata.

necrose Morte celular desregulada causada por fatores externos à célula, como toxinas bacterianas ou lesões.

neutrófilos Uma célula contendo grânulos secretores e compreendendo mais de 50% de granulócitos. Eles desempenham um papel fundamental na resposta imune inata, envolvendo patógenos invasores e liberando enzimas e citocinas para destruir o micróbio invasor e alertar a resposta imune do hospedeiro.

opsonização Ato de marcar um micróbio ou antígeno estranho para fagocitose ou uma célula morta para reciclagem. O surfactante nos pulmões pode cobrir micróbios invasores e marcá-los para fagocitose como parte da resposta imune inata. As proteínas do complemento também podem cobrir ou marcar um micróbio ou antígeno invasor como parte da resposta imune inata. Os anticorpos podem identificar e marcar um micróbio invasor como parte da resposta imune adaptativa.

quimiocinas Subclasse de citocinas ou proteínas sinalizadoras liberadas pelas células que causam a atração de outras células para a área, também conhecida como quimiotaxia.

resposta imune adaptativa (adquirida) Resposta secundária do corpo à infecção. Possui memória. Usa células T (*helper* e *killer*) e células B e seus anticorpos e a via clássica da cascata do complemento para acelerar ou potencializar (retardar) a resposta à infecção.

resposta imune inata A resposta inicial do corpo a um micróbio estranho. Não tem memória e é inespecífico. Ela incorpora a via alternativa do complemento, as células *natural killer*, os granulócitos, os monócitos e os mastócitos.

sepse Resposta potencialmente fatal do corpo à infecção.

sistema imune Inclui o baço, o timo, a medula óssea, o sistema linfático, as células T e as células B, e protege o corpo contra a invasão de patógenos.

Bibliografia

Alam N, Oskam E, Stassen PM, et al.: Prehospital antibiotics in the ambulance for sepsis: A multicenter, open label, randomised trial. *Lancet Respir Med.* 6(1):40–50, 2018.

Beglinger B, Rohacek M, Ackermann S, et al.: Physician's first clinical impression of emergency department patients with nonspecific complaints is associated with morbidity and mortality. *Medicine.* 94(7):e374, 2015.

Beloncle F, Radermacher P, Guerin C, et al.: Mean arterial pressure target in patients with septic shock. *Minerva Anestesiologica.* 82(7):777–784, 2016.

Boland LL, Hokanson JS, Fernstrom KM, et al.: Prehospital lactate measurement by emergency medical services in patients meeting sepsis criteria. *Western Journal of Emerg Med.* 17:648–655, 2016.

Bonanno FG: Clinical pathology of the shock syndromes. *J Emerg Trauma Shock.* 4(2):233–243, 2011.

Bone RC, Balk RA, Cerra FB, et al.: Definitions for sepsis and organ failure and guidelines for the use of innovative therapies in sepsis. The ACCP/SCCM Consensus Conference Committee. American College of Chest Physicians/Society of Critical Care Medicine. *Chest.* 101(6):1644–1655, 1992.

Bone RC, Fisher CJ Jr, Clemmer TP, et al.: Sepsis syndrome: A valid clinical entity. Methylprednisolone Severe Sepsis Study Group. *Crit Care Med.* 17(5):389–393, 1989.

Brierley JJ, Carcillo JAJ, Choong KK, et al.: Clinical practice parameters for hemodynamic support of pediatric and neonatal septic shock: 2007 update from the American College of Critical Care Medicine. *Crit Care Med.* 37(2):666–688.

Brierley J, Peters M. Distinct hemodynamic patterns of septic shock at presentation to pediatric intensive care. *Pediatrics.* 122:752–759, 2008.

Centers for Medicare and Medicaid Services: *ICD-10 overview.* May 17, 2018. https://www.cms.gov/Medicare/Coding/ICD10/index.html

Chapman SJ, Hill AVS: Human genetic susceptibility to infectious disease. *Nat Rev Genet.* 13(3):175–188, 2012.

Churpek MM, Snyder A, Han X, et al.: Quick sepsis-related organ failure assessment, systemic inflammatory response syndrome, and early warning scores for detecting clinical deterioration in infected patients outside the intensive care unit. *Am J Respir Crit Care Med.* 195(7):906–911, 2017.

Dannemiller EM: Impact of time to antibiotics on survival in patients with severe sepsis or septic shock in whom early goal-directed therapy was initiated in the emergency department. *J Emerg Med.* 39,393, 2010.

Dantes RB, Epstein L: Combatting sepsis: A public health perspective. *Clin Infect Dis.* 67(8):1300-1302, 2018.

Drewry AM, Ablordeppey EA, Murray ET, et al.: Antipyretic therapy in critically ill septic patients: A systematic review and meta-analysis. *Crit Care Med.* 45(5):806–813, 2017.

El Sayed MJ, Zaghrini E. Prehospital emergency ultrasound: A review of current clinical applications, challenges, and future implications. *Emerg Med Int.* 2013:531674, 2013.

Gallagher EJ, Rodriguez K, Touger M: Agreement between peripheral venous and arterial lactate levels. *Ann Emerg Med.* 29(4):479-483, 1997.

Gao Y, Zhu J, Yin C, et al.: Effects of target temperature management on the outcome of septic patients with fever. *Biomed Res Int.* 2017:3906032, 2017.

Ghane MR, Gharib M, Ebrahimi A, et al.: Accuracy of early rapid ultrasound in shock (RUSH) examination performed by emergency physician for diagnosis of shock etiology in critically ill patients. *J Emerg Trauma Shock.* 8(1):5–10, 2015.

Halim K, Freeman-Garrick J, Agcaoili C et al.: Prehospital identification of sepsis patients and alerting of receiving hospitals: Impact on early goal-directed therapy. *Crit Care.* 15:P26, 2011.

Haseer Koya H, Paul M. Shock. In *StatPearls.* Treasure Island, FL, 2018, StatPearls Publishing.

Hunter CL, Silvestri S, Ralls G, et al.: A prehospital screening tool utilizing end-tidal carbon dioxide predicts sepsis and severe sepsis. *Am J Emerg Med.* 34(5):813–819., 2016.

Hunter CL, Silvestri S, Ralls G, et al.: Comparing quick sequential organ failure assessment scores to end-tidal carbon dioxide as mortality predictors in prehospital patients with suspected sepsis. *Western J Emerg Med.* 19(3):446–451, 2018.

Hunter CL, Silvestri S, Dean M, et al.: End-tidal carbon dioxide is associated with mortality and lactate in patients with suspected sepsis. *Am J Emerg Med.* 31:64–71, 2013.

Itenov TS, Johansen ME, Bestle M, et al.: Induced hypothermia in patients with septic shock and respiratory failure (CASS): A randomised, controlled, open-label trial. *Lancet Respir Med.* 6(3):183–192, 2018.

Kim W-Y, Hong S-B: Sepsis and acute respiratory distress syndrome: Recent update. *Tubercul Respir Dis.* 79(2):53–57, 2016.

Kushimoto S, Gando S, Saitoh D, et al.: The impact of body temperature abnormalities on the disease severity and outcome in patients with severe sepsis: An analysis from a multicenter, prospective survey of severe sepsis. *Crit Care.* 17(6):R271, 2013.

Leone M, Asfar P, Radermacher P, et al.: Optimizing mean arterial pressure in septic shock: A critical reappraisal of the literature. *Criti Care.* 19(1):101, 2015.

Levy MM, Fink MP, Marshall JC, et al.: 2001 SCCM/ESICM/ACCP/ATS/SIS International Sepsis Definitions Conference. *Crit Care Med.* 31(4):1250–1256, 2003.

Lewis AJ, Griepentrog JE, Zhang X, et al.: Prompt administration of antibiotics and fluids in the treatment of sepsis: A murine trial. *Crit Care Med.* 46(5):426–434, 2018.

Lindberg DM: Should we treat fever in patients with sepsis? *NEJM J Watch.* March 2, 2017. https://www.jwatch.org/na43588/2017/03/02/should-we-treat-fever-patients-with-sepsis

McGillicuddy DC, Tang A, Cataldo L, et al.: Evaluation of end-tidal carbon dioxide role in predicting elevated SOFA scores and lactic acidosis. *Intern Emerg Med.* 4(1):41–44, 2009.

Middleton PM: Practical use of the Glasgow Coma Scale, a comprehensive narrative review of GCS methodology. *Australasian Emerg Nurs J.* 15(3):170–183, 2012.

Nasa P, Juneja D, Singh O: Severe sepsis and septic shock in the elderly: An overview. *World J Crit Care Med.* 1(1):23–30, 2012.

Reinhart K, Daniels R, Kissoon N, et al.: Recognizing sepsis as a global health priority—A WHO resolution. *New Eng J Med.* 377(5):414–417, 2017.

Reith FC, Synnot A, van den Brande R, et al.: Factors influencing the reliability of the Glasgow Coma Scale: A systematic review. *Neurosurgery.* 80(6):829–839, 2017.

Rhodes A, Evans LE, Alhazzani W, et al.: Surviving Sepsis Campaign: International Guidelines for Management of Sepsis and Septic Shock 2016. *Crit Care Med.* 45(3):486, 2017.

Santhanam S. *Pediatric sepsis differential diagnoses.* https://emedicine.medscape.com/article/972559-differential, updated December 14, 2018.

Serafim R, Gomes JA, Sallu, J, et al.: A Comparison of the Quick-SOFA and systemic inflammatory response syndrome criteria for the diagnosis of sepsis and prediction of mortality: A systematic review and meta-analysis. *Chest.* 153(3):646–655, 2018.

Seymour CW, Rosengart R: Septic shock. *JAMA.* 314(7):708–717, 2015.

Singer M, Deutschman CS, Seymour CW, et al.: The Third International Consensus Definitions for Sepsis and Septic Shock (Sepsis-3). *JAMA.* 315(8):801–810, 2016.

Sørensen TI, Nielsen GG, Andersen PK, et al.: Genetic and environmental influences on premature death in adult adoptees. *N Engl J Med.* 318(12):727–732, 1988.

Stegmann BJ, Carey JC. TORCH Infections. Toxoplasmosis, other (syphilis, varicella-zoster, parvovirus b19), rubella, cytomegalovirus (CMV), and herpes infections. *Curr Women Health Rep.* 2:253–258, 2002.

Vergnano S, Sharland M, Kazembe P, et al.: Neonatal sepsis: An international perspective. *Arch Dis Childhood Fetal Neonat Ed.* 90:F220–F224, 2005.

Walchock JG, Pirrallo RG, Furmanek D, et al.: Paramedic-initiated CMS sepsis core measure bundle prior to hospital arrival: A stepwise approach. *Prehospital Emerg Care.* 21(3):291–300, 2016.

Wiryana M, Sinardja IK, GedeBudiarta I, et al.: Correlation of end tidal CO_2 ($ETCO_2$) level with hyperlactatemia in patient with hemodynamic disturbance. *J Anesth Clin Res.* 8(07), 2017.

World Health Organization. *Pulse oximetry training manual.* 2011. https://www.who.int/patientsafety/safesurgery/pulse_oximetry/who_ps_pulse_oxymetry_training_manual_en.pdf

World Health Organization Global Health Observatory. *Causes of child mortality. 2013.* Geneva, Switzerland, 2014, The Organization.

Yamamoto S, Yamazaki S, Shimizu T, et al.: Body temperature at the emergency department as a predictor of mortality in patients with bacterial infection. *Medicine.* 95(21):e3628, 2016.

Questões de Revisão do Capítulo

1. Os critérios de SIRS incluem qual dos seguintes?
   a. Frequência cardíaca > 85 batimentos/minuto
   b. Frequência respiratória > 20 incursões respiratórias/minuto
   c. Temperatura > 35 °C
   d. Glicemia sanguínea > 100 mg/dL

2. A imunidade adaptativa inclui qual dos seguintes tipos de células?
   a. Linfócitos
   b. Células *natural killer*
   c. Eritrócitos
   d. Mastócitos

3. A imunidade inata inclui qual dos seguintes?
   a. Cílios revestindo o trato respiratório
   b. Criação de anticorpos a partir de células B
   c. Secreção de IgG por plasmócitos
   d. Efeito citotóxico de células T

4. A ferramenta qSOFA inclui qual dos seguintes componentes que *não* é avaliado no SIRS?
   a. Temperatura
   b. Frequência cardíaca
   c. Estado mental
   d. Contagem de linfócitos

5. Após a alta hospitalar, os pacientes sépticos têm _____ de chance de re-hospitalização em 30 dias.
   a. 10%
   b. 20%
   c. 30%
   d. 70%

6. O lactato é um produto da/do:
   a. coagulação.
   b. ativação do complemento.
   c. metabolismo aeróbio.
   d. metabolismo anaeróbio.

7. Um valor de $ETCO_2$ < 25 mmHg está correlacionado a um lactato sérico de:
   a. 2 mmol/L.
   b. 3 mmol/L.
   c. 4 mmol/L.
   d. 5 mmol/L.

8. Qual dos seguintes vasopressores é a melhor escolha para pacientes em choque séptico?
   a. Norepinefrina
   b. Dobutamina
   c. Dopamina
   d. Fenilefrina

9. Você está cuidando de uma mulher de 54 anos que está se queixando de dor ao urinar e febre. A paciente está responsiva, mas relata tontura ao sentar. Os sinais vitais são: PA 80/50 mmHg, P 126 batimentos/minuto, FR 24 respirações/minuto e SaO_2 96%. A paciente tem diabetes tipo 2 e a glicemia sanguínea é de 160 mg/dL. O tratamento deve incluir:
   a. manter uma pressão arterial média > 65 mmHg.
   b. ventilações com pressão positiva a 22 respirações por minuto.
   c. administração de betabloqueadores para manter uma frequência cardíaca < 100 batimentos/min.
   d. administrar insulina para manter a glicemia < 90 mg/dL.

10. Você está cuidando de um homem de 78 anos que está sofrendo de fraqueza e que piorou nos últimos 3 dias. Os sinais vitais são: PA 96/70 mmHg, P 102 batimentos/minuto, FR 30 respirações/minuto e SaO_2 89%. O paciente tem história de hipertensão e fibrilação atrial. Qual das alternativas a seguir você suspeita ser a origem da sepse do paciente?
    a. Infecção do trato urinário
    b. Pneumonia
    c. Lesão cutânea
    d. Meningite

Apêndice A

Via de Avaliação AMLS

OBSERVAÇÕES INICIAIS

Cena/Situação	Paciente
Segurança da cena	Apresentação/queixa principal
Avaliação da cena	Avaliação primária

PRIMEIRA IMPRESSÃO

Identificar e tratar riscos à vida imediatamente
Paciente está doente ou não?
Estabelecer o diagnóstico diferencial

AVALIAÇÃO DETALHADA

Anamnese	Avaliação Secundária	Exames Diagnósticos
OPQRST/SAMPLER	Sinais vitais, exame físico completo ou dirigido	Glicemia capilar, ECG, SatO$_2$ e ETCO$_2$

Reavaliação contínua

REFINAR O DIAGNÓSTICO DIFERENCIAL
(COM BASE NA AVALIAÇÃO E RACIOCÍNIO CLÍNICO)

| Risco à vida | Crítico | Não crítico |

AVALIAÇÃO CONTÍNUA

Reavaliar, refinar ainda mais o diagnóstico, modificar o tratamento

Encaminhar o paciente

Apêndice B

Capítulo 1

1. **b.** Empatia
   Justificativa: Empatia é uma habilidade praticada com base em pistas verbais e não verbais. O socorrista deve ouvir de forma empática o seu paciente enquanto trabalha para fornecer cuidados. Abordar o paciente em seu nível, chamando-o pelo nome, reconhecendo seus sentimentos e utilizando perguntas com "o que" são todas maneiras de ser empático.

2. **a.** Diagnóstico diferencial
   Justificativa: O diagnóstico diferencial é uma lista de condições médicas a partir das quais o socorrista trabalha com base na apresentação do paciente e no raciocínio clínico. Assim, o diagnóstico diferencial é estreitado até que o profissional formule uma hipótese diagnóstica – a suposta causa da condição do paciente.

3. **c.** Ancoragem
   Justificativa: A ancoragem, muitas vezes referida como visão em túnel, é uma forma de viés cognitivo que pode levar o socorrista a ancorar a partes específicas da apresentação do paciente que levam à sua hipótese diagnóstica. Isso significa que o socorrista também pode ignorar achados importantes e fornecer cuidados que não são corretos.

4. **d.** Classe D
   Justificativa: A proteção de classe D não fornece proteção para os olhos ou respiratória e é simplesmente um uniforme do provedor (macacão e botas). Se o paciente estiver com alguma doença infecciosa, o socorrista deve se paramentar com proteção de Classe C ou maior.

5. **b.** 8
   Justificativa: O paciente recebe 2 pontos pela abertura ocular ao estímulo doloroso, 2 pontos pelos sons incompreensíveis ao estímulo doloroso e 4 pontos pelos movimentos de proteção contra o estímulo doloroso. Esse paciente tem disfunção grave na escala de coma de Glasgow.

6. **d.** Fatores de risco
   Justificativa: Características que predispõem o paciente a uma determinada condição são fatores de risco. Elas podem ser sociais, ambientais, psicológicas ou familiares.

7. **b.** Sobre a parte anteroposterior do tórax inferior.
   Justificativa: Os sons pulmonares vesiculares são auscultados sobre a porção anteroposterior do tórax inferior. Esses sons são tipicamente suaves e graves se auscultados em tecidos pulmonares saudáveis.

8. **c.** III
   Justificativa: O III par craniano, o nervo oculomotor, controla a resposta pupilar à luz, a reatividade e o formato pupilar. Se o nervo oculomotor está funcionando normalmente, ele responde prontamente quando exposto à luz.

9. **c.** Extensão do hálux e abertura dos demais dedos.
   Justificativa: O teste de Babinsky é usado para avaliar a função neurológica no paciente consciente com alteração do estado mental. Estimular toda a face lateral da sola do pé de baixo para cima terminando em direção ao hálux com uma caneta deve resultar no movimento dos dedos para baixo, conhecido como flexão plantar.

10. **d.** Resistência vascular periférica aumentada.
    Justificativa: Pacientes idosos tem muitas mudanças fisiológicas, incluindo enfraquecimento da musculatura respiratória, redução do volume corrente, diminuição da elasticidade das artérias e aumento da resistência vascular periférica.

Capítulo 2

1. **a.** Bulbo
   Justificativa: O bulbo, parte do tronco encefálico, controla as funções importantes da respiração. O bulbo monitora o pH do líquido cerebrospinal e ativa o nervo frênico para aumentar a frequência e a profundidade respiratória.

2. **d.** Redução do nível de consciência
   Justificativa: A insuficiência respiratória é categorizada por uma alteração no estado mental. O sofrimento respiratório aumenta a frequência respiratória e cardíaca e diminui a perfusão da pele; entretanto, o paciente ainda terá um estado mental adequado. A diminuição do estado mental é a primeira indicação de que o paciente está progredindo de sofrimento respiratório para insuficiência respiratória.

3. **a.** Pneumonia
   Justificativa: A pneumonia é caracterizada por dispneia crescente, aumento da frequência cardíaca, aumento da pressão arterial e febre. Sons pulmonares de um lado em que há sibilos e estertores são sinais indicadores de pneumonia. Lembre-se que pacientes geriátricos nem sempre têm

um aumento de temperatura devido à diminuição da resposta imunológica.
4. **b.** Superfícies respiratórias e alvéolos diminuídos
Justificativa: O envelhecimento diminui as superfícies respiratórias e os alvéolos, o que pode resultar em aumento da frequência respiratória e do esforço no paciente geriátrico. Os impulsos nervosos diminuem com a idade, assim como a resposta imunológica e a capacidade de responder ao sofrimento respiratório.
5. **d.** Abre os alvéolos entupidos com muco, vômito e edema
Justificativa: A PEEP fornece um suporte da pressão natural nas vias aéreas e nos alvéolos. A pressão evita que o líquido se acumule nos alvéolos e ajuda a empurrar o fluido de volta para os capilares. A PEEP aumenta a oxigenação sem ter um aumento na frequência respiratória e no volume. Um nível de PEEP de até 15 cm H_2O tem um impacto pequeno na pressão intratorácica.
6. **b.** Prescrição de inalador dosimetrado
Justificativa: A prescrição de inalador dosimetrado de salbutamol indica que o paciente que tem uma história de asma. A asma é a doença crônica mais diagnosticada em crianças. Sem uma fonte de resposta imune ou histórico de reação alérgica, a anafilaxia é improvável. Defeitos cardíacos congênitos são raros em crianças.
7. **c.** Embolia pulmonar
Justificativa: Embolias pulmonares são características de dispneia de início súbito e dor torácica que não melhora com oxigênio. A asma e o enfisema pulmonar devem melhorar com a oxigenação, e a anafilaxia é uma condição da via aérea superior.
8. **c.** Aplicar pressão positiva contínua na via aérea e obter um ECG de 12 derivações.
Justificativa: As indicações para CPAP incluem dispneia com estado mental alerta, e a dispneia em pacientes idosos é um equivalente anginoso, o qual requer um ECG de 12 derivações. O paciente não toleraria ficar deitado e não requer um diurético. O paciente também não necessita de um *bolus* de fluidos, e sua pressão arterial está elevada devido à dificuldade respiratória.
9. **c.** Pneumonia
Justificativa: A síndrome de Guillain-Barré é uma resposta imunológica aumentada à infecção viral, geralmente resultando em pneumonia. É uma característica daqueles com diagnósticos de síndrome de Guillain-Barré que apresentam dispneia.
10. **a.** Acidose respiratória
Justificativa: O pH abaixo do normal do paciente indica uma acidose. Com base no aumento da P_{CO_2} e um nível normal de excesso de base e de bicarbonato, a acidose respiratória é o desequilíbrio indicado.

Capítulo 3

1. **d.** Realizar um ECG de 12 derivações do lado direito.
Justificativa: Em qualquer paciente que apresentar elevação nas derivações inferiores deve ser realizado um ECG do lado direito, especialmente uma avaliação do V4R. Muitos infartos de parede inferior incluem envolvimento do ventrículo direito, o que influencia o tratamento do paciente.
2. **a.** Síndrome de Boerhaave
Justificativa: A síndrome de Boerhaave também é uma ruptura esofágica.
3. **b.** Evidência de edema podálico
Justificativa: A insuficiência cardíaca congestiva costuma causar edema de membros inferiores. O excesso de fluido no leito vascular vaza para os tecidos circundantes e leva ao edema, dependendo da capacidade do paciente de deambular.
4. **a.** Bloqueio de ramo esquerdo
Justificativa: Critérios e Sgarbossa são usados para avaliar um ECG de infarto agudo do miocárdio na presença de bloqueio de ramo esquerdo. Os critérios de Sgarbossa incluem: elevação do ST ≥ 1 mm na derivação com complexo QRS positivo (i.e., concordância), depressão do ST ≥ 1 mm nas derivações V1, V2 ou V3 e elevação do ST ≥ 5 mm na derivação com complexo QRS negativo (i.e., discordante).
5. **c.** Entrar em contato com o responsável do DAVE
Justificativa: A defesa de primeira linha no tratamento de um paciente que não responde com um DAVE é avaliar a pressão arterial média, que deve ser mantida entre 70 e 90 mmHg. Sem outra orientação, deve-se contatar o responsável pelo DAVE do paciente com a instituição de destino para orientação. Ainda há debate sobre se as compressões torácicas devem ser realizadas em um paciente que está em parada cardíaca com um DAVE.
6. **b.** Leva à vasoconstrição e redução do fluxo sanguíneo para o coração.
Justificativa: Oxigênio é somente indicado para pacientes que estão em hipóxia. A administração rotineira de oxigênio para pacientes que sofreram um infarto agudo do miocárdio sem hipóxia demonstrou uma diminuição na capacidade de sobrevivência.

7. **b**. Administre 324 mg de AAS e 1 mcg/kg de fentanila.
   Justificativa: Esse paciente deve receber AAS para IAMEST e um ECG do lado direito com base na elevação das derivações inferiores. O paciente pode também receber tratamento para dor, como um opiáceo, mas lembre-se que opiáceos em infartos de ventrículo direito podem levar a hipotensão. O paciente não precisa de um litro inteiro de fluido e não tem problema na frequência cardíaca que requeira adenosina ou atropina.

8. **c**. Ruptura esofágica
   Justificativa: Dor ao engolir ou dor torácica que piora ao engolir é um sinal comum encontrado em pacientes com ruptura esofágica. Essa é uma condição de risco à vida.

9. **b**. Benzodiazepínico
   Justificativa: Um paciente com dor torácica e taquicardia após uso de cocaína deve receber um benzodiazepínico para reduzir o SNC. Estudos recentes sobre o uso de cocaína demonstraram uma alta taxa de IAMEST em pessoas que abusam da droga, assim como maior população de jovens masculinos que estão usando a droga.

10. **a**. Distensão venosa jugular
    Justificativa: A distensão da veia jugular é vista na insuficiência cardíaca direita à medida que o sangue retorna do lado direito do coração para a veia cava e as veias jugulares. Edema pulmonar e roncos devem ser associados a pacientes com insuficiência cardíaca esquerda. Um ruído de clique ouvido na ausculta cardíaca pode ser um sinal de prolapso de válvula mitral.

Capítulo 4

1. **d**. A força que o sangue ejetado encontra na saída do ventrículo.
   Justificativa: A pós-carga é importante na perfusão sanguínea dos órgãos vitais, mas não pode ser tão alta para levar a uma dificuldade crônica da bomba cardíaca, resultando em danos ao coração.

2. **c**. Não conseguem bombear potássio para a célula.
   Justificativa: Uma vez em choque, as células não geram energia celular suficiente para realizar as funções normais exigidas. Isso resulta no acúmulo de sódio na célula e de potássio fora da célula, aumentando os níveis séricos do sangue.

3. **b**. 60 mmHg.
   Justificativa: A pressão arterial média pode ser calculada pela pressão diastólica + (1/3 × pressão de pulso) ou (pressão sistólica + [2 × pressão diastólica]) ÷ 3. Isso é comumente usado ao cuidar de um paciente com choque.

4. **c**. A um aumento do CO_2 sendo devolvido aos pulmões.
   Justificativa: O aumento do lactato em nível celular devido ao metabolismo anaeróbico é tamponado pelo corpo como uma compensação para a acidose respiratória. Uma vez que o ácido é tamponado e retorna ao coração, ele é expirado como dióxido de carbono. À medida que mais ácidos retornam aos pulmões, também aumenta a frequência respiratória.

5. **b**. Angiotensina II
   Justificativa: A angiotensina II é um potente vasoconstritor periférico de curta duração que leva ao desvio de fluxo sanguíneo da pele para os órgãos vitais em pacientes com choque.

6. **d**. iniciar reanimação volêmica com solução salina normal para manter uma pressão arterial sistólica de 80-90 mmHg.
   Justificativa: A reanimação volêmica de um paciente com choque hipovolêmico deve manter a pressão sistólica entre 80-90 mmHg ou a PAM entre 60-70 mmHg por meio de bolus de 20-30mL/kg de soro fisiológico.

7. **a**. Glicemia de 130 mg/dL
   Justificativa: Um nível sanguíneo de glicose acima de 119 mg/dL é um indicador do Instrumento de Rastreamento de Sepse Grave Pré-hospitalar de Robson. A frequência cardíaca acima de 90 e o aumento da frequência respiratória também são indicadores que o paciente está em choque.

8. **b**. Neurogênico
   Justificativa: O choque neurogênico se apresenta com vasodilatação porque os impulsos nervosos simpáticos provenientes da coluna cervical não estão sendo entregues. Portanto, a vasoconstrição não acontece e os vasos ficam dilatados, deixando a pele rosada e quente.

9. **b**. Choque cardiogênico
   Justificativa: O choque cardiogênico ocorre no paciente que tem algum dano no coração e que tem redução na fração de ejeção. Com menos sangue sendo bombeado para fora do coração, o paciente não tem perfusão dos órgãos vitais e dos tecidos, levando ao choque.

10. **a**. Vasodilatação
    Justificativa: Um paciente que sofre anafilaxia tem uma descarga de histamina, a qual leva a uma vasodilatação sistêmica. Esse aumento no espaço dentro dos vasos não deixa o sangue retornar ao coração prontamente.

Capítulo 5

1. **a.** Diminuição da perfusão cerebral.
   Justificativa: A hipocarbia causa uma vasoconstrição cerebral, levando a uma diminuição da perfusão cerebral e diminuição da pressão intracraniana. Isso ocorre quando o paciente hiperventila. Por outro lado, a hipercarbia leva a uma vasodilatação.

2. **c.** Diencéfalo
   Justificativa: O diencéfalo abriga o hipotálamo, o tálamo e a hipófise, a qual controla o sistema reticular ativado. Essa área do cérebro encontra-se entre o tronco encefálico e o cerebelo.

3. **d.** Manter o paciente em posição supina, administrar sedação e monitorar o ritmo cardíaco.
   Justificativa: O paciente está sofrendo de *delirium* agitado. O tratamento deve incluir coordenação com as autoridades para restringir o paciente até que a sedação possa ser administrada. O ritmo cardíaco deve ser monitorado, bem como a frequência respiratória. O paciente deve ser transportado na ambulância sentado ou na posição supina.

4. **a.** Ataxia
   Justificativa: A ataxia pode ser encontrada em vários pacientes diferentes. O tipo de marcha de um paciente pode ajudar a determinar o diagnóstico diferencial. Por exemplo, um paciente com marcha em estepagem apresenta o pé caído, o que pode indicar uma herniação do disco lombar, ou marcha em tesoura, com as pernas flexionadas nos quadris e joelhos, o que pode indicar uma AVE ou paralisia cerebral.

5. **a.** Olhar anormal
   Justificativa: Um paciente que sofreu um AVE frequentemente olhará em direção ao lado da lesão. Lembre-se de que isso significa que os sintomas geralmente ocorrem do lado oposto do corpo.

6. **b.** 7
   Justificativa: O paciente recebe 2 pontos por abertura ocular ao estímulo doloroso, 2 pontos por sons incompreensíveis e 3 pontos por postura em decorticação.

7. **b.** Ataque isquêmico transitório
   Justificativa: Dificuldade de falar e andar são sinais de possível AVE. Quando esses sinais e sintomas desaparecem sem tratamento em menos de 24 horas, é considerado um ataque isquêmico transitório.

8. **d.** Frontal
   Justificativa: O lobo frontal do cérebro controla as emoções e o raciocínio de nível superior. Esse lobo do cérebro também demora mais tempo para se desenvolver e é parte da razão pela qual os adolescentes têm dificuldades com o raciocínio de suas decisões.

9. **a.** 30 graus
   Justificativa: Quando transportar um paciente com suspeita de AVE isquêmico, a maca deve ser colocada na posição de Fowler baixa ou em decúbito dorsal com a cabeça elevada a 30 graus. Isso ajudará a garantir que o sangue perfundirá o cérebro, mas não impedirá a respiração do paciente.

10. **c.** Dissecção da artéria carótida
    Justificativa: A dissecção da artéria carótida ocorre quanto a camada mais interna do vaso é lacerada e disseca as camadas mais interna e média, adicionando pressão na luz do vaso. É responsável por até 25% dos AVEs em adolescentes e adultos jovens.

Capítulo 6

1. **d.** Fígado
   Justificativa: O fígado é o maior reservatório de sangue, e até uma simples laceração pode ser uma condição grave.

2. **b.** Vesícula biliar
   Justificativa: A vesícula biliar armazena e modifica a bile, que é produzida no fígado e ajuda no processo digestivo.

3. **d.** Não conseguem dizer a localização exata da dor.
   Justificativa: Pacientes pediátricos tem dificuldade para localizar adequadamente a dor em seu abdome. Eles também podem ter dificuldade em comunicar onde sua dor está localizada.

4. **c.** Dor visceral
   Justificativa: A dor visceral ocorre quando órgãos ocos são esticados, e é geralmente difícil para o paciente localizar. A dor pode variar de leve a insuportável.

5. **a.** Dor parietal
   Justificativa: A dor somática (parietal) é causada pela irritação das fibras nervosas do peritônio parietal ou de outros tecidos profundos, como os do sistema musculoesquelético. Essa dor é geralmente mais fácil de identificar.

6. **a.** Esplenite
   Justificativa: O sinal de Kehr é a dor no ombro esquerdo devido a ruptura ou laceração do baço. É um exemplo comum da dor referida devido à irritação causada pelo sangue na cavidade abdominal.

7. **a.** Pancreatite
   Justificativa: A dor no mesogástrio com sinal de Cullen e sinal de Grey Turner indica pancreatite hemorrágica. Nenhuma outra condição está presente nesse tipo de equimose.

8. **b.** Gastrenterite aguda
   Justificativa: A condição mais provável de se apresentar com distúrbios gastrintestinais é a gastrenterite aguda. Uma obstrução intestinal pode não estar presente com evacuações ou febre e tanto a hepatite quanto a pancreatite deveriam apresentar dor abdominal.
9. **b.** Doença de Crohn
   Justificativa: A doença de Crohn é um distúrbio autoimune no qual o trato intestinal é atacado pelo sistema imune. Isso resulta em dor abdominal, sangramento retal, perda de peso, diarreia e febre.
10. **d.** Aneurisma da aorta abdominal
    Justificativa: Menos da metade dos pacientes que apresentam aneurisma de aorta abdominal tem dor abdominal, hipotensão e massa pulsátil. Aneurismas devem ser considerados em pacientes que tenham síncope. Hipertensão descontrolada também é um fator de risco para ruptura de vasos sanguíneos, como um aneurisma de aorta abdominal.

Capítulo 7

1. **a.** Secretam hormônios químicos na corrente sanguínea.
   Justificativa: Glândulas endócrinas secretam hormônios na corrente sanguínea como um gatilho para outros tecidos. Por exemplo, a insulina é secretada pelo pâncreas e desencadeia a captação de glicose para dentro das células.
2. **b.** Responsável pelo monitoramento das condições corporais e pela manutenção da homeostase.
   Justificativa: O hipotálamo, localizado no lado posterior da hipófise, é a conexão primária entre o sistema nervoso e o sistema endócrino. Ele ajuda a acionar a hipófise quando o SNC detecta uma anormalidade.
3. **d.** Liberar cálcio dos ossos.
   Justificativa: O cálcio é armazenado nos ossos e pode ser usado para aumentar o nível de cálcio no sangue ou suprir um feto em desenvolvimento com cálcio para o desenvolvimento ósseo. Se a hipocalcemia estiver presente, os rins são estimulados pelo paratormônio a reabsorver cálcio da circulação sanguínea.
4. **c.** Glucagon é liberado do pâncreas
   Justificativa: O glucagon quebra o açúcar armazenado no fígado para ser absorvido pela corrente sanguínea e a glicose para ser produzida a partir de proteínas através da gliconeogênese. A resposta ao glucagon pode ocorrer em poucos minutos.
5. **a.** Hipertireoidismo
   Justificativa: Essa lista inclui sintomas presentes em pacientes que apresentam hipertireoidismo, doença de Graves ou tempestade tireotóxica, todos com atividade maior que o normal da glândula tireóide.
6. **a.** Estado hiperosmolar hiperglicêmico não cetótico (EHHNC)
   Justificativa: A hiperglicemia com baixos níveis indica EHHNC, pois o paciente não está em acidose. Cetoacidose diabética exige que o paciente esteja acidótico e esteja exalando dióxido de carbono, provavelmente com aumento da frequência respiratória, como a respiração de Kussmaul.
7. **b.** Acidose respiratória
   Justificativa: Um paciente com DPOC vai reter o dióxido de carbono no sangue e nos pulmões, pois não podem expirar adequadamente. Se a respiração for a causa da acidose, o paciente está em acidose respiratória.
8. **c.** Administrar 500 mL de soro fisiológico.
   Justificativa: Um paciente que tem cetoacidose diabética está desidratado. Um *bolus* de fluidos deve ser administrado para ajudar a diluir o açúcar e o ácido. A insulina necessitará ser administrada de maneira muito bem controlada, com base nos níveis sanguíneos de glicose. A hiperventilação e a administração de bicarbonato não são recomendados, pois não resolverão a causa da acidose.
9. **b.** Monitoramento cardíaco, cloreto de cálcio, e administração de bicarbonato de sódio.
   Justificativa: O tratamento da hiperpotassemia deve incluir a monitoração das arritmias cardíacas, incluindo bradicardia e assistolia. O bicarbonato e o cálcio ajudam a colocar o potássio de volta para dentro da célula, estabilizando a membrana celular e diminuindo temporariamente os níveis sanguíneos do potássio.
10. **b.** Rabdomiólise
    Justificativa: A rabdomiólise pode ser comum em maratonistas após atividade física extrema. A degradação da mioglobina nos rins causa urina de coloração escura (mioglobinúria). O paciente deve ser tratado com infusão agressiva de solução salina e monitorado para hipercalcemia e hiperpotassemia.

Capítulo 8

1. **a.** Transmissão por contato.
   Justificativa: O contato direto com uma pessoa infectada, como pelo toque, é uma transmissão por contato. Acredita-se que essa é a maneira comum de transmissão do resfriado. Outras formas de transmissão incluem por gotículas respiratórias ou por líquidos corporais.
2. **a.** Fungos
   Justificativa: O fungo que causa o sapinho é a *Candida* spp., a qual pode se apresentar como candidíase vaginal e oral.
3. **a.** Participar de programas de vacinação/imunização
   Justificativa: Manter a imunização atualizada é uma das melhores maneiras para prevenir a transmissão e o estado de portador da doença. Embora algumas vacinas não requeiram reforços com muita frequência, outras doenças mudam e requerem atualização anual.
4. **c.** Período de transmissibilidade
   Justificativa: O período de transmissibilidade segue o período latente e continua enquanto o agente estiver presente. Também é a fase de quando a doença poder ser transmitida para outros.
5. **a.** Varicela (catapora)
   Justificativa: Uma doença endêmica é aquela que está presente na comunidade em um determinado nível e varia com o tempo, como catapora ou herpes.
6. **a.** Anticorpos
   Justificativa: Anticorpos são criados pelos linfócitos e são proteínas seletivas para determinados patógenos ao qual o corpo foi exposto.
7. **a.** Um indivíduo que foi exposto à doença.
   Justificativa: A infecção de TB é latente e significa apenas que alguém foi infectado. Isso não significa que a pessoa pode transmitir a doença, pois pode não ter a doença ativa.
8. **a.** Hepatite B
   Justificativa: A hepatite B tem uma vacina que é recomendada para todos os profissionais de saúde e todos os alunos de escolas públicas. A hepatite C não tem uma vacina, mas se apresenta de maneira semelhante à hepatite B.
9. **a.** *Escherichia coli*
   Justificativa: A *E. coli*, uma causa comum de intoxicações alimentares, causa sintomas similares à influenza. Essa doença pode ser fatal em pacientes que têm um sistema imune deficiente e nos mais jovens e idosos.
10. **d.** Doença de Lyme
    Justificativa: A doença de Lyme é a doença mais comum das transmitidas por carrapato. No estágio inicial, a erupção cutânea em olho de boi é a marca registrada da apresentação da doença. A doença de Lyme pode afetar a pele, o coração, as articulações e o sistema nervoso, e pode variar em gravidade da forma leve a grave.

Capítulo 9

1. **c.** Realizar uma descompressão torácica com agulha.
   Justificativa: Uma subida rápida pode levar a várias condições médicas, incluindo pneumotórax hipertensivo. Esse paciente está apresentando ausência de sons pulmonares e hipotensão, o que indica a necessidade de realizar a descompressão com agulha.
2. **c.** Envolver as mãos em toalhas quentes.
   Justificativa: O tratamento da lesão por congelamento no ambiente pré-hospitalar deve incluir cobrir as extremidades com tolhas ou cobrir o paciente com cobertores. Submergir a extremidade em água aquecida ou reaquecer a extremidade não é recomendado.
3. **b.** Retirar o paciente do ambiente.
   Justificativa: A intervenção mais importante no tratamento do paciente que sofre uma emergência ambiental é remover o paciente desse ambiente, tanto em emergências pelo calor quanto pelo frio.
4. **d.** Acidose respiratória
   Justificativa: Após a hipotermia, o volume corrente cai e o corpo começa a reter o CO_2. Esse acúmulo de CO_2 resulta em uma acidose respiratória. O corpo também sofrerá vasoconstrição e desviará o sangue para o centro.
5. **a.** Alteração do estado mental
   Justificativa: Disfunção neurológica ou diminuição do nível de consciência são prováveis de serem encontrados em um paciente que esteja apresentando intermação; um paciente que apresenta exaustão pelo calor provavelmente estará consciente. A frequência cardíaca, a pressão arterial e a temperatura da pele estarão elevadas tanto na intermação quanto na exaustão pelo calor.
6. **b.** Iniciar compressões e ventilações.
   Justificativa: Um paciente que se afogou, está sem pulso e em apneia requer reanimação imediata. Nada deve interferir nesse processo, incluindo a aplicação de colar cervical. A prioridade é aplicar as pás do desfibrilador, e o tórax deve estar seco.

7. **b**. Lei de Boyle
Justificativa: A lei de Boyle diz que, se a pressão aumenta, o volume diminui e vice-versa. Se um mergulhador retorna à superfície, a pressão do ar diminui resultando em uma expansão do seu volume. Esse é o motivo pela qual o mergulhador é encorajado a respirar regularmente enquanto retorna à superfície.

8. **b**. Intermação
Justificativa. A alteração do estado mental do paciente e a deterioração do nível de consciência devem indicar que o paciente está apresentando uma intermação. Embora o paciente possa ter apresentado exaustão pelo calor, ele agora está apresentando intermação. O paciente provavelmente parou de suar, mas ainda está suado desde quando progrediu para a intermação.

9. **b**. Mergulho com SCUBA a 30 metros de profundidade.
Justificativa: Embora seja possível desenvolver necrose pelo nitrogênio em águas superficiais, a maioria dos casos envolve descer além de 30 metros. A necrose pelo nitrogênio leva a uma alteração do nível de consciência devido ao nitrogênio estar sob pressão elevada.

10. **c**. Hipotálamo
Justificativa: O termostato do corpo é o hipotálamo.

Capítulo 10

1. **c**. Lorazepam
Justificativa: Esse paciente está apresentando abstinência alcoólica. A meta do tratamento é prevenir a deterioração para convulsões por abstinência e *delirium tremens*. Embora o paciente provavelmente necessite de tiamina, não há indicação para administrá-la nesse momento.

2. **d**. Hipertermia maligna.
Justificativa: A hipertermia maligna é uma reação a certos gases anestésicos e à succinilcolina. O rápido aumento da temperatura e a contração muscular são sinais comuns. O aumento da temperatura corporal deve ser controlado por técnicas de resfriamento externo, e a equipe que receber o paciente na referência deve ser notificada para que o antídoto seja preparado.

3. **a**. Horário da ingestão.
Justificativa: A informação principal é o horário de ingestão. O tratamento deve se basear no momento da ingestão usando o nomograma do paracetamol, que representa a linha de tratamento em 4 horas até 24 horas. O tratamento começa com níveis acima de 150 mcg/mL em 4 horas. A precisão da quantidade de medicação relatada pelo paciente frequentemente é incorreta e a anamnese não terá impacto no tratamento do antídoto.

4. **d**. Metanol
Justificativa: Álcoois tóxicos algumas vezes podem ser usados em substituição ao etanol quando ele não for facilmente obtido. O álcool isopropílico tende a causar intoxicação prolongada e gastrite. O etilenoglicol está associado a insuficiência renal. O metanol está associado a problemas visuais, incluindo cegueira.

5. **b**. Oxigenação
Justificativa: O uso de um secador de roupas a gás pelo paciente levou à exposição ao monóxido de carbono. É fácil de pressupor que o paciente está intoxicado; entretanto, o álcool é um depressor do SNC, o que significa que o paciente não deveria estar irresponsivo e com taquipneia. Ter monitores que verificam qualidade do ar acoplados aos dispositivos médicos ajuda a reduzir o risco do monóxido de carbono para os socorristas. A administração de oxigênio ajudará a reduzir a meia vida do monóxido de carbono.

6. **a**. Salbutamol.
Justificativa: A arritmia cardíaca e a hipotensão são sinais de *overdose* por betabloqueadores. O tratamento para essa condição inclui reconhecer a *overdose* e administrar salbutamol. Fluidos IV podem levar a um edema agudo de pulmão em um paciente hipotenso e bradicárdico, e a atropina é frequentemente refratária à *overdose* por betabloqueador. Outras opções de tratamento pré-hospitalar incluem glucagon e vasopressores.

7. **b**. Aplicar derivações do ECG.
Justificativa: Complicações cardíacas são as primeiras causas de morte da *overdose* por antidepressivos tricíclicos e devem ser monitoradas. Outros tratamentos incluem administração de bicarbonato de sódio e fluidos, embora isso possa ser baseado no traçado do ECG.

8. **c**. Temperatura
Justificativa: *Overdose* de anfetamina, mesmo que chegue no nível de *delirium* agitado, pode levar a uma atividade motora excessiva e quebra muscular. Isso leva à rabdomiólise e à insuficiência renal. Monitorar e tratar o aumento da temperatura do paciente são fundamentais.

9. **b**. Orientar o paciente a sentar.
Justificativa: É improvável que o contato dérmico com

fentanila leve a uma intoxicação por opioide avassaladora. É mais provável que seja um ataque de pânico do que uma *overdose* por opioides, e então deve ser tratado como tal. Você sempre deve realizar um exame detalhado antes de administrar uma medicação.

10. **a.** Convulsões
Justificativa: Etilenoglicol ou anticongelante são frequentemente ingeridos por alcoolistas quando não têm acesso ao etanol, mas também podem ser ingeridos por crianças devido à cor viva e ao sabor adocicado. Nas primeiras 12 horas após a ingestão, o socorrista deve estar mais preocupado com convulsões e coma.

Capítulo 11

1. **c**. Prática individual
Justificativa: Os 5 Certos (paciente **C**erto, medicação **C**erta, dose **C**erta, via de administração **C**erta e no horário **C**erto) utilizam o manejo de recursos da equipe para envolver os socorristas na prática individual de administração de um medicamento. Esse foco na pessoa que administra a medicação ignora as falhas do sistema e os fatores humanos, que podem impedir a entrega precisa da medicação, e volta novamente à relação básica estabelecida entre o socorrista e o paciente.

2. **c**. Sistema de dupla checagem.
Justificativa: Cultura justa, evitar distrações e utilizar uma segunda pessoa para verificar o fármaco pode reduzir o erro de medicação em até 99%. Essa tática é parte do manejo de recursos da equipe e foca na redução do risco que o socorrista assume regularmente devido à falta de consequências devastadoras referida como normalização do desvio.

3. **a**. Farmacocinética
Justificativa: A farmacocinética é o que o corpo faz com o fármaco, o que inclui sua absorção, distribuição, metabolismo e eliminação pelo corpo. Esse exemplo de absorção retardada identifica a demora na quebra do fármaco devido ao paciente ter comido algo recentemente.

4. **b**. Farmacodinâmica
Justificativa: O receptor beta-2 sendo estimulado é um exemplo de farmacodinâmica, que é, essencialmente, o que o fármaco faz no corpo. Frequentemente, os efeitos pretendidos e os efeitos colaterais podem ser explicados pela farmacodinâmica.

5. **c**. Classe III
Justificativa: A cetamina é um fármaco de classe III, indicando potencial baixo a moderado para dependência física e psicológica. Outros fármacos de classe III incluem codeína e testosterona.

6. **b**. Uma descrição resumida
Justificativa: A Pregnancy and Lactation Labeling Rule, que foi aprovada pela FDA em 2015, fornece uma descrição resumida sobre os riscos da medicação na gravidez. O antigo sistema de letras não fornecia informações adequadas sobre a segurança da medicação.

7. **d**. Alocação de recursos com base na localização geográfica.
Justificativa: Os padrões de atendimento em crise são uma ferramenta baseada em decisões que articula opções e prioridades para operação menor que o ideal em circunstâncias catastróficas. Qualquer desvio dos padrões de cuidado deve ser feito com base na capacidade de sobrevivência do paciente.

8. **b**. Food and Drug Administration (FDA) nos Estados Unidos
Justificativa: A FDA tem a responsabilidade de avaliar a potencial escassez de medicamentos e permitir a administração de medicamentos vencidos. Essa responsabilidade foi permitida pela lei Drug Administration Safety and Innovation Act, que também exige que o fabricante do fármaco e a FDA trabalhem juntos se houver expectativa de escassez da medicação.

9. **a**. O sedativo que você está usando pode ter interação com outros medicamentos que o paciente pode estar tomando.
Justificativa: Quando sedar um paciente que não está cooperando, é importante lembrar que você não conhece suas alergias ou outras substâncias que ele possa estar tomando. Você deve garantir que está preparado para cuidar de qualquer interação que possa ocorrer. Não importa a situação, reduzir erros através do uso de uma cultura justa e dupla checagem é essencial.

10. **a**. Erro de medicação
Justificativa: O Centers for Disease Control and Prevention identificou os erros de medicação como o erro mais comum em toda a medicina. A Joint Commission informou que ocorrem mais de 1,5 milhão de erros de medicação anualmente.

Capítulo 12

1. **b**. Frequência respiratória > 20 incursões respiratórias/minuto
Justificativa: A SIRS é definida como:
   - Temperatura > de 38°C ou < de 36°C

- Frequência cardíaca > 90
- Frequência respiratória > 20 (ou CO_2 arterial < 32 ou necessidade de ventilação mecânica)
- Leucócitos > 12.000 ou < 4.000 ou > 10% de células imaturas

2. a. Linfócitos
   Justificativa: Os linfócitos, também chamados de células B e T, são parte da imunidade adaptativa. Esta parte da resposta imunológica leva de 3 a 5 dias para responder, mas pode reconhecer certos patógenos prévios, prevenindo o desenvolvimento de uma resposta imune.
3. a. Cílios revestindo o trato respiratório.
   Justificativa: Os cílios que revestem o trato respiratório ajudam a capturar os patógenos que são inalados. Essa resposta imunológica está sempre presente como a primeira linha de defesa contra patógenos.
4. c. Estado mental
   Justificativa: Esse escore foi modificado da UTI para o ambiente da emergência de forma resumida, tanto no ambiente pré-hospitalar quanto na apresentação inicial no setor de emergência. O qSOFA inclui: FR ≥ 22, PAS ≤ 90 e alteração do estado mental.
5. b. 20%
   Justificativa: A taxa de readmissão hospitalar por todas as causas para pacientes com sepse é de aproximadamente 20% em 30 dias após a alta, passando para 30% de readmissão após 90 dias.
6. d. Metabolismo anaeróbico
   Justificativa: O lactato é um subproduto da glicólise quando não pode ser convertido em piruvato necessário para o ciclo de Krebs. Uma vez restabelecida a perfusão e na presença de oxigênio, o lactato pode ser convertido novamente em piruvato.
7. c. 4 mmol/L
   Justificativa: O $ETCO_2$ baixo foi relacionado com o aumento do lactato. Uma das razões para o CO_2 expirado estar baixo é devido à baixa perfusão e ao CO_2 remanescente nos tecidos. Isso também é o que ocorre no paciente séptico. A perfusão não é alta o suficiente para retornar o CO_2 para os pulmões para ser expirado. Se o CO_2 não está retornando aos pulmões, o oxigênio também não chega aos tecidos, resultando em metabolismo anaeróbico e acúmulo de lactato.
8. a. Norepinefrina
   Justificativa: A norepinefrina é o vasopressor de escolha para pacientes em choque séptico.
9. a. Manter uma pressão arterial média > 65 mmHg.
   Justificativa: A principal preocupação da paciente é sua pressão arterial. Iniciar com a administração de fluidos de 20-30 mL/Kg para manter uma PAM de 65 mmHg. O fluido deve ser administrado antes da administração de vasopressores.
10. b. Pneumonia
    Justificativa: A dispneia deve indicar uma causa respiratória para a infecção. A pneumonia é também uma das principais causas de sepse em pacientes idosos. Sem qualquer achado físico de lesão cutânea, é improvável que seja a causa da infecção, embora o socorrista deva ter um alto índice de suspeita em pacientes que tenham diabetes.

APÊNDICE C

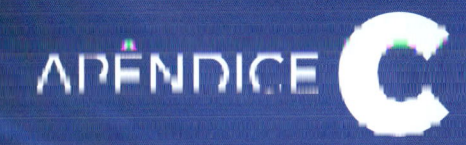

Emergências de Saúde Mental

Este capítulo tem como objetivo explorar as emergências de saúde mental e como os pacientes que vivem com um transtorno de saúde mental podem se apresentar durante uma emergência relacionada à sua condição. Transtornos e condições de saúde mental são, em sua essência, condições médicas que exigem a mesma abordagem de avaliação e tratamento que qualquer outra doença crônica ou condição médica.

Você aprenderá que muitos fatores podem contribuir ou desencadear um problema de saúde mental; porém, o cérebro – e a neurobiologia – é na verdade a razão pela qual os pacientes experimentam os sintomas observados em chamadas de emergência de saúde mental. Assim como os indivíduos com diabetes ou hipertensão, os pacientes que vivem com transtornos mentais precisam de cuidados e tratamento médico adequados para garantir que permaneçam funcionais e saudáveis. É essencial prevenir episódios de crise que possam torná-los vulneráveis, inseguros ou um risco para a segurança de outras pessoas.

Os paramédicos podem desempenhar um papel vital no fornecimento de intervenções médicas sem julgamento para pacientes com condições de saúde mental, compreendendo os fatores médicos e psicossociais que contribuem para as emergências de saúde mental e familiarizando-se com as técnicas de avaliação e intervenção no local e durante o transporte de pacientes.

As realidades que os paramédicos enfrentam no cenário das chamadas de emergência variam muito, desde chamadas domiciliares ou comunitárias até aquelas encontradas em ambientes mais controlados, como setores de emergência ou instalações psiquiátricas para transferência de pacientes. Junto com a educação e o treinamento, devemos também reconhecer a necessidade dos paramédicos empregarem pensamento crítico e tomada de decisão mometânea, rápida e, às vezes, fora da caixa durante emergências de saúde mental para garantir a segurança e o cuidado do paciente e de seus cuidadores.

OBJETIVOS DE APRENDIZADO

Ao término deste capítulo, você será capaz de:

- Definir saúde mental, incluindo transtornos comuns e seus sintomas.
- Discutir o impacto do estigma na experiência do paciente durante uma chamada de emergência de saúde mental.
- Entender como a neurobiologia desempenha um papel na saúde mental.
- Reconhecer os sinais de transtornos relacionados ao uso de substâncias e de adição.
- Fornecer cuidados e intervenções éticos e sem julgamento no local e durante o transporte de pacientes com problemas de saúde mental.
- Considerar populações especiais, incluindo pacientes pediátricos, adolescentes e idosos.
- Aplicar intervenções para garantir a segurança do paciente e do paramédico no local e durante o transporte.
- Considerar a segurança da cena e durante o transporte de pacientes que são suicidas, automutiladores, psicóticos e/ou violentos.
- Demonstrar conhecimento das opções de tratamento e recursos para pacientes e famílias que vivem com um transtorno mental.

CENÁRIO

Você é enviado em uma chamada para um indivíduo com estado mental alterado. Ao chegar à cena, você vê um homem de 22 anos que parece agitado e está andando de um lado para o outro em sua garagem. Conforme você se aproxima, o paciente pergunta quem você é e por que está na casa dele. Depois de se identificar como um socorrista pré-hospitalar que quer ver se pode ajudar, o paciente avisa que você pode estar em perigo porque "eles estão procurando" por ele. Você reconhece que o paciente está passando por paranoia e pode representar um risco à segurança dele ou de outras pessoas.

- O que você deve descartar antes de pressupor que o paciente está passando por uma emergência de saúde mental?
- Quais questões você deve considerar na cena e durante o transporte para garantir a segurança do paciente e daqueles que cuidam dele?

Prevalência de Problemas de Saúde Mental nos Estados Unidos

De acordo com a National Alliance on Mental Illness:

- Um em cada 5 adultos – 43,8 milhões ou 18,5% – sofre de doença mental a cada ano.
- Cerca de 50% dos 20,2 milhões de adultos que vivem com um transtorno relacionado ao uso de substâncias também apresentam um problema de saúde mental concomitante.
- Um em cada 5 adolescentes (21,4%) experimenta uma condição grave de saúde mental durante a vida.
- Aproximadamente 60% de todos os adultos e 50% das crianças e adolescentes com problemas de saúde mental não receberam cuidados de saúde mental no último ano.
- Estima-se que 46% dos adultos em situação de rua que vivem em abrigos têm um problema de saúde mental ou transtorno relacionado ao uso de substâncias.
- Aproximadamente 50% dos adultos com problemas de saúde mental relatam sintomas antes dos 14 anos; 75% relatam sintomas antes dos 24 anos.

indivíduos com transtornos mentais não percebam que têm um problema de saúde mental. Muitas vezes entendido erroneamente como negação, esse aspecto importante dos transtornos mentais pode ajudar a informar os paramédicos sobre como fornecer atendimento sem julgamento.

Embora os transtornos mentais sejam o resultado de impactos neurobiológicos no cérebro, fatores psicossociais, médicos e ambientais, como os seguintes, podem contribuir para desencadear episódios de crise:

- Estresse em casa, na escola ou no trabalho
- Trauma
- Abuso/exploração
- Uso de álcool e/ou substâncias
- Pobreza
- Exposição à violência
- Perda/mudanças de relacionamento
- Mudanças e ou interrupção de medicação
- Falta de acesso a cuidados médicos
- Nutrição
- Falta de gerenciamento de caso/acesso a recursos
- Falta de apoio social, familiar e/ou emocional
- Outras condições médicas

Fatores Neurológicos em Saúde Mental

Os fatores neurológicos desempenham um papel significativo na saúde mental (**Figura C-1**). Os transtornos de saúde mental podem ser genéticos, e as alterações nas áreas corticais e subcorticais do cérebro também estão associadas a transtornos mentais. O lobo frontal, o maior dos quatro lobos principais do cérebro, controla funções cognitivas importantes, como expressão emocional, resolução de problemas, julgamento, controle de impulsos e percepção/autoconsciência; muitas vezes, é a força-motriz por trás dos desafios comportamentais observados em pacientes que apresentam transtornos mentais. Além disso, os impactos no lobo frontal podem causar **anosognosia**, ou falta de percepção/autoconsciência, fazendo com que os

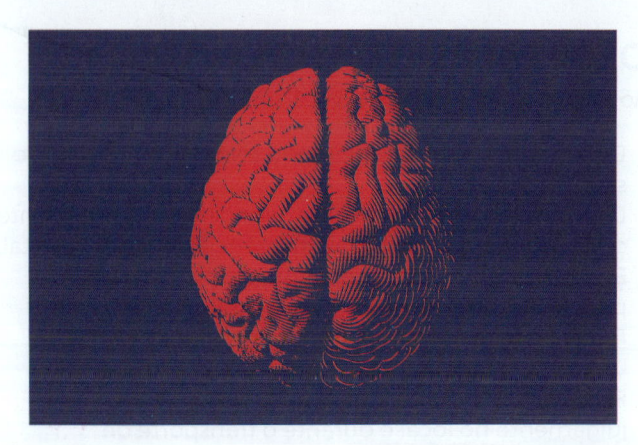

Figura C-1 Fatores neurológicos podem afetar a saúde mental de uma pessoa.
© Jolygon/Shutterstock.

Embora esses fatores possam ser discutidos como parte da história do paciente na cena, uma discussão mais aprofundada com socorristas, paramédicos e assistentes sociais médicos que trabalham no sistema de atendimento pré-hospitalar pode ser útil para começar a abordar como gerenciar e mitigar esses desafios psicossociais e ambientais e ajudar a conduzir o paciente em um plano de cuidados dentro do contínuo de cuidados de saúde. Esse plano pode levar à estabilização dos sintomas, melhor controle de doenças crônicas, maior segurança e melhor qualidade de vida.

Estigma nos Cuidados de Saúde Mental e a Experiência do Paciente

O **estigma** é uma associação negativa baseada em uma determinada circunstância, traço ou pessoa. O estigma na saúde mental frequentemente decorre da falsa crença de que os pacientes que vivem com transtornos mentais são os culpados por sua condição e pelos comportamentos atribuíveis a seu transtorno. Muitos membros da sociedade acreditam que os indivíduos com um transtorno de saúde mental podem controlar seus sintomas se simplesmente quiserem, ou podem parar os comportamentos que estão causando problemas em suas vidas se estiverem motivados para isso. Esse estigma, que contrasta com a realidade de que o paciente tem uma condição médica crônica associada ao funcionamento do seu cérebro, muitas vezes leva ao tratamento discriminatório e até mesmo abusivo de pacientes que precisam de intervenção médica para seu transtorno de saúde mental. Nos últimos anos, vimos uma mudança na terminologia no uso de "saúde comportamental" versus "saúde mental"; entretanto, o termo *comportamental* pode reforçar a falsa noção de que os indivíduos com um transtorno de saúde mental – isto é, um transtorno cerebral – podem simplesmente controlar ou aprender a controlar seus sintomas. Para muitos que convivem com um diagnóstico de saúde mental, essa percepção é ainda mais estigmatizante, pois sugere que eles não têm um problema médico, mas sim comportamental. O medo do estigma, de ser rotulado, de ser culpado por não controlar os sintomas comportamentais e os impactos que esses fatores têm na vida de um paciente são razões críticas pelas quais muitos pacientes podem não buscar tratamento médico e apoio para suas condições de saúde mental.

Como profissional de atendimento pré-hospitalar, suponha que você esteja transportando uma mulher de 90 anos com doença de Alzheimer em sua ambulância. Essa mulher está exibindo sintomas como agitação, desorientação, perda de memória e delírios. Agora, suponha que você esteja transportando um homem de 24 anos com esquizofrenia em sua ambulância, que está exibindo os mesmos sintomas de agitação, desorientação, perda de memória e delírios. Como você poderia tratar de forma diferente a paciente com doença de Alzheimer do paciente com esquizofrenia? Suas percepções dos dois pacientes seriam as mesmas? Você consideraria a paciente com doença de Alzheimer como tendo uma condição médica que está causando seu comportamento? Você consideraria o paciente com esquizofrenia como tendo uma condição médica que está causando seu comportamento?

Compreender seu próprio preconceito no que se refere ao estigma em torno da saúde mental é fundamental para o cuidado ético e sem julgamentos dessa população de pacientes. Para eliminar o estigma, considere os seguintes pontos:

- Eduque a si mesmo e a outras pessoas com relação aos transtornos mentais que costuma encontrar no trabalho.
- Entenda a saúde mental como uma condição médica, assim como faria com diabetes ou demência.
- Aja com compaixão ao manejar as necessidades de pacientes com transtornos mentais, da mesma forma que você faria com pacientes com outras condições médicas.

Intervenções Para Emergências de Saúde Mental

Ao chegar à cena de qualquer emergência médica, os socorristas devem fazer uma avaliação do local e obter uma impressão geral rapidamente para determinar como responderão ao paciente e gerenciarão o local com segurança. Os paramédicos combinam seu treinamento, experiência, protocolos de agência e compaixão para basear sua abordagem para cada cenário de atendimento ao paciente. Como as emergências de saúde mental são de fato uma emergência médica, a mesma abordagem deve ser aplicada.

No entanto, no caso de emergências de saúde mental, o treinamento e a compaixão tornam-se vitais para navegar com sucesso e segurança pelas necessidades do paciente e garantir a segurança do paciente e de seus cuidadores. Os protocolos e as diretrizes operacionais padrão são um elemento obrigatório para os socorristas de atendimento pré-hospitalar, mas qualquer profissional experiente sabe que às vezes as melhores práticas e protocolos devem ser combinados com a capacidade de reagir e gerenciar eventos inesperados. No cenário de emergências de saúde mental, os socorristas são frequentemente solicitados a pensar fora da caixa e utilizar suas habilidades de resolução de problemas para ajudar de forma mais eficaz o paciente. A seção a seguir explora as melhores práticas e, ao mesmo tempo, reconhece que às vezes você será solicitado a confiar na orientação médica, na experiência da equipe de comando e em sua própria experiência em resolução de problemas para garantir o melhor resultado possível no cenário de emergências de saúde mental.

Avaliação Médica

As emergências de saúde mental podem ser desencadeadas por diversas questões além de um transtorno de saúde mental. Por exemplo, alterações no estado mental e no comportamento podem ser vistas em situações envolvendo pacientes com qualquer problema de saúde:

- Anormalidades eletrolíticas
- Diabetes
- Lesão cerebral traumática (LCT)
- Tumores cerebrais
- Transtorno do espectro autista
- Doenças respiratórias/sofrimento respiratório
- Infecção/sepse
- Demência
- Epilepsia
- Acidente vascular encefálico (AVE)
- Doença de Parkinson
- Infecção pelo vírus da imunodeficiência humana (HIV)
- Desidratação
- Medicamentos

Quando uma condição médica diferente de um transtorno de saúde mental faz com que um paciente tenha psicose, esse sintoma é denominado psicose secundária. Os socorristas devem sempre descartar outra explicação médica para os sintomas apresentados usando a via de avaliação AMLS, que inclui a anamnese do paciente e as avaliações primária e secundária. Mesmo em pacientes que apresentam um transtorno mental conhecido, outras causas médicas para os sintomas atuais que levaram à emergência devem ser consideradas, descartadas ou tratadas de acordo com o protocolo da agência.

Embora pesquisas indiquem fortemente que os pacientes com transtorno mental são geralmente não violentos, quando em uma crise, especialmente uma que envolva perda de realidade (psicose), tanto o paciente quanto seus cuidadores estão em risco. Pacientes que apresentam um transtorno mental que também ingeriram alguma substância correm um risco maior de perpetrar violência. Os pacientes podem apresentar-se agitados e combativos, mas é fundamental reconhecer que um paciente pode não demonstrar esses comportamentos inicialmente, mas desenvolvê-los a qualquer momento durante a sua interação com o paciente. Os seguintes sintomas podem estar presentes em um paciente que pode se tornar agressivo ou violento:

- *Delirium* agitado – agitação psicomotora, muitas vezes inclui suor
- Alucinações – ver, cheirar, ouvir ou sentir o sabor de algo que não é real
- Delírios – falsas crenças
- Inquietação ou atividade física incomum
- Presença ou ameaça de uso de arma

> ### Segurança da Cena
> A avaliação da cena é um aspecto fundamental durante todas as fases de um atendimento de emergência de saúde mental (**Figura C-2**). A consciência situacional deve ser mantida durante todo o atendimento. Uma cena que inicialmente é considerada segura pode se tornar insegura rapidamente, trazendo riscos ao paciente e ao socorrista.

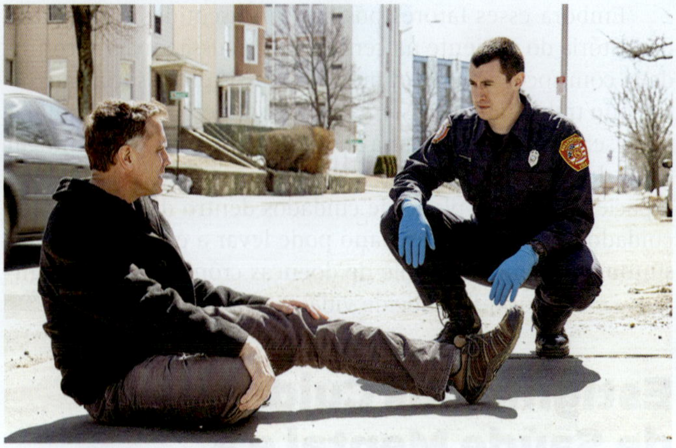

Figura C-2 É importante estar consciente da situação a todo momento ao cuidar de um paciente.

- Ameaças verbais
- Gritos
- Desorientação – confusão mental
- Agressão física – bater, morder, estapear, chutar
- Evidências na cena de automutilação ou lesão a terceiros

Embora cada cena e paciente devam ser manejados com base nas circunstâncias únicas obtidas na avaliação, você deve reconhecer algumas considerações básicas de segurança importantes:

- Solicite reforço policial em qualquer cena que tenha o potencial de se tornar insegura ou não seja considerada segura.
- Se for seguro fazê-lo, remova quaisquer objetos ou armas potencialmente prejudiciais ou evite o acesso do paciente a esses itens, se possível. Siga o protocolo da agência em relação ao manuseio de armas no local ou no paciente.
- Se você estiver em perigo imediato e puder se desconectar com segurança do paciente e do local para buscar segurança até que chegue a polícia, faça-o.
- Se você estiver em perigo imediato e não puder se desligar com segurança do paciente e/ou da cena, use técnicas de desescalada (consulte as técnicas na seção "Comunicação") até que chegue a polícia.
- Siga as diretrizes da agência para o uso de sinais de socorro se você acredita que sua vida está em perigo.
- Utilize o treinamento de intervenção em crise (CIT, *crisis intervention training*) ou as técnicas de comunicação descritas neste capítulo para desescalar o paciente e reduzir o risco como primeira linha de cuidados.
- Reserve restrições químicas e físicas para pacientes nos quais as técnicas de desescalada da comunicação não forem eficazes na redução do comportamento inseguro.
- Siga os protocolos da agência para o uso de medicamentos como cetamina e/ou restrições flexíveis.
- Mantenha tom de voz calmo, comportamento calmo e atitude de não julgamento, respeito e compaixão. A forma como você é percebido pelos pacientes pode ter um

Segurança da Cena

A violência na cena é real e pode ser um perigo para os socorristas. Algumas informações obtidas antes de chegar ao local combinadas com fatores ambientais como escuridão, clima e assim por diante, podem afetar essas preocupações. Todas as organizações nacionais de atendimento de emergência defendem a segurança de seus profissionais, essa consideração é, no entanto, contrastada com preocupações sobre atrasos no atendimento ao paciente que podem trazer desafios operacionais significativos. A segurança do local e durante o transporte deve sempre ser priorizada. Em ambientes urbanos, a polícia pode estar prontamente disponível para ajudar. Em comparação, em áreas rurais, a resposta da polícia pode demorar mais e, portanto, pode não ser uma opção viável para intervenção imediata para apoiá-lo no local ou durante o transporte. A disponibilidade de apoio imediato da polícia cria um dilema para os sistemas de atendimento de emergência e deve ser reconhecida e considerada ao elaborar protocolos e diretrizes operacionais. Fornecer educação de segurança no local, estratégias e ferramentas para resposta com e sem o apoio da polícia e a criação de diretrizes e políticas operacionais padrão para educar a equipe de sua responsabilidade nessas situações é essencial. As diretrizes operacionais devem incluir métodos para receber orientação no local de oficiais comandantes e supervisores, bem como um mecanismo para relatar problemas de segurança encontrados no local. É altamente recomendável relatar incidentes de segurança de cena em nível nacional, regional, estadual e local, pois isso pode estimular o desenvolvimento de orientações e apoios adicionais para atender à necessidade de proteger pacientes, socorristas, profissionais de saúde e a comunidade.

- impacto positivo significativo em seus comportamentos e reações ao ambiente e aos cuidadores.
- Utilize o equipamento de proteção individual (EPI) quando considerado apropriado de acordo com o protocolo da agência.
- Utilize o EPI dentro do veículo de transporte, quando disponível.
- Se um paciente fugir do veículo de transporte, siga o protocolo da agência para segurança do paciente, daqueles que cuidam do paciente e da comunidade. Na maioria dos protocolos, este é um evento que deve ser notificável que deve acionar o contato imediato com as autoridades policiais para notificá-las de uma pessoa vulnerável que representa um risco para si mesma ou para terceiros e requer cuidados médicos. A fuga é um cenário muito perigoso para todos os envolvidos. É altamente recomendável que você analise as

Uso de Restrições

A maioria dos pacientes com transtornos mentais não é violenta ou pode ser tratada com técnicas de desescalada verbal. No entanto, os socorristas devem ser bem educados em como e quando aplicar restrições físicas e químicas. As restrições são necessárias e, às vezes, essenciais para a segurança (**Figura C-3**). Os socorristas podem estar em situações com recursos e equipe limitados. Normalmente, as restrições são colocadas para proteger o paciente de lesões autoprovocadas ou de ferir outras pessoas. Especializa-se nas técnicas de desescalada verbal e conheça as políticas e os procedimentos específicos da sua agência em relação a restrições físicas e químicas.

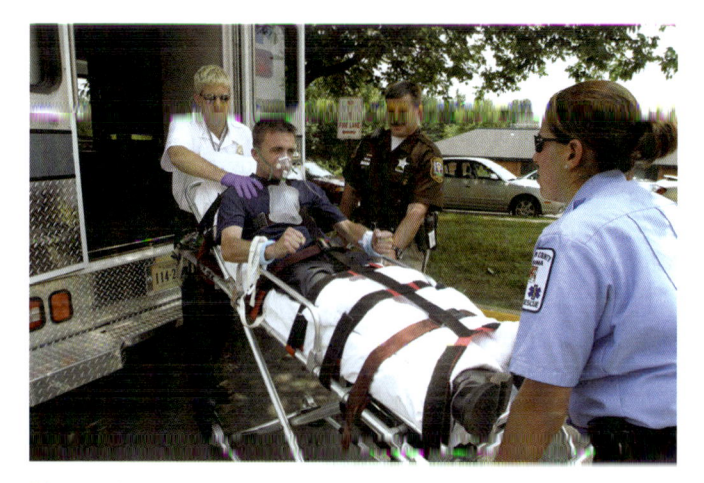

Figura C-3 Pode ser necessário usar restrições para evitar que os pacientes machuquem a si mesmos e aos outros.
© Jones & Bartlett Learning. Cortesia de MIEMESS.

políticas e procedimentos de sua própria agência e, se não houver, que solicite orientação sobre as melhores práticas de acordo com a cadeia de comando de sua agência.

Comunicação

Como em toda comunicação, a maneira como dizemos algo é importante. Nosso tom de voz, nossas pistas não verbais e as palavras que usamos podem influenciar muito a reação da pessoa com quem estamos falando. Com pacientes, famílias e testemunhas que estão em crise de qualquer tipo, a comunicação é um elemento crítico para manter a calma, obter as informações necessárias para tomar decisões e reduzir o risco para o paciente e seus cuidadores (**Figura C-4**).

Ao se comunicar com um paciente que tem um transtorno de saúde mental, sua estratégia de comunicação é um componente vital para diminuir a crise do paciente. Em essência, a comunicação é a primeira linha de **intervenção**, ou

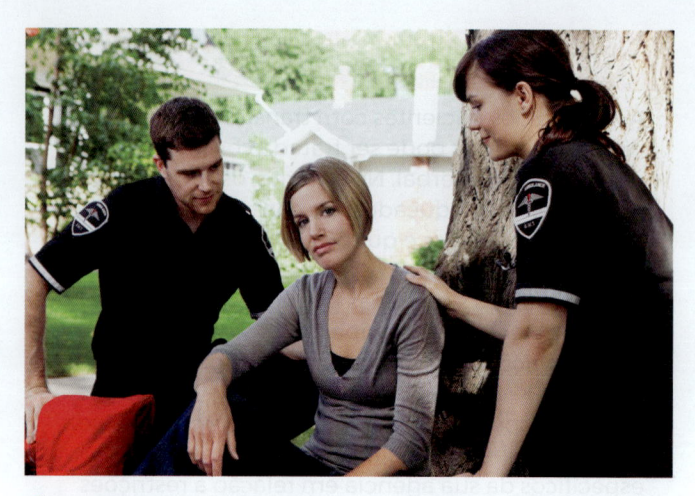

Figura C-4 A comunicação com um paciente pode ser empregada para desescalar a crise do paciente.
© Tyler Olson/Shutterstock.

tratamento, que deve ser empregada para ajudar a reduzir os sintomas que o paciente está experimentando ou para reduzir os riscos associados ao aumento dos sintomas.

Em todas as chamadas do serviço de emergência, cada cena e paciente devem ser manejados com base nas circunstâncias únicas que você avalia e percebe. De forma mais geral, você pode aplicar várias técnicas de comunicação importantes para ajudar a diminuir a escalada de um paciente:

- Use um tom de voz calmo e não agressivo.
- Identifique-se e diga ao paciente que você está aqui para ajudar.
- Fale devagar.
- Use frases curtas, diretas e claras.
- Desligue o rádio para evitar agitar o paciente.
- Olhe para o paciente, mas evite contato visual direto frequente.
- Evite tocar o paciente sem sua permissão.
- Diga aos pacientes que você deseja fazer parceria com eles para ajudar, e eles podem tomar decisões com você. Nos casos em que os pacientes não têm capacidade de tomar decisões, expressar que deseja fazer parceria com eles para ajudar ainda é apropriado. Evite linguagem que faça qualquer paciente se sentir forçado ou coagido.
- Evite a reorientação para a realidade; em vez disso, informe os pacientes que você reconhece o que eles acreditam. Por exemplo: *"Senhor, obrigado por compartilhar comigo que você está indo lutar em uma guerra. Essa informação me ajuda a ajudá-lo"*.
- Evite movimentos físicos abruptos.
- Não discuta ou desafie o paciente.
- Com pacientes que estão tendo uma alucinação ou delírio, é aceitável envolvê-los fazendo perguntas sobre essas percepções. Isso demonstra que você está tentando ajudar e ouvir, o que pode acalmar e distrair o paciente durante o atendimento. Por exemplo: *"Senhor, ouvi você dizer que está indo lutar em uma guerra. Fale-me sobre a guerra"*.

- Evite dizer aos pacientes para "se acalmarem" ou ameaçá-los se seu comportamento não parar. Esses pacientes não conseguem controlar seu comportamento, e essa tática pode aumentar a agitação e promover mais riscos aos pacientes e aos que cuidam deles.
- Evite rir dos pacientes ou usar expressões faciais que possam indicar sarcasmo, como virar os olhos ou sorrir maliciosamente.
- Seja honesto. Se um paciente fizer uma pergunta, responda o mais diretamente possível.
- Evite palavras e declarações críticas e de acusação, como "Se você não bebesse, isso não aconteceria" ou "Você está louco agora".
- Dê espaço físico aos pacientes se eles estiverem agitados. Evite o confronto físico até que seja capaz de diminuir a escalada.
- Entenda que, como a comunicação é o tratamento na cena, esses atendimentos levam mais tempo. Você pode esperar estar fora da cena em 10 minutos em um atendimento de trauma, mas, para uma emergência de saúde mental, você pode estar no local por 30 a 45 minutos antes de conseguir estabilizar a situação e transportar o paciente para cuidados posteriores.
- Pense em como você gostaria de ser comunicado se estivesse tendo uma emergência de saúde mental.
- Sempre seja um ouvinte compassivo.

As seguintes técnicas de comunicação são importantes para a prática:

- Paráfrase: usar menos palavras para repetir o que você ouviu o paciente dizer.
- Resumo: resumir o que o paciente disse a você depois de ouvir por um período de tempo.
- **Escuta reflexiva**: repetir o que você ouve e vê, com foco em como o paciente está se sentindo.
- Questões abertas: esclarecer o que o paciente está pensando ou sentindo fazendo perguntas que exijam mais do que uma resposta sim ou não.
- Declarações com "eu": iniciar suas frases com "eu" para assumir a responsabilidade pelo que você diz e evitar colocar o paciente na defensiva. Por exemplo: *"Eu ouvi você dizer que tem medo de ir para o hospital. Eu entendo por que você ficaria com medo. Eu estou aqui para ajudá-lo a se sentir menos assustado e estarei com você na ambulância durante todo o caminho até lá"*.

Condições e Transtornos de Saúde Mental

A doença mental é definida como um distúrbio cerebral que torna difícil para um indivíduo funcionar no dia a dia. Uma crise de saúde mental é qualquer situação que envolva um comportamento que coloca alguém em risco de ferir a si mesmo ou aos outros ou impede alguém de cuidar de si mesmo ou de funcionar de forma independente.

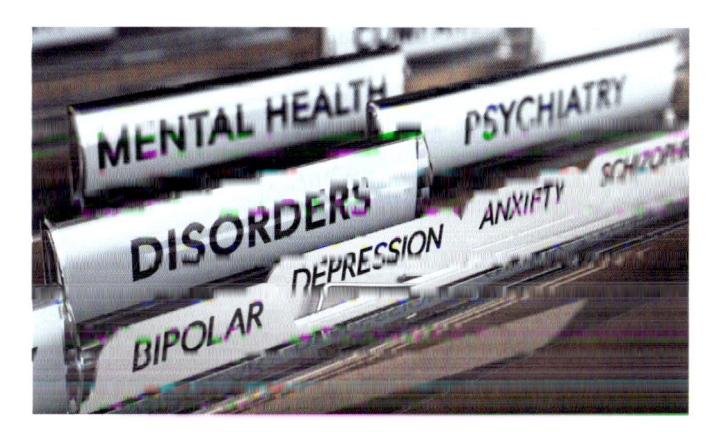

Figura C-5 Existem muitos transtornos mentais que fazem com que os pacientes tenham crises.
© Olivier Le Moal/Shutterstock.

Atualmente, não existe um conjunto específico de testes diagnósticos para diagnosticar definitivamente uma doença mental. No entanto, profissionais de saúde qualificados, como psiquiatras, psicólogos e/ou assistentes sociais clínicos podem usar os sintomas, as observações clínicas e a resposta ao tratamento para ajudar a diagnosticar os pacientes e administrar seus cuidados.

Existem muitos transtornos e condições de saúde mental (Figura C-5), e os critérios para seu diagnóstico e recomendações de plano de tratamento podem ser encontrados no *Manual diagnóstico e estatístico de transtornos mentais* da American Psychiatric Association, 5ª edição (DSM-5). Neste capítulo, vamos nos concentrar em alguns dos transtornos mentais mais comuns que você pode encontrar como socorrista.

Transtorno Depressivo

A depressão é um dos transtornos mentais mais comuns e tem uma série de impactos que podem variar significativamente de paciente para paciente. Muitos indivíduos que vivem com depressão podem funcionar bem e ser bem controlados com medicamentos e aconselhamento. No entanto, para alguns, a depressão leva a desafios significativos que afetam todos os aspectos de suas vidas. As formas de transtorno depressivo incluem transtorno depressivo persistente, depressão pós-parto, transtorno afetivo sazonal, transtorno disruptivo da desregulação do humor e transtorno disfórico pré-menstrual.

Sintomas

Os sintomas de depressão incluem sentimentos persistentes de tristeza e/ou perda de interesse que afetam as atividades da vida diária. Os sintomas (com duração de pelo menos duas semanas para o diagnóstico) podem incluir necessidade frequente de dormir, falta de apetite, baixo nível de energia, dificuldade de concentração, comportamento incomum, baixa autoestima, afeto neutro (falta de expressão de emoção por meio de expressões faciais, gestos, tom de voz e outros sinais emocionais, como riso ou choro) e alterações na personalidade.

Tratamentos Comuns

Os tratamentos comuns para a depressão incluem medicamentos e aconselhamento ambulatorial. Os pacientes que exibem sintomas que indicam risco para si próprios ou para outras pessoas precisarão de programa de estabilização por internação ou intensivo durante o dia antes da transição para um plano de tratamento ambulatorial.

Considerações de Segurança

Pacientes com depressão podem ter pensamentos suicidas, podem tentar o suicídio e podem se ferir (p. ex., automutilação, compulsão alimentar/purgação, uso de drogas e/ou álcool, arrancar feridas em cicatrização, arrancar o cabelo). Os pacientes podem usar álcool ou drogas para automanejar sua depressão. Pacientes que são ativamente suicidas ou que estão em perigo devido à automutilação incontrolável requerem cuidados de saúde mental imediatos para estabilização e devem ser admitidos voluntariamente em uma instituição psiquiátrica ou, se não tiverem capacidade para decidir, devem ser involuntariamente admitidos em uma instituição psiquiátrica.

Transtorno Bipolar

O **transtorno bipolar** é um transtorno comum caracterizado por extremos de humor e frequentemente traz desafios em muitas áreas da vida do paciente. Indivíduos afetados podem ter resultados altamente bem-sucedidos com medicamentos e aconselhamento; no entanto, devido à natureza da neurobiologia desse diagnóstico, episódios de natureza aguda ou problemas com a adesão ao tratamento podem ser um desafio.

Sintomas

Os sintomas do transtorno bipolar incluem episódios de oscilações de humor, desde baixos depressivos a altos maníacos. As fases do humor podem ter ciclos rápidos, mudar com frequência ou acontecer ao longo de semanas e meses. Os sintomas maníacos podem incluir necessidade reduzida de sono, nível de energia acima do valor basal, agitação e dificuldade com a realidade. Os sintomas depressivos podem incluir baixa energia, baixa motivação e perda de interesse nas atividades da vida diária. Os pacientes bipolares podem apresentar sintomas psicóticos, como delírios.

Tratamentos Comuns

Os tratamentos comuns para o transtorno bipolar incluem medicamentos e aconselhamento ambulatorial. Pacientes que exibem sintomas que indicam risco para si próprios ou para outras pessoas precisarão de programa de estabilização por internação ou intensivo durante o dia antes da transição para um plano de atendimento ambulatorial.

Considerações de Segurança

Pacientes com transtorno bipolar podem ter pensamentos suicidas, podem tentar suicídio e podem se ferir (p. ex., automutilação, compulsão alimentar/purgação, uso de drogas e/ou álcool, arrancar feridas em cicatrização, arrancar os cabelos). Os pacientes podem usar álcool ou drogas para controlar seu humor. Alguns podem se tornar psicóticos e delirantes. Pacientes que são ativamente suicidas ou que estão em perigo devido a lesões autoprovocadas incontroláveis requerem cuidados de saúde mental imediatos para estabilização e devem ser admitidos voluntariamente em uma instituição psiquiátrica ou, se não tiverem capacidade para decidir, devem ser involuntariamente admitidos em uma instituição psiquiátrica.

Transtorno de Ansiedade

A ansiedade é um transtorno comum que tem uma série de impactos que podem variar significativamente de paciente para paciente. Muitos indivíduos que vivem com ansiedade experimentam efeitos físicos e emocionais. Os indivíduos podem aprender estratégias para controlar a ansiedade e os sintomas podem ser controlados com medicamentos e aconselhamento. No entanto, como acontece com a depressão, para alguns indivíduos a ansiedade leva a desafios significativos que afetam todos os aspectos de sua vida.

Sintomas

Os sintomas desse transtorno incluem sentimentos persistentes de preocupação, ansiedade e/ou medo que afetam as atividades da vida diária. Os sintomas também podem incluir preocupação ou resposta ao estresse que não parecem igual ao evento, incapacidade de parar de se preocupar e sensação de nervosismo, irritação e inquietação (**Figura C-6**). Os pacientes podem reclamar de dispneia, sudorese, problemas de estômago, cefaleia, insônia e dores de cabeça. Ataques de pânico podem ocorrer.

Tratamentos Comuns

Os tratamentos comuns para a ansiedade incluem medicamentos e aconselhamento ambulatorial.

Considerações de Segurança

Pacientes com ansiedade podem ter experimentado um trauma anterior que desencadeou sentimentos de medo e ansiedade. Pacientes ansiosos podem ter outros problemas de saúde mental, como transtorno de estresse pós-traumático (TEPT), transtorno obsessivo-compulsivo (TOC) ou esquizofrenia. Alguns podem usar álcool ou drogas para controlar seus sentimentos de ansiedade, e alguns podem ficar agitados. Pacientes que são ativamente suicidas ou experimentam ansiedade intratável (ataques de pânico) requerem cuidados de saúde mental imediatos para estabilização e devem ser admitidos voluntariamente em uma instituição psiquiátrica ou, se não tiverem capacidade de decidir, devem ser internados involuntariamente em uma instituição psiquiátrica.

Esquizofrenia

A **esquizofrenia** é um transtorno excepcionalmente complexo; no entanto, com tratamento medicamentoso e suporte, os indivíduos que vivem com esse diagnóstico podem ter grande sucesso na redução ou eliminação de sintomas, permitindo independência e qualidade de vida. No entanto, devido à natureza de alguns aspectos da esquizofrenia, esse transtorno pode levar a desafios que afetam todas as áreas da vida. Os sintomas comuns de esquizofrenia também podem causar problemas comportamentais que, sem tratamento, podem criar riscos de segurança para os indivíduos afetados e para os profissionais que cuidam deles (**Figura C-7**).

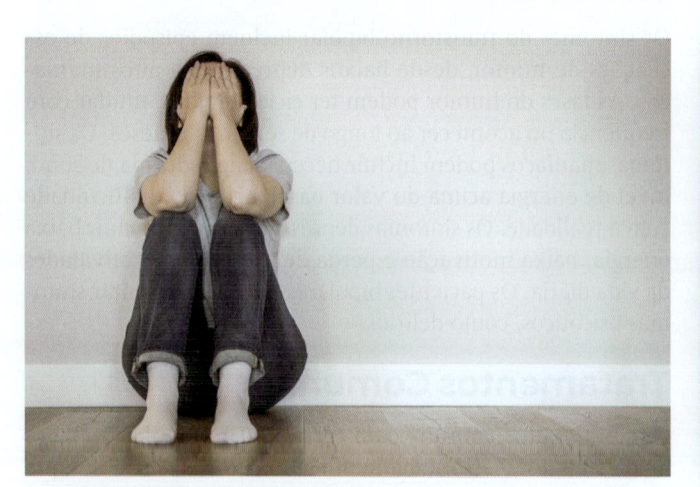

Figura C-6 O transtorno de ansiedade pode fazer com que os pacientes se sintam sobrecarregados com preocupação ou estresse.
© Mariakray/Shutterstock.

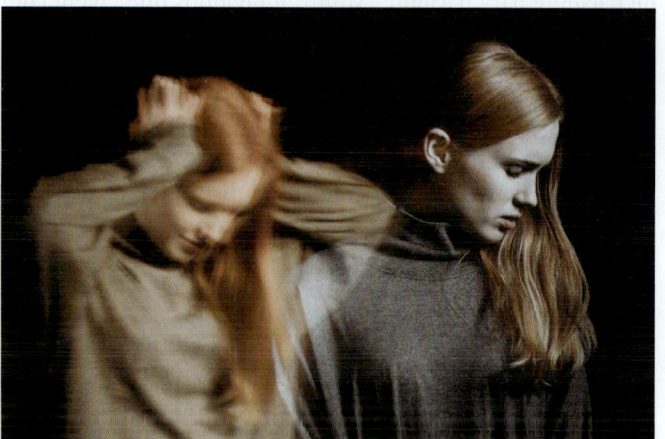

Figura C-7 A esquizofrenia é um transtorno de saúde mental complexo que produz sintomas que também podem causar problemas comportamentais.
© Photographee.eu/Shutterstock.

Sintomas

Os sintomas da esquizofrenia costumam ser classificados em duas categorias: positivos e negativos. Os sintomas positivos envolvem a adição de comportamentos ou mudanças no pensamento, como delírios, alucinações auditivas e visuais, sensibilidade sensorial aumentada, mudanças na personalidade, percepções imprecisas e paranoia. Sintomas negativos refletem a ausência de algo; eles incluem apatia, afeto neutro, perda de motivação, pobreza de fala e anedonia (falta de prazer). Esses sintomas podem causar afastamento do mundo, o que geralmente leva a problemas nos relacionamentos, como perda de interesse em conversar ou não querer sair de casa.

Tratamentos Comuns

Os tratamentos comuns para a esquizofrenia incluem medicamentos, aconselhamento ambulatorial e manejo de casos. Os pacientes que exibem sintomas que indicam risco para si próprios ou para outras pessoas precisarão de programa de estabilização por internação ou intensivo durante o dia antes da transição para um plano de tratamento ambulatorial.

Considerações de Segurança

Pacientes com esquizofrenia são frequentemente retratados de forma imprecisa como violentos. No entanto, quando em crise devido à psicose, esses pacientes podem representar um risco de segurança para si e para os outros devido aos sintomas que estão experimentando. Eles podem estar em risco de suicídio, homicídio e explosões violentas. Pacientes que são ativamente suicidas, homicidas, psicóticos ou que estão em perigo devido a automutilação incontrolável requerem cuidados de saúde mental imediatos para estabilização e devem ser admitidos voluntária ou involuntariamente em uma instituição psiquiátrica.

Transtornos de Adição e Relacionados ao Uso de Substâncias

Os transtornos por uso de substâncias são generalizados e têm o potencial de impactar todos os aspectos da vida de um indivíduo (**Figura C-8**). O estigma em torno do uso de drogas e álcool cria desafios adicionais para os indivíduos afetados, seu sistema de apoio e profissionais de saúde que cuidam deles.

Sintomas

Os sintomas incluem a incapacidade de controlar o uso de substâncias (drogas e/ou álcool). Impulsos intensos de uso, pensamentos e crenças defeituosos que levam ao uso, mudanças no comportamento e na personalidade devido às substâncias, dificuldade em manter as atividades da vida diária, comportamento de risco e abstinência física se o uso da substância for interrompido (p. ex., tremores, agitação, sudorese, vômito, ansiedade, alucinações, convulsões) são sintomas adicionais. Cada substância pode induzir mudanças de comportamento e reações físicas únicas. Além disso, os transtornos de adição frequentemente acompanham e complicam os transtornos mentais basais. Algumas substâncias comuns que você pode encontrar um paciente em uso incluem o seguinte:

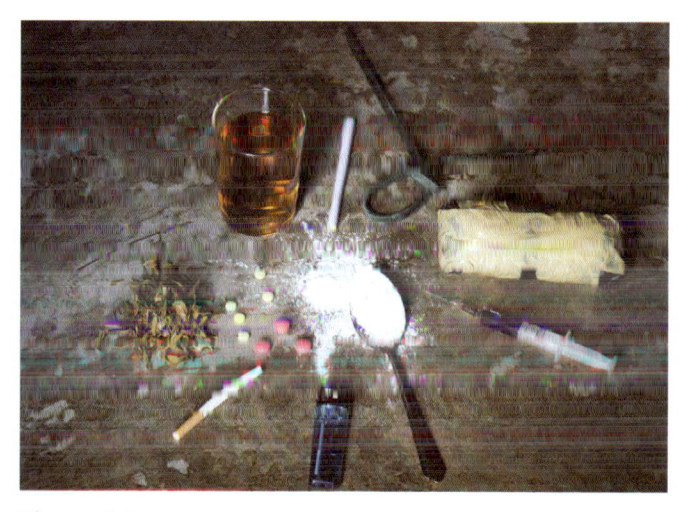

Figura C-8 Transtornos por uso de substâncias afetam a capacidade do paciente de manter as atividades da vida diária.
© Tinnakorn Jorruang/Shutterstock.

- Maconha
  - Pode ser fumada, ingerida ou inalada
  - Sinais de uso recente:
    - Sensação de euforia
    - Sentido aguçado de percepções visuais, gustativas e auditivas
    - Aumento da pressão arterial (PA) e da frequência cardíaca (FC)
    - Olhos vermelhos
    - Boca seca
    - Diminuição da coordenação motora
    - Dificuldade de foco
    - Tempo de reação lento
    - Ansiedade/paranoia
    - Cheiro de maconha nas roupas ou no ambiente
    - Desejos por comida
- Álcool
  - Pode ser inalado, cheirado, bebido, injetado ou absorvido
  - Sinais de uso recente
    - Sensação de euforia
    - Cheiro de álcool no hálito
    - Entusiasmo
    - Confusão
    - Dificuldade com marcha e equilíbrio
    - Aumento da PA e da FC
    - Olhos vermelhos
    - Boca seca
    - Diminuição da coordenação motora

- Dificuldade de foco
- Tempo de reação lento
- Humor deprimido
- K2, *Spice*
  - Pode ser fumado ou bebido em chá
  - Sinais de uso recente:
    - Sensação de euforia
    - Humor elevado
    - Sentido alterado de percepções visuais, gustativas e auditivas
    - Aumento da PA e da FC, ou início de parada cardíaca
    - Alucinações
    - Ansiedade/agitação extrema
    - Paranoia
    - Vômito
    - Confusão
- Sais de banho
  - Podem ser ingeridos, cheirados, inalados ou injetados
  - Sinais de uso recente
    - Sensação de euforia
    - Maior sociabilidade
    - Energia aumentada
    - Aumento da PA e da FC
    - Alucinações
    - Perda de controle muscular
    - Dificuldade de concentração
    - Ansiedade/agitação extrema
    - Paranoia
    - Ataques de pânico
    - Psicose e comportamento violento
- Barbitúricos, benzodiazepínicos e hipnóticos
  - Tomados oralmente
  - Sinais de uso recente:
    - Sonolência
    - Fala arrastada
    - Falta de coordenação
    - Irritabilidade
    - Dificuldade de concentração
    - Problemas de memória
    - Movimentos involuntários dos olhos
    - Falta de inibição
    - Respiração lenta e PA reduzida
    - Quedas
    - Tontura
- Metanfetamina, cocaína e outros estimulantes
  - Podem ser fumados, injetados, inalados ou tomados por via oral
  - Sinais de uso recente:
    - Excesso de confiança
    - Estado de alerta aumentado
    - Aumento de energia/inquietação
    - Divagações ou fala rápida
    - Pupilas dilatadas
    - Aumento da PA e da FC, ou início de parada cardíaca
    - Delírios/alucinações
    - Irritabilidade/agitação
    - Ansiedade/paranoia
    - Vômito
    - Julgamento prejudicado
    - Congestão nasal (secundária à inalação)
    - Feridas na boca/cáries (secundárias ao fumo)
    - Confusão
    - Depressão quando passa o efeito da substância
    - Insônia
- *Ecstasy*, MDMA (3,4-metilenodioximetanfetamina), GHB (gama-hidroxibutirato), flunitrazepam/"boa noite Cinderela" e cetamina
  - Podem ser injetados, inalados ou tomados por via oral
  - Sinais de uso recente:
    - Cãibras/relaxamento muscular
    - Calafrios/sudorese
    - Tremor involuntário
    - Mudanças de comportamento
    - Divagações ou fala rápida
    - Pupilas dilatadas
    - Aumento ou diminuição da PA e da FC
    - Consciência reduzida/sedação
    - Sentidos aguçados
    - Julgamento inadequado
    - Julgamento prejudicado
    - Perda de memória
    - Inibições reduzidas
- Alucinógenos
  - Podem ser fumados, cheirados, injetados ou tomados por via oral
  - Sinais de uso recente:
    - Alucinações
    - Percepção reduzida da realidade
    - Mudanças rápidas de humor
    - Aumento da PA e da FC
    - Julgamento prejudicado
    - Comportamento impulsivo
    - Tremores
    - Comportamento agressivo/violento
    - Movimentos involuntários dos olhos
    - Falta de sensação de dor
    - Dificuldade em pensar com clareza
    - Falta de coordenação
    - Problemas para falar
    - Convulsão/coma
    - Sensibilidade sensorial
- Inalantes
  - Inalados
  - Sinais de uso recente:
    - Intoxicação
    - Inibição diminuída
    - Aumento de energia/inquietação
    - Combatividade
    - Tontura
    - Vômito

- Movimentos involuntários dos olhos
- Batimentos cardíacos irregulares
- Tremores
- Erupção cutânea ao redor do nariz e/ou boca
- Opioides
  - Podem ser fumados, injetados, cheirados, inalados ou tomados por via oral
  - Sinais de uso recente:
    - Sensação de dor reduzida
    - Sedação/sonolência
    - Fala arrastada
    - Pupilas contraídas
    - Falta de atenção ao ambiente
    - Aumento da PA e da FC ou início de parada cardíaca
    - Irritabilidade/agitação
    - Depressão
    - Constipação
    - Julgamento prejudicado
    - Congestão nasal (secundária à inalação)
    - Marcas de agulha (secundárias a injeções)

Tratamentos Comuns

Os tratamentos comuns para transtornos por uso de substâncias incluem tratamento assistido por medicação (TAM) e aconselhamento sobre drogas/álcool em internação ou ambulatorial. Os pacientes que apresentam sintomas que indicam risco para si próprios ou para terceiros, ou que apresentam complicações médicas relacionadas à abstinência, precisarão de desintoxicação com o paciente internado ou programa de estabilização intensivo durante o dia antes da transição para um plano de tratamento ambulatorial.

Considerações de Segurança

Pacientes que vivem com dependência e alcoolismo costumam ter um transtorno de saúde mental concomitante. Eles podem ter pensamentos suicidas, podem tentar o suicídio e podem se ferir (p. ex., automutilação, compulsão alimentar/purgação, uso excessivo de drogas e/ou álcool, arrancar feridas em cicatrização, arrancar os cabelos). Pacientes que são ativamente suicidas ou em perigo devido a automutilação incontrolável, ou que estão experimentando sintomas físicos relacionados à abstinência, requerem cuidados de saúde mental ou de adição imediatos para estabilização e devem receber admissão voluntária em uma instituição para transtornos de adição ou psiquiátrica que trata de transtornos concomitantes ou, se não tiverem capacidade de decisão, devem ser internados involuntariamente.

Transtornos da Personalidade

Os **transtornos da personalidade** são muito comuns, mas muitas vezes não são fáceis de tratar e gerenciar devido aos impactos na percepção de um indivíduo que tornam difícil reconhecer os sintomas do transtorno. Como os medicamentos não podem ajudar nas percepções de uma pessoa, o aconselhamento é frequentemente incentivado. A Food and Drug Administration (FDA) não aprovou nenhum medicamento específico para o tratamento de transtornos de personalidade; no entanto, o manejo com medicamentos tem se mostrado bem-sucedido no controle de alguns sintomas em indivíduos, e pesquisas recentes sugerem que novos protocolos de medicamentos podem estar surgindo.

Sintomas

- Grupo A (paranoide, esquizoide, esquizotípica): Pensamentos e comportamentos estranhos e excêntricos que afetam os relacionamentos do paciente e as atividades da vida diária. Desconfiado, reservado, paranoico, zangado/hostil, guarda rancor, tem dificuldade com pistas sociais, afeto neutro, delírios, ansiedade social.
- Grupo B (antissocial, *borderline*, histriônica, narcisista): Dramático, excessivamente emocional, busca atenção, desrespeito pela segurança, comportamento arriscado/impulsivo, foco em si mesmo, mudanças rápidas de humor, pensamento e comportamento imprevisíveis.
- Grupo C (esquiva, dependente, obsessivo-compulsiva): Ansiedade, pensamentos e comportamentos movidos pelo medo. Sensível a críticas ou rejeição, dependência, timidez ou comportamento pegajoso, baixa autoestima, rigidez, necessidade de ordem, desejo de controle.

Frequentemente, os indivíduos com transtorno da personalidade apresentam sinais de pelo menos um outro tipo de transtorno de personalidade.

Tratamentos Comuns

Os tratamentos comuns para transtornos da personalidade incluem medicamentos e aconselhamento ambulatorial. Os pacientes que exibem sintomas que indicam risco para si próprios ou para outras pessoas precisarão de programa de estabilização por internação ou intensivo durante o dia antes da transição para um plano de tratamento ambulatorial.

Considerações de Segurança

Pacientes com transtornos de personalidade podem, na realidade ou como parte da busca de atenção, ter pensamentos suicidas, tentativa de suicídio e automutilação (p. ex., automutilação, compulsão alimentar/purgação, uso de drogas e/ou álcool, arrancar feridas em cicatrização, arrancar o cabelo). Alguns podem usar álcool ou drogas para controlar o humor ou os sintomas. Pacientes que são ativamente suicidas ou em perigo devido a automutilação incontrolável requerem cuidados de saúde mental imediatos para estabilização e devem ser admitidos voluntariamente em uma instituição psiquiátrica, ou se não tiverem capacidade para decidir, devem ser internados involuntariamente em uma instituição psiquiátrica.

Considerações Especiais para Pacientes Suicidas

O suicídio é a décima causa de morte mais prevalente nos Estados Unidos. Em média, 123 suicídios ocorrem a cada dia, o equivalente a 45.000 mortes por suicídio a cada ano. Muitas chamadas ao serviço de emergência também envolvem pacientes que tentaram suicídio. Aproximadamente 1,3 milhão de pessoas tentam o suicídio a cada ano, e os dados indicam que o suicídio está aumentando em todos os estados. Pacientes que tentam suicídio sempre precisam de transporte para cuidados e avaliação adicionais; no entanto, dependendo da natureza de suas lesões, o foco principal desse tipo de chamada pode ser os cuidados de suporte avançado de vida (**Figura C-9**).

Para pacientes que são suicidas, mas ainda não tentaram o suicídio, é fundamental que você use a comunicação para ajudar o paciente até que um compromisso voluntário ou involuntário possa ser facilitado pelas autoridades policiais ou por um profissional de saúde qualificado. Ao se comunicar com um paciente suicida, considere as seguintes estratégias de comunicação:

- Seja direto e pergunte aos pacientes se eles estão pensando em suicídio.
- Pergunte aos pacientes se eles têm um plano para cometer suicídio; se eles afirmarem que sim, pergunte qual é esse plano.
- Pergunte aos pacientes se eles têm um método para executar seu plano em casa; em caso afirmativo, proteja-o e/ou notifique as autoridades se eles chegarem ao local.
- Ofereça escuta compassiva.
- Evite tentar dissuadir os pacientes de seus planos de suicídio, fazendo afirmações como „Você tem tanto pelo que viver" ou „Como você poderia deixar seus filhos para trás?".
- Evite linguagem crítica.
- Ofereça validação. Por exemplo: *"Estou honrado por você se sentir confortável compartilhando o que sente comigo. Vamos superar isso juntos."*.
- Explore os sentimentos dos pacientes fazendo perguntas abertas, como „Conte-me sobre outras vezes em que você pode ter se sentido assim" ou „O que você fez para ajudar a se sentir melhor no passado?"
- Mantenha os pacientes conversando até que a polícia ou um profissional de saúde qualificado chegue para discutir a admissão voluntária ou involuntária em uma instituição psiquiátrica.

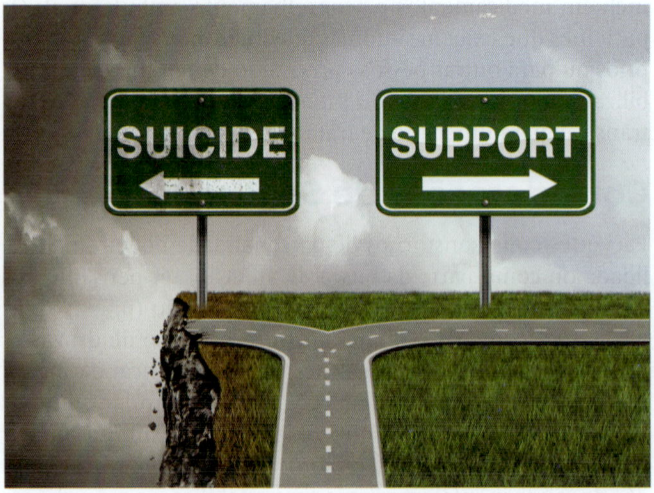

Os socorristas às vezes precisam manejar a avaliação inicial e a triagem de um paciente que pode ser suicida. Muitas ferramentas estão disponíveis para auxiliar nesse processo. A Substance Abuse and Mental Health Services Administration (SAMHSA) do Department of Health and Human Services dos Estados Unidos criou a SAFE-T, uma ferramenta de cinco etapas que é apropriada para pacientes de todas as idades. A SAFE-T permite que você:

1. Identifique os fatores de risco
2. Identifique os fatores de proteção
3. Conduza questões relacionadas a suicídio
4. Determine o nível de risco/intervenção
5. Registre

Você pode baixar a ferramenta de avaliação SAFE-T em www.sprc.org.

Opções de Cuidados

Os pacientes que estão passando por uma emergência psiquiátrica quase sempre precisarão de transporte para avaliação, estabilização e cuidados adicionais. As opções de tratamento na esfera pré-hospitalar são separadas em três categorias – voluntário, involuntário e atendimento comunitário.

- *Tratamento voluntário*. Em cenários de atendimento ao paciente envolvendo indivíduos que têm a capacidade de tomar suas próprias decisões, ou para aqueles que têm um problema de saúde mental que não representa risco iminente para eles próprios ou outros, os pacientes devem ser oferecidos a oportunidade de se internar voluntariamente em um setor de emergência ou instituição psiquiátrica para avaliação e atendimento psiquiátrico e/ou relacionado a transtornos de adição. O transporte desses pacientes ainda deve ser considerado como um risco à segurança, pois eles podem descompensar mentalmente ou comportamentalmente a qualquer momento.

Nos casos em que os pacientes não representam uma ameaça para si próprios ou para terceiros, e não estão passando por uma crise iminente, uma ligação para a equipe de saúde mental do paciente ou para a equipe psiquiátrica da comunidade pode ser uma alternativa ao transporte. Nesses casos, os pacientes devem ter a

Figura C-9 Os socorristas podem ser chamados a uma cena em que um paciente tenha ideação suicida ou uma cena em que o paciente tenha tentado se suicidar.
© Lightspring/Shutterstock.

opção de transporte voluntário para atendimento ou de permanecer em seu ambiente e receber serviços de um profissional de saúde qualificado, como assistente social clínico, enfermeiro psiquiátrico, psicólogo ou psiquiatra.
Tratamento involuntário. Nos casos em que há risco de segurança iminente para o paciente ou outros e/ou quando os pacientes não demonstram capacidade para tomar suas próprias decisões e escolhas de saúde, uma admissão involuntária a uma instituição é necessária. Todos os estados dos Estados Unidos têm leis de internação involuntária que permitem que a polícia e/ou outros profissionais de saúde qualificados admitam involuntariamente um paciente para cuidados de saúde mental e/ou toxicodependência por um período de tempo que varia de acordo com a lei. Tradicionalmente, as agências de serviço de emergência usam a polícia para facilitar a internação involuntária dos pacientes. No entanto, conforme o serviço de emergência está evoluindo, novos tipos de profissionais de saúde podem estar trabalhando nas agências. Dependendo das leis estaduais, assistentes sociais clínicos, profissionais de enfermagem, psicólogos, médicos e alguns outros profissionais de saúde também podem ter autoridade para facilitar a internação involuntária de pacientes. Siga o protocolo de sua agência para iniciar a internação involuntária.

- *Cuidado comunitário.* Hoje, um número crescente de agências de serviços de emergência têm programas integrados de saúde móvel e/ou programas de paramedicina da comunidade que podem permitir o envolvimento contínuo nas necessidades de cuidados dos pacientes após a chamada de emergência. Os paramédicos comunitários e assistentes sociais clínicos nessas equipes podem garantir que o plano de alta de um paciente esteja em vigor após uma crise ou podem ajudar um paciente a prevenir uma crise fazendo parceria com o paciente para criar e coordenar um plano de saúde mental dentro da comunidade. As opções de cuidado comunitário podem incluir o seguinte:
  - Encaminhamento para instituições de saúde mental ambulatoriais
  - Educação em saúde mental
  - Conexões para suporte de pares
  - Conexões com defensores da saúde mental e gerentes de caso
  - Encaminhamento para programas municipais e estaduais
  - Criação de planos de emergência para eventos de crise futura
  - Apoio e incentivo para o paciente
  - Orientação e serviços de apoio para a família do paciente

Os recursos são um elemento importante de apoio aos pacientes e famílias que vivem com transtornos mentais. Como socorrista, você pode ser chamado para entrar em contato ou sugerir recursos. Sempre há ajuda disponível para pacientes e familiares, 365 dias por ano, 24 horas por dia, 7 dias por semana. Os seguintes recursos estão disponíveis em todo o país (Estados Unidos):

- *211.* Suporte emocional em tempo real em todo o país, atendimento em crises, intervenção em suicídio e banco de dados para recursos da comunidade e intervenção em crises. Disponível 24 horas por dia, 7 dias por semana, em 180 idiomas. Acesse www.211.org para opções *online*, *chat* e mensagens.
- *National Suicide Prevention Lifeline:* Suporte emocional em tempo real em todo o país, atendimento em crises, intervenção em suicídio e banco de dados de recursos para

Capacidade de Tomada de Decisão

A **capacidade de tomada de decisão** (CTD) é um dos conceitos mais importantes que um profissional pré-hospitalar precisa entender. Pode não ser tão simples de definir, mas compreender a estrutura por trás da CTD permitirá a autonomia do paciente quando apropriado e fornecerá cuidados médicos conforme necessário. A CTD não depende da ingestão de álcool ou medicamentos, mas reflete a **capacidade** específica do paciente de compreender os problemas no momento em que a pessoa está sendo avaliada.

A abordagem a seguir é uma forma simplificada da CTD:

- O paciente deve saber que existe uma condição ou situação médica e que uma decisão deve ser tomada.
- O paciente deve compreender os riscos e benefícios de obter tratamento/transporte *versus* recusar o tratamento.
- Tratamentos ou opções alternativos podem ser fornecidos ao paciente.
- O paciente deve ser capaz de comunicar as escolhas feitas.

Se for determinado que o paciente tem CTD e ele recusar o atendimento, também é uma prática recomendada incentivar o paciente a entrar em contato novamente ou ajudar na obtenção de tratamentos ou destinos alternativos como um esforço de boa fé.

Também recomendamos obter informações das testemunhas no caso de uma nova chamada ao serviço de emergência ser necessária. Os tribunais também reconheceram que os pacientes que não percebem sua doença não pode tomar decisões válidas sobre o tratamento.

O conceito da CTD nem sempre é fácil de aplicar no mundo real, mas é um dos melhores sistemas de orientação que temos disponíveis. Você deve se familiarizar com a política local e entrar em contato com o seu supervisor ou com a orientação médica *online* para ajudá-lo nessas decisões que podem ser difíceis.

cuidados de saúde mental e prevenção do suicídio. Pode orientar o profissional que está acompanhando um paciente em crise. Acesse www.suicidepreventionlifeline.org para opções *online* e de *chat*.
- *Veterans Crisis Line:* Atendimento a crises em tempo real em todo o país, suporte emocional, intervenção suicida e banco de dados de recursos para membros do serviço ativo, veteranos e suas famílias. Acesse www.veteranscrisisline.net.
- *National Alliance on Mental Illness (NAMI):* Advocacia, provedor de recursos e organização de serviços diretos para indivíduos e famílias que vivem com transtornos mentais. Oferece uma linha de crise 24 horas por dia, 7 dias por semana. Acesse www.nami.org.

Saúde Mental e Populações Especiais

Pacientes Pediátricos e Adolescentes

Cuidar de uma criança ou adolescente durante uma emergência sempre traz um nível adicional de emoção para todos os envolvidos. A compaixão e o cuidado que os socorristas oferecem no cenário de emergências médicas envolvendo menores são incomparáveis. Responder a emergências de saúde mental envolvendo menores deve inspirar o mesmo esforço que qualquer outra chamada de emergência médica pediátrica.

Crianças e adolescentes apresentam desafios únicos em todos os tipos de chamadas de emergência, e as emergências de saúde mental fazem parte desse espectro (**Figura C-10**). Você pode ter a impressão inicial de que os pais do menor estão causando o comportamento que você está observando devido a abuso ou negligência ou de que o menor pode estar fingindo para chamar a atenção.

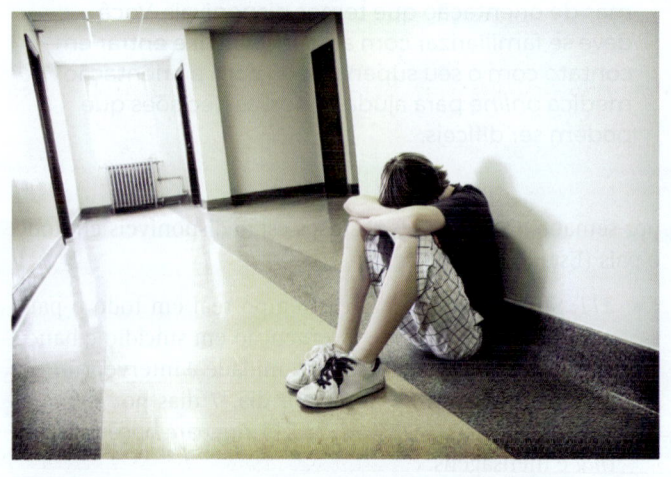

Figura C-10 Realizar atendimentos pediátricos com compaixão é uma parte importante do atendimento ao paciente.
© Suzanne Tucker/Shutterstock.

Um outro desafio é apresentado pelos pais e irmãos na cena, que podem parecer frenéticos, raivosos, assustados ou desconectados do evento. Famílias de menores que vivem com transtornos mentais são muitas vezes oprimidas e isoladas, e podem carecer de apoio social e familiar.

Com 1 em cada 10 menores tendo um transtorno mental grave, a necessidade de cuidados de saúde mental de emergência para menores continua a aumentar. Entre 2011 e 2015, houve um aumento de 28% nas visitas ao setor emergência psiquiátrica para pacientes de 6 a 24 anos, sendo essa tendência fortemente impactada por um aumento de 54% no número de visitas de adolescentes. Entre as realidades para essa população estão a falta de atendimento especializado em saúde mental pediátrica e a falta de atendimento financeiramente acessível, quando disponível; juntos, esses fatores costumam fazer com que as famílias esperem até que ocorra uma crise e, então, usem o serviço de emergência e o setor de emergência para obter ajuda.

Em pacientes menores, às vezes pode ser um desafio saber o que está causando o comportamento. O lobo frontal ainda está se desenvolvendo em crianças e adolescentes, e eles ainda não estão emocionalmente maduros e costumam testar os limites. Procure os seguintes sinais em menores, que podem indicar a existência de um problema de saúde mental:

- Incapacidade de gerenciar tarefas diárias
- Mudanças rápidas de humor
- Agitação aumentada
- Comportamento abusivo em relação a si mesmo, aos outros e aos animais
- Psicose
- Isolamento
- Sintomas/queixas físicas inexplicáveis

Obter um histórico médico com os pais ou responsáveis pelo menor é útil para saber se o paciente tem algum problema médico e/ou neurológico, como diabetes, transtorno de déficit de atenção/hiperatividade (TDAH) ou uma LCT, que poderia estar fazendo com que a criança se comporte de maneiras fora de sua linha de base cotidiana. Além disso, perguntar sobre o histórico familiar de transtornos mentais pode ser importante para auxiliar na avaliação do setor de emergência quando o paciente for transportado para lá. Como parte da anamnese, o paramédico também deve perguntar sobre quaisquer mudanças no ambiente da criança, uma perda recente, mudança de casa ou escola ou outros fatores de estresse que podem desencadear mudanças de comportamento em um paciente menor de idade.

Para crianças e adolescentes que não estão em crise, a família deve ser orientada a ligar imediatamente para a equipe de saúde mental para obter orientação sobre as opções de cuidados. Qualquer menor que esteja passando por uma crise de saúde mental deve sempre ser transportado para uma avaliação completa e cuidados de saúde mental. Da mesma forma, qualquer menor que esteja pensando em se machucar ou ferir outras pessoas deve sempre ser transportado para avaliação.

Como acontece com todas as emergências de saúde mental, o melhor tratamento no local e durante o transporte de crianças com emergências de saúde mental é a comunicação. Considere as seguintes práticas recomendadas para redução da escalada.

- Mantenha uma voz calma e em baixo volume.
- Ofereça a sua compaixão.
- Evite fazer comentários de crítica ou acusação.
- Não discuta nem argumente com o paciente.
- Deixe o paciente menor saber que você se importa e está aqui para ajudar.
- Evite contato visual direto contínuo, mas tente se comunicar no nível físico do menor.
- Evite movimentos rápidos.
- Esteja atento às expressões faciais e maneirismos físicos que podem não ser calorosos e compassivos, como virar os olhos, cruzar os braços ou sorrir.
- Evite tocar no paciente menor, a menos que peça permissão e explique por que o toque é necessário. Exemplo: *"Pedro, gostaria de ver como o sangue está funcionando em seu corpo: preciso colocar essa braçadeira em seu braço para que possamos fazer uma medição. Posso tocar no seu braço?".*
- Seja paciente.
- Dê espaço físico e emocional ao menor.
- Ofereça validação. Por exemplo: *"Pedro, estou feliz que você me disse como está se sentindo. Eu posso entender por que você ficaria com medo de ver fantasmas em seu quarto."*.
- Evite reorientar menores psicóticos.
- Evite ameaçar ou dar ordens menor; em vez disso, conforme possível, estabeleça um tom de trabalho com o menor em parceria para ajudar o paciente a se sentir melhor.
- Se apropriado na sua agência, utilize a ferramenta SAFE-T para iniciar uma discussão e avaliação do risco de suicídio se o paciente menor estiver relatando pensamentos suicidas ou exibindo sintomas que podem indicar um risco de suicídio.

Famílias de crianças e adolescentes que estão enfrentando problemas de saúde mental e/ou têm transtornos mentais precisam de recursos e apoio. Nessas cenas, considere fornecer às famílias os recursos da comunidade listados anteriormente para que possam buscar ajuda e apoio após o atendimento de emergência.

Se suspeitar de abuso, negligência ou exploração ou se estiver preocupado com a vulnerabilidade da família, é importante que você relate a alguma instituição de proteção à criança e ao adolescente. Não são necessárias provas de suas preocupações se estiver relatando de boa fé. Essa notificação nem sempre é punitiva para a família, e as instituições de proteção à criança e ao adolescente têm capacidade e recursos para conectar famílias a cuidados e serviços rapidamente. O objetivo dessa agência é ajudar as famílias a serem autossuficientes e saudáveis e, para muitas famílias, a sua notificação poderá garantir acesso a apoios e serviços necessários que podem fazer uma grande diferença na saúde e na vida da família. Para encontrar o número de contato, acesse www.childwelfare.gov.

Pacientes Idosos

Os socorristas costumam ter vasta experiência no manejo de emergências médicas de pacientes idosos, já que essa população experimenta com mais frequência problemas médicos comuns, como quedas e eventos cardíacos. Os idosos apresentam um risco elevado de apresentar problemas médicos que podem causar sintomas psiquiátricos, como delírios, desorientação, perda de memória, agitação, combatividade e alucinações. Essas condições médicas podem incluir:

- Anormalidades eletrolíticas
- Diabetes
- LCT
- Tumores cerebrais
- Doenças respiratórias/sofrimento respiratório
- Infecção/sepse
- Demência
- Epilepsia
- AVE
- Doença de Parkinson
- HIV
- Desidratação
- Uso de medicação

Realizar a anamnese e as avaliações primária e secundária é essencial em todas as emergências de saúde mental, mas, no caso dos idosos, que muitas vezes têm histórias médicas complexas e comorbidades, essa tarefa é de vital importância para descartar outras causas médicas de saúde mental além de um transtorno mental primário.

Outro aspecto importante da emergência de saúde mental nos idosos é a prevalência da doença de Alzheimer (DA). Estima-se que 50% dos adultos com mais de 80 anos vivam com DA. A DA causa muitos sintomas que podem se apresentar como um transtorno de saúde mental:

- Confusão
- Desorientaçao
- Delírios
- Alucinações
- Agitação
- Deambulação
- Fala prejudicada
- Dificuldade de concentração
- Perda de memória
- Combatividade
- Mudanças de humor

Embora as técnicas usuais de comunicação para adultos se apliquem a essa população, aprender sobre a DA e como lidar com os comportamentos associados a ela é importante para todos os profissionais pré-hospitalares. A linha de ajuda da Alzheimer's Association funciona 24 horas por dia, 7 dias por semana, e está disponível para responder a perguntas sobre o manejo dos sintomas da DA e para fornecer intervenção em crises e recursos para profissionais e famílias. Acesse www.alz.org para obter mais informações.

Diferentemente dos pacientes mais jovens, costuma-se presumir que os adultos mais velhos têm DA, outra demência ou algum outro problema médico agudo que causa seus sintomas de saúde mental. Contudo, os idosos podem se apresentar com um transtorno mental primário e estão em risco de suicídio. De fato, os idosos são o grupo de maior risco de suicídio nos Estados Unidos e internacionalmente. Homens com 85 anos ou mais têm a maior taxa de suicídio de qualquer faixa etária nos Estados Unidos. Algumas razões para esse risco especialmente alto entre idosos incluem as seguintes:

- Taxas mais altas de depressão
- Isolamento
- Luto
- Abuso de substâncias (incluindo medicamentos prescritos)
- Problemas médicos que causam dor e deficiência
- Mais propensos a usar métodos letais, como uma arma
- Menos probabilidade de sobreviver à tentativa

Como parte da avaliação AMLS, é imperativo perguntar aos idosos que apresentam sintomas de uma emergência de saúde mental se eles estão pensando em tentar o suicídio. Se o paciente não tiver outros problemas médicos que exijam transporte além da ideação suicida, então o paciente deve ser tratado usando as mesmas práticas recomendadas e protocolos de agência usados para pacientes adultos suicidas; no entanto, se o paciente apresentar outros problemas médicos que exijam transporte, a prioridade deve ser transportar conforme apropriado para tratar o problema médico primário e, em seguida, quando entrar em contato com o setor de emergência antes da chegada, relatar que o paciente expressou pensamentos suicidas (**Figura C-11**). Ao chegar, reforce a mensagem de que o paciente pode ser suicida. O setor de emergência deve garantir que o paciente receba uma avaliação de saúde mental uma vez que o problema médico primário seja estabilizado para garantir a segurança do paciente e que as necessidades de cuidados de saúde mental sejam atendidas.

Conclusão

Os socorristas estão em uma posição única de muitas vezes serem os primeiros profissionais a se envolverem com pacientes que estão apresentando sintomas de saúde mental ou emergências. Com conhecimento, treinamento e compaixão adequados, aqueles que trabalham com serviços de emergência podem não apenas salvar vidas, mas também trazer mudanças positivas significativas que capacitarão os pacientes que vivem com transtornos mentais e os ajudarão a encontrar estabilidade para reduzir sua dependência nos serviços de emergência e melhorar sua qualidade de vida.

Adendo de Saúde Mental do Socorrista

A saúde mental dos socorristas tem sido um foco de atenção dos serviços de emergência nos últimos anos, o que resultou em melhor acesso cuidados de saúde mental e relacionados ao uso de substâncias, bem como em programas mais robustos para prevenir problemas comuns em socorristas, como TEPT, injúria moral, fadiga da compaixão e abuso de substâncias. No entanto, um estigma – a percepção de que buscar ajuda é um sinal de fraqueza ou de que pode resultar na perda do emprego – ainda existe na comunidade de primeiros socorros. Os socorristas são seres humanos que correm o mesmo risco de transtornos mentais que qualquer outro ser humano, mas sua exposição a traumas e estresse constantes aumenta o potencial de desencadeamento de um transtorno. Essa realidade aumenta os riscos de suicídio e de desenvolvimento de transtornos relacionados ao uso de substâncias para os socorristas.

- 85% dos socorristas relatam que experimentaram sintomas de saúde mental.
- 75% das equipes de resgate relatam sintomas leves de trauma psicológico após trabalhar em um desastre.
- 40% dos socorristas relatam acreditar que haveria repercussões negativas se buscassem suporte de saúde mental no trabalho.

Muitos programas foram introduzidos para acabar com o estigma de buscar ajuda e para chamar a atenção para os sinais e sintomas de TEPT e outros transtornos de saúde mental entre os socorristas. Esses programas incluem aqueles oferecidos por grupos de defesa de primeiros socorros, como a National Association of Emergency Medical Technicians (NAEMT), a International Association of Fire Fighters (IAFF) e a Substance Abuse and Mental Health Services Administration (SAMHSA).

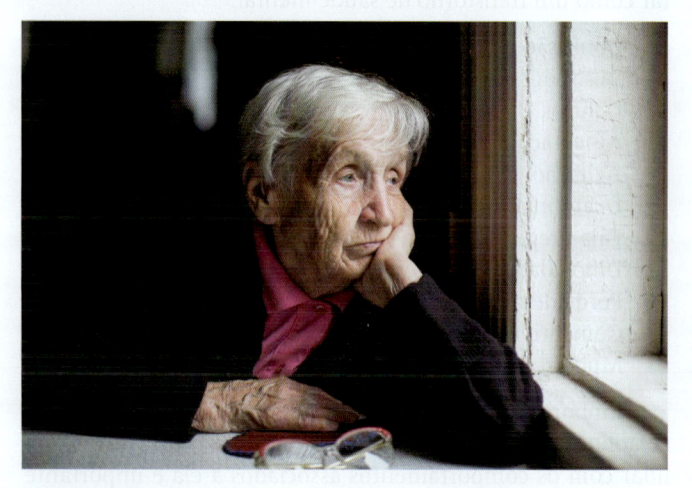

Figura C-11 Idosos que vivenciam uma emergência de saúde mental devem ser examinados quanto à ideação suicida.
© De Visu/Shutterstock.

É imperativo conhecer os sinais de estresse e de TEPT e saber onde acessar recursos para suporte e cuidados se esses sintomas começarem a afetar o funcionamento diário do profissional. Os sinais a serem observados incluem:

- Dificuldade em dormir
- Comportamento agressivo
- Sentimentos avassaladores de culpa ou vergonha
- Abuso de álcool ou drogas
- Irritabilidade
- Dificuldade de concentração
- Surpreende-se facilmente
- Dor crônica
- Problemas digestivos
- Cefaleias
- Pesadelos/*flashbacks*
- Depressão
- Ansiedade/ataques de pânico
- Esquiva de atividades antes apreciadas
- Problemas de relacionamento
- Medo de ir trabalhar
- Entorpecimento emocional
- Esquiva de situações ou discussões que causem lembranças ou estresse

Muitos serviços de emergência agora oferecem programas de assistência ao empregado (EAP) para garantir que os socorristas tenham acesso confidencial a cuidados de saúde mental. Além disso, muitos serviços participam de programas de apoio em grupo e oferecem orientação de manejo de estresse pós-evento por meio de reuniões formais e/ou manejo de estresse de incidente crítico. As agências também oferecem frequentemente serviços de capelania, e algumas têm psicólogos especialmente treinados e/ou assistentes sociais clínicos disponíveis como consultores que fornecem serviços de EAP, educação em saúde mental e outros programas de apoio. Os socorristas são incentivados a se familiarizar com os pontos de acesso de suas agências para obter ajuda. Mesmo se eles próprios não precisarem desses suportes, eles podem reconhecer que um colega precisa de ajuda e orientá-lo aos recursos apropriados.

As fontes de assistência para socorristas incluem as seguintes:

- *CrewCare:* Um aplicativo de conscientização e recursos de saúde mental que oferece educação, recursos e informações no apoio à crise. Acesse www.crewcarelife.com.
- *Fire/EMS Helpline:* Oferecido pelo National Volunteer Fire Council para fornecer suporte 24 horas por dia, 7 dias por semana, para os socorristas.
- *Safe Call Now:* Linha de ajuda 24 horas por dia, 7 dias por semana, com equipes de socorristas para atendimento a socorristas e suas famílias.
- *IAFF:* Oferece treinamento em apoio de pares e outros tópicos de saúde mental. Afiliado ao IAFF Center of Excellence for Behavioral Health Treatment and Recovery. Acesse www.iaffrecoverycenter.com.
- *Code Green Campaign:* Oferece conexão a um banco de dados de recursos para atendimento de saúde mental de primeiros socorros, iniciativas educacionais e assistência financeira para socorristas que buscam atendimento de saúde mental. Acesse www.codegreencampaign.org.
- *211:* Suporte emocional em tempo real em todo o país (Estados Unidos), atendimento em crises, intervenção em suicídio e banco de dados para recursos da comunidade e intervenção em crises. Disponível 24 horas por dia, 7 dias por semana, em 180 idiomas. Acesse www.211.org para opções online, chat e mensagens.
- *National Suicide Prevention Lifeline:* Suporte emocional em tempo real em todo o país (Estados Unidos), atendimento em crises, intervenção em suicídio e banco de dados de recursos para cuidados de saúde mental e prevenção do suicídio. Pode orientar o profissional que está acompanhando um paciente em crise. Acesse www.suicidepreventionlifeline.org para opções *online* e de *chat*.
- *Veterans Crisis Line:* Atendimento a crises em tempo real em todo o país (Estados Unidos), suporte emocional, intervenção suicida e banco de dados de recursos para membros do serviço ativo, veteranos e suas famílias. Acesse www.veteranscrisisline.net.
- *National Alliance on Mental Illness (NAMI):* Advocacia, provedor de recursos e organização de serviços diretos para indivíduos e famílias que vivem com transtornos mentais. Oferece uma linha de crise 24 horas por dia, 7 dias por semana. Acesse www.nami.org.

Se você ou alguém que você conheça estiver experimento sintomas de um transtorno mental, busque ajuda. Você poderá prestar melhores cuidados aos outros depois de cuidar de si mesmo.

SOLUÇÃO DO CENÁRIO

- O que você deve descartar antes de pressupor que esse paciente está passando por uma emergência de saúde mental? Considere quaisquer outros problemas médicos que possam estar fazendo com que o paciente tenha hiperatividade motora e paranoia. Isso pode incluir alterações de medicação, outros distúrbios neurológicos ou trauma.
- Quais questões você deve considerar no local e durante o transporte para garantir a segurança do paciente e daqueles que cuidam dele? Questões a serem consideradas incluem se o paciente tem a capacidade

(continua)

SOLUÇÃO DO CENÁRIO (CONTINUAÇÃO)

de decidir quais cuidados ele pode precisar e, se o paciente não aparentar ter capacidade, um policial ou um profissional de saúde qualificado deve ser chamado ao local para facilitar uma admissão involuntária em uma instituição psiquiátrica para avaliação, estabilização e cuidado adicionais; se você poderia usar técnicas de comunicação para diminuir a crise de saúde mental e reduzir o risco de agitação ou comportamento combativo durante o episódio de atendimento ao paciente; e quais ferramentas você pode precisar utilizar durante o transporte para garantir que o paciente e aqueles que cuidam dele estejam seguros, incluindo a necessidade de contenção química ou física e EPI.

RESUMO

- Os transtornos e condições de saúde mental são, em sua essência, condições médicas que exigem a mesma abordagem de avaliação e tratamento que qualquer outra doença crônica ou condição médica.
- Embora os transtornos de saúde mental sejam o resultado de impactos neurobiológicos no cérebro, fatores psicossociais, médicos e ambientais podem contribuir para o desencadeamento de episódios de crise.
- O medo do estigma, de ser rotulado, de ser culpado por não controlar os sintomas comportamentais e os impactos que esses fatores têm na vida de um paciente podem dissuadir muitos pacientes de buscar tratamento médico e apoio em suas condições de saúde mental.
- No cenário de emergências de saúde mental, os socorristas geralmente precisam pensar fora da caixa e utilizar suas habilidades de resolução de problemas para ajudar o paciente de forma mais eficaz.
- Os socorristas devem sempre descartar outra explicação médica para os sintomas de saúde mental apresentados, usando a via de avaliação AMLS, que inclui a anamnese do paciente e a avaliação primária e secundária.
- Embora os pacientes com transtornos mentais sejam geralmente não violentos, quando em uma crise, especialmente uma que envolve uma perda da realidade (psicose), tanto o paciente quanto os profissionais que cuidam do paciente estão em risco.
- Ao se comunicar com um paciente que tem um transtorno de saúde mental, a estratégia de comunicação do socorrista é um componente vital para diminuir a crise do paciente.
- Os transtornos mentais específicos incluem depressão, transtorno bipolar, ansiedade, esquizofrenia, transtornos relacionados ao uso de substâncias e de adição e transtornos da personalidade.
- Pacientes que estão passando por uma emergência psiquiátrica – especialmente aqueles que são suicidas – quase sempre precisarão de transporte para avaliação, estabilização e cuidados adicionais.
- Em pacientes menores, às vezes pode ser um desafio saber o que está causando o comportamento perturbado. Como acontece com todas as emergências de saúde mental, o melhor tratamento no local e durante o transporte de crianças é a comunicação.
- Realizar a anamnese e as avaliações primária e secundária é fundamental para pacientes idosos, que muitas vezes têm histórias médicas complexas e comorbidades, para descartar outras causas médicas dos sintomas de saúde mental que não sejam um transtorno de saúde mental primário.
- Os socorristas são seres humanos que apresentam o mesmo risco de transtornos mentais que qualquer outro ser humano, mas sua exposição a traumas e estresse constantes aumenta o potencial de desencadeamento de um transtorno. Se você ou alguém que você conhece está apresentando sintomas de um transtorno mental, busque ajuda.

Termos-chave

anosognosia Falta de percepção causada por uma condição neurológica, como um transtorno psiquiátrico.

capacidade de tomada de decisão Capacidade de compreender as escolhas, os riscos e as recompensas das escolhas e as alternativas disponíveis para tomar uma decisão informada por si mesmo.

escuta reflexiva Uma técnica de comunicação na qual você ouve uma pessoa e, em seguida, repete o que ouviu para confirmar se a pessoa foi compreendida.

esquizofrenia Transtorno mental que causa uma ruptura entre pensamentos, emoções e comportamento que leva a percepções defeituosas, perda da realidade, comportamento inadequado e dificuldade de funcionamento diário e em relacionamentos.

estigma Ver alguém de forma negativa devido a uma característica, traço ou condição que a pessoa possui.

intervenção Ação realizada para melhorar algo, como administrar medicamentos para um problema médico.

transtorno bipolar Transtorno associado a alterações de humor que variam de depressão (baixos) a mania (altos).

transtornos da personalidade Um grupo de transtornos mentais que causam uma maneira inflexível e doentia de pensar, se comportar e funcionar que impacta a vida diária e os relacionamentos.

Bibliografia

American Association for Marriage and Family Therapy. Suicide in the elderly [Web log post]. https://www.aamft.org/AAMFT/Consumer_Updates/Suicide_in_the_Elderly.aspx, published 2019.

American Psychiatric Association. *Diagnostic and statistical manual of mental disorders*, ed 5. Washington, DC: American Psychiatric Association; 2013.

DiNitto D, Choi N. Older adults and suicide [Web log post]. https://socialwork.utexas.edu/news/dinitto-and-choi-older-adults-and-suicide/, published November 1, 2017.

Dunn T. Psych patient transport: 5 tips to make it safe for providers and patients [Web log post]. https://www.ems1.com/ems-products/ambulances/articles/psych-patient-transport-5-tips-to-make-it-safe-for-providers-and-patients-8qnV2Ubq4jplq4r/, published August 4, 2015.

Frankel C, Blaisch B, Hagen B. Meeting the challenges of pediatric behavioral emergencies. http://ems.acgov.org/ems-assets/docs/Clinical/meeting_challenges_pediatric_behavioral_emergencies.pdf, published 2019.

Friese G. Expert tips for EMS handling of behavioral emergencies [Web log post]. https://www.ems1.com/assault/articles/expert-tips-for-ems-handling-of-behavioral-emergencies-FEB0mKmFYqBIiOWX/, published February 4, 2016.

Grange K. Behavioral emergency: 6 EMS success tips [Web log post]. https://www.ems1.com/violent-patient-management/articles/behavioral-emergency-6-ems-success-tips-TxYc8TglWWa6vme9/, published January 28, 2016.

Keshavan MS, Kaneko Y. Secondary psychoses: an update. *World Psychiatry*. 12(1):4–15, 2013. doi:10.1002/wps.20001

Luthra S. Many children rely on emergency room for psychiatric care. *Kaiser Health News*. https://www.spectrumnews.org/news/many-children-rely-emergency-room-psychiatric-care/, published October 26, 2016.

National Alliance on Mental Illness. Navigating a mental health crisis resource guide (DX reader version). https://nami.org/About-NAMI/Publications-Reports/Guides/Navigating-a-Mental-Health-Crisis, published 2018.

National Alliance on Mental Illness, Minnesota Chapter. Mental health crisis planning for children (DX reader version). https://namimn.org/wp-content/uploads/sites/188/2019/02/NAMI_MentalHealthCrisisPlanChild2019_FINAL_CROP.pdf, published 2019.

Oakland County Medical Control Authority. *Adult treatment protocols: psychiatric emergencies*. Oakland County, CA: Oakland County Medical Control Authority; March 2018.

Palm Beach County Fire Rescue. *Patient care protocols*. West Palm Beach, FL: Palm Beach County Fire Rescue; January 2019.

Rapaport L. More US youth seeking help during psychiatric emergencies. *Reuters Health Online*. https://www.reuters.com/article/us-health-youth-psych-emergency/more-u-s-youth-seeking-help-during-psychiatric-emergencies-idUSKCN1QZ2CR, published March 2019.

Substance Abuse and Mental Health Services Administration. (2009) *SAFE-T: suicide assessment five-step evaluation and triage* [Card].

When patients become attackers. *NAEMT News*. http://www.naemt.org/docs/default-source/2017-publication-docs/2016-winter-naemt-news---patients-become-attackers.pdf, published Winter 2016.

Questões de Revisão do Capítulo

1. A falta de percepção/autoconsciência que faz com que os indivíduos com transtornos mentais não percebam que têm um problema de saúde mental é chamada de:
   a. anosognosia.
   b. amnésia.
   c. distúrbio cerebral.
   d. doença de Alzheimer.

2. Uma percepção preconceituosa associada a uma determinada circunstância, qualidade ou pessoa é chamada de:
   a. julgamento inadequado.
   b. estigma.
   c. inatividade.
   d. preconceito.

3. Um distúrbio cerebral que torna difícil para um indivíduo funcionar no dia a dia é chamado de:
   a. transtorno bipolar.
   b. doença mental.
   c. depressão.
   d. neurobiologia.

4. TAM significa:
   a. tratamento da adição por modelo.
   b. tratamento assistido por medicação.
   c. tratamento assistido por médicos.
   d. tratamento da adição a medicamentos.

5. CTD significa:
   a. condição de tratamento médico.
   b. capacidade de tomada de decisão.
   c. capacidade de tratamento médico.
   d. condição de tomada de decisão.

6. A segurança na cena considera a segurança:
   a. do paciente.
   b. do paciente e da equipe do serviço de emergência.
   c. do paciente e da comunidade.
   d. do paciente, da equipe do serviço de emergência e da comunidade.

7. Uma prática recomendada para diminuir a escalada do paciente é:
   a. confrontar o paciente sobre seu comportamento.
   b. sussurrar.
   c. manter uma voz calma e em baixo volume.
   d. ignorar o paciente que grita.

8. Que população especial está em alto risco de apresentar problemas médicos que podem causar sintomas psiquiátricos?
   a. Crianças
   b. Adolescentes
   c. Idosos
   d. Pacientes com transtorno por uso de substâncias

9. Os socorristas estão em alto risco de suicídio e de que outro distúrbio?
   a. Transtorno por uso de substâncias
   b. Transtorno bipolar
   c. Transtorno da personalidade
   d. Distúrbio neurológico

10. A esquiva de situações ou discussões que causem memórias ou estresse pode ser um sintoma de:
    a. TEPT.
    b. depressão.
    c. baixa motivação.
    d. esquizofrenia.

Glossário

abscesso peritonsilar Abscesso em que uma infecção superficial de tecidos moles progride, criando bolsas de pus no espaço submucoso adjacente às tonsilas. Esse abscesso e a inflamação que o acompanha faz a úvula desviar para o lado oposto.

absorção Como o corpo absorve um fármaco específico.

acidente vascular cerebral Outro termo para *acidente vascular encefálico*.

acidente vascular encefálico (AVE) Algumas vezes denominado *derrame cerebral, acidente vascular cerebral* ou *acidente cerebrovascular*, é uma lesão que ocorre quando o fluxo sanguíneo para uma parte do encéfalo é obstruído ou interrompido, ou quando o sangramento provoca dano às células encefálicas em consequência do aumento de pressão.

acidose Aumento anormal da concentração de íons hidrogênio no sangue, em consequência do acúmulo de ácido ou da perda de base, indicado por pH sanguíneo abaixo da faixa normal.

afasia expressiva Incapacidade de falar as palavras pretendidas, devido à disfunção do centro cerebral da fala (área de Broca) no lobo frontal esquerdo (deve ser diferenciada da disartria).

afogamento É o processo que envolve comprometimento respiratório decorrente da submersão ou imersão em líquidos.

agente pulmonar Substância química industrial usada como arma para tentar matar aqueles que inalam o vapor ou o gás; o dano pulmonar causa asfixia. Também conhecido como "agente sufocante".

agentes biológicos Patógeno ou toxina que causa doença e pode ser usado como arma para provocar doença ou lesão em humanos.

alteração do estado mental Qualquer diminuição do nível normal de consciência, alteração do pensamento ou do comportamento que não é normal para determinado paciente.

angina de Ludwig Infecção de espaços profundos da região cervical anterior logo abaixo da mandíbula. O nome deriva da sensação de engasgamento e sufocação relatada pela maioria dos pacientes com a condição.

angina estável Sintomas de dor torácica, falta de ar ou outros sintomas equivalentes que ocorrem de maneira previsível com os esforços, mas melhoram com o repouso, sugerindo a presença de uma lesão coronariana fixa que impede a perfusão adequada com a demanda aumentada.

angina instável (AI) Angina com aumento da frequência, da intensidade ou que ocorre com exercício menos intenso que a linha de base. Sugere o estreitamento de uma lesão estática causando aumento da limitação do fluxo sanguíneo coronariano com o aumento da demanda.

angioedema Reação vascular que pode ter causa alérgica e que pode resultar em edema profundo da língua e dos lábios.

anosognosia Falta de percepção causada por uma condição neurológica, como um transtorno psiquiátrico.

anticorpos Proteínas produzidas por plasmócitos/células B/linfócitos em resposta a bactérias, vírus ou outras substâncias antigênicas. Também conhecidos como imunoglobulinas, são o componente-chave da resposta imune adaptativa.

antiemético Substância que impede ou alivia a náusea e os vômitos.

antígenos Substâncias, geralmente proteínas, que o corpo reconhece como estranhas e que podem desencadear uma resposta imune e criação de anticorpos específicos.

apoptose Morte celular programada. As citocinas sinalizam uma célula hospedeira infectada ou danificada para morrer, evitando o aumento da infecção para células hospedeiras adicionais.

apresentação inicial do paciente Sinal ou sintoma de apresentação primária do paciente; muitas vezes, é acompanhada pela queixa principal, mas pode ser um achado objetivo, como inconsciência ou sufocamento.

ataque isquêmico transitório (AIT) Às vezes referido como um "mini" AVE, o AIT é uma condição de fluxo sanguíneo baixo ou interrompido para uma parte do cérebro, causando isquemia transitória com sintomas semelhantes a um AVE que regridem espontaneamente num período de 24 horas. O AIT é considerado um sinal de alerta de um AVE iminente.

ataxia Perda da coordenação do controle muscular, que pode levar a distúrbio da marcha ou perda da destreza dos membros. Pode ter muitas causas, incluindo disfunção de nervos periféricos, da medula espinal ou do encéfalo, frequentemente do cerebelo, que controla a coordenação.

atelectasia Colapso dos espaços aéreos alveolares dos pulmões.

avaliação primária O processo de inicialmente avaliar via aérea, respiração, circulação e perfusão para identificar e tratar condições potencialmente fatais, estabelecendo as prioridades para mais avaliações, tratamentos e transporte.

avaliação secundária Avaliação sistemática aprofundada da anamnese, do exame físico, dos sinais vitais e das informações diagnósticas usada para identificar outras condições emergenciais e não emergenciais e modificar diagnósticos diferenciais e estratégias de tratamento.

AVE hemorrágico Lesão do cérebro em consequência de sangramento no tecido cerebral (intracerebral) ou no espaço subaracnóideo, geralmente devido a ruptura de aneurisma ou malformação arteriovenosa.

AVE isquêmico AVE que ocorre quando um trombo ou êmbolo causa obstrução de um vaso, diminuindo o fluxo sanguíneo para parte do cérebro.

barotrauma Lesão resultante de mudanças intensas na pressão barométrica, em geral pela subida rápida após o mergulho.

barreira hematencefálica (BHE) Mecanismo de filtração dos capilares que transportam o sangue até o tecido do encéfalo e da medula espinal, bloqueando a passagem de determinadas substâncias.

basófilos Células contendo grânulos secretores que liberam histamina e heparina. Eles desempenham um papel fundamental na resposta imune inata.

bomba suja Dispositivo explosivo convencional usado para a dispersão de agentes radiológicos.

capacidade de tomada de decisão Capacidade de compreender as escolhas, os riscos e as recompensas das escolhas e as alternativas disponíveis para tomar uma decisão informada por si mesmo.

carboxiemoglobina Hemoglobina carregada de monóxido de carbono.

cascata de coagulação Causa formação e regulação de coágulos após exposição a dano tecidual. Pode ser desencadeada tanto pela via extrínseca quanto pela intrínseca, e por dano plaquetário ou celular.

cascata do complemento O complemento pode ser acionado para ser ativado indiretamente pela exposição a um patógeno na resposta imune inata, causando opsonização do micróbio invasor e enviando sinais adicionais na área para causar inflamação e fagocitose. Também pode ser desencadeado diretamente pela exposição a anticorpos específicos ao patógeno invasor. Isso leva à formação do complexo de ataque à membrana sob a cascata clássica do complemento na resposta imune adaptativa.

células B Classe de linfócitos que amadurecem na medula óssea e desempenham um papel importante na resposta imune adaptativa. Também conhecidas como plasmócitos, elas produzem anticorpos (IgA, IgE, IgG e IgM) que desempenham um papel na resposta imune do corpo.

células dendríticas Atuam como um mensageiro entre a resposta imune inata e a resposta imune adaptativa. Elas apresentam pedaços do micróbio invasor, conhecidos como antígenos, ao longo de sua superfície celular.

células T Classe de linfócitos que amadurecem no timo e desempenham um papel importante no aumento da resposta imune adaptativa. Há dois tipos: *helper* e citotóxicas/*killer*.

centro apnêustico Porção da ponte que auxilia na criação de respirações mais longas e lentas.

centro de AVE A Joint Commission, a partir de janeiro de 2019, reconhece quatro níveis de designação de centros de AVE: hospital de pronto atendimento ao AVE agudo, centro primário de AVE, centro abrangente de AVE, e centro de AVE com capacidade de trombectomia. Um centro abrangente de AVE possui o maior nível de designação como centro de AVE e oferece, além dos serviços de um centro de AVE primário, os seguintes recursos: (1) disponibilidade de técnicas de imagem avançadas, incluindo RM/ARM, ATC, angiografia por subtração digital (ASD) e Doppler transcraniano (DTC), (2) disponibilidade de profissionais treinados em neurologia vascular, neurocirurgia e procedimentos endovasculares, (3) disponibilidade de profissionais 24 horas por dia, exames de imagem, centro cirúrgico e recursos endovasculares, (4) UTI/UTI e recursos de neurociência e (5) experiência e competência no tratamento de pacientes com grandes AVEs isquêmicos, hemorragia intracerebral e hemorragia subaracnóidea.

centro pneumotáxico Localizado na ponte, esse centro controla a frequência e o padrão da respiração.

cetoacidose diabética (CAD) Emergência endócrina aguda causada pela falta de insulina. O distúrbio caracteriza-se por nível elevado de glicemia, produção de cetonas, acidose metabólica, desidratação, náusea, vômitos, dor abdominal e taquipneia.

choque Condição de profundo distúrbio hemodinâmico e metabólico, que se caracteriza por insuficiência do sistema circulatório em manter perfusão adequada de oxigênio e nutrientes para os órgãos vitais. Pode resultar de volume sanguíneo, função cardíaca ou tônus vasomotor inadequados.

ciclo cardíaco Movimento cardíaco completo ou batimento cardíaco. O período que se estende desde o início de um batimento cardíaco até o início do próximo; da diástole até a sístole.

citocinas Uma classe de proteínas de sinalização liberadas pelas células que iniciam uma resposta posterior pelas células vizinhas.

coagulação intravascular disseminada (CIVD) Distúrbio da coagulação sanguínea em consequência da ativação do mecanismo da coagulação e lise simultânea do coágulo.

coma mixedematoso Hipotireoidismo grave associado à intolerância ao frio, ao ganho de peso, à fraqueza e ao declínio do estado mental.

complemento Proteínas inativas produzidas pelo fígado que desempenham um papel fundamental nas respostas imunes inata e adaptativa.

comunicação terapêutica Processo de comunicação em que o profissional de saúde utiliza habilidades de comunicação efetivas para obter informações sobre o paciente e sua condição clínica, incluindo o uso dos quatro *E*s: engajamento, empatia, educação e envolvimento.

concentração letal 50% (CL$_{50}$) Concentração de um agente no ar que mata 50% da população animal exposta. Denota a concentração e a duração da exposição naquela população.

contaminado Condição de ter sido sujo, manchado, tocado ou exposto de outra forma a agentes prejudiciais à saúde, tornando um objeto potencialmente perigoso para o uso pretendido ou sem as técnicas de barreira adequadas. Um exemplo é a entrada de produtos infectantes ou tóxicos em um ambiente previamente limpo ou estéril.

convulsões As manifestações clínicas visuais de uma crise epiléptica.

crise epiléptica Ocorrência transitória de atividade neuronal excessiva ou sincrônica anormal no córtex cerebral do encéfalo, podendo causar perda ou alteração da consciência, convulsões ou tremores, incontinência, alterações comportamentais, alterações subjetivas na percepção (paladar, olfato, medos) e outros sintomas.

crise suprarrenal Emergência endócrina causada por uma deficiência dos hormônios corticosteroides produzidos pelo córtex da suprarrenal. A doença caracteriza-se por náusea, vômitos, dor abdominal, hipotensão, hiperpotassemia e hiponatremia.

crise tireotóxica (ou tempestade tireoidiana) Emergência endócrina caracterizada pela hiperfunção da glândula tireoide. Esse distúrbio está associado a febre, taquicardia, nervosismo, alteração do estado mental e instabilidade hemodinâmica.

cultura de segurança Crença central de que o compromisso coletivo constante de líderes organizacionais, diretores e equipes de saúde enfatiza a segurança em detrimento de objetivos contrários.

débito cardíaco Volume efetivo de sangue expelido por qualquer ventrículo do coração por unidade de tempo (em geral, volume por minuto). É igual ao volume sistólico multiplicado pela frequência cardíaca.

delirium Transtorno mental agudo caracterizado por confusão, desorientação, inquietação, diminuição da consciência, incoerência, medo, ansiedade, agitação e, muitas vezes, delírios.

descontaminação Processo de retirada de material estranho, como sangue, líquidos corporais ou radioatividade, não elimina microrganismos, mas constitui uma etapa necessária antes da realização da desinfecção ou esterilização.

descontaminação de emergência Processo de descontaminação das pessoas expostas e potencialmente contaminadas por produtos perigosos; concentra-se na rápida remoção da contaminação objetivando-se a redução da exposição e salvamento vidas com a preocupação secundária de completar a descontaminação.

descontaminação gastrintestinal Qualquer tentativa de limitar a absorção ou acelerar a eliminação de uma toxina do trato gastrintestinal de um paciente. Os exemplos incluem o uso de carvão ativado, lavagem gástrica e irrigação intestinal total. Embora esses métodos tenham papel de menor importância na toxicologia, seu uso não é rotineiramente recomendado, e se deve consultar um centro de intoxicações ou um toxicologista clínico.

diagnóstico diferencial As possíveis causas para a apresentação principal do paciente.

disartria Fala truncada (porém, das palavras pretendidas), devido a distúrbios de nervos cranianos (deve ser diferenciada da afasia expressiva e receptiva).

distribuição (volume de distribuição) A quantidade de um fármaco no corpo em relação à concentração do fármaco medido em um fluido biológico (sangue). Definido como a distribuição de um medicamento entre o plasma e o resto do corpo.

doença de Addison Doença endócrina causada por uma deficiência dos hormônios corticosteroides produzidos pelo córtex da suprarrenal. A doença caracteriza-se por náuseas, vômitos, dor abdominal e escurecimento da pele.

doença de Lou Gehrig Ver esclerose lateral amiotrófica (ELA).

doença descompressiva Uma ampla gama de sinais e sintomas causados por bolhas de nitrogênio no sangue e nos tecidos que são liberadas durante a subida de um mergulho.

doença relacionada ao calor Um espectro de doenças relacionadas à exposição excessiva ao calor ou geração de calor, variando de erupções cutâneas a cãibras e exaustão por calor e intermação.

doenças infecciosas Doenças causadas por outro organismo vivo ou um vírus, que podem ou não ser transmissíveis para outra pessoa.

doenças transmissíveis Qualquer doença passível de ser transmitida de uma pessoa ou de um animal para outro indivíduo diretamente – por contato com excrementos ou outras secreções corporais – ou indiretamente – por meio de substâncias ou objetos inanimados, como copos, brinquedos, água, ou por vetores, como moscas, mosquitos, carrapatos ou outros insetos.

dor referida Dor sentida em um local diferente do órgão ou da parte do corpo lesionado ou acometido.

dor somática (parietal) Dor geralmente bem localizada causada pela irritação das fibras nervosas no peritônio parietal ou em outros tecidos profundos (p. ex., sistema musculoesquelético). Os achados físicos incluem dor aguda, distinta e localizada, acompanhada de hipersensibilidade à palpação, defesa muscular da área afetada e hipersensibilidade de rebote.

dor visceral Dor mal localizada que ocorre quando as paredes dos órgãos ocos são distendidas, ativando, assim, os receptores de estiramento. Esse tipo de dor caracteriza-se por dor profunda e persistente, que varia de leve a intolerável e geralmente descrita como dor em cólica, em queimação e em roedura.

dose letal 50% (DL$_{50}$) Exposição oral ou dérmica que mata 50% de uma população animal exposta em 2 semanas.

ducto torácico Localizado na parte superior esquerda do tórax; o ducto torácico é o maior vaso linfático do organismo. Ele faz o retorno do excesso de líquido que não é coletado pelas veias das extremidades inferiores e do abdome até as veias cavas.

edema cerebral relacionado à altitude elevada Edema e disfunção cerebral e associados à exposição a grandes altitudes.

edema pulmonar relacionado à altitude elevada Uma forma não cardiogênica de edema pulmonar (acúmulo de líquidos nos pulmões) que ocorre nas altitudes elevadas.

efeito colateral Problemas ou condições que ocorrem além do efeito terapêutico desejado de um medicamento.

eliminação O processo pelo qual um fármaco é excretado do corpo. Em humanos, isso geralmente ocorre pelos rins ou fígado. Os efeitos fisiológicos nesses órgãos podem afetar a rapidez ou a quantidade de um medicamento que é removido do corpo.

embolia pulmonar (EP) Bloqueio súbito de uma artéria pulmonar por um coágulo sanguíneo, geralmente originado de uma veia profunda nas pernas ou na pelve, o qual emboliza e se desloca até a artéria pulmonar, onde se aloja. Os sintomas incluem taquicardia, hipóxia e hipotensão.

êmbolo Partícula que percorre o sistema circulatório e provoca obstrução do fluxo sanguíneo quando se aloja em uma artéria de menor calibre. Um coágulo sanguíneo constitui o tipo mais comum de êmbolo, mas também podem ocorrer êmbolos de gordura (após uma fratura de osso longo), ateroscleróticos e de ar (em mergulhos).

encefalopatia de Wernicke Distúrbio frequentemente causado pela deficiência de tiamina (vitamina B_1) e caracterizado por uma tríade de sintomas: confusão aguda, ataxia e oftalmoplegia.

endêmica Uma doença endêmica é aquela que está presente na comunidade de forma constante ao longo do tempo, como o herpes e a varicela (catapora).

eosinófilos Células contendo grânulos secretores que liberam histamina e citocinas. Desempenham um papel fundamental em infecções parasitárias e reações alérgicas.

epidemia Doença que afeta um número significativamente grande de indivíduos ao mesmo tempo e que se dissemina rapidamente por um determinado segmento demográfico da população.

epidemiologia Estudo dos determinantes das doenças em populações.

esclerose lateral amiotrófica (ELA) Doença caracterizada por degeneração dos neurônios motores superiores e inferiores, causando enfraquecimento ou atrofia dos músculos voluntários. Também conhecida como doença de Lou Gehrig.

escuta reflexiva Uma técnica de comunicação na qual você ouve uma pessoa e, em seguida, repete o que ouviu para confirmar se a pessoa foi compreendida.

esquizofrenia Transtorno mental que causa uma ruptura entre pensamentos, emoções e comportamento que leva a percepções defeituosas, perda da realidade, comportamento inadequado e dificuldade de funcionamento diário e em relacionamentos.

estado hiperosmolar hiperglicêmico não cetótico (EHHNC) Emergência endócrina caracterizada por alta concentração plasmática de glicose, ausência de produção de cetonas e aumento da osmolalidade sérica (> 315 mOsm/kg). A síndrome provoca desidratação grave, náusea, vômitos, dor abdominal e taquipneia.

estigma Ver alguém de forma negativa devido a uma característica, traço ou condição que a pessoa possui.

fagócitos Células que podem envolver uma célula estranha ou uma célula hospedeira infectada. Inclui macrófagos e neutrófilos.

farmacocinética Absorção, distribuição, metabolismo e excreção de medicamentos; o que o corpo faz com um fármaco.

farmacodinâmica O que um fármaco faz com o corpo. Baseia-se em quais receptores, enzimas ou outras proteínas um fármaco liga e modifica no corpo e em que lugares o faz.

farmacologia O estudo das interações entre substâncias e organismos vivos.

fulminante Descreve uma ocorrência intensa e súbita que pode acontecer em um ambiente perigoso.

gastrintestinal (GI) Que pertence aos órgãos do trato GI. O trato GI liga os órgãos envolvidos no consumo, no processamento e na eliminação dos nutrientes. Começa na boca, segue pelo esôfago, passa pela cavidade torácica até o abdome e termina no reto, na cintura pélvica.

gastroparesia Condição médica que consiste em paresia (paralisia parcial) do estômago, resultando em retenção do alimento no estômago por um tempo anormalmente longo.

granulócitos Um tipo de glóbulo branco com grânulos secretores em seu citoplasma, ou seja, um neutrófilo, basófilo ou eosinófilo.

hematêmese Vômito de sangue vermelho-vivo, indicando hemorragia GI alta.

hematoquezia Passagem de sangue vivo pelo reto.

hemiparesia Fraqueza unilateral, que geralmente ocorre no lado oposto do corpo ao lado afetado por AVE.

hemiplegia Paralisia ou fraqueza grave em um lado do corpo.

hipercapnia Condição de níveis anormalmente elevados de dióxido de carbono (CO_2) no sangue, causada por hipoventilação, doença pulmonar e redução do nível de consciência. Ela também pode ser causada pela exposição a ambientes contendo concentrações anormalmente altas de dióxido de carbono ou pela reinalação do dióxido de carbono expirado. É geralmente definida como nível de dióxido de carbono acima de 45 mmHg.

hipertermia Elevação anormal da temperatura corporal.

hipoglicemia Presença de concentração plasmática de glicose inferior a 70 mg/dL. Essa condição está frequentemente associada a sinais e sintomas como sudorese, pele fria, taquicardia e alteração do estado mental.

hiponatremia associada ao exercício É uma condição decorrente da prática prolongada de exercícios em ambientes quentes, agravada pela ingestão de líquidos hipotônicos, que induzem o aparecimento de náuseas e vômitos e, em casos graves, alterações do estado mental e convulsões (também conhecida como hiponatremia do esforço físico).

hipotermia Temperatura corporal interna abaixo de 35 °C; temperaturas mais baixas podem levar à ocorrência de arritmias cardíacas e alterações do estado mental.

hipótese diagnóstica Causa presumida da condição do paciente, à qual se chega por meio da análise de todas as informações da avaliação obtidas até então, enquanto são realizados novos exames para diagnosticar a doença de forma definitiva.

hipovolemia Redução anormal do volume de sangue circulante no corpo; a causa mais comum é a hemorragia.

história da doença atual (HDA) Elemento mais importante da avaliação do paciente. Os elementos primários da HDA podem ser obtidos com o uso das mnemônicas OPQRST e SAMPLER.

inalação (*huffing*) Ato de colocar um inalante em um pano ou saco e inalar a substância, geralmente na tentativa de obter alteração do estado mental.

incidente de exposição Condição de estar na presença ou estar sujeito a uma força ou influência (p. ex., exposição viral, exposição ao calor).

indicações Um sinal ou circunstância que aponta para a causa ou razão para administrar um medicamento.

infarto agudo do miocárdio (IAM) Popularmente conhecido como "ataque cardíaco", o IAM ocorre quando o suprimento de sangue para uma parte do coração é interrompido, causando a morte das células cardíacas. É mais comumente decorrente de bloqueio de uma artéria coronária após a ruptura de uma placa dentro da parede de uma artéria. A isquemia resultante e redução do suprimento de oxigênio, se não for tratada, pode causar dano e/ou morte do tecido muscular cardíaco.

infarto agudo do miocárdio com elevação do segmento ST (IAMEST) Sintomas anginosos em repouso que resultam em necrose miocárdica contínua identificado por elevação de biomarcadores cardíacos com elevação do segmento ST no ECG de 12 derivações. Esses ataques levam a um risco substancial de morte e incapacidade e exigem uma resposta rápida para um sistema voltado à terapia de reperfusão.

infarto agudo do miocárdio sem elevação do segmento ST (IAMSEST) Tipo de IAM causado por bloqueio do suprimento sanguíneo e que causa infarto não transmural em uma região do coração. Não há elevação do segmento ST no eletrocardiograma (ECG), mas há outros sinais clínicos de IAM. É diagnosticado com base em exames laboratoriais positivos para enzimas cardíacas e outros produtos de dano e morte miocárdica.

infecção adquirida no hospital/infecção associada aos cuidados de saúde (IAH/IACS) Infecção adquirida em consequência da exposição a um agente infeccioso em uma instituição de saúde, definida pela sua ocorrência pelo menos 72 horas após a hospitalização.

infecção nosocomial *Ver* infecção adquirida no hospital/infecção associada aos cuidados de saúde (IAH/IACS).

insuficiência hepática fulminante Condição rara que ocorre quando a hepatite progride para necrose hepática (morte das células hepáticas); os sintomas clássicos consistem em anorexia, vômitos, icterícia, dor abdominal e asterixis (*flapping*).

insuficiência respiratória Distúrbio em que os pulmões ficam incapazes de realizar sua tarefa básica de troca gasosa, a transferência de oxigênio do ar inspirado para o sangue e a transferência do dióxido de carbono do sangue para o ar expirado.

Intervenção Ação realizada para melhorar algo, como administrar medicamentos para um problema médico.

intoxicação Estado de envenenamento por uma droga ou outra substância tóxica; estado inebriado como resultado de consumo excessivo de álcool.

intussuscepção Prolapso de um segmento do intestino dentro do lúmen de outro segmento. Esse tipo de obstrução intestinal pode envolver segmentos do intestino delgado, do cólon ou do íleo terminal e do ceco.

isquemia Restrição na oferta de oxigênio e nutrientes para o músculo causada por obstrução física do fluxo sanguíneo, aumento na demanda tecidual ou hipóxia, levando a dano ou disfunção tecidual.

lei de Boyle A uma temperatura constante, o volume de um gás é inversamente proporcional à sua pressão (ao duplicar a pressão de um gás, seu volume será reduzido pela metade; escrita como $PV = K$, onde P é pressão, V, o volume e K, a constante).

lesão por congelamento Lesão tecidual resultante da exposição prolongada ao frio extremo.

lesão pulmonar aguda/síndrome da angústia respiratória aguda (LPA/SARA) Doença sistêmica que causa insuficiência pulmonar.

líquido cerebrospinal (LCS) Líquido transparente e ligeiramente amarelado presente no espaço subaracnóideo ao redor do encéfalo e da medula espinal.

macrófagos Tipo de monócito capaz de engolfar um patógeno invasor ou uma célula hospedeira infectada.

mal da montanha agudo (MMA) Doença por exposição a um ambiente de alta altitude que se apresenta com uma variedade de sintomas leves a moderados, incluindo cefaleia, fraqueza, fadiga e dores no corpo.

melena Fezes anormais, pretas e alcatroadas, que possuem odor distinto e contêm sangue digerido.

metabolismo O processo de decompor um medicamento em componentes inativos ou em metabólitos ativos, causando um efeito no corpo.

metabolismo aeróbico Metabolismo que ocorre apenas na presença de oxigênio.

metabolismo anaeróbico Metabolismo que ocorre na ausência de oxigênio; o principal subproduto é o ácido láctico.

metabólito Uma forma de um fármaco que foi utilizado pelo corpo e afeta um processo fisiológico.

metemoglobinemia Presença de metemoglobina no sangue, o que impede a hemoglobina de carregar e transportar oxigênio até os tecidos. A hemoglobina é convertida em metemoglobina por óxidos de nitrogênio e medicamentos a base de sulfa.

monitoramento do dióxido de carbono expirado ($ETCO_2$) Análise dos gases expirados de CO_2. Método útil para avaliar a condição respiratória do paciente ou sua perfusão pulmonar. Na parada cardíaca, ele pode indicar a efetividade das compressões torácicas ou o retorno da circulação espontânea.

monócitos Tipo de glóbulo branco que pode se diferenciar em macrófago ou célula dendrítica. Ele desempenha um papel fundamental na resposta imune inata.

"mula" Pessoa que ingere grande quantidade de drogas bem empacotadas com o propósito de contrabandear. Esses pacotes cuidadosamente preparados têm menos chances de romper do que os pacotes ingeridos pelos *stuffers*, mas a toxicidade pode ser grave se vier a ocorrer devido à presença de uma grande quantidade de drogas. **National Fire Protection Association (NFPA)** Organização voluntária nacional e internacional que promove a proteção e a prevenção contra incêndios e estabelece proteções contra a perda de vidas e propriedades em casos de incêndios. A NFPA escreve e publica os padrões de consenso nacionais voluntários.

narcose do nitrogênio Estado que se assemelha à intoxicação aguda pelo álcool, ocasionada pela diluição do gás nitrogênio no sangue em ambientes com alta pressão.

necrose Morte celular desregulada causada por fatores externos à célula, como toxinas bacterianas ou lesões.

neurotransmissores Substâncias químicas liberadas na terminação de uma fibra nervosa na chegada de um impulso nervoso (potencial de ação) e que, por meio de sua difusão através da sinapse ou da junção, induz a transferência do impulso para outra fibra nervosa, para uma fibra muscular ou para alguma outra estrutura.

neutrófilos Uma célula contendo grânulos secretores e compreendendo mais de 50% de granulócitos. Eles desempenham um papel fundamental na resposta imune inata, envolvendo patógenos invasores e liberando enzimas e citocinas para destruir o micróbio invasor e alertar a resposta imune do hospedeiro.

normalização do desvio A normalização do desvio ocorre quando práticas ou padrões inadequados tornam-se gradualmente tolerados e aceitos, resultando em um desvio de comportamento repetitivo sem resultados desastrosos que, assim, torna-se a norma de procedimento.

North American Emergency Response Guidebook Livro publicado pelo U.S. Government Publishing Office que fornece uma referência rápida para emergências com produtos voltado para profissionais de primeira resposta.

Occupational Safety and Health Administration (OSHA) Agência federal dos Estados Unidos que regula a segurança dos trabalhadores.

oftalmoplegia Função anormal dos músculos oculares.

opsonização Ato de marcar um micróbio ou antígeno estranho para fagocitose ou uma célula morta para reciclagem. O surfactante nos pulmões pode cobrir micróbios invasores e marcá-los para fagocitose como parte da resposta imune inata. As proteínas do complemento também podem cobrir ou marcar um micróbio ou antígeno invasor como parte da resposta imune inata. Os anticorpos podem identificar e marcar um micróbio invasor como parte da resposta imune adaptativa.

pandemia Doença que ocorre em grande parte da população com distribuição global.

parenteral Relacionado com o tratamento realizado por uma via outra que não o sistema digestório.

patógenos transmitidos pelo sangue Microrganismos patogênicos que são transmitidos por meio do sangue e que causam doença em seres humanos; exemplos incluem o vírus da hepatite B (HBV) e o vírus da imunodeficiência humana (HIV).

perfusão Movimento do sangue através dos vasos sanguíneos para os vários órgãos do corpo.

pericardite Condição em que o tecido que circunda o coração (pericárdio) fica inflamado. Pode ser causada por diversos fatores, mas é mais comumente relacionada com uma infecção viral. O acompanhamento por disfunção cardíaca ou sinais de insuficiência cardíaca congestiva (ICC) sugere uma miocardite mais grave ou o envolvimento do músculo cardíaco.

peso corporal ideal Uma medida usada para dosagem de medicamentos. PCI (kg) = 50 (homens) ou 45,5 (mulheres) + 2,3 kg × a cada 2,5 cm acima de 1,50 m.

placas Sinais com formato de losango colocados em contêineres para a identificação de produtos perigosos.

pleura Uma membrana fina que envolve e protege os pulmões (visceral) e reveste a cavidade torácica (parietal).

pneumotórax hipertensivo Condição potencialmente fatal que resulta de piora progressiva de um pneumotórax simples, o acúmulo de ar sob pressão no espaço pleural. Pode levar à restrição progressiva do retorno venoso, o que reduz a pré-carga e causa hipotensão sistêmica.

pós carga No coração saudável, é a pressão contra a qual o ventrículo ejeta o sangue. É influenciada pela resistência vascular periférica e pelas características físicas e volume de sangue no sistema arterial.

pré-carga É o estado mecânico do coração no final da diástole. Reflete o retorno venoso, o estresse ou estiramento da parede ventricular.

precauções-padrão Diretrizes recomendadas pelo Centers for Disease Control and Prevention (CDC) para redução do risco de transmissão de patógenos transportados pelo sangue e outros patógenos em hospitais. As precauções-padrão aplicam-se: (1) ao sangue; (2) a todos os líquidos corporais, secreções e excreções, com exceção do suor, independentemente de conterem ou não sangue; (3) à pele não intacta; e (4) às mucosas.

pressão arterial Tensão exercida pelo sangue sobre as paredes arteriais. A pressão arterial é calculada por meio da seguinte equação: Pressão arterial = Débito cardíaco × Resistência vascular periférica.

pressão arterial média (PAM) Pressão média dentro de uma artéria durante um ciclo completo de batimento cardíaco.

pressão arterial média (PAM) Pressão média nas artérias de um paciente durante um ciclo cardíaco, um indicador de perfusão dos órgãos vitais; para calcular a PAM, duplicar o valor da pressão arterial diastólica e acrescentar a soma à pressão arterial sistólica e, em seguida, dividir por 3.

pressão de perfusão cerebral (PPC) Representa o gradiente de pressão que impulsiona o fluxo sanguíneo cerebral (FSC) e, portanto, o fornecimento de oxigênio e transporte de metabólitos; é a diferença entre a pressão arterial média (PAM) e a pressão intracraniana (PIC). PPC = PAM − PIC.

pressão de pulso Diferença entre as pressões arteriais sistólica e diastólica; a pressão de pulso normal é de 30 a 40 mmHg.

pressão intracraniana (PIC) É medida pela pressão hidrostática do líquido cerebrospinal. Edema cerebral, drenagem inadequada do líquido cerebrospinal (hidrocefalia), tumor e hemorragia intracraniana podem aumentar a PIC. Se a PIC aumenta significativamente, a perfusão cerebral pode ser prejudicada e as estruturas cerebrais podem herniar, causando comprometimento neurológico grave e morte.

prodrômicos Sintomas iniciais que marcam o começo da doença.

propriocepção Função sensorial que proporciona consciência da localização de uma parte do corpo em relação ao restante do corpo.

psicose Qualquer transtorno mental caracterizado por prejuízo grosseiro da realidade, no qual o indivíduo avalia a acurácia das suas percepções e pensamentos de maneira inadequada, fazendo referências incorretas sobre a realidade externa. Costuma caracterizar-se por comportamento regressivo, humor e afeto inadequados e redução do controle de impulsos. Os sintomas incluem alucinações e delírios.

pulso paradoxal Exagero da redução inspiratória normal da pressão arterial

sistólica, definido como queda inspiratória na pressão arterial sistólica maior que 10 mmHg.

queimadura pelo frio Consiste no grau inicial da lesão por congelamento, caracterizado por dormência e palidez, ainda sem danos teciduais importantes.

quimiotaxia Subclasse de cininas ou linfocinas sintetizadas e liberadas pelas células que causam a atração de outras células para a área, também conhecida como quimiotaxia.

quimiorreceptores Receptores químicos que detectam mudanças na composição do sangue e de líquidos corporais. As alterações químicas primárias registradas pelos quimiorreceptores são as que envolvem níveis de hidrogênio (H^+), dióxido de carbono (CO_2) e oxigênio (O_2).

raciocínio clínico O segundo componente conceitual que serve como fundamento para a via de avaliação AMLS, combinando um bom julgamento com a experiência clínica para fazer diagnósticos mais acurados e iniciar o tratamento adequado. Esse processo pressupõe que o profissional tenha uma base forte de conhecimento clínico.

radioativo Gerador de radiação como resultado da desintegração de núcleos atômicos.

receptor Uma estrutura química que recebe ou transduz sinais que podem ser integrados em um sistema biológico. Receptores normalmente retransmitem, amplificam ou integram um sinal químico ou elétrico.

reconhecimento de padrões Processo de reconhecimento e classificação dos dados com base em conhecimento e experiência prévios.

respiração Passagem recíproca de oxigênio para o sangue e de dióxido de carbono para os alvéolos.

resposta imune adaptativa (adquirida) Resposta secundária do corpo à infecção. Possui memória. Usa células T (*helper* e *killer*) e células B e seus anticorpos e a via clássica da cascata do complemento para acelerar ou potencializar (retardar) a resposta à infecção.

resposta imune inata A resposta inicial do corpo a um micróbio estranho. Não tem memória e é inespecífica. Ela incorpora a via alternativa do complemento, as células *natural killer*, os granulócitos, os monócitos e os mastócitos.

retrovírus Qualquer vírus de uma família de vírus de ácido ribonucleico (RNA) contendo a enzima transcriptase reversa no víron; exemplos incluem o vírus da imunodeficiência humana (HIV1, HIV2) e o vírus linfotrópico de células T humanas.

sepse Resposta potencialmente fatal do corpo à infecção.

sinais Evidências objetivas que um profissional de saúde observa, sente, enxerga, ouve, toca ou cheira.

síndrome coronariana aguda (SCA) Termo abrangente que engloba qualquer grupo de sintomas clínicos consistentes com isquemia miocárdica aguda (dor torácica por suprimento insuficiente de sangue para o músculo cardíaco que resulta de doença arterial coronariana). A SCA cobre condições clínicas incluindo angina, angina instável, infarto agudo do miocárdio com elevação do segmento ST (IAMEST) e infarto agudo do miocárdio sem elevação do segmento ST (IAMSEST).

síndrome de Korsakoff Condição crônica e irreversível que envolve disfunção cognitiva, particularmente perda da memória, devido a deficiência prolongada de tiamina.

síndrome tóxica Grupo de sintomas específicos de determinada síndrome associada à exposição a toxinas.

sintomas O S em SAMPLER; percepções subjetivas dos pacientes, indicando o que sentiram, como náuseas, ou o que experimentaram, como ver *flashes* de luz.

sistema imune Inclui o baço, o timo, a medula óssea, o sistema linfático, as células T e as células B, e protege o corpo contra a invasão de patógenos.

Standard on Hazardous Waste Operations and Emergency Response (HAZWOPER) Regulamentação da Occupational Safety and Health Administration (OSHA) (CFR 1910.120) e da Environmental Protection Agency (EPA) que visa proteger a segurança dos trabalhadores que respondem a incidentes de emergência relacionados ao armazenamento e à organização de produtos perigosos.

stuffer Termo usado nos Estados Unidos para pessoa que ingere rapidamente pequenos pacotes de drogas mal empacotadas para evitar a apreensão e o confisco. A dose é muito menor do que aquela vista com mulas, mas a probabilidade de toxicidade é muito maior, uma vez que os pacotes destinados à distribuição têm maiores chances de abrir no estômago ou no intestino do paciente.

tamponamento cardíaco Também chamado de "tamponamento pericárdico", trata-se de emergência médica em que há acúmulo de líquido no pericárdio (o saco que envolve o coração). Se a quantidade de líquido aumentar lentamente (como no hipotireoidismo), o saco pericárdico pode expandir-se e conter 1 litro ou mais de líquido antes que ocorra o tamponamento. Se o líquido aumentar rapidamente (como pode ocorrer após trauma ou ruptura cardíaca), uma quantidade de apenas 100 mL pode causar tamponamento.

termorregulação Processo pelo qual o corpo humano regula a temperatura em ambientes extremos.

tireotoxicose Condição caracterizada por níveis elevados de hormônio tireoidiano que frequentemente levam a sinais e sintomas de taquicardia, tremor, perda de peso e insuficiência cardíaca de alto débito.

tomada de decisão clínica Capacidade de integrar achados da avaliação e dados de exames com a experiência e as recomendações baseadas em evidências para tomar decisões relacionadas ao tratamento mais adequado.

toracocentese Procedimento para remoção de líquido ou ar do espaço pleural.

toracostomia Procedimento em que um tubo pode ser conectado a uma válvula de Heimlich, uma válvula unidirecional que deixa o ar escapar sem entrar no espaço pleural.

transtorno bipolar Transtorno associado a alterações de humor que variam de depressão (baixos) a mania (altos).

transtornos da personalidade Um grupo de transtornos mentais que causam uma maneira inflexível e doentia de pensar, se comportar e funcionar que impacta a vida diária e os relacionamentos.

tratamento do paciente com base na avaliação Utilização da apresentação principal do paciente, dos achados da anamnese, de exames diagnósticos e do exame físico e das próprias habilidades de raciocínio crítico do profissional de saúde para diagnosticar e tratar um paciente.

tríade de Cushing Hipertensão, bradicardia e respirações rápidas, profundas ou irregulares.

troca gasosa Processo em que o oxigênio da atmosfera é captado pelas células sanguíneas circulantes e o dióxido de carbono da corrente sanguínea é liberado para a atmosfera.

trombo Um coágulo que se forma em um vaso sanguíneo e causa obstrução onde se forma.

ultrassonografia Também chamado de *ultrassom*, esse método diagnóstico utiliza ondas sonoras de alta frequência para produzir imagens precisas de estruturas internas do corpo.

ventilação com pressão positiva não invasiva (VPPNI) Procedimento em que a pressão positiva é administrada na via aérea superior por algum tipo de máscara ou outro dispositivo não invasivo.

via de avaliação do Atendimento Pré-hospitalar às Emergências Clínicas (AMLS) Estrutura confiável para sustentar a redução de morbidade e mortalidade com o uso de uma abordagem baseada na avaliação para determinar um diagnóstico diferencial e tratar uma ampla gama de emergências clínicas de forma efetiva.

virulência Poder de um microrganismo de causar doença.

víscera Um órgão encerrado em uma cavidade corporal. Normalmente usado para se referir a órgãos ocos, como esôfago, estômago e intestinos.

volume sistólico Quantidade de sangue ejetada pelo ventrículo em cada batimento cardíaco. Varia com a idade, o sexo e o exercício.

volvo Condição em que um segmento do trato GI se torce, bloqueando o fluxo de sangue e a passagem do conteúdo intraluminal. Ocorre mais comumente nas regiões do ceco e do sigmoide no intestino grosso, mas pode envolver o estômago.

zona fria (verde) Zona de apoio para a triagem, a estabilização e o tratamento de doenças ou lesões. Os pacientes e os profissionais não contaminados têm acesso a essa zona, mas os profissionais de saúde devem usar roupas de proteção enquanto permanecem na zona verde, descartando-as adequadamente nas áreas de saída predeterminadas.

zona morna (amarela) Área ao redor de uma zona vermelha contaminada. É permitido que os profissionais de saúde com proteção adequada tenham acesso a essa zona para a rápida avaliação e o tratamento de condições emergenciais ou potencialmente fatais. A descontaminação ocorre nessa zona.

zona quente (vermelha) Área onde se localiza o produto perigoso e onde ocorreu a contaminação. O acesso a essa zona é limitado para proteger os socorristas e os pacientes contra maior exposição. Para acessar essa zona, é necessário que os profissionais treinados usem equipamentos de proteção específicos.

Índice

Nota: números de página seguidos por "*f*" e "*t*" se referem, respectivamente, a figuras e tabelas.

A

abdome, 34
abscesso cerebral, 214
   diagnóstico diferencial, 214
   fisiopatologia, 213
   sinais e sintomas, 213
   tratamento, 214
abscesso espinal epidural, 225-226
   diagnóstico diferencial, 226
   fisiopatologia, 226
   sinais e sintomas, 226
   tratamento, 226
abscesso peritonsilar, 86, 86*f*
   diagnóstico diferencial, 87
   fisiopatologia, 86-87
   sinais e sintomas, 87
   tratamento, 87
abscesso retrofaríngeo e pré-vertebral, 89
   diagnóstico diferencial, 89
   fisiopatologia, 89
   sinais e sintomas, 89
   tratamento, 89
absorção, 240, 474
absorção gastrintestinal (GI), 282
abuso de substâncias, 24
acidente vascular encefálico (AVE), 201. *Ver também* AVE
acidentes com agulhas, 319
ácido acetilsalicílico, 182
ácido gama-aminobutírico (GABA), receptores, 492
ácido láctico, 509-510
ácidos respiratórios, 162
acidose, 159, 298
acidose láctica, 301
acidose metabólica, 161, 290
   diagnóstico diferencial, 301-302
   fisiopatologia, 301
   sinais e sintomas, 301
   tratamento, 302
acidose respiratória, 366
   diagnóstico diferencial, 299
   fisiopatologia, 299, 299*t*
   precipitantes, 299, 299*t*
   sinais e sintomas, 299
   tratamento, 299-300
ACTH. *Ver* hormônio adrenocorticotrópico (ACTH)
Addison, doença de, 289, 289*f*, 290, 294
adenosina difosfato (ADP), inibidores orais, 141
administração de antagonistas dos betarreceptores, 142

administração de antibióticos, tomada de decisão, 490*t*
administração de anticoagulantes, 271
administração de líquidos, 270-271
administração de líquidos isotônicos, 488
afasia, 203
afogamento, 372
   fisiopatologia, 372
   sinais e sintomas, 372
   tratamento, 372, 373*t*
agentes biológicos, 455, 456*f*
   antraz, 456
   botulismo, 456-457, 457*f*
   febres hemorrágicas virais, 457-458
   peste, 457
   ricina, 457
agentes infecciosos, 315
   bactérias, 315
   fungos, 316
   parasitas, 316
   vírus, 315
agentes nervosos, 463
   tratamento, 463, 463*f*
agentes pulmonares, 463-464
   tratamento, 464
agentes químicos
   agentes nervosos, 463, 463*f*
   agentes pulmonares, 463-464
   asfixiantes químicos, 462-463, 462*t*
agitação
   benzodiazepínicos, 385
   cetamina, 386
   medicamentos antipsicóticos, 385-386
   tratamento de pacientes agitados, 385-386
agonistas beta-2 inalatórios, 488
água-viva, 444
   sinais e sintomas, 444
   tratamento, 444
Aids. *Ver* síndrome da imunodeficiência adquirida (Aids)
albumina, 170
alcalose, 296, 298
alcalose metabólica
   diagnóstico diferencial, 303
   fisiopatologia, 302, 303*t*
   precipitantes, 302, 303*t*
   sinais e sintomas, 302-303
   tratamento, 303
alcalose respiratória, 301
   diagnóstico diferencial, 300
   fisiopatologia, 300, 300*t*
   precipitantes, 300, 300*t*
   tratamento, 300-301

álcool, 24, 262
   cetoacidose, 302
álcool isopropílico, 425
   diagnóstico diferencial, 425-426
   fisiopatologia, 425
   sinais e sintomas, 425
   tratamento, 426
aldosterona, 289
   secreção, 162
alergias, 23
alergias alimentares, 334
alprazolam, 106
alternância elétrica, 134
alucinógenos, 422
   diagnóstico diferencial, 423
   fisiopatologia, 422
   sinais e sintomas, 422
   tratamento, 423
alvéolos, 59
anafilaxia, 172, 178
   achados físicos, 486
   agentes comumente usados para tratar a, 178
   considerações de medicamentos, 487-488
   discussão, 487
   manejo, 177, 177*f*
   outras considerações, 488
   reação alérgica, liberação para, 486
   sinais vitais, 486, 487*f*
analgesia, 271
analgesia opioide, 486*f*
analgésicos, 260
anemia, 290
anemia falciforme, 182
aneurisma cerebral, 208
aneurisma de aorta abdominal, 266-267
aneurisma e dissecção de aorta, 116, 132
   diagnóstico diferencial, 132-133
   fisiopatologia, 132
   sinais e sintomas, 132
   tratamento, 133
animais marinhos com espinhos, 444
   sinais e sintomas, 444
   tratamento, 444
anfetaminas, 412-413
   diagnóstico diferencial, 413
   fisiopatologia, 413
   sinais e sintomas, 413
   tratamento, 413-414
angina instável (AI)/infarto agudo do miocárdio sem elevação do segmento ST (IAMSEST), 136, 137*t*
angina pectoris, 136-137
angina variante, 143

angioedema, 89-90, 177
　diagnóstico diferencial, 90
　fisiopatologia, 90
　sinais e sintomas, 90
　tratamento, 90
anomalias eletrocardiográficas, 366
anorexia nervosa, 258-259
anormalidades da frequência respiratória, 392-393
　hiperpneia, 393
　taquipneia, 393
anosognosia, 532
antagonistas muscarínicos, 255t
antibióticos, 489
anticolinérgicos, 476-477
anticorpos, 325, 500
antidepressivos cíclicos
　diagnóstico diferencial, 410-411
　fisiopatologia, 410
　sinais e sintomas, 410
　tratamento, 411, 411f
antieméticos, 256
antiepilépticos, 224
antígeno, 325, 502
anti-histamínicos, 488, 492
anti-inflamatórios não esteroides (AINEs), 22, 254, 371, 483
antipsicóticos, 476-477
　agentes, 492
　medicamentos, 385-386
antiulcerosos, 255t
antraz, 348
　sinais e sintomas, 456
　tratamento, 456
antraz cutâneo, 348
antraz do trato gastrintestinal, 348
antraz inalatório, 348
ânus, 34-35
aorta abdominal, 116
apêndice vermiforme, 239
apendicite
　diagnóstico diferencial, 259-260
　fisiopatologia, 259
　sinais e sintomas, 259
　tratamento, 260
apixabana, 182
apoptose, 502
apresentação inicial do paciente, 18
aquaférese, 131
aracnoide, 191f
aranha-marrom-reclusa, 440
　identificação, 440, 440f
　sinais e sintomas, 440, 441f
　tratamento, 441
arcabouço torácico, 59, 59f
armas de destruição em massa, 455
armas incendiárias
　dispositivos incendiários, 461-462
armas radiológicas, 458, 458t
　exposição radiológica, 460-461, 461t

tipos de radiação ionizante, 458
　nêutrons, 459-460
　radiação alfa, 458
　radiação beta, 458-459
　raios gama, 459-460t
arritmia cardíaca
　diagnóstico diferencial, 131
　fisiopatologia, 131
　sinais e sintomas, 131
　tratamento, 131-132
arritmias atriais, 283
artéria cerebral posterior, oclusão, 202
arterite temporal
　diagnóstico diferencial, 220
　fisiopatologia, 220
　sinais e sintomas, 220
　tratamento, 220
artrite, 265
asfixiantes químicos, 462
　tratamento, 462-463, 462t
asma, 90-91
　diagnóstico diferencial, 92
　fisiopatologia, 91, 91f
　sinais e sintomas, 91-92, 91f
　tratamento, 92-93
asma brônquica, 287
Aspergillus spp., 316
aspiração
　fisiopatologia, 83
　sinais e sintomas, 83
　tratamento, 83-84
assistência ventilatória, 511
asterixis, 262
ataque cardíaco, 136
ataque isquêmico transitório (AIT), 194, 201, 203-204
ataxia/distúrbio da marcha, 195, 196t
atelectasia
　fisiopatologia, 95
　sinais e sintomas, 95
　tratamento, 95
aterosclerose, 202
ausculta, 27, 249
　de estertores, 68
　de roncos, 68
　de sons intestinais, 29
　de sons respiratórios diminuídos, 69
autorrelato, 473
avaliação contínua, 75
avaliação primária, 7
avaliação secundária, 25
　exame cervical, 68
　exame físico, 67
　exame neurológico, 67
　exame torácico e abdominal, 68-70, 69t
　sinais vitais, 67
AVDN, mnemônica, 31
AVE, 201, 202f
　causas, 202f
　designação de centro, 204
　diagnóstico diferencial, 203-204

　escalas, 40, 204
　fisiopatologia, 201-202, 202f, 203f
　sinais e sintomas, 203
　tratamento, 204-205t, 204-206
　volume, 157
AVE hemorrágico, 201, 207
AVE isquêmico, 201
AVE trombótico, 202f

B

B, células, 500, 502
B, linfócitos, 325
Babinski, sinal de, 38, 39f
Babinski, teste de, 38
Bacillus anthracis, 348
bactérias, 315
barbitúricos
　diagnóstico diferencial, 415
　fisiopatologia, 414
　sinais e sintomas, 414-415, 415f
　tratamento, 415-416, 415f
barotrauma, 360, 372-373
barreira hematencefálica (BHE), 191
basófilos, 501
Beck, tríade de, 133
Beers, critérios de, 477
Bell, paralisia de
　diagnóstico diferencial, 225
　fisiopatologia, 225
　sinais e sintomas, 225, 225f
　tratamento, 225
benzodiazepínicos e sedativos-hipnóticos, 106, 194, 224, 371, 385, 416, 476-477, 492
　diagnóstico diferencial, 417
　duração e meia-vida, 416t
　fisiopatologia, 417
　intoxicação, 373
　sinais e sintomas, 417
　tratamento, 417-418
betabloqueadores, 287, 407
　diagnóstico diferencial, 408
　fisiopatologia, 407-408
　sinais e sintomas, 408
　tratamento, 408-409
BHE. Ver barreira hematencefálica (BHE)
bicarbonato de sódio, 302
Biot, respiração de, 105t
BiPAP. Ver pressão positiva na via aérea em dois níveis (BiPAP)
Blastomyces dermatitidis, 316
bloqueadores dos canais de cálcio, 409
　diagnóstico diferencial, 409-410
　fisiopatologia, 409
　sinais e sintomas, 409
　tratamento, 410
BNP. Ver peptídeo natriurético cerebral (BNP)
Boerhaave, síndrome de
　diagnóstico diferencial, 258
　fisiopatologia, 258

sinais e sintomas, 258
tratamento, 258
bolsa-válvula-máscara, dispositivo, 78-79
bolsa-válvula-máscara, ventilações com, 361
Bordetella pertussis, 346
botulismo, 456, 457f
    sinais e sintomas, 456-457
    tratamento, 457
Boyle, lei de, 373, 374f
bradicardia, 366
broncospasmo, 72, 72f, 172, 177
bronquite, 326
Budd-Chiari, síndrome de, 267
bulimia nervosa, 258-259

C

cabeça, 31-32
CAD. *Ver* cetoacidose diabética (CAD)
cadeia de infecção
    defesas naturais do corpo, 325, 325f, 326t
    modos de transmissão, 323-324t
    para infecção, 324f
    porta de entrada, 323-324
    porta de saída, 323
    reservatório/hospedeiro, 323
    suscetibilidade do hospedeiro, 324, 324f, 324t
    transmissão, 323-324t
cãibras relacionadas ao calor (cãibras musculares associadas ao exercício), 369
cálculos biliares, 264
cálculos renais
    diagnóstico diferencial, 272
    fisiopatologia, 272
    sinais e sintomas, 272
    tratamento, 272
cálculos renais, 272
calendário de vacinação de adultos, 318f
calor
    síncope, 369-370
Campylobacter, infecções por, 334
canal externo, 33
canalopatias de íons cardíacos, 493
câncer
    pulmão, 106, 212
    sinais e sintomas, 106
    tratamento, 106
câncer de pulmão, 106, 212
Candida spp., 316
capacidade de reserva, 63
capacidade de reserva expiratória, 63
capacidade de reserva inspiratória, 63
capacidade de tomada de decisões, 543
capnograma, 71, 71f
capnometria, 301
capnometria digital, 71
características do formato de onda arterial, 169
carboxiemoglobina, 71

cardiomiopatia
    diagnóstico diferencial, 148
    fisiopatologia, 147, 148f
    sinais e sintomas, 148
    tratamento, 148
cascata da coagulação, 502
cascata do complemento, 502
cateter central de inserção periférica (PICC), 31f
cateterismo cardíaco, 123
cavidade nasal, 56-57
cavidade oral, 57-58, 57f
cavidade torácica, 116, 116f
caxumba
    diagnóstico diferencial, 346
    fisiopatologia/transmissão, 346
    prevenção, 346
    sinais e sintomas, 346
    tratamento, 346
cefaleia, 195
células dendríticas, 501
células do sistema imunológico, 501, 501f
centro apnêustico, 62
centro pneumotáxico, 62
cerebelo, 192f
cérebro lógico, 192
cetamina, 386, 484, 492, 511
cetoacidose diabética (CAD), 272, 301
    diagnóstico diferencial, 295
    fisiopatologia, 294-295
    sinais e sintomas, 295
    tratamento, 295-296
Cheyne-Stokes, respiração de, 105f
choque, 156
    administração de hemoderivados, 171, 171t
        reações hemolíticas, 171-172
        reações transfusionais, 171
    administração de vasopressores, 171
    anamnese, 165
        SAMPLER e OPQRST, mnemônicas, 165-166
    anatomia e fisiologia da perfusão, 156, 156f
        coração, 156-158, 156f, 158f
        sistema nervoso autônomo, 160
        sistema vascular, 158-160, 159f, 160t
    apresentação/queixa principal, 164
    avaliação primária, 164-165
        circulação/perfusão, 165
        nível de consciência, 165
        via aérea e respiração, 165
    avaliação secundária
        exame físico, 166
        sinais vitais, 166
    choque anafilático, 176-178, 176t, 177f, 178t
    choque cardiogênico, 178-179
    choque compensado, 162-163
    choque descompensado, 163-164
    choque distributivo, 174-175

choque hemorrágico, 174
choque hipovolêmico, 174, 174f
choque irreversível (terminal), 164
choque não hemorrágico, 174, 174f
choque neurogênico, 178
choque obstrutivo. *Ver* choque obstrutivo
choque séptico, 175, 176t
coagulopatia, 181
considerações de segurança da cena, 164
diagnóstico diferencial, 170
disfunção hepática, 181
estágios, 163t
exames laboratoriais para pacientes com, 167-168t
fase compensada, 163
ferramentas diagnósticas, 166-169, 167-168t
    capnografia, 169
    eletrocardiograma, 169
    exames laboratoriais, 169
    oximetria de pulso, 169
    reserva compensatória, 169, 170f
fisiopatologia, 160-161
    acidose metabólica, 161
    mecanismos compensatórios. *Ver* mecanismos compensatórios
insuficiência renal aguda, 180
medicamentos afetando, 167t
populações especiais
    hemofilia, 183
    pacientes idosos, 182
    pacientes obstétricas, 182
    pacientes pediátricos, 102-103
    trombocitopenia, 182-183
    von Willebrand, doença de, 183
progressão, 162, 163t
reanimação com fluidos, 170
regulação da temperatura, 170-171
resposta alfa-beta, 162t
sinais e sintomas clínicos, 162
sinais iniciais, 156
síndrome da angústia respiratória aguda/lesão pulmonar aguda, 180-181
síndrome da disfunção de múltiplos órgãos (SDMO), 181-182
tipos, 170, 172-173t
choque obstrutivo, 166t
    embolia pulmonar, 180
    pneumotórax hipertensivo, 180
    tamponamento cardíaco, 179-180, 180f
choque séptico, 175, 176t, 510
    apresentações, 511
    definição, 510-511
    diagnóstico diferencial, 511, 511t
choque vasogênico, 178
Chvostek, sinal de, 284, 285f, 306
ciclo cardíaco, 157
Cincinnati, escala de AVE, 204
circulação cerebral, 191f
cirurgia de revascularização miocárdica (CRM), 121

citocinas, 501
  papel das, 502-503
clopidogrel, 182
cloração do suprimento de água, 336
Clostridium difficile, 336
  diagnóstico diferencial, 337
  fisiopatologia da transmissão, 336
  prevenção, 337
  sinais e sintomas, 336, 336f
  tratamento, 337
Clostridium tetani, 340
coagulação intravascular disseminada (CIVD), 172, 181
cocaína, 419-420
  diagnóstico diferencial, 420
  fisiopatologia, 420
  sinais e sintomas, 420
  tratamento, 420
cocaína, uso de
  diagnóstico diferencial, 144
  fisiopatologia, 143
  sinais e sintomas, 143
  tratamento, 144
Cochrane, revisões de estudos
  analgesia pós-operatória, 484, 485t
colangite, 264
colapso associado a exercícios, 369-370
colecistite
  diagnóstico diferencial, 145
  fisiopatologia, 145
  sinais e sintomas, 145
  tratamento, 145
colecistite e distúrbios do trato biliar
  diagnóstico diferencial, 264
  fisiopatologia, 264
  sinais e sintomas, 264
  tratamento, 264
colelitíase, 264
cólica biliar, 264
colite ulcerativa
  diagnóstico diferencial, 265
  fisiopatologia, 264
  sinais e sintomas, 264-265
  tratamento, 265
coluna, 36
coluna cervical, 33-34
coma, 384
  naloxona, 385
coma mixedematoso, 288-289
compatibilidade de fármacos, 478-479
compressão traqueal, 27
comunicação terapêutica
  pacientes com déficit auditivo, 4
  comunicação efetiva verbal e não verbal, 2-3
  diferenças culturais e de linguagem, 3-4
contaminação pelo toque, 319
contato parenteral, 318
contração cardíaca, 157
contratilidade, 158
controle de infecção, 315
  acidentes com agulhas, 319

barreiras naturais, 500-501
considerações especiais, 320
dispositivos de segurança para agulhas, 319
entre idosos, 513
equipamento de proteção individual, 320, 321t
lavagem das mãos, 320
limpeza dos equipamentos, 319
mecanismos de defesa para prevenção, 325f
precauções-padrão, 319
prevenção de lesões por objetos afiados, 319
procedimentos de limpeza e descontaminação, 320
procedimentos pós-exposição, 320
responsabilidades dos profissionais de saúde, 320
risco, 349
sistema geniturinário, 327
convulsões, 195, 211, 220-221, 386
  classificação, 222t
  diagnóstico diferencial, 223
  fisiopatologia, 221
  sinais e sintomas, 221-223
  tratamento, 223-224
convulsões, 198
convulsões febris, 224
convulsões focais, 221, 222
convulsões generalizadas, 221, 222
  subtipos múltiplos, 221
coração, 116, 156-158, 156f, 158f
  anormalidades do ritmo, 388-389
  débito cardíaco, 157-158, 157f
  sons, 29
corrosivos, 429-430, 430f
  ácidos e bases, 429, 430t
  diagnóstico, 431
  fisiopatologia, 430, 430f
  sinais e sintomas, 430
  tratamento, 431-432
córtex neural, 192
cortisol, 289
cosintropina, 290
CRF. *Ver* fator liberador de corticotropina (CRF)
crise addisoniana, 290
crise psicogênica não epiléptica (CPNE), 223
crise suprarrenal, 290
crise tireotóxica, 285, 286t, 287, 289
cristaloides isotônicos, 170
CRM. *Ver* cirurgia de revascularização miocárdica (CRM)
Crohn, doença de, 334
  diagnóstico diferencial, 265
  fisiopatologia, 265
  sinais e sintomas, 265
  tratamento, 265
crotalídeos (víboras com fossas), 442
  identificação, 442

sinais e sintomas, 442
tratamento, 442-443
Cullen, sinal de, 258
Cushing, síndrome de, 290-291, 303
  diagnóstico diferencial, 291
  fisiopatologia, 291
  sinais e sintomas, 291, 291f
  tratamento, 291
Cushing, tríade de, 211

D

dabigatrana, 182
DAC. *Ver* doença arterial coronariana (DAC)
dano tecidual, 364
DAT. *Ver* dissecção de aorta torácica (DAT)
DAVE. *Ver* dispositivo de assistência ao ventrículo esquerdo (DAVE)
débito cardíaco inadequado, 158
déficit neurológico focal, 196
delirium, 193-194, 194, 382
delirium agitado, 194
demência, 194
depressão aguda/tentativa de suicídio, 229
  diagnóstico diferencial, 230
  fisiopatologia, 229
  sinais e sintomas, 229
  tratamento, 230
derivados de petróleo, 436
  diagnóstico diferencial, 437
  fisiopatologia, 436
  sinais e sintomas, 436-437
  tratamento, 437
dermatófitos, 316
derrame pleural, 100, 100f
  diagnóstico diferencial, 100-101
  fisiopatologia, 100
  sinais e sintomas, 100
  tratamento, 101
descolamento prematuro de placenta
  diagnóstico diferencial, 267
  fisiopatologia, 267
  sinais e sintomas, 267
  tratamento, 267
desconforto abdominal, 247
  causas neurológicas, 266t
  diagnóstico, 241
desconforto torácico, 118, 118f
  causas, 143t
  diagnóstico diferencial, 119t
descontaminação gastrintestinal, 384
desidratação, 362
desmaio (síncope), 121
desnutrição crônica, 302
desnutrição/obesidade, 324t
desvio da normalidade, 472
dextrana, 170
diabetes, 136, 283
  manejo farmacológico, 294
diabetes gestacional, 292, 482
diabetes melito, 292
  diagnóstico diferencial, 292

manifestações clínicas clássicas, 292
   sinais e sintomas, 292
   tratamento, 292-293
diabetes melito tipo 1, 292
diabetes melito tipo 2, 292
diagnóstico diferencial, 4, 5
diagnóstico operacional, 4
dialisador, 273-274
diarreia, 265
diazepam, 106, 492
diencéfalo, 192f
dietiltoluamida (DEET), 342
difenidramina, 178, 178t, 492
digestão, 240
dilatação pupilar ipsilateral, 211
dióxido de carbono expirado (ETCO$_2$),
   monitoramento, 71-72, 166
disartria, 203
disfunção hepática, 181
dispneia, 67t, 271
   diagnóstico diferencial, 75-78t
dispositivo de assistência ao ventrículo
   esquerdo (DAVE), 121, 121f, 122
dispositivos de acesso para diálise
   peritoneal, 274
dispositivos de segurança para agulhas, 319
dissecção de aorta torácica (DAT), 132
dissecção de artéria carótida, 206-207
   diagnóstico diferencial, 207
   fisiopatologia, 207
   sinais e sintomas, 207
   tratamento, 207
dissecção de artéria vertebral, 194-195
distensão de veia jugular, 120
distensão venosa jugular, 68
distribuição de medicamentos, 474
distúrbios abdominais, 238
   anatomia e fisiologia, 238
      funções do sistema gastrintestinal, 240
      trato gastrintestinal inferior, 239-240,
         239f
      trato gastrintestinal superior, 238-239,
         238f
   apendicite, 259-260
   apresentação/queixa principal, 244, 245t
   associação com doença hepática, 262-263
   avaliação contínua, 252-254
   avaliação primária
      circulação/perfusão, 246
      nível de consciência (NC), 244
      via aérea e respiração, 246
   avaliação secundária
      avaliação da dor, 247-248, 248f
      avaliação física, 248-249, 249f
   Boerhaave, síndrome de, 258
   cálculos renais, 272
   causas cardiopulmonares
      aneurisma de aorta abdominal,
         266-267
      Budd-Chiari, síndrome de, 267
      embolia pulmonar, 267

pneumonia lobar, 267
síndrome coronariana aguda, 267
causas endócrinas, 272
causas neurológicas, 266t
   enxaqueca, 265
   aumento da pressão intracraniana, 265
   vertigem, 265-266
cetoacidose diabética, 272
colecistite e distúrbios do trato biliar, 264
colite ulcerativa, 264-265
considerações de segurança da cena, 244
considerações especiais
   dispositivos médicos domiciliares,
      272-274, 273f
   pacientes bariátricos, 274
   pacientes idosos, 274
   pacientes obstétricas, 274
Crohn, doença de, 265
descolamento prematuro de placenta,
   267
diagnóstico, 250-251t, 252t
diagnóstico diferencial, 252, 253t
doença diverticular, 263-264
doença péptica ulcerosa, 254-255, 255t
dor. Ver dor
exames radiológicos para diagnóstico,
   252t
gastrenterite aguda, 261, 262
gastrite e esofagite erosivas, 255-256
gastroparesia, 258-259
gestação ectópica, 268-269
hiperêmese, 269
isquemia mesentérica, 260
lesão renal, 269-272, 269t
Mallory-Weiss, síndrome de, 257
obstrução intestinal, 260-261
pancreatite aguda, 258
perfuração de víscera, 257-258
pielonefrite, 269
placenta prévia, 267-268
pré-eclâmpsia/síndrome HELLP, 268
primeira impressão, 246
SAMPLER e OPQRST, mnemônicas,
   246-247, 247t, 248t
sangramento gastrintestinal superior/
   esofágico, 254
sepse, 262
sinais clínicos associados, 249t
síndrome compartimental abdominal,
   261
síndrome do intestino irritável (SII), 263
varizes esofágicas e gástricas, 256, 256f,
   257f
distúrbios abdominais, sinais e sintomas,
   245t
distúrbios acidobásicos, 298t
   acidose metabólica, 301-302
   acidose respiratória, 299-300, 299t
   alcalose metabólica, 302-303, 303t
   alcalose respiratória, 300-301, 300t
   compensação, 298-299

distúrbios mistos, 303
equilíbrio acidobásico, 297-298
   regulação renal, 298
   regulação respiratória, 298
   tampões, 298
distúrbios do metabolismo da glicose, 291
   cetoacidose diabética (CAD), 294-295,
      295-296, 296
   diabetes melito, 292-293
   estado hiperosmolar hiperglicêmico não
      cetótico (EHHNC), 296-297
   hipoglicemia, 293-294, 293t
   tiamina e, 219
   transbordamento, 294-295
distúrbios eletrolíticos, 289
   hiperpotassemia
      diagnóstico diferencial, 305, 306f
      sinais e sintomas, 305
      tratamento, 305-306
   hipocalcemia
      diagnóstico diferencial, 306
      sinais e sintomas, 306
      tratamento, 306
   hipomagnesemia, 306-307
      sinais e sintomas, 307
      tratamento, 307
   hiponatremia, 303-304
      diagnóstico diferencial, 304
      sinais e sintomas, 304
      tratamento, 304
   hipopotassemia
      diagnóstico diferencial, 304-305
      sinais e sintomas, 304, 305f
      tratamento, 305
   rabdomiólise
      diagnóstico diferencial, 307
      fisiopatologia, 307
      sinais e sintomas, 307
      tratamento, 308
distúrbios endócrinos e metabólicos, 280,
   289
   anatomia e fisiologia, 280-281f, 280-282
   apresentação/queixa principal, 282
   avaliação primária
      circulação/perfusão, 283
      nível de consciência, 282
      via aérea e respiração, 282-283
   avaliação secundária, 283
   considerações de segurança na cena, 282
   diagnóstico, 283-284
   diagnóstico diferencial, 284
   hiperadrenalismo, 290-291, 291f
   hipertireoidismo, 285-287, 286f
   hipoparatireoidismo, 284-285, 285f
   hipotireoidismo, 287-289, 288t
   insuficiência suprarrenal aguda, 290
   insuficiência suprarrenal crônica,
      289-290, 289f
   metabolismo e controle da glicose, 282
   OPQRST e SAMPLER, mnemônicas, 283
distúrbios mistos, 303

distúrbios neurológicos, 190
　abscesso cerebral, 213-214
　abscesso epidural espinal, 225-226
　anamnese, 198-199
　　OPQRST e SAMPLER, mnemônicas, 199
　anatomia e fisiologia
　　cérebro, regiões funcionais. *Ver* cérebro, regiões funcionais
　　encéfalo e medula espinal, 190
　　suprimento sanguíneo, 191, 191*f*
　apresentação/queixa principal
　　alteração do estado mental, 193
　　ataxia/distúrbio da marcha, 195, 196*t*
　　cefaleia, 195
　　convulsões, 195
　　déficit neurológico focal, 196
　　delirium, 193-194
　　sincope/tontura, 194
　　tontura/vertigem, 194-195
　apresentações potencialmente fatais, 197-198
　arterite temporal, 220
　ataque/transtorno de pânico, 230
　avaliação primária, 196
　　circulação/perfusão, 197
　　nível de consciência (NC), 197
　　via aérea e respiração, 197
　avaliação secundária, 199
　AVE, 201-206, 202*f*, 203*f*, 204-205
　Bell, paralisia de, 225, 225*f*
　cauda equina, síndrome da, 226-227
　cefaleia, 219-220
　considerações de segurança da cena, 193
　convulsões, 220-224, 222*t*
　depressão aguda/tentativa de suicídio, 229-230
　diagnóstico, 199-200, 200*t*
　diagnóstico diferencial, 201
　dissecção de artéria carótida, 206-207
　doença degenerativa neuromuscular, 227-228
　encefalite, 214-215
　encefalopatia hipertensiva e hipertensão maligna, 217-218
　Guillain-Barré, síndrome de, 228
　hematoma epidural, 210-212, 211*f*
　hematoma subdural, 209-210, 210*f*
　hemorragia intracerebral, 207-208, 207*f*
　hemorragia subaracnóidea (HSA), 208-209
　hidrocefalia de pressão normal, 216-217
　hipertensão intracraniana idiopática, 212-213
　meningite, 215-216, 216*f*
　psicose aguda, 228-229
　trombose venosa cerebral (TVC), 217
　tumores, 212, 212*t*
　Wernicke, encefalopatia e síndrome de Korsakoff, 218-219

distúrbios neurológicos generalizados, 104-106
distúrbios relacionados ao ambiente, 360
　afogamento, 372, 373*t*
　anamnese, 362
　anatomia e fisiologia, 360
　apresentação/queixa principal, 361
　avaliação contínua, 363
　avaliação primária
　　circulação/perfusão, 361
　　nível de consciência, 361
　　via aérea e respiração, 361
　avaliação secundária
　　exame físico, 362
　　sinais vitais, 362
　causas de emergências ambientais, 360*t*
　considerações de segurança da cena, 361
　diagnóstico, 362-363, 363*f*
　diagnóstico diferencial, 363
　doença e lesões relacionadas ao frio
　　hipotermia sistêmica. *Ver* hipotermia sistêmica
　　lesão por congelamento. *Ver* lesão por congelamento
　　pé de imersão. *Ver* pé de imersão
　doença relacionada ao calor. *Ver* doença relacionada ao calor
　doenças relacionadas a grandes altitudes, 374
　emergências de mergulhos, 372-373, 373*f*
　OPQRST e SAMPLER, mnemônicas, 362
　oximetria de pulso, 362
　regulação da temperatura e distúrbios relacionados, 360-361
　termômetros, 362, 363*f*
distúrbios respiratórios
　anamnese, 66
　apresentação inicial, 65-66
　câncer. *Ver* câncer
　condições da via aérea inferior. *Ver* via aérea inferior, condições da
　condições da via aérea superior. *Ver* via aérea superior, condições da
　diagnóstico
　　detector de dióxido de carbono expirado, 71-72, 71*f*
　　estetoscópio, 70
　　gasometria arterial e gasometria venosa, 73-75, 74*t*, 75*t*
　　oxímetro de pulso, 70-71
　　provas de função pulmonar (PFPs), 75
　　radiografia de tórax, 72-73
　　ultrassonografia, 73
　diagnóstico diferencial, 75-78*t*
　distúrbios neurológicos generalizados, 104-106
　estado de saúde atual, 67
　observações iniciais
　　apresentação/queixa principal, 64
　　avaliação primária, 64-65

　　considerações de segurança da cena, 63-64
　　perigos, 64
　　precauções-padrão, 64
　SNC, disfunção. *Ver* SNC, disfunção do
　técnicas de manejo iniciais e básicas
　　intubação, 82-83
　　oxigênio suplementar, 78
　　ventilação com pressão positiva. *Ver* ventilação com pressão positiva
　　ventilação invasiva. *Ver* ventilação invasiva
distúrbios visuais, 219
diurese, 366
diuréticos, administração de, 271
diverticulite, 334
doença arterial coronariana (DAC), 121, 135-136
doença crônica, 324*t*
doença degenerativa neuromuscular, 104, 105
　diagnóstico diferencial, 227
　fisiopatologia, 227
　sinais e sintomas, 227
　tratamento, 227-228
doença descompressiva, 372, 374
doença descompressiva grave, 374
doença diverticular, 263-264
　diagnóstico diferencial, 264
　sinais e sintomas, 264
　tratamento, 264
doença do intestino irritável, 334
doença endêmica, 320-321
doença pulmonar obstrutiva crônica (DPOC), 93
　diagnóstico diferencial, 94
　fisiopatologia, 93, 93*f*
　sinais e sintomas, 93-94
　tratamento, 94
doença relacionada ao calor e ao exercício, 371
doença renal crônica, 269
doenças entéricas (intestinais), norovírus. *Ver* norovírus
doenças infecciosas e transmissíveis, 314-315
　agências, 317-318
　agentes infecciosos, 315
　　bactérias, 315
　　fungos, 316
　　parasitas, 316
　　vírus, 315
　anamnese, 322
　apresentação/queixa principal, 322
　avaliação primária, 322
　avaliação secundária, 322
　cadeia de infecção. *Ver* cadeia de infecção
　considerações de segurança na cena, 322
　controle de infecção. *Ver* controle de infecção
　diagnóstico, 322

diagnóstico diferencial, 322
doenças infecciosas respiratórias comuns
   influenza. *Ver* influenza
   meningite. *Ver* meningite
   pneumonia, sinais e sintomas, 320
   tuberculose (TB). *Ver* tuberculose (TB)
   vírus sincicial respiratório (VSR). *Ver* vírus sincicial respiratório (VSR)
epidemias e pandemias, 320-321
estágios, 316, 316f
   período de doença, 317
   período de incubação, 316
   período de transmissibilidade, 317
   período latente, 316
exigências específicas nos EUA, 317-318
   calendário de vacinação, 318, 318f
   OSHA, padrão para patógenos transmitidos pelo sangue, 318, 319t
   padrões, diretrizes e estatutos, 318
OPQRST e SAMPLER, mnemônicas, 322
resposta fisiológica a infecções por sistema corporal
   sistema cardiovascular. *Ver* sistema cardiovascular
   sistema respiratório, 325-326
saúde pública e regulamentações de segurança, 317
doenças relacionadas a altas altitudes
   fisiopatologia, 374
   sinais e sintomas, 374
   tratamento, 374
doenças relacionadas ao calor
   cãibras relacionadas ao calor (cãibras musculares associadas ao exercício), 369
   exaustão pelo calor, 370
   fisiopatologia, 369
   hiponatremia associada aos exercícios, 371-372
   intermação, 370-371
   síncope pelo calor e colapso associado ao exercício, 369-370
doenças respiratórias superiores, 326
doenças transmissíveis da infância, 344-345
   caxumba, 346
   infecção pelo vírus varicela-zóster (catapora), 347-348, 347f
   pertússis (coqueluche), 346
   rubéola, 345
   sarampo, 345
doenças transmitidas pelo sangue
   Clostridium difficile. *Ver Clostridium difficile*
   doenças entéricas (intestinais), norovírus. *Ver* norovírus
   Escherichia coli, infecção por, 335-336
   HBV. *Ver* hepatite B, vírus da (HBV)
   hepatite A, vírus da (HAV), infecção por, 334-335
   hepatite C, vírus da (HCV), infecção por, 333-334
   shigelose, 336

   vírus da imunodeficiência humana e síndrome da imunodeficiência adquirida, 331-332
doenças transmitidas por vetores
   febre maculosa das Montanhas Rochosas, 342-343, 343f
   Lyme, doença de, 341-342
   vírus do Oeste do Nilo, 342
doenças zoonóticas (transmitidas por animais)
   hantavírus, 339-340
   raiva, 339
   tétano (trismo), 340
dopamina, 488
dor
   agravamento/alívio, 125
   alívio, 141
   atividade com, 124
   caráter, 124
   dor somática (parietal), 241-243, 243f
   dor visceral, 240-241, 241-243t
   duração, 125
   escala, 124
   irradiação, 125
   localização, 125
   percepção, 483
   referida, 243
dor abdominal aguda, diagnóstico diferencial, 243, 243f
dor abdominal, etiologia, 482
dor aguda/dor somática, 117
dor anginosa estável, 136
dor clássica relacionada ao coração, 120-121
dor epigástrica, 118
dor epigástrica visceral, 241
dor peritoneal, 243
dor periumbilical, 241
dor referida, 21, 21t, 243
dor somática (parietal), 241-243, 243f
dor somática vs. visceral, 119t
dor torácica
   anatomia e fisiologia, 116f
      coração, 116
      esôfago, 117-118
      grandes vasos, 116, 116f
      pulmões e pleuras, 116-117, 117f
   aneurisma e dissecção da aorta, 132-133
   apresentação/queixa principal, 119, 119t
   arritmia cardíaca, 131-132
   avaliação primária, 119
      circulação/perfusão, 120
      nível de consciência, 119
      via aérea e respiração, 120
   avaliação secundária
      exame físico, 123
      sinais vitais, 122-123
   causas musculoesqueléticas, 149-150
   causas não emergenciais, 148
   causas não potencialmente fatais (emergenciais), 143, 143t

   causas pulmonares, 150
   colecistite, 145
   diagnóstico
      ambiente hospitalar, 123-124
      ambiente pré-hospitalar, 123
      teste de esforço cardíaco, 124
   diagnóstico diferencial, 124-125
   dor somática vs. visceral, 119t
   edema pulmonar agudo/insuficiência cardíaca congestiva, 129-130
   embolia pulmonar (EP), 126-128, 128f
   espasmo coronariano/angina de Prinzmetal, 143
   estenose aórtica, 146-147
   herpes-zóster, 149
   laceração esofágica, 146
   miocardiopatia, 147-148, 148f
   miocardite, 143
   OPQRST e SAMPLER, mnemônicas, 120-121, 121f
   pacientes bariátricos, 150
   pacientes idosos, 150
   pacientes obstétricas, 150
   pancreatite, 145-146
   pericardite, 144-145, 144f
   pleurisia, 150
   pneumonite, 150
   pneumotórax hipertensivo, 125-126
   pneumotórax simples, 126
   primeira impressão, 120
   prolapso valvar mitral, 147
   ruptura esofágica, 129
   sensação de, 118, 118t
   síndrome coronariana aguda (SCA). *Ver* síndrome coronariana aguda (SCA)
   síndrome do desfiladeiro torácico, 148-149
   tamponamento pericárdico, 133-134, 134f, 135f
   uso de cocaína, 143-144
dor visceral, 240-241, 241-243t
   localização, 241f
dosagem baseada no peso, 478
dosagem padronizada, 478
DPOC. *Ver* doença pulmonar obstrutiva crônica (DPOC)
drenagem torácica, 374
drogas de abuso, 419
   alucinógenos, 422-423
   cocaína, 419-420
   etanol, 421-422, 421t
   fenciclidina (PCP), 423-424
   metanfetamina, 419
ducto torácico, 61
ductos biliares, 262, 264
dura-máter, 190, 191, 191f

E

ECA, inibidores da, 142
ECAE. *Ver* edema cerebral relacionado à altitude elevada (ECAE)

ectoparasitas
	escabiose, 337-338, 337f
	pediculose (piolhos), 338, 338f
edema cerebral, 296
edema cerebral relacionado à altitude
 elevada (ECAE), 374
edema pulmonar, 131
edema pulmonar agudo/insuficiência
 cardíaca congestiva, 120
	diagnóstico diferencial, 130
	fisiopatologia, 129
	sinais e sintomas, 129-130
	tratamento, 130
		ambiente pré-hospitalar, 130
		hospitalar, 131
edema pulmonar relacionado à altitude
 elevada (EPAE), 374
efeitos colaterais, 476
EHHNC. *Ver* estado hiperosmolar
 hiperglicêmico não cetótico (EHHNC)
Ehlers-Danlos, síndrome de, 209
ELA. *Ver* esclerose lateral amiotrófica (ELA)
elapídeos, 443
	identificação, 443, 443f
	sinais e sintomas, 443
	tratamento, 443-444
eletrólitos, 296
eliminação, 474
	de potássio, 305
	metabolismo, 474
embolia gasosa, 374
embolia pulmonar (EP), 126, 180, 267
	diagnóstico diferencial para, 127-128,
	 128f
	fisiopatologia, 101, 126-127
	sinais e sintomas, 101, 127
	tratamento, 103
		ambiente hospitalar, 128
		ambiente pré-hospitalar, 128
êmbolo, 201, 202
emergências ambientais, 360, 360t
emergências em mergulhos
	fisiopatologia, 372-373, 373f
	sinais e sintomas, 373
	tratamento, 373
emergências em saúde mental, 531
emergências relacionadas ao calor, 361
emergências toxicológicas, 380
	anamnese, 383
	apresentação/queixa principal, 381-382
	avaliação contínua, 384
	avaliação primária, 382
	avaliação secundária, 383
	considerações de segurança na cena,
	 380-381
	diagnóstico diferencial, 383
	OPQRST e SAMPLER, 383
encefalite, 203
	diagnóstico diferencial, 214
	fisiopatologia, 214
	sinais e sintomas, 214
	tratamento, 214-215

encefalite pós-infecciosa, 214
encéfalo
	áreas primárias, 192f
	estrutura e função, 192
	regiões funcionais
		cerebelo, 192
		cérebro (telencéfalo), 192, 192f
		diencéfalo, 192-193, 193f
		tronco encefálico, 193
		ventrículos, 193
encefalopatia hepática, 262
encefalopatia hipertensiva e hipertensão
 maligna, 217
	diagnóstico diferencial, 218
	fisiopatologia, 217-218
	sinais e sintomas, 218
	tratamento, 218
encefalopatias, 326
Enterococcus resistente à vancomicina (VRE),
 320
	diagnóstico diferencial, 344
	fisiopatologia/transmissão, 344
	prevenção, 344
	sinais e sintomas, 344
	tratamento, 344
entrada de potássio na célula, 305
entrada de sangue venoso, 156
enxaqueca, 219
	diagnóstico diferencial, 219-220
	fisiopatologia, 219
	sinais e sintomas, 219
	tratamento, 220
enzima conversora da angiotensina (ECA),
 inibidores da, 121, 162
eosinófilos, 501
EP. *Ver* embolia pulmonar (EP)
EPAE. *Ver* edema pulmonar relacionado à
 altitude elevada (EPAE)
EPI. *Ver* equipamento de proteção
 individual (EPI)
epidemiologia, 317
epiglotite
	diagnóstico diferencial, 87
	fisiopatologia, 87
	sinais e sintomas, 87
	tratamento, 87-88
epilepsia, 221
epinefrina, 178, 178t, 282, 487
equilíbrio acidobásico, 297-298
equipamento de proteção adequado, 9f
equipamento de proteção individual (EPI),
 9-10, 315, 320, 321t
eritema migratório, 341
eritropoietina, 62
erro de medicação, 473
	definição, 474
erupção confluente, 349
erupção discreta, 349
ESAs. *Ver* extrassístoles atriais (ESAs)
escabiose, 337
	diagnóstico diferencial, 337

	erupção produzida por, 337f
	fisiopatologia/transmissão, 337
	prevenção, 337-338
	sinais e sintomas, 337, 337f
	tratamento, 337
escassez de medicamentos, manejo, 479,
 480t
	conjunto de contingências para cuidados
	 clínicos, 479-480
	conservação, 481
	datas de validade estendidas, 480-481
	estratégias, 480t
	preservação, 481-482
	recursos compartilhados, 481
	substituição, 481
	uso de medicamentos manipulados, 481
Escherichia coli, 215, 335, 513
	diagnóstico diferencial, 335
	fisiopatologia/transmissão, 335
	infecções, 334
	prevenção, 336
	sinais e sintomas, 335
	tratamento, 335
esclerose lateral amiotrófica (ELA), 104,
 227
escorpiões, 441
	identificação, 441, 441f
	sinais e sintomas, 441
	tratamento, 441
escuta reflexiva, 536
esôfago, 117-118, 238, 239
espasmo coronariano/angina de
 Prinzmetal, 143
	diagnóstico diferencial, 143
	fisiopatologia, 143
	sinais e sintomas, 143
	tratamento, 143
esquizofrenia, 538
estabilização da membrana celular, 305
estado de mal epiléptico (EME), 223
estado hiperosmolar hiperglicêmico não
 cetótico (EHHNC), 292, 296-297
	causas, 297
	diagnóstico diferencial, 297
	fisiopatologia, 297
	sinais e sintomas, 297
	tratamento, 297
estado mental, 31
	avaliação, 508
	deterioração, 215
	e AVDN, 12t
estado mental alterado, 162, 190, 193, 215
estenose, 136f
estenose aórtica, 146
	diagnóstico diferencial, 147
	fisiopatologia, 146
	sinais e sintomas, 146-147
	tratamento, 147
esteroides, 488
estertores, 17, 68
estetoscópios, 26

estigma, 533
estridor, 15, 69
estruturas anatômicas de proteção, 190-191, 190f, 191f
etanol, 421
    diagnóstico diferencial, 421
    fisiopatologia, 421
    sinais e sintomas, 421, 421t
    tratamento, 421-422
etilenoglicol, 424
    diagnóstico diferencial, 425
    fisiopatologia, 424
    sinais e sintomas, 424-425
    tratamento, 425
eventos atléticos, 304
exantema semiconfluente, 349
exaustão pelo calor, 370
exposição a materiais perigosos
    ingestão, 455
    injeção, 455
    oral e inalação, 455
exposição a toxinas
    agitação. *Ver* agitação
    alteração de temperatura, 386
    anormalidades da frequência cardíaca, 387
        bradicardia, 388, 388t
        taquicardia, 387, 387t
    anormalidades da frequência respiratória, 392-393
        hiperpneia, 393
        taquipneia, 393
    anormalidades da pressão arterial
        hipertensão, 389-390, 390t
        hipotensão, 390-392, 391-392t
    anormalidades da saturação de oxigênio, 393-394
    anormalidades do ritmo cardíaco, 388-389
    coma, 384
        naloxona, 385
        convulsões, 386
        hipoglicemia, 385
exposição radiológica, 460-461, 461t
extrassístoles atriais (ESAs), 283
extrassístoles ventriculares (ESVs), 283
extremidades, exame das, 70

F

fagócitos, 501
falta de ar, 340
faringe, 57-58, 57f
faringite e tonsilite
    fisiopatologia, 86
    sinais e sintomas, 86
    tratamento, 86
farmacocinética, 44, 474
farmacodinâmica, 474-475

farmacologia
    compatibilidade de fármacos, 478-479
    conhecimento básico
        farmacocinética, 474
        farmacodinâmica, 474-475
    considerações geriátricas, 476-478
    cultura de segurança, 472-474
    dose padrão e baseada no peso, 478
    escassez de medicamentos, manejo, 479, 480t
        compartilhamento de recursos, 481
        conservação, 481
        consideração de contingências para cuidados clínicos, 479-480
        datas de validade estendidas, 480-481
        preservação, 481-482
        substituição, 481
        uso de medicamentos manipulados, 481
    filosofia, 472
    gravidez, 475-476, 476t, 477t
    tabela de substâncias controladas, 475, 475t
fármacos alternativos, 481
FAST, mnemônica, 206
fator liberador de corticotropina (CRF), 282
febre maculosa das Montanhas Rochosas, 342
    diagnóstico diferencial, 343
    fisiopatologia/transmissão, 342-343
    prevenção, 343, 343f
    sinais e sintomas, 343
    tratamento, 343
febres hemorrágicas virais, 457-458
    sinais e sintomas, 458
    tratamento, 458
fenciclidina (PCP), 423
    diagnóstico diferencial, 423
    fisiopatologia, 423
    sinais e sintomas, 423
    tratamento, 423-424
fenilefrina, 179
fetos, riscos de medicamentos, 477t
fibras nervosas simpáticas, 158
fibrilação atrial/ventricular ou assistolia, 366
fibrinolíticos, 141
fígado, 239
    funções, 239t
    hepatite, 262-263
    icterícia, 262
    insuficiência, 181
flavivírus, 342
fluidos intravenosos (FIV), 363
fluxo sanguíneo cerebral, 191
formação de bolhas, 364, 364f
fraqueza da musculatura esquelética, 104-105
frequência cardíaca, anormalidades da, 387
    bradicardia, 388, 388t
    taquicardia, 387, 387t

frieira, 363
função cardíaca, 148, 148f
função cerebelar, 37
função motora, 37
fungos, 310

G

garganta, 31-32, 33
gasometria arterial (GA), 73-75, 75t
gasometria venosa (GV), 73-75, 75t
gastrenterite, 262
gastrenterite aguda, 334
    diagnóstico diferencial, 261
    fisiopatologia, 261
    sinais e sintomas, 261
    tratamento, 262
gastrite e esofagite erosiva
    diagnóstico diferencial, 255
    fisiopatologia, 255
    sinais e sintomas, 255
    tratamento, 255-256
gastroparesia, 258-259
    diagnóstico diferencial, 259
    sinais e sintomas, 259
    tratamento, 259
gastroparesia crônica, 259
gastroparesia idiopática, 259
gastrostomia, botão, 273f
genitália, 34-35
gestação ectópica
    diagnóstico diferencial, 269
    fisiopatologia, 268-269
    sinais e sintomas, 269
    tratamento, 269
gestação, farmacologia, 475-476, 476t, 477t
gestantes, classificação de medicamentos, 476t
glândula hipófise, 280, 281f
glândula tireoide, 281, 281f
glândulas, 280, 280f
glândulas da língua, 238, 238f
glândulas endócrinas, 280
    funções primárias, 280
glândulas exócrinas, 280
glândulas paratireoides, 281, 281f
glândulas salivares, 238, 238f
glândulas suprarrenais, 290
Glasgow, escala de coma de (ECG), 13, 13t, 31, 199, 199t, 507
    interpretações, 200t
glicocorticoides, níveis séricos, 290-291
glicogenólise, 282
gliconeogênese, 282
glucagon, 294
    liberação, 282
golpe-contragolpe, lesão por, 210
gorgolejo, 15
gráficos de compatibilidade, 479
granulócitos, 500, 501-502
granulócitos polimorfonucleares, 501
gravidade, 21

Grey Turner, sinal de, 258
Guillain-Barré, síndrome de
   diagnóstico diferencial, 228
   fisiopatologia, 228
   sinais e sintomas, 228
   tratamento, 228
GV. *Ver* gasometria venosa (GV)

H

H. pylori, infecção, 255
Haemophilus influenzae, 215, 330
   diagnóstico diferencial, 330
   fisiopatologia/transmissão, 330
   prevenção, 330
   sinais e sintomas, 330
Haemophilus influenzae tipo b (Hib), 329
haloperidol, 492
hantavírus
   diagnóstico diferencial, 340
   fisiopatologia/transmissão, 339
   prevenção, 340
   sinais e sintomas, 339-340
   tratamento, 340
HAV. *Ver* hepatite A (HAV), vírus da
HBV. *Ver* hepatite B (HBV), vírus da
HCV. *Ver* hepatite C (HCV), vírus da
HDA. *Ver* história da doença atual (HDA)
hematêmese, 254, 255
hematoma epidural, 210-211, 211f
   diagnóstico diferencial, 211
   fisiopatologia, 211
   sinais e sintomas, 211
   TC, 211f
   tratamento, 211-212
hematoma subdural, 209, 210f
   diagnóstico diferencial, 210
   fisiopatologia, 210
   sinais e sintomas, 210
   tratamento, 210
hematoquezia, 254
hemiparesia, 202
hemiparesia contralateral, 211
hemiplegia, 203, 211
hemodiálise, dispositivos de acesso, 273-274
hemofilia, 183
hemorragia, graus de, 209
hemorragia intracerebral, 207-208, 207f
   diagnóstico diferencial, 208
   fisiopatologia, 208
   sinais e sintomas, 208
   tratamento, 208
hemorragia subaracnóidea (HSA), 208
   diagnóstico diferencial, 209
   fisiopatologia, 209
   sinais e sintomas, 209
   tratamento, 209
heparina não fracionada, 141-142
heparinoides, 141
hepatite, 262-263
   diagnóstico diferencial, 263

fisiopatologia, 262
sinais e sintomas, 263
tratamento, 263
hepatite A (HAV), vírus da, 262, 334-335
   diagnóstico diferencial, 335
   fisiopatologia/transmissão, 335
   prevenção, 335
   sinais e sintomas, 335
   tratamento, 335
hepatite B (HBV), vírus da, 10, 262-263
   diagnóstico diferencial, 332
   fisiopatologia/transmissão, 332
   prevenção, 333
   sinais e sintomas, 332, 333f
   transmissão em ambientes pré-hospitalares, 321t
   tratamento, 333
hepatite C (HCV), vírus da, 263
   diagnóstico diferencial, 333
   fisiopatologia/transmissão, 333
   prevenção, 334
   sinais e sintomas, 333
   tratamento, 333
hepatite viral, 262
hepatites infecciosas, 334-335
herpes-zóster
   diagnóstico diferencial, 149
   fisiopatologia, 149
   sinais e sintomas, 149
   tratamento, 149
hidratação, 371
hidratação intensiva, 308
hidrocefalia de pressão normal
   diagnóstico diferencial, 217
   fisiopatologia, 216
   sinais e sintomas, 216
   tratamento, 217
hidrofobia, 339
hidromorfona, 271
hiperadrenalismo, 290-291
   diagnóstico diferencial, 291
   fisiopatologia, 291
   sinais e sintomas, 291, 291f
   tratamento, 291
hipercapnia, 62
hipercolesterolemia, 260
hiperêmese, 269
hiperglicemia, 297
hiperpotassemia, 290
   diagnóstico diferencial, 305, 306f
   ECG, achados associados, 306f
   sinais e sintomas, 305
   tratamento, 305-306
hipertensão, 136, 260
hipertensão arterial pulmonar
   diagnóstico diferencial, 103
   fisiopatologia, 103
   sinais e sintomas, 103
   tratamento, 103
hipertensão intracraniana, 198

hipertensão intracraniana idiopática, 212-213, 213
   diagnóstico diferencial, 213
   fisiopatologia, 213
   sinais e sintomas, 213
   tratamento, 213
hipertermia, 369
   ambiental, 369
   clássica, 369
   maligna, 371
hipertermia ambiental, 369
hipertermia clássica, 369
hipertermia maligna, 371
hipertireoidismo, 283, 287
   diagnóstico diferencial, 286-287
   fisiopatologia, 285, 286f
   sinais e sintomas, 285-286, 287f
   tratamento, 287
hipertireoidismo agudo, 289
hipertireoidismo grave agudo, 287
hipertireoidismo subagudo (crônico), 287
hipertrigliceridemia, 258
hipervolemia, 172
hipocalcemia, 286f
   diagnóstico diferencial, 306
   sinais e sintomas, 284, 284f, 306
   tratamento, 306
hipocloridria, 259
hipoglicemia, 197-198, 292, 293, 296, 385
   definição, 293
   diagnóstico diferencial, 294
   episódios inexplicados, 294
   fisiopatologia, 293, 293t
   gatilhos, 293t
   manejo, 294
   manifestações clínicas, 293, 294
   sinais e sintomas, 293-294
   tratamento, 294
hipoglicemia diabética, 293
hipoglicemia grave, 293
hipoglicemia pós-prandial, 293
hipomagnesemia, 306-307
   sinais e sintomas, 307
   tratamento, 307
hiponatremia, 290, 303-304
   apresentação clínica, 304
   definição, 303
   diagnóstico diferencial, 304
   sinais e sintomas, 304
   tratamento, 304
hiponatremia associada a exercícios, 371-372
hiponatremia euvolêmica, 304
hiponatremia hipervolêmica, 303
hiponatremia hipovolêmica, 303
hipoparatireoidismo
   diagnóstico diferencial, 284-285, 285f
   fisiopatologia, 284
   sinais e sintomas, 284, 284f
   tratamento, 285

Índice **569**

hipoperfusão
  anamnese, 166t
  com isquemia cerebral, 198
hipopotassemia, 296
  diagnóstico diferencial, 304-305
  manifestações eletrocardiográficas, 305t
  sinais e sintomas, 304, 305f
  tratamento, 305
hipotálamo, 280, 360-361
hipotensão, 192
hipotermia, 165, 362, 363
  gravidade, 367-368
  parada cardíaca na, 368
  sistêmica, 365
hipotermia grave, 367
  manejo, 368t
hipotermia leve, 366-367
hipotermia moderada, 367
hipotermia sistêmica, 365
  diagnóstico diferencial, 367
  energia térmica com o ambiente, 366f
  fisiopatologia, 365-366
  hipotermia grave, 367
  hipotermia leve, 366-367
  hipotermia moderada, 367
  sinais e sintomas, 366-367, 366f, 367f
  tratamento, 367-368, 368t
hipotireoidismo, 287
  causas, 288t
  diagnóstico diferencial, 288
  fisiopatologia, 288, 288t
  sinais e sintomas, 288, 288f
  tratamento, 288-289
hipotireoidismo primário, 288
hipoventilação, 41-42, 198
hipovolemia, 174
hipóxia, 19, 198
hipóxia tecidual, 372
Histoplasma capsulatum, 316
história da doença atual (HDA), 66
história familiar, 24
história médica pregressa relevante, 23
HIV. *Ver* vírus da imunodeficiência humana (HIV)
homeostasia, 297-298
hormônio adrenocorticotrópico (ACTH), 282
hormônio antidiurético (ADH), 161
hormônio estimulante de melanócitos (MSH), 282
hormônio liberador de tireotropina (TRH), 281
hormônios, 159, 280
  interação complexa, 282
HPV. *Ver* papilomavírus humano (HPV)
HSA. *Ver* hemorragia subaracnóidea (HSA)

I

IACS. *Ver* infecção associada a cuidados de saúde (IACS)
IAM. *Ver* infarto agudo do miocárdio (IAM)

IBPs. *Ver* inibidores da bomba de prótons (IBPs)
ibuprofeno, 22
ICP. *Ver* intervenção coronariana percutânea (ICP)
icterícia, 262
  diagnóstico diferencial, 262
  sinais e sintomas, 262
  tratamento, 262
imunidade, papel dos sistemas corporais, 326t
imunizações, 24
inalações tóxicas, 106
  diagnóstico diferencial, 107
  sinais e sintomas, 107, 107t
  tratamento, 107
incidentes de exposição, 318
indicações, 472
infarto agudo do miocárdio (IAM), 118
infarto agudo do miocárdio com elevação de segmento ST (IAMCEST), 123
infarto agudo do miocárdio sem elevação do segmento ST/síndrome coronariana aguda (IAMSEST/SCA), 120
infarto do miocárdio, 123, 136
infarto do ventrículo direito (IVD), 179
infarto pulmonar, 127
infecção associada aos cuidados de saúde (IACS), 336
infecção bacteriana, etiologia, 489
infecção com microrganismos resistentes a múltiplos fármacos
  Enterococcus resistente à vancomicina (VRE), 344
  Staphylococcus aureus resistente à meticilina (MRSA), 343-344
infecção de vias aéreas superiores, 326
infecção nosocomial, 349
infecção nosocomial/infecção associada aos cuidados de saúde (IACS), 349
infecção respiratória inferior, 326
infecções do trato urinário (ITUs), 489
influenza, 262
  diagnóstico, 327-328
  fisiopatologia/transmissão, 327
  prevenção, 328
  risco de desenvolver complicações, 327t
  sinais e sintomas, 327, 327t
  tratamento, 328
ingestão de toxinas, 301
inibidor da bomba de prótons (IBPs), 255, 255t
inibidores da colinesterase, 433-434, 433t
  diagnóstico diferencial, 434
  fisiopatologia, 434
  sinais e sintomas, 434
  tratamento, 434-436, 435t
início, 21
inotrópicos, 171
inspeção, 249
insuficiência cardíaca congestiva (ICC), 120

insuficiência hepática fulminante, 263
insuficiência renal, 301
insuficiência renal aguda, 269
insuficiência renal crônica, 270
insuficiência respiratória, 60, 65
  indicadores, 506
  sofrimento respiratório por, 65
insuficiência suprarrenal aguda, 290
  diagnóstico diferencial, 290
  fisiopatologia, 290
  sinais e sintomas, 290
  tratamento, 290
insuficiência suprarrenal crônica
  diagnóstico diferencial, 290
  fisiopatologia, 289
  sinais e sintomas, 289, 289f
  tratamento, 290
insuficiência suprarrenal primária, 290
insuficiência suprarrenal secundária, 290
insulina, 282, 294-295
insulina, terapia, 295
intermação, 370-371
  características, 371
International Sepsis Definitions Conference, 503
intervalo de lucidez, 211
intervenção, 535
intervenção coronariana percutânea (ICP), 121
intoxicação, sinais e sintomas, 381-382t
intoxicação por plantas, 445-446
  diagnóstico diferencial, 446
  identificação, 446, 447f
  intoxicação por cogumelos, 448, 448f
  sinais e sintomas, 446
  tratamento, 446, 448
intubação, 82-83
intubação endotraqueal, 300
intussuscepção, 260
irritabilidade cardíaca reduzida, 305
isquemia, 118
isquemia mesentérica
  diagnóstico diferencial, 260
  fisiopatologia, 260
  sinais e sintomas, 260
  tratamento, 260

J

jejum, 293
  prolongado, 295
jejuno, 239

K

Kernig, sinal de, 215, 216f
Korsakoff, síndrome de, 218
  diagnóstico diferencial, 219
  fisiopatologia, 218
  sinais e sintomas, 218-219
  tratamento, 219
Kussmaul, respiração de, 105t

L

laceração esofágica, 146
Lactobacillus, 501
laringospasmo, 372
lavagem das mãos, 320
LCS. *Ver* líquido cerebrospinal (LCS)
lesão por congelamento, 363-364
    classificação, 364*t*
    descongelamento, 364
    exposição ao frio, 364
    fisiopatologia, 364
    sinais e sintomas, 364, 364*f*, 365*t*
    terceiro e quarto graus, 364*f*
    tratamento, 364-365
lesão por congelamento profunda, 364, 365*t*
lesão por congelamento superficial, 364, 365*t*
lesão pulmonar aguda relacionada a transfusão (TRALI), 172
lesão pulmonar aguda/síndrome da angústia respiratória aguda (LPA/SARA), 96
    fisiopatologia, 96
    sinais e sintomas, 97
    tratamento, 97
lesão renal
    diagnóstico diferencial, 270
    fisiopatologia, 269-270, 269*t*
    sinais e sintomas, 270
    tratamento, 270-272
lesão renal aguda
    causa, 270
    fases, 270*t*
lesões por agulhas, prevenção, 319
lesões relacionadas ao frio, 363
leucócitos, 159
liderança, 473
limpeza do equipamento, 319
lindano, 337
líquido cerebrospinal (LCS), 190
    derivação, 217
    fluxo, 190*f*
Listeria monocytogenes, 215
lítio
    diagnóstico diferencial, 411
    fisiopatologia, 411
    sinais e sintomas, 411
    tratamento, 412
L-lactato, 510
lobos, estrutura e função, 192
lorazepam, 106, 492
Lou Gehrig, doença de, 227
Ludwig, angina de, 88
    diagnóstico diferencial, 88
    fisiopatologia, 88
    sinais e sintomas, 88, 88*f*
    tratamento, 88
Lyme, doença de
    diagnóstico diferencial, 341
    erupção em olho de boi, 341, 341*f*
    fisiopatologia/transmissão, 341
    prevenção, 341-342
    sinais e sintomas, 341
    tratamento, 341

M

macrófagos, 501
mal da montanha agudo (MMA), 374
Mallory-Weiss, síndrome de, 254
    diagnóstico diferencial, 257
    fisiopatologia, 257
    sinais e sintomas, 257
    tratamento, 257
manejo da dor
    achados físicos, 482
    considerações sobre medicamentos, 483-484
    discussão, 482-483
    dor abdominal, despacho para, 482
    ensino formal, 485-486
    outras considerações, 484-486
    sinais vitais, 482
    terapias, 483
manejo do paciente baseado na avaliação, 7
manejo intensivo da via aérea, 194
marcapassos biventriculares menos invasivos, 131
marcha em tesoura, 196*t*
marcha equina, 196*t*
marcha espástica, 196*t*
marcha propulsiva (festinante), 196*t*
Marfan, síndrome de, 209
mastigação, 238
mastócitos, 501
matéria radioativa, 448
McBurney, ponto de, 29
mecanismos compensatórios, 161
    resposta hipofisária, 161
    resposta suprarrenal, 161, 162*t*
medicamentos, 23
    classificação, 475, 475*t*
    dosagem padronizada, 478
    efeitos colaterais, 106
    hidrossolúveis, 478
    manipulados, 481
    múltiplos, 478
    resumos abrangentes, 476
    tipos, 483
    utilização, opção alternativa, 481
medicamentos como tóxicos
    anfetaminas, 412-414
    antidepressivos cíclicos, 409*f*, 410-411
    barbitúricos, 414-415, 415*f*
    benzodiazepínicos e sedativo-hipnóticos, 416-418, 418*t*
    betabloqueadores, 407-409
    bloqueadores dos canais de cálcio, 409-410
    lítio, 411-412
    opioides e opiáceos, 418-419, 418*f*
    paracetamol, 394-395, 396-404*t*, 405
    salicilatos, 407
medicamentos compostos, 481
medicamentos hidrossolúveis, 478
medicamentos vendidos sem receita médica, 22, 230
medida do pico de fluxo, 19, 19*f*
medidas de resfriamento, 371
medula suprarrenal, 158
Megalopyge opercularis, 441-442, 442*f*
melanoma cutâneo, 212
melena, 165, 255
membrana aracnoide-máter, 190
membrana timpânica, 33
membranas mucosas, 289
MEND, avaliação de AVE, 206
meninge, 190
meningite, 203, 265
    diagnóstico diferencial, 216
    fisiopatologia, 215
    Haemophilus influenzae, 330
    Neisseria meningitidis, 329-330
    sinais e sintomas, 215-216, 216*f*
    Streptococcus pneumoniae, 330-331
    tratamento, 216
meningite bacteriana, 215, 329
meningite não bacteriana, 331
    diagnóstico diferencial, 331
    fisiopatologia, 331
    prevenção, 331
    sinais e sintomas, 331
meningite viral, 329
metabolismo, 474
metabolismo aeróbico, 61, 161
metabolismo anaeróbico, 61, 161
metabólitos, 474
metanfetamina, 419
metanol
    diagnóstico diferencial, 426
    fisiopatologia, 426
    sinais e sintomas, 426
    tratamento, 426-427
metemoglobinemia, 432
    causas químicas selecionadas, 432*t*
    diagnóstico diferencial, 433
    fisiopatologia, 432, 432*f*
    reconhecimento, 433
    sinais e sintomas, 433
    tratamento, 433
miastenia, 104
midazolam, 106, 492
Miniexame do Estado Mental, 194
miocárdio
    características, 116
miocardite
    diagnóstico diferencial, 145
    fisiopatologia, 145
    sinais e sintomas, 145
    tratamento, 145
MMA. *Ver* mal da montanha agudo (MMA)
monitoramento do ritmo cardíaco, 123

Índice **571**

monitoramento hemodinâmico, 134
monócitos, 500, 501
monóxido de carbono, 427
    diagnóstico diferencial, 427-428
    fisiopatologia, 427
    intoxicação, 107, 107t
    sensor, 71
    sinais e sintomas, 427
    tratamento, 428-429
motilidade, 240
MRSA. *Ver Staphylococcus aureus* resistente à meticilina (MRSA)
mulas, 384

N

naloxona, 106
naltrexona, 106
naproxeno, 22
narcóticos, 106, 476-477
nariz, 31-32, 33
nasofaringe, 215
natural killer, células, 501
náuseas, 118, 219, 361
    e vômitos, 264
necrose, 502
Neisseria meningitidis, 215, 329-330
neoplasia intracraniana, 212
nervos cranianos, 36-37t
neuropatia diabética, 327
neurotransmissores, 219
neutrófilos, 501
nêutrons, 459-460
nitrogênio, narcose, 373
níveis de potássio anormais, 295
nível de lactato, mensuração, 510
norepinefrina, 179, 282, 488
norovírus, 334
    diagnóstico diferencial, 334
    fisiopatologia/transmissão, 334
    prevenção, 334
    sinais e sintomas, 334
    tratamento, 334
North American Emergency Response Guidebook, 450
nutrientes, 159

O

obesidade mórbida, 274
obstrução da via aérea e corpo estranho
    sinais e sintomas, 84
    tratamento, 84
obstrução de intestino delgado, 260
obstrução de intestino grosso, 260
obstrução intestinal
    diagnóstico diferencial, 261
    fisiopatologia, 260
    sinais e sintomas, 260-261
    tratamento, 261
obstrução respiratória, 104, 105f
Occupational Safety and Health Administration (OSHA), 448

oclusão de grandes vasos (OGV), AVE, 206
Oeste do Nilo, vírus do
    diagnóstico diferencial, 342
    fisiopatologia/transmissão, 342
    prevenção, 342
    sinais e sintomas, 342
    tratamento, 342
oftalmoplegia, 218
oftalmoscópios, 26
olanzapina, 492
olhos, 31-32
onda de Osborn (J) clássica, 366
opioides e opiáceos, 418, 418f, 483-484
    diagnóstico diferencial, 418
    fisiopatologia, 418
    sinais e sintomas, 418
    tratamento, 419
opioides naturais, 484
OPQRST e SAMPLER, mnemônicas, 66, 67t
    distúrbios endócrinos e metabólicos, 283
    distúrbios neurológicos, 199
    distúrbios relacionados ao ambiente, 362
    distúrbios respiratórios, 66, 67t
    doença infecciosa e transmissível, 322
    dor torácica, 120-121, 121f
    sepse, 507
opsonização, 503
orelhas, 31-32, 33
órgãos digestivos, 238, 238f
órgãos reprodutivos, 280, 280f
ostomia intestinal, 273
otoscópios, 26
oxigênio domiciliar, 18f
oxigênio suplementar, 78

P

pacientes bariátricos, 45, 150
    distúrbios respiratórios, 108
    mobilização de paciente obeso, 45
pacientes idosos, 182
    bioterrorismo, síndromes, 349
    choque, 182
    distúrbios abdominais, 274
    distúrbios respiratórios, 107-108
    dor torácica, 150
    sepse, 512-513
    suporte avançado de vida (ALS), processo de avaliação
        alterações no sistema cardiovascular, 44
        alterações no sistema pulmonar, 44
        comunicação, 44
        medicamentos, 44
        pacientes com doença terminal, 44-45
pacientes obstétricas, 182
    distúrbios respiratórios, 108
pacientes pediátricos, 182
    anemia falciforme, 182
    distúrbios hemorrágicos, 182-183
pacientes pediátricos neonatais, 513
padrões respiratórios anormais, 104, 105t

padrões respiratórios irregulares, 16t
paliação/provocação, 21, 29, 249
pâncreas, 239-240
pancreatite, 145-146
    diagnóstico diferencial, 146
    fisiopatologia, 146
    sinais e sintomas, 146
    tratamento, 146
pancreatite aguda
    diagnóstico diferencial, 258
    fisiopatologia, 258
    sinais e sintomas, 258
    tratamento, 258
pancreatite alcoólica, 258
pandemias, 320-321
papiledema, 213
papilomavírus humano (HPV), 318
paracetamol, 150, 262, 394, 483
    diagnóstico diferencial, 405
    efeitos tóxicos de fármacos, 396-404t
    fisiopatologia, 394
    sinais e sintomas, 394-395, 405
    tratamento, 405
paracetamol, 22
parada cardíaca em hipotermia, 368
paralisia da musculatura respiratória, 105
paralisia facial, 202, 202f
parasitas, 316
paratormônio (PTH), 281-282
patógenos transmitidos pelo sangue, 318
PCP. *Ver* fenciclidina (PCP)
pé de imersão
    fisiopatologia, 365
    sinais e sintomas, 365
    tratamento, 365
pediculose (piolhos)
    diagnóstico diferencial, 338, 338f
    fisiopatologia/transmissão, 338
    prevenção, 338
    sinais e sintomas, 338
    tratamento, 338
pele, 31
    problemas, 265
penumbra, 202
peptídeo natriurético cerebral (BNP), 179
    elevação, 131
percussão, 29, 30, 30t, 249, 249f, 261
perda ponderal, 262, 265
perfuração de víscera
    diagnóstico diferencial, 257
    fisiopatologia, 257
    sinais e sintomas, 257
    tratamento, 257-258
perfusão
    anatomia e fisiologia, 156, 156f
        coração, 156-158, 156f, 158f
        sistema nervoso autônomo, 160
        sistema vascular, 158-160, 159f, 160t
    sinais, 162
perfusão adequada, 274
pericardiocentese, 135, 135f

pericardite, 144
   diagnóstico diferencial, 145
   fisiopatologia, 144
   sinais e sintomas, 144-145, 144*f*
   tratamento, 145
perigos, 11*f*
perigos para a segurança, 7, 9*f*
permeabilidade capilar, 503
permetrina, 337
permetrina, 337
pertússis (coqueluche)
   diagnóstico diferencial, 346
   fisiopatologia/transmissão, 346
   prevenção, 346
   sinais e sintomas, 346
   tratamento, 346
peso corporal ideal (PCI), 478
peste, 135
peste, 457
   sinais e sintomas, 457
   tratamento, 457
peste bubônica, 321
pH, níveis de, 298-299
pia-máter, 191*f*
pielonefrite, causas geniturinárias, 269
placenta prévia
   diagnóstico diferencial, 268
   fisiopatologia, 267-268
   sinais e sintomas, 268
   tratamento, 268
planos de controle da exposição, 318, 319*f*
plaquetas, 159
plasma, 159
   células, 502
pleuras, pulmões e, 116-117, 117*f*
pleurisia, 150
pneumonia, 95, 490*t*
   diagnóstico diferencial, 96
   fisiopatologia, 95
   sinais e sintomas, 95-96, 328
   tratamento, 96
pneumonia adquirida na comunidade (PAC), 328
pneumonia adquirida no hospital, 328
pneumonia atípica, 328
pneumonia lobar, 267
pneumonite, 150
pneumotórax
   definição, 97-98
   diagnóstico diferencial, 98-99, 99*f*
   fisiopatologia, 98, 98*f*
   sinais e sintomas, 98
   tratamento, 99-100
pneumotórax hipertensivo, 180
   diagnóstico diferencial, 126
   fisiopatologia, 125
   sinais e sintomas, 125
   tratamento, 126
pneumotórax simples
   diagnóstico diferencial, 126
   fisiopatologia, 126

sinais e sintomas, 126
   tratamento, 126
policitemia, 202
polifarmácia, 476
populações especiais
   pacientes bariátricos, 108
   pacientes idosos, 107-108, 512-513
   pacientes obstétricas, 108, 513
   pacientes pediátricos, 513-514
pós-carga, 158
posição palpebral, 32, 32*f*
pós-tratamento da síndrome da doença de Lyme, 341
postura em descerebração, 18-19, 19*f*
postura em descorticação, 18, 19*f*
potássio sérico normal, 304
pré-carga, 158
precauções padrão, 10, 10*f*, 319
pré-eclâmpsia/síndrome HELLP
   diagnóstico diferencial, 268
   fisiopatologia, 268
   sinais e sintomas, 268
   tratamento, 268
preservação, 481-482
pressão arterial, 26, 26*f*, 132
   hipertensão, 389-390, 390*t*
   hipotensão, 390-392, 391-392*t*
pressão arterial média (PAM), 159-160, 206
pressão arterial não invasiva (NIBP), manguito, 509
pressão de perfusão cerebral, 191
pressão intracraniana elevada, 213
pressão intratorácica negativa, 59, 59*f*
pressão positiva contínua na via aérea (CPAP), 65, 79, 130, 300
pressão positiva na via aérea em dois níveis (BiPAP), 79, 79*f*, 300
Prinzmetal, angina de, 143
probabilidade, 5
procedimentos de descontaminação, 320
procedimentos pós-exposição, 320
processo de doença, fase inicial, 331
processo de pensamento crítico, 5*f*
processo infeccioso, componentes, 316*t*
produtos perigosos, 448
   agências que auxiliam, 452*t*
   áreas de preparação, 453
   classes, 451-452*t*
   descontaminação, 453-454
   equipamento de proteção pessoal, 454, 454*t*
   gravidade e sintomas da exposição, 454-455
   identificação e rotulagem, 449-453, 449*f*
   notificação das agências reguladoras, 448
   reconhecimento de incidentes, 448-449
   saída para a cena, 453
   sistema de classificação internacional, 450*t*
programas de imunização de animais, 338
prolapso valvar mitral, 147
   diagnóstico diferencial, 147

   fisiopatologia, 147
   sinais e sintomas, 147
   tratamento, 147
propofol, 224
propranolol, 287
propriocepção, 194
proteínas, 159
proteínas do complemento, 500
   papel das, 503
protetores de mucosa, 255*t*
provas de função pulmonar (PFPs), 75, 75*t*
prurido, 262
psicose, 382
psicose aguda
   diagnóstico diferencial, 229
   fisiopatologia, 228
   sinais e sintomas, 228-229
   tratamento, 229
PTH. *Ver* paratormônio (PTH)
pulmões, 58-59, 58*f*
   anormalidades, 117
   e pleuras, 116-117, 117*f*
   troca gasosa, 117, 117*f*
pulso, 25
   déficit, 122
   oxímetro, 40-41, 41*f*
   pressão, 18, 160
pulso alternante, 123
pulso paradoxal, 122, 133-134

Q

qualidade, 21
queda do braço, 38, 38*f*
queixas abdominais
   avaliação, 247*t*
   exames laboratoriais para o diagnóstico, 250-251*t*
quimiorreceptores, 62, 298

R

rabdomiólise
   diagnóstico diferencial, 307
   fisiopatologia, 307
   sinais e sintomas, 307
   tratamento, 308
raciocínio clínico, 4
   escopo, 4-5, 5*f*
radiação alfa, 458
radiação beta, 458-459
radiação ionizante, tipos, 458
   nêutrons, 459-460
   radiação alfa, 458
   radiação beta, 458-459
   raios gama, 459-460*t*
raios gama, 459-460*t*
raiva, 214
   diagnóstico diferencial, 339
   fisiopatologia/transmissão, 338-339
   prevenção, 339
   sinais e sintomas, 339
   tratamento, 339

Índice

RAMPART (Rapid Anticonvulsant Medication Prior to Arrival Trial), ensaio clínico, 223
Rapid Ultrasound for Shock and Hypotension (RUSH), protocolo, 510
reação transfusional alérgica, 172
reações anafiláticas, 84-85
    diagnóstico diferencial, 85
    fisiopatologia, 85
    sinais e sintomas, 85, 85t
    tratamento, 86
reações hemolíticas, 171-172
reações transfusionais, 171
reações transfusionais febris, 172
reaquecimento, 365
reaquecimento passivo, 363
reanimação com líquidos, 178, 511
receptor H_2 antagonistas, 255t
receptores, 474
recongelamento, 365
reconhecimento de padrões, 5
reduções potencialmente fatais, 164
reflexões pericárdicas, 116, 116f
reflexos, 37
reflexos tendinosos profundos, 37, 37t
reflexos tendinosos superficiais, 37, 38t
refluxo esofágico, 117
refluxo hepatojugular, 68
região/irradiação/referência, 21
regulação renal, 298
regulação respiratória, 298
remoção de carrapato, 343, 343f
resistência vascular periférica (RVP), 44
resistência vascular sistêmica, 159
respiração, 25, 25f, 58
respiração, 361
    controle do sistema nervoso, 62
    controle químico, 61-62
    processo, 60
respiração apnêustica, 105t
respiração atáxica, 105t
resposta hipofisária, 161
resposta imune adaptativa/adquirida, 501-502, 502f
    papel das citocinas, 502-503
    papel das proteínas do complemento, 503
resposta imune inadequada, 175
resposta imune inata, 500, 502, 503
    barreiras naturais à infecção, 500-501
    células imunes inatas, 501, 501f
    papel das proteínas do complemento, 503
resposta suprarrenal, 161, 162t
retrovírus, 331
ricina
    sinais e sintomas, 457
    tratamento, 457
Rickettsia rickettsii, 342
riscos específicos da pediatria, 513
rivaroxabana, 182
roncos, 17, 68
roncos noturnos, 68
rotulagem, sistema de, 476
rubéola
    diagnóstico diferencial, 345
    fisiopatologia/transmissão, 345
    prevenção, 345
    sinais e sintomas, 345
    tratamento, 345
ruptura esofágica
    diagnóstico diferencial, 129
    fisiopatologia, 129
    sinais e sintomas, 129
    tratamento, 129
rupturas de malformações arteriovenosas, 208, 209
RVP. *Ver* resistência vascular periférica (RVP)

S

salicilatos
    diagnóstico diferencial, 407
    fisiopatologia, 407
    sinais e sintomas, 407
    tratamento, 407
SAMPLER e OPQRST, mnemônicas
    choque, 165-166
    distúrbios abdominais, 246-247, 247t, 248t
    sepse, 507
sangramento crônico, 254
sangramento esofágico/gastrintestinal superior
    diagnóstico diferencial, 254
    fisiopatologia, 254
    sinais e sintomas, 254
    tratamento, 254
sangramento intracerebral, 265
sangramento retal, 265
sangramento subaracnóideo, 195
sangramento venoso, 211
sangue
    coágulos, 126, 202
    componentes, 159
    culturas, 509
    níveis de glicose, 203, 224
    produtos, 171, 171t
SARA. *Ver* síndrome da angústia respiratória aguda (SARA)
sarampo, 345
    diagnóstico diferencial, 345
    fisiopatologia/transmissão, 345
    prevenção, 345
    sinais e sintomas, 345
    testagem sorológica, 345
    tratamento, 345
sarampo, caxumba e rubéola (MMR), 344
sarampo negro, 342
Sarcoptes scabiei, 337
saturação de oxigênio, anormalidades, 393-394
saúde pública, proteção, 317

SCA. *Ver* síndrome coronariana aguda (SCA)
SDMO. *Ver* síndrome de disfunção de múltiplos órgãos (SDMO)
secreção, 240
secreções ácidas, 325
sedação
    considerações sobre medicamentos, 491-492
        agentes antipsicóticos, 492
        anti-histamínicos, 492
        benzodiazepínicos, 492
        cetamina, 492
    discussão, 491
    doenças gerais, 491
    outras considerações, 492-493
    sinais vitais, 491
Sengstaken-Blakemore, sonda modificada de, 256f
sepse, 262, 489, 500
    achados físicos, 488-489
    administração de antibióticos, 512
    administração de vasopressores, 512
    anamnese, 506, 507t
    antipiréticos e manejo direcionado da temperatura, 512
    apresentação principal, 506
    apresentação/queixa principal, 505
    apresentações, 511
    avaliação primária, 505
        circulação/perfusão, 506
        nível de consciência, 505
        via aérea e respiração, 505-506
    avaliação secundária
        exame abdominal, 508
        exame da cabeça e pescoço, 508
        exame de tecidos moles e extremidades, 508
        exame físico, 508
        exame neurológico, 508
        exame pélvico e geniturinário, 508
        exame torácico, 508
        sinais vitais, 507
    causas de morte, 500
    conceito, 503
    considerações de segurança na cena, 504
    considerações sobre medicamentos, 489-490
    definição, 503
    desenvolvimento a partir de infecções congênitas, 513-514
    diagnóstico
        chamada de alerta, 512
        detector de dióxido de carbono expiratório final, 510
        dosagem de lactato, 509-510
        exames laboratoriais, 510
        hemoculturas, 509
        oxímetro de pulso, 509
        pressão arterial não invasiva, manguito, 509

termometria, 508-509
ultrassonografia, 510
diagnóstico diferencial, 507, 510-511, 511t
distúrbios da glicose e eletrólitos, 512
doenças gerais, 488
e choque séptico, 181
evidência de, 260
fatores de risco, 513
ferramentas de rastreamento, 505f
ferramentas de rastreamento e prognóstico, 503-504, 504f, 505f
história, 503
manejo da via aérea, 511
manejo respiratório, 511
OPQRST e SAMPLER, 507
outras considerações, 490-491
populações especiais. Ver populações especiais
    pacientes idosos, 512-513
reanimação com fluidos, 511-512
recursos de aplicativos móveis, 490
resposta imune adaptativa/adquirida, 501-502, 502f
    papel das citocinas, 502-503
    papel das proteínas do complemento, 503
resposta imune inata, 500-503, 501f
sinais vitais, 187f, 489
sobrevivência por, 503
tomada de decisão para a administração de antibióticos, 490t
tratamento, 489, 513
uso efetivo, 512
visão geral, 503
sepse neonatal, 513
Sequential Organ Failure Assessment (SOFA), escore, 504
Shigella spp., 336
shigelose
    diagnóstico diferencial, 336
    fisiopatologia/transmissão, 336
    prevenção, 336
    sinais e sintomas, 336
    tratamento, 336
sibilância, 15, 68
SII. Ver síndrome do intestine irritável (SII)
sinais, 23
sinais clínicos associados a distúrbios abdominais selecionados, 248t
síncope/tontura, 194
síncopes, episódios de, 132
sincronia, 158
síndrome coronariana aguda (SCA), 120, 135, 136f, 267
    angina pectoris, 136-137
    diagnóstico diferencial
        ECG de 12 derivações, 138-139
        oximetria de pulso, 138
    fisiopatologia, 136-138
    infarto do miocárdio, 136

sinais e sintomas, 138
tratamento, 139, 140f
    ambiente pré-hospitalar, 139-141
    hospitalar, 141-142
síndrome da angústia respiratória aguda (SARA), 505-506
síndrome da cauda equina
    diagnóstico diferencial, 227
    fisiopatologia, 226
    sinais e sintomas, 226-227
    tratamento, 227
síndrome da imunodeficiência adquirida (Aids), 259
    diagnóstico diferencial, 332
    fisiopatologia/transmissão, 331-332
    prevenção, 332
    sinais e sintomas, 332
    transmissão em ambientes pré-hospitalares, 321t
    tratamento, 332
síndrome da resposta inflamatória sistêmica (SIRS), 175, 176t, 503
    critérios, 503
síndrome de compartimento abdominal
    diagnóstico diferencial, 261
    fisiopatologia, 261
    sinais e sintomas, 261
    tratamento, 261
síndrome de desequilíbrio, 271
síndrome de disfunção de múltiplos órgãos (SDMO), 181-182
síndrome do desfiladeiro torácico
    diagnóstico diferencial, 149
    fisiopatologia, 148-149
    sinais e sintomas, 149
    tratamento, 149
síndrome do intestino irritável (SII)
    diagnóstico diferencial, 263
    fisiopatologia, 263
    sinais e sintomas, 263
    tratamento, 263
síndrome respiratória aguda grave (SRAG), 97, 320
    fisiopatologia, 97
    sinais e sintomas, 97
    tratamento, 97
síndromes de bioterrorismo
    antraz, 348
    populações especiais
        pacientes bariátricos, 349
        pacientes dependentes de tecnologia, 349-350
        pacientes em cuidados paliativos, 350
        pacientes idosos, 349
    varíola, características clínicas, 348-349, 349f
síndromes tóxicas, 394, 395t
síntese proteica, 291
sintomas, 23, 23f
sistema cardiovascular, 34, 156f, 326
    sistema geniturinário, 327

    sistema neurológico, 326
    sistema tegumentar, 327
sistema circulatório, 60f
sistema geniturinário, 327
sistema imune inato, componentes, 501
sistema imunológico, 500
sistema límbico, 192-193, 193f
sistema musculoesquelético, 35
sistema nervoso, 36-39
sistema nervoso autônomo, 160
sistema nervoso parassimpático, 160, 160t
sistema nervoso simpático, 160, 160t
sistema neurológico, 326
sistema renina-angiotensina-aldosterona (SRAA), 162
sistema respiratório, 56, 56f, 325-326
    controle da respiração pelo sistema nervoso, 62
    controle químico da respiração, 61-62
    suporte musculoesquelético, 59-60f, 59-61
    ventilação, 62-63
    via aérea inferior, 58, 58f
        pulmões, 58-59
        traqueia, 58, 58f
    via aérea superior
        cavidade nasal, 56-57
        faringe e cavidade oral, 57-58, 57f
sistema tegumentar, 327
sistema vascular, 158-160, 159f, 160t
    pressão arterial, 159-160, 159f
    sangue, 159, 159f
sistema vascular periférico, 35-36
sistemas de tamponamento, 62
sistemas de ventilação, 315
sístole atrial, 157
smartphones, aplicativos, 479
SNC, disfunção do, 103
    aguda, 104, 105f, 105t
    comprometimento respiratório, 104t
    crônica, 104
    subaguda, 104
sobrecarga de líquidos, 296
sobremedicação, 476
sobrevivência celular, 282
sofrimento respiratório, 15, 65
    por insuficiência respiratória, 65
sonda de gastrostomia, 273f
sondas de alimentação transabdominais, 273, 273f
sondas nasogástricas de alimentação, 272-273
sondas nasointestinais de alimentação, 272-273
sons broncovesiculares, 28
sons pulmonares, 28
    ausculta, 28f
sons pulmonares adventícios, 29
sons pulmonares vesiculares, 28
sons respiratórios, 68, 69t
sons respiratórios distantes, 69

soroconversão, 331-332
SRAG. *Ver* síndrome respiratória aguda grave (SRAG)
Staphylococcus aureus, 175, 215
Staphylococcus aureus resistente à meticilina (MRSA), 10, 320
    diagnóstico diferencial, 344
    fisiopatologia, 343-344
    prevenção, 344
    sinais e sintomas, 344
    tratamento, 344
STOPP, critérios, 477
Streptococcus pneumoniae, 175, 215, 329, 330-331
    diagnóstico diferencial, 331
    fisiopatologia/transmissão, 331
    prevenção, 331
    sinais e sintomas, 331
subcórtex, 192
substância cinzenta, 192
sufocação, 340
suporte avançado de vida (ALS), processo de avaliação, 6-7, 8*f*
    anamnese
        da doença atual, 20-22
        estado de saúde atual, 24-25
        história médica pregressa, 22-24, 23*f*
    apresentação/queixa principal, 11-12
    avaliação contínua, 43
        modificação de tratamento, 43
        monitoramento da resposta terapêutica, 43-44
        reavaliação do paciente, 43
    avaliação primária, 12
        circulação/perfusão, 17-18
        nível de consciência, 12-14, 12*t*, 13*t*
        via aérea e respiração, 14-17, 15*f*, 16*t*
    avaliação secundária
        exame físico, 27-39
        sinais vitais, 25-26, 25*f*, 26*f*
    comunicação terapêutica
        pacientes com audição comprometida, 4
        comunicação efetiva verbal e não verbal, 2-3
        cultura e linguagem diferenças, 3-4
    considerações ambientais especiais, ambientes remotos, 48
    considerações de segurança na cena, 7, 9, 9*f*
    diagnóstico
        capnografia, 41, 42*t*
        eletrocardiografia, 42-43
        escalas de AVE, 40, 40*t*, 41*t*
        exames laboratoriais, 39-40
        medidor de pico de fluxo, 41
        oximetria de pulso, 40-41
    outros perigos, 10, 11*f*
    populações especiais
        pacientes bariátricos. *Ver* pacientes bariátricos

        pacientes idosos. *Ver* pacientes idosos
        pacientes obstétricas, 45-46
    precauções-padrão, 9-10, 9*f*
    primeira impressão
        observação cinestésica, 20
        observação olfatória, 19-20
        observação visual, 18-19, 18-19*f*
    raciocínio clínico, 4
        escopo, 4-5, 5*f*
    tomada de decisão clínica
        diagnósticos diferenciais, 5
        reconhecimento de padrões, 5
        verossimilhança e probabilidade, 5
    transporte aéreo. *Ver* transporte aéreo
    via de avaliação, 6-7, 8*f*
    viés cognitivo, 5-6, 6*t*

T

T auxiliares, células, 331
T, células, 500, 502
T, linfócitos, 325
tabagismo, 136, 260, 324*t*
tabagismo, 24
tálamo, 192
tamponamento cardíaco, 133, 135*f*, 179-180, 180*f*
tamponamento pericárdico, 133
    diagnóstico diferencial, 134, 135*f*
    fisiopatologia, 133, 134*t*
    sinais e sintomas, 133-134
    tratamento, 134-135
taquicardias, 165, 283, 366
taquipneia, 340
TB. *Ver* tuberculose (TB)
técnicas de exame, 26
técnicas de reaquecimento ativo, 368
temperatura, 26
    mensuração, 360
temperatura corporal, 360
tendões, localização, 37, 38*f*
terapia antilipídica, 142
termorregulação, 360
termos relacionados à capnografia, 41, 42*t*
teste de esforço, 124
teste de esforço cardíaco, 124
tétano (trismo), 340
    diagnóstico diferencial, 340
    fisiopatologia/transmissão, 340
    prevenção, 340
    tratamento, 340
tiamina, 218
    e glicose, 219
tireotoxicose, 283
tireotoxicose apática, 286
tomada de decisão clínica
    diagnósticos diferenciais, 5
    reconhecimento de padrão, 5
    verossimilhança e probabilidade, 5
tontura/vertigem, 194-195, 219
tórax, 34
    anormalidades, 117

toxinas ambientais, 437
    água-viva, 444
    animais marinhos com espinhos, 444
    animais marinhos que mordem, 445, 445*t*
    aranha viúva-negra, 438, 440, 440*f*
    aranha-marrom-reclusa, 440, 440*f*, 441, 441*f*
    crotalídeos (víboras com fossas), 442-443
    elapídeos, 443-444, 443*f*
    envenenamento por artrópodes, 438*t*
    escorpiões, 441, 441*f*
    Megalopyge opercularis, 441-442, 442*f*
toxinas em casa e no trabalho, 424
    álcool isopropílico, 425-426
    corrosivos, 429-432, 430*f*, 430*t*
    destilados de petróleo, 436-437
    etilenoglicol, 424-425
    inibidores da colinesterase, 433-436, 433*t*, 435*t*
    metanol, 426-427
    metemoglobinemia, 432-433, 432*f*
    monóxido de carbono, 427-429
toxoplasmose, 214
transmissão a contatos, 315
transmissão pelo ar, 315
transmissão por gotículas, 315
transmissão por vetores, 315
transporte aéreo, 46-47, 46*f*
    fisiologia do voo, 47-48
    helicópteros, 47*f*
    vantagens e desvantagens, 47*t*
    zona de pouso e operações na cena, 47*t*
transtorno bipolar, 537
transtorno de pânico
    diagnóstico diferencial, 230
    fisiopatologia, 230
    sinais e sintomas, 230
    tratamento, 230
transtornos de personalidade, 541
traqueia, 58, 58*f*
traqueíte bacteriana, 88-89
    diagnóstico diferencial, 89
    fisiopatologia, 89
    sinais e sintomas, 89
    tratamento, 89
trato gastrintestinal inferior, 239-240, 239*f*
trato gastrintestinal superior, 238-239, 238*f*
trauma, 324*t*
    pacientes, 39
traumatismo craniano fechado, 210
troca gasosa, 58
trombo, 201
trombocitopenia, 182-183
trombose venosa cerebral (TVC)
    diagnóstico diferencial, 217
    fisiopatologia, 217
    sinais e sintomas, 217
    tratamento, 217
trombose venosa profunda (TVP)
    fatores de risco, 127
    formação, 127

tronco encefálico, 192f
troponina, biomarcadores cardíacos, 124
Trousseau, sinal de, 284, 285f, 306
tuberculose (TB), 320, 328-329
    diagnóstico diferencial, 329
    fisiopatologia/transmissão, 329
    período de incubação, 329
    prevenção, 329
    sinais e sintomas, 329
tuberculose resistente a fármacos, 329
tubo endotraqueal, 72
tumores
    diagnóstico diferencial, 212
    fisiopatologia, 212
    sinais e sintomas, 212, 212t
    tratamento, 212
tumores benignos primários, 212
tumores cerebrais, 212
    achados principais, 212t
turgor cutâneo diminuído, 65, 66f
TVC. *Ver* trombose venosa cerebral (TVC)

U

úlcera péptica
    diagnóstico diferencial, 255
    fisiopatologia, 254
    sinais e sintomas, 254-255
    tratamento, 255, 255t
ultrassonografia, 73
ultrassonografia à beira do leito (POCUS), 250
unhas, 31

V

vacinação de profissionais de saúde, 339
varfarina, 182
varicela-zóster, infecção pelo vírus (catapora), 149, 347, 347f
    diagnóstico diferencial, 347
    fisiopatologia/transmissão, 347, 347f
    prevenção, 347-348
    sinais e sintomas, 347
    tratamento, 347
varíola, 321
    características clínicas, 348-349, 349f
    vesículas (bolhas), 349f
varizes esofágicas e gástricas
    diagnóstico diferencial, 256
    fisiopatologia, 256
    sinais e sintomas, 256
    tratamento, 256, 256f, 257f
vasoconstrição, 360, 366
    derivações, 170-171
vasodilatação, 178, 503
vasopressina, 161, 488
vasopressores, 171
ventilação, 62-63
    músculos da, 59

ventilação com pressão positiva, 511
    dispositivo de bolsa-válvula-máscara, 78-79
    pressão positiva contínua na via aérea (CPAP), 79
    pressão positiva em dois níveis na via aérea (BiPAP), 79, 79f
ventilação com pressão positiva não invasiva (VPPNI), 130
ventilação invasiva
    modos de suporte ventilatório, 80
    parâmetros da ventilação mecânica
        circunstâncias especiais, 82
        complicações, 82
        pressão expiratória final positiva (PEEP), 82
        pressão-suporte, 82
        volume corrente, 80-82
        volume-minuto, 80
    ventilação ciclada a pressão, 79-80
    ventilação ciclada a volume, 80
ventilador mecânico, 42-43, 42f
    pressão de suporte, 82
    pressão expiratória final positiva (PEEP), 82
    volume corrente, 80-82
    volume-minuto, 80
verossimilhança, 5
vertigem, 265-266
vertigem periférica, 195
vesícula biliar, 239
    doenças, 118
via aérea, sequência rápida (SRA), 65
via aérea inferior, condições da, 58, 58f, 90, 91f
    asma, 90-92, 91f
    atelectasia, 95
    derrame pleural, 100-101, 100f
    doença pulmonar obstrutiva crônica (DPOC), 93-94, 93f
    embolia pulmonar, 101-103, 102f
    hipertensão arterial pulmonar, 103
    lesão pulmonar aguda/síndrome da angústia respiratória aguda (LPA/SARA), 96-97
    pneumonia, 95-96
    pneumotórax, 97-100, 99f
    pulmões, 58-59
    síndrome respiratória aguda grave (SRAG), 97
    traqueia, 58, 58f
    vírus sincicial respiratório (VSR), 97
via aérea nasofaríngea, 506
via aérea orofaríngea, 506
via aérea superior, condições da, 83
    abscesso peritonsilar, 86-87, 86f
    abscesso retrofaríngeo e pré-vertebral, 89
    angioedema, 89-90

    aspiração, 83-84
    cavidade nasal, 56-57
    epiglotite, 87-88
    faringe e cavidade oral, 57-58, 57f
    faringite e tonsilite, 86
    Ludwig, angina de, 88, 88f
    reações anafiláticas, 84-86, 85t
    traqueíte bacteriana, 88-89
    via aérea e obstrução por corpo estranho, 84
viés cognitivo, 5-6, 6t
virulência, 316
vírus, 315
vírus da imunodeficiência humana (HIV), 10, 259
    diagnóstico diferencial, 332
    fisiopatologia da transmissão, 331-332
    prevenção, 332
    sinais e sintomas, 332
    transmissão em ambientes pré-hospitalares, 321t
    tratamento, 332
vírus sincicial respiratório (VSR), 97, 328
    diagnóstico diferencial, 328
    fisiopatologia/transmissão, 97, 328
    infecção, 513
    prevenção, 328
    sinais e sintomas, 97, 328
    tratamento, 97
vísceras, 257
viúva-negra, 438
    identificação, 440, 440f
    sinais e sintomas, 440
    tratamento, 440
volumes pulmonares, 63, 63f
volvo, 260
volvo gástrico, 260
vômitos, 118, 211, 219, 361
    náuseas, 264
von Willebrand, doença de, 183
VPPNI. *Ver* ventilação com pressão positiva não invasiva (VPPNI)
VRE. *Ver Enterococcus* resistente à vancomicina (VRE)
VSR. *Ver* vírus sincicial respiratório (VSR)

W

Wernicke, encefalopatia de, 218
Wernicke, encefalopatia, e síndrome de Korsakoff, 218
    diagnóstico diferencial, 219
    fisiopatologia, 218
    sinais e sintomas, 218-219
    tratamento, 219

Z

ziprasidona, 492
zumbido, 219